中国药典分析检测技术指南

GUIDANCE ON ANALYSIS AND TESTING TECHNOLOGY OF THE CHINESE PHARMACOPOEIA

国家药典委员会　编著

中国医药科技出版社

图书在版编目（CIP）数据

中国药典分析检测技术指南 ／ 国家药典委员会编著 . -- 北京：
中国医药科技出版社，2017.6
ISBN 978-7-5067-9329-2

Ⅰ．①中… Ⅱ．①国… Ⅲ．①药物分析 - 中国 - 指南 Ⅳ．①R917-62

中国版本图书馆CIP数据核字（2017）第 111949 号

责任编辑　赵燕宜　马　进　高雨濛

美术编辑　陈君杞

版式设计　张　璐

出版　中国医药科技出版社

地址　北京市海淀区文慧园北路甲 22 号

邮编　100082

电话　发行：010-62227427　邮购：010-62236938

网址　www.cmstp.com

规格　880×1230mm ¹⁄₁₆

印张　55 ½

字数　1336 千字

版次　2017 年 7 月第 1 版

印次　2017 年 7 月第 1 次印刷

印刷　北京盛通印刷股份有限公司

经销　全国各地新华书店

书号　ISBN 978-7-5067-9329-2

定价　498.00 元

编 写 委 员 会

名誉主编　桑国卫

主　　编　张　伟　李　波　罗国安

副 主 编　（按姓氏笔画排序）

王　玉	王志斌	兰　奋	冯　丽	张启明
陈士林	陈桂良	季　申	胡昌勤	姜雄平
洪小栩	洪利娅	贺浪冲	钱忠直	钱维清
黄璐琦				

编　　委　（按姓氏笔画排序）

王之光	冯　芳	毕开顺	吕　扬	刘玉珍
江英桥	许华玉	杨美成	宋宗华	张清波
张尊建	陈　钢	范慧红	尚　悦	果德安
罗卓雅	金　方	赵　明	徐昕怡	高　华
唐黎明	嵇　扬	靳桂民		

编写人员　（按姓氏笔画排序）

于　泓	马仕洪	马建芳	王　玉	王　平
王少敏	王志斌	王秀芹	王林波	王思寰
王俊秋	王凌波	王碧松	太成梅	车保泉
毛　丹	毛秀红	尹利辉	左泽平	石蓓佳
宁保明	冯　芳	冯　丽	冯　睿	冯艳春
毕开顺	曲范娜	吕　扬	吕　晶	吕晓君
任丽萍	刘　倩	刘　浩	刘　萍	刘永利
刘海涛	江英桥	许华玉	许华容	孙　健
孙苓苓	芮　菁	严全鸿	芦　丽	李　京
李　清	李　静	李　震	李文东	李会林
李丽敏	李娅萍	李晓东	李家春	李慧勇
杨美成	杨美琴	杨德智	吴　越	吴彦霖
吴晓鸾	吴婉莹	何开勇	余振喜	谷广志
谷舒怡	宋经元	沈文斌	张　锐	张　媛
张含智	张启明	张洁萍	张清波	张尊建
张锦琳	陆益红	陆继伟	陈　虹	陈　钢
陈　铭	陈　蕾	陈士林	陈民辉	陈桂良
邵　泓	武向锋	苗　水	范宵宇	范慧红
林　彤	尚　悦	果德安	罗卓雅	罗国安

序 言

随着我国医疗服务体系的不断完善,保证药品的安全、有效、质量可控是其中的重中之重。药品检验是药品质量控制的关键环节,涉及原料药、辅料、包装材料等的质量检验,贯穿于药品的研发、生产、流通、使用等整个生命周期过程。国家药品检验技术的水平一定程度上反映了一个国家医药产业发展现状、药品质量控制水平以及对药品的监管能力。

《中国药典》是国家药品标准体系的核心。药典收载的检验方法乃是药品质量控制的法定方法,在我国上市的药品均应按其规定的方法进行检验。自1953年《中国药典》第一版颁布以来,走过了六十多年的发展历程,至今已经颁布了第十版。历版药典制定始终坚持科学、规范、经济和适用的原则,将扩大药品检验技术的应用、提高检验方法的灵敏度、专属性、稳定性作为完善药典检验方法的重点。在兼顾我国药品质量控制特点、药品监管需要以及医药产业发展现状的同时,不断扩大先进检测技术在药品质量控制中的应用,广泛借鉴国际经验,将现代成熟的检测技术应用到药品质量控制中,逐步形成了以药典为核心的药品检验技术体系,药品质量的可控性不断提高,药品的安全性和有效性得到进一步保障。

党中央国务院对药品安全和质量历来高度重视,提出了"四个最严"的要求。其中,加强药品检验方法的完善,是建立最严谨标准的基础,也是完善最严格的食品药品监管制度,提升监管能力的保障。国家药品安全"十一五""十二五"期间,通过大力实施"国家药品标准提高行动计划",积极开展药品检验方法学研究,药典检验方法在适用检验方法的灵敏度、专属性、可靠性和稳定性方面得到不断提升。

当前,《中国药典》的检验技术水平已经接近或达到国际先进水平,《中国药典》与《美国药典》《欧洲药典》《英国药典》《日本药局方》一道作为世界卫生组织(WHO)制定《国际药典》的主要参考药典之一。我国中药质量控制技术已形成引领国际植物药标准发展的趋势。应当指出,《中国药典》检验方法在不断完善的同时,也注重与国际标准的协调,不断凸显检验方法的导向性和前瞻性。

为了学习好、实施好药典,掌握好、运用好药典检测技术,促进药品质控能力和药品质量水平提高,国家药典委员会在2015年版药典实施后,积极组织开展《中国药典分析检测技术指南》(以下简称"指南")的编写工作。指南首次对《中国药典》收载检验技术的基本原理、技术应用、发展过程、检验方法的操作技术要点、方法的适用性研究、国内外药品检验的差异分析以及未来检测技术的发展前景进行了全面深入的介绍和解读,诠释了药典检验方法的技术内涵、进一步扩展了药典标准的相关内容。指南也是《中国药典》标准内容的重要补充,它凝聚了我国100多位药品检验机构、科研院所权威专家和技术人员多年来在药品检验技术实践和应用的经验。作为从事药物分析和药品质量控制专业技术人员必备的工具书,指南对国内外药品研发、生产、检验、监管部门和机构全面了解药典检验方法的研究背景、应用案例和技术操作要领等将有极大帮助。指南的出版,对于推进我国药品标准化工作以及检验仪器设备产业的发展也将发挥重要的作用。

值此庆贺指南问世之际,欣然应邀作序,谨对参与指南编写的全体专家和人员表示崇高的敬意和诚挚的感谢。

中国工程院院士

2017 年 6 月 6 日

前　　言

　　《中华人民共和国药典》(以下简称《中国药典》)是国家为保证药品质量、确保公众用药安全而制定的国家药品法典,《中国药典》收载的检验方法是药品质量控制和药品检验的法定方法,对药典收载品种以及其他药品标准具有同等效力。《中国药典》检验方法是药品标准的重要组成部分、提高药品质量的基础、药品质量控制水平的重要体现、加强我国药品监管的重要技术手段。

　　随着我国医药产业的飞速发展,《中国药典》分析检验技术的整体水平有了极大提升,为建立严谨的药品标准、提高药品质量、强化药品监管奠定基础。《中国药典》2015 年版于 2015 年 12 月 1 日正式实施。新版药典将各部药典共性检验方法附录进行统一整合,形成了《中国药典》四部。新版药典四部共收载检测方法通则 287 个,整合通则 63 个,修订通则 67 个;在保留常规检测方法的基础上,新增检测方法通则共 27 个,进一步扩大了对新技术、新方法的应用,提高检测的灵敏度、专属性和稳定性,重点加强药品安全性和有效性控制。本着方法通则先行的原则,新版药典进一步加强检测技术储备,新增 4 个检验方法指导原则,充分体现《中国药典》前瞻性和导向性作用。

　　2015 年版药典检验方法整体变动较大,增修订内容较多,加强对药典四部检测分析方法的解读,对《中国药典》的贯彻实施意义重大。为指导药品研究、生产、检验、监管等相关机构专业技术人员准确理解《中国药典》收载的分析检测方法其原理、技术内涵和实验操作要点,帮助药品生产企业开展《中国药典》检验方法的选择、建立、应用和适用性研究等工作,以保障《中国药典》正确实施执行,国家药典委员会组织第十届药典委员会相关专业委员会资深委员以及全国药品检验机构、科研院校等 20 多家机构的一百多位药品检验检测技术领域的权威专家、药品检验技术人员,历经两年多的时间,编纂完成了《中国药典分析检测技术指南》。

　　本书是《中国药典》2015 年版配套系列丛书的重要组成,是我国首部就《中国药典》收载的分析检测技术进行全面阐释、对检测操作技术进行深入解读的专业技术著作。本书在以往《中国药品检验标准操作规范》的基础上,对《中国药典》2015 年版收载的 111 项检验方法以及相关分析技术的原理、在药品质控中的应用和发展、检验方法操作的关键技术、操作要点、检验参数设置、操作流程规范、检验方法适用性研究等方面进行了全面深入的论述;进一步细化了《中国药典》中分析检测方法的技术细节、技术标准、技术操作和操作流程,通过大量实例分析,进一步深入介绍和指导药典检验分析方法的操作和应用。本书还对比了国外主要药典,包括《美国药典》《欧洲药典》《英国药典》和《日本药局方》等,全面分析了国内外相关检测方法和技术应用的差异。同时,本书还在参考美国食品药品管理局(FDA)、国际人用药品注册技术协调会(ICH)及欧盟医药管理局(EMEA)等国外药品管理机构的相关技术指南的基础上,提出了相关检测技术在药品质量控制应用方面的发展趋势和未来前景。

　　本书涵盖内容丰富、解读全面深入、对了解《中国药典》相关检验方法制修订的过程及背景、展示我国药品检验技术的水平和发展历程、不断提高我国的药品检验检测技术水平,加强我国药品质量控制发挥重大作用。本书既是对《中国药典》应用检验方法解读,也是对我国药品检验技术应用、演变和发展过程的全面回顾,是国内外药品研发、生产、检验、管理和流通等单位,以及参与药品标准制修订机构的专业技术人员必备的参考工具书。

谨此,对所有参与本书编撰的编写人员,以及在编写过程中给予大力支持的全国工商联医药商会表示衷心感谢。

本书的编写,秉承《中国药典》编撰严谨严肃、专业权威的宗旨,历时两年的编写和审稿,方始付梓。但由于本书为首次编写出版,内容涉及面广,参与编写人员较多,疏漏之处在所难免,恳请广大读者批评指正。

主编: 张伟青 罗国安

2017 年 6 月 6 日

编 写 说 明

《中国药典分析检测技术指南》(以下简称"指南")作为《中国药典》2015 年版技术配套丛书,详尽地对《中国药典》收载的相关检验方法以及分析技术的基本原理、方法操作、应用和发展等进行全面系统的阐述。

指南内容涉及《中国药典》2015 年版四部 111 个通用性检测方法,6 个指导原则;检验方法中包括通则 0301 系列项下一般鉴别试验中相关通则 1 个、通则 0400 系列项下光谱法相关通则 11 个、通则 0500 系列项下色谱法相关通则 7 个、通则 0600 系列项下物理常数测定法相关通则 11 个、通则 0700 系列项下其他测定法相关通则 6 个、通则 0800 系列项下限量检查法相关通则 18 个、通则 0900 系列项下特性检查法相关通则 14 个、通则 1100 系列项下生物检查法相关通则 12 个、通则 1200 系列项下生物活性测定法相关通则 17 个、通则 2000 系列项下中药其他方法相关通则 14 个;同时,增加称量与天平使用方法的技术解读。考虑到药典四部通则 3000 系列是针对生物制品使用的检验方法,在国家药典委员会编制的《中国药典注释》(三部)中,已经进行了比较全面的注释和解读,故指南不再对通则 3000 系列相关分析技术及检测方法进行介绍。指南内容设置包括:

检测技术整体概述 概要性地介绍检验分析技术的产生、应用领域、质量控制、应用情况以及检验技术的国内外应用状况和未来发展趋势等情况。

检测原理与方法 此部分对检验技术的基本原理,检验操作的基本流程、基本要求、包括检验操作方法、流程、检验仪器、材料的选择,检测参数的设置,供试品预处理方法、干扰因素、结果判定以及方法灵敏度和通用性等内容进行了全面的介绍。

操作要点及注意事项 此部分是指南的重点内容,包括操作要点及注意事项的阐述。其中,凝聚了全国主要药品研究和检验机构以及药品生产企业多年的实践经验,就检验操作中可能对检测结果产生影响的因素、如何排除检测中可能出现的干扰、方法学适用性研究的考虑要点等进行了总结归纳和全面的阐述。

案例分析 为便于读者理解,部分章节针对具体品种或不同类制品分别列出实例分析,更加系统地阐述方法建立的工作流程、检验检测系统适用性研究以及相关参数确立的过程,以指导检验方法的应用。

国内外技术方法对比 为便于读者全面了解国内外相关检测方法的应用情况,指南对《美国药典》(USP)、《欧洲药典》(EP)、《英国药典》(BP)以及《日本药局方》(JP)所收载的相关检测方法、方法的应用和存在的差别进行了全面的比较和分析评估。

发展前景 指南编写组在广泛参阅了国内外各类文献基础上,结合自身工作经验,对当前国内外正在开展的先进检验技术应用、新的检验方法研究、应用以及未来发展趋势等进行了前瞻性的介绍。

目　　录

3

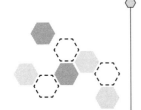

第一章

一般鉴别试验（通则 0301）

1 概述

"一般鉴别试验"（General identification test）是利用一定条件下药品中所含无机离子或有机官能团的特征化学反应用以鉴别药品的方法。一般鉴别试验是对品种项下含有同一离子或具有某一官能团的药物共有的化学反应的合并叙述,作为该品种鉴别项下的组成部分,是证明药品中含有某一离子或官能团,而不是对未知物进行定性分析。必要时,要结合其他鉴别试验如红外光谱法、拉曼光谱法、液相色谱法和(或)性状项下的描述,才可以证实药品的真实性。各国药典均将常见离子或有机官能团的鉴别试验收载于通则或附录中,当品种项下涉及含这些离子或官能团的药物的鉴别时,可直接引用。

化学鉴别反应可分为干法和湿法两种。干法是将固体样品与固体试剂混合加热到高温或加以研磨进行反应,观察反应中的特征现象以进行分析的方法,例如焰色反应、熔珠反应等,多用于检验无机物和试样的初步试验,一般作为辅助试验,常须借助于湿法分析结果才能给出正确的判断。绝大多数化学鉴别反应是在水溶液,或有机溶剂中进行的,即所谓湿法分析,其特点在于反应是容易被人类感官觉察到的明显的化学变化,如溶液颜色的改变、溶液产生荧光、沉淀的生成或溶解、特殊气体的发生等。

一般鉴别试验在第一版(1953 年版)《中国药典》(Chinese Pharmacopoeia,ChP)就作为附录收载,原名为"药品的特殊反应";1963 年版药典分为一、二部,仅在二部附录中收载,名称不变;1977 年版药典更名为"一般鉴别试验",在一、二部附录中分别收载;1995 年版药典附录开始编号,一般鉴别试验在一、二部中的附录编号分别为附录Ⅳ和附录Ⅲ。2015 年版药典附录整合,一、二部附录中的一般鉴别试验合并为通则 0301,共收载各类鉴别试验 35 种(类),为特定元素或官能团的理化反应。

国外药典收载的种类各不相同,《美国药典》(United States Pharmacopeia,USP) 通则 <191> Identification tests—General 共收载一般鉴别试验 47 种(类)[1],《英国药典》(British Pharmacopoeia,BP)附录 Appendix Ⅵ Qualitative Reactions and Tests 共收载定性反应 38 种(类)和气味试验 1 个[2]。《日本药局方》(Japanese Pharmacopoeia,JP)为 52 种[3]。其中有 26 种在四国药典中均有收载《美国药典》有 29 种与《中国药典》相同,《英国药典》有 28 种与《中国药典》相同,《日本药局方》有 33 种与《中国药典》相同。

《中国药典》和《英国药典》收载体例相似,在同种元素、离子、官能团或化合物的鉴别试验多于 1 项时,《中国药典》和《英国药典》分别以(1)(2)(3)等和 A、B、C 等分项一一列出,而《美国药典》对同种类鉴别几个不同试验则不分项列出,而是合在一起描述。

2 反应原理和方法[4]

2.1 水杨酸盐

(1) 取供试品的中性或弱酸性稀溶液,加三氯化铁试液 1 滴,即显紫色。

在中性和弱酸性中,水杨酸盐与三氯化铁试液生成紫堇色络合物,在强酸性中,络合物分解而褪色。试验时应予注意控制酸度,以免紫色消失误认为阴性。本反应极为灵敏,如取用量大,颜色很深时,可加水稀释后观察。反应机制一般写为下式：

$$6 \left[\begin{array}{c} COO^- \\ OH \end{array} \right] + 4Fe^{3+} \longrightarrow \left[\left(\begin{array}{c} COO^- \\ O^- \end{array} \right)_2 Fe \right]_3 Fe + 6H^+$$

（2）取供试品溶液，加稀盐酸，即析出白色水杨酸沉淀；分离，沉淀在醋酸铵试液中溶解。

水杨酸在水中溶解度为 1:460，故水杨酸盐溶于水后，加盐酸即析出游离水杨酸，由于水杨酸的酸性大于醋酸，故能分解醋酸铵生成水杨酸铵而溶于水。

2.2 丙二酰脲类

（1）取供试品约 0.1 g，加碳酸钠试液约 1 ml 与水 1 ml，振摇 2 分钟，滤过，滤液中逐滴加入硝酸银试液，即生成白色沉淀，振摇，沉淀即溶解；继续滴加过量的硝酸银试液，沉淀不再溶解。

这类化合物在适当的碱性溶液中与硝酸银试液作用，先生成可溶性的一银盐，继而生成不溶性的二银盐白色沉淀，溶液中应无过多的碳酸钠，否则生成碳酸银沉淀干扰反应。

（2）取供试品约 50 mg，加吡啶溶液（1→10）5 ml，溶解后，加铜吡啶试液 1 ml，即显紫色或生成紫色沉淀。

丙二酰脲类分子含有—CONHCONHCO—的结构,与铜盐作用能产生类似双缩脲的颜色反应,与吡啶和硫酸铜溶液作用显紫堇色(Zwikker 反应)。

2.3 有机氟化物

取供试品约 7 mg,照氧瓶燃烧法(《中国药典》2015 年版通则 0703)进行有机破坏,用水 20 ml 与 0.01 mol/L 氢氧化钠溶液 6.5 ml 为吸收液,俟燃烧完毕后,充分振摇;取吸收液 2 ml,加茜素氟蓝试液 0.5 ml,再加 12% 醋酸钠的稀醋酸溶液 0.2 ml,用水稀释至 4 ml,加硝酸亚铈试液 0.5 ml,即显蓝紫色;同时做空白对照试验。

反应原理:

$$有机氟化物 \xrightarrow[\substack{[O] \\ 蓝紫色}]{燃烧} HF \xrightarrow[吸收]{NaOH,H_2O} F^-$$

2.4 亚硫酸盐或亚硫酸氢盐

(1) 取供试品,加盐酸,即发生二氧化硫的气体,有刺激性特臭,并能使硝酸亚汞试液湿润的滤纸显黑色。

在酸性溶液中,亚硫酸盐与亚硫酸氢盐生成具有刺激性臭味的 SO_2,该气体可将硝酸亚汞还原,析出金属汞而显黑色。

$$SO_3^{2-} + H^+ \rightleftharpoons HSO_3^-$$

$$HSO_3^- + H^+ \longrightarrow H_2O + SO_2\uparrow$$

$$Hg_2(NO_3)_2 + H_2O + SO_2 \longrightarrow HgSO_3 + Hg(黑色)\downarrow + 2HNO_3$$

注意:若供试品为硫代硫酸盐,遇酸也可分解放出 SO_2 而显相同反应,但在放出 SO_2 时,同时有白色沉淀(S)析出,可资区别。

$$2H^+ + S_2O_3^{2-} \longrightarrow SO_2\uparrow + H_2O + S\downarrow$$

(2) 取供试品溶液,滴加碘试液,碘的颜色即消退。

I_2 被 SO_3^{2-} 或 HSO_3^- 还原,颜色即消退。

反应原理:

$$SO_3^{2-} + I_2 + H_2O \longrightarrow SO_4^{2-} + 2HI$$

$$HSO_3^- + I_2 + H_2O \longrightarrow HSO_4^- + 2HI$$

亚硫酸盐与亚硫酸氢盐可依其酸碱度区分之。

2.5　亚锡盐

取供试品的水溶液 1 滴,点于磷钼酸铵试纸上,试纸应显蓝色。

在本试验中,黄色的磷钼酸铵盐,经亚锡离子还原可变为钼蓝〔应是 Mo(Ⅵ)、Mo(Ⅴ)混合氧化态化合物〕,而显蓝色。

2.6　托烷生物碱类

取供试品约 10 mg,加发烟硝酸 5 滴,置水浴上蒸干,得黄色的残渣,放冷,加乙醇 2~3 滴湿润,加固体氢氧化钾一小粒,即显深紫色。

托烷生物碱类均具有莨菪酸结构,有以下反应(Vitali 反应),显深紫色。

若供试品量少,形成紫色不明显,可投入氢氧化钾颗粒少许,即在氢氧化钾表面显深紫色。后马托品具莨菪醇结构而不具莨菪酸结构,无此反应,故可区别。

2.7　汞盐

2.7.1　亚汞盐

(1) 取供试品,加氨试液或氢氧化钠试液,即变黑色(black)。

$$2Hg_2^{2+} + 4NH_3 \cdot H_2O \longrightarrow \left[\begin{array}{c} Hg \\ O \quad\quad NH_2 \\ Hg \end{array} \right]^+ + 2Hg\downarrow + 3NH_4^+ + 3H_2O$$

$$Hg_2^{2+} + 2NaOH \rightleftharpoons 2Na^+ + Hg_2O\downarrow(黑色) + H_2O$$

$$Hg_2O \xrightarrow{\text{光和热}} HgO\downarrow + Hg(黑色)$$

(2) 取供试品,加碘化钾试液,振摇,即生成黄绿色沉淀,瞬即变为灰绿色,并逐渐转变为灰黑色。

$$Hg_2^{2+} + 2KI \longrightarrow 2K^+ + Hg_2I_2\downarrow(黄色)$$

$$Hg_2I_2 + 2KI \longrightarrow 2K^+ + HgI_4^{2-} + Hg(黑色)$$

注:灰绿色是由黄色变为黑色过程的中间色。

2.7.2　汞盐

(1) 供试品溶液,加氢氧化钠试液,即生成黄色沉淀。

$$Hg^{2+} + 2OH^- \longrightarrow HgO\downarrow(黄色) + H_2O$$

（2）取供试品的中性溶液,加碘化钾试液,即生成猩红色(scarlet)沉淀,能在过量的碘化钾试液中溶解;再以氢氧化钠试液碱化,加铵盐即生成红棕色(reddish blown)的沉淀。

$$Hg^{2+}+2KI \rightleftharpoons 2K^{+}+HgI_2\downarrow(猩红色)$$

$$HgI_2+2KI \rightleftharpoons 2K^{+}+HgI_4^{2-}$$

（3）取不含过量硝酸的供试品溶液,涂于光亮的铜箔表面,擦拭后即生成一层光亮似银的沉积物。

$$Hg^{2+}+Cu \longrightarrow Hg+Cu^{2+}$$

2.8 芳香第一胺类

取供试品约 50 mg,加稀盐酸 1 ml,必要时缓缓煮沸使溶解,加 0.1 mol/L 亚硝酸钠溶液数滴,加与 0.1 mol/L 亚硝酸钠溶液等体积的 1 mol/L 脲溶液,振摇 1 分钟,滴加碱性 β- 萘酚试液数滴,视供试品不同,生成由粉红到猩红色沉淀。

芳香第一胺类均能重氮化后偶合成偶氮染料而呈色。

2.9 苯甲酸盐

（1）取供试品的中性溶液,加三氯化铁试液,即生成赭色沉淀;再加稀盐酸,变为白色沉淀。其赭色的铁盐沉淀的组成为:

加入稀盐酸,铁盐分解,苯甲酸游离,成为白色沉淀。

（2）取供试品,置干燥试管中,加硫酸后,加热,不炭化,但析出苯甲酸,在试管内壁凝结成白色升华物。

原理:苯甲酸盐酸化后生成苯甲酸;苯甲酸受热易升华,在试管上方遇冷而冷凝于内壁,呈白色。

2.10 乳酸盐

取供试品溶液 5 ml(约相当于乳酸 5 mg),置试管中,加溴试液 1 ml 与稀硫酸 0.5 ml,置水浴上加热,并用玻璃棒小心搅拌至褪色,加硫酸铵 4 g,混匀,沿管壁逐滴加入 10% 亚硝基铁氰化钠的稀硫酸溶液 0.2 ml

和浓氨试液 1 ml,使成两液层;在放置 30 分钟内,两液层的接界面处出现一暗绿色的环。

$$2 \underset{\underset{COOH}{|}}{\overset{\overset{CH_3}{|}}{CHOH}} + O_2 \longrightarrow 2CH_3CHO + 2CO_2 + 2H_2O$$

$$CH_3CHO + [Fe(CN)_5NO]^{2-} + 2OH^- \longrightarrow [Fe(CN)_5ON=CHCHO]^{4-} + 2H_2O$$

（暗绿色）

2.11 枸橼酸盐

（1）取供试品溶液 2 ml(约相当于枸橼酸 10 mg),加稀硫酸数滴,加热至沸,加高锰酸钾试液数滴,振摇,紫色即消失;溶液分成两份,一份中加硫酸汞试液 1 滴,另一份中逐滴加入溴试液,均生成白色沉淀。

$$2 \underset{\underset{CH_2COOH}{|}}{\overset{\overset{CH_2COOH}{|}}{C(OH)COOH}} + O_2 \longrightarrow 2 \underset{\underset{CH_2COOH}{|}}{\overset{\overset{CH_2COOH}{|}}{C}}=O + 2CO_2 + 2H_2O$$

$$2HgSO_4 + 2H_2O \longrightarrow Hg_2(OH)_2SO_4 + H_2SO_4$$

$$\underset{O}{\overset{O}{\diagdown}} S \underset{OHgOH}{\overset{OHgOH}{\diagup}} + \underset{HOOC-CH_2}{\overset{HOOC-CH_2}{\diagup}} C=O \longrightarrow \cdots =O\downarrow(白色) + 2H_2O$$

$$\underset{\underset{CH_2COOH}{|}}{\overset{\overset{CH_2COOH}{|}}{C}}=O + 5Br_2 \longrightarrow 2CO_2 + 5HBr + \underset{\underset{CBr_3}{|}}{\overset{\overset{CHBr_2}{|}}{C}}=O\downarrow(白色)$$

　　试验中应注意控制高锰酸钾的用量,高锰酸钾的加入量不宜过多,否则丙酮二羧酸将被进一步氧化成二氧化碳和水,使在加硫酸汞试液或溴试液后均不生成白色沉淀。进行五溴丙酮反应时,应边振摇边逐滴加入溴水,如溴水加入过多或过快,则沉淀吸附溴而呈黄色。所取供试品量较少时只产生浑浊。

（2）取供试品约 5 mg,加吡啶 - 醋酐(3∶1)约 5 ml,振摇,即生成黄色到红色或紫红色的溶液。

　　枸橼酸盐在吡啶、三乙二胺等有机碱存在下,与醋酐作用,产生颜色。

　　吡啶毒性很强,是强致癌物质,应尽量避免使用,为保障健康和环境保护,建议使用三乙二胺等其他有机碱取代之。

2.12 钙盐

（1）取铂丝,用盐酸湿润后,蘸取供试品,在无色火焰中燃烧,火焰即显砖红色。

　　系钙盐的焰色反应,钙的火焰光谱以 622 nm 波长的谱线最强,故钙盐的燃烧火焰显砖红色。

（2）取供试品溶液(1→20),加甲基红指示液 2 滴,用氨试液中和,再滴加盐酸至恰呈酸性,加草酸铵试液,即生成白色沉淀;分离,沉淀不溶于醋酸,但可溶于稀盐酸。

　　在一般的钙盐中,以草酸钙的溶解度为最小,一般用草酸铵[$(NH_4)_2C_2O_4$]作试剂,产生白色细小结晶草酸钙沉淀。在醋酸中,CaC_2O_4 不溶,SrC_2O_4 微溶,BaC_2O_4 可溶,据此可区别钙、锶、钡离子。草酸钙在盐酸中因发生分解反应而呈溶解现象。

$$Ca^{2+}+C_2O_4^{2-}\longrightarrow CaC_2O_4$$

此沉淀在盐酸中分解而溶解。

$$CaC_2O_4+2HCl\longrightarrow H_2C_2O_4+Ca^{2+}+2Cl^-$$

2.13 钠盐

（1）取铂丝,用盐酸湿润后,蘸取供试品,在无色火焰中燃烧,火焰即显鲜黄色。

系钠盐的焰色反应,钠的火焰光谱有 589.0 nm、589.6 nm 两个主要谱线,故钠盐的燃烧火焰显鲜黄色。本反应极灵敏,最低检出量约为 0.1 ng 的钠离子;若由于试药和所用仪器引入微量钠盐时,均能出现鲜黄色火焰,故应在测试前,将铂丝烧红,趁热浸入盐酸中,如此反复处理,直至火焰不现黄色,再蘸取试样进行试验。并只有当强烈的黄色火焰持续数秒钟不退,才能确认为正反应。

（2）取供试品约 100 mg,置 10 ml 试管中,加水 2 ml 溶解,加 15% 碳酸钾溶液 2 ml,加热至沸,应不得有沉淀生成;加焦锑酸钾试液 4 ml,加热至沸;置冰水中冷却,必要时,用玻璃棒摩擦试管内壁,应有致密的沉淀生成。

可溶性的焦锑酸钾与钠反应生成焦锑酸钠沉淀。

$$2Na^++K_2H_2Sb_2O_7\longrightarrow 2K^++Na_2H_2Sb_2O_7\downarrow$$

在《中国药典》2005 年版中,本鉴别是在中性溶液中,钠与醋酸氧铀锌反应,生成醋酸氧铀锌钠黄色络合物。由于醋酸氧铀锌中铀有放射性,参照《美国药典》通则 <191>Identification Tests—General 中相应的鉴别反应,《中国药典》自 2010 年版始以这一新的反应替代原方法。

在实际工作中,如供试品中含钙盐成分,在加入 15% 碳酸钾溶液后,会生成不溶性碳酸钙沉淀,按照规定方法无法继续进行;但如描述为"…… 如有沉淀,滤过,取滤液加焦锑酸钾试液 4 ml……",则可以解决这个问题。再如供试品为葡萄糖氯化钠注射液时,加入碳酸钾后,溶液由无色变为棕色,加入焦锑酸钾试液后始终无沉淀产生,反应为假阴性。又如在强酸性溶液中,加入 15% 碳酸钾溶液 2 ml 可能不足以提供一个碱性条件,无法支持后续反应的继续进行。所以,应注意方法的适用性。

2.14 钡盐

（1）取铂丝,用盐酸湿润后,蘸取供试品,在无色火焰中燃烧,火焰即显黄绿色;通过绿色玻璃透视,火焰显蓝色。

系钡盐的焰色反应,钡的火焰光谱在 553.56 nm 波长的谱线最强。绿色玻璃应选能透过 488 nm 波长的滤光片。

（2）取供试品溶液,加稀硫酸,即生成白色沉淀;分离,沉淀在盐酸或硝酸中均不溶解。

硫酸钡沉淀检出灵敏度为万分之一。硫酸钡的溶解度为 2.5 mg/L,在稀硝酸和稀盐酸中不溶,但在浓硝酸或浓盐酸中稍有溶解。

$$Ba^{2+}+H_2SO_4\longrightarrow 2H^++BaSO_4\downarrow（白色）$$

2.15 酒石酸盐

（1）取供试品的中性溶液,置洁净的试管中,加氨制硝酸银试液数滴,置水浴中加热,银即游离并附在管的内壁成银镜。

$$C_4H_4O_6^{2-}+2Ag^+\longrightarrow Ag_2C_4H_4O_6\downarrow（白色）$$

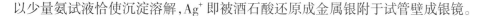

以少量氨试液恰使沉淀溶解,Ag⁺即被酒石酸还原成金属银附于试管壁成银镜。

$$Ag_2C_4H_4O_6+4NH_4OH \longrightarrow 2Ag(NH_3)_2OH+H_2C_4H_4O_6+2H_2O$$

$$2Ag(NH_3)_2OH+H_2C_4H_4O_6 \longrightarrow (NH_4)_2C_4H_4O_6+2Ag\downarrow+2NH_3+2H_2O$$

在进行氧化还原银镜反应时,所用试管必须洁净。

(2) 取供试品溶液,加醋酸成酸性后,加硫酸亚铁试液 1 滴和过氧化氢试液 1 滴,俟溶液褪色后,用氢氧化钠试液碱化,溶液显紫色。

$$\underset{\substack{| \\ HOCHCOOH}}{HOCHCOOH} + H_2O_2 \longrightarrow \underset{\substack{\| \\ HOCCOOH}}{HOCCOOH} + 2H_2O$$

$$2FeSO_4+ H_2O_2+6CH_3COOH \longrightarrow 2Fe(CH_3COO)_3+2H_2SO_4+ 2H_2O$$

$$3\underset{\substack{\| \\ HOCCOOH}}{HOCCOOH} + Fe(CH_3COO)_3+6NaOH \longrightarrow \left[\cdots \right] Na_3 + 3CH_3COONa$$

如操作规范,且严格控制反应条件,本反应还是明显的,硫酸亚铁应新制,2 ml 检液仅可滴加一滴,H_2O_2 量亦需适宜,过少无反应,过多氧化得不到紫堇色络合物,而往往得到棕色或棕红色产物。

2.16　铋盐

(1) 取供试品溶液,加碘化钾试液,即生成红棕色溶液或暗棕色沉淀;分离,沉淀能在过量碘化钾试液中溶解成黄棕色的溶液,再加水稀释,又生成橙红色沉淀。

$$Bi^{3+}+3KI \longrightarrow BiI_3\downarrow(暗棕色)+3K^+$$

$$BiI_3+KI \longrightarrow KBiI_4$$

如继续加蒸馏水,络合铋盐即分解,先形成碘化铋而后生成橙色的氧碘化铋沉淀。如 Bi^{3+} 浓度较小时,用稀硫酸酸化,加 10% 硫脲溶液,即生成深黄色。

必须注意供试品溶液的浓度,若铋盐量少时,只能形成红棕色溶液而无沉淀产生,且最后一步反应现象不明显。

(2) 取供试品溶液,加稀硫酸酸化,加 10% 硫脲溶液,即显深黄色。

硫脲与多数金属离子有颜色反应,Bi^{3+} 特别敏锐(1 μg),颜色随沉淀组成不同而异,$Bi^{3+}:CS(NH_2)_2=1:1$ 时黄褐色;1:2 时黄色;1:3 时黄褐色。

$$2Bi^{3+}+3CS(NH_2)_2+3H_2O \longrightarrow 2Bi\downarrow+3S\downarrow+3CO(NH_2)_2+6H^+$$

2.17　钾盐

(1) 取铂丝,用盐酸湿润后,蘸取供试品,在无色火焰中燃烧,火焰即显紫色;但有少量的钠盐混存时,须隔蓝色玻璃透视,方能辨认。

系钾盐的焰色反应,钾的火焰光谱以 766.490 nm、769.90 nm 为最强,但人眼在此波长附近敏感度较差,故钾盐的火焰显紫色。

若有 Na^+ 离子存在,则因 Na^+ 离子所显的黄色火焰可以遮盖 K^+ 离子的紫色火焰,须隔蓝色钴玻璃观察。

（2）取供试品，加热炽灼除去可能杂有的铵盐，放冷后，加水溶解，再加 0.1% 四苯硼钠溶液与醋酸，即生成白色沉淀。

$$K^+ + \left[B(C_6H_5)_4\right]^- \rightleftharpoons K\left[B(C_6H_5)_4\right]\downarrow（白色）$$

反应在酸性（pH 2.0~6.5）条件中进行。

2.18　铁盐

2.18.1　亚铁盐

（1）取供试品溶液，加铁氰化钾试液，即生成深蓝色沉淀；分离，沉淀在稀盐酸中不溶，但加氢氧化钠试液，即分解成棕色沉淀。

亚铁离子与铁氰化钾反应生成滕式蓝，滕式蓝能被氢氧化钠试液分解，并在空气中氧化，生成 $Fe(OH)_3$ 的棕色沉淀。检出灵敏度为 20 ppm。

$$3Fe^{2+} + 2\left[Fe(CN)_6\right]^{3-} \longrightarrow Fe_3\left[Fe(CN)_6\right]_2\downarrow（滕氏蓝）$$

$$Fe_3\left[Fe(CN)_6\right]_2 + 6NaOH \longrightarrow 2Na_3\left[Fe(CN)_6\right] + 3Fe(OH)_2$$

$$4Fe(OH)_2 + O_2 + 2H_2O \longrightarrow 4Fe(OH)_3\downarrow（棕色）$$

（2）取供试品溶液，加 1% 邻二氮菲的乙醇溶液数滴，即显深红色。

Fe^{2+} 与邻二氮菲（o-phenanthroline）反应显深红色，形成安定的螯合物阳离子，检出灵敏度为 0.5 ppm。

2.18.2　铁盐

（1）取供试品溶液，加亚铁氰化钾试液，即生成深蓝色沉淀；分离，沉淀在稀盐酸中不溶，但加氢氧化钠试液，即分解成棕色沉淀。

三价铁离子与亚铁氰化钾反应生成普鲁士蓝。

$$4Fe^{3+} + 3Fe(CN)_6^{4-} \longrightarrow Fe_4\left[Fe(CN)_6\right]_3\downarrow$$

普鲁士蓝能被氢氧化钠分解产生棕色的氢氧化铁沉淀。检出灵敏度为 40 ppm。

$$Fe_4\left[Fe(CN)_6\right]_3 + 12NaOH \longrightarrow 3Na_4\left[Fe(CN)_6\right] + 4Fe(OH)_3\downarrow$$

（2）取供试品溶液，加硫氰酸铵试液，即显血红色。

在酸性条件下，三价铁离子与 SCN^- 生成血红色的络离子。

$$Fe^{3+} + SCN^- \longrightarrow Fe(SCN)^{2+}$$

$$Fe^{3+} + 3SCN^- \longrightarrow Fe(SCN)_3$$

$$Fe^{3+} + 6SCN^- \longrightarrow Fe(SCN)_6^{3-}$$

此反应一般在盐酸中进行，不能用 HNO_3，因 HNO_3 中可能含有 HNO_2，有干扰。

2.19 铵盐

（1）取供试品，加过量的氢氧化钠试液，加热，即分解，发生氨臭；遇湿润的红色石蕊试纸，能使之变蓝色，并能使硝酸亚汞试液湿润的滤纸显黑色。

$$NH_4^+ + OH^- \xrightarrow{\triangle} NH_3\uparrow + H_2O$$

$$4NH_3 + 2Hg_2(NO_3)_2 + H_2O \longrightarrow \left[O \underset{Hg}{\overset{Hg}{\Big\langle}} NH_2\right]NO_3 + 2Hg\downarrow（黑色）+ 3NH_4NO_3$$

（2）取供试品溶液，加碱性碘化汞钾试液 1 滴，即生成红棕色沉淀。

$$2[HgI_4]^{2-} + NH_3 + 3OH^- \longrightarrow \left[O \underset{Hg}{\overset{Hg}{\Big\langle}} NH_2\right]I（红棕色）+ 7I^- + 2H_2O$$

若仅有痕量 NH_4^+，则得黄色溶液。

2.20 银盐

（1）取供试品溶液，加稀盐酸，即生成白色凝乳状沉淀；分离，沉淀能在氨试液中溶解，加硝酸，沉淀复生成。

银离子与氯离子反应生成的氯化银沉淀在氨试液中溶解，在强酸条件下沉淀又复生成。

供试品溶液加稀盐酸后生成的白色氯化银沉淀，可被光分解，其颜色变为灰黑色，故试验宜避光进行。

$$Ag^+ + Cl^- \rightleftharpoons AgCl\downarrow（白色）$$

$$AgCl + 2NH_3 \rightleftharpoons [Ag(NH_3)_2]^+ + Cl^-$$

$$[Ag(NH_3)_2]^+ + Cl^- + 2HNO_3 \longrightarrow AgCl\downarrow + 2NH_4NO_3$$

（2）取供试品的中性溶液，加铬酸钾试液，即生成砖红色沉淀；分离，沉淀能在硝酸中溶解。

银与铬酸钾在中性溶液中生成铬酸银，铬酸银沉淀在酸性条件下，因生成铬酸而溶解。

$$2Ag^+ + CrO_4^{2-} \longrightarrow Ag_2CrO_4\downarrow（砖红色）$$

$$Ag_2CrO_4 + 2H^+ \longrightarrow 2Ag^+ + H_2CrO_4$$

2.21 铜盐

（1）取供试品溶液，滴加氨试液，即生成淡蓝色沉淀；再加过量的氨试液，沉淀即溶解，生成深蓝色溶液。

铜离子在碱性条件下，生成淡蓝色氢氧化铜沉淀，随氨浓度的增加，沉淀溶解生成深蓝色的铜氨络合物。

（2）取供试品溶液，加亚铁氰化钾试液，即显红棕色或生成红棕色沉淀。

$$2Cu^{2+} + K_4[Fe(CN)_6] \longrightarrow 4K^+ + Cu_2[Fe(CN)_6]\downarrow（红棕色）$$

2.22 锂盐

（1）取供试品溶液，加氢氧化钠试液碱化后，加入碳酸钠试液，煮沸，即生成白色沉淀；分离，沉淀能在氯化铵试液中溶解。

$$2Li^+ + CO_3^{2-} \xrightarrow{\triangle} Li_2CO_3\downarrow(白色)$$

某些锂盐为难溶盐,如 LiF、Li_2CO_3、Li_3PO_4 等。但在碱性溶液中可溶解,加入氯化铵,沉淀复溶解。

(2) 取铂丝,用盐酸湿润后,蘸取供试品,在无色火焰中燃烧,火焰显胭脂红色。

系锂盐的焰色反应,锂的火焰光谱在可见光区约 670 nm 处有主要谱线,故锂盐的火焰显胭脂红色。

(3) 取供试品适量,加入稀盐酸或可溶性硫酸盐溶液,不生成沉淀(与锶盐区别)。

锂的盐酸盐和硫酸盐是可溶性化合物。

2.23 硫酸盐

(1) 取供试品溶液,加氯化钡试液,即生成白色沉淀;分离,沉淀在盐酸或硝酸中均不溶解。

硫酸盐与钡反应生成难溶的硫酸钡沉淀(反应式见钡盐)。

(2) 取供试品溶液,加醋酸铅试液,即生成白色沉淀;分离,沉淀在醋酸铵试液或氢氧化钠试液中溶解。

$$SO_4^{2-} + Pb^{2+} \longrightarrow PbSO_4\downarrow(白色)$$

$$PbSO_4 + 2CH_3COO^- \longrightarrow Pb(CH_3COO)_2 + SO_4^{2-}$$

$$PbSO_4 + 4OH^- \longrightarrow PbO_2^{2-} + SO_4^{2-} + 2H_2O$$

(3) 取供试品溶液,加盐酸,不生成白色沉淀(与硫代硫酸盐区别)。

硫酸盐在盐酸中不产生沉淀,但硫代硫酸盐遇盐酸,生成白色沉淀:

$$S_2O_3^{2-} + 2HCl \longrightarrow SO_2 + S\downarrow(白色) + 2Cl^- + H_2O$$

据此可区分硫酸盐与硫代硫酸盐。

2.24 硝酸盐

(1) 取供试品溶液,置试管中,加等量的硫酸,注意混合,冷后,沿管壁加硫酸亚铁试液,使成两液层,接界面显棕色。

$$NO_3^- + H_2SO_4 \longrightarrow HNO_3 + HSO_4^-$$

$$2HNO_3 + 6FeSO_4 + 3H_2SO_4 \longrightarrow 3Fe_2(SO_4)_3 + 2NO + 4H_2O$$

$$xFeSO_4 + yNO \longrightarrow xFeSO_4 \cdot yNO(棕色)$$

(2) 取供试品溶液,加硫酸与铜丝(或铜屑),加热,即生成红棕色的蒸气。

$$NO_3^- + H_2SO_4 \longrightarrow HNO_3 + HSO_4^-$$

$$3Cu + 8HNO_3 \longrightarrow 3Cu(NO_3)_2 + 2NO + 4H_2O$$

$$2NO + O_2 \longrightarrow 2NO_2(红棕色)$$

(3) 取供试品溶液,滴加高锰酸钾试液,紫色不应褪去(与亚硝酸盐区别)。

亚硝酸盐亦具有氧化性,本鉴别的方法 1 和方法 2 不能区分硝酸盐和亚硝酸盐。方法 3 依据亚硝酸盐具有还原性,可在酸性溶液中使高锰酸钾试液褪色、而硝酸盐不能的差异,区别两者。

2.25 锌盐

(1) 取供试品溶液,加亚铁氰化钾试液,即生成白色(white)沉淀;分离,沉淀在稀盐酸中不溶解。

$$3Zn^{2+} + 2K_4[Fe(CN)_6] \rightleftharpoons 6K^+ + Zn_3K_2[Fe(CN)_6]_2\downarrow(白色)$$

亚铁氰化钾量少时生成亚铁氰化锌,试剂过量时则生成溶解度更小的 $Zn_3K_2[Fe(CN)_6]_2$。沉淀不溶于稀酸及氨试液中,但可溶于强碱。

(2) 取供试品制成中性或碱性溶液,加硫化钠试液,即生成白色沉淀。

锌在中性或碱性溶液中与硫化钠反应,生成硫化锌白色沉淀。

$$Zn^{2+}+S^{2-} \rightleftharpoons ZnS\downarrow(白色)$$

在《中国药典》2005 年版之前,本鉴别是取供试品溶液,以稀硫酸酸化,再加 0.1% 硫酸铜溶液 1 滴及硫氰酸汞铵试液数滴,在酸性中生成硫氰酸汞锌白色沉淀;有少量铜 Cu^{2+} 存在时,可使沉淀着色,随 Cu^{2+} 的含量不同出现的颜色也不同。自《中国药典》2010 年版始,采用本反应替代原鉴别,以避免使用有毒元素汞。

2.26 锑盐

(1) 取供试品溶液,加醋酸成酸性后,置水浴上加热,趁热加硫代硫酸钠试液数滴,逐渐生成橙红色沉淀。

三价锑离子在弱酸性溶液中,与硫代硫酸钠生成橙红色的 Sb_2OS_2 沉淀。

$$2Sb^{3+}+3S_2O_3^{2-} \rightleftharpoons Sb_2OS_2\downarrow(橙红色)+4SO_2\uparrow$$

(2) 取供试品溶液,以盐酸成酸性后,通硫化氢气,即生成橙色沉淀;分离,沉淀能在硫化铵试液或硫化钠试液中溶解。

$$2Sb^{3+}+3H_2S \longrightarrow Sb_2S_3\downarrow(橙色)+6H^+$$
$$2Sb^{5+}+5H_2S \longrightarrow Sb_2S_5\downarrow(橙色)+10H^+$$
$$Sb_2S_3+3(NH_4)_2S \longrightarrow 2(NH_4)_3SbS_3$$
$$Sb_2S_3+3Na_2S \longrightarrow 2Na_3SbS_3$$
$$Sb_2S_5+3S^{2-} \rightleftharpoons 2[SbS_4]^{3-}$$

2.27 铝盐

(1) 取供试品溶液,加氢氧化钠试液,即生成白色胶状沉淀;分离,沉淀能在过量氢氧化钠试液中溶解。

$Al(OH)_3$ 沉淀在 pH 3.9 时即可形成,继续加氢氧化钠试液,至 pH 值超过 10 时,沉淀即溶解。

$$Al^{3+}+3OH^- \rightleftharpoons Al(OH)_3\downarrow(白色)$$

(2) 取供试品溶液,以氨试液至生成白色胶状沉淀,滴加茜素磺酸钠指示液数滴,沉淀即显樱红色。

铝盐与氨试液形成氢氧化铝沉淀,$Al(OH)_3$ 与茜素磺酸钠生成樱红色配位络合物。

2.28 氯化物

(1) 取供试品溶液,加硝酸使成酸性,加硝酸银试液,即生成白色凝乳状沉淀;分离,沉淀加氨试液即溶解,再加硝酸,沉淀复生成。如供试品为生物碱或其他有机碱的盐酸盐,须先加氨试液使成碱性,将析出的沉淀滤过除去,取滤液进行试验。

沉淀需分离后再加氨水溶解,因 AgCl 是在硝酸酸性溶液中析出的,溶液酸度很强,如不分离直接加氨水则需氨水量很大。

(2) 取供试品少量,置试管中,加等量的二氧化锰,混匀,加硫酸湿润,缓缓加热,即发生氯气,能使湿润的碘化钾淀粉试纸显蓝色。

在酸性条件下,氯化物经二氧化锰氧化生成 Cl_2,氯气氧化碘化钾生成 I_2 而使淀粉显蓝色。

$$2Cl^- + MnO_2 + 4H^+ \longrightarrow Mn^{2+} + 2H_2O + Cl_2\uparrow$$

$$Cl_2 + 2I^- \longrightarrow 2Cl^- + I_2$$

2.29　溴化物

(1) 取供试品溶液,加硝酸银试液,即生成淡黄色凝乳状沉淀;分离,沉淀能在氨试液中微溶,但在硝酸中几乎不溶。

反应生成溴化银沉淀,溴化银在氨试液中微溶,在硝酸中几乎不溶。

(2) 取供试品溶液,滴加氯试液,溴即游离,加三氯甲烷振摇,三氯甲烷层显黄色或红棕色。

溴被氯试液氧化生成 Br_2,将 Br_2 转溶于三氯甲烷中,量少显黄色,量多则显红棕色。

2.30　碘化物

(1) 取供试品溶液,加硝酸银试液,即生成黄色凝乳状沉淀;分离,沉淀在硝酸或氨试液中均不溶解。

生成的碘化银在卤化银中的溶解度为最小(2.1×10^{-6} g/L),故不溶于氨水。

(2) 取供试品溶液,以少量的氯试液,碘即游离;如加三氯甲烷振摇,三氯甲烷层显紫色;如加淀粉指示液,溶液显蓝色。

碘被氯试液氧化生成 I_2,将 I_2 转溶于三氯甲烷中,显紫堇色,遇淀粉则呈碘-淀粉的蓝色。

2.31　硼酸盐

(1) 取供试品溶液,加盐酸成酸性后,能使姜黄试纸变成棕红色;放置干燥,颜色即变深,用氨试液湿润,即变为绿黑色。

姜黄试纸遇盐酸酸化的硼酸盐溶液,干燥后即产生硼螯合物而显棕红色,用氨试液湿润,生成玫瑰青苷。硼酸盐量少时为蓝色,量多时呈绿黑色。

玫瑰青苷

(2) 取供试品溶液,加硫酸,混合后,加甲醇,点火燃烧,即发生边缘带绿色的火焰。

硼酸盐与硫酸反应生成硼酸,硼酸与甲醇反应生成硼酸甲酯,硼酸甲酯具挥发性,点火燃烧,火焰呈绿色。检出灵敏度为 0.2 ppm。

2.32 碳酸盐与碳酸氢盐

(1) 取供试品溶液,加稀酸,即泡沸,发生二氧化碳气体,导入氢氧化钙试液中,即生成白色沉淀。

碳酸盐或碳酸氢盐,加稀酸即游离为碳酸,碳酸不稳定,在水溶液中 99% 的碳酸以 CO_2 的形式存在,其溶解度仅约为 0.04 mol/L,故 CO_2 放出,导入氢氧化钙试液中,生成白色碳酸钙沉淀。

(2) 取供试品溶液,加硫酸镁试液,如为碳酸盐溶液,即生成白色沉淀;如为碳酸氢盐溶液,须煮沸,始生成白色沉淀。

碳酸盐与硫酸镁反应生成白色碳酸镁沉淀,碳酸氢盐与硫酸镁生成的碳酸氢镁可溶于水,加热变成碳酸镁,故始生成白色沉淀。

(3) 取供试品溶液,加酚酞指示液,如为碳酸盐溶液,即显深红色;如为碳酸氢盐溶液,不变色或仅显微红色。

因酚酞指示剂的变色范围为 pH 8.3~10.0,酚酞于 pH 8.3 以上即变醌型结构,呈红色。0.1 mol/L 碳酸钠溶液(pH 11.6)对酚酞显碱性反应,故显深红色;碳酸氢钠溶液(pH 8.3),只显微碱性,故不变色或仅显微红色。

2.33 镁盐

(1) 取供试品溶液,加氨试液,即生成白色沉淀;滴加氯化铵试液,沉淀溶解;再加磷酸氢二钠试液 1 滴,振摇,即生成白色沉淀。沉淀在氨试液中不溶。

$$Mg^{2+}+2NH_3\cdot H_2O \Longleftrightarrow Mg(OH)_2\downarrow(白色)+2NH_4^+$$

$$Mg(OH)_2+2NH_4^+ \longrightarrow Mg^{2+}+2NH_3\uparrow+2H_2O$$

$$Mg^{2+}+HPO_4^{2-}+NH_3\cdot H_2O \longrightarrow MgNH_4PO_4\downarrow+H_2O$$

(2) 取供试品溶液,加氢氧化钠试液,即生成白色沉淀。分离,沉淀分成两份,一份中加过量的氢氧化钠试液,沉淀不溶;另一份加碘试液,沉淀转成红棕色。

生成的氢氧化镁沉淀,不溶于氢氧化钠中,可强烈吸附 I_2 显红棕色。

2.34 醋酸盐

(1) 取供试品,加硫酸和乙醇后,加热,即分解发生乙酸乙酯的香气。

醋酸盐遇不挥发性强酸生成的醋酸与乙醇反应生成乙酸乙酯,在加热条件下乙酸乙酯挥发产生香气。

$$2CH_3COO^-+H_2SO_4 \longrightarrow 2CH_3COOH+SO_4^{2-}$$

$$CH_3COOH+CH_3CH_2OH \longrightarrow CH_3COOCH_2CH_3\uparrow+H_2O$$

(2) 取供试品的中性溶液,加三氯化铁试液 1 滴,溶液呈深红色,加稀无机酸,红色即退去。

醋酸根与 Fe^{3+} 生成深红色络合物,加入稀无机酸后,络合物不稳定,释放出铁离子,红色即退去,呈铁离子颜色。

$$3CH_3COO^-+Fe^{3+} \longrightarrow Fe(CH_3COO)_3(深红色)$$

$$Fe(CH_3COO)_3+3H^+ \longrightarrow Fe^{3+}+3CH_3COOH$$

2.35 磷酸盐

（1）取供试品的中性溶液,加硝酸银试液,即生成浅黄色沉淀;分离,沉淀在氨试液或稀硝酸中均易溶解。

磷酸盐与硝酸银反应生成浅黄色磷酸银沉淀,磷酸银沉淀在氨试液中转化成 $Ag(NH_3)_2OH$ 或在硝酸中生成硝酸银而溶解。

$$PO_4^{3-}+3Ag^+ \longrightarrow Ag_3PO_4\downarrow（黄色）$$

$$Ag_3PO_4+6NH_3 \cdot H_2O \longrightarrow 3\left[Ag(NH_3)_2\right]OH+H_3PO_4+3H_2O$$

$$Ag_3PO_4+3HNO_3 \longrightarrow 3AgNO_3+H_3PO_4$$

（2）取供试品溶液,加氯化铵镁试液,即生成白色结晶性沉淀。

生成白色的磷酸铵镁沉淀。

$$PO_4^{3-}+NH_4^++Mg^{2+}+6H_2O \longrightarrow MgNH_4PO_4\cdot 6H_2O\downarrow（白色）$$

（3）取供试品溶液,加钼酸铵试液与硝酸后,加热即生成黄色沉淀;分离,沉淀能在氨试液中溶解。

$$PO_4^{3-}+3NH_4+12MoO_4^{2-}+24H^+ \longrightarrow (NH_4)_3PO_4\cdot 12MoO_3\cdot 6H_2O\downarrow（黄色）+6H_2O$$

$$(NH_4)_3PO_4\cdot 12MoO_3+23NH_3\cdot H_2O \longrightarrow (NH_4)_2HPO_4+12(NH_4)_2MoO_4+11H_2O$$

3 注意事项

3.1 化学鉴别试验的选择原则

并不是所有的化学反应都能用于鉴别试验,选择一般鉴别试验方法的原则是:专属性强、重现性好、灵敏度高和操作简便。无机物是根据阴、阳离子的特殊反应进行鉴别,有机物则大都采用官能团反应进行鉴别。

3.2 控制适合反应进行的条件

一般鉴别试验除了应具有能观察到的明显化学变化外,同时应注意以下几个方面。

（1）溶液的浓度　对化学反应的颜色来说,若被检测物的浓度太低,与试剂作用所产生的颜色太浅,则不易鉴别,对沉淀的生成来说,只有溶液中的反应离子浓度的相乘积超过反应生成物的浓度积时才能产生。因此,只有供试品溶液的浓度达到足够要求时,才能达到预期的效果,故在有些检测中为了提高供试品的浓度,常采用将供试品浓缩、蒸干的方法。

供试品和供试液的取用量应按各品种项下的规定。固体供试品应研成细粉;液体供试品如果太稀可浓缩,如果太浓可稀释。

（2）溶液的温度　温度对化学反应有很大的影响。有些反应必须室温或低于室温下进行,有些反应必须在加热的情况下才能进行,温度过低时反应速度太慢,或根本不能进行;温度过高可能使反应产物分解。所以温度适当与否是很重要的因素。操作中,应按各试验项下规定的温度进行试验,如达不到时,可适当加温。

（3）溶液的酸碱度　由于许多反应需要在一定酸碱情况下才能进行反应,如沉淀反应中,在酸性溶液中不可能析出可溶于酸的沉淀;同样在碱性溶液中不可能析出可溶于碱的沉淀;若生成的反应物既可溶于酸又可溶于碱,则只能在中性环境中进行沉淀。因此,在鉴别试验时应根据反应物的性质,调节至需要的酸碱度,创造有利于生成反应物的条件。

(4) 应无干扰作用 若有干扰物质存在,应设法分离除去之。

(5) 时间要适当控制 一般来说,无机反应为离子反应,反应较快速。而有机化合物的反应,一般来说都是分子间的反应,反应速度决定于分子之间不规则的碰撞,所以比较慢。同时有机反应比较复杂,化学反应过程中,有时存在着许多中间阶段,有时还要加催化剂才能进行,因此使反应完全常需要较长时间。

3.3　提高反应的灵敏性和选择性

(1) 反应的灵敏性 如果某一鉴别反应能用于检出含量极少的物质,或能从极稀的溶液中检出该物质,则可认为这一反应很灵敏。有些反应不很灵敏,为提高反应的灵敏度,可采用下列一些措施。

① 显色反应:若反应产物的量很少,则颜色较浅,难以察见,可以加入少量与水互不混溶的适当有机溶剂,将有色产物大部分提取于有机溶剂层中,使颜色易于识别。

② 沉淀反应:

A. 有时沉淀反应中,可以加入适量的某种与水不溶的有机溶剂以降低沉淀的溶解。

B. 若沉淀的量极少,可加入一种与水互不混溶的有机溶剂,使原来悬浮在水中的沉淀集中于两层液体界间,以便于观察。

(2) 反应的选择性 仅仅从灵敏度来估量鉴别反应的价值是不全面的,在其他组分共存时,鉴定某种元素、离子、官能团或化合物,共存物质是否干扰鉴别反应就显得尤其重要,因此,反应的选择性(selectivity)有着很大的意义。为提高选择反应的选择性,可采取以下措施:

① 选择对待检组分有特异性反应的试剂和方法;

② 采用预先分离(如沉淀、络合、氧化还原、萃取、色谱分离等)方法除去共存物质的干扰。

在选用分析反应时,应同时考虑反应的灵敏度和选择性,若只考虑选择性,而灵敏度达不到要求,则所得的结果就不可能准确;反之,若只考虑灵敏度不考虑选择性,也会得到不可靠的结果。应该在灵敏度能够满足要求的条件下尽量采用选择性高的反应。

3.4　其他注意事项[5]

(1) 所有仪器要求洁净,以免干扰化学反应。在使用灵敏度极高的反应时,除仪器要求洁净外,还必须保证试剂的纯度,才能不致发生误检的差错,必要时,应同时进行空白试验,以资对照。对反应不够灵敏,试验条件不易掌握的试验,可用对照品进行对照试验。

(2) 试药应符合《中国药典》2015 年版通则 8001 的要求,使用时应研成粉末或配成试液。除另有规定外,试液均应按《中国药典》2015 年版通则 8002 试液项下的方法进行配制和贮藏,要求新配制的,必须临用新制。

(3) 试验时,应按通则 0301 或各品种鉴别试验项下的规定如试药和试液的加入量、方法和顺序等进行操作;如未作规定,试液应逐滴加入,边加边振摇;并注意观察反应现象。

(4) 试验一般应在试管或离心管中进行,如需加热,应小心仔细,并使用试管夹,边加热边振摇,试管口不要对着试验操作者。

试验中需要蒸发时,应置于玻璃蒸发皿或瓷蒸发皿中,在水浴上进行。

有色沉淀反应宜在白色点滴板上进行,白色沉淀反应可在黑色或蓝色点滴板上进行,也可在试管或离心管中进行;如沉淀少不易观察时,可加入适量的某种与水互不混溶的有机溶剂,使原来悬浮在水中的沉淀集中于两液层之间,以便观察。

试验中需分离沉淀时,采用离心机分离,经离心沉降后,用吸出法或倾泻法分离沉淀。

颜色反应须在玻璃试管中进行,并注意观察颜色的变化。

(5) 遇列有一项以上试验方法的鉴别试验时,除各品种项下已明确规定外,应逐项进行试验,方能证实;不得任选其中之一作为依据。

4 一般鉴别试验的适用性

一般鉴别试验是理化反应,具有一定的专属性,适用于鉴别具有特定元素或特定官能团的结构类似药物,可鉴定药物的主要元素组成或所含的官能团,初步推测药物分子结构,易与其他类别的药物相区别。然而,由于药物种类繁多,许多药物含有相同的官能团而呈现相同的理化反应,因此,理化鉴别试验的专属性是相对的、有限的,无法和红外光谱法或拉曼光谱法相比,也不及色谱法。在早期的药品标准中,理化反应在鉴别试验中占有重要的地位,起着举足轻重的作用,近些年,随着光谱法、色谱法在药品标准中应用的普及,许多理化反应逐步被取代,或仅作为辅助鉴别试验而得以保留。在药品鉴别项下,理化反应不作为单独鉴别方法,多与光谱法、色谱法或其他方法的组合形式存在。

上述各项鉴别试验主要用于鉴别单一的化学药品,或中药中某些指标性成分或无机盐类,但如为几种化合物的混合物,或特定官能团反应不明显,或有干扰物质存在时,则需分离或排除之,或除品种项下另有规定外,否则即不适用。因此,一般鉴别试验多用于化学原料药。如用于化学制剂药品和中药鉴别时,辅料、其他药物或中药中基质组分应不存在干扰,或被鉴别成分具有显著的反应灵敏性,或采取简单的样品处理方法能消除干扰,否则一般鉴别方法不适用。因此,在制剂和中药鉴别中,理化反应方法也逐渐被色谱法所取代。

还应注意到,生物制品不同于化学药品和中药,具有自身的特殊性。在《中国药典》三部中,理化鉴别反应仅在人用重组 DNA 蛋白制品总则中有所提及,在生物制品各论中,除白喉、破伤风疫苗等少数品种采用理化鉴别作为鉴别方法之一,其他生物制品几乎都采用专属的生化鉴定方法。

5 展望

进行化学反应必须使用化学试剂,难免使用有毒、有害的试剂。在检测方法中,尽量不用或少用有毒、有害的试剂,使用的试剂是《中国药典》一贯遵循的原则,《中国药典》2010 年版在一般鉴别试验中革除了放射性的醋酸氧铀锌和毒性较大的硫氰酸汞铵,分别以焦锑酸钠、硫化钠替代,用于鉴别钠盐和锌盐就是一个很好的证明,且这种改进在今后的各版中将继续。

随着时代的发展,科技的进步,理化鉴别方法重要地位已被仪器方法如光谱法、色谱法所取代。然而,作为简单、快速、经济、可靠、灵敏,且有一定专属性的方法,理化鉴别反应在药品鉴别中仍将继续得到应用,并长期占有重要一席之地。

参考文献

[1] USP 38-NF 33 [S]. M.Identification tests -General.

[2] BP 2016 [S]. M.Qualitative Reactions and Tests.

[3] JP 16 [S]. M.Qualitative Tests.

[4] 许瑞庭.实用药物分析化学[M].杭州:浙江科学技术出版社,1992:61.

[5] 中国药品生物制品检定所.中国药品检验标准操作规范[M].北京:中国医药科技出版社,2010:52.

起草人:王　玉(江苏省食品药品监督检验研究院)

吴　越(江苏省无锡药品检验所)

审核人:张启明(中国食品药品检定研究院)

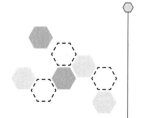

第二章

光谱法（通则 0400）

第一节 紫外 - 可见分光光度法（通则 0401）

1 概述

紫外 - 可见分光光度法又称为紫外可见(吸收)光谱法(以下简称本法)，是在 190~800 nm 波长范围内测定物质的吸光度，用于药品的鉴别、杂质检查和含量测定的方法，属于分子吸收光谱法。

分光光度法是一种历史悠久的化学分析方法[1]，是在经典的比色法(colorimetry)基础上不断完善而逐渐发展起来的。实际上，紫外 - 可见光区还包括 10~190 nm 范围的远紫外光区，这个区域的光谱对分子结构研究有着重要的意义，但目前在药物分析包括药品检验中没有得到应用。

本法是《中国药典》收载最早的仪器分析方法之一，收入药典的时间是和新中国药典诞生同步的，适用于微量和痕量组分分析，测定灵敏度可达到 $10^{-7} \sim 10^{-4}$ g/ml 或更低范围，相对误差可小于 1%，使用设备简单，操作简便，在药品检验中有着较为广泛的应用。

1953 年版药典是新中国第一部药典，已在附录中对紫外吸收系数测定法进行了简单地描述，这与当时的《美国药典》水平基本相近。

1963 年版药典第一次在各论中出现了本法，使用本法进行药品质量控制的品种数就有 38 个。

1977 年版药典突显了本法的重要作用，在品种中的应用增幅达 15.4%，成为仅次于容量分析法的第二大分析方法。该版药典附录中还对本法的定量方法以及仪器等进行了详细的阐述，有了明确的技术指标要求，使本法在药物质量控制中趋于成熟，得以迅速发展。

1985 年版至 2000 年版药典中，本法出现的频率基本保持不变，如在 1995 年版、2000 年版中采用次数和采用率基本相当。

2005 年版至 2010 年版药典中，本法在药品标准中的应用呈下降趋势。

侯晓峰等[2]曾统计了本法、容量法、高效液相色谱法（HPLC）等在 2000 年前历版药典中化学药含量测定的实例数和采用率，可知本法在药品标准中的应用经历了缓慢上升、快速崛起、平稳增长的几个不同阶段。本法近年来之所以未能得到快速增长，主要是由于原先用于制剂的定性、定量逐渐被 HPLC 法所替代。表 2-1 列出本法应用在历版药典中的品种数，仅供参考。

表 2-1 历版《中国药典》中采用本法品种数目及分析项目

分析项目	部属	1953 年版	1963 年版	1977 年版	1985 年版	1990 年版	1995 年版	2000 年版	2005 年版	2010 年版	2015 年版
鉴别	一部		0	8	9	5	12	9	14	11	16
	二部	0	2	121	144	244	419	469	567	619	852
	三部		—	—	—	—	—	—	—	—	9

续表

分析项目	部属	1953年版	1963年版	1977年版	1985年版	1990年版	1995年版	2000年版	2005年版	2010年版	2015年版
检查	一部		0	1	0	2	5	7	7	6	4
	二部	0	7	24	71	127	245	300	429	505	601
	三部		—	—	—	—	—	—	—	—	23
含量测定	一部		0	37	18	23	38	39	34	50	61
	二部	0	33	136	170	241	402	414	417	283	307
	三部		—	—	—	—	—	—	—	—	6
检定	三部	—	—	—	—	—	—	—	68	82	90

2 原理

2.1 选择吸收与分子能级

同一物质对不同波长的光表现出不同的吸收能力,称为选择吸收现象。不同的物质对光的选择吸收性质也是不同的。分子吸收能量同样具有量子化的特征。

在一定的环境条件下,整个分子有一定的运动状态,分子内部的运动可分为价电子运动、分子内原子在平衡位置附近的振动和分子绕其重心轴的转动。因此,分子能级之差也具有电子能级、振动能级和转动能级三种。上述三种能级中,以转动能级差最小,属远红外区和微波区;振动能级差在中红外区;分子外层电子跃迁的能级差波长约为 60 nm~1.25 μm,其中以紫外 - 可见光区为主要部分。

分子的能级跃迁是分子总能量的改变。当发生振动能级跃迁时常伴有转动能级跃迁。在电子能级跃迁时则伴有振动能级和转动能级的改变。所以紫外光谱一般包含有若干个谱带,不同谱带相当于不同的电子能级跃迁,一个谱带又包含若干个小谱带,相当于不同的振动能级跃迁。同一小谱带内又包含若干光谱线,每一条线相当于转动能级的跃迁。但是这样精细的紫外光谱一般是看不到的,观察到的是合并成较宽的带,所以分子光谱是一种带状光谱,如图 2-1 所示。

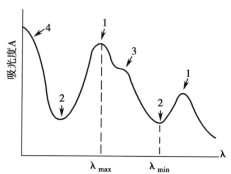

图 2-1 吸收光谱示意图
1. 吸收峰;2. 谷;3. 肩峰;4. 末端吸收

2.2 紫外光谱的产生

2.2.1 吸收光谱的特性

吸收光谱是在不同波长下测定物质的对光吸收程度(吸光度 A),以波长为横坐标,吸光度为纵坐标所绘制的曲线,称为吸收曲线,又称为吸收光谱。如图 2-1 所示,吸收曲线的峰称为吸收峰,它所对应的波长称为最大吸收波长,常用 λ_{max} 表示。曲线的谷所对应的波长称为最小吸收波长,以 λ_{min} 表示。在吸收曲线的波长最短一端,吸收相当大但不成峰形的部分,称末端吸收。在峰旁边一个小的曲折称为肩峰。某些物质的吸收光谱上,可出现几个吸收峰。不同的物质有不同的吸收峰。吸收光谱上的 λ_{max}、λ_{min}、肩峰及整个吸收光谱的形状取决于物质的分子结构,可作为定性依据。

2.2.2　电子跃迁与紫外吸收光谱

紫外吸收光谱是由于分子中价电子的跃迁而产生的，由于分子中价电子的分布和结合情况决定。通常情况下，这些电子都处在各自的成键轨道上。当分子接受了一定的外界能量（通常是光能）后，价电子就会跃迁到具有较高能量的反键轨道上，并产生相应的吸收光谱。含有 π- 电子和非键电子的分子能吸收紫外光或可见光，激发电子到更高的反键分子轨道。电子越易被激发，它能吸收光的波长就越长。因为这些吸收光谱位于紫外和可见光区，因此称为紫外 - 可见吸收光谱。简称紫外光谱。

2.3　影响紫外 - 可见吸收光谱的因素

2.3.1　取代基的影响

由于分子上取代基不同，造成分子内电子环境不同，影响着分子轨道之间相互作用的程度。所以，在取代基不同的两种分子中，产生的紫外吸收是有差异的。

2.3.2　共轭效应（conjugation effect）

共轭效应使 $\pi \to \pi^*$ 跃迁向长波方向移动（红移），共轭体系越大向长波方向移动越大，且吸收强度增加亦越大。随着共轭体系增加，最高能级的成键轨道与最低能级的反键轨道间能量差越来越小，吸收红移程度也越大。

pH 值变化引起共轭体系的延长或缩短，从而改变物质的吸收峰位。

2.3.3　超共轭效应（hyperconjugation）

甲基取代双键碳上的氢以后，通过甲基的 C—H 键和 π 体系电子云重叠引起的共轭作用，使 $\pi \to \pi^*$ 跃迁红移。

若分子中含有数个孤立的双键，则吸收峰不会发生位移，但吸收强度随孤立双键的数目成正比地增加；当两个双键相邻时，吸收峰位移不大。

2.3.4　立体效应（steric effect）

立体效应是因空间位阻、环张力、跨环共轭等影响因素导致吸收光谱红移或蓝移，并常伴有增色或减色效应。

2.3.5　溶剂的影响

溶剂极性增加使吸收光谱的精细结构消失，改变光谱形状，对吸收峰的波长、强度亦有影响，对波长的影响比对强度的影响更大。极性大的溶剂会使 $\pi \to \pi^*$ 跃迁谱带红移，使 $n \to \sigma^*$ 跃迁谱带蓝移。

当被测物质具有酸性或碱性基团时，溶剂 pH 值的变化对光谱的影响较大。利用溶剂 pH 值不同时光谱的变化，可以测定化合物结构中的酸性或碱性基团。

此外，溶剂也有自己的吸收带，如果与待测溶质的吸收重叠，将妨碍溶质吸收带的观察，选择溶剂时要注意。含有杂原子的有机溶剂，通常均具有很强的末端吸收。因此，当作紫外 - 可见分光光度法测定溶剂使用时，它们的使用范围均不能小于截止使用波长。例如甲醇、乙醇的截止使用波长为205 nm。另外，当溶剂不纯时，也可能增加干扰吸收。

2.4　物质吸光的定量关系

2.4.1　朗伯 - 比尔（Lambert-Beer）定律

Lambert-Beer 定律是吸收光谱法的基本定律，是说明物质对单色光吸收的强弱与吸光物质的浓度和厚度间关系的定律。

当一束单色光通过一个含有吸光物质的物体(如溶液),由于吸收了一部分光能,光的强度就要降低,溶液的浓度越大,液层的厚度越大,吸收的光能就越多,光的强度减弱也就越显著,其间的关系是:

$$\frac{I_t}{I_0} = 10^{-Klc} \tag{2-1}$$

式中,I_0 为入射光强度,I_t 为透射光强度,c 为溶液浓度,l 为液层厚度,K 为比例常数,称为吸收系数(absorbance coefficient)。

I_t/I_0 称透光率(Transmittance),以 T 表示,即透射光强度与入射光强度之比,其数值小于 1,常以 $T\%$($T\%=100\,I_t/I_0$)表示,称百分透光率,表示入射光透过的百分率。

为了方便起见,经常用透光率的负对数($-\log T$)来表示溶液吸收光的程度,称之为吸光度(absorbance,A),过去称吸收度(absorbance,A)或消光度(extinction,E)或光密度(optical density,OD)。

$$A = -\log T = Kcl \tag{2-2}$$

上式说明单色光通过吸光介质后,吸收度与溶液浓度 c 及液层厚度成正比。(1-1)、(1-2)式为 Lamber-Beer 定律的不同表达形式。如液层厚度固定不变时,往往简称为 Beer 定律。

在多组分体系中,如果各组分吸光物质之间没有相互作用,体系的总吸光度等于各组分吸光度之和,即各物质在同一波长下,吸光度具有加和性,

$$A = A_a + A_b = K_a c_a l + K_b c_b l \tag{2-3}$$

含更多组分的溶液,其吸收度亦为溶液中各组分吸收度之和,利用此性质可进行多组分的测定。

2.4.2 吸收系数

吸收系数又称吸光系数,其物理意义是吸光物质在单位浓度及单位厚度时的吸光度。在一定条件下(单色光波长、溶剂、温度等),吸收系数是物质的特性常数,不同物质对同一波长的单色光,可有不同的吸收系数,可作为定性的依据。厚度一定条件下,吸光度与浓度呈线性关系,吸收系数是斜率,是定量的依据,其值愈大,灵敏度愈高。

吸收系数常用两种表示方式:

(1) 摩尔吸收系数,用 ε 表示,其意义是 1 摩尔浓度的溶液,厚度为 1 cm 时的吸光度。

(2) 百分吸收系数或称比吸收系数,用 $E_{1\,cm}^{1\%}$ 表示,是指浓度为 1%(W/V)的溶液,厚度 1 cm 时的吸光度。

吸收系数两种表示方式之间的关系是

$$\varepsilon = \frac{M}{10} E_{1\,cm}^{1\%} \tag{2-4}$$

式中,M 是吸光物质的分子量。摩尔吸收系数多用于研究分子结构,百分吸收系数多用于测定含量。

摩尔吸收数一般不超过 10^5 数量级。通常将 ε 值达 10^4 的划为强吸收,小于 10^2 的划为弱吸收,介于两者之间的称为中强吸收。吸收系数需用准确浓度的稀溶液测得吸光度换算而得到。

例如,氯霉素($M=323.15$)的水溶液在 278 nm 有最大吸收。设用纯品配制 100 ml 含 2.00 mg 的溶液,以 1.00 cm 厚的吸收池在 278 nm 处测得透光率为 24.3%,按前述各式可分别求得吸光度 $A=0.614$,吸收系数 $\varepsilon=9920$,$E_{1\,cm}^{1\%}=307$。

2.4.3 吸光度的测量

(1) 溶剂与容器　测量溶液吸光度的溶剂与吸收池应在所用的波长范围内有较好的透光性,即不吸收光或吸收很弱。玻璃不能透过紫外光,所以在紫外区测定只能用石英池。许多溶剂本身在紫外光区有吸收峰,只能在它吸收较弱的波段使用。表 2-2 列出部分溶剂适用范围的最短波长。低于这些波长就不宜采用。

表 2-2　溶剂的使用波长

溶剂	波长极限 (nm)	溶剂	波长极限 (nm)	溶剂	波长极限 (nm)
乙醚	210	乙醇	215	四氧化碳	260
环己烷	200	二氧六环	220	甲酸甲酯	260
正丁醇	210	正己烷	220	乙酸乙酯	260
水	200	甘油	230	苯	280
异丙醇	210	二氯乙烷	233	甲苯	285
甲醇	200	二氯甲烷	235	吡啶	305
96% 硫酸	210	三氯甲烷	245	丙酮	330

(2) 空白对比　吸光度或透光率不只是被测物质的吸收所致,还有溶剂和容器的吸收、光的散射和界面反射等因素。为了排除这些干扰因素,须用空白对比法。空白是指与试样完全相同的容器和溶液,只是不含被测物质。采用光学性质相同,厚度相同的吸收池装入空白液作参比,调节仪器。如使透过参比吸收池的吸光度为零或透光率 $T=100\%$,然后将装有测量溶液的吸收池移入光路中测量,得到被测物质的吸光度。

2.4.4　影响比尔定律的因素

按照比尔定律,浓度 c 与吸光度 A 之间的关系应该是一条通过原点的直线。实际工作中,特别当溶液浓度较高时,会出现标准曲线弯曲现象(图 2-2 中虚线),称为偏离比尔定律,若在弯曲部分进行定量,就将引起较大的测定误差。

推导 Lambert-Beer 定律基于这样两个假设:①入射光是单色光;②溶液是吸光物质的稀溶液。因此导致偏离比尔定律的主要原因就表现在光学和化学两个方面。

(1) 光学因素　比尔定律只适用于单色光,但一般的单色器所提供的入射光并不是纯单色光,而是波长范围较窄的光带,实际上仍是复合光。由于物质对不同波长光的吸收程度不同,因而就产生偏离 Beer 定律。

因此,测定时应选用较纯的单色光,同时选择吸光物质的最大波长(图 2-3a 处)的光作测定波长,因为吸收曲线此处较平坦,对比尔定律的偏离较小,而且吸光系数大,测定有较高的灵敏度,如图 2-3 所示。若用谱带 b 处测量,其光强 E 值变化较大,因而会出现明显的偏离。

(2) 化学因素　朗伯 - 比尔定律假设溶液中吸光粒子是独立的,即彼此之间无相互作用。然而这种情况只有在稀溶液才成立。高浓度时,溶液中粒子间距离减少,相互之间的作用不能忽略不计,引起对比尔定律的偏离。浓度越大,对比尔定律的偏离越大。所以一般认为比尔定律仅适用于稀溶液。

另一方面,吸光物质可因浓度改变而有解离、缔合、溶剂化及络合物组成改变等现象,使吸光物质发生存在形式的改变,因

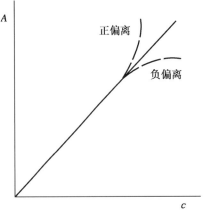

图 2-2　工作曲线

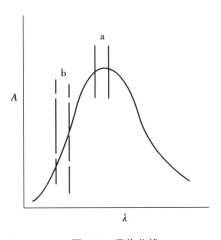

图 2-3　吸收曲线

而影响物质对光的吸收能力,导致比尔定律的偏离。

为了防止这类偏离,应根据物质对光吸收性质和溶液中化学平衡,使被测物质定量地保持在吸光能力相同的形式,以获得较好的分析结果。

溶剂和溶液的酸碱性等条件以及所用单色光的纯度都对吸收光谱的形状与数据有影响,所以,应使用选定的溶液条件和有足够纯度单色光的仪器进行测试。

2.5 计算吸收波长的经验规则[3]

Woodword 对大量共轭双烯化合物的紫外光谱数据归纳总结,找出一定的规律,并认为取代基对共轭双烯 λ_{max} 的影响具有加合性。后经 Fieser 修正成 Woodword-Fieser 规则,用于计算非环共轭双烯、环共轭双烯、多烯以及共轭烯酮、多烯酮的吸收波长。还有可用于计算共轭双烯体系的 Fieser-Kuhus 规则等。这些规则对推测化合物的结构有一定的帮助,在结构解析和定性鉴别中经常使用。

3 紫外 - 可见分光光度计

紫外 - 可见分光光度计是在紫外可见光区可任意选择不同波长的光来测定吸光度的仪器,其商品型号很多,质量差别悬殊,基本原理相似。

3.1 紫外 - 可见分光光度计的种类

早期的紫外 - 可见分光光度计是单光束仪器,只有一条光路、一个比色池,一个光检测器,操作较为麻烦,光源波动、杂散光难以抵消,因此,误差也较大。但其成本低是最大的优点。随着科学技术的发展,紫外 - 可见分光光度计由单光束向准双光束发展;出现了两束光,一个比色池,两个检测器的准双光束仪器;这种仪器的参比光束除起参比作用外,还可抵消光源波动影响的作用,减少了分析误差,但其成本稍高。之后,出现了两束光、两个比色池、两个光检测器的双光束紫外 - 可见分光光度计。

一般的双光束紫外 - 可见分光光度计,大多只有一个单色器,例如 PE 公司的 Lambda25/35/45,岛津公司的 UV-2450、UV-210,北京普析通用公司的 TU-1221 等紫外 - 可见分光光度计,但是目前国际上高级的紫外 - 可见分光光度计中,大多数采用两个单色器,如 PE 公司的 Lambda900、Lambda650/850/950 系列,Varian 公司的 Cary6000 等。这些紫外 - 可见分光光度计的单色光的单色性很好,杂散光很小,噪声小、分析误差很小、自动化程度很高,操作简便,但价格较昂贵。

3.2 仪器的校正和检定

仪器应定期按法定要求检定,除此,还应进行周期核查校正。在测定过程中对重要的仪器参数随行校正,是保证本法可靠性、准确性最为关键的要素。在药典通则 0401 中对仪器定期检定或校正、应采用的检定方法、需检定的参数如波长精度、吸收度的准确度、狭缝宽度、杂散度等均有较详细地规定,应严格遵守。另外,现代的仪器一般均有开机自检功能,可对波长准确性和吸光度准确性自检校正。

3.3 紫外 - 可见分光光度计的发展

紫外 - 可见分光光度计在发展过程中一直不断地被改进,最近几年的改进主要有以下三个方面。

(1) 光学系统的改进,不仅采用全息光栅,而且研究了消除像差技术,采用双单色器色散元件的组合,以降低杂散光,并提高光谱分辨率;扩展了吸光度的可读范围,一般可以测量 3~5*A*,负 *A* 值也可读出。

（2）由于改进了扫描机构,使扫描速度明显加快,最快的可达 30 000 nm/min。单光束分光光度计由于实现了全波段的自动扫描,具有较高的性价比而重新受到青睐。

（3）采用光二极管阵列检测器,具有光谱响应宽、数字化扫描准确、性能比较稳定等优点。二极管阵列检测器整个阵列可覆盖 200~800 nm,仪器不再是按波长进行扫描,而是光束经分光后直接照在紧密排列的二极管阵列上,每个二极管测量光谱中的一个窄带,因而紫外光谱的测定几乎在瞬间(通常只需 0.1~1 秒)完成,适合于快速、动态过程的检测,成为追踪化学反应和反应动力学研究的重要工具之一,作为 HPLC 的检测器具有快速测定的优点。但是,由于二极管有一定的尺寸,并排的数目不可能太多,因此二极管阵列检测的分辨率不如分光型仪器。

随着计算机的不断普及,性能进一步提高,软件更加丰富。现在几乎所有的分光光度计都接有计算机,增加数据处理功能,提高了自动化水平。如仪器可进行性能自检,可作透光率、波长或基线校正,峰面积和变化率测定,光谱平滑处理,数据统计处理和文件存储等。有些还可实现标度变更、光谱示踪、峰谷测量和数轴转换等。

目前,我国从国外购进了各种型号的中、高档紫外 - 可见分光光度计,几乎世界各国主要生产分析仪器厂商的产品都有,较多的有日本 Shimadzu（岛津）、Hitachi（日立）、美国 Beckman、Perkin-Elmer（P.E）、Varian Cary 等公司。近年来,随着我国分光光度计研制和生产水平不断提高,国产的分光光度计的市场份额不断扩大,如北京普析通用等公司的分光光度计无论从技术指标参数、性能稳定性方面,还是软件人性化设计方面均不亚于进口产品,这标志着我国自己生产的分光光度计的质量已进入国际水平。

4　定性与定量方法

本法在药品检测中主要是用于定性和定量分析。如原料药与制剂的含量测定、纯物质的鉴别及杂质的检测,还可与红外吸收光谱、质谱、核磁共振谱一起,用以解析物质的分子结构等。

4.1　定性鉴别

4.1.1　与对照品、标准图谱对照

将样品和对照品以基本相同的浓度配制在相同溶剂中,在同一条件下分别测定吸收光谱,比较光谱图是否一致。若二者是同一个物质,则二者的光谱图应完全一致。如果没有对照品,也可以与标准光谱图（如 Sadtler 标准图谱）对照比较;这种方法要求仪器准确度、精密度高,而且测定条件要相同,在《中国药典》中没有得到应用。

采用紫外光谱进行定性鉴别,有一定的局限性。主要是因为紫外吸收光谱吸收带不多,曲线形状变化不大,没有和红外光谱、拉曼光谱一样的指纹性,许多不相同的化合物可以有很相类似甚至雷同的吸收光谱。所以在得到相同的吸收光谱时,应考虑到有并非同一物质的可能性。为了进一步确证,有时可换一种溶剂或采用不同酸碱性的溶剂,再分别将对照品和样品配成溶液,测定光谱图以作比较。

若两种纯化合物的紫外光谱有明显差别时,即可以判断不是同一种物质。

4.1.2　对比吸收光谱特征数据

最常用于鉴别的光谱特征数据有吸收峰的波长 λ_{max} 和峰值吸光系数 $\varepsilon_{\lambda_{max}}$、$E^{1\%}_{1cm\lambda_{max}}$。具有不止一个吸收峰的化合物,也可同时用几个峰值作为鉴别依据。一些药物或一类药物在一定溶剂中的最大紫外吸收

峰的波长(λ_{max})位置是固定的,其吸收系数亦是一个常数。例如,呋喃唑酮在 367 nm 处有吸收峰,其吸收系数 $E_{1\,cm}^{1\%}$ 应为 746。但由于吸收光谱谱带较宽,有的 λ_{max} 相同,$E_{1\,cm}^{1\%}$ 值亦相近,如维生素 D_2 与维生素 D_3,故仍须结合其他理化性质,有时也可利用光谱中的最小吸收(吸收谷 λ_{min})的光谱特征来鉴别。肩峰或吸收谷处的吸光度测定受变动的影响也较小,有时也用谷值或肩峰值与峰值同时用作鉴别数据。在《中国药典》中,也有将待测物质用一定溶剂制成一定浓度溶液,置一定厚度的吸收池中,在给定波长处测得的吸光度值作为定性的例子。

具有不同吸光基团的化合物,可有相同的最大吸收波长,但它们的摩尔吸收系数常有明显的差异,所以摩尔吸收系数常用于分子结构分析中吸光基团的鉴别。对于分子中含有相同吸光基团的同系物,它们的摩尔吸收系数常很接近,但由于分子量不同,使百分吸收系数的值差别较大。例如黄体酮、睾丸素等及其衍生物,在 240 nm 处都有吸收峰,摩尔吸收系数大多在 $(1.5\sim1.7)\times10^4$ 范围内,差别不大;而百分吸收系数的差别可以有从 350 至 600 之间的变化,因而有较大的鉴别意义。

4.1.3 对比吸光度的比值

有些药物的吸收峰较多,如维生素 B_{12} 有三个吸收峰(278 nm、361 nm、550 nm),就可采用在三个吸收峰处测定吸光度,求出这些吸光度的比值,规定吸光度比值在某一范围,作为鉴别药物的依据之一。如维生素 B_{12},在三个吸收峰处吸光度比值规定为:$\dfrac{A_{361}}{A_{278}}$ 应为 1.70~1.88;$\dfrac{A_{361}}{A_{550}}$ 应为 3.15~3.45。

《中国药典》收载的许多品种中,一般采用对比法鉴别,即将一定溶剂中的样品化合物的吸收光谱与相同溶剂中该化合物的标准吸收光谱特征进行对照比较,包括吸收光谱形状、吸收峰数目、各吸收峰的峰和谷波长位置、强度和相应的吸收系数等。例如乙胺嘧啶的鉴别即规定将乙胺嘧啶用 0.1 mol/L 盐酸溶液溶解并定量稀释制成每 1 ml 中约含 13 μg 的溶液测定,应在 272 nm 波长处有最大吸收,在 261 nm 波长处有最小吸收;并且在 272 nm 波长处的吸收系数($E_{1\,cm}^{1\%}$)为 309~329。而丙酸倍氯米松的鉴别则规定将丙酸倍氯米松用乙醇溶解并定量稀释制成每 1 ml 中含 20 μg 的溶液测定,应在 239 nm 波长处有最大吸收,吸收度为 0.57~0.60;在 239 nm 与 263 nm 波长处的吸收度比值应为 2.25~2.45。

4.2 纯度检测

纯化合物的吸收光谱与所含杂质的吸收光谱有差别时,可用于检查杂质。杂质检测的灵敏度取决于化合物与杂质两者之间吸收系数的差异程度。

4.2.1 杂质检查

如果某一化合物没有明显的吸收峰,而所含杂质有较强的吸收峰,则含有少量杂质就能被检查出来。例如乙醇中可能含有杂质苯,苯的 λ_{max} 为 256 nm,而乙醇在此波长处几乎无吸收,乙醇中含苯量低达 10 ppm 时,也能从光谱中查出。

4.2.2 杂质的限度检测

根据特定波长处的吸光度值可对某些杂质进行限度检测。在药品标准中可应用于溶液吸光度、溶液颜色检查法(第二法)等检查项中。例如,四环素中可能含有杂质脱水四环素、4- 差向脱水四环素,在碱性溶液中脱水四环素、4- 差向脱水四环素在 530 nm 波长处有吸收,同样溶液中的四环素最大吸收在 380 nm 波长处,因而控制 530 nm 波长处的吸收度值可以控制脱水四环素、4- 差向脱水四环素的限量。检查法如下:取本品,在 20~25℃时加 0.8% 氢氧化钠溶液制成每 1 ml 中含 10 mg 的溶液,照通则 0401,置 4 cm 的吸收池中,在 530 nm 的波长处测定,自加 0.8% 氢氧化钠溶液起 5 分钟时,其吸收度不得过 0.12(供注射用)。

4.3 定量测定

在适宜的波长处测定溶液的吸光度,就可求出其浓度。通常应选被测物质吸收光谱中的吸收峰处,以提高灵敏度并减少测定误差。被测物如有几个吸收峰,可选不易有其他物质干扰的、较高的吸收峰。一般不选光谱中靠短波长末端的吸收峰。例如维生素 B_{12} 的吸收光谱中有 278 nm、361 nm、550 nm 三个吸收峰,其百分吸光系数分别为119、207、63,定量时选用的波长为361 nm。但维生素 B_2 也有三个吸收峰,267 nm、375 nm、444 nm,百分吸收系数大小次序为 267 nm 处最大,其次为 444 nm 处。但 267 nm 处峰比较窄,444 nm 峰较宽而测定误差小,所以宁可选 444 nm 为测定波长,损失一些灵敏度,而确保测定的准确性。

4.3.1 对照品比较法

对照品比较法简称比较法。在相同条件下配制供试品溶液和对照品溶液,在所选波长处同时测定吸光度,按下式计算样品的浓度。

$$C_{样} = \frac{A_{样} C_{标}}{A_{标}}$$

然后根据样品的称量及稀释情况计算得供试品的百分含量。为了减少误差,比较法配制对照品溶液的浓度一般要求与供试品溶液浓度相接近。

例 1 双氢青蒿素的含量测定 取本品约 10 mg,精密称定,置 50 ml 量瓶中,加乙醇溶解并稀释至刻度,摇匀后,静置 2 小时,作为供试品溶液;另取双氢青蒿素对照品约 10 mg,精密称定,置 50 ml 量瓶中,加乙醇溶解并稀释至刻度,摇匀后,静置 2 小时,作为对照品溶液。精密量取对照品溶液和供试品溶液各 1 ml,分别置 10 ml 量瓶中,各精密加乙醇 1 ml,摇匀,加 2% 氢氧化钠溶液至刻度,摇匀,置 60℃恒温水浴中反应 30 分钟,取出冷至室温,以 20% 氢氧化钠溶液 - 乙醇(4:1)为空白,照紫外 - 可见分光光度法(通则 0401),在 238 nm 的波长处分别测定吸光度,计算,即得。

例 2 对乙酰氨基酚及制剂的含量 取对乙酰氨基酚 40 mg(制剂取相当于对乙酰氨基酚 40 mg 的量),用 0.4% 氢氧化钠溶液溶解并定量稀释成每 1 ml 中含对乙酰氨基酚 8 μg 的溶液(制剂需过滤),在 257 nm 的波长处测定吸光度,按 $C_8H_9NO_2$ 的吸收系数($E_{1cm}^{1\%}$)为 715 计算,即得。

例 3 尼尔雌醇片的含量测定 取尼尔雌醇片的细粉适量(约相当于尼尔雌醇 10 mg),加无水乙醇溶解并定容至 100 ml,滤过,取续滤液在 280 nm 的波长处测定吸光度;另取尼尔雌醇对照品,同法操作,计算,即得。

4.3.2 吸收系数法

吸收系数是物质的常数,只要测定条件(溶液浓度与酸度,单色光纯度等)不引起对比尔定律的偏离,即可根据测得的吸光度求浓度

$$C = \frac{A}{EL}$$

常用于定量的是百分吸收系数 $E_{1cm}^{1\%}$。

例 4 维生素 B_{12} 的水溶液在 361 nm 的 $E_{1cm\lambda max}^{1\%}$ 值为 207,若用 1 cm 吸收池测得某维生素 B_{12} 溶液的吸光度是 0.414,求该溶液的浓度。

$$C = \frac{A}{EL} = \frac{0.414}{207 \times 1} = 0.002 \text{ g/100 ml} = 20 \text{ μg/ml}$$

应注意用百分吸收系数计算的浓度为百分浓度(g/100 ml)。

若测定原料药物的含量,可按上述方法计算 $c_{测}$,按下式计算百分含量。

$$含量\% = \frac{c_{测}}{c_{配}} \times 100\% = \frac{c_{测}}{样品称重 \times 稀释倍数} \times 100\%$$

也可将供试品的溶液吸光度换算成百分吸收系数,而后与对照品的吸收系数相比来求百分含量。

例 5 精密称取维生素 B_{12} 样品 25.00 mg,用水溶解配成 100 ml。精密吸取 10 ml,又置 100 ml 量瓶中,加水至刻度。取此溶液在 1 cm 吸收池中,于 361 nm 处测得吸光度为 0.507,求维生素 B_{12} 的百分含量。

方法 1: $c_{配} = \frac{25.00}{100} \times \frac{10}{100} = 25\mu g/ml$,$C_{测} = \frac{A}{El} = \frac{0.507}{207 \times 1} = 24.49\mu g/ml$

$$含量\% = \frac{c_{测}}{c_{配}} \times 100\% = 97.97\%$$

方法 2: $E_{1cm\ 标}^{1\%} = 207$,$E_{1cm\ 测}^{1\%} = \frac{0.507}{0.0025 \times 1} = 202.8$,含量 $\% = \frac{E_{1cm\ 测}^{1\%}}{E_{1cm\ 标}^{1\%}} \times 100\% = 97.97\%$

若用摩尔吸收系数 ε 计算时,则因

$$\varepsilon = \frac{M}{10} E_{1cm}^{1\%}$$

得含量计算公式

$$含量\% = \frac{\varepsilon_{测}}{\varepsilon_{标}} \times 100\%$$

采用吸收系数法时,需要特别注意以下两点:一是物质的百分吸收系数通常应大于 100,二是所使用的分光光度计必须已经过校正和检定。

吸收系数法的优点是简单方便,用于含量测定无需对照品。在给定波长、溶剂和温度等条件下,吸光物质在单位浓度,单位液层厚度时的吸光度,即吸收系数或 E 值是一个物理常数,是由多人用多台仪器经重复实验确定的。但是,吸收系数受干扰因素较多,对仪器、人员环境的要求较高,温度变化,试剂质量,以及不同仪器的波长或吸光度精度的差异,都会对吸收系数赋值以及测定结果的准确性造成影响。实际工作中,紫外 - 可见分光光度仪必须经过严格、准确地检校,且各实验室仪器的校正值应高度一致,必要时,应需对吸收系数法进行方法适用性验证。而采用对照品平行测定,可以减少甚至消除仪器、试剂和环境的引入误差,使结果更为准确、可靠。因此,除用于检查项下的限量测定或在对照品难以获得时,目前吸收系数法很少用于含量测定中,原来的一些吸收系数法测定含量的实例也逐渐被对照品法或其他方法所取代。

4.3.3 计算分光光度法

用于两组分或多组分的测定时,要求被测组分彼此不发生反应、不互相干扰;同时要求每个组分在某一波长范围内符合比尔定律。如果符合上述条件,那么在任一波长,溶液的总吸光度等于各组分吸光度之和,即符合吸光度的加和性原则。

计算分光光度法有多种,在使用时应按各品种项下规定的方法进行。计算分光光度法从学术角度曾被广泛地研究,且有很多文章发表,也曾经在质量控制和质量标准中有过一些应用。但是,如采用计算分光光度法时,需要在 2 个以上波长处测定吸光度,且常会在吸光度处在某一化合物吸收曲线的陡然上升或下降的部位测定,波长的微小变化可能对测定结果造成显著影响,仪器性能和测定条件易对测定结果产生影响,从质量标准对方法的要求来看,此缺陷是明显的。又例如,测定中药中某成分含量时,采用导数光谱法不能有效消除中药基质的干扰。近些年来,随着分离分析技术的兴起也使得采用计算分光光

度法的必要性逐渐散失。所以,从2005年版药典开始,专门强调了:计算分光光度法一般不宜用作含量测定。

4.3.4　比色法

测定能吸收可见光的有色溶液的方法,称为可见分光光度法,通常又称为(光电)比色法。若待测组分在紫外可见光区没有强吸收,或虽有吸收但为了避免干扰或提高灵敏度,可加入适当的显色剂,使反应产物的最大吸收移至可见光区即使之反应变成有色物,用比色法测定。通过显色反应,还能提高测定的灵敏度和选择性。

例如,采用比色法测定中药中总黄酮含量,其原理是:黄酮类成分母核中含有碱性氧原子,一般又多带酚羟基,能和铝离子产生黄色络合物,加入亚硝酸钠和氢氧化钠,使络合物在碱性溶液中呈红色,在510 nm处有最大吸收,显色反应能在1小时内稳定。用某一黄酮成分(如芦丁)作为对照品,以硝酸铝作为显色剂,根据络合物吸光度与对照品浓度的线形关系,同法显色即可测定供试品中总黄酮含量。

影响显色反应的因素很多,对显色反应类型、显色反应条件选择也均有要求,可参考有关书籍[4]。

5　方法适用性

《中国药典》对本法的适用性在通则引言中有概括性描述。理论上讲,凡具有紫外吸收的药物都可用本法进行定性鉴别和含量测定。但是在实际应用中,应结合药物的特性和本法的优缺点选择性地采用。分述如下。

(1) 结构解析　与红外光谱法、核磁共振谱法、质谱法一样,紫外光谱法是药物结构确认和解析时最常使用的四大波谱技术之一,是药品质量研究中不可缺少的方法。根据紫外吸收峰波长和强度,结合伍德韦德-菲泽规则(Woodward-Fieser rules),可推测药物如共轭双烯、多烯以及共轭烯酮等基本结构。但应注意方法的普适性。

(2) 吸收系数测量　吸收系数是表征药物特性的重要指标之一,对于新药研发具有重要的意义。

(3) 定性鉴别　方法简便、快速、可靠,据统计,《美国药典》36版中约有500多个品种采用本法作为鉴别方法之一。采用的方法有:最大吸收波长,吸收度比值法等。但是由于紫外光谱是带光谱,不能和红外光谱、拉曼光谱一样可提供化合物的结构的指纹信息,故专属性不强,可作为鉴别试验组合方法之一,一般不单独使用。

(4) 杂质及其限量检测　在检查项中多有应用。但是专属性不强,适用于一些特定的杂质;杂质限量检测结果为半定量,在应用中应予以注意。

(5) 定量测定　用于化学原料药、辅料、制剂含量或固体制剂溶出度测定等,是准确、简便的方法之一。但是,和所有光谱法一样,本法不具有分离的功能,不能简单地消除多组分吸收峰的互相干扰。用于制剂或多组分含量测定时,辅料或共存组分应不存在干扰或能用简便的方法消除之。

也用于中药中某些结构类似组分如总黄酮、总苷等以及生化药品中蛋白质总量、单糖总量等测定,但对方法选择性、准确性和可靠性应进行更为详细的评估。

(6) 稳定性研究　根据紫外吸收峰的增强、消失、减弱或位移等信息,考察溶液如注射剂稳定性研究,还可用于异构体特别是互变异构体的研究。但是,仅用本法难以对降解产物进行归属。

(7) 其他应用　在药学研究中,本法还有更为广泛的应用,如药物制剂处方研究、药效学研究等。

6 操作要点及注意事项

（1）使用的吸收池必须洗净洁净。用于盛装样品、参比或空白溶液的吸收池,应装入同一溶剂,吸收池必须可配对,否则应加以校正。

（2）取吸收池时,手指拿毛玻璃面的两侧。装盛样品溶液以池体积的4/5为度,使用挥发性溶液时应加盖,透光面要用擦镜纸由上而下擦拭干净,检视应无残留溶剂,为防止溶剂挥发后溶质残留在池子的透光面,可先用蘸有空白溶剂的擦镜纸擦拭,然后再用干擦镜纸拭净。吸收池放入样品室时应注意每次放入方向相同。使用后用溶剂及水冲洗干净,晾干防尘保存,吸收池如污染不易洗净时可用硫酸-发烟硝酸(3:1 V/V)混合液稍加浸泡后,洗净备用。如用铬酸钾清洁液清洗时,吸收池不宜在清洁液中长时间浸泡,否则清洁液中的铬酸钾结晶会损坏吸收池的光学表面,并应充分用水冲洗,以防铬酸钾吸附于吸收池表面。

（3）溶剂的选择和使用是实际应用中重要的环节之一。应根据待测物质的性质如溶解性、在溶剂中是否存在解离、缔合、溶剂化等现象,选择适宜的溶剂。实践表明,溶剂质量也是影响测定结果的重要因素之一,因此,在使用溶剂前,应对溶剂质量进行确认,对适用性进行必要的评价。在实验结果出现偏离时,分析溶剂质量及其影响因素也是首先应该考察的内容之一。另外,在同一次测量中,应尽可能使用同一批溶剂或同一瓶溶剂,以减少溶剂对结果的影响。

测定前应先检查所用的溶剂在供试品所用的波长附近是否符合要求,即将溶剂置1 cm石英吸收池中,以空气为空白(即参比光路中不放置任何物质)测定其吸光度。溶剂和吸收池的吸光度,在220~240 nm范围内不得超过0.40,在241~250 nm范围内不得超过0.20,在251~300 nm范围内不得超过0.10,在300 nm以上时不得超过0.05。

（4）称量应按药典规定要求。配制测定溶液时稀释转移次数应尽可能少,转移稀释时所取容积尽量大于1 ml。含量测定供试品应称取2份,平行操作,每份结果对平均值的偏差一般应在±0.5%以内。作鉴别或检查可取样品1份。

（5）选用仪器的狭缝谱带宽度应小于供试品吸收带的半宽度,否则测得的吸收度值会偏低,狭缝宽度的选择应以减小狭缝宽度时供试品的吸收度不再增加为准,对于《中国药典》紫外测定的大部分品种,可以使用2 nm缝宽,但对某些品种如青霉素钾及钠的吸收度检查则需用1 nm缝宽或更窄,否则其在264 nm处的吸收度会偏低。

（6）测定时,除另有规定者外,应在规定的吸收峰±2 nm处测试几个点的吸收度,现代仪器可直接扫描给出一定波长范围的吸光度,以核对供试品的吸收峰位置是否正确,并以吸收度最大的波长作为测定波长,除另有规定外吸收度最大波长应在该品种项下规定的波长±2 nm以内,否则应考虑试样的同一性、纯度以及仪器波长的准确度。

（7）供试品溶液的浓度,除各该品种项下已有注明者外,供试品溶液的吸光度以在0.3~0.7之间为宜,一般来说,吸收度读数在此范围误差较小。但是,现代仪器可测量的吸光度范围已大大超出早期仪器的限定,测量精度可达到小数点后4位甚至更小,可直接测量某些浓溶液,减少了样品前处理环节,给实验操作带来极大的方便,保证了测量结果的准确性。可结合所用仪器吸收度线性范围,配制合适的读数浓度。

此外,还要注意定义波长范围与仪器实际使用的波长范围的区别,在药典通则0400中,紫外光区定义为 190~380 nm,可见光区为 380~780 nm;而在通则 0401 中紫外 - 可见光区被描述为 200~800 nm,这是因为 190~380 nm、380~780 nm 分别是对紫外、可见光区的一般定义,而 200~800 nm 是仪器和方法实际常使用的波长范围。有关教科书或文献对光区规定也略有不同,但实质上没有区别,并不影响实际测定操作。

7 展望

随着各种新分析检测技术、特别是高效液相色谱法在药品标准中的广泛应用,无论是定性鉴别还是含量测定,本法在各版药典中的应用实例不断减少,失去在曾经占有的主导地位。但是,近几年来,随着科学技术的发展,特别是计算机、阵列检测器、光导纤维等技术的应用,使本法出现了崭新的面貌,在药物分析中的应用又重新受到广泛的关注和重视。

紫外 - 可见分光光度法与色谱、毛细管电泳等分离分析技术的联用,是复杂基体样品分析和中草药有效成分分析鉴定中常用的有效手段。实际上,紫外检测器已成为高效液相色谱仪、毛细管电泳仪以及超临界流体色谱仪等的重要检测器之一。

由于简便、快捷、准确、有效、经济和环保等特点,本法在药物鉴别、杂质检测和含量测定中,在今后一段时间内,仍将在药品标准中具有的重要作用。

参考文献

[1] 李昌厚 . 紫外 - 可见分光光度计及其应用[M].北京:化学工业出版社,2010:1.
[2] 侯晓峰,全红,白小红 . 从历版《中华人民共和国药典》中的定量分析方法看我国方法的发展[J].山西医科大学学报,2003,34(6):592.
[3] 张正行 . 有机光谱分析[M].北京:人民卫生出版社,2009:25.
[4] 王玉 . 药品检验[M].北京:中国医药科技出版社,2011:368.

起草人:王　玉(江苏省食品药品监督检验研究院)
王思寰(中国医药工业研究总院)
审核人:张启明(中国食品药品检定研究院)
罗国安(清华大学)

第二节　红外分光光度法（通则 0402）

1　概述

当用红外光去照射样品时,此辐射不足以引起分子中电子能级的跃迁,但可以被分子吸收引起分子的振动和转动运动由较低能级跃迁到较高能级,从而导致对特定频率红外辐射的选择性吸收,形成特征性很强的红外吸收光谱。在红外光谱区实际所测得的图谱是分子的振动与转动运动的加和表现,因此红外光谱亦称为振转光谱,属于光谱分析法中的分子光谱。

红外光区可分为近红外光区(0.8~2.5 μm)、中红外光区(2.5~40 μm 或 4000~250 cm^{-1})和远红外光区(40~100 μm),本节讨论的仅是中红外光区的光谱。

1800 年,英国科学家 W. Herschel 首次发现了红外辐射现象;1835 年,Ampere 确认了红外辐射和可见光的性质是一样的;1933 年,意大利物理学家 M. Melloni 发现 NaCl 对红外辐射没有吸收,使红外光谱仪的制作成为可能;1935 年,制造出第一台岩盐棱镜和热电偶检测器的红外分光光度计;1892 年,Julius 发表了 20 多种有机液体的红外光谱图,并且将 3.45 μm(2900 cm^{-1})处的吸收带指认为甲基的特征吸收峰,这是人们第一次将分子的结构特征和光谱吸收峰的位置直接联系起来;1905 年,美国科学家 W. W. Coblentz 测定并发表了 120 多种有机化合物的红外光谱,确认了红外吸收光谱与分子结构之间的特定联系,促进了红外分光光度法的诞生;1947 年,诞生了世界上第一台以棱镜为色散元件的实用双光束自动记录的红外分光光度计;20 世纪 60 年代,由于光栅的刻制和复制技术的发展,出现了光栅代替色散棱镜的第二代光栅色散型商品红外光谱仪;20 世纪 60 年代中期出现傅里叶变换红外分光光度计(FTIR)是第三代红外光谱仪,它的出现对红外光谱的应用和发展产生了深远的变化。从红外光谱法的发展历史可以看出,红外光谱法的确立、发展和应用,除了依赖于光谱理论、测定方法、测定技术和实验数据的累积外,很大程度上还取决于光谱仪器的性能,因此红外光谱仪的性能提高与完善标志着红外光谱法进展的程度。

红外光谱法是鉴别物质和分析物质化学结构的有效手段,已被广泛应用于物质的定性鉴别、物相分析和定量测定,并用于研究分子间和分子内部的相互作用。由于红外光谱的高度专属性,在药品检验检测工作中,红外光谱法常与其他理化方法联合使用,作为有机药品特别是原料药的鉴别手段。尤其是鉴于有机药品品种不断增加,许多药品化学结构比较复杂或相互间化学结构差异较小,用颜色反应、沉淀、结晶形成或紫外 - 可见分光光度法等常用方法不足以区分时,采用红外分光光度法常可以有效地解决上述问题。在国内外药典中,几乎所有原料药都把红外光谱作为其必不可少的鉴别方法之一。利用红外光谱的专属性还可对药物存在的多晶型现象进行研究分析。此外,由于红外光吸收与物质浓度的关系在一定范围内服从于朗伯 - 比尔定律(Beer-Lambert Law),因而可采用红外分光光度法对药品进行定量分析。

2 红外分光光度计

由于 FTIR 分辨率高、波数精度高、灵敏度高、扫描速度快、光谱范围宽，且具有多种智能处理能力，已成为药品检验检测和药物研究分析中最常用的红外分光光度计。因此，下面简单介绍一下 FTIR 的工作原理、结构组成和性能验证。

2.1 基本原理

FTIR 的工作原理如图 2-4 所示，由红外光源 R 发出的红外光经准直系统变为一束平行光束后进入干涉仪系统，经干涉仪调制后得到一束干涉光。干涉光通过样品 S 后，获得含有光谱信息的干涉光到达检测器 D，由检测器将干涉光信号变为电信号。此处的干涉信号是一时间函数，即是由干涉信号绘出的干涉图，其横坐标是动镜移动时间或动镜移动距离，这种含有光谱信息的时域干涉图难以进行光谱解析。将它通过模/数转换器（A/D）送入计算机，由计算机进行傅立叶变换的快速计算，即获得以波数为横坐标的红外光谱图，然后再通过数/模转换器（D/A）送入绘图仪，便得到我们熟悉的红外光谱图。

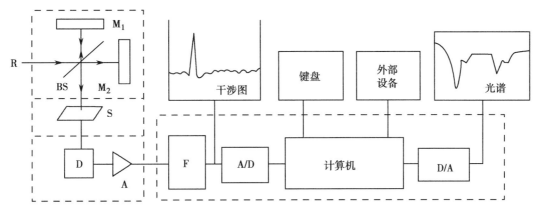

图 2-4 FTIR 工作原理示意图

R. 红外光源；M_1. 定镜；M_2. 动镜；BS. 分束器；S. 样品；D. 检测器；A. 放大器；F. 滤光器；A/D. 模数转换器；D/A. 数模转换器

2.2 结构组成

FTIR 由光源、单色器、样品室、检测器和计算机系统组成。

2.2.1 光源

中红外光源既要能够提供较高的辐射能量，又要具有足够的使用寿命。因此，常用的中红外光源为加热时产生辐射的稳定固体，如能斯特（Nernst）灯、硅碳棒或炽热镍铬丝圈。能斯特灯是由粉末状氧化锆（ZrO_2）、氧化钍（ThO_2）、氧化钇（Y_2O_3）等稀土元素氧化物的混合物加压成形，并在高温下烧制而成的空心或实心圆柱体，两端绕以铂丝导线，有很大的电阻负温度系数，因此要先从外部加热，通电之后则需控制电流强度，以免灯过热烧坏，使用寿命约 2000 小时。硅碳棒是由一定筛目的硅碳砂压制而成中间细两端粗的实心棒，高温煅烧做成，两端绕以金属导线通电，长度一般为 50 mm，直径为 5 mm，具有正电阻温度系数，电触点需要水冷以防放电，通常在高分辨仪器中可见。白炽线圈一般由镍铬丝或铑丝做成，辐射能量略低于前两种光源。此外，空气冷却的陶瓷光源也在部分红外光谱仪中可以见到。

2.2.2 单色器

FTIR 的单色器是迈克尔逊干涉仪，是 FTIR 的核心部件。如图 2-5 所示，迈克尔逊干涉仪由定镜 M_1、

动镜 M_2 和分束器 BS 所说组成。M_1 和 M_2 相互垂直放置，M_1 固定不动，M_2 可沿图示方向平行移动，在 M_1 和 M_2 之间放置一个呈 45° 角的分束器 BS（中红外的分束器由半导体锗和单晶溴化钾组成，KBr-Ge），BS 可让入射的红外光 50% 透过，其余 50% 反射。由光源 S 发出的光进入干涉仪后，透过 BS 的一半光束 I 入射到 M_2 表面，另一半光束 II 被 BS 反射到定镜表面，光束 I 和 II 又被 M_2 和 M_1 反射回到分束器上。同样的原理，又被反射和透射到检测器上，可形成相干光。由于定镜的位置是固定的，而动镜的位置是变化的，因此，可改变两束光的光程差。当光程差是波长的整数倍时，为相长干涉，亮度最大；当光程差是半波长的奇数倍时，为相消干涉，亮度最小。因此，

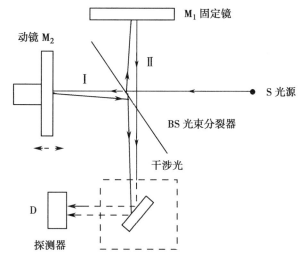

图 2-5　迈克尔逊干涉仪工作原理示意图

当 M_2 以匀速向 BS 移动时，即连续改变两光束的光程差，即可得到干涉图。

2.2.3　样品室

从干涉仪出来的干涉光透光样品后到达检测器。一般情况下，不同厂家红外光谱仪的样品室放置样品处都有一个标准插口，可以插入 2 mm 厚度，76 mm×50 mm 长方形插板，但可根据标准插口制作各种样品支架，以满足不同样品制备方法的需要。为减少水蒸气对样品测定时的干扰和保护仪器元件，应在样品室内放置硅胶或分子筛等干燥剂，以保持样品室的干燥。

2.2.4　检测器

红外光谱仪的检测器主要分为热检测器和量子检测器两大类。

2.2.4.1　热检测器

物质吸收辐射后温度升高，可能伴随以电动势、电阻、体积等物理量的变化，通过这些变化的物理量可以测得检测单元温度的改变，从而得知照射其上光束的强度。FTIR 在中红外区所使用的是热电测辐射热计检测器（pyroelectric bolometer），如硫酸三甘氨酸酯（TGS）、氘代硫酸三甘氨酸酯（DTGS）、L-丙氨酸掺杂氘代硫酸三甘氨酸酯（DLATGS）和钽酸锂（$LiTaO_3$）等，其中 DTGS 应用最为普遍。DTGS 对水非常敏感，所以检测器中 DTGS 元件前面要加上溴化钾等材料制成的窗片进行密封。

2.2.4.2　量子检测器

半导体材料的价带（电子占据轨道）和导带（空轨道）之间有一定的能级间隔，当照射在半导体上的光子具有的能量超过这一能级间隔时，可以将价带上的电子激发到导带上，使价带和导带中都产生载流子，宏观表现为半导体电阻的降低；照射在半导体上的光子数量越多，被激发的价带电子也就越多，半导体电阻下降也就越多。所以，使用半导体材料制成量子检测器，可以对光信号强度进行检测。半导体材料的成分不同，所能够检测的光波长范围也不同。中红外区最常用的量子检测器是由碲化镉和碲化汞所组成的混合物（mercury cadmium telluride，$Hg_{1-x}Cd_xTe$，MCT），二者混合的比例不同，可以检测的波长范围也不同。现在的 MCT 检测器一般分为宽带（10 000~400 cm^{-1}）、中带（10 000~600 cm^{-1}）和窄带（10 000~750 cm^{-1}）三种，可以检测到的低波数端越低，价带和导带的能级间隔就越窄，因随机热扰动和漏电流产生的噪声就越大，检测灵敏度越低。为了降低前述噪声，MCT 检测器需要用液氮进行冷却。与 DTGS 检测器相比，MCT 检测器具有灵敏度高、响应速度快等优点，但是信号线性响应范围小，不适合于定量分析。

选择何种检测器，不仅要考虑其灵敏度、信噪比，同时还要考虑其响应范围是否符合检测需要。

2.2.5　计算机系统

使用计算机进行傅里叶转换计算，将带有光谱信号的时域干涉图，转换成以波数为横坐标的红外光谱图。

2.3　性能验证

2011年之前，我国仅有国家技术监督局批准实施的"色散型红外分光光度计检定规程"（JJG 681-1990），用于色散型红外光谱仪的检定。国家教育委员会和兵器工业集团分别于1996年和2002年批准实施"傅里叶变换红外光谱仪检定规程"[JJG（教委）001-1996]和[GJB/J（军用）5127-2002]，用于FTIR的检定，但不属于法定的检定规程。2011年，国家质量监督检验检疫总局批准"傅立叶变换红外光谱仪校准规范（JJF 1319-2011）"，并于2012年正式实施，用于FTIR的校准。

波数为4000~400 cm^{-1}中红外区的FTIR的性能验证技术指标主要包括：波数示值误差、波数重复性、透射比重复性、分辨力、本底光谱能量分布、100%线的平直度、噪声、零点测试、检测器能量比、信噪比、污染检查和通量检查等，各项技术指标及要求见表2-3。

表2-3　FTIR性能验证主要技术指标和要求

序号	技术指标	要求
1	波数示值误差	在3027 cm^{-1}，2851 cm^{-1}处的波数示值误差为 ±5 cm^{-1} 在1601 cm^{-1}，1028 cm^{-1}，907 cm^{-1}处的波数示值误差为 ±1 cm^{-1}
2	波数重复性	在3060 cm^{-1}，3027 cm^{-1}，2850 cm^{-1}处的波数重复性不大于 ±1.0 cm^{-1} 在1943 cm^{-1}，1601 cm^{-1}，1583 cm^{-1}，1155 cm^{-1}，1028 cm^{-1}，907 cm^{-1}处的波数重复性不大于 ±0.5 cm^{-1}
3	透射比重复性	不大于0.5%
4	分 辨 力	在3110~2850 cm^{-1}能分辨七个峰 2850 cm^{-1}与2870 cm^{-1}之间分辨深度不小于18% 1583 cm^{-1}与1589 cm^{-1}之间分辨深度不小于12% 水汽1554.4 cm^{-1}峰半高宽不大于2 cm^{-1}
5	本底光谱能量分布	不小于20%
6	100%线的平直度	3200~2800 cm^{-1}内100%线的平直度不大于1% 2200~1900 cm^{-1}内100%线的平直度不大于1% 800~500 cm^{-1}内100%线的平直度不大于4%
7	噪声	2100~2000 cm^{-1}内不大于1%
8	零点测试	在波数2925 cm^{-1}和700 cm^{-1}处，可以观察到受激发的能量几乎完全被吸收 限度（$T\%$）参见制造商提供的标准
9	检测器能量比	记录至少一个下列测量点的最小能量比值并将其与供应商提供的标准进行比较 3990 cm^{-1}与2000 cm^{-1}处的能量比 4000 cm^{-1}与2000 cm^{-1}处的能量比 3400 cm^{-1}与1300 cm^{-1}处的能量比 2000 cm^{-1}与1000 cm^{-1}处的能量比 限度参见制造商提供的技术参数
10	信噪比 *	分别记录下列区域的最大噪声水平 波数之间的峰－峰噪声　　　　波数之间的均方根（RMS）噪声 4050 cm^{-1}和3950 cm^{-1}　　　　4050 cm^{-1}和3950 cm^{-1} 2050 cm^{-1}和1950 cm^{-1}　　　　2050 cm^{-1}和1950 cm^{-1} 1050 cm^{-1}和950 cm^{-1}　　　　1050 cm^{-1}和950 cm^{-1} 550 cm^{-1}和450 cm^{-1}　　　　550 cm^{-1}和450 cm^{-1} 限度（%T）参见制造商提供的技术参数
11	污染检查 **	记录背景光谱图 波数（cm^{-1}）　　　　上限（A） 3100.0~2800.0　　　0.1 1800.0~1600.0　　　0.1 1400.0~1100.0　　　0.2
12	通量检查 **	记录背景光谱图，在3个波数处（如：4000、2600和1000 cm^{-1}）测定透光率 限度要求3个波数处的透光率均不得低于80%

备注：* 仅适用于配置DTGS检测器的系统。
　　** 仅适用于ATR系统；如果可能，使用仪器自带的自动功能进行该项检查。

上述表格中各技术指标的性能验证记录、结果和报告书可以根据各单位或部门制订的 FTIR 性能验证操作规程,设计出相应的表格格式作为附件,以方便仪器性能验证的操作、执行和审核。

需要指出的是,在上述 FTIR 性能验证的技术指标中,1~7 项为国家质量监督检验检疫总局颁布实施的"傅立叶变换红外光谱仪校准规范(JJF 1319-2011)"中所要求,1 和 4 项为《中国药典》2015 年版通则 0402 "红外分光光度法"中所要求,1、2、4 和 8~12 项为欧洲官方药品控制实验室体系(european network of official medicines control laboratories,OMCLs)"红外分光光度计的性能确认(qualification of IR spectrophotometers)"中所要求,其中 10 项仅适用于配置 DTGS 检测器的系统,11 和 12 项仅适用于 ATR 系统(如果可能,使用仪器自带的自动功能进行该项检查)。

2.3.1 检测条件

(1) 环境条件　环境温度:15~30℃,相对湿度:≤70%。

(2) 聚苯乙烯薄膜标准　厚度约为 30~50 μm 的聚苯乙烯薄膜(具有溯源证书)。

2.3.2 验证项目和验证方法

2.3.2.1 波数示值误差与波数重复性

FTIR 扫描范围为 4000~400 cm^{-1},分辨率为 4.0 cm^{-1},常用扫描速度,扫描次数为 16。待 FTIR 稳定后,采集空气本底背景,扫描聚苯乙烯红外波长基准物质,测量 3027 cm^{-1},2851 cm^{-1},1601 cm^{-1},1028 cm^{-1},907 cm^{-1} 5 个主要吸收峰。重复测量 3 次。按式(2-5)计算,取 $\Delta \nu$ 绝对值最大值为波数示值误差。按式(2-5)计算,取 δ_ν 绝对值最大值为波数重复性。

$$\Delta \nu = \overline{\nu_i} - \nu \qquad (2\text{-}5)$$

$$\delta_\nu = \nu_{max} - \nu_{min} \qquad (2\text{-}6)$$

式中:Δ_ν 为波数示值误差,cm^{-1};

　　　δ_ν 为波数重复性,cm^{-1};

　　　$\overline{\nu_i}$ 为第 i 峰值波数测量平均值,cm^{-1};

　　　ν 为第 i 峰值波数标准值,cm^{-1};

　　　ν_{max} 为第 i 峰值波数测量最大值,cm^{-1};

　　　ν_{min} 为第 i 峰值波数测量最小值,cm^{-1}。

2.3.2.2 透射比重复性

在"2.3.2.1 波数示值误差与波数重复性"项下取得的测量谱图中,选取峰值透射比分别为 10%、20%、40% 的主要吸收峰,读取峰值的透射比,按式(2-7)计算。取 R_T 绝对值最大值为透射比重复性。

$$R_T = T_{max} - T_{min} \qquad (2\text{-}7)$$

式中:R_T 为透射比重复性,%;

　　　T_{max} 为聚苯乙烯峰值透射比最大值,%;

　　　T_{min} 为聚苯乙烯峰值透射比最小值,%。

2.3.2.3 分辨力

(1) 分辨苯环特征吸收峰的个数　在"2.3.2.1 波数示值误差与波数重复性"项下取得的测量谱图中,检查并记录波数在 3110~2850 cm^{-1} 范围内,谱图可分辨的吸收峰的个数,见图 2-6。

(2) 分辨深度　在"2.3.2.1 波数示值误差与波数重复性"项下取

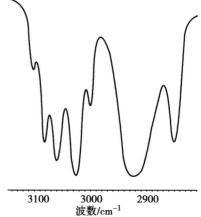

图 2-6　聚苯乙烯标准物质的红外光谱图(3110~2850 cm^{-1})

得的测量谱图中,测量 2850 cm^{-1}(峰)与 2870 cm^{-1}(谷)之间的峰谷深度和 1583 cm^{-1}(峰)与 1589 cm^{-1}(谷)之间的峰谷深度,用 T 表示。见图 2-7 和图 2-8。

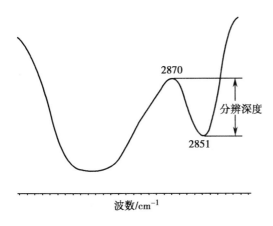

图 2-7　2851 cm^{-1}(峰)与 2870 cm^{-1}(谷)分辨深度　　　图 2-8　1583 cm^{-1}(峰)与 1589 cm^{-1}(谷)分辨深度

(3) 半高宽　FTIR 扫描范围为 4000~400 cm^{-1},分辨率为最佳分辨率(数值最小),常用扫描速度,扫描次数为 16。待仪器稳定后,采集空气本底背景,测量空气中水汽在 1554.4 cm^{-1}吸收峰的半高宽(图 2-9)。

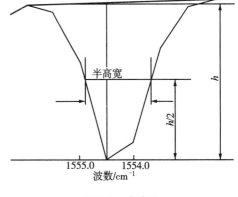

图 2-9　半高宽

2.3.2.4　本底光谱能量分布

按"2.3.2.1 波数示值误差与波数重复性"项下条件设定仪器参数。待 FTIR 稳定后,采集空气本底背景,分别测量本底光谱中能量最高点波数处的能量 E_{max} 和 4000 cm^{-1} 的能量 E_{4000}。按式(2-8)计算本底光谱能量分布。

$$本底光谱能量分布 = E_{4000}/E_{max} \qquad (2\text{-}8)$$

式中:E_{4000} 为 4000 cm^{-1} 处的能量;

　　　E_{max} 为能量最高点波数处的能量。

2.3.2.5　100% 线的平直度

FTIR 扫描范围为 4000~400 cm^{-1},分辨率为 4.0 cm^{-1},常用扫描速度,扫描次数为 32。待 FTIR 稳定后,采集空气本底背景,扫描空气光谱。测量 3200~2800 cm^{-1}、2200~1900 cm^{-1} 和 800~500 cm^{-1} 波数范围内 100% 线的透射比变化量。按式(2-9)计算 100% 线的平直度。见图 2-10。

$$T_{100} = T_{100max} - T_{100min} \qquad (2\text{-}9)$$

式中:T_{100} 为 100% 线的平直度,%;

　　　T_{100max} 为每段波数范围内透射比最大值,%;

　　　T_{100min} 为每段波数范围内透射比最小值,%。

2.3.2.6　噪声

在"5.100% 线的平直度"项下取得的测量谱图中,手动测量计算 2100~2000 cm^{-1} 范围内噪声。按式(2-10)计算噪声。见图 2-11。

$$T_0 = T_{0max} - T_{0min} \qquad (2\text{-}10)$$

式中:T_0 为噪声,%;

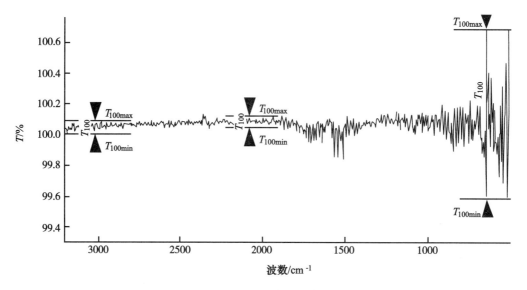

图 2-10　100% 线的平直度

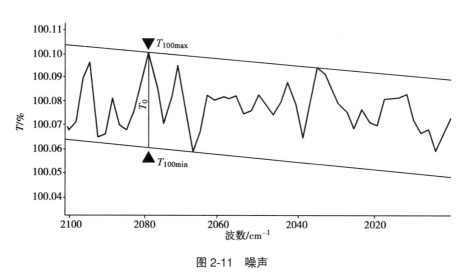

图 2-11　噪声

T_{100max} 为每段波数范围内透射比最大值,%;

T_{100min} 为每段波数范围内透射比最小值,%。

2.3.2.7　零点测试

(1)方法　当使用厚度约为 35 μm 的聚苯乙烯膜作为标准时,在波数 2925 cm^{-1} 和 700 cm^{-1} 处,可以观察到受激发的能量几乎完全被吸收。通过本测试,可以测定剩余的透光率。因为 700 cm^{-1} 处吸收最大,可能会观察到负值。本测试的目的是评价在几乎完全吸收的情况下是否还能检测到能量。如果检测器和电子系统不呈线性,则结果无效。

(2)限度(T%)　参见制造商提供的标准。

2.3.2.8　检测器能量比

(1)方法　记录至少一个下列测量点的最小能量比值并将其与供应商提供的标准进行比较:

3990 cm^{-1} 与 2000 cm^{-1} 处的能量比;

4000 cm^{-1} 与 2000 cm^{-1} 处的能量比;

3400 cm^{-1} 与 1300 cm^{-1} 处的能量比;

2000 cm^{-1} 与 1000 cm^{-1} 处的能量比。

(2)限度 每台光谱仪能量比测定值的标准会因仪器配置的不同而不同,详情请参考制造商提供的技术参数。

2.3.2.9 信噪比(仅适用于配置 DTGS 检测器的系统)

(1)方法 分别记录下列区域的最大噪声水平。

以下波数之间的峰 - 峰噪声:

4050~3950 cm^{-1}

2050~1950 cm^{-1}

1050~950 cm^{-1}

550~450 cm^{-1}

以下波数之间的均方根(RMS,root mean square)噪声:

4050~3950 cm^{-1}

2050~1950 cm^{-1}

1050~950 cm^{-1}

550~450 cm^{-1}

(2)限度($T\%$) 每台光谱仪噪声水平测定值的标准会因仪器配置的不同而不同,详情请参考制造商提供的技术参数。

2.3.2.10 污染检查[仅适用于衰减全反射(ATR)仪器]

(1)注意 如果可用自动校准系统,可以更加频繁地运行本测试,或者可以将其转移至Ⅳ级,即在每次测定分析之前都运行。

(2)方法 该项检查旨在检查污染问题的信号峰是否存在。如果可能,使用仪器自带的自动功能进行该项检查。如果没有,则记录背景光谱图。

(3)限度 见表 2-4。

表 2-4 污染检查的限度要求

波数(cm^{-1})	上限(A)
3100.0~2800.0	0.1
1800.0~1600.0	0.1
1400.0~1100.0	0.2

2.3.2.11 通量检查[仅适用于衰减全反射(ATR)仪器]

(1)注意 如果可用自动校准系统,可以更加频繁地运行本测试,或者可以将其转移至Ⅳ级,即在每次测定分析之前都运行。

(2)方法 该项目旨在检查透光率是否会突然减小。可以使用仪器特定的自动检查功能。记录背景光谱图并且在 3 个波数处(如:4000 cm^{-1}、2600 cm^{-1} 和 1000 cm^{-1})测定透光率。

(3)限度 3 个波数处的透光率均不得低于80%。

2.3.3 验证周期

FTIR 的性能验证时间间隔根据使用情况由用户确定,建议不超过 1 年。更换重要部件、维修或对仪器性能有怀疑时,应随时进行性能验证。

2.3.4 结果确认

全部性能验证项目均符合规定,判为合格。若验证结果不符合规定,应重新调节仪器,再进行验证,符合规定后方可使用。

2.3.5 校准实例

表 2-5 是国家计量部门根据"傅立叶变换红外光谱仪校准规范(JJF 1319-2011)"为检验检测机构出具的一台 FTIR 的校准结果。由表可知,计量部门出具的校准证书中只是给出校准结果,并未判断校准结果是否符合规定,而是让客户根据仪器的使用要求自己做出判断。"傅立叶变换红外光谱仪校准规范(JJF 1319-2011)"给出了各项技术指标的一般性要求,但在备注中特别指出"以上指标不是用于合格性判别,仅供参考。"

表 2-5 FTIR 校准结果

序号	技术指标	具体要求	校准结果
1	外观与初步检查	—	良好
2	波数示值误差	3000 cm^{-1} 附近	−0.29 cm^{-1}
		1000 cm^{-1} 附近	0.14 cm^{-1}
3	波数重复性	3000 cm^{-1} 附近	0.01 cm^{-1}
		1000 cm^{-1} 附近	0.01 cm^{-1}
4	透射比重复性	—	0.3%
5	分辨力	在 3200~2800 cm^{-1} 可分辨	7 个峰
		2851 cm^{-1} 与 2870 cm^{-1} 之间分辨深度	24%
		1583 cm^{-1} 与 1589 cm^{-1} 之间分辨深度	14%
		水汽 1554.4 cm^{-1} 峰半高宽	0.8 cm^{-1}
6	本底光谱能量分布	—	73%
7	100% 线平直度	(3200~2800) cm^{-1} 内平直度	0.18%
		(2200~1900) cm^{-1} 内平直度	0.03%
		(800~500) cm^{-1} 内平直度	0.34%
8	噪声		0.01%

本次波数示值误差测量结果的扩展不确定度:$U=1$ cm^{-1},$k=2$。

3 样品的制备方法及注意事项

在采用红外光谱法对样品进行分析测试之前,需要对样品进行制备。样品制备是红外光谱分析中的重要环节,为了得到一张高质量的红外光谱图,除了仪器设备的性能之外,很大程度上取决于样品制备方法的选择是否合适及实验人员的制样技术是否熟练。根据样品存在状态的不同,其制备方法也有所不同,本节就分别介绍固体样品、液体样品和气体样品的制备方法以及样品制备中的注意事项。

3.1 样品的制备方法

3.1.1 固体样品的制备

(1)压片法 压片法是固体样品红外光谱分析中最常用的制样方法,凡是易于粉碎的固体样品都可以采用此法。具体制样方法为:取供试品约 1~1.5 mg,置玛瑙研钵中,加入干燥的溴化钾或氯化钾细粉约 200~300 mg(与供试品的比例约为 100~200:1)作为分散剂,充分研磨混匀,置于直径为 13 mm 的压片模具中,铺展均匀,抽真空约 2 分钟,加压至 0.8×10^6 kPa,保持压力 2 分钟,撤去压力并放气后取出制成的供试品片,目视检测,片子应呈透明状,其中样品分布应均匀,并无明显的颗粒状。亦可采用其他直径的压片模具制片,供试品与分散剂的用量也可作相应调整以保证制得的片子浓度适宜。

(2) 糊法　对于无适当溶剂又不能成膜的固体样品可采用此法,具体制样方法为:取供试品约 5 mg,置玛瑙研钵中,粉碎研细后,滴加少量液状石蜡或其他适宜的糊剂(如氟油和六氯丁二烯),研成均匀的糊状物,类似牙膏,取适量糊状物夹于两个窗片或空白溴化钾片(每片约 150 mg)之间,作为供试品片;另以溴化钾约 300 mg 制成空白片作为背景补偿,亦可用专用装置夹持糊状物。制备时应注意尽量使糊状样品在窗片间分布均匀。

(3) 膜法　参照上述糊法所述的方法,选择适当的溶剂溶解样品,将能形成薄膜的样品溶液铺展于玻璃片、适宜的盐片或空白溴化钾片上,待溶剂挥发后,使形成一均匀薄膜即可测定。若为高分子聚合物,可先制成适宜厚度的高分子薄膜,直接置于样品光路中测定。熔点较低的固体样品可采用熔融成膜的方法进行制样。

(4) 溶液法　将供试品溶于适宜的溶剂中,制成 1%~10% 浓度的溶液,注入适宜厚度的液体池中进行测定。常用的溶剂有四氯化碳、二氯甲烷、二硫化碳、己烷、环己烷和二氯乙烷等。选用的溶剂应在被测定区域中透明或仅有中至弱的吸收,且与样品间无相互作用或作用尽可能小。

(5) 衰减全反射(ATR)法　取供试品适量,均匀地铺展在衰减全反射附件的晶体上,使其紧密接触,录制衰减全反射光谱图。本法适用于纤维和高分子聚合物等难粉碎的样品。

3.1.2　液体样品的制备

(1) 夹片法　适用于挥发性不大的液体样品,在作定性分析时,此法可代替液体池法,操作比较简单。具体制样方法为:将液体样品滴于一片空白溴化钾片上,盖上另一片空白溴化钾片,片的两外侧放上环形纸垫,放入片剂框中夹紧,置于光路中进行测定。也可作溴化钾盐片代替空白溴化钾片。

(2) 涂片法　黏度大的液体样品,可以涂在一片空白溴化钾片或溴化钾盐片上进行测定,不必夹片。

(3) 液体池法和 ATR 法　将液体样品或稀释后的液体样品溶液装入具有岩盐窗片的液体池中或均匀铺展在 ATR 附件的晶体上,照固体样品的制备"(4)溶液法"和"(5)衰减全反射(ATR)法"项下进行操作和测定。

3.1.3　气体样品的制备

气体吸收池法　测定气体样品需使用气体吸收池,常用气体吸收池的光路长度为 10 cm。通常先把气体吸收池抽空,然后充以适当压力(约 50 mmHg)供试品进行测定。也可用注射器向气体吸收池内注入适量样品,待样品完全气化后进行测定。一般情况下,气体吸收池法在药物分析中很少应用。

供试品的制备方法除另有规定外,用作鉴别时应按照国家药典委员会编撰的《药品红外光谱集》第一卷(1995 年版)、第二卷(2000 年版)、第三卷(2005 年版)、第四卷(2010 年版)和第五卷(2015 年版)收载的各光谱图所规定的制备方法进行制备。具体操作技术可参见《药品红外光谱集》中的说明。

3.2　注意事项

(1) 单一组分样品的纯度应 >98%。

(2) 制备样品时,红外光谱仪实验室的温度应控制在 15~30℃,相对湿度应小于 65%,适当通风换气,以避免积聚过量的二氧化碳、水蒸气或有机溶剂蒸气。

(3) 除另有规定外,样品应在制样前,按照药品质量标准中各品种项下干燥失重的条件进行干燥。若该药品为不检查干燥失重、熔点范围低限在135℃以上、受热不分解的供试品,可采用105℃进行干燥;熔点在135℃以下或受热分解的供试品,可在五氧化二磷干燥器中干燥过夜或采用其他适宜的干燥方法进行干燥,如恒温减压干燥。若样品未收载在药品质量标准中,可参考相关文献或根据其熔点情况选择适当的干燥条件对其进行干燥。

(4)制样过程中,样品的浓度要适当,一般要保证制成的样品红外光谱图最强吸收峰的透光率应在5%~20%之间。

(5)采用压片法制样时,以溴化钾最为常用。若供试品为盐酸盐,由于溴和氯可能会发生离子交换,从而对图谱造成影响,因此可先比较氯化钾压片法和溴化钾压片法制成的红外光谱图,若二者没有区别,则使用溴化钾。

(6)采用压片法制样时,所使用的溴化钾或氯化钾要有一定的纯度,无明显的干扰吸收;应预先研细,最好过200目筛,然后在120℃干燥4小时后分装在磨口瓶中,加塞密闭后在干燥器中保存备用。若发现结块,则必须重新进行干燥。

(7)压片法制样过程中,砧座或压舌表面要平整,样品与溴化钾或氯化钾要混合均匀,压制时压力要适度,抽真空要足够,这样制成的片子才能均匀透明。

(8)供试品研磨应适度,通常以粒度2~5 μm为宜。供试品过度研磨有时会导致晶格结构的破坏或晶型的转化;粒度不够细则易引起光散射能量损失,使整个光谱基线倾斜,甚至严重变形。该现象在4000~2000 cm^{-1}高频端最为明显,压片法及糊法中最易发生这种现象。如果对样品晶型有要求,除研磨要适度外,必要时可采用溶液法或ATR法制样。

(9)压片法制成的片厚在0.5 mm左右时,常可在光谱上观察到干涉条纹,对供试品的光谱图产生干扰。一般可将片厚调节至0.5 mm以下即可减弱或避免。也可用金相砂纸将片稍微打毛以去除干扰。

(10)压片模具及液体吸收池等红外附件,使用完后应及时擦拭干净,必要时进行清洁干燥,然后放在干燥器中保存。

4 在药品检验中的应用

红外分光光度法是在4000~400 cm^{-1}波数范围内测定物质的吸收光谱,用于化合物的鉴别、检查或含量测定的方法。除部分光学异构体及长链烷烃同系物外,几乎没有两个化合物具有相同的红外光谱,据此可以对化合物进行定性和结构分析;化合物对红外辐射的吸收程度与其浓度的关系符合朗伯-比尔定律,是红外分光光度法定量分析的依据。

4.1 鉴别

作为药物鉴别的方法之一,红外光谱法有其独特的优势:专属性强,几乎所有的药物都有自己特征的红外光谱;突出整体性,红外光谱提供整个药物的结构信息,而化学鉴别只针对某一类药物或某一种药物的某一功能基团;应用范围广,适用于固体、液体和气体药物;多种制备方法,压片法、糊法、膜法、溶液法、衰减全反射(ATR)法等;符合药物鉴别仪器化、专属性、简便快速的发展方向;仪器普及率高,操作简单快速。《药品注册的国际技术要求》中Q6A 3.2.1新原料药(b)鉴别中特别提出"理想的鉴别试验应能很好地区分可能存在的结构相似的化合物。鉴别试验对原料药应具有专属性,如红外光谱"。《美国药典》通则〈197〉分光光度法鉴别试验中明确指出"只用红外光谱法一项试验对原料药进行鉴别是可靠的";通则

〈851〉分光光度法和光散射法中指出"除光学异构体外,每种化合物都有其独特的红外光谱,同一化合物的不同晶型的红外光谱也不同"。《欧洲药典质量标准的起草技术指南》中也认为"红外光谱是一种令人满意的用于鉴别非电离有机物质(不是有机酸或碱的盐)的独立方法"。在我国,国家药典委员会为配合《中国药典》的实施,出版了《药品红外光谱集》第一卷(1995)、第二卷(2000)、第三卷(2005)、第四卷(2010)和第五卷(2015)。《中国药典》和其他药品标准中收载红外鉴别或检查的品种,多数在《药品红外光谱集》中收载有相应的红外光谱图作为其对照图谱,这给广大药检工作者、药品生产者和相关从业人员带来了很大的便利,节约了购买相关对照品的成本。

4.1.1　原料药的鉴别

除另有规定外,应按照国家药典委员会编撰的《药品红外光谱集》各卷收载的各光谱图所规定的方法制备样品。具体操作技术参见《药品红外光谱集》的说明。采用固体制样技术时,最常碰到的问题是多晶型现象,固体样品的晶型不同,其红外光谱图往往也会产生差异。当供试品的实测光谱与《药品红外光谱集》所收载的对照图谱不一致时,在排除各种可能影响光谱图的外在或人为因素后,应按该药品光谱图中备注的方法或各品种项下规定的方法进行预处理,再绘制光谱图进行比对。如未规定该品种供药用的晶型或预处理方法,则可使用对照品,并采用适当的溶剂对供试品与对照品在相同的条件下同时进行重结晶,然后依法绘制光谱图进行比对。如已规定特定的药用晶型,则应采用相应晶型的对照品依法进行比对。当采用固体制样技术不能满足鉴别需要时,可改用溶液法或 ATR 法或显微红外法绘制光谱图后进行比对。

无法采用对照光谱时,也可采用对照品和供试品同法制样、同法采集光谱,并进行光谱比对的方法。

4.1.2　制剂的鉴别

4.1.2.1　分类

(1)不加辅料的制剂　如无菌原料直接分装的注射用粉针剂及不加辅料的冻干剂和胶囊剂等其他成品,可直接取内容物绘制其红外光谱图进行鉴别。

(2)单方制剂　一般采取简单的提取分离方法就能有效去除辅料,可根据不同剂型特点选择不同的提取分离方法,取干燥后的提取物绘制其红外光谱图进行鉴别。

(3)复方制剂　一般情况比较复杂,可根据具体问题具体分析。

4.1.2.2　前处理

(1)预处理　对可能影响样品红外光谱的部分,在提取前应尽量去除,如对于包衣制剂应先去除包衣,双层片将两层分开等。

(2)提取　一般按各品种项下规定的方法对待测成分进行分离提取。如品种项下未规定提取方法,对国外药典已收载有红外光谱鉴别的制剂或有其他相关文献资料的品种,可参考相关文献方法进行处理。对于无文献资料的药物制剂,可根据活性成分和辅料的性质选择适当的提取方法。首选易挥发、非极性的有机溶剂为提取溶剂,如乙醚、乙酸乙酯、丙酮、三氯甲烷、二氯甲烷、石油醚、乙醇、甲醇等;如标准光谱集中有转晶方法,或可获得原料药的精制溶剂,最好选用与转晶方法相同的溶剂或精制溶剂。若首选溶剂不适用,可考虑混合溶剂。一般所选溶剂为无水溶剂,提取时有机层可加无水硫酸钠除去水分。

根据活性成分和辅料的溶解度不同,通过选择适合的溶剂既能提取活性成分又能去除辅料,则采用直接提取法。对于多数药品,一般选用的常用溶剂如水、甲醇、乙醇、丙酮、三氯甲烷、二氯甲烷、乙醚、石油醚等就能基本达到分离效果,非极性溶剂的效果比极性的好。一般非电离有机物质(不是有机酸或有机碱的盐)采用此法可获得满意的结果。如冻干制剂常用辅料均不溶于乙醇和甲醇,用醇提取均能获得满意结果;辅料只有水的液体制剂,可蒸干水分后绘制红外光谱图。对于液体或半固体制剂宜选择萃取法,可根据活性成分和辅料性质选用直接萃取法,当有机酸或有机碱的盐类药物经直接提取法不能够获得满意的光谱图时,一般采用经酸化(或碱化)后再萃取的方法,但需与活性物质(基)的红外光谱图进行比对。

含有待测成分的提取溶液经过滤后,可选择析晶、蒸干、挥干等方法获得待测成分;必要时可经洗涤、重结晶等方法进行纯化。

4.1.2.3 干燥

可根据《药品红外光谱集》备注中的干燥方法对待测成分进行干燥,也可采用各品种项下规定的干燥失重方法或参考《中国药典》2015 年版通则 0831 干燥失重测定法项下的方法进行干燥,可视待测成分情况适当增减干燥时间。其他情况可参考"3.2 注意事项(3)"项下的操作方法进行处理。

4.1.2.4 比对

(1) 辅料无干扰,待测成分的晶型不变化,此时可直接与对照品的图谱或对照图谱进行比对。

(2) 辅料无干扰,但待测成分的晶型有变化,此种情况可用对照品经同法处理后的图谱进行比对。

(3) 待测成分的晶型不变化,而辅料存在不同程度的干扰,此时可参照原料药的对照图谱,在指纹区内选择 3~5 个不受辅料干扰的待测成分的特征谱带作为鉴别的依据。鉴别时,实测谱带的波数误差应小于规定值的 0.5%。

(4) 待测成分的晶型有变化,辅料也存在干扰,此种情况一般不宜采用红外光谱图进行鉴别。

4.1.3 多组分原料药的鉴别

多组分原料药是原料药中的一类特例,抗生素中一些大环内酯类药物,如乙酰螺旋霉素和青霉素等,都是多组分原料药。在药品标准中,这类原料药的多组分之间的比例虽有明确的规定,但这些比例不是定值,而是一个范围,从本质上,多组分原料药是一个混合物,这类药物的红外光谱与单组分药物的红外光谱有一定的区别,在报告鉴别结果时应予以注意。因此,对多组分原料药进行鉴别时,不能采用全光谱进行比对,可借鉴"4.1.2.4 比对(3)"项下的方法,选择主要成分的若干个特征谱带,用于组成相对稳定的多组分原料药的鉴别。

4.1.4 结果判定

采用红外光谱法对药品进行定性鉴别时,主要着眼于供试品光谱图与对照光谱图全谱的比较,即首先是谱带(即吸收峰)的数目(即峰数)是否一致,其次是谱带的位置(即峰位)是否一致,然后是各谱带的相对强弱(即峰强)是否一致,最后是谱带的形状(即峰形)是否一致。若供试品光谱图的峰数、峰位、峰强和峰形与对照图谱一致,则认为供试品的光谱图与对照光谱图一致,通常可判定两化合物为同一物质(只有少数例外,如有些光学异构体或大分子同系物等)。若两光谱图不同,则可判定两化合物不同。但下此结论时,需考虑供试品是否存在多晶型现象,纯度如何,仪器的性能如何,以及有无其他外界因素的干扰。一般情况下,二氧化碳、水蒸气、有机溶剂蒸气及样品的纯度和仪器的分辨率等因素均会影响吸收峰的峰数;仪器的分辨率和波数精度等会影响吸收峰的峰位;样品和溴化钾/氯化钾的研磨程度、片子的均匀性、样品在片子中的浓度及环境湿度等因素会影响吸收峰的峰强或峰形。进行光谱比对时,应综合考虑上述各种因素可能造成的影响。此外,采用固体样品制备法,如遇多晶现象造成的实测光谱图与对照光谱图有差异时,一般可按照《药品红外光谱集》中所载重结晶处理法或与对照品平行处理后测定。但如对药用晶型有规定时,则不能自行重结晶。

需要特别指出的是,对于采用糊法、膜法和溶液法制样的样品,要扣除相应的溶剂吸收峰后再进行比对(即不把溶剂吸收峰所在的位置作为比对的区域)。如液状石蜡,要扣除 2960~2850 cm^{-1},1461 cm^{-1},1377 cm^{-1} 和 722 cm^{-1} 等处的吸收峰;四氯化碳,要扣除 3600~2800 cm^{-1},1600~1500 cm^{-1},1280~1200 cm^{-1},1100~980 cm^{-1},850~730 cm^{-1} 等处的吸收峰;二硫化碳,要扣除 2220~2120 cm^{-1},1630~1420 cm^{-1} 等处的吸收峰;三氯甲烷,要扣除 3020~2970 cm^{-1},1400~1200 cm^{-1},760~620 cm^{-1} 等处的吸收峰等。

不同国家的药品质量标准(主要是指药典),在采用红外光谱法对药品进行鉴别时,比对的对象有所不同。在《美国药典》中,主要是与对照品的红外光谱图进行比对;在《英国药典》和《日本药局方》中,主要是与对照图谱进行比对,也有一部分品种是与对照品的图谱进行比对;在《中国药典》和其他国家药品标准中,主要是与对照图谱进行比较。在《英国药典》和《日本药局方》中,对照图谱作为附录直接收载在药典中;在《中国药典》或其他国家药品标准中,作为比对对象的对照图谱收载在各卷《药品红外光谱集》中,当新卷收载旧卷相同光谱号的光谱图时,旧卷图谱作废。

4.2　晶型的限度检查

不同晶型的药物可能显示不同的物理特性,如熔点和溶解度等,并可能影响其稳定性、生物利用度甚至是药品的质量和临床疗效。同时,不同晶型药物分子的键长、键角可能存在差异,导致振动-转动跃迁能级不同,从而引起红外光谱的峰位、峰形和峰强等发生变化,因此采用红外光谱法可以对药品特定晶型的有无或限度进行检查。采用红外光谱法对晶型限度进行检查时,供试品的制备和测定方法均按各品种项下有关规定进行操作。

4.3　含量测定

红外光谱法用于定量分析所依据的原理是朗伯-比尔定律。在进行定量分析工作前,首先应做出有关纯物质的红外光谱图,然后在这些纯物质的光谱图上选择合适的分析峰。为减小误差,分析峰的选择应遵循下列原则:①各组分的分析峰应不受其他组分吸收峰的干扰;②峰形尖锐,背景吸收平坦;③强度中等,通常透光率为 30%~70% 时线性比较好。

4.3.1　吸收度的测量

在定量分析中,为了准确地测量吸收度,仪器的操作条件要比定性分析时严格一些,各种条件必须仔细调整,为使透光率线性和重现性比较好,色散型仪器一般采用慢的扫描速率、适中的增益和较大的狭缝宽度,傅里叶变换型仪器一般采用较低的扫描速率和较多的累积次数。

谱带的吸收强度通常可用峰高或峰面积来衡量。目前,以"峰高法"最为常用,在峰高法中,主要可分为以下三种。

(1)背景吸收补偿法　一般来说,当样品的组分简单,仪器采用单光束操作时,由于此法的背景吸收补偿完全,所以可获得比较准确的结果。

(2)基线密度法　当样品的各组分之间互有影响,即某组分分析峰的背景能量随其他组分的浓度变化而变化时,一般采用基线密度法。

(3)点比较法　当欲测成分的含量很低时,基线密度法将造成很大的测量误差,此时可采用点比较法。当样品的吸收峰非常宽平,而且对称性很不好时,峰高法即不适用。此时采用峰面积定量,以谱带所包围的面积作为组分浓度的量度,做出峰面积对相应浓度的校正曲线,即可用于定量。

4.3.2　计算方法

红外定量分析中的计算方法和通常的比色法和紫外-可见分光光度法极为相似,简单叙述如下。

（1）直接比较法　此法适用于样品组分简单,或各组分间互不干扰的情况。

（2）工作曲线法　当样品偏离朗伯-比尔定律较大时,以采用工作曲线法为好。在红外光谱法中,由于影响因素比较复杂,在很多情况下,工作曲线不通过原点,甚至不呈直线,但只要样品浓度在所测的工作曲线范围内,同样可得到比较准确的结果。

（3）联立方程法　当样品组分复杂,吸收峰互相干扰,不受干扰的分析峰的选择不可能时,可利用解联立方程法定量。但此法通常也只应用于双组分或三组分体系。

4.3.3　特殊定量法

由于固体样品的制备条件往往对吸收峰强度带来相当大的影响,而且某些条件又难于严格控制,这势必会影响测定结果的准确性。因此,在一般情况下都采用溶液法。但当没有合适的溶剂可利用时,则也可以采用糊法和压片法,在某些特殊情况下,如光学异构体的测定或晶相分析时,则必须采用固体样品的制备技术。

常用的特殊定量方法有比例法、内标法和示差法。在糊法和压片法中,为了减少测量误差,必须采取适当的改良措施,其中常用的是比例法和内标法。另外,当混合样品中的各组分的吸收发生严重干扰时,可利用示差法定量。但示差法一般只适用于溶液法。

（1）比例法　假定光谱由压片法获得,并设样品有两组分组成,而且可以找到这两种组分互不干扰的两个分析峰。由于这两种组分存在于同一片子中,并被同时测定,因此光路长度相等,而且各种影响因素对所选的两个分析峰来说也相同,使这些随机因素彼此补偿,从而提高了测量的准确性。用两种组分的纯物质配制一系列已知比例的混合物作为标准样品,求出它们的相应的吸收度比值。当测出了待测样品的两分析峰的强度比值后,即可由工作曲线求出其相对含量比例,进而求出两组分的相对含量。

（2）内标法　内标法与比例法相类似,所不同的只是组分的分析峰强度与人为加入的内标物质的吸收峰相比较,但要选择合适的内标物质。

（3）示差法　混合物中各组分的吸收发生严重干扰,或某组分的分析峰为另一组的吸收完全掩盖时,可利用示差法定量。示差法一般应用于溶液法中,该法特别适用于含量低的组分(如杂质)的定量。由于其含量低,它的吸收往往为主成分的吸收所掩盖,此时,不仅分析峰的选择很困难,而且也很难准确测量它的吸收强度,若利用示差法,由于补偿了主成分的吸收,从而使杂质的定量成为可能。

红外光谱法的定量分析在药品检验检测中应用不普遍,通常只用于定性鉴别和物相分析。

5　在药品检验中的应用实例

下面列举一些《中国药典》2015年版二部中采用红外光谱法对药品进行鉴别、晶型限度检查和含量测定的应用实例。

5.1　鉴别

（1）药品的光谱图直接与《药品红外光谱集》中的对照图谱进行比对。

①乙胺嘧啶:本品的红外光吸收图谱应与对照的图谱(光谱集3图)一致。

②棕榈氯霉素:取本品(A晶型或B晶型),用糊法测定,其红外光吸收图谱应与同晶型对照的图谱(光谱集37图或38图)一致。

（2）药品存在多晶型,若其光谱图直接与《药品红外光谱集》中的对照图谱比对不一致,可加适当溶剂处理后再绘制其光谱图与对照图谱进行比对。

① 乙琥胺:本品的红外光吸收图谱应与对照的图谱(光谱集 4 图)一致(如不一致时,可用无水乙醇处理后测定)。

② 荧光素钠:本品的红外光吸收图谱应与对照的图谱(光谱集 273 图)一致。如不一致时,可取本品 0.1 g,加水 0.1 ml,用玻璃棒搅拌使完全溶解,于 105℃干燥 4 小时后测定。

③ 盐酸克林霉素:本品的红外光吸收图谱应与对照的图谱(光谱集 352 图)一致。如发现在 1680~1050 cm^{-1} 处的吸收峰与对照的图谱不一致时,可取本品适量,加少量甲醇溶解后,在水浴上蒸干,减压干燥后测定。

④ 红霉素:本品的红外光吸收图谱应与对照的图谱(光谱集 167 图)一致。如不一致,取本品与标准品适量,加少量三氯甲烷溶解后,水浴蒸干,置五氧化二磷干燥器中减压干燥后测定,除 1980 cm^{-1} 至 2050 cm^{-1} 波长范围外,应与标准品的图谱一致。

⑤ 阿苯达唑:本品的红外光吸收图谱应与对照的图谱(光谱集 1092 图)一致。如发现在 1380 cm^{-1} 处的吸收峰与对照的图谱不一致时,可取本品适量溶于无水乙醇中,置水浴上蒸干,减压干燥后测定。

⑥ 琥乙红霉素:本品的红外光吸收图谱应与对照的图谱(光谱集 1059 图)一致。如发现在 1260 cm^{-1} 处的吸收峰与对照的图谱不一致时,可取本品适量,溶于无水乙醇中,在水浴上蒸干,置五氧化二磷干燥器中减压干燥后测定。

(3) 药品加适当溶剂或直接干燥处理后绘制的光谱图与《药品红外光谱集》中的对照图谱进行比对。

① 头孢拉定:取本品适量,加甲醇适量使溶解,于室温挥发至干,取残渣照红外分光光度法(《中国药典》2015 年版通则 0402)测定,本品的红外光吸收图谱应与对照的图谱(光谱集 722 图)一致。

② 度米芬:取本品,80℃干燥 1 小时,其红外光吸收图谱应与对照的图谱(光谱集 299 图)一致。

③ 盐酸纳洛酮:在 105℃下干燥至恒重,本品的红外光吸收图谱应与对照的图谱(光谱集 646 图)一致。

④ 磷酸氯喹:取本品约 0.5 g,置分液漏斗中,加水 25 ml 溶解后,加氢氧化钠试液 5 ml、乙醚 50 ml 振摇提取,醚层用水洗涤后通过置有无水硫酸钠的漏斗滤过,滤液置水浴上蒸干,残渣用五氧化二磷为干燥剂减压干燥至析出结晶,其红外光吸收图谱应与氯喹的对照图谱(光谱集 672 图)一致。

(4) 药物制剂经适当提取、分离、干燥后得到的主成分残渣的光谱图与《药品红外光谱集》中的对照图谱进行比对。

① 双嘧达莫片:取本品细粉适量(约相当于双嘧达莫 100 mg),加三氯甲烷 10 ml,研磨溶解,滤过,滤液蒸干,残渣经减压干燥,依法测定。本品的红外光吸收图谱应与对照的图谱(光谱集 557 图)一致。

② 丙谷胺片:取本品的细粉适量(约相当于丙谷胺 0.2 g),加乙醇 20 ml,使充分溶解后,滤过,滤液水浴蒸干,得结晶,105℃干燥 1 小时,依法测定。本品的红外光吸收图谱应与对照的图谱(光谱集 67 图)一致。

③ 盐酸金刚烷胺胶囊:取本品细粉适量(约相当于盐酸金刚烷胺 0.2 g),加二氯甲烷 50 ml,振摇使盐酸金刚烷胺溶解,滤过,滤液置水浴蒸干,取残渣,依法测定(《中国药典》2015 年版通则 0402),本品的红外光吸收图谱应与对照的图谱(光谱集 369 图)一致。

④ 注射用氢化可的松琥珀酸钠:取本品适量(约相当于氢化可的松琥珀酸钠 100 mg),加无水乙醇 4 ml,充分搅拌,滤过(滤膜孔径 0.45 μm 或以下),取滤液,水浴蒸干,取蒸干后的残渣依法测定。本品的红外

光吸收图谱应与对照的图谱(光谱集 994 图)一致。

⑤ 盐酸普鲁卡因注射液:取本品(约相当于盐酸普鲁卡因 80 mg),水浴蒸干,残渣经减压干燥,依法测定。本品的红外光吸收图谱应与对照的图谱(光谱集 397 图)一致。

⑥ 棕榈氯霉素(B 型)片:取本品的细粉适量(相当于 5 片),置离心试管中,加水 10 ml,充分振摇后,离心,弃去上层液体,再按同法洗涤沉淀,直至上层液体基本澄清。沉淀用三氯甲烷溶解,滤过,取滤液减压干燥,研细,用糊法测定,其红外光吸收图谱应与棕榈氯霉素 B 晶型对照的图谱(光谱集 38 图)一致。

⑦ 硫酸沙丁胺醇吸入气雾剂:取本品 1 瓶,在铝盖上钻一小孔,插入注射针头(勿与液面接触),待抛射剂气化挥尽后,除去铝盖,加无水乙醇适量,混匀并滤过,滤渣用无水乙醇 50 ml 洗涤 3 次后,在 80℃干燥 2 小时,其红外光吸收图谱应与对照图谱(光谱集 486 图)一致。

⑧ 醋酸甲羟孕酮片:取本品细粉适量(约相当于醋酸甲羟孕酮 100 mg),加三氯甲烷 10 ml 研磨溶解,滤过,滤液置水浴上蒸干,残渣经减压干燥后,依法测定(《中国药典》2015 年版通则 0402)。本品的红外光吸收图谱除 750 cm^{-1} 外应与对照的图谱(光谱集 160 图)一致。

(5) 药品的光谱图直接与《药品红外光谱集》中的对照图谱或对照品的光谱图进行比对。

利福平　本品的红外光吸收图谱应与对照的图谱(光谱集 198 图)或对照品(Ⅰ 或 Ⅱ 晶型)图谱一致(《中国药典》2015 年版通则 0402)。

(6) 药品的光谱图直接与其对照品的光谱图进行比对。

① 巴柳氮钠:本品的红外光吸收图谱应与对照品的图谱一致(《中国药典》2015 年版通则 0402)。

② 盐酸林可霉素:本品的红外光吸收图谱应与林可霉素对照品的图谱一致(糊法)(《中国药典》2015 年版通则 0402)。

(7) 若药品的光谱图直接与对照品的光谱图和(或)《药品红外光谱集》中的对照图谱比对不一致,可取供试品和对照品同时加适当溶剂同法处理后,再绘制二者的光图谱进行比对。

① 头孢克肟:本品的红外光吸收图谱应与对照品的图谱一致。如不一致,可分别取本品和对照品适量,加甲醇溶解,挥干溶剂后,取残留物照红外分光光度法(《中国药典》2015 年版通则 0402)测定,二者的红外光吸收图谱应一致。

② 亚叶酸钙:本品的红外光吸收图谱应与对照的图谱一致(光谱集 737)或与对照品的图谱一致。若不一致,将对照品与供试品分别用水溶解(水尽量少),滴加丙酮使产生足量沉淀,放置 15 分钟,离心,用少量丙酮洗涤沉淀两次,干燥,用残渣绘制红外光吸收谱图,应符合规定。

③ 磷酸川芎嗪:取本品及磷酸川芎嗪对照品各约 10 mg,加温水 1 ml 轻轻振摇使溶解,以五氧化二磷为干燥剂,60℃减压干燥 16 小时,取残渣照红外分光光度法(《中国药典》2015 年版通则 0402)测定,本品的红外光吸收图谱应与对照品的图谱一致。

④ 磷酸伯氨喹:取本品约 0.1 g,加水 5 ml 使溶解,置分液漏斗中,加 2 mol/L 氨溶液 2 ml,摇匀,加二氯甲烷 5 ml,振摇,静置,取二氯甲烷层经铺有无水硫酸钠 0.5 g 的滤层滤过,取滤液适量,滴于溴化钾晶片上,置红外光灯下干燥,照红外分光光度法(《中国药典》2015 年版通则 0402)测定,本品的红外光吸收图谱应与同法处理的磷酸伯氨喹对照品的图谱一致。

(8) 药物制剂经适当提取、分离、干燥后得到的主成分残渣的光谱图与对照品的光谱图进行比对。

① 盐酸利多卡因胶浆(Ⅰ):取本品适量(约相当于盐酸利多卡因 0.3 g),置分液漏斗中,加水 15 ml,振摇使溶解,加 6 mol/L 氨溶液 4 ml,用三氯甲烷提取 4 次,每次 15 ml,合并三氯甲烷液,经铺有脱脂棉与

无水硫酸钠的滤器滤过,滤液蒸发至干,加正己烷使溶解,蒸干后减压干燥 24 小时,取残渣,测定红外光吸收图谱,应与对照品的图谱一致(《中国药典》2015 年版通则 0402)。

② 盐酸金刚乙胺片:取本品 1 片,研细,加二氯甲烷 20 ml 使盐酸金刚乙胺溶解,滤过,蒸干,残渣的红外光吸收图谱应与盐酸金刚乙胺对照品的图谱一致(《中国药典》2015 年版通则 0402)。

(9) 药物制剂经适当提取、分离、干燥后得到的主成分残渣的光谱图与同法处理得到的对照品的光谱图进行比对。

① 盐酸阿莫地喹片:取本品细粉适量(约相当于阿莫地喹 50 mg),置分液漏斗中,加水 20 ml,振摇 1 分钟,加浓氨溶液 1 ml 与三氯甲烷 25 ml,振摇 2 分钟,取三氯甲烷层,用三氯甲烷预洗过的脱脂棉滤过,取滤液蒸干,残留物在 105℃干燥 1 小时,作为供试品;另取盐酸阿莫地喹对照品适量,同法处理。供试品的红外光吸收图谱应与对照品的图谱一致(《中国药典》2015 年版通则 0402)。

② 磷酸伯氨喹片:取本品的细粉适量(约相当于磷酸伯氨喹 0.1 g),加水 5 ml 使溶解,置分液漏斗中,加 2 mol/L 氨溶液 2 ml,摇匀,加二氯甲烷 5 ml,振摇,静置,取二氯甲烷层经铺有无水硫酸钠 0.5 g 的滤层滤过,取滤液适量,滴于溴化钾晶片上,置红外光灯下干燥,照红外分光光度法(《中国药典》2015 年版通则 0402)测定,本品的红外光吸收图谱应与同法处理的磷酸伯氨喹对照品的图谱一致。

③ 磷酸咯萘啶注射液:取本品 1 支,置分液漏斗中,加水 8 ml,摇匀,加二氯甲烷 10 ml 与氨试液 1 ml 振摇 2 分钟,静置分层,取二氯甲烷层用无水硫酸钠过滤,室温下挥干滤液,取残渣以五氧化二磷为干燥剂,减压干燥 2 小时,照红外分光光度法(《中国药典》2015 年版通则 0402)测定,本品红外光吸收图谱应与同法处理的磷酸咯萘啶对照品的图谱一致。

④ 磷酸氯喹片:取本品的细粉适量(约相当于磷酸氯喹 0.5 g),加水振摇使磷酸氯喹溶解,滤过,置分液漏斗中,加水 25 ml 溶解后,加氢氧化钠试液 5 ml、乙醚 50 ml 振摇提取,醚层用水洗涤后通过置有无水硫酸钠的漏斗滤过,滤液置水浴上蒸干,残渣用五氧化二磷为干燥剂减压干燥至析出结晶,其红外光吸收图谱应与氯喹的对照图谱(光谱集 672 图)一致。

(10) 若药品的光谱图与《药品红外光谱集》中的对照图谱比对不一致,则可取供试品和对照品同时加适当溶剂处理后,再绘制二者的光图谱进行比对。

非那雄胺 本品的红外光吸收图谱应与对照的图谱(光谱集 793 图)一致(如不一致,则取本品与非那雄胺对照品,分别加甲醇溶解后蒸干,残渣依法测定,两者的红外光吸收图谱应一致)。

(11) 在一定波数范围内,药品的光谱图与对照品的光谱图进行比对。

① 钆贝葡胺注射液:取本品,用衰减全反射法(ATR)测定,记录 2000~800 cm^{-1} 的红外光谱图,本品的红外光吸收图谱应与对照品的图谱一致(《中国药典》2015 年版通则 0402)。

② 钆贝葡胺注射液:取本品适量,加甲醇稀释,减压干燥后,照红外分光光度法(《中国药典》2015 年版通则 0402),记录 2000~800 cm^{-1} 的红外光吸收图谱,应与对照品的图谱一致。

5.2 晶型限度检查

5.2.1 甲苯咪唑(A 晶型限度检查)

取本品与含 A 晶型为 10% 的甲苯咪唑对照品各约 25 mg,分别加液状石蜡 0.3 ml,研磨均匀,制成厚度约 0.15 mm 的石蜡糊片,同时制作厚度相同的空白液状石蜡糊片作参比,照红外分光光度法(《中国药典》2015 年版通则 0402)测定,并调节供试品与对照品在 803 cm^{-1} 波数处的透光率为 90%~95%,分别记录 620~803 cm^{-1} 波数处的红外光吸收图谱。在约 620 cm^{-1} 和 803 cm^{-1} 波数处的最小吸收峰间连接一基线,再在约 640 cm^{-1} 和 662 cm^{-1} 波数处的最大吸收峰之顶处作垂线与基线相交,用基线吸光度法求出相应吸收峰的吸光度值,供试品在约 640 cm^{-1} 和 662 cm^{-1} 波数处吸光度之比,不得大于含 A 晶型为 10% 的甲苯咪唑对照品在该波数处的吸光度之比。

5.2.2 棕榈氯霉素混悬液(A 晶型限度检查)

(1) 对照品的制备　①20% 棕榈氯霉素 A 晶型对照品:称取棕榈氯霉素 A 晶型对照品 1 份和棕榈氯霉素 B 晶型对照品 4 份,混合均匀;②10% 棕榈氯霉素 A 晶型对照品:称取棕榈氯霉素 A 晶型对照品 1 份和棕榈氯霉素 B 晶型对照品 9 份,混合均匀。

(2) 供试品的制备　精密量取本品 20 ml,加水 20 ml,混匀,离心 15 分钟,弃去上清液,沉淀先加水 2 ml,研成糊状,再加水 18 ml 混匀,离心,弃去上清液,按同法再洗二次,在室温减压干燥 14 小时,磨成细粉。

(3) 测定法　取上述制备的二种对照品及供试品,分别加约二倍量的液状石蜡,研磨均匀,制成石蜡糊片,分别照红外分光光度法(《中国药典》2015 年版通则 0402)测定。供试品在 810 cm^{-1} 波数处的透光率应为 20%~30%,记录每一石蜡糊片在 780~900 cm^{-1} 波数处的红外光吸收图谱。

(4) 计算方法　测定 20%A 晶型对照品图谱中约 885 cm^{-1} 和 790 cm^{-1} 波数处的最小吸收峰、约 858 cm^{-1} 和 843 cm^{-1} 波数处的最大吸收峰的精确波数。按这些波数,在 10%A 晶型对照品图谱中,在约 885 cm^{-1} 和 790 cm^{-1} 波数最小吸收峰间画一基线,在约 858 cm^{-1} 和 843 cm^{-1} 波数最大吸收峰处,各画一垂直线与基线相交,从而得到这些最大吸收峰处的校正吸收值。计算在 858 cm^{-1} 与 843 cm^{-1} 波数处的校正吸收值之比,在供试品的图谱上,按同法测定。供试品的吸收值之比应大于 10%A 晶型棕榈氯霉素对照品吸收值之比。

5.3　含量测定

二甲硅油的含量测定

(1) 供试品溶液的制备　取本品约 50 mg,精密称定,置 120 ml 圆形窄口带有螺旋盖的瓶中,加入甲苯 25.0 ml,涡旋使分散,加入稀盐酸(2 → 5)溶液 50 ml,用带有内衬管的瓶盖盖上瓶口,并以适当的速率在往复式振荡器上准确振摇 5 分钟。转移上述混合液至 125 ml 的分液漏斗中,移取上层有机(甲苯)层溶液约 5 ml 至 15 ml 带有螺旋盖的试管中,加无水硫酸钠 0.5 g,用带有内衬管的螺旋盖盖上试管,剧烈搅拌,离心,取上清液,作为供试品溶液。

(2) 对照品溶液的制备　取聚二甲硅氧烷对照品 25.0 ml,照"供试品溶液的制备"项下方法,同法制得浓度约为 2 mg/ml 的溶液作为对照品溶液。

(3) 空白溶液的制备　取甲苯 25.0 ml,照"供试品溶液的制备"项下方法,同法制得空白溶液。

(4) 测定法　分别取供试品溶液和对照品溶液,置 0.5 mm 液体池中,照红外分光光度法,在最大吸收波长处(约为 7.9 μm,即 1260 cm^{-1} 波数附近)测定吸光度(以峰高计),并用空白溶液进行校正。

(5) 典型光谱图　对照品溶液和供试品溶液的典型光谱图如图 2-12 所示。

(6) 计算方法　按式(2-11)计算二甲硅油中 $[-(CH_3)_2SiO-]_n$ 的含量。

$$25C(A_u/A_s) \qquad\qquad (2\text{-}11)$$

式中:C——聚二甲硅氧烷对照品溶液的浓度(mg/ml);

A_u——供试品溶液的吸光度;

A_s——对照品溶液的吸光度。

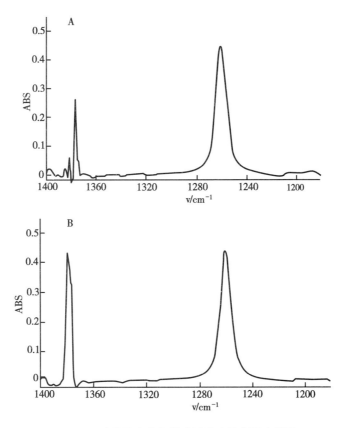

图2-12 对照品溶液和供试品溶液的典型光谱图

A.对照品溶液的光谱图;B.供试品溶液的光谱图

6 红外光谱技术的发展

近年来,随着科学技术的不断发展,特别是光学、材料学、化学计量学、计算机学以及相关应用学科的发展,使红外光谱法焕发出新的生命力,在药物分析中的应用受到日益广泛的关注和重视,主要体现在以下几个方面。

6.1 各种附件技术

红外光谱仪配有多种测量附件以适应不同测量对象的需要。

6.1.1 透射附件

气体、固体、液体、黏稠和薄膜类样品都可以采用透射式测量方式。对于定性分析,只需得到合适吸光度或透光率的光谱即可;对于定量分析,则需要测定时保持光程的一致。

6.1.2 衰减全反射附件

在目前红外光谱测试技术中,衰减全反射(ATR)测量附件的应用十分广泛,尤其是红外光谱结合化学计量学的分析技术更为常见。这种测量方式的特点是样品的涂渍与清洗操作简单,无需前处理,不破坏样品,可测定含水和小颗粒样品,所测得的红外光谱与透射光谱的谱带位置和形状几乎完全一致。由于衰减全反射的上述特点,使许多采用常规透射方式无法进行分析的样品得以实现测量。ATR附件有多种形式,包括水平ATR、可变角ATR、ATR流通池和单次反射ATR等。

6.1.3 漫反射附件

漫反射附件主要用于测量细颗粒和粉末状样品的漫反射傅里叶变换红外光谱(DRIFTS)。采用漫反射测试时必须把样品研磨得很细,粒度应在 2~5 μm 之间,粒度越小,镜面反射成分越少,漫反射成分越多,测量的灵敏度越高。漫反射附件有多种类型,如常温常压漫反射附件、高温高压漫反射附件、高温真空漫反射附件和低温真空漫反射附件等。

6.1.4 显微镜及成像附件

测量微小或微量样品时可使用红外显微附件,红外显微镜测试的灵敏度很高。红外光谱仪样品室中的有效光斑直径大约 10 mm,进入显微红外镜的光束经物镜聚焦后,在红外光束中间的能量最高,照射在样品上的有效红外光斑直径为 100~200 μm。在微小的区间内,光通量大,因此可以测试微量样品的光谱。样品的用量可以少到纳克级,几个纳克的样品用显微镜红外测试也可以得到高质量的光谱。红外显微镜分为反射式和透射式两种。除普通的红外显微镜外,还有自动逐点扫描成像显微镜和商品化的自动面扫描或线扫描成像显微镜。

6.1.5 其他附件

除上述常用的附件外,还有一些特殊的红外附件,如镜面反射附件、红外偏振器、光声光谱附件和色谱 - 红外联用附件等。这些附件的应用普及程度相对较低,多用于一些特殊的应用场合。

6.2 在线分析技术

红外光谱在线分析技术的最大特点是操作简便、快速,可不破坏样品进行原位测定,直接对各种类型的固、液相物料进行分析,特别适宜于药品生产过程中原料、中间体和最终产品以及相关辅料等物料性能指标的过程控制分析。理论上,能够在实验室采用红外光谱分析测定的对象,配以相应的附件、软件或利用专用的在线分析仪,都可以实现在线分析。

红外光谱在线分析技术在药品生产企业中,主要用于各种原料和辅料质量的检测和确认,化学反应、混合、干燥等过程的在线检测、终点判断和自动控制,压片和包衣等过程的快速检测,以及废水处理的过程监测等方面。

6.3 联用技术

由于 FTIR 扫描速度快,灵敏度高,且具有多种智能化处理能力,是实现联用较为理想的仪器。红外光谱联用技术包括气相色谱 - 傅里叶变换红外光谱联用(GC-FTIR)、高效液相色谱 - 傅里叶变换红外光谱联用(HPLC-FTIR)、薄层色谱 - 傅里叶变换红外光谱联用(TLC-FTIR)、超临界流体色谱 - 傅里叶变换红外光谱联用(SFC-FTIR)、热重 - 傅里叶变换红外光谱联用(TGA-FTIR)和显微镜 - 傅里叶变换红外光谱联用(Microscope-FTIR)等。

6.3.1 GC-FTIR

GC-FTIR 联用系统主要由色谱单元、接口装置、FTIR 单元和计算机数据系统组成。其原理是被分离的色谱单元组分按保留时间顺序进入光管,并被检测器检测,计算机数据系统存贮采集到的干涉图信号,经快速傅里叶变换得到组分的气相红外光谱图,进而通过谱库检索。

6.3.2 HPLC-FTIR

HPLC-FTIR 联用的主要困难是色谱流动相在红外区有较强的红外吸收,这使得实现 HPLC-FTIR 要比 GC-FTIR 困难。由于 HPLC 不受样品挥发性和热稳定性的限制,特别适合沸点高、极性强和热稳定性差的物质分析,所以它是 GC-FTIR 的一种重要的互补手段。HPLC-FTIR 系统由色谱单元、接口、流动池或喷雾集样装置、FTIR 单元和计算机数据系统组成,其中接口问题至关重要。接口方法可分为流动池法和流动相除去法两大类。

6.3.3 TLC-FTIR

TLC-FTIR 方法有三种类型,分别为原位 TLC-FTIR、光声光谱(PAS)检测法和自动洗脱物转动方法。原位 TLC-FTIR 是采用红外漫反射光谱测定法对 TLC 板上的色谱斑点进行直接检测,由于 TLC 的固定相均有较强的红外吸收,因此联机检测所得到的光谱其光谱信息会受损或吸收带严重变形。光声光谱检测法是将 TLC 板上的附着有分析物的固定相依法转移到光声光谱附件中进行 FTIR-PAS 测定,然后用差谱方法扣除固定相吸收,得到红外光谱图,由于固定相的强红外吸收,会对样品的光谱产生强烈干扰。自动洗脱物转动方法是利用洗脱物转移接口自动将 TLC 板上的分析物经金属蕊丝转移到 KCl 粉末中然后用红外漫反射光谱方法检测各分析物的红外光谱,该法可除去固定相的干扰,是目前 TLC-FTIR 的首选接口方法。

6.3.4 SFC-FTIR

SFC-FTIR 是当今比较受重视的联用分析技术之一,SFC 自身就有许多独特优点,再加上超临界流体不会对红外光谱产生干扰,因此它兼有 GC-FTIR 和 HPLC-FTIR 的优点,同时又避开了两者的不足。SFC-FTIR 接口有高压流动池接口和流动相去除式接口。

6.3.5 TGA-FTIR

TGA-FTIR 联用系统主要是由热天平、测量热池、FTIR 单元和计算机组成。样品在加热炉内被程序升温,由于热效应,使样品失重(挥发、热解、氧化或还原等),逸出的气体或气溶胶在高热导吹洗气(如氦气、氢气和氮气等)的带动下进入测量热池,FTIR 通过对测量热池逸出气体进行定性分析,有热天平进行失重物的定量分析或两者结合。由计算机对程序升温、FTIR、热天平等全部操作进行控制和数据分析。

6.3.6 Microscope-FTIR

Microscope-FTIR 联用系统与普通红外光谱法和其他分析方法相比,有以下几个特点:①灵敏度高,检测限可低至 10ng,很少量的样品就能获得很好的红外光谱图;②能进行微区分析,FTIR 所配显微镜测量孔径可达 8 μm 或更小,在显微镜观察下,可方便地根据需要选择样品不同部分进行分析。对非均相样品,可在显微镜下直接测量样品各个相的红外光谱图。对于固体不均混合物,可直接测定各个固体微米区域组分的红外光谱图;③样品制备简单,只需把待测样品放在显微镜样品台上,就可以进行红外光谱分析。对于体积较大或对不透光样品,可在显微镜台上选择待分析部位,直接测定反射光谱;④显微镜光路调节简单,显微观察与红外光谱分析是同一光路,很容易实现用显微镜对样品待分析部位定位,然后对该部位进行红外光谱分析;⑤在分析过程中,样品不被破坏,可保持原有形态和晶型。测量后的样品不需要重新进行处理,可直接用于其他分析。

FTIR 除能与上述仪器联用外,尚有 FTIR-Raman、FTIR-GC-MS 和 FTIR-GC-HPLC-SFC 等联用技术。

参考文献

[1] 吴征铠,唐敖庆. 分子光谱学专论[M]. 济南:山东科学技术出版社,1999.

[2] 褚小立. 化学计量学方法与分子光谱分析技术[M]. 北京:化学工业出版社,2011.

[3] 柯以侃,董慧茹. 光谱分析—分析化学手册(第二版)第三分册[M]. 北京:化学工业出版社,1998.

[4] 朱良漪. 分析仪器手册[M]. 北京:化学工业出版社,1997.

[5] 李发美. 分析化学(第 5 版)[M]. 北京:人民卫生出版社,2003.

[6] 王玉. 药品检验[M]. 北京:中国医药科技出版社,2011.

［7］国家技术监督局.中华人民共和国国家计量检定规程:JJG 681-1990 色散型红外分光光度计,1990.

［8］国家质量监督检验检疫总局.中华人民共和国国家计量技术规范:JJF 1319-2011 傅立叶变化红外光谱仪,2012.

［9］国家药典委员会.中华人民共和国药典.北京:中国医药科技出版社,2015.

［10］中国药品生物制品检定所.中国药品检验标准操作规范［M］.北京:中国医药科技出版社,2010.

［11］ICH 指导委员会.药品注册的国际技术要求(2007)—质量部分［M］.北京:人民卫生出版社,2006.

［12］USP 39-NF 34［S］. General Chapters.

［13］宁保明,张启明主译.欧洲药典质量标准的起草技术指南(第四版)［M］.北京:中国医药科技出版社,2008.

［14］中华人民共和国卫生部药典委员会.药品红外光谱集第一卷(1995)［M］.北京:化学工业出版社,1995.

［15］国家药典委员会.药品红外光谱集第二卷(2000)［M］.北京:化学工业出版社,2000.

［16］国家药典委员会.药品红外光谱集第三卷(2005)［M］.北京:化学工业出版社,2005.

［17］国家药典委员会.药品红外光谱集第四卷(2010)［M］.北京:中国医药科技出版社,2010.

［18］国家药典委员会.药品红外光谱集第五卷(2015)［M］.北京:中国医药科技出版社,2015.

［19］余振喜,张启明.《药品红外光谱集》中有待商榷之处［J］.中国药品标准,2011,12(3):163-165.

［20］余振喜,施亚琴,张启明.对《药品红外光谱集》再版时的几点建议［J］.中国药事,2010,24(8):780-782.

［21］凌大奎.红外光谱在药物分析上的应用［J］.药检工作通讯,1979.9(3):160.

［22］严拯宇,艾小霞,唐璐,等.红外分光光度法测定二甲硅油含量［J］.中南药学,2015,13(2):180-181.

起草人:余振喜(中国食品药品检定研究院)

审核人:张启明(中国食品药品检定研究院)

王　玉(江苏省食品药品监督检验研究院)

第三节　荧光分光光度法（通则0405）

1　概述

荧光分光光度法因具有灵敏度高、选择性强、用样量少、方法简便等优点。已被广泛应用于生命科学、医学、药学和药理学、有机和无机化学等领域。早在1575年，人们就发现并记录了物质的荧光特性。如在阳光下观察到菲律宾紫檀木切片的黄色水溶液，呈现为天蓝色。1852年G. G. 斯托克斯用分光计观察奎宁和叶绿素溶液时，发现它们所发出的光的波长比入射光的波长稍长，由此判明这种现象是由于这些物质吸收了光能并重新发出不同波长的光线，而不是由于光的漫射作用引起的。斯托克斯称这种光为荧光。这一名词由发生荧光的矿物萤石（fluorite）衍生而来。20世纪50年代前使用滤片式荧光计，只能测量荧光的总光度值。1955年制成第一台荧光光度计。20世纪60年代开始了真实荧光光谱、荧光效率和荧光寿命的测量；70年代引进了计算机技术、电视技术、激光技术、显微镜技术；80年代，荧光分光光度计大多配有微型计算机 - 数据处理器，能对荧光光度值进行积分、微分、除法、减法和平均等运算。

2　检测技术和方法

2.1　基本原理

某些物质受紫外光或可见光照射激发后，其价电子从基态跃迁到激发态。当价电子再次回到基态时，以热能或光辐射的形式释放出能量。当以光辐射的形式释放能量时，发射出的比激发光波长更长的光波，称之为荧光。通常情况下，荧光发生于具有双键共轭体系的分子，由激发态的分子产生，称之为分子荧光；荧光也可由激发态的原子产生，称之为原子荧光。药品检验中常用的一般为分子荧光。因为荧光是由价电子产生的，所以荧光光谱归属于电子光谱，其波长范围位于紫外光区和可见光区。

荧光光谱包括激发光谱和发射光谱。激发光谱是指不同激发波长的光引起物质发射某一波长荧光的相对效率，即发射波长不变，将激发波长进行扫描获得的光谱。发射光谱是指某一激发波长的光引起物质发射不同波长荧光的相对效率，即激发波长不变，将发射波长进行扫描[1]获得的光谱。物质的激发光谱和荧光发射光谱都可以用作该物质的定性分析。当激发光强度、波长、所用溶剂及温度等条件固定时，物质在一定浓度范围内，其发射光强度与溶液中该物质的浓度成正比关系，可以用作定量分析。

荧光强度与浓度的关系为：$F=2.303\Phi I_0\varepsilon bc$

式中，Φ是量子效率，即发射的荧光量子与吸收的激发光量子之比，I_0是入射光强度，ε是摩尔吸光系数，b是光程，c是样品浓度。

当试样浓度较低时（$c<0.05/\varepsilon b$），c与F成线性，可以用作定量分析。荧光分光光度法的灵敏度一般较

紫外 - 可见分光光度法高,但浓度太高的溶液会有"自熄灭"作用,而且在液面附近溶液会吸收激发光,使发射光强度下降,导致发射光强度与浓度不成正比,故荧光分光光度法应在低浓度溶液中进行[2]。

所用的仪器为荧光计或荧光分光光度计,按各品种项下的规定,选定激发光波长和发射光波长,并制备对照品溶液和供试品溶液。通常荧光分光光度法都是在一定条件下,用对照品溶液测定荧光强度与浓度的线性关系。当线性关系良好时,可在每次测定前,用一定浓度的对照品溶液校正仪器的灵敏度;然后在相同的条件下,分别读取对照品溶液及其试剂空白的荧光强度与供试品溶液及其试剂空白的荧光强度,用式(2-12)计算供试品浓度:

$$C_x = \frac{R_x - R_{xb}}{R_r - R_{rb}} \times C_r \tag{2-12}$$

式中,C_x 是样品溶液的浓度,C_r 为对照品溶液的浓度,R_x 是供试品溶液的荧光强度,R_{xb} 是供试品溶液试剂空白的荧光强度,R_r 是对照品溶液的荧光强度;R_{rb} 是对照品溶液试剂空白的荧光强度。

因荧光分光光度法中的浓度与荧光强度的线性较窄,故 $(R_x - R_{xb})/(R_r - R_{rb})$ 应控制在 0.5~2 之间为宜,如若超过,应在调节溶液浓度后再测。

2.2 方法详解

2.2.1 基本结构

一般荧光分光光度计由光源、激发光单色器、样品池、荧光单色器、检测器、显示器等组成(图 2-13)。

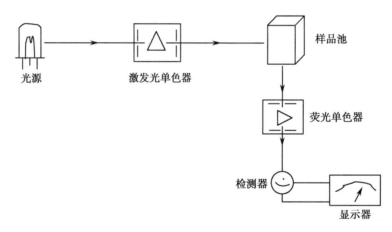

图 2-13 荧光分光光度计结构示意图

2.2.1.1 光源

光源应具有强度大、适用波长范围宽两大特点,常用光源有高压汞灯、氙灯、氙 - 汞弧灯等。此外,紫外激光器、固体激光器、高功率连续可调染料激光器和二极管激光器等荧光光源把荧光法的应用范围进行了拓宽。

2.2.1.2 滤光片和单色器

在荧光光度计中,通常采用干涉滤光片和吸收滤光片作为激发光束和荧光辐射的波长选择器。在荧光分光光度计中至少选用一个,而常常是用两个光栅单色器,且均带有可调狭缝,以供选择合适的通带。理想的单色器应在整个波长区内有相同的光子通过效率。

2.2.1.3 样品池

一般须用石英材料制成,与 UV 法不同的是,荧光法的样品池四面均应透光。

2.2.1.4 检测器

一般荧光分光光度计多采用光电倍增管作为检测器,其在一定条件下的电流量与入射光强度成正比。此外,还有光导摄像管、电子微分器、电荷耦合器阵列检测器。

2.2.1.5　显示装置

以前,显示装置有数字电压表,记录仪和阴极示波器等。现在,一般均通过计算机软硬件技术根据不同要求,来选择不同的直观的视频读出方式。

2.2.2　基本操作方法

按各品种项下的规定,选定激发光波长和发射光波长,并配制对照品溶液和供试品溶液,按仪器说明进行操作,通常选用四面透光、无荧光的 1 cm × 1 cm 石英小池进行测定[2]。

(1) 配制好溶液,转移到荧光分光光度计用的石英池中,按各品种规定用单色波长的激发光束进行照射,在荧光的规定波长处测量其发射光的强度。

(2) 定量测定时,由于不易测定绝对荧光强度,故常见的分析方法都是在一定的条件下,用对照品溶液测得浓度的线性范围后,按以下步骤测定。

① 以配制供试品溶液的溶剂作空白,调零点。

② 按规定取标准溶液或最浓的 1 份对照品溶液,测定荧光强度,调节仪器的灵敏度使荧光强度接近最大。

③ 读取对照品溶液及其试剂空白与供试品溶液及其试剂空白的读数,按计算公式得出供试品的浓度。供试品及对照品应各取 2 份,平行操作。

2.2.3　仪器的性能检测

2.2.3.1　波长准确度

可将发射单色器置零级位置,在灯室内安放笔型汞灯,并将漫反射板校正具放入样品室,选择分布均匀的 5 条谱线作为参考波长,记录其最大读数时的波长为测量值,与已知波长值进行比较,或用氘灯的 450.1 nm 谱线检查,其波长准确度应符合技术指标的规定[2]。

2.2.3.2　灵敏度(信噪比 S/N)

采用水的拉曼谱线测定,可置激发波长为 350 nm,激发和发射单色器狭缝为 10 nm,用二次蒸馏水,调节灵敏度使发射波长为 397 nm 时,仪器示值在 40% 左右,发射波长退回到 300 nm,调仪器零位,扫描发射波长,记录 300~430 nm 发射光谱曲线,发射光谱 397 nm 附近的峰值即为 S,然后在峰值处记录 2 分钟,记录噪声曲线最大的峰的峰值即为 N[2]。

2.3　方法适用性

荧光分光光度法广泛应用于生化、化学、药物分析(检验)、食品检验、地理、冶金、医学、环境科学和生命科学研究等各个领域。

2.3.1　无机化合物的分析

无机化合物能直接产生荧光并用于测定的很少,但与有机试剂形成络合物后进行荧光测定的元素目前已达到 60 多种。其中铝、铍、镓、硒、钙、镁及某些稀土元素常用荧光法测定。

(1) 直接荧光法　利用金属离子或非金属离子与有机络合剂生成能发荧光的络合物,通过测量络合物的荧光强度进行定量分析。

(2) 荧光熄灭法　有些无机离子不能形成荧光络合物,但它可以从金属离子与有机试剂生成的荧光络合物中夺取金属离子或与有机试剂形成更稳定的络合物,使荧光络合物的荧光强度降低,测量荧光强度减弱的程度可以确定该无机离子的含量。荧光熄灭法广泛地应用于测定阴离子。某些无机物质的荧光测定法见表 2-6。

表 2-6　某些无机物的荧光测定法

待测离子	试剂	激发波长 /nm	发射波长 /nm	检出限 /(μg/ml)	干扰离子
Al^{3+}	石榴茜素 R	470	500	0.007	Be、Co、Cr、Cu、F^-、NO_3^-、Ni、PO_4^{3-}、Th、Zr
F^-	石榴茜素 R-Al 络合物（猝灭）	470	500	0.001	Be、Co、Cr、Cu、Fe、Ni、PO_4^{3-}、Th、Zr
$B_4O_7^{2-}$	二苯乙醇酮	370	450	0.04	Be、Sb
Cd^{2+}	2-（邻 - 羟基苯）- 间氮杂氧	365	蓝色	2	NH_3
Li^+	8- 羟基喹啉	370	580	0.2	Mg
Sn^{4+}	黄酮醇	400	470	0.008	F^-、PO_4^{3-}、Zr
Zn^{2+}	二苯乙醇酮	—	绿色	10	Be、B、Sb、显色离子

2.3.2　有机化合物的分析

（1）脂肪族有机化合物的分析　在脂肪族有机化合物中，本身会产生荧光的并不多，如醇、醛、酮、有机酸及糖类等。但可以利用它们与某种有机试剂作用后生成会产生荧光的化合物，通过测量荧光化合物的荧光强度来进行定量分析。例如，甘油三酸酯是生理化验的一个项目。人体血浆中甘油三酸酯含量的增高被认为是心脏动脉疾病的一个标志。测定时，首先将其水解为甘油，再氧化为甲醛，甲醛与乙酰丙酮及氨反应生成会发荧光的 3,5- 二乙酰基 -1,4- 二氢卢剔啶，其激发峰在 405 nm，发射峰在 505 nm，测定浓度范围为 400~4000 mg/ml。

具有高度共轭体系的脂肪族化合物，如维生素 A、胡萝卜素等本身能产生荧光，可直接测定；例如，血液中维生素 A，可用环己烷萃取后，以 345 nm 为激发光，测量 490 nm 波长处的荧光强度，可以测定其含量。

（2）芳香族有机化合物的分析　芳香族化合物具有共轭的不饱和体系，多能产生荧光，可直接测定。例如，3,4- 苯并芘是强致癌芳烃之一。它在 H_2SO_4 介质中用 520 nm 激发光测定 545 nm 波长处的荧光强度，可测定其在大气及水中的含量。

此外，药物中的胺类、甾体类、抗生素、维生素、氨基酸、蛋白质、酶等大多具有荧光，可用荧光法测定。在研究生物活性物质与核酸的作用及蛋白质的结构和功能方面，荧光分析法是重要的手段之一。某些有机化合物的荧光测定法见表 2-7。

表 2-7　某些有机化合物的荧光测定法

待测物质	试剂	激发波长 /nm	发射波长 /nm	测定范围 c/(μg/ml)
丙三醇	苯胺	紫外	蓝色	0.1~2
糠醛	蒽酮	465	505	1.5~15
蒽	N,N- 二甲基甲酰胺（KOH）	365	400	0~5
苯基水杨酸酯	0.1 mol/L NaOH	366	410	3×10^{-8}~5×10^{-6}mol/L
1- 萘酚	苯二胺	紫外	500	10^{-10}
阿脲（四氧嘧啶）	无水乙醇	（365）	485	0~20
维生素 A	氧化酶等	345	490	0.01~50
氨基酸	曙红 Y	315	425	0.06~6
蛋白质	乙二胺	紫外	540	0.001~0.02
肾上腺素	邻苯二醛	420	525	0.05~5
胍基丁胺	3- 乙酰氧基吲哚	365	470	0.001~0.033
玻璃酸酶	α- 甲氧基 -6- 氯 -9-（β- 氨乙基）- 氨基氮杂蒽	395	470	0.0625~0.625
青霉素	N,N- 二甲基甲酰胺（KOH）	420	500	10^{-10}

2.4　操作要点及注意事项

荧光强度容易受外界因素的影响,如样品池、激发光源、温度、溶液的 pH 值、溶剂性质、其他溶质、表面活性剂等都会造成荧光强度的变化。严格控制测试条件对荧光分析来说至关重要。

2.4.1　试剂和器皿的选择

(1) 要用较高纯度的溶剂。溶剂不纯会带入较大误差,应先做空白检查,必要时,应用玻璃磨口蒸馏器蒸馏后再用。

(2) 控制溶液的 pH 值,避免 pH 值对荧光的影响。

(3) 所用的玻璃仪器与测定池等也必须保持高度洁净。

2.4.2　样品溶液的制备

(1) 溶液中的悬浮物对光有散射作用,必要时,应用垂熔玻璃滤器滤过或用离心法除去。

(2) 溶液中的溶氧可能会有降低荧光的作用,必要时可在测定前通入惰性气体除氧。

(3) 温度对荧光强度有较大的影响,测定时应保持温度一致。

(4) 荧光线性范围较窄,应选择适当的溶液浓度,以保证荧光强度对浓度呈线性关系。但若明显偏离线性时,应采用标准曲线法。

(5) 对易被光分解或弛豫时间较长的品种,为使仪器灵敏度定标准确,避免因激发光多次照射而影响荧光强度,可选择一种激发光和发射光波长与供试品近似而对光稳定的物质配成适当浓度的溶液,作为基准溶液。例如蓝色荧光可用硫酸奎宁的稀硫酸溶液,黄绿色荧光可用荧光素钠水溶液,红色荧光可用罗丹明 B 水溶液等。在测定供试品溶液时选择适当的基准溶液代替对照品溶液校正仪器的灵敏度。

2.4.3　仪器参数的设置

(1) 荧光仪器在测定时打开光照闸门,读数以后应立即关闭光路,因样品溶液的较长时间光照,将使荧光效率降低,受光检测器光电管也易疲劳老化。

(2) 如对某些新品种供试品激发及发射波长未知时,可按仪器规定的方法先行预设某一激发波长,扫描记录发射光谱,找出发射光谱最大波长后,再扫描记录激发波长,从而选出供试品合适的激发光与发射光波长,两者的波长差以大于 30 nm 为宜。如荧光发射光谱显示有几个强度适宜的谱带可供选择时,为减少光分解和背景干扰,以选择波长较长的谱带为好。

(3) 易发生光分解的荧光物质,在可能情况下应尽量采用较小的入射狭缝,并适当缩短激发光照射溶液的时间。必要时可选择一种与待测成分具有类似荧光特性且对光稳定的化合物配制对照溶液,用以校正仪器的灵敏度。

3　国内外相关技术方法对比

各国药典均对该法进行了基本原理、操作方法和注意事项的概述,内容基本相似,仅详细程度有所不同。其中,《英国药典》和《欧洲药典》(European Pharmacopoeia,EP)指出,用该法进行定量测定时,首先要用样品溶剂进行仪器调零,再用标准溶液调节仪器灵敏度,使响应值 >50,若进行第二步调节时,通过改变狭缝宽度使灵敏度上升的,必须用样品溶剂重新调零,标准溶液的荧光强度也必须重新测定[2,3]。而《美国药典》39 版详细阐述了容器的洁净程度、温度和溶剂对测定结果的影响。灰尘或其他固体颗粒会使激发光在样品池中产生多重光散射,可能会减弱激发光强度,也可能会使读数偏高。因此,在样品前处理时,可通过离心、过滤等方法去除样品溶液中的固体颗粒,但要注意滤纸的影响,因其可能含有荧光杂质。在荧光分光光度法中,温度的控制是至关重要的,对于一些物质来说,温度每上升1℃,荧光效率会降低1%~2%。温控样品池可以有效克服温度的影响,而对于常规分析来说,快速测量也可忽略温度的影响。但对于一些光敏感的荧光化合物来说,其暴露在荧光分光光度计中,可能会产生更多或更少的荧光产物,因此,需观察检测器的响应值随时间的变化情况来判断是否有该情况发生,也可通过加装过滤器等使光源强度减弱从而降低该效应对测量结果的影响。此外,样品溶剂的种类会显著影响荧光强度和荧光的分布。某些化合物在有机溶剂中是有荧光效应的而在水中却没有,因此样品溶剂的种类需仔细筛选。很多有机溶剂还可通过去除其中的溶解氧使荧光猝灭效应降低或消除而使荧光强度增加,溶解氧的去除可在样品溶液中通入惰性气体如氮气或氦气[4]。

4　展望

目前使用的荧光分光光度计以国外中高档仪器为主。国内荧光分光光度计的研制虽然起步较晚,但也有多种品牌的商品化荧光分光光度计在售。部分高校和科研单位在荧光分光光度计的应用技术上的研究也取得了诸多进展,如荧光总发光光谱技术、荧光探针、光纤荧光传感器、激光诱导时间分辨发光技术、荧光薄层扫描技术、动力学荧光法等。目前国内厦门大学化学系对荧光仪的研制和开发做了大量工作;国内有一些单位研究激光荧光光谱仪,如核工业部化工冶金研究所研制的时间分辨激光荧光光谱仪,灵敏度比普通荧光光度计高十几倍;中国科学院安徽光学精密机械研究所研制的时间分辨荧光生化(免疫)分析仪,采用镧系元素标液生化分析,其灵敏度、特异性、稳定性均可与同位素标液方法相媲美。南开大学开发一种便携式荧光光谱仪采用光纤采样输入,CCD阵列接收,笔记本微机数据处理技术,特别适合于在线和野外工作。光纤荧光传感器的应用给荧光分析仪器注入活力,而电荷转移检测器的引入大大改善了荧光分析仪器的性能[5]。到目前为止,在药学领域内虽然荧光分光光度法的应用很广,但先进技术的应用还比较局限,主要是用于药物中胺类、甾体类、抗生素、维生素、氨基酸、蛋白质、酶等物质的含量测定。

参考文献

[1] 中国药品生物制品检定所. 中国药品检验标准操作规范[M]. 北京:中国医药科技出版社,2010.

[2] BP 2016[S]. Appendix.

[3] EP 8.0[S]. Appendix.

[4] USP 39-NF 34[S]. General Chapters.

[5] 李淑玲. 荧光分光光度计及其应用[J]. 分析测试仪器通讯,1997,(2):67-72.

起草人:王林波(上海市食品药品检验所)

审核人:陈桂良(上海市食品药品监督管理局认证审评中心)

第四节　原子吸收分光光度法(通则 0406)

1　概述

原子吸收分光光度(Atomic Absorption Spectrometry,AAS)法是在 20 世纪 50 年代中期发展起来的一种元素检测分析方法,是基于蒸气中被测元素的基态原子对其原子共振辐射的吸收强度来测定试样中被测元素含量的一种方法。AAS 法定量原理基于 1760 年 Lambert 建立发展起来的 Lanbert-Beer 光吸收定律:当一束平行单色光垂直通过某一均匀非散射的吸光物质时,其吸光度 A 与吸光物质的浓度 c 及吸收层厚度 l 成正比。

1802 年 wollastone 发现了太阳光谱中的黑线,1820 年 Brewsret 认为黑线是由大气层对太阳光线的吸收所产生。20 世纪初,Planck 建立的光吸收和发射的量子理论以及 Paschen 发明的空心阴极灯为后期 AAS 法的正式建立及充实奠定了坚实的基础。1954 年全球第一台原子吸收分光光度仪在澳大利亚由 Walsh 的指导下诞生,20 世纪 50 年代末,Hilger,Varian Techtron 及 Perkin-Elmer 公司先后推出了商品化的仪器;到了 60 年代中期,原子吸收光谱开始进入迅速发展的时期,1965 年 Willis 将空气 - 乙炔焰改进成氧化亚氮 - 乙炔焰,有效提高了原子化效率,1968 年 Massmann 设计了纵向电阻加热的石墨炉原子化器,1980 年以后平台原子化和横向加热石墨炉的出现有效解决了石墨炉原子化中的干扰和记忆效应。

AAS 法现已广泛应用于工业、农业、生化、地质、冶金、食品、环保、药物分析等各个领域,成为金属元素分析的最有力工具之一,在许多领域已作为标准分析方法。《中国药典》已将该法收载为药物中元素测定的主流方法。

2　检测技术与方法

2.1　基本原理

AAS 法测量对象是原子状态的金属元素和部分非金属元素。测定的样品一般经不同类型的原子化器转化成原子态,基于原子对特征电磁辐射的吸收谱线和强度进行定性定量分析。

2.2　技术详解

2.2.1　对仪器的一般要求

AAS 法所用的仪器为原子吸收分光光度仪,主要由光源、原子化器、单色器、背景校正系统、自动进样系统、检测系统和数据处理系统等部分组成。

2.2.1.1　光源

常用的辐射光源有空心阴极灯、无极放电灯和二极管激光器等。目前空心阴极灯应用最广泛,其可发射出阴极材料及填充气体(氖或氩)所特有的狭窄光谱线,发射窗口的材质一般为硅硼玻璃或石英玻璃。电极上可加 150~750V 的电压,产生稳定的受控放电,从而有稳定的线性输出。空心阴极灯的输出光强度与灯电流呈正比,增大灯电流可减少放大器的增益,从而改善信噪比。电流大小的变化可导致输出光强度发生变化,因此空心阴极灯电流必须精确控制。

空心阴极灯的制造厂商一般都规定了最佳工作电流和最大电流,使用时不得超过最大电流,否则可能会导致阴极材料大量溅射、寿命缩短或阴极熔化。在采用较高电流操作时,待测元素的标准曲线可能会发生严重弯曲,并由于阴极灯的自吸效应而降低灵敏度。实际操作中,可首选仪器厂商推荐的电流强度,若不能满足分析要求,可采用不同的灯电流(原子化器等参数应保持一致)对同一溶液进行分析,确定吸收值大且信号稳定的最佳工作电流。

原子分光光度计受发射光源的限制,测定不同的元素时需更换不同类型的元素灯,近年来随着连续光源技术特别是 SIMAAC(simultaneous multielement atomic absorption spectrometer with a continuum source)的发展[1],上述缺点正逐渐被克服。

2.2.1.2 原子化器

原子化器是将待测元素转化为基态原子的仪器部件。原子化方式可分为化学火焰法、无火焰加热法和氢化物发生法,相对应的原子化器一般为火焰原子化器、石墨炉原子化器、氢化物发生原子化器和冷蒸气发生原子化器。

不同的原子化器有各自的特点及适用范围。如火焰原子化器不适合测定高温难熔元素和吸收波长小于 220 nm 锐线光的元素(如 As、Se、Zn、Pb);石墨炉原子化器的优点是体积小,可保证在光路上有大量"游离"原子(喷雾器/燃烧器的原子化效率是 10%,而石墨炉则可达约 90%),且所需样品量极微(通常为 2~5μl)。由于其效率高,各元素的灵敏度也提高了 10~200 倍,缺点是仪器运行成本高,为提高灵敏度需加入适宜的基体改进剂,操作要求较高;氢化物发生原子化器可将被测元素从大量溶剂中分离出来,其检测限要比火焰原子化器低 1~3 个数量级,选择性好,干扰少;冷蒸气发生原子化器专门用于汞的测定,汞在酸性介质中与氯化亚锡发生还原作用,产生元素态的汞蒸气,然后将汞蒸气直接导入原子吸收池中。

2.2.1.3 单色器

单色器一般置于原子化器之后,将复合光分解成单色光或一定宽度的谱带。单色器由入射狭缝和出射狭缝、准直镜、色散元件(光栅)和聚焦透镜组成。其中光栅的优劣是决定单色器性能的关键参数。光栅是由一系列等距等宽平行排列的狭缝阵列组成。高质量的单色器采用全息光栅代替机械刻制和复制光栅,消除了刻制光栅由于机械变动和环境条件产生的误差,具有灵敏度高、杂散光低的优点。

2.2.1.4 背景校正系统

背景干扰属于光谱干扰的范畴,是原子吸收测定中的常见干扰因素,形成背景干扰的主要原因是热发射、分子吸收与光散射,表现为增加表观吸光度,使测定结果偏高。常用的背景校正法有连续光源校正(氘灯、卤钨灯校正)、塞曼效应校正、自吸收校正和非吸收线校正等。

连续光源校正 连续光源采用氘灯(紫外区)或碘钨灯(可见光区),切光器可使锐线光源与氘灯或碘钨灯连续光源交替进入原子化器,连续光源所测吸光度为背景吸收,将锐线光源吸光度值减去连续光源吸光度值,即为校正背景后的被测元素的吸光度值。连续光源校正法灵敏度高,适用于火焰型原子吸收分光光度计,缺点是对调整仪器的光路平衡要求较高。

塞曼效应校正 塞曼效应是指光通过加在石墨炉上的强磁场时,引起光谱线发生分裂的现象。在零磁场时,测得的是待测元素的原子吸收与背景吸收的总吸光度,磁场被激发时测得吸光度值为背景吸收,两次吸光度测定之差即为校正后的待测元素的吸光度值。此校正法主要用于石墨炉型原子吸收分光光度计,不适用于火焰型原子吸收分光光度计。

自吸收校正　该法又称自吸效应校正。空心阴极灯在较高电流条件下产生基态原子云,吸收阴极发射的锐线光,导致测定灵敏度降低,因此可测定高电流状态下的背景吸收值进行校正。该方法使用同一光源进行校正,操作简便,但会加速空心阴极灯的老化,严重影响其使用寿命,因此该方法现已很少使用。

非吸收线校正　又称邻近非共振线校正。用待测元素的特征吸收线测量原子吸收和背景吸收的总吸光度,用非吸收线测定背景吸收的吸光度,两次测量值差值即为校正后的原子吸收的吸光度。背景吸收随校正波长而改变,导致该法准确度较差,只适用于待测元素特征吸收附近的背景干扰。

2.2.1.5　检测系统

由检测器、信号处理器和指示记录器组成,检测器多为光电倍增管,由普通光电管和具有二次发射特性的打拿电极组成。光电倍增管电极可达 11~14 级,每个光子可产生 10^6~10^7 个电子。微弱的辐射光通过打拿电极的逐级放大作用转化为可检测的电流。

2.2.2　仪器的检定及校正

原子吸收分光光度计属于精密分析仪器,为保证分析结果的准确性,日常使用和维护中应定期进行检定和校正,包括波长准确度与重复性、光谱分辨率、基线稳定性、精密度与检出限等,具体检定方法需根据不同的仪器进行校正,可参考仪器供应商提供的资料或《中国药品检验标准操作规程》[2]。

2.2.3　分析方法

AAS 法可通过对比特征谱线的共振吸收波长来定性,对特征电磁辐射的吸收强度主要是用来定量,常用定量分析方法有标准曲线法和标准加入法。

(1) 标准曲线法　使用多个浓度级别的待测元素对照品溶液对特征电磁辐射的吸收强度绘制标准曲线,推荐浓度点不少于 5 个;标准曲线范围可根据测定需要而定,一般应在仪器推荐的浓度范围内,标准曲线的相关系数一般应不低于 0.99;通常待测元素在低浓度区域呈现良好的线性,但是在高浓度区由于各种原因线性关系较差。测定时应尽量在线性范围内测定,必要时也可采用非线性拟合方法。配制对照品溶液的试剂应与待测样品制备的试剂尽量一致,以避免由此带来的测定误差。

(2) 标准加入法　当基体干扰严重时,可选择采用标准加入法,消除基体的干扰,使结果更加准确可靠。一般在 4 个或更多个等量的未知样品溶液中,加入不同量的已知浓度的对照品溶液。测定这一系列样品的吸光度,用吸光度对加入的对照品溶液浓度制备校准曲线,外推并延长至与横坐标轴相交,该交点与原点之间的距离即是未知样品的浓度。此方法的优点是可降低由于组成不同引起的各种干扰的分析误差,采用该方法的前提是标准曲线在低浓度时呈现良好的线性,并在无加入时通过原点,否则将会导致误差。

2.2.4　干扰效应及消除

为保证分析结果的准确性,实验中应尽可能排除仪器测定中的干扰因素。对于 AAS 法,通常分为分光干扰、物理干扰和化学干扰。分光干扰取决于装置和火焰性质。当分析用的光谱线不能完全从其他邻近线分离时,或当分析用的光谱线被火焰中产生的非目标元素原子蒸气的其他物质吸收时就引起干扰。

物理干扰是指由于溶液的物理性质导致的分析值误差,包括标准样品和样品之间的黏度和表面张力不同。在火焰原子吸收中,物理性质的差别会影响雾化量、雾化率和雾粒的大小。当使用有机溶剂时,上述现象更为明显。如待测元素溶解在 4- 甲基 -2- 戊酮、乙酸 - 正丁基或其他有机溶剂中时,灵敏度会比水溶液提高 2~3 倍。在石墨炉原子吸收中,物理性质的不同将引起样品在石墨管中扩散或渗透的差别。

当黏度较高时,部分样品残留在吸液管或毛细管中,导致分析误差,因此可采用标准加入法,用于校正的标准样品与测定样品的组成,最大限度减小分析误差。

化学干扰是指样品溶液引入到火焰或石墨炉等原子化器中发生化学反应而导致基态原子的数量降低产生的干扰。如随火焰温度的升高原子会进一步发生电离,导致吸收降低;石墨炉原子化器中石墨管空间小,且氩气氛围的存在导致发生的化学反应更为复杂,干扰也更为严重。

火焰原子吸收可采取下列方法进行校正:①通过离子交换和溶剂提取,将目标元素与其他元素分离;②加入过量的干扰元素;③加入干扰抑制剂,校正对碱土金属测定的干扰,可加入 Sr,La,EDTA 或其他螯合试剂;④采用标准加入法等。另外,校正产生难离解化合物的干扰,可采用氧化亚氮 - 乙炔火焰,较高的火焰温度下干扰程度会下降。

石墨炉原子吸收可采用类似火焰原子吸收的方法进行校正:①离子交换和溶剂提取;②基体匹配或标准加入法等其他技术;③加入基体改进剂。

3 操作要点及注意事项

3.1 操作要点

3.1.1 试剂与空白

所使用的容器器皿、试剂、水等实验材料均应符合元素分析的要求,防止外源性的杂质引入。如实验中应尽量选用聚四氟乙烯材质的容器器皿,容器清洗时应先采用高浓度的硝酸、盐酸溶液浸泡后再用去离子水冲洗的方法。硝酸、盐酸、硫酸等液体试剂应采用痕量元素分析用试剂,固体试剂应至少为优级纯,试验用水为经超纯净水仪制备的去离子水(电阻率应不小于 $18M\Omega \cdot cm$)。容器器皿应尽量选用聚四氟乙烯材质的制品,如为玻璃材质,使用前应用适量的酸液进行浸泡并清洗。

元素分析易受到容器、试剂、实验室环境等的污染,因此每次测定必须随行进行空白试验,样品测定结果应扣除空白值后再进行计算。空白本底值应尽可能低,不超过仪器或方法检出限最佳,最高不得超过待测样品浓度的 30%。若空白值过高,则测定结果可信性差,应考虑造成污染的可能因素,排除后重新进行试验。

3.1.2 对照品溶液

对照品溶液是保证试验结果准确的关键,配制时应注意以下几点。

(1) 对照品一般都是符合国家标准的金属或非金属溶液,长期储存后有可能产生沉淀,或由于氢氧化和碳酸化而被容器壁吸附从而浓度改变。因此对照品溶液必须在规定的有效期内使用,储存时应避免高温和光照。

(2) 对照品储备液经稀释后即成为标准曲线的系列标准溶液。为保证测定结果的准确性,对照品溶液应临用新配。

(3) 对照品储备溶液在逐级稀释时应尽量避免使用纯水作为稀释溶剂,推荐采用同供试品溶液基质相同的溶液,以减少基质不同带来的误差和干扰。

3.1.3 供试品溶液

供试品溶液的制备应按各品种项下的规定进行,若无明确规定,应根据待测元素的种类及不同样品的类型,选用适宜的方式进行前处理,以符合测定要求。供试品前处理方法主要有湿法消化法、干法消化法、压力罐消解法及微波消解法等。干法灰化或湿法消解具有成本低,操作简便的优点,但供试品不易消化完全,时间长,误差较大,可能导致挥发性元素的损失,并易造成污染;微波消解法具有消解速度快、分解完全、污染小、节约能源等优点,但设备昂贵,成本较高。

3.1.4　实验条件的选择

3.1.4.1　吸收波长

应按各品种项下规定的条件选择待测元素的吸收波长,若无特殊规定,可参考仪器推荐的测定波长。测定波长的选择应遵循谱线干扰少、灵敏度满足测定要求的原则。测定高含量的元素时,可选用灵敏度较低的吸收波长。如锌元素测定时常选用灵敏度最高的 213.9 nm,但 Zn 含量较高时为保证标准曲线可以采用线性回归拟合,选用灵敏度相对较低的 307.5 nm 测定;汞元素在 184.9 nm 时存在空气吸收干扰,因此需采用 253.7 nm 吸收波长。

3.1.4.2　狭缝宽度

狭缝宽度会影响待测元素的吸光强度值。随着狭缝宽度的增大,进入光谱带的其他干扰谱线及杂散光增多,导致待测元素的吸光度值降低。因此应尽量选择不会降低吸光强度的最大狭缝宽度。

对于谱线简单的碱金属、碱土金属元素,可采用较宽的狭缝,以降低灯电流和光电倍增管的高压,提高信噪比;对谱线复杂的 Fe、Co、Ni 等元素,应尽量选择较小的狭缝,以减少干扰谱线进入检测器。

3.1.4.3　空心阴极灯

应选择质量好、背景值低的空心阴极灯,一般背景读数应小于 5%,质量好的背景读数应小于 1%。

阴极灯工作电流的大小直接影响放电的稳定性和锐线光的输出强度。灯电流过小,背景低灵敏度高,但需提高检测器的增益,从而会增加噪音降低信噪比;灯电流过大,背景增大,降低锐线光的强度,灵敏度降低,另外还会缩短阴极灯的使用寿命。

空心阴极灯的工作电流应首选仪器厂商推荐的参数设置,对于高熔点的 Ni、Co、Ti 等元素空心阴极灯,工作电流可适当大些,对于熔点低易溅射的 K、Bi、Na 等元素的空心阴极灯,工作电流可适当小些,日常分析中工作电流以在额定电流的 40%~60% 范围内为宜。

3.1.4.4　原子化器

(1)火焰型原子化器(又称燃烧器)　火焰的类型和温度对原子化效率有着决定性的影响。对易电离、易挥发的元素,如 Cu、Ag、Pb、Cd、Zn、Sn 等元素,可使用低温的空气 - 乙炔火焰;对难挥发和易生成氧化物的元素,如 Al、Si、V、Ti、W 等元素,可使用温度高的氧化亚氮 - 乙炔火焰。

燃烧器的高度及角度对测定的灵敏度也有一定影响。为提高检测的灵敏度,光源发出的锐线光应通过火焰中基态原子密度最大的区域(燃烧口上方约 25 mm 处),该区域火焰稳定,干扰少;当标准曲线因待测元素的吸光度过高导致不能进行线性回归拟合时,可适当增大燃烧器与光路的偏转角度来降低灵敏度,以改善线性范围。

(2)石墨炉原子化器　升温程序(干燥、灰化、原子化温度与时间及清洗温度与时间)的设置对测定结果至关重要。干燥应在低于溶剂沸点的温度下进行,防止溶剂暴沸造成待测元素的损失;灰化的目的是除去基体及干扰组分,在保证待测元素最小损失的前提下尽可能使用较高的灰化温度;原子化温度应选用达到待测元素最大吸收信号的最低温度;清洗阶段目的是消除残留物产生的记忆效应,清洗温度应高于原子化温度。最近几年发展起来的石墨炉横向加热技术可使石墨管内的加热更为均匀,显著的降低基体效应和记忆效应,使得该法的抗干扰能力更强。

石墨炉原子化器应尽量采用氩气作为流通保护气,保护气将气化的干扰组分带走的同时,保护石墨管不因高温灼烧而氧化。在原子化阶段,应停止通保护气,以延长基态原子在石墨管中的停留时间。

3.2 注意事项

(1) 仪器参数,如空心阴极灯工作电流、火焰原子化器中燃气和助燃气的比例、石墨炉原子化器干燥-灰化-原子化各阶段的温控程序等,对测定的灵敏度、检出限及分析精度等均有影响。不同品牌仪器参数有一定差异,除品种项下规定的待测元素吸收波长外,建议首选仪器厂商推荐的参数,特殊情况下可根据实验要求对参数进行调整。

(2) 仪器在使用前应充分预热,空心阴极灯的预热时间应在 30 分钟以上,以保证辐射的锐线光持续稳定。

(3) 实验室要求有合适的环境,通风应良好,室内应保持空气洁净。

(4) 火焰型原子化器以乙炔气为燃气,操作中应特别注意安全。乙炔钢瓶始终保持垂直位置,附近严禁明火;乙炔管道内的压力不得高于 100 kPa(15psi);不得使用铜质管道和配件;做完实验后将燃烧器及管道内的余气烧掉。

(5) 在 AAS 法中,吸光度值应在 0.5 以下,0.3 左右最佳,以保证待测元素具有良好的线性范围。

(6) 供试品溶液测定完毕后,应使用与供试品溶液浓度接近的对照品溶液进行回校。对照品溶液的测定读数宜在线性范围中间或稍高处。

4 各国药典的收载及应用情况

AAS 法是元素分析领域应用最广的分析技术之一,世界各国药典都有收载,作为药物中元素类成分的质控分析手段。《美国药典》39 版、《英国药典》2015 版、《欧洲药典》8.0 版 2.2.23 中均对方法适用范围、仪器设备、样品制备、分析步骤、标准曲线等进行了叙述,但在具体项目的规定和各论应用中存在一定差异。如《中国药典》2015 年版收载了标准曲线法和标准加入法,《日本药局方》除上述两种方法外,还收载了内标法(此法需要能同时测定两个元素的设备,对仪器硬件要求较高);在原子化器类型中,《中国药典》2015 年版、《英国药典》2015 版、《欧洲药典》8.0 版均将原子化器的类型进行了细分包括火焰型、石墨炉型、氢化物型。

在各论具体品种的应用方面,考虑到地区及实验室的条件差异,《中国药典》2015 年版在正文处没有明确具体的原子化方式;《美国药典》在正文品种中多采用火焰型原子化器,并详细规定了火焰的类型,如钠、铁、铜等元素的测定选用空气-乙炔焰,对原子化困难、灵敏度要求高的元素测定则要求使用温度更高的氧化亚氮-乙炔焰等。在实际应用中,可参考各国药典收载情况,合理选择具体的试验条件和参数。

5 检测技术的发展

近年来,AAS 法在元素分析领域有了飞速发展。在药物分析领域,可直接用于测定与人体健康有密切关系的微量元素[3-5],还可以通过测定与某些药物分子有定量反应或络合关系的元素,从而间接测定某些药物分子[6,7]。随着色谱联用技术的发展,AAS 法与高效分离技术(如毛细管电泳色谱、高效液相色谱)结合,元素形态分析将使得 AAS 法在药物分析领域有着更广泛的应用。

参考文献

［1］H.Becker-Ross,S.Florek,U.Heitmann,et al.Continuum source atomic absorption spectrometry and detector technology:A historical perspective［J］.Spectrochimica Acta Part B:Atomic Spectroscopy,2006,61(9):1015-1030.

［2］中国药品生物制品检定所.中国药品检验标准操作规范［M］.北京:中国医药科技出版社,2010:64.

［3］冯小雨,刘敏,王丹,等.微波消解原子吸收法测定松花粉矿物质元素含量［J］.吉林医药学院学报,2016,37(06):423-425.

［4］卞惠芳.GFAAS法测定中草药中的Pb、Cd含量［J］.天津化工,2016,30(06):50-53.

［5］梁淑轩,孙汉文.石墨炉原子吸收光谱法分析药用植物中微量营养元素的含量［J］.光谱学与光谱分析,2002,22(5):847-849.

［6］万菁,葛晓莹,颜俊.火焰原子吸收分光光度法测定复方氢氧化铝片中三硅酸镁含量［J］.中南药学,2016,14(12):1373-1375.

［7］张雨青,王伟.原子吸收光谱法间接测定硫酸阿托品［J］.光谱实验室,2002,19(5):665-667.

起草人:曹帅 夏晶(上海市食品药品检验所)

审核人:季申(上海市食品药品检验所)

第五节　火焰光度法（通则0407）

1　概述

火焰光度法是以火焰作为被测元素的激发光源,用光电检测系统来测量被激发元素发射出特征谱线的强度,进行元素定量分析的方法。自1935年第一台火焰光谱光电直读光度计问世以来,火焰光度法被广泛应用于较易激发的碱金属、碱土金属及氮、磷、硫等元素的测定与分析,如药物、食品、肥料、土壤及植物中钾、钠、钙等元素的分析[1-6],大气环境、裂化汽油中硫化物的检测分析等[7]。

2　检测技术与方法

2.1　基本原理

待测元素通过适当装置以气溶胶形式引入火焰光源中,依靠火焰的热效应和化学作用将试样蒸发、离子化、原子化并激发出特征光谱,通过光电检测系统检测待测元素特征谱线的辐射光强度来测定待测元素的含量。

根据特征谱线的发射光强度 I 与样品中该元素浓度之间 c 的关系式 $I=acb$（a、b 为常数）,将未知试样待测元素分析谱线的发射光强度与一系列已知浓度对照品的发射光强度相比较,进行元素的火焰光谱定量分析。

2.2　技术详解

2.2.1　对仪器的一般要求

火焰光度计主要由样品引入系统、燃烧系统、单色器和检测系统等组成。

2.2.1.1　样品引入系统

样品引入系统主要由雾化气路和雾化器(室)组成。雾化气由空气压缩机经过滤后引入雾化器,通过针型阀控制气体流量,供试品溶液在雾化器内形成稳定连续的喷雾。因此,保证连续稳定的雾化气是保证仪器测定灵敏准确的必要条件。实验中应保持雾化气路流速稳定,供试品溶液应尽量澄清透明,防止溶液中的大颗粒堵塞雾化器中的毛细管通路。

2.2.1.2　燃烧系统

燃烧系统由燃烧器、燃料气体和助燃气体等部分所组成。

燃烧系统用于提供火焰光源,将供试品进行原子化,火焰的稳定是影响测定灵敏度和准确度的重要因素。火焰光度计一般使用汽油、液化石油气等作为燃料气体,以空气作为助燃气体。

2.2.1.3　单色器

单色器一般采用滤光片或干涉滤光片。滤光片的优劣是决定单色器性能的关键参数,其中光栅质量起决定性作用。光栅是由一系列等距等宽平行排列的狭缝阵列组成,要想得到准确的分析结果,单色器的性能具有决定性的意义。光谱带宽的单色器容易导致干扰元素的谱线照射到光电池上,影响分析结果,因此仪器应尽量配备光谱带窄的干涉滤光片,光路应保证有良好的光谱分辨率。

2.2.1.4　检测系统

检测系统包括光电元件、放大器和读数器等。供试品燃烧后发出其元素的特征谱线,透过干涉滤光片后,排除杂散光的影响,成为单一波长的光束,然后由光电池接受其光能的大小,转换成电信号,经放大器放大,由液晶显示屏显示样品的读数光电元件一般采用光电倍增管或光电池;放大器采用交流选频放大或相敏放大器;读数器常为检流计或数字直读装置。

2.2.2　分析方法

火焰光度法常用定量分析方法有标准曲线法和标准加入法。

（1）标准曲线法　使用多个浓度级别的待测元素标准品对特征电磁辐射的吸收强度绘制标准曲线,推荐浓度点不少于 5 个;标准曲线范围可根据测定需要而定,一般应在仪器推荐的浓度范围内,标准曲线的相关系数一般应不低于 0.99;通常待测元素在低浓度区域呈现良好的线性,但是在高浓度区由于各种原因线性关系较差。测定时应尽量在线性范围内测定,必要时也可采用非线性拟合方法。为避免溶液基质不同带来的测定误差,配制对照品溶液的溶剂应与待测样品制备的试剂尽量一致,以保证待测元素在溶液中的基质相同。

（2）标准加入法　当基体干扰严重时,可选择采用标准加入法,其能够消除基体的干扰,结果更加准确可靠。一般在 4 个或更多个等量的未知样品溶液中,加入不同量的已知浓度的对照品溶液。测定这一系列样品的吸光度,用吸光度对加入的对照品溶液浓度制备校准曲线,外推并延长至与横坐标轴相交,该交点与原点之间的距离即是未知样品的浓度。此方法的优点是可降低由于组成不同引起的各种干扰的分析误差,采用该方法的前提是标准曲线在低浓度时呈现良好的线性,并在无加入时通过原点,否则,将会导致误差。

3　操作要点及注意事项

3.1　操作要点

3.1.1　试剂与空白

试验用水为经超纯净水仪制备的去离子水（电阻率应不小于 18 MΩ·cm）。火焰光度法灵敏度为 ppm 级,易受实验中各种试剂的污染。钠、钾、镁、硅、铁等元素最易玷污实验用水。实验用的各种试剂、溶剂等亦为主要玷污来源之一,因此样品前处理消解使用的高浓度酸,如硝酸、硫酸等,应采用高纯试剂。

3.1.2　对照品溶液

对照品溶液一般都是符合国家标准的金属的酸性或碱性溶液,长期储存后有可能产生沉淀,或由于氢氧化和碳酸化而被容器壁吸附从而浓度改变。因此对照品溶液必须在规定的有效期内使用,储存时应避免高温和光照。对照品储备液经稀释后即成为标准曲线的系列标准溶液。为保证测定结果的准确性,标准溶液应临用新配。对照品储备溶液在逐级稀释时应尽量避免使用纯水作为稀释溶剂,推荐采用同供试品溶液基质相同的溶液,以减少基质不同带来的误差和干扰。

3.1.3 供试品溶液

供试品溶液的制备应按各品种项下的规定进行,若无明确规定,应根据待测元素的种类及不同样品的类型,选用适宜的方式进行前处理,以符合测定要求。

3.2 注意事项

(1)空气压缩机用于提供稳定的雾化气路及助燃气。压力可控制在0.12~0.2 MPa。空气压缩机工作时,空气中的水分会凝聚在空气压缩机的底部,因此应定期检查积水情况,防止积水过多影响仪器的正常使用。

(2)使用汽油作为燃料气体时应特别注意,在环境温度较高时,避免使用高标号的汽油,否则火焰不稳定且容易熄火。

(3)为确保仪器工作稳定,电压变动超过±10%的地区,建议连接一台电源稳压器。仪器使用时,要求助燃气流恒定,火焰稳定,保证对照品溶液及供试品溶液均在相同的火焰状态下测定,以尽量减小分析误差。

(4)使用火焰光度计时应对实验室安全特别注意,如排气通风是否良好,应对突然停电、气流不足或不稳定时的安全措施,高压燃气和助燃气使用安全问题等。燃气及助燃气应清洁干燥,不应在湿度高、粉尘多的环境中使用仪器。

(5)仪器喷雾器的工作状态优劣将直接影响仪器的灵敏度、稳定性,因此应经常保持喷雾状态良好,防止吸样管被阻塞,必要时应清洗吸样管及雾化器。

(6)仪器每次完成测试工作后,应使用去离子水或无水乙醇冲洗进样管路,并使雾化器、雾化室等系统得到充分的清洗。

(7)为保证分析结果的准确性,仪器日常使用和维护中应定期进行检定和校正,包括线性、基线稳定性、精密度与检出限等,具体检定与校正方法需根据不同型号的仪器进行校正,建议参考仪器厂商配套的检定校正规程。

4 相关检测方法对比

火焰光度法在各国药典中均有收载,用于化学类药物中Na、Mg、K、Ca的杂质检查或含量测定,如《中国药典》2015年版二部收载了西咪替丁氯化钠注射液中氯化钠的含量测定,《美国药典》38版收载了磷酸氟达拉滨(fludarabine phosphate)中钠的杂质检查,叶绿素铜钠(chlorophyllin copper complex sodium)中钠的含量测定,另外《美国药典》39版规定了一般实验用试剂中的K、Ca、Na等元素杂质,可以用火焰光度法进行杂质检查。

5 检测技术的发展

火焰光度法适用于易激发的碱金属及碱土金属元素,操作简便,检测成本低,近年来在食品、环境、地质领域以及现场快速检测领域有了更广泛的应用。但受检测元素种类及仪器灵敏度等因素的限制,在药物分析领域,火焰光度法已逐渐被原子吸收分光光度法(AAS)、电感耦合等离子体发射光谱法(ICP-OES)及电感耦合等离子体质谱法(ICP-MS)等微量及痕量元素的检测方法所取代。

参考文献

［1］全英花,桂光云,王美玲,等.火焰光度法测定复方氯化钠注射液中氯化钾含量[J].中国药品标准,2008,9(5):357-358.

［2］赵孔祥,赵云峰,凌云,等.水产品及葡萄酒中有机锡污染水平的分析[J].卫生研究,2008,37(3):327-330.

［3］王宝罗,张安丽,徐坤荣.火焰光度法同时测定常见水果中的钾钠含量[J].淮阴师范学院学报(自然科学版),2007,01:61-63+82.

［4］沈治荣,张晓波,何红莲.复混肥料中钾含量的火焰光度法测定[J].云南化工,2011,38(1):39-41.

［5］梁冬丽,梁宏合.微波消解-火焰光度法测定植物中全钾的研究[J].广西热带农业,2010,04:24-26.

［6］杨敏文,葛明菊,马国芳.微波消解-火焰光度法测定叶片中钾和钠含量[J].光谱实验室,2002,06:800-803.

［7］SK Pandey,K-H Kim.Comparison of different calibration approaches in the application of thermal desorption technique:a test on gaseous reduced sulfur compounds[J].Microchemical Journal,2009,91(1):40-46.

起草人:曹帅 夏晶(上海市食品药品检验所)

审核人:季申(上海市食品药品检验所)

第六节　电感耦合等离子体原子发射光谱法（通则 0411）

1　概述

电感耦合等离子体原子发射光谱（ICP-OES）法是 20 世纪 60 年代提出的一种新型的元素分析测试方法，与电感耦合等离子体质谱法（ICP-MS）互为补充，成为无机元素分析的重要工具[1]。

1975 年第一台商品化的 ICP 光谱仪面世，此后迅速发展并被广泛应用，仪器性能也在不断发展和完善。随着研究工作的深入，许多学者认为，在由 ICP 产生的 6000~10 000 K 的高温下，试样中的大多数组分经原子化后又进一步发生了电离，所以由此得到的光谱实际上是一种离子光谱，而不是原先认为的原子光谱，故近年许多研究资料中将 ICP-AES 改名为 ICP-OES。ICP-OES 具有分析速度快、灵敏度高、分析准确度和精密度好、测定范围广、线性范围宽等特点，在环境、生物、药品、地质等领域被广泛应用[2-8]。ICP-OES 法基体效应较低，可进行多元素同时测定，但也存在一定不足：①灵敏度远低于 ICP-MS 法，检出限对某些痕量或超痕量元素如稀土元素、铂族元素仍显不足；②部分元素谱线较复杂，光谱干扰比较严重[9,10]。

ICP-OES 法已被多国药典收载，如《美国药典》[11]《欧洲药典》[12]《英国药典》[13]《日本药局方》[14]等多国药典等均针对 ICP-OES 法进行了详细阐述，用以指导药品中元素的测定。国内外食品标准也均采用 ICP-OES 法进行元素检测。《中国药典》2010 年版一部开始收载 ICP-OES 法，《中国药典》2015 年版对 ICP-OES 法进行了修订[15]。

2　检测技术与方法

2.1　基本原理

ICP-OES 法以电感耦合等离子体为激发光源，样品由载气（氩气）带入雾化系统进行雾化后，以气溶胶形式进入等离子体的轴向通道，在高温和惰性气氛中被充分蒸发、原子化、电离，激发辐射出各种不同特征波长的复合光，经由光栅分光系统，得到一系列代表组分中各元素的特征谱线。根据特征谱线可鉴别样品中是否含有某种元素（定性分析）；根据特征谱线强度可进行相应元素的定量分析。

2.2　技术详解

2.2.1　仪器的一般要求

ICP-OES 仪由样品引入系统、电感耦合等离子体（ICP）光源、色散系统、检测系统等构成，并配有计算机控制及数据处理系统、冷却系统、气体控制系统等。

2.2.1.1 样品引入系统

ICP-OES 的样品引入系统与 ICP-MS 相同,可分为溶液气溶胶、气化进样系统(如氢化物发生器、电热气化、激光剥蚀、气相色谱等)和固态粉末进样系统,以溶液进样系统应用最为普遍;溶液通常使用蠕动泵引入雾化器。

常用的雾化器类型有气动雾化器,分为玻璃同轴雾化器和直角交叉雾化器,玻璃同轴雾化器结构简单,应用较为普遍;直角交叉雾化器不易被悬浮物质堵塞、但雾化效率低、喷嘴易堵塞。气动雾化器的雾化效率并非最好,但由于其结构简单,价格便宜、性能稳定而应用较广;为提高雾化效率或适合其他研究目的,还可根据需要选择高盐雾化器、超声波雾化器和耐氢氟酸雾化器等。ICP-OES 的雾室的作用与 ICP-MS 相似,常用的雾室有旋流雾室和双筒雾室。详细情况可以参见通则 0412 电感耦合等离子体质谱法。

2.2.1.2 电感耦合等离子体(ICP)光源

ICP 光源的主要作用是对试样的蒸发和激发提供所需要的能量。ICP 由等离子体矩管和高频发生器组成,利用射频感应电流激发产生类似火焰的激发光源。当有高频电流通过线圈时,射频发生器提供的高频能量加到感应耦合线圈上,并将等离子炬管置于该线圈中心,因而在炬管中产生高频电磁场,用微电火花引燃,使通入炬管中的氩气电离,产生电子和离子而导电,导电的气体受高频电磁场作用,形成与耦合线圈同心的涡流区,强大的电流产生的高热,从而形成火炬形状的并可以自持的等离子体,由于高频电流的趋肤效应及内管载气的作用,使等离子体呈环状结构,由于功率主要耦合于环形外区,故样品气溶胶通过中心通道的物理性质受外来因素影响较小,是 ICP 物理和化学干扰小于其他光源的原因之一。

根据光路采光方向,ICP 光源可分为水平观测和垂直观测两种方式,水平观测时灵敏度最高,可去除氩的光谱,只有元素光谱高效率的导入;垂直观测可以进行高浓度和高盐有机样品测定,可避免一定的基质效应,离子化干扰小,许多 ICP-OES 仪器可同时选择两种观测方式进行测定。

2.2.1.3 色散系统

色散系统是将光源产生的复合光分解为按一定波长排列的单色光,色散系统由入射狭缝、准直器、色散元件、聚焦元件和出射狭缝等组成,色散元件是其中的重要部分,ICP-OES 仪器的色散光谱系统中,多采用光栅为色散元件,一些高分辨率全谱直读光谱仪系统中,采用中阶光栅棱镜交叉色散系统。

2.2.1.4 检测系统

检测系统的作用是将来自色散系统的单色光按波长和强度记录下来,进行元素的定性和定量分析。检测器为光电倍增管或电荷转移器件,电荷转移器件属于电荷转移型固态积分多通道检测器,分为电荷耦合器件和电荷注入器件。电荷转移器件具有光谱范围宽、灵敏度高、可同时多通道采集等优点,可同时获得分析线和背景信息,用以进行背景实时监测,也可选择多条谱线同时进行测定,是目前 ICP-OES 常用的检测器。

2.2.1.5 冷却和气体控制系统

冷却系统包括排风系统和循环水系统,其功能主要是有效地排出仪器内部的热量。气体控制包括载气、冷却气和吹扫气。ICP-OES 的多以氩气作为载气和冷却气,除了氩气为惰性气体、相对便宜和易于获得高纯度外,还在于氩气为单原子气体,ICP 点燃容易迅速达到高温,大量氩处于亚稳态,待测元素离子线强度最大且碱金属的电离干扰小;吹扫气是进行紫外区光谱检测时,以氩气或氮气吹扫检测器消除空气等对紫外波段的吸收。

2.2.2 分析方法

ICP-OES 法利用原子发射特征谱线所提供的信息进行元素分析,可同时、快速进行多种元素的定性和定量分析,测定时应选择待测元素的特征谱线作为分析谱线进行测定,一般选择灵敏度高、干扰少的特征谱线作为分析线,也可选择多个分析线同时测定。

2.2.2.1 定性分析

ICP-OES 法根据未知样品中待测元素的特征谱线信息进行元素定性分析。新型固态检测器具有记载谱线连续信号的功能,可进行元素的全扫描,根据扫描信息及特征谱线的分析确定未知样品含有的元素;ICP-OES 的定性分析较 ICP-MS 复杂,常需要特殊软件辅助进行。

2.2.2.2 定量分析

全定量分析是测定未知样品中某些特定元素浓度的分析过程,常用的校准方法有标准曲线法和标准加入法。

(1)标准曲线法 使用多个浓度级别的待测元素对照品溶液特征谱线的响应值绘制标准曲线,推荐浓度点不少于 4 个;标准曲线范围可根据测定需要而定;标准曲线的相关系数一般应不低于 0.99;如供试品中待测元素响应过大则会产生过饱和现象导致无法测定或测定不准确,可将供试品溶液适当稀释再进行测定。

标准曲线法进行定量又可分为外标校正和内标校正。ICP-OES 在分析物浓度大于检出限 100 倍时,相对标准偏差可≤1%,具有较高的抗干扰能力,克服了经典光谱存在的严重的基体效应,一般不用内标法即可满足分析要求。如测定大量样品,应在测定过程中每隔一定时间测定质控样品以检查信号是否存在较大漂移,如漂移较大,应重新进行标准曲线校正后再测定样品。

内标校正标准曲线法通过标准溶液中已知浓度待测元素特征谱线响应值与内标元素特征谱线响应值比值与浓度绘制标准曲线,利用供试样品中待测元素响应值与内标元素响应值的比值,计算供试样品中待测元素浓度。内标校正可以校正信号漂移和基体效应。内标元素一般为加入供试样品中未含有的元素,如样品基体的某种元素含量稳定时,也可作为内标元素;内标元素应尽量选择与待测元素性质相近(如同族元素或电离能接近的元素);选择内标元素的特征谱线作为参比谱线,参比谱线应无自吸现象且不受其他元素干扰,背景干扰小,参比谱线的波长与响应强度应尽量接近待测元素分析谱线。

(2)标准加入法 当基体干扰严重时,可选择采用标准加入法,其能够消除基体的干扰,结果更加准确可靠。标准加入法中加入的被分析元素浓度一定要合适,其加入最大量最好接近或稍大于样品中预计浓度,在此区间进行标准曲线的绘制。由于所有测定样品都具有几乎相同的基体,所以结果的准确度比较好。但采用这种方法前必须知道被测元素的大致含量,而且该方法使用的前提是待测元素加入后浓度范围内的校正曲线必须为线性,因此当对样品的浓度一无所知或待测元素含量较高时,该方法的使用会受到一些限制。

3 操作要点及注意事项

3.1 方法选择与适用性

常用的元素分析方法如原子吸收分光光度法、ICP-OES 法和 ICP-MS 法具有不同的特点,因而存在一定使用范围。可根据样品性质、所含元素情况、实验室条件等选择适当的元素测定方法,具体选择依据可参考通则 0412 电感耦合等离子质谱项下相关介绍。

3.2 仪器配置及参数

ICP-OES 正常运行必需的外部附件要求:冷却循环水;氩气(纯度≥99.999%);空气或氮气(纯度≥99.999%)。

测定前按照仪器配置说明设定测定参数,仪器开启时会进行自检,自检通过后点燃等离子炬,约15~30分钟后可进行分析。仪器在更换仪器硬件或发现测定异常时需要对仪器谱线进行校准,一般选择 10 μg/ml 的锰标准溶液进行。

3.3 干扰及排除

ICP-OES 中测定干扰分为"光谱干扰"和"非光谱干扰"。"光谱干扰"主要分为背景干扰和谱线干扰。"非光谱干扰"包括基质干扰、激发或电离干扰、物理干扰等。

(1) 光谱干扰 是 ICP-OES 法中比较严重的干扰。ICP-OES 具有较高的温度,其感应区会发射强烈的连续背景,产生较强的背景干扰;同时因 ICP 光源在高温中的强激发能力,试样中各种物质都会发射大量谱线,在其他光源中的一些弱线或检测不到的线在 ICP 光源中往往较强,在色散率不足时会造成谱线重叠干扰。尤其是当样品中含有较大浓度的、具有多谱线的元素(如 U、Fe 或镧系元素)时,干扰更加严重。光谱干扰信号在绝对值上与待测物浓度无关,故对于低浓度元素分析影响更大。常用的校正方法有空白扣背景法、动态扣背景法、干扰系数法、对照线法、多谱拟合法等。

(2) 非光谱干扰 来自样品基体的化学或物理干扰。被测元素与其他元素生成化合物使得产生的原子或离子变少,从而使被测元素的谱线发生变化引起的干扰称为化学干扰,由于 ICP 光源中心通道的高温使得 ICP-OES 法中化学干扰比其他光源要小得多。所谓物理干扰是由于样品溶液中黏度、表面张力和密度等性质改变对雾化、气溶胶输送产生的影响,进而影响待测元素谱线强度。

ICP-OES 测定时的光谱干扰相对较小,一般不超过 10%,尽量保持标准溶液与试样溶液的溶解介质相同,并采用蠕动泵进样以克服溶液提升量的波动带来的干扰,还可采用内标校正法或标准加入法,补偿较严重的基体效应。

3.4 试剂与空白

试剂均应为优级纯,也可根据测定需要选择电子纯级别的试剂;试验用水为经超纯净水仪制备的去离子水(电阻率应不小于 18 MΩ·cm)。

元素分析易受到容器、试剂、实验室环境等的污染,因此每次测定必须随行进行空白试验,样品测定结果应扣除空白值后再进行计算。若空白值过高,则测定结果可信性差,应考虑可能造成污染的因素,排除后重新进行试验。

3.5 供试品溶液和标准品溶液制备

3.5.1 供试品溶液的制备

ICP-OES 通常采用液体进样方式,样品的前处理方法主要有干法灰化,湿法消解和微波消解等,尽可能避免碱融。干法灰化或湿法消解不易消化完全,时间长,误差较大,可能导致挥发性元素的损失,并易造成污染;微波消解法近年已发展为较为成熟的样品前处理技术,其加热速度快,消解能力强,试剂用量少,元素损失少,因此作为首选的样品处理方法。

供试品溶液的制备应考虑总固体溶解量(TDS),TDS 过高可能造成基体干扰、谱线干扰和背景干扰、雾化系统及 ICP 炬管的堵塞等问题。因此,常规分析中,在保证灵敏度的情况下,应尽可能降低供试品溶液 TDS 值,可一定程度避免基体效应造成的测定偏差。

对于中药元素分析,常用的消解试剂为硝酸,应根据各消解仪选择合适的消解程序。一般消解后的溶液应澄清。如单用硝酸不能使样品消解完全,可加入一定比例的其他酸和试剂,如盐酸、硫酸、过氧化氢等。如遇特别难消解的样品,则可适当进行样品预消解:加入一定量消解试剂,混匀,置60℃水浴加热30分钟,取出,放置过夜后再进行消解。

3.5.2 元素对照品溶液的制备

单元素标准溶液和混合元素标准溶液均可向有资质的机构如国家标准物质中心等购买。根据实验要求,逐级稀释至所需浓度。配制元素标准品溶液的溶剂应与待测样品制备的试剂尽量一致,以保证待测元素在溶液中的基质相同。

3.6 质控对照与标准物质

3.6.1 质控对照

分析过程中,采用已知浓度的元素对照品溶液作为质控对照,可监测整个分析过程中系统稳定性。一般情况下建议每隔约20次进样测定及测定结束时对该质控样品进行测定。参照《美国药典》中的系统稳定性要求,在200~500 nm波长范围内,分析单个元素浓度大于1 μg/ml且该元素无其他干扰存在时,允许的测定误差是其理论值的 ±10%;在200~500 nm波长范围外,单个元素浓度小于1 μg/ml或进行多元素测定时,质控样品允许的测定误差为其理论值的 ±20%。

3.6.2 验证样品

为了确保检验过程有效可靠,进行样品测定的同时需进行同一类型基质标准物质验证实验。标准物质验证实验的测定结果应在其规定的允许误差范围内;若无法得到同一类型标准物质,也可采用加样回收的方法进行验证,加样回收实验一般采用将一定浓度的标准溶液加入已知含量的样品溶液进行测定(加入浓度应与样品测定浓度接近);加样回收率的要求与检测目的相关,用于含量测定的加样回收率应在90%~110%为范围内,应用于除含量测定外的其他元素检测,如痕量元素检查等,其加样回收一般应为80%~120%。

3.7 注意事项

3.7.1 实验器皿

所用器具应尽可能使用耐腐蚀的塑料器具,以聚四氟乙烯材料制成的器具最适宜。玻璃器具易吸附或吸收金属离子,仅适于短时间使用。所使用的玻璃器具均须经20%硝酸溶液浸泡过夜,并用去离子水反复冲洗。

3.7.2 防护要求

某些元素具有较强毒性,配制标准品时,实验者必须带好手套、口罩及防护眼镜,在通风橱内进行。进行实验操作时要求技术熟练,严格遵守操作规程,如皮肤不慎溅到酸液,应立即用大量水冲洗,再敷以5%碳酸氢钠溶液,然后再用水冲洗。实验室工作结束后离开实验室时,将应将防护手套等及时脱下存放至指定地点并及时洗手,以免将有毒元素带进生活区及公共场所。

4 国内外相关技术方法对比

4.1 国内外药典收载情况

《美国药典》《欧洲药典》《英国药典》及《日本药局方》等国际主流药典中均收载了ICP-OES方法,

对方法适用范围、仪器设备、样品制备、分析步骤、标准曲线等进行了叙述；《美国药典》和《欧洲药典》等均将 ICP-MS 和 ICP-OES 合并在等离子光谱法项下。《美国药典》通则 <233> 元素杂质分析方法中,介绍了元素杂质分析方法,提出元素形态分析的概念,方法对元素测定的整个过程的一般原则进行阐述,并对采用 ICP-OES 和 ICP-MS 法两种方法测定元素时的具体要求分别进行叙述[16]。

《中国药典》自 2010 年版起在一部附录开始收载 ICP-OES 检测技术,对仪器配置、样品处理、测定步骤、测定法等均详细的叙述,为药品中元素分析提供技术指导;《中国药典》2015 年版通则 0411 中,对 ICP-OES 检测技术进行了修订,增加检测限和定量限的实验方法。

4.2 国际机构发布的技术指南

国际人用药品注册技术协调会(ICH)和欧洲药品质量管理局(EDQM)分别收载有关药品中元素杂质控制的指导原则,指导原则中对药品杂质中需进行控制的元素进行规定,但未指定元素测定方法。

国内外食品标准均收载了采用 ICP-OES 技术进行元素检测的方法,如 GB/T 18932.11 -2002(蜂蜜中钾、磷、铁、钙、锌、铝、钠、镁、硼、锰、铜、钡、钛、钒、镍、钴、铬含量的测定方法)、GB/T 23942-200(电感耦合等离子体原子发射光谱法通则)、GB/T 30376-2013(茶叶中铁、锰、铜、锌、钙、镁、钾、钠、磷、硫的测定)[17-19]。美国食品药品管理局(FDA)发布的元素分析手册(EAM)收载采用 ICP-OES 技术分析食品和陶瓷样品中元素的应用指南(微波辅助消解用 ICP-OES 测定食品中元素的分析方法、ICP-OES 测定陶瓷中镉和铅的分析方法)[20,21]。

5 ICP-OES 技术发展及应用前景

ICP-OES 作为一个常规的元素分析技术,已日益完善,其在常量、微量、痕量元素分析上实现多元素同时测定,可直接适应固、液、气态样品的分析。随着 ICP-OES 应用领域的不断扩大、仪器软件和硬件的不断研究发展,使 ICP-OES 分析法向更高灵敏度、更高稳定性、更广分析范围的方向发展。

ICP-OES 分析技术的发展主要围绕进样系统和智能化,激光烧蚀固体进样、火花气化固体进样、电弧气化固体进样及直接样品插入进样技术是极具吸引力的发展方向[22,23];采用智能的数据处理方法解决 ICP-OES 中存在的光谱干扰和大量数据,进一步提高分析性能和扩大应用范围,进一步提高仪器灵敏度等问题,也是近年来的研究热点;研制适合野外现场分析的小型专门仪器,避免样品采集及运输过程中的二次污染,以及联用技术成为 ICP-OES 新的应用前景,如高效液相色谱与 ICP-OES 法联用可有效减少 ICP 法的光谱干扰,提高选择性,并应用于元素化学形态的分析,解决物质的状态和价态分析问题。

参考文献

[1] 辛仁轩. 等离子体发射光谱分析[M]. 北京:化学工业出版社,2005.

[2] 李冰,周剑雄,詹秀春. 无机多元素现代仪器分析技术[J]. 地质学报,2011,85(11):1878-1916.

[3] 杨华,张永刚. 电感耦合等离子体发射光谱法(ICP-OES)测定水系沉积物中 6 种重金属元素[J]. 中国无机分析化学, 2014,4(1):22-24.

[4] 王春娥,王瑾,石继春,等. 屋尘螨变应原制品中铝含量微波消解 - 电感耦合等离子体原子发射光谱检测方法的建立 [J]. 中国生物制品学杂志,2014,27(7):936-939.

[5] 李丽敏,毛秀红,杨新华,等. 电感耦合等离子原子发射光谱法测定胆石利通片和胶囊中的铝[J]. 中成药,2015,37(12):

2664-2668.

［6］陈阳,金薇,杨永健.电感耦合等离子体发射光谱法在国内药物分析中的应用现状［J］.药物分析杂志,2013,33(6):907-913.

［7］陈莹,王长生,况刚,等.微波消解 ICP-OES 法测定藏药珍宝类药物坐珠达西及其主要矿物药原料中 26 种无机元素及相关性分析［J］.中草药,2016,47(13):2346-2352.

［8］吴石头,王亚平,孙德忠,等.电感耦合等离子体发射光谱法测定稀土矿石中 15 种稀土元素 - 四种前处理方法的比较［J］.岩矿测试,2014,33(1):12-19.

［9］杨小刚,杜昕,姚亮.ICP-OES 技术应用的研究进展［J］.现代科学仪器,2012,3(6):139-145.

［10］阮桂色.电感耦合等离子体原子发射光谱(ICP-AES)技术的应用进展［J］.中国无机分析化学,2011,4(12):15-18.

［11］USP 39-NF 34［S］.M.<730> Plasma Spectrochemistry.

［12］EP 9.0［S］.M.Inductively coupled plasma-Atom Emission spectrometry.

［13］BP 2016［S］.M.Inductively coupled plasma-mass Spectrometry.

［14］JP 16［S］.M.Inductive Coupled Plasma-Atomic Emission Spectrometry.

［15］国家药典委员会.中华人民共和国药典一部［M］.北京:中国医药科技出版社,2010.

［16］USP 39-NF 34［S］.M.<233>Elemental Impurites-Procedures,268-271.

［17］GB/T 18932.11-2002.中华人民共和国国家标准.蜂蜜中钾、磷、铁、钙、锌、铝、钠、镁、硼、锰、铜、钡、钛、钒、镍、钴、铬含量的测定方法 电感耦合等离子体原子发射光谱(ICP-OES)法［S］.

［18］GB/T 23942-2009.中华人民共和国国家标准.化学试剂 电感耦合等离子体原子发射光谱法通则［S］.

［19］GB/T 30376-2013.中华人民共和国国家标准.茶叶中铁、锰、铜、锌、钙、镁、钾、钠、磷、硫的测定 - 电感耦合等离子体原子发射光谱法［S］.

［20］FDA,Elemental Analysis Manual,M.Section 4.4 A Inductively Coupled Plasma-Atomic Emission Spectrometric Determination of Elements in Food Using Microwave Assisted Digestion.（http://www.fda.gov/Food/FoodScienceResearch/LaboratoryMethods/ucm2006954.htm）.

［21］FDA,Elemental Analysis Manual,M.Section 4.6:Inductively Coupled Plasma-Atomic Emission Spectrometric Determination of Cadmium and Lead Extracted fromCeramic Foodware.（http://www.fda.gov/Food/FoodScienceResearch/LaboratoryMethods/ucm2006954.htm）.

［22］段旭川.气态进样 -ICP-AES 法测定固体混合碱中碳酸钠和碳酸氢钠［J］.冶金分析,2009,29(2):45-48.

［23］程海明,罗倩华,姚宁娟.激光剥蚀进样 -ICP--AES 法测定分析低合金钢中多元素的研究［J］.冶金分析,2007,27(6):14-19.

起草人:李丽敏　夏　晶(上海市食品药品检验所)

审核人:季　申(上海市食品药品检验所)

第七节 电感耦合等离子体质谱法(通则0412)

1 概述

电感耦合等离子体质谱(Inductively Coupled Plasma Mass Spectrometry, ICP-MS)是20世纪80年代发展起来的元素和同位素分析测试技术,它以独特的接口技术将电感耦合等离子体的高温电离特性与质谱仪的灵敏快速检测优点相结合,而形成的一种高灵敏度的分析技术。1983年,加拿大Sciex公司和英国VG公司推出了各自的第一代商品仪器Elan 250和VG PlasmaQuad。至20世纪90年代,随着ICP-MS技术进步和仪器升级换代,各种型号的仪器在灵敏度、精密度、可靠性、抗干扰能力、自动化程度等方面有了很大的突破,并相继推出了高分辨扇形磁场等离子体质谱仪(ICP-SFMS)、飞行时间等离子体质谱仪(ICP-TOFMS)以及离子阱三维四极等离子体质谱仪(DQMS)等。近年四极杆电感耦合等离子体质谱仪器引入了动态碰撞反应池(DRC)技术,使分析性能大大改善。此外,电感耦合等离子体质谱与液相色谱、气相色谱、毛细管电泳以及激光剥蚀等技术的联用也迅速发展[1]。

电感耦合等离子体质谱分析技术具有灵敏度高、分析速度快、线性范围宽、可多元素测定、抗干扰能力强的优点,已广泛用于元素分析、同位素比值分析和形态分析等方面的研究和应用,逐渐成为医药、材料、环境、冶金、生物、工业等领域中痕量、超痕量元素分析的常规技术。

2 检测技术与方法

2.1 基本原理

电感耦合等离子体质谱是以电感耦合等离子体为离子源,以质谱仪进行检测的元素分析技术。被分析样品通常以气溶胶形式引入氩气流中,进入由射频能量激发的处于大气压下的等离子体中心区,等离子体的高温使样品去溶剂化、气化解离和电离,形成待分析离子。等离子体中产生的待分析离子被提取到高真空的质谱仪,正离子被拉出并按照其质荷比分离。检测器将离子转换成电子脉冲,脉冲的大小与样品中分析离子的浓度有关。通过与已知的标准或参考物质比较,实现未知样品中痕量元素的定量分析。

2.2 仪器组件

电感耦合等离子体质谱仪的主要组成如图2-14所示。此外,仪器中还配置真空系统、供电系统以及用于仪器控制和数据处理的计算机系统。

(1)样品引入系统 将不同形态(气、液、固)的样品直接或通过转化成为气态或气溶胶状态引入等离子体的装置。

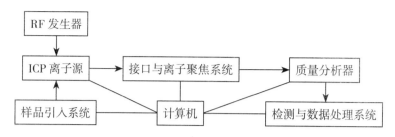

图 2-14　电感耦合等离子体质谱仪基本构成

（2）离子源　利用高温等离子体将分析样品的原子或分子离子化为带电离子的装置,其能量通过射频发生器的耦合作用提供并维持。当较冷的喷射管气流(载气)携载样品气溶胶穿透等离子体中心时将形成一个空的通道,从而使施加电能的区域与含有样品的区域从结构上分开,因此电感耦合等离子体质谱中物理和化学干扰较小。等离子体感应区域的温度可高达 10 000 K,而中心通道温度可能在 5000~8000 K,在此温度下样品的解离非常完全,几乎不存在任何分子碎片,极低的浓度就能产生很大的离子数,并且电离产物主要为单电荷离子,因此在元素的痕量分析中具有很高的潜在灵敏度。

（3）接口部分　接口是常压、高温、腐蚀环境的电感耦合等离子体质谱离子源与低压(真空)、室温、洁净环境的质量分析器之间的结合部件,用以从离子源中提取样品离子流。

（4）离子聚焦系统　是将接口提取的离子流聚焦成分散程度尽量小的离子束,以满足质量分析器的工作要求。在等离子体和样品离子提取过程中,由于离子被等量电子所平衡,离子束基本呈现出电中性,但在离子聚焦系统中透镜建立起的电场将收集离子而排斥电子,这种高密度的离子流将由于离子间的排斥作用而引起空间电荷效应,这是质量歧视和基体效应的主要根源。

（5）质量分析器　带电粒子通过质量分析器后,按不同质荷比(m/z)分开,并把相同 m/z 的离子束聚焦在一起,按 m/z 大小顺序组成质谱。如通过改变施加在四极杆上的射频和直流电压,使具有特定 m/z 的离子获得稳定的路径以通过四极杆而进入检测器,达到带电离子的选择分离。

（6）检测与数据处理系统　检测器将质量分析器分开的不同 m/z 离子流接收,转换成电信号经放大、处理给出分析结果。

（7）其他系统　RF 发生器是电感耦合等离子体质谱离子源的供电装置,用来产生足够强的高频电能,并通过电感耦合方式把稳定的高频电能输送给等离子炬。多级真空系统实现由接口外的大气压到真空状态质量分析器压力降低至少达 8 个数量级,通过压差抽气技术由机械真空泵、涡轮分子泵来实现。计算机系统:对上述各部分的操作参数、工作状态进行实时诊断、自动控制及采集的数据进行科学运算。

2.3　定量方法

与大多数仪器分析方法相同,从电感耦合等离子体质谱仪器上测得数据的定量是通过将未知样品上测得的计数与待测元素或同位素含量为已知的一种物质上测得的计数作比较而实现的。样品和标准的物理形式通常都保持一致,即固体样品用固体标准校准。此外,电感耦合等离子体质谱主要以微痕量分析为主,通常固体样品含量不高于 0.01%,液体样品含量不高于 1 ppm(最好≤100 ppb)。

（1）外标法　外标法是使用最广泛的校准方法。制备覆盖被测物浓度范围的不同浓度的标准样品溶液,测定响应值,绘制标准曲线。对于溶液分析,这组标准样品溶液可以是含有被分析元素的简单的酸或水介质。对于固体样品分析,标准的基体必须与未知样品的基体相匹配。对于液体样品的标准溶液,采用简单的水溶液标准通常都是适宜的。校准曲线通常都采用最小二乘法回归分析拟合,在理想条件下,测得的数据是浓度的线性函数。然而,误差总是叠加在真实数据上,因此,要用一个统计学方法,如回归分析来推算最佳的拟合校正曲线,并计算曲线对于测得数据的拟合良好性,即通常所说的相关系数。

在分析过程中,若出现分析信号的不稳定性,可进行外标漂移校正,以改善精度和准确度。这种校正方法的主要优点是不需向样品溶液中加入任何成分,无论是液体形式还是固体形式。另外,每个元素的各自行为被分别监测,因此,可对不同被测元素采用不同的监测元素。一般在测量中每隔一段时间(如15 分钟)重新测量一下 10 ppb 的硼标准溶液,以检查仪器是否有显著的漂移,漂移不大时内标可以进行很好地校正,如果漂移太大,则停止测量,查明原因。

(2) 内标法 用一个元素作为参考点对另一个元素进行校准或校正的方法被称为"内标校正法"。内标元素的作用包括监测和校正信号的短期漂移及长期漂移、校准其他元素和校正一般的基体效应。在每个样品(包括标准溶液、供试品溶液和试剂空白)中各加入等量的内标元素,以标准溶液的待测元素分析峰响应值与内标元素参比峰响应值的比值与待测元素浓度的对应关系,绘制标准曲线或建立回归方程。利用供试品中待测元素分析峰响应值和内标元素参比峰响应值的比值,扣除试剂空白后,从标准曲线或回归方程中查得相应的浓度,计算样品中各待测元素的含量。

样品中本来就有的元素不能被用作内标,需将已知或相同量的内标加入到每个空白、标准和样品中,内标元素不应受同量异位素重叠或多原子离子的干扰或对被测元素的同位素产生这些干扰。另外,对存在于样品中但在电感耦合等离子体质谱分析前已被准确测定过的元素也可被选作内标元素,在这种情况下,该元素的浓度将随不同样品而改变,在数据处理的阶段必须加以考虑。使用样品中本来就有的天然内标在固体样品分析中是最有效的方法。无论内标是被加入的或是天然的,内标元素必须有一定的浓度,其产生的信号强度不应受到计数统计的限制。

(3) 标准加入法 取不少于 4 个等份供试品溶液,除第 1 份加入制备标准溶液的空白溶液外,其余各份分别加入含有一个或多个被测元素的标准溶液,加入量逐份递增,递增量通常是相等的。制成的此校准系列应具有几乎相同的基体。以此标准系列中待测元素的响应值为纵坐标,加入的待测元素的浓度为横坐标,绘制标准曲线(相关系数应不低于 0.99),校准曲线在横坐标轴上的截距(一般为一个负值)即为元素在供试品中的待测元素的浓度;再由此计算供试品中待测元素的含量。标准加入法的理想模型是当标准加入的增量近似地等于或大于样品中预计浓度时,就能获得最佳的精度。这种校准方法虽然能产生高度准确和精确的数据,但使用起来很费时,一般只适用于少数元素的测定。

(4) 同位素稀释法 同位素稀释法的基本原理是在样品中加入已知量的某一被测元素的浓缩同位素后,测定该浓缩同位素与该元素的另一参考同位素的信号强度的比值变化。从加入和未加入浓缩同位素稀释剂样品中的同位素的比值变化计算出样品中该元素的浓度。应用同位素稀释法的前提条件之一是必须先获得同位素稀释剂,同位素稀释剂是元素的浓度含量和同位素成分都被准确定值的标准物质,可以计算出同位素稀释剂中每个同位素的准确摩尔浓度,精密称量即可获知实际加入到样品中的稀释剂里的每个同位素的物质的量(摩尔数)。此外,为获得最佳的测量效果,稀释剂中的同位素成分与样品中的同位素成分差别越大越好,加入稀释剂后样品中的两个待测同位素丰度比值越接近1,测量的不确定度越小。

同位素稀释法的应用中需要测量稀释剂、稀释前的样品和稀释后的样品。

同位素稀释法分析的步骤:第一步是制备一个未加浓缩同位素的样品。制备此样品有两个目的,一是用它来粗略估计被测成分浓度,从而计算出合适的需加入的浓缩同位素稀释剂的量;其次,可用于测量所选用的同位素对的比值。这些数据能告知所选的两个同位素中是否存在同量异位干扰。若测得值和天然同位素丰度比值存在较大的差异,则说明两个同位素中至少有一个受到同量异位素的干扰。因为新型电感耦合等离子体质谱仪器通常都能自动校正天然存在的同量异位素干扰,所以这种比值上的差异一般都归因于多原子离子的干扰。多原子离子形成的同量异位素干扰将严重影响同位素稀释分析的准确度。第二步是向样品中加入适量的浓缩同位素稀释剂(在多元素分析时是多种稀释剂)并制备一个样品溶液。稀释剂的加入方法通常是将浓缩同位素物质先制备成已知浓度的溶液,再根据所需稀释剂的量分取溶液加入到样品中。通常提供的浓缩同位素物质都是固体形式,多为金属或其氧化物。稀释剂应尽量在样品制备的最早阶段加入,因为当稀释剂与样品中被测物质达到化学平衡,在后续处理步骤中,被测元素的部分损失将不会影响结果的准确度。通常加入的稀释剂与被测物的化学平衡是同位素稀释分析的基本要求。第三步是测量"改变了"的比值,比值的测定应尽量保证能获得最好的精度。一般的方法是在每个同位素上采用较短的停留时间(不要长于几毫秒)进行重复扫描,同时,必须对已知同位素比的溶液进行同位素比值测定以确定仪器的质量歧视效应的大小。若质量歧视效应很大,则必须在计算结果前对测得样品中同位素比值进行校正,再进行结果计算。

同位素稀释法的优点:能补偿在样品制备过程中被测物的部分损失,只要这种损失是发生在稀释剂与被测物已达到化学平衡之后;其次,不受各种物理和化学干扰,这些干扰对所测定的同一元素的两个同位素会有相同的干扰影响,因此,在同位素的比值测定中这种影响被抵消;第三,此方法具有理想内标的特性,每个被测元素自身的一个同位素即为其内标。同位素稀释法也存在一些局限,一是此方法不能用于单同位素元素的测定,其二是浓缩稳定同位素的来源有限。

3 操作要点及注意事项

3.1 实验室要求

(1) 实验室器皿 实验室常用的器皿,如烧杯、容量瓶,在使用前需进行清洗。聚四氟乙烯(PTFE)及硼硅玻璃器皿可先用肥皂或洗涤剂清洗,用水冲洗,再用 HNO_3 溶液浸泡 24 小时(或煮沸),依次用水、去离子水洗涤。玻璃器皿油污严重时,可先用洗液(浓硫酸加重铬酸钾配制)浸洗。

(2) 实验用水 不同的分析要求、分析对象和用途对实验用水的质量要求不尽相同。为了适应不同的用途及要求,国家标准(GB6682-86)规定了三级实验用水的标准(表 2-8)[2]。

表 2-8 实验室用水的技术指标

指标名称	一级	二级	三级
pH 值范围(25℃)	—	—	5.0~7.5
电导率(25℃)μs/cm	<0.1	1.0	5.0
可氧化物的限度实验	—	符合	符合
吸光度(254 nm,1 cm 光程)	<0.001	0.01	—
SiO_2 mg/L	<0.02	0.05	—

一级水:基本上不会有溶解或胶态离子杂质及有机物。它可用二级水经过进一步处理而得,例如可用二级水经过蒸馏、离子交换混合床以及 0.2 μm 的过滤膜的方法,或用石英亚沸装置经进一步蒸馏

而得。

二级水:可采用蒸馏或去离子后再进行蒸馏等方法制备。

三级水:适用于一般常规的分析工作。它可采用蒸馏、反渗透或去离子等方法制备。

常规的分析工作中三级水即可适用,但分析微量、痕量杂质元素时,需用二级水或一级水;配制元素标准溶液时,最好用一级水。此外,应该注意制备实验用水装置的材料,不能含有被测元素,以免影响分析工作。

3.2 无机酸的选用

电感耦合等离子体质谱法分析中常用的无机酸为硝酸、盐酸、氢氟酸、高氯酸。硫酸与磷酸介质的黏滞性会影响样品的传输,且它们的沸点较高,难以蒸干除去(磷酸在受热时逐步形成焦磷酸、三聚及多聚磷酸),尽量避免使用。在分解样品时,往往不是用一种酸单一地分解,而是用几种酸依次分别加入或几种酸混合后加入以增进分解的能力(依次分别加入或混合加入应根据样品的性质而定)。

(1) 硝酸(HNO_3) 含量65%~69%的HNO_3称为"浓硝酸",含量高于69%者称之为"发烟硝酸"。实验室常用的HNO_3为16 mol/L,含量为68%,它将样品中的许多痕量元素溶解出来转化为溶解度很高的硝盐酸。通常用HNO_3来分解各种金属、合金及消解有机物质(如生物样品),但对于某些金属及矿石等地质样品,通常还需加入HCl及HF以增加分解样品的能力。

(2) 盐酸(HCl) 浓HCl(12 mol/L,36%)是分解许多金属氧化物以及其氧化还原电位低于氢的金属的一种最常用的试剂。与硝酸不同,HCl是一种弱还原剂,一般不用来分解有机物质。

(3) 氢氟酸(HF) 在市场上可购到38%~40%(*W/W*)和约48%(*W/W*)的HF,38.3%HF(22 mol/L)的沸点为112℃,由于较低的沸点和酸的高蒸气压使得它很容易挥发。HF是能分解以硅为基质的样品的无机酸,用HF分解硅酸盐时,硅酸盐将被转化为挥发性的SiF_4,在敞开的容器中它将在加热过程中被挥发。这一特性在分析硅酸盐类的样品时是很有用的,如各类地质样品、矿石、水系沉积物、土壤、石英岩等。

HF将腐蚀玻璃、硅酸盐,因此,在用HF分解样品时不能用玻璃、石英陶瓷等器皿,经典的是采用铂器皿。HF很少单独使用,在分析工作中常与HCl、HNO_3、$HClO_4$等一起使用。

当用HF分解样品时,溶液中存在的HF,将严重腐蚀玻璃或石英进样系统(雾化器、雾化室)和炬管,因此,通常用$HClO_4$或H_2SO_4来驱除HF,因$HClO_4$沸点较低(203℃),H_2SO_4的沸点较高(340℃),在使用聚四氟乙烯烧杯分解样品时,用$HClO_4$赶驱HF为宜。

(4) 高氯酸($HClO_4$) $HClO_4$是已知最强的无机酸之一,热的浓$HClO_4$是强氧化剂,它将和有机化合物发生强烈(爆炸)反应,而冷或稀的$HClO_4$则无此情况。因此,对有机样品应先用HNO_3或$HNO_3/HClO_4$混合酸处理(HNO_3的用量大于$HClO_4$的4倍),以避免单用$HClO_4$而发生爆炸现象。经常使用$HClO_4$来驱赶样品溶液中的HCl、HNO_3和HF,而$HClO_4$本身也易于蒸发除去。

(5) 王水 王水是常用的混合酸,由1份16 mol/L的HNO_3和3份12 mol/L的HCl以体积比混合得到。二者混合后所产生的氯化亚硝酰(NOCl)和游离氯(Cl^-)是王水起作用的因素,是一种强氧化剂。王水通常用于分解金属、合金、硫化物及一些矿物(金、银、铂、钯)。

3.3 样品制备要求

固体样品经化学方法处理成液体样品应注意以下几点。

（1）称取的固体样品应该是按规定的要求加工的（如粉碎、分样等），是均匀、有代表性的。

（2）样品中需要测定的被测元素应该完全溶于溶液中（样品是否"全溶"可根据需要来定）。

（3）在应用化学方法处理时，根据需要可将被测元素进行富集分离，分离的目的是将干扰被测元素测定的基体及其他元素予以分离以提高测定准确度。

（4）在整个处理过程中应避免样品的污染，包括固体样品的制备过程（碎样，过筛，分样）、实验室环境、试剂（水）质量、器皿等。

（5）需要考虑分析试液中总固体溶解量（TDS），高的 TDS 将造成基体效应干扰、谱线干扰和背景干扰，雾化系统及 ICP 炬的堵塞。在常规分析工作中，分析试液的 TDS 愈低愈好，一般控制在 1 mg/ml 左右，在测定元素灵敏度满足的情况下，有时 TDS 控制在 0.5 mg/ml 以下。

3.4 样品分解方法

样品的分解方法有很多种，常用有酸分解 - 敞开式容器，酸分解 - 密闭式容器、熔融法和微波消解法[3]。

（1）酸分解 - 敞开式容器　敞开式容器酸分解方法是化学分析实验中最为普通的样品分解方法，它的优点是便于大批量样品分析操作。

在分析生物、植物和动物样品时，一般需将样品中的有机物消解氧化后，样品才能完全分解进行分析。有些样品如血清、尿和某些饮料，可经适当稀释后不经消解直接进行分析。生物样品和植物样品的分解和溶解主要有两种方法：①在空气中灼烧灰化（干法）；②用强氧化性酸消化处理（湿法）。

① 干法处理：将样品放入铂或瓷坩埚中，置马弗炉中缓慢地逐步升温，在 450~550℃ 的温度下灰化数小时，然后用少量王水加温溶解残渣，用水定容于量瓶待测。

这种方法操作简便、经济、快捷，但缺点是会引起一些元素的挥发损失，如 As、Hg、Se、Cd、Pd、Zn 等。

② 湿法处理：一般直接加 HNO_3 分解有机物质，或将样品蒸干，加入浓硝酸消解有机物。

参考操作方法：样品在 60℃ 下干燥 48 小时，精密称取样品，放入玻璃烧杯中（如不含油脂的样品可用聚四氟乙烯容器），加 HNO_3，盖上表面皿，浸蚀过夜（如有需要可延长浸蚀时间）；补加 HNO_3，盖上表面皿，在低温电热板（80℃）上加热消化 2~4 小时，然后升温至 180℃ 加热，蒸至体积至一定量；从电热板上取下，稍冷（1 分钟），滴加少量 H_2O_2，加 H_2O_2 时需注意勿使反应太剧烈；反应停止后，盖上表面皿，加热，待棕色 NO_2 烟冒尽后，重复操作加 3~4 次 H_2O_2（加 H_2O_2 时必须将溶液先冷却），加 H_2O_2 的次数可适当增减，根据溶液表面有否油脂小珠漂浮在上面，如有油脂小珠则应补加 HNO_3/H_2O_2 分解，直至没有油脂小珠才能进入下一步操作，以避免 $HClO_4$ 和残留的有机物发生爆炸；加 $HClO_4$，180℃ 加热 1 小时，移去表面皿，使 $HClO_4$ 冒烟，蒸至需要体积；将溶液冷却，分两次加入 H_2O_2，每加 1 ml H_2O_2，将烧杯放至电热板加热至不再冒泡为止；溶液冷却后加入去离子水，微热至溶液清亮，待溶液冷却后定容（定容体积可根据实际要求）。

（2）酸分解 - 密闭式容器　密封容器消解样品与敞开式容器消解样品方法相比有下列优点：密封容器内部产生的压力使试剂的沸点升高，因而消解温度较高，这种增高的温度和压力可显著的缩短样品的分解时间，而且使一些难溶解物质易于溶解。试剂用量减少，既节省了成本，也减少了有毒气体的排放。

常用的密封容器是由一个聚四氟乙烯杯和盖，以及与之紧密配合的不锈钢外套组成。外套有一个螺旋顶或螺旋盖，当拧紧后使聚四氟乙烯杯和盖密闭，形成高压气密封。放入样品及酸后，将消解罐拧紧，放入烘箱，根据要求控制温度在 110~250℃ 加热数小时。样品和试剂的容量绝对不能超过内衬容量的

10%~20%,过多的溶液产生的压力会超过容器的安全额定压力。此外,有机物质绝对不能和强氧化剂在消解罐内混合。分解温度必须严格控制,切勿超温,不然将会引起容器的破裂及爆炸。分解完成后必须将消解罐彻底冷却后才能打开,打开时应放在合适的通风橱内小心操作。消解罐操作必须仔细小心,以免发生危险。

(3) 微波消解法　微波消解法是密闭式容器分解样品的改进方法,在微波的辐射下,能量透过容器(全氟烷氧基树脂或 TFM 材料)使消解介质(通常为无机酸的混合物)迅速加热,且被样品分子吸收,增加了动能,产生内部加热,使固体物质的表层经过膨胀、扰动而破裂,从而使暴露的新表层再被酸浸蚀。这种效应产生的溶解效率高于单纯加酸加热的方法。有机样品中许多元素都可以单独使用 HNO_3 或混合酸,用微波消解法进行分解。

3.5 仪器日常维护

仪器应按照计量法规或仪器说明书定期进行检定或校准。此外,电感耦合等离子体质谱的组成部件一般比其他原子谱仪器复杂,需要定期或不定期地对一些部件进行检查和维护[4]。

(1) 进样系统　进样系统由蠕动泵、雾化室、雾室和排液系统等组成,进样系统最先接触样品基体,因而需定期检查和维护。定期检查蠕动泵甬管,发现磨损,应立即更换;检查雾化器是否被堵塞及 O 环的磨损情况;检查排液系统,确保排液管固定紧密,不发生泄漏。

(2) 等离子体炬管　检查石英炬管外管上的变色或沉积情况,如有必要将炬管浸泡在合适的酸或溶剂中去除上面的污物;检查喷射管的堵塞情况,如有必要可将喷射管浸泡在合适的酸或溶液中清洗。

(3) 接口区域　检查采样锥和截取锥是否有样品沉积,如需拆卸和清洗,应按照仪器制造商推荐的方法进行;检查循环冷却系统,确保接口区域没有腐蚀。

(4) 离子光学系统　由于微小颗粒物和中性粒子的沉积,可能会污染离子光学系统而影响仪器性能。需根据仪器的具体工作负荷,一般经过 3~4 个月使用后,需检查和清洗或更换离子透镜系统。

(5) 其他需要定期检查的组件　机械泵泵油的润滑特性若下降、泵油呈暗棕色,则需更换泵油。空气过滤器需定期检查、清洗或更换。检测器和质量分析器可每年有专业工程师检查 1 次。

4　国内外药典方法比较

电感耦合等离子体质谱可用于化学原料药、药用辅料、药物制剂,生物制品和中药材(动、植和矿物)及中成药等所含的元素检测和监控,也可以用于生物样品如血清和尿液中微量元素的检测。中、美、英等国药典和《欧洲药典》均收载了电感耦合等离子体质谱方法[5-7],并各有相应的规定,如样品制备方法选择、定量分析方法及推荐使用的仪器等,详见表2-9。

表 2-9 《中国药典》《美国药典》及《英国药典》收载 ICP-MS 技术方法比较

比较项目	ChP 2015	USP 38	BP 2015	EP 8.0
药典出处	ChP 通则 0412 电感耦合等离子体质谱法	USP<233> Elemental Impurities-Procedures	BP Appendix Ⅱ Inductively Coupled Plasma-mass Spectrometry	EP.method 2.2.58 Inductively Coupled Plasma-mass Spectrometry

续表

比较项目	ChP 2015	USP 38	BP 2015	EP 8.0
概述及仪器	电感耦合等离子体质谱法的基本原理 电感耦合等离子体质谱仪由样品引入系统、电感耦合等离子体离子源、接口、离子透镜系统、四级杆质量分析器、检测器等构成	电感耦合等离子体质谱仪的操作条件	电感耦合等离子体质谱法的基本原理 电感耦合等离子体质谱仪由进样系统、射频发生器、等离子体炬管、接口区域、质谱仪、检测器和数据处理系统组成	电感耦合等离子体质谱法的基本原理 电感耦合等离子体质谱仪由进样系统、射频发生器、等离子体炬管、接口区域、质谱仪、检测器和数据处理系统组成
干扰和校正	两种干扰类型:质谱型和非质谱型 干扰校正方法:优化仪器参数、内标校正、稀释校正、标准加入法和碰撞反应池技术	比较样品溶液分析前后标准溶液 1 的结果。每种目标元素不大于 20%	质谱型干扰(主要干扰)、基质干扰和物理干扰。采用内标元素减少干扰的影响	质谱型干扰(主要干扰)、基质干扰和物理干扰。采用内标元素减少干扰的影响
样品制备	供试品消解常用硝酸、盐酸、高氯酸、硫酸、氢氟酸以及一定比例的混合酸。供试品制备时应同时制备试剂空白	样品的形式包括原样、直接水溶液、直接有机溶液和间接溶液以及必须用浓酸封闭消化的样品。适当的样品形式的选择取决于被测样品。当各论中没有明确样品形式时,分析人员可以使用合适的经过确认的样品制备方法	采用适宜的方法消化样品,如微波法。样品通过前处理或稀释至工作浓度范围	采用适宜的方法消化样品,如微波法。样品通过前处理或稀释至工作浓度范围
测定方法	标准曲线法:测定不同浓度的标准系列溶液,以待测元素的响应值为纵坐标,浓度为横坐标,绘制标准曲线 标准加入法:制备不加和加入不同浓度的待测元素标准溶液测定,以分析峰的响应值为纵坐标,待测元素加入量为横坐标,绘制标准曲线	限度检查:规定了限度检查法的验证参数。必须通过实验说明方法满足这些要求,要用合适的系统适用性方法和参考物质 定量测定:明确了定量分析方法的验证参数。必须通过实验(用合适的系统适用性方法和参考物质)说明满足这些要求		
控制参数	检测限与定量限	限度检查包括:检测限、精密度和属性 定量测定包括准确度、精密度、耐受性、专属性、定量限、线性和范围	系统适用性、线性、精密度、回收率、重复性和定量限	系统适用性、线性、精密度、回收率、重复性和定量限
其他	介绍了高效液相色谱-电感耦合等离子体质谱联用法的仪器要求、系统适用性、干扰和校正、样品前处理和测定法	定义部分对方法中涉及的试剂及概念给予解释说明,并同时收载"电感耦合等离子体原子发射光谱法"	规定同位素选择标准	规定同位素选择标准

5 技术应用及展望

5.1 电感耦合等离子体质谱在分析领域的应用

电感耦合等离子体质谱是研究元素分布、迁移、转化和富集等规律以及元素化学状态的有效方法,在地质、环境、医药、食品、冶金、石油化工、考古等方面的痕量和超痕量元素测试中被广泛应用。

电感耦合等离子体质谱在地质和环境领域中的应用开展较早,特别适用于基体复杂、要求测定元素多、检测限较低、数量大的地球化学和环境卫生样品。如饮用水、地下水、废水、固体废物、土壤、沉积物和悬浮物中痕量元素的检测。药品及其成分中杂质的检查方法一直是药物分析领域重点关注的问题,已有百年历史的重金属限度检查法,因其准确性、灵敏度和专属性等方面的不足,《美国药典》正积极推进以电感耦合等离子体质谱法取代重金属限度检查法。这一举措将使电感耦合等离子体质谱法在药品质量控制和检测方面占有更为重要的地位。此外,中药的重金属超标问题是影响其质量和信誉的关键问题,同时也是阻碍我国中药走出国门的瓶颈问题。目前,高效液相色谱和电感耦合等离子体质谱的连用技术已经广泛应用于砷形态分离分析领域,被认为是中药重金属形态分析中最具应用前景的联用方法。近年来,电感耦合等离子体质谱在食品元素形态分析领域的应用也愈来愈多。如在水产品、食用菌、蔬菜、水果等食品中砷、硒、锡、汞等元素形态分析。

5.2 电感耦合等离子体质谱连用技术展望

电感耦合等离子体质谱联用技术的发展已有几十年历史,目前较成熟的联用技术有十几种,如:高效液相色谱(HPLC)、气相色谱(GC)、离子色谱(IC)、氢化物发生(HG)等。电感耦合等离子体质谱的联用被广泛运用于在线分析、形态分析;激光烧蚀(LAS)、同位素稀释(ID)以及毛细管电泳(CE)等技术与电感耦合等离子体质谱的联用使分析范围从整体分析扩大到微区、表层分析。

高效液相色谱、气相色谱和离子色谱分别适用于样品中难挥发化合物、挥发性化合物和阴、阳离子的分析,具有进样量小、分析速度快、灵敏度高、选择性好等优点,已成为元素形态分析的最常用分离手段以及解决复杂基体中超痕量离子形态分析的有效工具。

激光烧蚀电感耦合等离子体质谱联用技术(LAS-ICP-MS)具有原位、实时、快速的分析优势及较好的空间分辨率、可进行多元素测定及同位素检测[8]。LAS-ICP-MS 不仅避免了湿法消解样品前处理的复杂操作、待测元素污染等问题,而且很好地避免水和酸所致的多原子离子干扰,已被成功地应用于元素的定量及半定量分析。

毛细管电泳可以分离从简单离子、非离子性化合物到生物大分子等各类化合物,其与电感耦合等离子体质谱的联用可提供元素的氧化态和物质的结构信息[9]。目前主要应用于生物分子(如蛋白、肽)和药物领域中离子的形态和蛋白结合分析,如:顺铂和其他新的铂复合物对人血清白蛋白亲合反应的动力学常数、蛋白结合的药物分子数目的测定。

随着电子技术的发展和升级,电感耦合等离子体质谱朝着小型化、自动化、智能化、低成本化方向发展,而更高灵敏度、更低检出限仍是其未来的重要特色和优势[10]。

参考文献

［1］杨凡，孟庆雄，彭珍华，等．电感耦合等离子体质谱联用技术应用进展［J］．现代仪器，2012,18（5）:1-6.

［2］HJ700-2014.中华人民共和国国家环境保护标准．水质 65 种元素的测定 - 电感耦合等离子体质谱法［S］.

［3］Robert Thomas.Practical guide to ICP-MS［M］.New York: CRC Press Taylor &Francis Group, 2008.

［4］中国药品生物制品检定所．中国药品检验标准操作规范［M］.北京 : 中国医药科技出版社 , 2010.

［5］USP 38-NF 33［S］. Elemental Impurities-Procedures.

［6］BP 2015［S］. Inductively Coupled Plasma-mass Spectrometry.

［7］EP 8.0［S］. Inductively Coupled Plasma-mass Spectrometry.

［8］Limbeck, A, Galler, P, Bonta, M, et al.Recent advances in quantitative LA-ICP-MS analysis: challenges and solutions in the life sciences and enviro nmental chemistry［J］. Analytical and Bioanalytical Chemistry, 2015, 407: 6593-6617.

［9］Markiewicz, B, Komorowicz, I, Sajnog, A, et al.Chromium and its speciation in water samples by HPLC/ICP-MS- technique establishing metrological traceability: A review since 2000［J］.Talanta, 2015, 132: 814-828.

［10］Tanase, IG, Popa, DE, Udristioiu, GE, et al.Validation and Quality Control of an ICP-MS Method for the Quantification and Discrimination of Trace Metals and Application in Paper Analysis: An Overview［J］.Critical Reviews in Analytical Chemistry,2014, 44: 311-327.

起草人:贺浪冲(西安交通大学)

审核人:王　玉(江苏省食品药品监督检验研究院)

第八节 拉曼光谱法(通则0421)

1 概述

拉曼光谱研究化合物分子受光照射所产生的散射、散射光与入射光能级差和化合物振动及转动频率的关系。

拉曼光谱得名于印度科学家 C. V. Raman。1928 年他发现:当单色光作用于样品时,会产生散射光,在散射光中,除了与入射光有相同频率的瑞利光外,还有一系列其他频率的光,对称地分布在瑞利光的两侧,但其强度要比瑞利光弱得多,约不到瑞利光的百万分之一。这种散射光被称为拉曼光,这种效应被称为拉曼效应。因在光散射方面的研究和"拉曼效应"的发现,C. V. Raman 获得了 1930 年的诺贝尔物理学奖。

1928~1940 年,拉曼光谱一度是研究分子结构的主要手段。1934 年,Placzek 提出拉曼效应的理论,并预言了拉曼光谱的发展前景。但是,差不多花了约半个世纪才真正实现这一预言。这主要是因为拉曼效应太弱(约为入射光强的 10^{-6}),当时的技术难以检测拉曼散射信号。20 世纪 40 年代后,红外光谱技术的进步和仪器的商品化,掩盖了拉曼光谱的光环,使其发展停滞不前。但是,拉曼光谱理论和应用研究仍在缓慢地发展。

拉曼光谱的真正发展是在 20 世纪 60 年代之后,激光技术的出现使拉曼光谱得以复兴。由于激光器的单色性好,方向性强,功率密度高,用它作为激发光源,大大提高了激发效率,成为拉曼光谱的理想光源。之后,随着探测技术的改进和光电讯号转换器件的发展给拉曼光谱又带来新的转机。世界上各大仪器厂家相继推出了激光拉曼光谱仪,拉曼光谱的应用领域也不断拓宽。20 世纪 70 年代中期,激光拉曼探针的出现,给微区分析注入活力;80 年代以后,激光拉曼光谱仪在性能方面如检测灵敏度、操作简便性以及实用性方面日臻完善,如美国 Spex(现为 HORIBA Scientific)公司和英国 Reinshow 公司相继推出了拉曼探针共聚焦激光拉曼光谱仪,低功率的激光光源使激光器的使用寿命大大延长,共焦显微拉曼的引入可以进行类似生物切片的激光拉曼扫描,从而得出样品在不同深度时的拉曼光谱。EG& Dilor(现为HORIBA Scientific)公司推出了多测点在线工业用拉曼系统,采用的光纤可达 200 m,从而使拉曼光谱的应用范围更加广阔。拉曼光谱仪小型化技术的成熟和普及,促进了拉曼光谱法在药品检测中的应用,如美国海洋光学(Ocean Optics)、美国必达泰克(B&W Tek)和日本岛津(Shimdzu)等公司的便携式拉曼光谱仪,必达泰克(B&W Tek)和美国赛默飞(Thermo Fisher)等公司手持式拉曼光谱仪,以及近年来国内研发的小型拉曼光谱仪,为原辅料药物的快速鉴别提供了更为简便、准确、可靠的方法。

随着拉曼光谱仪实用性和简便性越来越成熟,在物理、化学、医药、工业等各个领域中得到了越来越广泛的应用。目前,拉曼光谱已经成为一种重要分析的技术,开发了许多新的应用领域。

在各国药典中,最早收载拉曼光谱法并应用于实际药品检测的是《美国药典》。1980 年《美国药典》20 版第一次在通则〈851〉SPECTROPHOTOMETRY AND LIGHT-SCATTERING(分光光度法和光散射法)中引入拉曼光谱法,1990 年《美国药典》22 版采用拉曼光谱法测定林可霉素胶囊的溶出度,这是第一个拉曼光谱法的应用实例,且一直沿用至今。2006 年《美国药典》29 版增加了通则〈1120〉RAMAN SPECTROSCOPYR,开始全面、系统地介绍拉曼光谱法。

《英国药典》第一次以附录 Appendix ⅡH RAMAN SPECTROSCOPYR 收载拉曼光谱法是在 2002 年,之后在晶型等多个附录中均论及拉曼光谱法的应用潜力,但至今未见应用实例。

拉曼光谱法在《欧洲药典》中的英文名是 RAMAN SPECTROMETRY,收载在通则 2.2.48 中,其最新修订版已在 2016 年 4 月 1 日开始生效,重新撰写的内容强调拉曼光谱在制药行业正受到越来越多的关注,指出手持式装置适用于过程分析技术(PAT)和快速鉴别,例如对进厂原料和包材的质量控制,并允许手持式仪器的波数精度可不同于台式仪器的允差。此外,该通则的修订还关注了化学成像在拉曼光谱中的应用。

《中国药典》2010 年版第一次以指导原则收载拉曼光谱法。鉴于近年来拉曼光谱法在药物分析中的重要作用被越来越多药学工作者所认识,在药物检测中的应用越来越广泛,已成为鉴别药物的最有用方法之一,《中国药典》2015 年版在 2010 年版的指导原则基础上进行修订并作为正式的分析方法收载。在修订中,主要按照药典中通则方法的体例修改以及作了必要的精简缩写。

2 基本原理

2.1 经典理论

当一束具一定频率($v=v_0$)的光照射到样品分子上,入射光将被分子散射。大部分散射光子是弹性(瑞利 Rayleigh)散射,即散射光子的频率和入射光相同。极少部分(约低为百万分之一)散射光子是非弹性散射,其散射光频率为($v=v_0 \pm v_v$),散射频率小于入射光频率称为斯托克斯散射(Stokes scattering,$v=v_0-v_v$),另一大于入射光频率的称为反斯托克斯散射(anti-Stokes scattering,$v=v_0+v_v$)。散射光与入射光频率之差($\Delta v=v_v$)实际上就是分子的振动频率,这个现象被称为拉曼散射(图 2-15)。这个非弹性散射的频率虽然随入射光频率而变化,但非弹性散射光的频率和瑞利散射光频率(也即入射光频率)之差是不随入射光频率而变化,而与样品的分子振动、转动能级有关。记录这个位移频率(之差值)得到的光谱就称为拉曼光谱。

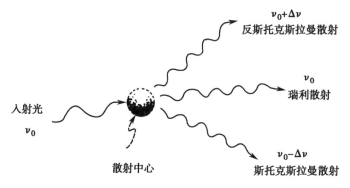

图 2-15 拉曼散射原理图

2.2 量子理论

拉曼散射现象也可以用光量子(粒子)与分子的碰撞来解释。按照量子理论,频率为 v_0 的单色光可视为具有能量为 hv_0 的光粒子,h 是普朗克常数。当光子 hv_0 作用于分子时,可发生弹性和非弹性两种碰撞。在弹性碰撞过程中,光子与分子之间不发生能量交接,光子仅仅改变其运动方向,而不改变其频率。

这种弹性散射过程对应于瑞利散射。在非弹性碰撞过程中,光子与分子之间发生能量交换,光子不仅改变其运动方向,同时还发生光子的一部分能量传递给分子,转变为分子的振动或转动能,或者光子从分子的振动或转动得到能量。光子得到能量的过程对应于频率增加的反斯托克斯拉曼散射;光子失去能量的过程对应于频率减小的斯托克斯拉曼散射。

拉曼散射的量子理论能级图示于图 2-16。处于基态 $E_{v=0}$ 的分子受入射光子 hv_0 的激发而跃迁到一个受激虚态,受激虚态是不稳定的能级(实际上不存在),所以分子立即跃迁到基态 $E_{v=0}$。此过程对应于弹性碰撞,跃迁辐射的频率等于 hv_0,为瑞利散射。处于虚态的分子也可以跃迁到激发态 $E_{v=1}$,此过程对应于非弹性碰撞,跃迁频率等于 $h(v_0-\Delta v)$,光子的部分能量传递给分子,为拉曼散射的斯托克斯线。类似的过程也可能发生在处于激发态 $E_{v=1}$ 的分子受入射光子 hv_0 的激发而跃迁到受激虚态,同样因为虚态是不稳定的而立即跃迁到激发态 $E_{v=1}$,此过程对应于弹性碰撞,跃迁频率等于 hv_0,为瑞利散射线。处于虚态的分子也可能跃迁到基态 $E_{v=0}$,此过程对应于非弹性碰撞,光子从分子的振动得到部分能量,跃迁频率等于 $h(v_0+\Delta v)$,为拉曼散射的反斯托克斯线。从图 2-16 可以看出,斯托克斯和反斯托克斯线与瑞利线之间的能量差分别为 $h(v_0-\Delta v)-hv_0=-h\Delta v$ 和 $h(v_0+\Delta v)-hv_0=+h\Delta v$,其数值相等,符号相反。说明拉曼谱线对称地分布在瑞利线的两侧。同时也可以看出 $h\Delta v=E_{v=1}-E_{v=0}$,同红外吸收光谱的能级差相同。

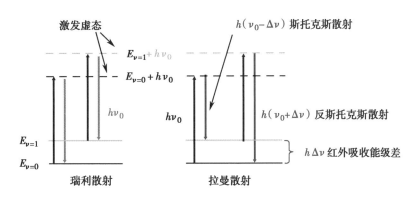

图 2-16　拉曼和瑞利散射的能级图

根据波尔兹曼分布定律,常温下,处于基态的分子占绝大多数,上述两种非弹性散射中,斯托克斯受激态的强度相对分布要大大超过反斯托克斯受激态。反斯托克斯线由于其强度要弱得多,很少用于分析目的,因此拉曼光谱主要研究斯托克斯线。

拉曼光谱用其强度,或称为拉曼散射光子数对能量位移作图,横轴为拉曼位移 /cm^{-1} 或波数 /cm^{-1}。拉曼位移 Δv 等于激发光的波数减去散射辐射的波数。位移位置通常用频率来表达,代表与激光相关的峰频率。拉曼位移取决于分子振动能级的变化,不同的化学键或基态有不同的振动方式,决定了其能级间的能量变化,因此,与之对应的拉曼位移是特征的。这是拉曼光谱进行分子结构定性分析的理论依据。

拉曼光谱反映了物质分子的振动和转动特征,用于化合物结构分析,谱图的解析与红外吸收光谱方式相同。

2.3　拉曼光谱强度

一般来说,散射光的强度与入射光波长的四次方成反比,短波长入射光激发产生的拉曼散射光比长波长入射光的要强得多,当入射光波长等实验条件固定时,拉曼散射光的强度与入射光强度和物质浓度

成正比,遵守比尔定律:

$$I_V = KlcI_0 \qquad\qquad (2\text{-}13)$$

式中,I_V是给定波长处的散射光强度;K表示仪器和样品参数;l是样品池光路长;c是样品被散射组分的浓度;I_0是入射光强度。

利用上述关系,可对物质的结构和浓度进行分析研究。

2.4 拉曼光谱与红外光谱的比较

2.4.1 光谱选律定则的区别

分子的某一基频振动谱带,是在红外光谱中出现,还是在拉曼光谱中出现,是由光谱选律决定的。要定量地计算分子的某一跃迁在红外光谱和拉曼光谱中的活性,必须用量子力学理论。比较直观的说法是,如果某一简正振动对应于分子的偶极矩变化不为零,则是红外活性的,反之,是红外非活性的;如果某一简正振动对应于分子的极化率变化不为零,则是拉曼活性的,反之,是拉曼非活性的,此为互排法则。如果某一简正振动对应于分子的偶极矩和极化率同时发生变化(或不变),则是红外和拉曼活性的(或非活性的),此为互允法则。

凡是具有对称中心的分子或基团,如果有红外活性,则没有拉曼活性;反之,如果没有红外活性,则拉曼活性比较明显。对于大多数化合物来说,分子或基团是没有对称中心的,具有不完全的对称性,因而它们常同时具有红外和拉曼活性。当然,具体到某个基团的某个振动,红外活性和拉曼活性强弱可能有所不同。有的基团如乙烯分子的扭曲振动,则既无红外活性又无拉曼活性。

一般来说,极性基团的振动和分子的非对称振动使分子的偶极矩发生变化,因而它是红外活性的;而非极性基团和分子的全对称振动使分子的极化率发生变化,因而它是拉曼活性的。拉曼光谱最适用于研究同原子的非极性键,而红外光谱最适用于研究不同原子的极性键的振动。

在红外光谱中,可以出现因极性基团和分子非对称振动而产生吸收的光谱带,如强极性基 OH,C=O,C—X(X 为卤素)等在红外光谱中有强烈的吸收带,但在拉曼光谱中却没有反映。而对于非极性但易于极化的键(或基团)如 C=C,N=N,C=C,C≡N,C—S 和 S—S 等在红外光谱中根本不能或不能明显反映,在拉曼光谱中却都有明显的反映。因此,研究这些非极性或极性小的价键时,常常选择拉曼光谱。

虽然绝大多数振动包括红外吸收和拉曼散射两种信号,但选择定律常给出非常不同的相对强度和谱线形状。对称振动和非极性基团振动很容易观察到拉曼光谱,不对称振动和极性基团振动常可以观察到强的红外光谱。例如,水的红外吸收光谱很强,而拉曼光谱较弱,使得可用拉曼光谱在水介质中研究化合物。

2.4.2 分子振动信息的互补性

分子特定价键的拉曼位移频率位置与它们在红外光谱中的吸收频率相一致,表明两者具有相同的振动模型,和红外光谱一样,拉曼光谱提供的也是关于分子振动 - 转动结构的信息。不同之处是红外光谱是吸收光谱,测得的是分子振动时偶极矩变化的振动;而拉曼光谱是散射光谱,测得的是分子振动时极化率变化的振动。由于两者机制不同,给出的振转光谱有一定差异,通过两种不同振转光谱的研究,可以获得互补的分子结构信息。图 2-17 所示的硝基苯的光谱可以简单说明这种互补性。

硝基对称性伸缩振动 $\nu_s(NO_2)$ 过程中产生较大的诱导偶极矩(极化率变化),表现了较强的拉曼光谱图 2-17(b),而伴有较大偶极矩变化的不对称伸缩振动 $\nu_{as}(NO_2)$,则呈现很小的拉曼活性,显示很强的红外谱带。此外,苯的骨架极性很小,苯的环呼吸(ring breathing)振动出现很弱的红外吸收和较强的拉曼

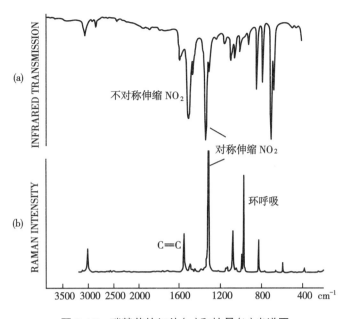

图 2-17 硝基苯的红外(a)和拉曼(b)光谱图

谱带。

　　作为一种分子振动光谱,拉曼光谱既可单独使用,用于化合物的定性定量分析,也可作为红外光谱的互补方法。

2.5 拉曼光谱的优点和不足之处

　　和红外光谱相比,拉曼光谱的优点可概括如下:①快速、简便、可重复和准确;②很少或几乎不需样品制备,适合某些制样困难如难以研磨、高硬度的样品,或挥发性的腐蚀气体、液体样品,或红外光谱测量制样或测量困难的样品;③可非破坏性、无损伤测量各种状态如气体、液体和固体样品;④一般情况下,玻璃、塑料、石英等可透光材料均不干扰直接测定,⑤可与其他分析技术联用,也可直接用光纤探头测量或在线原位分析;⑥水的拉曼散射很微弱,可用于水溶液中化合物测定;⑦光谱覆盖范围广(50~4000 波数),能满足多种应用需要;⑧光谱分辨率高、准确性高、谱峰清晰尖锐,更适合定量研究、数据库搜索和采用差异分析;⑨激光束聚焦部位通常只有 0.2~2 mm,样品用量少,常规拉曼光谱只需少量的样品就可以得到,显微拉曼有更好的共聚焦性能,空间分辨率达到亚微米级甚至更小,适合微区、微量分析,可给出样品的精细化学组分分布图像,是光谱化学成像最为成功的应用之一;⑩可更加直接的与多变量校正、回归分析结合,从而进行定量分析。

　　采用特殊的技术如共振拉曼或表面增强拉曼,可选择性地提高灵敏度 10^4 倍以上,甚至可以达到单分子检测。

　　然而,拉曼光谱法也有一些不足之处,如:①普通拉曼和共振拉曼均可能受到荧光的干扰,荧光干扰表现为一个典型的倾斜宽背景,甚至样品中少量的荧光杂质可能产生较强的荧光,在测量中应特别注意避免荧光的干扰;使用更长的波长例如 785 nm 或 1064 nm 的激发光或可使荧光显著减弱,然而,通常要以牺牲灵敏度为代价。因此,通过平衡荧光干扰、信号强度和检测器响应可获得最佳信噪比。②激光照射产生样品的热效应,造成如物理状态的改变(熔化)、晶型的转变或样品的烧灼等,这是有色的、具强吸收或低热传导的小颗粒物质常出现的问题,表现在一定时间内拉曼光谱或样品的表观变化。除减少激光通量外,还有一些方法可降低热效应,如在测量过程中移动样品或激光,或者通过热接触或液体浸入来改善样品的热传导。③某些技术中还存在实验结果的不确定性,定量测定时应特别注意。④和红外光谱一样,不适合于多组分的直接测量。

3 拉曼光谱仪

拉曼光谱仪,按分光获得光谱的方式可分为傅里叶变换(FT)拉曼光谱仪和色散型(dispersive)拉曼光谱仪(常用),按使用场合、对象或目的不同,又可分为台式、便携式、手持式等。台式拉曼光谱仪配置在实验室用于科学研究、标准方法制定和法定检测,便携式和手持式也可用于实验室检测,但主要适用于现场检测,可作为食品药品快速检测设备,是原辅药进厂、投产时最简便、快速、可靠的检测验证方法。

不论如何设计,用于什么目的,所有的拉曼光谱仪必须有激发光源,滤过瑞利散射的装置,分光元件和检测器。除傅里叶变换拉曼光谱仪和色散拉曼光谱仪之间明显不同之处外,所有拉曼光谱仪器都很相似。

现代拉曼光谱仪器一般由以下六个部分(图2-18)组成:①单色光源,通常是激光器;②外光路,光色散单色器;③样品池或样品容器;④光色散单色器;⑤光子检测器,常为光电倍增管和多通道检测器;⑥用于仪器控制,数据收集、操作和分析的计算机。

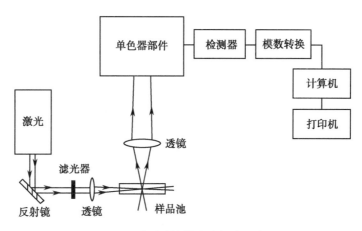

图 2-18 典型的拉曼光谱仪的示意图

以下简要地介绍仪器部件。

3.1 激发光源

激发光源是拉曼光谱仪器的关键部件。最常用的激发光源可见区是 He-Ne 和 Ar⁺ 激光器,近红外区是 Nd:YAG 激光器,二极管激光器近来日趋普及。在红外区和近红外区激发,可大大降低荧光。

可调谐激光器的应用促进了共振拉曼光谱和相干反斯托克斯技术的发展。新的激光器还在不断地研究和制造。根据所用的材料不同大致可把激光器分为气体激光器、固体激光器、半导体激光器、染料激光器等四大类。

3.2 光路(分光元件)

外光路系统作用是为了有效地利用光源强度、分离出所需要的激光波长、减少光化学反应和减少杂散光以及最大限度地收集拉曼光。不同型号拉曼光谱仪的外光路系统的设计各不相同,其中最常见的有90°和180°照明系统两种。在90°照明系统中,激光方向与拉曼散射光方向成90°,而在180°照明系统中,激光方面与散射光方向成180°。

拉曼光谱仪在外光路系统的样品池前安装了一常规光学显微镜,通过显微镜激光能够聚焦于样品表面仅为 1 μm² 的面积上。这样在拉曼测试中可通过显微镜选择所需测定的样品表面,把激光束定位于某一点,从而获得该点的拉曼光谱。或者可以在某一特定的频率下对样品表面进行扫描,以测出在给定波长下拉曼散射的两维平面分布情况,这就是被称为拉曼微区探针的拉曼显微技术。

大多数拉曼光谱仪是色散型的,分光元件是滤光器或光栅,如可调谐介电滤光器或反射全息光栅。FT-拉曼光谱仪使用干涉仪生成拉曼光谱,干涉仪可同时获得完全光谱,具有多路传输和全程优点;然而,干涉仪也可在全光谱中引入噪声。

3.3 样品池

激光光束经过聚焦射到样品池上,样品池的类型决定于样品的多少和种类。对于微量样品,无论是液体、溶液、还是固体粉末、细晶均可放入不同直径的毛细管中,对于常量的样品可放在试剂瓶或安瓿瓶等容器中。

3.4 检测器

拉曼光谱仪中最常用的检测器是光电倍增管。由于到达光电倍增管的拉曼散射光的能量很低,约只为 10^{-10}~10^{-11} 瓦,要求光电倍增管有较高的量子效率,即在光电倍增管阴极上每秒钟出现的讯号脉冲数与每秒钟到达光电阴极的光子数之比值要高。最新的以 Ga-As 或多种碱金属为光电阴极表面的光电倍增管具有很高的量子效率。拉曼散射光经过光电倍增管的处理后光信号变成电信号,较弱的电信号需进一步放大处理。

电荷耦合元件(CCD)检测器自在拉曼仪器中应用以来,已经成为拉曼光谱仪的主要检测器,使用CCD检测器,信号积分时间仅需几秒钟,可提供可见和近红外区噪声低且灵敏的检测。由于硅线的影响,在可见区比近红外区的更适宜。

镓和 In-GaAs 检测器更适用于多数近红外拉曼系统。镓检测器必须在液氮温度中使用,In-GaAs 检测器既可在室温,也可在液氮温度使用以增加灵敏度。与 CCD 检测器不同,镓和 In-GaAS 检测受噪声限制。

4 拉曼光谱实验技术

获得拉曼光谱可以采用下述任一物质态:结晶态、无定型、液体、气体或等离子体态。

液体能够在玻璃管或石英管中直接测量。无定型和微晶固体也可充填入玻璃管或石英管中直接测定。为了获得较大的拉曼散射光强度,通常使照射在样品上的入射光与所检测的拉曼散射光之间的夹角为 0,90° 和 180°。

入射光强度的增加一方面增加了散射光的强度,另一方面也增加了样品分解的可能。防止样品分解常采用的一种办法是旋转技术,利用特殊的装置使激光光束的焦点和样品的表面做相对运动,从而避免了样品的局部过热现象。此外,移动样品或激光位置也可以防止局部过热引起的样品分解。

由于存在一些不可控因素,如仪器方面的功率变化,直接比较不同浓度样品间的拉曼线强度进行定量是困难的,最有效的方法是使用内标,在激光照射下,它也产生拉曼光谱,选择一条拉曼线作为标准,将样品的拉曼线强度与内标拉曼线的强度进行比较。由于内标和样品完全处于相同的实验条件下,上述各种影响因素可以相互抵消。

内标应满足以下要求:①化学性质稳定,不与样品中被测成分或其他成分发生化学反应;②内标拉曼线和被分析的拉曼线互不干扰;③内标应比较纯,不含有被测成分。对于非水溶液,常用的内标为四氯化碳($459\ cm^{-1}$);而对于水溶液,常用的内标是硝酸根离子($1050\ cm^{-1}$)和高氯酸根离子线。对于固体样品,有时选择样品中某一拉曼线作为自身对照内标线。

内标法应用于拉曼光谱分析,使拉曼光谱的定量分析成为可能。拉曼光谱定量分析法和红外光谱法比较,它能用于水溶液分析且准确度较高。

4.1　退偏比测定

当一束平面偏振光照射介质时,由于光子与介质分子相互作用,散射光的偏振方向可能会发生变化,偏振光的改变和分子振动时电子云形状的变化有关,即与分子构型及分子振动的对称性有关。为此,引入用于研究分子结构的参数——退偏比 ρ,退偏比是拉曼光谱的一个重要物理量,和频率、谱线强度等最常用的光谱参数一样,可以提供有关分子振动的对称性及分子构型的信息。

4.2　互变现象(动态异构)

互变现象是结构异构的一种特殊情况,即异构体容易相互转化。可以找到许多互变现象的例子。振动光谱是一个可分辨互变结构的有效方法。β-二酮的酮式(结构式 S12)有两个 C═O 基,有各自的伸缩频率,在 $1730\ cm^{-1}$ 附近常观察到一对酮羰基伸缩。另一方面,烯醇式(结构式 S13)仅有一个羰基,由于氢键和共轭,其羰基频率降低 $100\sim80\ cm^{-1}$,这一结构也具有在 $1650\sim1600\ cm^{-1}$ 给出谱带的烯烃双键。C═O 和 C═C 振动呈现两个间隔峰相连的重叠谱带。

4.3　几种常用的拉曼技术

除普通拉曼光谱外,还有一些较为特殊的拉曼技术如共振拉曼,表面增强拉曼光谱,拉曼旋光,相干-反斯托克拉曼光谱,拉曼增益或减失光谱以及超拉曼光谱。在此,仅简单介绍共振拉曼和表面增强拉曼光谱法。

4.3.1　共振拉曼光谱法(Resonance Raman Spectroscopy,RRS)

当激光频率接近或等于分子的电子跃迁频率时,强烈的吸收或共振产生,分子的某些拉曼活性振动强度会急剧增强数百万倍,这就是共振拉曼效应(resonance raman,RR)。

许多化合物在紫外可见光区有强的电子跃迁。某些含发色团化合物光谱共振增强,而其基体物质的光谱却不会增强。共振拉曼技术与普通拉曼光谱技术不同之处在于要求光源可变,可调谐染料激光器是获得共振拉曼光谱的必要条件。

有些化合物可通过化学反应改变化合物结构,使之最大吸收峰接近激发光频率,如生成有色化合物,然后再进行共振拉曼光谱测定。

共振拉曼技术由于灵敏度高而显示了其优越性,特别适用于药物和生物大分子的研究。伴随样品本身或由杂质引起的荧光,以及为这一特殊光谱所需的激光和光学设计费用,限制了共振拉曼光谱的应用。

4.3.2　表面增强拉曼光谱法(Surface-enhanced Raman Spectroscopy,SERS)

吸附在极微小颗粒金属表面或其附近的化合物(或离子)的拉曼散射要比该化合物的正常拉曼散射增加 10^3~10^6 倍。这种表面增强拉曼散射(surface-enhanced raman scattering,SERS)在银表面上最强,但在金或铜的表面上也可观察到。

SERS 机制的解释目前仍未达成共识。多数学者认为 SERS 增强主要由物理增强和化学增强两个方面构成。大量实验研究表明,单纯的物理或化学增强机制都不足以解释所有的 SERS 现象,增强过程的影响因素十分复杂,在很多体系中,这两种因素可能同时起作用,它们的相对贡献在不同的体系中有所不同。效应的强弱取决于与光波长相对应的表面粗糙度大小,以及和波长相关的复杂的金属电介质作用的程度。许多 SERS 基质可以用于分析测定,最常用的包括溶胶,电极,电介质表面金属膜等。

带孤对电子或 π 电子云的分子呈现的 SERS 效应最强,其他芳氮或含氧化合物,如芳胺和酚,也具有强的 SERS 活性,这一效应在其他电负性官能团如羧酸中也能观察到。

从少数分子获得大量结构信息的可能性使得 SERS 可用于解决高灵敏度化学分析的许多问题。在表面增强拉曼光谱中,荧光的干扰可有效地得到抑制。

5　在药品检验中应用

拉曼光谱法可用于药物的定性和定量分析,如药物鉴别、分子结构表征、成键效果、化合物环境以及内部应力分布研究等。

5.1　定性分析

拉曼光谱可获得关于分子振动谱带的准确信息,获得样品中有关官能团的光谱信息。由于拉曼光谱对于给定化合物是专属的,定性拉曼测量可以作为法定标准的鉴别试验以及结构解析。在相同的测定条件下,绘制供试品与对照品的拉曼光谱并进行比对,若相同,即可鉴别为同一化合物。

5.2　定量分析

由式(1)可知,拉曼谱带的强度与待测物浓度的关系遵守比尔定律,这是拉曼光谱定量测定的基础。

5.3　方法适用性和应用实例分析

(1) 原料药、辅料或包装材料等鉴别检验或快速检验　可克服红外光谱分析某些样品时的困难,具有更多的优点,是拉曼光谱法最为简单、可靠、重要的应用之一。

例 1　原料药鉴别

钙离子拮抗剂是高血压治疗中一类非常重要的药物,分为二氢吡啶类(1.4 DHP)和非二氢吡啶类。二氢吡啶类药物又称为地平类药物,是一个成员众多的大家庭,《中国药典》2015 年版收载有硝苯地平、尼莫地平、尼群地平、尼索地平、西尼地平、非洛地平和盐酸尼卡地平等。图 2-19 比较了前四个地平类药物的拉曼光谱。

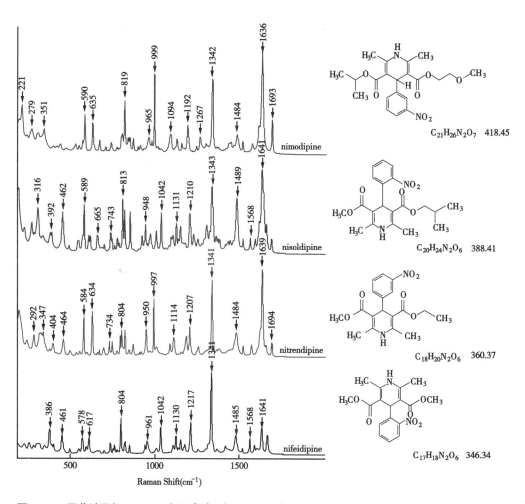

图 2-19 尼莫地平(nimodipine)、尼索地平(nisoldipine)、尼群地平(nitrendipine)、硝苯地平(nifeidipine)的拉曼光谱比较

实例 2 辅料鉴别

葡萄糖(glucose)和果糖(fructose)是常用的药用辅料,具有相同的化学分子式($C_6H_{12}O_6$),但结构不同,互为同分异构体,葡萄糖是多羟基醛,果糖为多羟基酮,两者的拉曼光谱图明显不同(图 2-20),可用于鉴别。

由此可知,上述药物或辅料的元素组成相同、结构相近,拉曼光谱既有一些相同振动峰,但也有各自

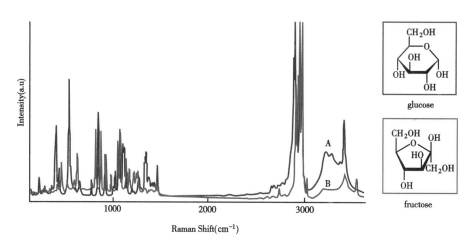

图 2-20 glucose 和 fructose 拉曼光谱比较

A. glucose;B. fructose

的特征性指纹谱,表明对于给定的化合物,拉曼光谱是专属的,可以区别结构类似物。拉曼光谱在原料药和辅料药物鉴别中具有简便、快速、专属、准确、可靠的特性,已被广大的药学工作者所认可,已有许多文献可供参考[1-3]。

此外,拉曼光谱法适用于非专业人员在实验室外或现场对原辅料药物的即时检测。例如,丙二醇和丙三醇(甘油)是常用的药用辅料,但在过去数十年中,非法使用廉价有害的二甘醇假冒上述药用辅料或添加到上述药用辅料中的药害事件不断发生,严重地危及了人民的健康和生命。由于二甘醇在外观、性状以及气味上与上述辅料极其相似,需要用仪器分析方法方可检测。美国FDA圣路易斯中心实验室采用便携式拉曼光谱仪对甘油中的二甘醇掺假案例进行了深入研究。通过建立不同浓度水/甘油/二甘醇的三组分偏最小二乘法(PLS)化学计量学模型,对从0~100%整个范围的二甘醇浓度预测误差可低于0.74%。在此基础上,使用便携式拉曼光谱仪可使得现场和在线鉴别二甘醇和预测其浓度更方便有效[4]。

(2) 药物的晶型、结晶性研究　不同晶型药物分子中的某些化学键键长、键角会有所不同,其化学键的振动-转动跃迁能级不同,使与晶型对应的振转光谱的某些主要特征如谱带频率、峰形、峰位、峰强度等出现差异;此外,不同晶型的晶格振动峰也会不同;因此振动光谱可用于药物多晶型研究。但是,晶型不同导致的振转光谱的差异或不同晶格振动,相对于分子化学键的振动来讲要弱很多,以致在多数振动光谱上很难观察到。据估计,不足10%晶型药物有可分辨晶型的红外光谱,从理论上讲,拉曼光谱应该也有同样的情况。但是,和红外光谱法相比,拉曼光谱在晶型分析方面至少具有两个显著的优点:①拉曼光谱法不需样品前处理,可直接测定固体药物,避免了红外光谱法测量时的压片、制膜等过程中可能造成的转晶现象;②拉曼光谱分辨率高、谱峰清晰尖锐,更容易地观察到微弱的晶格振动和因化学键键长、键角不同所引起的振动差异。因此拉曼光谱法更适合用于晶型鉴别和结晶型研究。

(3) 制剂的分析　拉曼光谱法也可用于药物制剂的鉴别或定量分析。然而,除少数药物不加辅料外,药物制剂由至少一种活性成分添加一种或数种辅料按一定工艺制成,复方制剂更为复杂。和其他分子光谱法一样,拉曼光谱法本身不具分离能力,不宜直接用于分析混合物,用于制剂分析时受到一定的限制,直接使用拉曼光谱仅适用于没有添加辅料的单方制剂,或混合物中共存成分不干扰,或拉曼散射特别强的待测成分分析。一个成功的应用范例就是《美国药典》采用拉曼光谱法测定林可霉素胶囊溶出度[5]。

用于制剂分析时,消除共存成分的干扰常采用的方法是:先经提取、分离、净化或重结晶等操作,通常多用溶剂提取法,进行样品前处理,再用拉曼光谱法测定之。另一个可选择的方案是:结合化学计量学来消除干扰。诚然,复杂的前处理和运用化学计量学的方法,无疑增加了操作步骤和计算过程,但在其他方法不能很好地解决上述鉴别问题时,这仍然不失为可选的方法之一。

一个重要的成功应用方面是用于某些注射液的鉴别或含量测定[6-8]。《中国药典》2015年版二部中用红外光谱作为注射液中主药成分鉴别方法的有氨茶碱、氨甲环酸、甲硝唑氯化钠、氯膦酸二钠、尼可刹米、盐酸布比卡因、盐酸普鲁卡因等注射液品种。这些注射液以水为溶剂,仅加氯化钠或氢氧化钠为辅料,但是,用红外光谱法鉴别需要经过提取、纯化、干燥,消除水及辅料的干扰,得到纯的药物固体晶体或粉末后才能进行。赵瑜、尹利辉等[8]利用水的拉曼散射效应很弱的特点,尝试用拉曼光谱法直接鉴别上述注射液中主药成分。

例3 拉曼光谱法鉴别尼可刹米注射液中尼可刹米

测定法:直接取本品作为供试品溶液,另取尼可刹米对照品适量,加水溶解,制成与供试品溶液浓度相当的溶液,作为对照品溶液,必要时,调节对照品溶液 pH 值,使与供试品溶液一致,分别取对照品溶液和供试品溶液各适量,分置样品池(1 cm 石英比色皿)中,在同一拉曼测试条件下,分别记录规定波数范围的拉曼光谱图(如图 2-21 所示)。供试品溶液拉曼光谱图与对照品溶液拉曼光谱图比较,峰位一致,符合度高,可以认为二者所含活性成分一致,实现注射液的鉴别。

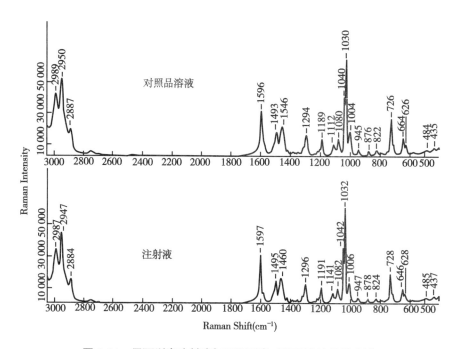

图 2-21　尼可刹米注射液与尼可刹米对照品溶液拉曼光谱

结果表明,与红外光谱相比,用拉曼光谱法鉴别这些注射液具有无需样品前处理、操作简单、结果准确等优点,也提示拉曼光谱法或将成为药品标准中此类注射液的重要鉴别方法之一。

近年来,随着激光共聚焦技术、三维自动平台等相关仪器技术的发展,显微技术与拉曼光谱仪的结合是一次革命性突破,一方面减少检测所需要的样品量,另一方面减小检测所需要的激光功率,更为重要的是,显微技术使传统的单点分析扩展到对一定空间范围内的样品同时分析,不仅能借助于特征拉曼频率鉴别微量混合物之中的各种化学成分信息,而且可以给出各成分的空间分布信息,其空间分辨率提升到亚微米和微米尺度,已接近光的衍射极限,这就是拉曼成像技术。作为第三代拉曼技术,拉曼成像具有高速、极高分辨率成像的特点,现代拉曼成像速度一般在几分钟之内即可获取样品高分辨率的拉曼图像。

固体制剂的药效不仅取决于药物成分的量,还与成分的颗粒大小、结晶性、溶出以及各成分在其中的分布等性质有关。有效成分在固体制剂中分布,既是衡量药物质量的重要指标之一,也可作为药物真伪鉴别的重要判据。拉曼成像技术可以快速、无损伤地测定固体制剂中活性组分、辅料及赋形剂的颗粒大小及分布。

例4 拉曼成像技术分析药片的成分

将样品置于显微镜下,用 10× 物镜聚焦清晰,设定成像区域(17 mm×7 mm)和步长(50 μm),然后使用 532 nm 激光,600 刻线光栅进行超快速拉曼成像,收集拉曼信号,总采集时间为 535 秒。采集完成后,使用经典最小二乘法(CLS)进行成分分析,获取成像图。 图 2-22B 为成分分布成像图,图中不同的颜色代表片剂不同成分。图 2-22A 是对应于不同颜色的拉曼光谱。

与其他传统技术相比,显微共聚焦拉曼光谱及成像技术更易于直接获得大量有价值的信息,不仅具有常规拉曼光谱的特点,还有自己的独特优势,辅以高倍光学显微镜,具有微观、原位、多相态、稳定性好、

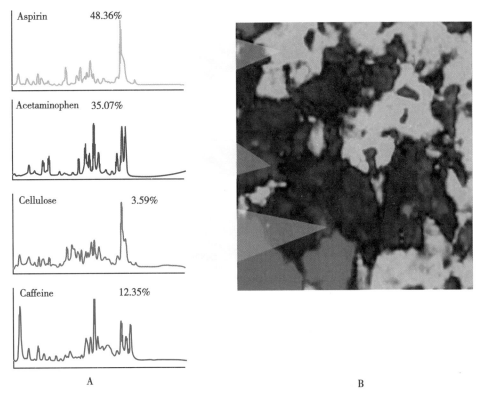

图 2-22 拉曼光谱显微成像分析复方片剂药物成分及其发布
A. 不同成分的拉曼光谱;B. 不同成分分布成像图

空间分辨率高等特点,可获得高分辨率的三维图像,既可以快速确定宏观区域内微量污染物的存在,又可以对污染物准确定位。这些优点使之在药学研究及药品质量控制中应用日益增多,例如,显微共聚焦拉曼被成功应用复杂的药品如中药、保健食品中非法添加物的检测[9,10]等。

(4)微量药物检测 检测微量药物成分或微量药物杂质,需要采用特殊的拉曼技术如共振拉曼光谱法(RRS)和表面增强拉曼光谱法(SERS)法,表面增强 - 共振拉曼光谱(SERRS)可以提高检测灵敏度到单分子检测水平。

例 5 表面增强拉曼测定阿司匹林中杂质 - 水杨酸

阿司匹林(ASP)是一非甾体类解热镇痛、抗炎、抗风湿药物。水杨酸(SA)是在其生产过程中乙酰化不完全或储藏过程中水解产生的杂质,对人体有毒性。因此,有必要对 SA 进行限量控制。《中国药典》一直沿用目视比色法,此法在对照品溶液与供试品溶液颜色相近时易造成判定误差,2015 年修订为 HPLC 法,提高了结果的准确性和重现性。采用表面增强拉曼光谱法(SERS)可以简便、快速、灵敏地检测 ASP 原料药中的游离 SA[11]。

图 2-23A 是 1×10^{-3} mol/L 的 ASP 对照品溶液的 SERS,由于 ASP 的 SERS 效应不强,在这个浓度几乎观察不到 ASP 的拉曼峰,图 2-23B 是和 ASP 对照品溶液同浓度的 ASP 供试品溶液的 SERS,经光谱解析或与 SA 对照品溶液的 SERS 进行比较,可以确认供试品溶液中所有拉曼峰谱线均归属于 SA,尽管 SA 在供试品溶液中是作为杂质存在的,其含量仅为 ASP 含量的 1% 以下,但 SA 有较强的 SERS 效应,可以

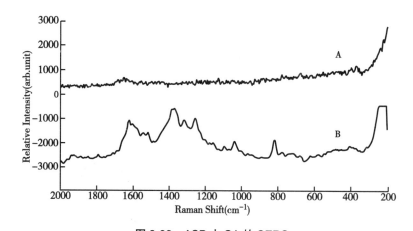

图 2-23　ASP 中 SA 的 SERS

A. 1×10^{-3} mol/L 的 ASP 对照品溶液;B. 同一浓度供试品溶液

被灵敏地检测到。因此,本法可作为阿司匹林原料药中水杨酸杂质存在与否的鉴别方法,如与水杨酸对照品溶液比较,可根据峰相对强度半定量供试品中水杨酸的量。

SERS 法灵敏度高、选择性强,适用于微量、甚至痕量成分的检测,在药品的杂质检测、微量毒性成分、非法添加以及中药中农药残留检测中将有更为广泛的应用。

(5) 药物稳定性、动力学研究　拉曼光谱法还是研究药物稳定性和动力学过程非常有用的方法之一,特别适用于药物构象和互变异构体的分析。在光、热和时间等影响因素下,通过观察分析相应的拉曼特征峰的数量增加或减少,峰的增强或减弱,可以研究药物稳定性的变化如聚合、裂解、水解和结晶等,甚至可以推测产生化学变化的官能团。

(6) 其他应用　拉曼光谱的应用已经涉及药学研究各个领域,如研究制剂的配方合理性,研究主药与辅料相容性等;研究生物样品中蛋白质二级结构、主链构象、侧链构象和羧基、巯基、S—S、C—S 的构象变化,DNA 分子结构以及 DNA 与其他分子间的作用等;用于中药化学成分分析、名贵中药无损分析以及药理学研究等多个领域,可参阅相关文献。

6　注意事项

(1) 和红外光谱一样,拉曼光谱的 $1300\sim400$ cm^{-1} 区域通常也被称为"指纹区"。各种分子在这个区域内的拉曼光谱也都是独特的,从而具有指纹性。拉曼和红外光谱的强度受不同分子性质决定,对不同的官能团表现出不同的相对灵敏度,但可提供与相同振动光谱的数据。因此,和红外光谱一样,拉曼光谱可以单独使用,主要用于与化合物的对照品(或标准)拉曼光谱比较鉴别。各国药典均已将拉曼光谱作为与红外光谱同等重要的常规检验方法。

(2) 振动光谱是很复杂的,化合物结构一般很难仅凭拉曼(或红外)光谱来确证。用拉曼光谱鉴定或解析化合物结构时,对归属不明确的谱带,或尝试改变测试方法;或与红外光谱同时使用、互为补充,得到更为全面的振动光谱信息;或与其他方法相配合,反复考察以求得确证。

用于药品鉴别检验,在与已知对照品的图谱或标准图谱比对时,特别要注意与指纹区的谱带核对,只有特征和指纹区的谱带都与对照品的图谱或标准图谱一致时,才能判断供试品结构与对照品或标准图谱所代表的化合物结构相同。

国内外药典尚都没有相应的药品拉曼光谱图库供结构确证和鉴别时的图谱比对用。但有一些拉曼光谱的参考书和光谱集可供参考,如 J. G. Grassell 编,Chemical Rubber Company 出版的 CRC *Atlas of Spectra Data and Physical Constants for Organic Compounds* 和美国石油研究所的 *Selected Raman Spectra Data* 等,都是有用的光谱信息资源。

必须指出,在药品鉴定或结构确证时,将已知对照品与供试品在同样条件下获得光谱进行比对是非常简便的方法,在各国药典和实际药品检验中广泛推荐使用,因此有无标准光谱集不应成为拉曼光谱在药品标准中广泛应用的主要障碍。

(3) 拉曼光谱测试时应注意各种影响因素对谱带引起的位移。有机物主要官能团的振动特征会受到测试样品状态等外界因素的影响。同一有机物在固态、液态和气态条件下的振动特征会有所不同。如果在溶液状态下进行振动光谱测定,则要注意氢键的影响。在低极性溶剂中,含有氢键的有机物的官能团 OH、NH_2 等和固态时差异不大,但在高极性溶剂中有机物的氢键可能会被打破而使形成氢键的 OH 和 NH_2 等官能团转化成游离态,而使它们的特征吸收频率保持在高波数。另外,有机物分子本身的结构,如电效应和空间效应也会使官能团的特征拉曼频率增加或减少。

(4) 要注意色散型拉曼与傅里叶变换拉曼仪的区别。近红外激发拉曼技术与傅立叶变换技术相结合的傅立叶变换拉曼可以很好地减弱或消除荧光,适用于有机物常规分析。但是,这一技术存在很多限制,由于目前其只能使用 1064 nm 近红外激光,带来的缺点是:低灵敏度、不适合测量水溶液、不适合测量深色样品,且光学设计限制了能够达到的空间分辨率,不利于使用拉曼显微镜。

相反,色散型拉曼系统通常配备多个激光器,根据多种样品的具体情况以及散射性质选择最优化方案,实现增强灵敏度、控制穿透深度、抑制荧光等目的,在同一台仪器上既可以进行常规的分析,又具有科学研究的能力。例如:紫外激光适宜于诸如蛋白质之类生物分子的共振拉曼;绿光最适宜无机物和共振拉曼(如碳纳米管和其他碳材料)和表面增强拉曼测量;红色或近红外激光(780~830 nm)适宜抑制荧光的产生,有时能取得和 1064 nm 近红外激光傅里叶变换拉曼相当的效果。

另外,色散型拉曼光谱仪使用共焦集显微镜(傅立叶变换拉曼的光学设计不支持使用这种功能)能够提供大约 1 μm 左右的空间分辨率。使用技术上成熟稳定的真共焦针孔能够提供灵敏的样品拉曼图像,从而显示样品的化学组成、分布、形态以及很多其他的样品特征。

由此可知,色散型激光拉曼光谱仪和傅立叶变换拉曼光谱仪各有特点,但由于色散型拉曼光谱仪有着比傅里叶变换拉曼光谱仪更为广泛的应用领域,而成为拉曼光谱仪的主要部分。

(5) 拉曼光谱主要适用于定性分析,和红外光谱一样,用于定量测定时受到一定限制;同时,为了提高结果的准确性,常需要使用内标。

(6) 如前所述,拉曼光谱一般不能直接用于混合物分析,需要与其他技术结合起来,在应用中应予以注意。

(7) 操作中注意事项

① 拉曼散射是弱信号,一旦遇有强荧光,可能干扰或掩盖待测成分的拉曼信息,此时需要选择合适的激发波长来避开或减弱荧光干扰。

② 激发光的激光功率太强容易烧伤样品或引起晶型改变,选择激光功率时最好从低功率开始,逐步往高功率尝试,以峰位和峰型不改变为参考,确保激光不会破坏样品。

③ 共聚焦物镜倍数与空间分辨率有关,通常物镜倍数越高,空间分辨率越高,用于拉曼成像时,可以获得更精确的成分分布。

④ 光谱分辨率越高,获得的谱峰信息越精细,更能观察出分子之间的微小差异。光谱分辨率与光栅刻线和光谱仪焦长有关,焦长越长,光谱分辨率越高,通常仪器固定后,焦长就固定了,此时可以通过增加光栅刻线密度来增加光谱分辨率。

7 展望

随着对拉曼光谱法的不断认识,拉曼光谱法将在药物分析和药品检验中得到广泛应用。便携式、手持式拉曼光谱仪的普及推广为原辅料药物的质量控制,如原辅料出入厂快检、投料检验以及生产过程监控提供了一种快捷、可靠的工具。在药品标准中,在化学原料药、辅料的鉴别试验、晶型鉴别,甚至部分制剂如注射剂鉴别方面都将有一定的应用实例出现,这是拉曼光谱法在药物分析中最为简单、最为可靠、也将是最主要的应用方面。

随着纳米技术的迅速发展,表面增强拉曼光谱(SERS)技术日益成熟,可方便地寻找稳定、可靠的SERS效应基质和最佳实验条件,促进了SERS的各种检测和研究方法更为迅速的发展、提高和应用普及。在提高检测灵敏度的基础上,通过提高检测分辨率,包括谱带分辨、时间分辨和空间分辨等深入地探测分子内部信息,揭示分子水平上的化学反应(吸附)及其规律,在微量药物检测、体内血药浓度检测、纳米药物分析,在药理学、活性分子与靶点的作用机制研究以及检测分析单分子结构等方面有着良好的应用前景。SERS在药物分析中应用将进入一个新的阶段,或将成为一种常用的药品安全快速分析方法。

显微拉曼及成像技术是拉曼光谱法的新拓展,且在不断地改进和完善之中,一方面使得测量变得更加高速快捷,另一方面能够给出更加丰富的样品信息,可用于药物剂型开发、药物疗效研究和药物成分分布(如含量均匀度)表征,还可用于药物制剂生产的中间过程监控,有效提高药品的质量。突破光学衍射极限的、空间分辨值达数十纳米的近场光学拉曼显微技术异军突起,针尖增强拉曼光谱(tip-enhanced raman spectroscopy,TERS)技术将电镜(electron microscope)或扫描探针显微镜(scanning probe microscope,SPM)如原子力显微镜(atomic force microscope,AFM)与表面增强拉曼技术相结合,能够实现对样品表面纳米尺度的形貌表征和纳米局域拉曼光谱检测,有望实现真正的单分子检测,将在纳米药物、生物样品的研究中发挥重要的作用。

近年来出现了一些新型拉曼技术如空间补偿拉曼光谱、壳层隔绝纳米粒子增强拉曼光谱、单分子表面增强拉曼光谱等,新型技术能够有效地减少分析过程中荧光干扰、灵敏度以及基底的稳定性差等问题。如非偏振拉曼激光光谱已成为一种表征药物聚合物取向的较有效的方法。新一代的增强型电荷耦合列阵检测器(ICCD)和新一代拉曼谱仪的推出,为时间分辨拉曼光谱的研究提供了新手段。

拉曼光谱与其他技术联用的研究方兴未艾,针对性的联用技术可望较全面地研究复杂体系并准确地解释疑难的实验现象。共焦显微拉曼系统和SERS技术相结合,产生了表面增强拉曼成像技术,适合于对微量甚至痕量物质研究分析。光导纤维技术在联用耦合方面可发挥关键作用,适用于药物生产过程实时监测。

总而言之,拉曼光谱在药学特别在药物分析领域的应用将日益广泛。

参考文献

［1］Yu Wang，Ke Yu，Sihuan Wang. Vibrational spectra study on quinolones antibiotics ［J］. Spectrochimica Acta Part A：Molecular and Biomolecular Spectroscopy.2006，65（13-14）：159-163.

［2］石蓓佳，吴莉，曹玲，等 . 醛酮类药用辅料的振动光谱研究［J］. 药物分析杂志，2011，31（3）：523.

［3］曹玲，石蓓佳，吴莉，等 . 常用羧酸类及其衍生物药用辅料的拉曼光谱鉴别［J］. 药物分析杂志，2010，30（3）：484.

［4］Connie M.Gryniewicz，John A.Spencer，Michael Hankins，et al.Spectroscopic Methods for Rapid Determination of Diethylene Glycol in Glycerin ［J］. FDA，Division of Pharmaceutical Analysis.NIR/RAMAN.

［5］USP 39-NF34（Vol 2），Lincomycin hydrochloride capsules，P4572-4573.

［6］姚丹丹，张锐，石蓓佳，等 . 拉曼光谱法测定氯膦酸二钠注射液的含量［J］. 药物分析杂志，2014，34（2）：364.

［7］张锐，石蓓佳，王玉，等 . 拉曼光谱法测定硫普罗宁注射液的含量［J］. 中国药学杂志，2012，47（3）：232-235.

［8］赵瑜，尹利辉，曹丽梅，等 . 拉曼光谱法用于药品注射液标准中鉴别项的探讨［J］. 中国药品标准，2015，16（6）：416-420.

［9］王玉，曹玲，罗疆南 . 显微共聚焦拉曼检测壮阳类中药中非法添加的化学药［J］. 中国药学杂志，2011 ;46（10）：789-792.

［10］曹玲，王玉，罗疆南 . 显微共聚焦拉曼检测中药中非法添加的化学降糖药［J］. 药物分析杂志，2011，31（3）：539.

［11］Yu Wang，Ying-Sing Li，Zenxin Zhang，et al.，Surface-enhanced Raman scattering of some water insoluble drugs in silver hydrosols ［J］. Spectrochimica Acta Part A：Molecular and Biomolecular Spectroscopy，2003，59（3）：589-594（6）.

起草人：王　玉（江苏省食品药品监督检验研究院）

李家春（江苏康缘药业股份有限公司）

审核人：尹利辉（中国食品药品检定研究院）

张尊建（中国药科大学）

第九节 质谱法 (通则0431)

1 概述

质谱法（mass spectrometry，MS）是测定化合物的分子质量、可能存在的结构基团以及分子元素组成的不可或缺分析方法，主要用于药物有效成分、杂质或非法添加物的鉴别和结构鉴定，在有毒有害物质的限量检查以及非法添加物、复杂样本中低浓度药物的定量测定中也得到广泛采用。《中国药典》《美国药典》《英国药典》《欧洲药典》《日本药局方》均收载质谱法作为通用分析方法。在《中国药典》2015年版收载的品种项下，质谱法的应用已涵盖"鉴别""检查""含量测定"各项，成为全球法定标准中全面用于药品质量控制的又一重要技术手段。

1906年，J. J. Thomson在实验中发现带电荷离子在电磁场中的运动轨迹与它的质荷比（m/z）有关，并于1912年制造出第一台质谱仪，证明了氖有 ^{20}Ne 和 ^{22}Ne 两种同位素存在。自此，质谱法在确定同位素的相对丰度和精确质量方面拥有了举足轻重的地位。从1918年电子轰击离子化（EI）和单聚焦质谱仪出现、1934年双聚焦质谱仪的实验室研究使用，到1942年第一台商品化的质谱仪问世，质谱法在有机小分子分析方面的应用日益增多；飞行时间质谱（1946年）、离子回旋共振质谱（1948年）、四极杆和离子阱质谱技术（1953年）的陆续开发和使用，进一步推动了质谱法应用领域的不断拓展。1956年质谱法与气相色谱法开始联用（简称GC-MS），其高效分离、高专属鉴定以及高灵敏的测试能力使得复杂体系混合物的分析取得突破性进展。然而由于GC-MS法对不挥发、热不稳定化合物的分离分析并不适用，因此发展液相色谱-质谱联用技术（简称LC-MS）就成为必然，LC与MS之间的接口则是实现两者联用的关键。1979年，传送带式LC-MS接口的出现为液-质联用仪的商业化提供可能；随后新的接口技术不断被研发，LC-MS的应用越来越广泛和深入，CE-MS、SFC-MS也逐渐崭露头角，质谱法因而成为有机小分子化合物的标准分析工具。1981年以来，随着快原子轰击离子化（FAB，1981年）、电喷雾离子化（ESI，1984~1988年）、基质辅助激光解吸电离（MALDI，1988年）等新的"软离子化"技术的相继出现，质谱法在极性大、难挥发、热不稳定的生物大分子的分析方面显示出强大的优势，发展形成了"生物质谱"学科分支。目前，"生物质谱"已不可或缺地成为蛋白质、核酸等生物大分子分析研究的有效技术手段。

质谱法自20世纪初涉足同位素测定和无机元素分析，到20世纪40年代起用于有机化合物的分析，80年代以来成为生物大分子研究的主力军，其技术的发展、提高与应用领域的拓展和深入密切相关。质谱法专属性强、灵敏度高的特性已使其成为分析化学必需的技术手段，广泛应用于化学、医药、生命科学、环境科学等各个领域。

2 检测技术与方法

2.1 基本原理

图 2-24 显示了质谱仪的工作原理。供试品经进样系统进入离子源,产生各种气态离子;离子经加速进入质量分析器后,按质荷比(m/z)分离,再被离子检测器检测。计算机系统用于控制仪器,记录、处理并储存数据。

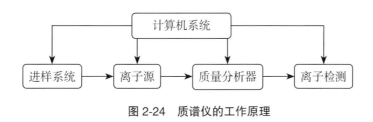

图 2-24 质谱仪的工作原理

由于测定的是与化合物的分子离子及碎片离子相关的信息,因此质谱法可用于物质的鉴别或结构鉴定,亦可在复杂体系中微量或痕量物质的定量分析方面发挥重要作用;当计算机系统配有标准谱库软件时,采用搜索、匹配,可以快速识别已知化合物的存在。

2.2 技术详解

质谱技术的特点、方法的适用性与仪器的组成密切相关。

2.2.1 真空系统

离子的质量分析必须在高真空状态下进行。质谱仪的真空系统一般由机械真空泵和分子泵涡轮、各种性能良好的密封阀及真空管道等组成。首先由机械泵预抽真空,然后用分子涡轮泵或油扩散泵逐级提高,构成从离子源到质量分析区的高真空梯度。通常,质量分析器的真空度应达到 $10^{-3}\sim10^{-6}$Pa,离子回旋共振质谱仪的真空度则需 $\sim10^{-7}$Pa。

真空度符合要求时,质谱仪才能正常工作。因此,样品的导入应不影响质谱仪的真空度。当采用 HPLC-MS、CE-MS、流动注射等方式分析样品时,流动相或溶剂中所含的缓冲盐或添加剂应具有挥发性,且用量也有一定的限制,以减少对质谱系统的污染,避免化学噪声和电离抑制。

2.2.2 进样系统

可以采用直接进样或色谱分离后进样方式。直接进样法用于纯度较高或共存物质无干扰时样品的分析;LC-MS、GC-MS、CE-MS、SFC-MS 对于组成复杂的混合物的分析更具优势。

气态或液态的待测物分子可以通过受热扩散进入离子源,或采用流动注射泵或微量注射针进样方式进入离子源;吸附在固体上或溶解在液体中的挥发性待测化合物可采用顶空法提取和富集,再经毛细管导入离子源。对于挥发性很小的固体样品或高沸点液体,需采用直接插入探针方式,即将样品放在不锈钢杆或探针顶端的小坩埚内,再将探针通过样品入口置于离子源中,加热离子源直至样品挥发。采用解吸离子化技术,可以使热不稳定的、难挥发的样品在气化的同时离子化。

对于一些组成复杂、共存成分存在干扰的微量或痕量待测物的测定,需先采用 GC-MS、LC-MS、CE-MS、SFC-MS 等色谱技术,将待测成分分离后,再通过适当的接口将它们一一导入质谱仪测定。

2.2.3 离子源

待测化合物分子进入质量分析器之前,必须先生成气态离子,这个过程称离子化,发生离子化的装置即为离子源。

质谱技术的迅速发展与新的离子化技术(离子源)的出现密切相关。20 世纪 70 年代初期,质谱法只能测定在质谱仪离子源中能气化的样品,后来,一些"软离子化方法"(soft ionization method)的相继出现,大气压离子化(API)技术的创新开发,使得质谱法的应用领域得到极大的拓展,生物大分子及复杂混合物的质谱分析成为现实。以下介绍药物分析中常见的离子化技术。

(1) 电子轰击离子化(EI) 待测样品的分子(M)由进样系统进入高真空的离子源后,受到灯丝加热产生的热电子的轰击而发生能量转移,失去 1 个电子,形成分子离子 $M^{+\cdot}$:

$$M-e \rightarrow M^{+\cdot}$$

或得到一个电子,形成带负电荷的分子离子 M^{-}

$$M+e \rightarrow M^{-\cdot}$$

由于生成带负电荷分子离子的概率远小于带正电荷的分子离子,故 EI 电离主要研究正离子。分子离子,因受电子轰击的能量(常用 70eV)远大于分子的电离能(7~13eV),常常进一步断裂其自身的化学键,形成各种碎片离子。因此 EI 谱包含了分子离子、各种碎片离子的质荷比(m/z)和强度信息,而这些信息又与被分析化合物的结构特征紧密相关,因此,EI 谱常用于化合物鉴别和结构鉴定。

EI 源是应用最早、最普遍、发展最成熟的电离源,适用于热稳定、易挥发化合物的离子化。很多早期的质谱图都是采用电子轰击电离产生的,因此馆藏和被大量引用及参考的质谱数据库及标准谱库大多是 EI 谱。这些谱可以通过计算机检索、匹配,具有唯一性。

(2) 化学离子化(CI) CI 适用于稳定性较差的、易挥发小分子化合物(如醇类化合物)的离子化。这些化合物在采用 EI 分析时,常因分子离子峰太弱而无法获得化合物的分子质量信息。

与 EI 源的高真空要求不同,CI 离子源中除有约 1.3×10^{-3}Pa 的待测物气体外,还需导入约 1.3×10^{2}Pa 的反应气(如甲烷、异丁烷和氨气等)。结果,灯丝受热产生的、具有几百电子伏特能量的电子束直接与反应气分子作用,使其电离,再通过待测物分子(M)与反应气离子之间的分子 - 离子反应,生成$(M+H)^{+}$或$(M-H)^{-}$离子,或待测化合物与试剂气分子产生的加合离子。显然,CI 是一种"软离子化"方式。以下,以甲烷为例,说明化学离子化过程:

$$CH_4-e \longrightarrow CH_4^{+\cdot}$$
$$\longrightarrow \overset{+\cdot}{C}H_2+H_2$$
$$\longrightarrow \overset{+}{C}H_3+H\cdot$$
$$CH_4^{+\cdot}+CH_4 \longrightarrow \overset{+}{C}H_5+\cdot CH_3$$
$$\overset{+}{C}H_3+CH_4 \longrightarrow \overset{+}{C}_2H_5+H_2$$
$$M+\overset{+}{C}H_5 \longrightarrow M\overset{+}{H}+CH_4$$
$$M+\overset{+}{C}_2H_5 \longrightarrow M\overset{+}{H}+C_2H_4$$

CI 谱可以提供不稳定分子的质量信息,但缺少可用于推测分子结构的碎片离子信息,EI 谱刚好与之互补。现代质谱仪常常同时配备 EI/CI 离子源,便于两种方式相互切换。

EI 和 CI 源不适用于非挥发性的、大分子化合物的离子化。

(3) 快原子轰击(FAB)或快离子轰击离子化(LSIMS) 均匀分布在涂有基质(如甘油)的金属(如铜)靶上的待测物质,受到高能快原子或快离子粒子束轰击,解析离子化,产生$(M+H)^{+}$或$(M-H)^{-}$特征气体离子或待测化合物与基质分子的加合气体离子;这些离子在电场的加速下,进入质量分析器分析。

快原子轰击或快离子轰击离子化属于"软离子化"。因为电离过程中不需要将待测化合物加热气化,因此适合于分析大分子(分子量可以高达 10 000 D)、难气化、热稳定性差的样品,如肽、抗生素、核苷酸、脂质、有机金属化合物及表面活性剂等。

快原子轰击或快离子轰击离子化用作液相色谱 - 质谱联用接口时,需在色谱流动相中添加 1%~10% 的甘油,且必须保持很低流速(1~10 μl/min)。

(4) 基质辅助激光解吸离子化(MALDI) MALDI 是一种直接气化并离子化非挥发性化合物的软离子化方式,主要用于分子量在 100 000 以上的生物大分子的分析,与现代飞行时间质量分析器(TOF)结合使用,开创了"生物质谱"的新局面。

将溶于适当基质中的供试品涂布于金属靶上,在空气(或真空)中干燥,形成样品 - 基质的结晶;当用一定波长的、高强度的紫外或红外脉冲激光照射晶体时,其中的基质强烈吸收激光的能量,并转化为晶格的激发能,发生相变或升华,夹带着存在于晶格中的待测物分子脱离固态表面,迅速扩散,并在此过程中发生一系列分子、离子及光化学反应,形成质子化、碱金属加成或脱氢等一系列准分子离子。

基质的作用是吸收能量传递给样品分子,并保护样品分子不被强烈的激光破坏,减弱样品分子之间的相互作用,最大程度地减少样品分子的聚合。合适的基质是 MALDI 分析的关键[1]。理想的基质具有以下特性:①强烈吸收激光能量;②溶剂兼容性好,能很好地与样品分子混合,形成合适大小的基质 - 样品分子共晶体;③升华温度低,能在激光脉冲持续期间形成瞬时的高压羽流;能发生光化学反应以使样品分子能快速地质子化或去质子化。基质一般含有苯环及一个至数个羧基、羟基、氰基或伯氨基,常用的有:①苯甲酸的衍生物,如 2,5-DHB:尤其适合于低分子量化合物、蛋白质及糖蛋白的分析;②肉桂酸衍生物。如 α- 氰基 -4- 羟基肉桂酸(CHCA)、阿魏酸(FA)、芥子酸(SA)。SA 主要用于分析完整蛋白质,FA 及 CHCA 是分析多肽最常用的基质;③多羟基苯乙酮类。如 2,3,4- 三羟基苯乙酮,这类基质多用于分析酸不稳定样品及低聚核苷酸;④杂环及稠环芳香化合物,特别是含氮的衍生物(吡啶衍生物,吡啶甲酸衍生物等)。如 3- 羟基吡啶甲酸(3HPA)。这类基质多在分析低聚核苷酸、酸不稳定物质以及亚稳碎片需要被抑制的情况下使用;⑤其他。如卟啉类及富勒烯。

目前,主要采用不锈钢平面靶和 AnchorChip 靶,两者的样品制备方法不同;不同仪器公司的样品靶互不兼容。通过特殊技术处理靶位,可有效浓缩样品,形成更均匀的样品 - 基质共结晶,提高检测灵敏度,有利于高通量自动化测量。通常设置的样品位置分别有 8、24、48、96 直至 384 个。

许多不同的激光系统均在 MALDI 分析中有所应用,如紫外激光(如氮激光器,337 nm;Nd-YAG 光源,355 nm、266 nm)、红外激光(TEG CO$_2$ 激光器,10.6 μm;Er-YAG 激光器,2.94 μm)等。为防止样品结晶吸收过多的能量造成生成离子的进一步裂解,需严格控制激光功率、密度和脉冲宽度。

样品的制备直接影响激光解吸电离的效率和质谱的重现性、分辨率和准确性[1]。在样品制备中,溶剂组成、pH、温度都影响基质 - 样品共结晶的速率,从而影响样品制备的质量。此外,基质 - 样品的摩尔比亦为关键因素。对于高分子量的待测物(多肽、蛋白质、多聚核苷酸等),基质 - 样品比通常为 1000:1~100 000:1;对于低分子量化合物(m/z<500),摩尔比为 10:1~100:1。为避免对蛋白质及多肽离子化的影响,在样品制备时,应尽量减少缓冲液、盐及去污剂的浓度,或对样品进行脱盐处理。

MALDI-MS 广泛用于多肽与蛋白质、低聚核苷酸、寡糖、糖结合物及合成大分子等的测定,样品用量在 pmol~fmol（10^{-12} mol~10^{-15} mol）范围，具有很高的灵敏度[2]。除用于多肽及蛋白质分子质量的准确测定外，MALDI-MS 还可以确定蛋白质分子中的二硫键位置、磷酸化位点、化学修饰位点等，与酶解或化学降解相结合，可测定蛋白质结构。MALDI-MS 用于核苷酸分析时，需注意选择合适的基质及激光波长，以免生成的待测物分子离子峰强度太弱。MALDI 技术产生的寡糖和多糖的分子离子非常稳定，常用来确定这类化合物的分子量；MALDI 与酶解、电泳等技术联合使用，可以获得糖蛋白的糖基化位点信息；由于既可裂解肽键又可裂解糖苷键，MALDI-TOF/TOF 质谱已实现了对糖肽的完整分析[3]。在进行合成高聚物分析时，为实现样品的离子化，通常需在基质中加入 Na^+ 或 K^+ 或 Ag^+ 等单价阳离子。

（5）大气压离子化（API）　20 世纪 80 年代，两个独特的应用领域向实用质谱技术提出了挑战：①大分子化合物的分析；②为液相色谱和质谱之间提供有效的接口。电喷雾离子化（ESI）为这两方面的特殊要求提供了完美的解决方案。一方面，ESI 与 MALDI 相同，可以用于大分子化合物的离子化；另一方面该技术与大气压化学离子化（APCI）、大气压光离子化（APPI）的等大气压离子化（API）技术互补，在液相色谱 - 质谱联用、气相色谱 - 质谱联用、毛细管色谱 - 质谱联用、超临界流体色谱 - 质谱联用中发挥不可或缺的接口及离子化作用。

大气压离子化（atmospheric pressure ionization，API）是目前商品化联用仪器中主要的接口技术。该技术不仅有效地解决了 HPLC 流动相为液体、流速一般为 0.5~1.0 ml/min，而 MS 需要在高真空条件下操作的矛盾，同时还实现了样品分子在大气压条件下的离子化。API 接口包括：①大气压区域，其作用为雾化 HPLC 等色谱流动相、去除溶剂和有机改性剂、使待测物离子化；②真空接口，其作用是将待测物离子从大气压区传输到高真空的质谱仪内部。各种 API 技术的原理及适用性简介如下。

电喷雾离子化（ESI）是使待测溶液通过一终端加有几千伏高压的毛细管进入离子源，气体辅助溶液雾化，产生微小液滴去溶剂，形成单电荷或多电荷的气态离子（正离子通常是 $[M+nH]^{n+}$、$[M+K]^+$、$[M+Na]^+$，负离子通常是 $[M-nH]^{n-}$，$n\geq 0$）。ESI 可在 1μl/min~1 ml/min 流速下进行，适合极性化合物和分子量高达 100 000 的生物大分子研究，是液相色谱 - 质谱联用、毛细管电泳 - 质谱联用最成功的接口技术。水、甲醇、乙腈等反相液相色谱常用的溶剂均有利于 ESI 电离，但纯水或有机溶剂作为流动相不利于去溶剂或形成离子；在高流速情况下，流动相中含有少量水或至少 20%~30% 的有机溶剂有助于获得较高的分析灵敏度。其他适用于 ESI 的溶剂还有：二氯甲烷、二氯甲烷 - 甲醇混合物、二甲基亚砜、异丙醇、丁醇、四氢呋喃、丙酮、二甲基甲酰胺等。但烃类（如正己烷）、芳香族化合物（如苯）以及四氯化碳等非极性的溶剂不适宜用于 ESI。

大气压化学离子化（APCI）的工作原理与化学离子化相似，但离子化在大气压下进行。待测溶液仍然由具有雾化气套管的毛细管端流出，被热及氮气流雾化成气态，经由带有几千伏高压的放电电极时离子化，产生的试剂气离子与待测化合物分子发生离子 - 分子反应，形成单电荷离子，正离子通常是 $(M+H)^+$，负离子则是 $(M-H)^-$，很少有碎片离子。APCI 的理想的溶剂是水、乙腈、甲醇，与 ESI 要求基本相同，但离子化过程对流动相的组成依赖较小，能在流速高达 2 ml/min 下进行，适用于易气化并有较好热稳定性的弱极性小分子（分子量 <1500），是液相色谱 - 质谱联用的重要接口之一，也被用于气相色谱 - 质谱联用。

大气压光离子化（APPI）是在大气压条件下，利用紫外灯或激光的照射，使带有共轭双键的化合物选择性电离。待测溶液首先在雾化气的作用下形成细小雾滴，随后被喷射蒸发；进一步，由光源发射的光子与气态化合物发生相互碰撞，产生离子，离子被引导进入质谱仪分析。APPI 通常有两种方式，一种是直接大气压光离子化，另一种是掺杂剂辅助大气压光离子化。当待测物分子的电离能低于照射用光能时，待测物分子直接吸收光子,打掉电子,生成自由基阳离子 M⁺·(当有质子溶剂存在时,则生成 MH⁺),即直接大气压光离子化;由于溶剂和待测物均有可能电离,故常用的 LC 溶剂应避免在 10eV 及以上的光源下进行直接大气压光离子化,以免溶剂大量电离,产生高背景的本底信号。对于直接电离概率很低的待测物分子而言,添加大量的掺杂剂,有利于媒介待测物分子的电离,即掺杂剂辅助大气压光离子化。掺杂剂是一类易于吸收光子的化合物,其所形成的自由基阳离子进一步与待测化合物发生分子 - 离子反应,生成 M⁺·(当溶剂有介导时,则生成 MH⁺)。常用的掺杂剂有甲苯、丙酮、苯甲醚等,苯酚则用于媒介负离子模式(M⁻·)。需要注意的是,对于非极性待测物,只有掺杂剂的电离能高于待测物质的电离能,分子 - 离子反应才会发生。

商品化的仪器中,ESI 源与 APCI 源常常共用一个真空接口,很容易相互更换。选择电喷雾离子化还是大气压化学离子化,分析者不仅要考虑溶液(如液相色谱流动相)的性质、组成和流速,待测化合物的化学性质也至关重要。电喷雾离子化更适合于在溶液中容易电离的极性化合物,碱性化合物很容易加合质子形成(M+H)⁺,而酸性化合物则容易丢失质子形成(M−H)⁻;季铵盐和硫酸盐等已经是离子性的化合物很容易被 ESI 检测到相应离子;含有杂原子的聚醚类化合物以及糖类化合物也常常以阳离子加合物出现;容易形成多电荷离子的化合物、生物大分子(如蛋白质、多肽、糖蛋白、核酸等)均可以考虑使用 ESI 离子源。由于 ESI 可以形成多电荷离子(这些离子甚至带有几十个电荷),使质量分析器检测的质量范围扩大几十倍甚至更多,对生物大分子的质谱测定十分有利。APCI 常用于分析质量小于 1500 的小分子或非极性、弱极性化合物(如甾族化合物类固醇和雌激素等),主要产生的是单电荷离子。相对而言,APCI 易与正相液相色谱联用,如果特别需要使用 ESI 作正相 LC-MS 分析,可以采用在色谱柱后添加适当的溶剂来实现。APPI 适用于甾体化合物、脂肪酸、脂肪酸酯、甘油酯等非极性和弱极性化合物,是 ESI、APCI 的有效补充。

离子源的性能决定了离子化效率,因此很大程度上决定了质谱检测的灵敏度。实际工作中,无论采用哪种离子化方式,选择正离子(positive ion)还是负离子(negative ion)电离模式,主要取决于待测化合物的自身性质,对于测定结果的可靠性、重现性非常重要。

2.2.4 质量分析器

在高真空状态下,质量分析器将离子按质荷比分离。根据工作原理不同,常用的质量分析器分为扇形磁场分析器、四极杆分析器、离子阱分析器、飞行时间分析器和离子回旋共振分析器(又称傅里叶变换 - 离子回旋共振分析器,或傅里叶变换质谱仪)。

质量范围、分辨率是质量分析器的两个主要性能指标,其他指标常用的还有分析速度、离子传输效率、质量准确度,其中质量准确度与质量分析器的分辨率及稳定性密切相关。质量范围指质谱仪所能测定的质荷比的上限。分辨率(R)表示质谱仪分辨相邻的、质量差异很小峰的能力。以 m 及 $m+\Delta m$ 分别表示两相邻峰的质量,则分辨率 $R=m/\Delta m$。分辨率也常通过测定某独立峰(m)在峰高 50% 处的峰宽作为 Δm 来计算,这种分辨率称为 FWHM(Δm is designated as full width at half maximum)。通常,以 FWHM 计算的分辨率≥10 000 时,称高分辨率,分辨率≤10 000 为低分辨,高分辨率质量分析器可以提供待测物分子的准确质量,有利于推测该物质的元素组成。值得注意的是:不同分辨率的确切计算方法迄今为止在质谱领域仍存在争议,因此出现不同类型的质量分析器使用不同内涵的分辨率定义,如离子阱分析器、四极杆分析器规定分辨率是能够使两个相邻的、质量差异很小的峰之间形成 10% 峰谷的能力;而飞行时间分析器、离子回旋共振分析器等采用半峰宽(FWHM)测量分辨率。

四极杆分析器、离子阱分析器、飞行时间分析器、串联质谱仪是药学领域应用广泛且各具特色的质量分析器,以下对它们的原理和适用性作进一步介绍。

(1)四极杆分析器(Q) 分析器由四根平行排列的金属杆状电极组成。直流电压(DC)和射频电压(RF)作用于电极上,形成了高频振荡电场(四极场)。在特定的直流电压和射频电压条件下,仅一定质荷比的离子可以稳定地穿过四极场,到达检测器。改变直流电压和射频电压大小,但维持它们的比值恒定,可以实现对化合物的质谱测定。

四极杆分析器的质量上限通常是4000,分辨率约为10^3,属低分辨质谱仪。其扫描速度快,对真空度要求低,是色谱 - 质谱联用中使用最为广泛的质量分析器。采用扫描(scan)、选择离子检测(selected ion monitoring,SIM)等方式,单级四极杆分析器可以进行待测化合物的定性、定量分析,因而广泛应用于制药工业,如新药开发研究和质量控制。

采用 RF-only 模式,四极杆具有离子聚焦作用,在三重四极杆等串联质谱仪中常用作离子引导(ion guide)通道和碰撞池(collision cell)。

(2)离子阱分析器(IT) 四极离子阱(QIT)由两个端盖电极和位于它们之间的环电极组成。端盖电极处在地电位,而环电极上施加射频电压(RF),以形成三维四极场。选择适当的射频电压,四极场可以储存 m/z 大于某特定值的所有离子;采用"质量选择不稳定性"模式,提高射频电压值,可以将离子按质量从高到低次序依次射出离子阱。挥发性待测化合物可以在同一四极场内完成离子化和质量分析。

线性离子阱(LIT)是二维四极离子阱,结构上等同于四极质量分析器,但操作模式与三维离子阱相似。四极线性离子阱具有更好的离子储存效率和储存容量,可改善的离子喷射效率,扫描速度更快和检测灵敏度更高。

采用交变电场,通过设定时间序列,离子阱在三维或两维空间中存储离子,进而可实现时间上两级及两级以上的质量分析,即多级串联质谱(MS^n)分析。

离子阱分析器因其体积小巧,造价低廉,同时又具有多级 MS 的功能而广泛应用于 LC-MS 仪及 GC-MS 仪,用于目标化合物的筛选、药物代谢研究以及蛋白质和多肽的定性分析。由电喷雾离子化或基质辅助激光解吸离子化产生的生物大分子离子,可借助离子引导等方式,进入离子阱分析器测定。离子阱分析器与四极杆分析器具有相近的质量上限,分辨率为 $10^3 \sim 10^4$,属低 ~ 中等分辨率仪器。

(3)飞行时间分析器(TOF) 具有相同动能、不同质量的离子,因飞行速度不同而实现分离。当飞行距离一定时,离子飞行需要的时间与质荷比的平方根成正比,质量小的离子在较短时间到达检测器。为了测定飞行时间,将离子以不连续的组引入质量分析器,以明确起始飞行时间。离子组可以由脉冲式离子化(如基质辅助激光解吸离子化)产生,也可通过门控系统将连续产生的离子流在给定时间引入飞行管。

现代飞行时间分析器具有质量分析范围宽(上限约 15 000)、离子传输效率高(尤其是谱图获取速度快)、检测能力多重、仪器设计和操作简便、质量分辨率高(~10^4)等特点,可以进行准确质量测定,由准确质量能够进一步获得待测化合物分子离子或碎片离子的元素组成,是该质量分析器的一个特别优势。基质辅助激光解吸离子化 - 飞行时间质谱仪(MALDI-TOF/MS)已成为生物大分子质量分析的主流仪器。

(4)串联质谱仪(MS/MS) 串联质谱仪分时间上串联(如离子阱)和空间上串联(如三重四极杆)两种类型。较之一级质量分析器,串联质谱仪可以提供待测化合物的更加丰富的结构信息以及更加专属、准确的定量结果。

三重四极杆串联质谱仪是空间串联质谱仪的典型代表,图 2-25[4]示意了该仪器的工作原理。第一级质量分析器(MS-1,Q1)选取的前体离子,进入碰撞室(Q2),与惰性气体(Ar_2)碰撞活化、裂解,产生的碎片离子被第二级质量分析器(MS-2,Q3)分析、获得二级质谱。

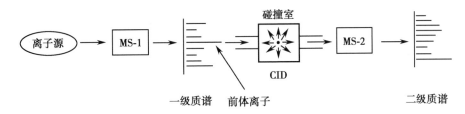

图 2-25　三重四极杆串联质谱仪工作原理示意图

实际应用中,空间串联质谱仪可以通过产物离子扫描(product-ion scan)、前体离子扫描(precursor-ion scan)、中性丢失扫描(neutral-loss scan)及选择反应监测(selected-reaction monitoring,SRM)等方式获取待测化合物的结构信息和定量数据,这些检测方法的原理示意如图 2-26[4]。串联质谱技术在未知化合物的结构解析、复杂混合物中待测化合物的鉴定、碎片裂解途径的阐明以及低浓度生物样品的定量分析方面具有很大优势。采用前体离子扫描方式,可以在固定某质荷比产物离子($m/z=m_1$)的情况下,搜索出供试品中能够产生该质谱碎片离子的所有结构类似物;通过产物离子扫描,可以获得药物、杂质或污染物的前体离子($m/z=m_p$)的结构信息,有助于未知化合物的鉴定;产物离子扫描还可用于肽和蛋白质碎片的氨基酸序列检测。由于代谢物可能包含作为中性碎片(m)丢失的相同基团(如羧酸类均易丢失中性二氧化碳分子),采用中性丢失扫描,串联质谱技术可用于寻找具有相同结构特征的代谢物分子。若丢失的相同碎片是离子,则前体离子扫描方式可帮助找到所有丢失该碎片离子的前体离子。

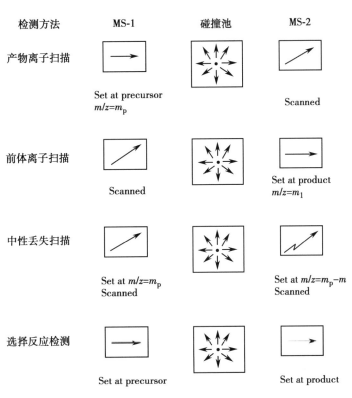

图 2-26　串联质谱检测方法原理示意图

当质谱与色谱联用时,若色谱仪未能将混合物完全分离,串联质谱法可以通过选择性的测定某成分的特征离子,在不受共存成分干扰的情况下,获取该成分的结构和量的信息。如在中药复杂体系的研究中,待测药物的某离子信号可能因色谱未分离或浓度低的缘故,被基质中其他化合物的离子信号所掩盖;采用"选择反应离子检测(SRM)"方式,通过选择性的检测一定的前体离子(m_p)和产物离子(m_1),可实现待测化合物的专属、灵敏的定量测定。当同时检测两对及以上的前体离子-产物离子时,选择反应检测(SRM)又称为多反应监测(MRM),可以同时专属、灵敏地定量测定供试品中多个组分。

在时间串联质谱仪(如离子阱分析器、离子回旋共振分析器)中,前体离子的选取、裂解及碎片离子的分析均在同一质量分析器中完成。因此,时间串联质谱仪不能进行前体离子扫描和中性丢失扫描。

2.2.5 离子检测器

用于收集和放大经质量分析器分离后的离子信号。通常为光电倍增器或电子倍增器。离子检测器接受离子信号后,将其多级放大、转化为数字信号,再传送到计算机处理,获得质谱图。

2.2.6 数据处理

化合物的质谱是以测得离子的质荷比(m/z)为横坐标,以离子强度为纵坐标绘制的谱图。采用 Scan 检测方式,色谱-质谱联用分析可以获得不同组分的质谱图;以色谱保留时间(t_R)为横坐标,以各时间点测得的总离子强度(I)为纵坐标,可以获得待测混合物的总离子流色谱图(total ion current chromatogram, TIC)。当选择性地对整个色谱流出物中一个离子或多个离子进行检测时,将获得选择离子检测色谱图(selected-ion monitoring chromatogram, SIMC),又称质量色谱图(mass chromatogram)。

当质谱仪配有标准谱库时,可通过计算机系统谱库检索,将测得化合物的质谱与标准谱库中图谱比对,相似度符合要求(如 10ng 硬脂酸甲酯采用 EI 离子化时,相似度≥75%),即可快速获得相应化合物的可能分子组成和化学结构,对于未知化合物的鉴别和有毒有害物质的监测非常有用。

3 操作要点及注意事项

3.1 质谱仪的检定和维护

应按照国家质量监督检验检疫总局发布的"国家计量技术规范"对质谱仪及其联用仪器进行定期检定,质谱仪的分辨率、信噪比、质量准确性和重复性等技术指标应符合要求。

日常工作中,应定期记录质谱仪的维护、调谐和校准信息。

仪器只有在质量轴准确的条件下才能保证分析结果可靠,调谐因而在以下情况下必须进行:①每次完全开机时;②连续工作每六个月;③更换真空区部件后;④仪器灵敏度下降时。

质谱仪的真空度一般需达到 $10^{-3}\sim10^{-6}$Pa,离子回旋共振质谱仪需要的真空度更高。应随时观察仪器的真空度是否正常,定期用标准品考察系统的稳定性。机械真空泵为仪器提供初始真空。泵油必须维持在最低水平以上。

必须建立仪器维护时间表,由专人负责周期性的保养,包括:更换机械泵油、气体净化管、油气过滤器、喷雾针;清洗防尘网、喷雾腔、毛细管、光学组件;排机械泵废气;检查泵油液面、质谱废液桶、系统的性能/校准等。质谱仪长时间不使用应卸去真空;完全开机时则应抽真空稳定半天以上后再使用。

3.2 液相色谱 - 质谱联用

3.2.1 流动相的准备

液相色谱常使用缓冲盐和添加剂来控制流动相 pH,以保证色谱峰适宜的分离度、保留时间及峰形。但目前还没有一个真正的 LC-MS 接口可以完全兼容含不挥发性缓冲盐和添加剂的流动相,挥发性的酸、碱、缓冲盐,如甲酸、醋酸、氨水、醋酸铵、甲酸铵等,常常用于 LC-MS 分析中。为减少污染,避免化学噪声和电离抑制,这些缓冲盐或添加剂的量都有一定的限制,如甲酸、醋酸、氨水的浓度应控制在 0.01%~1%(V/V)之间;醋酸铵、甲酸铵的浓度最好保持在 20 mmol/L 以下;强离子对试剂三氟醋酸会降低 ESI 信号,若流动相中含有 0.1%(V/V),可以通过柱后加入含 50%丙酸的异丙醇溶液来提高分析灵敏度。虽然在通常情况下有必要除去多余的 Na^+、K^+,但 ESI 偶尔也需要加入一些阳离子,以便帮助待测物分子生成$[M+Na]^+$、$[M+K]^+$ 等加合离子,浓度为 10~50 μmol/L 的钠、钾溶液是常用的添加剂。

流动相应避免使用非挥发性添加剂、无机酸、金属碱、盐及表面活性剂等试剂。色谱流动相一般选择色谱纯级甲醇、乙腈、异丙醇;水应使用符合 GB/T 6682 规定的一级水。流动相的添加剂,如甲酸铵、醋酸铵、甲酸、醋酸、氨水、碳酸氢铵应选择分析纯以上级别的试剂,慎用三氟醋酸。

3.2.2 样品的准备

所有样品必须过滤,盐浓度高的样品应预先进行脱盐处理。鉴于高浓度和离子化能力很强的样品容易在管道残留形成污染、难以消除,未知样品分析时应遵循浓度宁稀勿浓、由低到高规律。采用直接进样方式时,样品溶液浓度一般不宜高于 20 μg/ml,若浓度高于 100 μg/ml 时信号值仍偏小,应考虑所用条件、参数、离子检测模式等是否合适,仪器状态是否正常等。混合物样品一般不宜采用直接进样方式分析。

3.2.3 离子源的准备

根据待测样品的性质选择合适的离子源、检测离子的极性和模式及参数。在开机前完成离子源的更换和安装。

3.2.4 流速的选择

应根据离子化方式的不同,选择导入离子源的液体流速,并采用恰当的接口参数辅助流动相挥发,减少对质谱的污染,提高检测灵敏度。尽管电喷雾离子化可在 1 μl/min~1 ml/min 流速下进行,大气压化学离子化容许的流速可达 2 ml/min,常规 ESI 分析的适宜流速为 0.1~0.3 ml/min,APCI 为 0.2~1.0 ml/min。当色谱分离因采用常规柱而使用较大的流动相流速时,需在色谱柱后对洗脱液进行分流,仅将一定比例的液体引入离子源分析。

3.2.5 气体的要求

碰撞气应为惰性气体(如氩气),钢瓶出口压力 0.2 MPa;氮气主要作为雾化气,钢瓶出口压力 0.6 MPa。

3.2.6 开机测定

液质联用仪工作温度应维持在 15~30℃,相对湿度应不大于 80%。

(1)打开稳压电源,检查输出电压在(220±22)V,频率(50±0.5)Hz,稳定 15 分钟,同时检查碰撞气及氮气出口压力,应符合规定值。

(2)打开质谱仪电源开关,抽真空至仪器真空度达到要求。为确保质谱真空系统良好的工作状态,真空泵泵油以及涡轮分子泵油芯需定期更换。

(3)打开液相色谱电源开关,待仪器完成自检后,启动计算机,完成计算机与整个仪器系统的连接。

(4)仪器稳定后,质谱仪采集质量校准用标准物质的质谱图,检查仪器质量数标定的可靠性。

（5）仪器工作条件选择

① 色谱条件的确定：根据样品情况，选择合适的色谱柱。确定正相或反相的流动相体系、梯度洗脱条件及洗脱速度。

② 质谱条件的确定：根据样品性质，选择适宜的离子源及离子化参数以及质谱分析条件。

③ 将确定的色谱条件及质谱条件贮存为计算机文件。

（6）样品分析

① 定性分析：单级质谱分析通过选择合适的 scan 参数来测定待测物的质谱图。串联质谱分析则选择化合物的准分子离子峰，通过优化质谱参数，进行二级或多级质谱扫描，获得待测物的质谱；或通过前体离子扫描、中性丢失扫描了解待测物可能的结构单元。高分辨质谱可以通过准确质量测定获得分子离子的元素组成，低分辨质谱信息结合待测化合物的其他分子结构的信息，可以推测出未知待测物的分子结构。

② 定量分析：采用选择离子检测（SIM）或选择反应检测（SRM）、多反应监测（MRM）等方式，通过测定某一特定离子或多个离子的丰度，并与已知标准物质的响应比较，质谱法可以实现高专属性的定量分析。外标法和内标法是质谱常用的定量方法，内标法具有更高的准确度。质谱法所用的内标化合物可以是待测化合物的结构类似物或稳定同位素标记物。

（7）测定后仪器维护　液相色谱 - 质谱仪使用完毕，应断开色谱、质谱的连接部分；按照液相色谱的维护要求，清洗色谱体系，使色谱柱保存在适宜的介质（如甲醇：水 =7：3）中；离子源的清洁注意不要引入外来污染，如进样使用了注射泵，应对注射器及管路进行清理；清理后将质谱仪置于待机状态、备用。

3.3　气相色谱 - 质谱联用操作及注意事项

3.3.1　载气、色谱柱选择

应选用高纯氦气作为载气。鉴于质谱仪属精密的痕量分析仪器，为避免污染，GC-MS 联用前须确定所用毛细管色谱柱应为 MS 专用柱。GC-FID 中使用的毛细管柱，特别是极性毛细管柱和大口径毛细管柱，不能随意在 GC-MS 中使用。

已建立的 GC-FID 方法用于 GC-MS 分析时，应再进行预试验，防止由于载气的不同造成色谱峰保留时间的差异。

3.3.2　样品的准备

为防止质谱仪被污染，供试样品应采用非水溶剂溶解，浓度一般控制在 ppb 级。未知样品的浓度应遵循宁稀勿浓、由低到高的原则，经预试验后确定。比较复杂的混合物样品一般不宜直接进样。

3.3.3　离子源的要求

根据待测化合物的热稳定性、挥发度、极性及分子量大小等性质，选择 EI 或 CI 离子源，并在开机前完成离子源的安装。

3.3.4　流速的选择

根据待测样品的不同，选择适宜的气相色谱流速及一定的分流比（20~500）。通常，直接导入型接口适宜的柱后载气流量为 1~2 ml/min。当毛细管色谱柱出口端的流速较大时，可采用开口分流型接口（open-split Interface）代替直接导入型接口，将各待测组分引入质谱仪的离子源。因填充柱的流速大，分流比要求高，造成灵敏度偏低，故开口分流型接口不适用于填充柱。

3.3.5　开机测定

气质联用仪工作温度应维持在 15~27℃,相对湿度应不大于 75%。

(1) 打开稳压电源,检查输出电压在(220 ± 22)V,频率(50 ± 0.5)Hz,稳定 15 分钟,同时检查碰撞气及载气出口压力,应符合规定值。

(2) 打开质谱仪电源开关,抽真空至仪器真空度达到要求。为确保质谱真空系统良好的工作状态,真空泵泵油以及涡轮分子泵油芯需定期更换。

(3) 打开气相色谱电源开关,待仪器完成自检后,启动计算机,完成计算机与整个仪器系统的连接。

(4) 仪器稳定后,质谱仪采集质量校准用标准物质的质谱图,检查仪器质量数标定的可靠性。

(5) 仪器工作条件选择

① 色谱条件的确定:根据样品情况,选择合适的色谱柱及载气速度。

② 质谱条件的确定:根据样品性质,选择适宜的接口、离子源及离子化参数以及质谱分析条件。

将确定的色谱条件及质谱条件贮存为计算机文件。

(6) 样品分析　定性分析和定量分析与 LC-MS 类似,但由于标准谱库大多收载的是 EI 图,这些谱图可以方便的通过计算机进行检索,故但 GC-MS 采用 EI 方式离子化时,可以方便地通过与标准谱图的比对来实现未知化合物的定性分析。

(7) 测定后仪器维护　气相色谱 - 质谱仪使用完毕,应断开色谱、质谱的连接部分;按照气相色谱的维护要求,将各部分温度降至室温后关闭电源。质谱仪置于待机状态、备用。

4　国内外主要药典收载情况

《美国药典》从 1990 年起开始收载质谱法,《欧洲药典》质谱法的应用始于 2000 年,《中国药典》《英国药典》和《日本药局方》分别在《中国药典》2005 年版、《英国药典》2010 版和《日本药局方》16 版第一增补本中将质谱法纳入通用分析方法。

表 2-10 列出了《中国药典》《美国药典》《英国药典》《欧洲药典》及《日本药局方》中采用质谱法分析的各论品种,按名称、用途及要求等分栏目显示。

表 2-10　质谱法在中、美、英、日及欧洲药典中的应用

药典及版本	品种名称	方法	用途、要求
ChP 2015	龟甲胶	HPLC-ESI-MS/MS	鉴别,MRM 色谱峰的信噪比 >3
	阿胶	HPLC-ESI-MS/MS	鉴别,MRM 色谱峰的信噪比 >3
	鹿角胶	HPLC-ESI-MS/MS	鉴别,MRM 色谱峰的信噪比 >3
	千里光	LC-ESI-MS	检查,阿多尼弗林碱 <0.004%
	川楝子	LC-ESI-MS	含量测定,川楝素应为 0.06%~0.20%
	苦楝皮	LC-ESI-MS	含量测定,川楝素应为 0.01%~0.20%
BP 2017	干扰素 β-α1	ESI-MS 或 LC-ESI-MS	鉴别,六种糖基亚型(A~F)存在
	诺氟烷	GC-EI-MS	鉴别,规定 m/z 的 11 种离子及强度 检查,杂质(A~I)应小于限量
	磷酸奥司他韦	LC-ESI-MS	检查,杂质 B<100 ppm
	甲磺酸伊马替尼	LC-ESI-MS	检查,杂质 F<20 ppm
	米屈肼二水合物	LC-ESI-MS/MS	检查,杂质(A~F)应小于限量

续表

药典及版本	品种名称	方法	用途、要求
EP 9.0	干扰素 β-α1	ESI-MS 或 LC-ESI-MS	鉴别,六种糖基亚型(A~F)
	诺氟烷	GC-EI-MS	鉴别,规定 m/z 的 11 种离子及强度
			检查,杂质(A~I)应小于限量
	磷酸奥司他韦	LC-ESI-MS	检查,杂质 B<100 ppm
	甲磺酸伊马替尼	LC-ESI-MS	检查,杂质 F<20 ppm
	米屈肼二水合物	LC-ESI-MS/MS	检查,杂质(A~F)应小于限量
USP 39	醋酸去氨加压素	LC-ESI-MS	鉴别,主峰在 m/z 1069.4 处
	加压素	LC-ESI-MS	鉴别,m/z 1084、m/z 543 处应出现峰
	戈那瑞林醋酸盐	ESI-MS	鉴别,单一同位素质量 1181.6 ±1
	戈那瑞林盐酸盐		
	重组人血白蛋白	ESI-MS	鉴别,质量应为理论值 ±20
	磷酸奥司他韦	LC-ESI-MS	检查,有关物质 A<100 ppm
	六氯酚	GC-EI-MS	检查,2,3,7,8- 四氯二苯并二噁英 <1 ppb
	三氯生	GC-EI-MS	检查,2,3,7,8- 四氯二苯并二噁英及
			2,3,7,8- 四氯二苯并二呋喃应小于限量
	盐酸曲唑酮	LC-ESI-MS/MS	检查,曲唑酮有关物质 F 及
			环磷酰胺有关物质 A<2.5 μg/g
	^{13}C 尿素	GC-EI-MS	同位素纯度,^{13}C≥99%,^{18}O≤15%

表 2-10 显示,药品质量标准中,质谱法及联用技术的优势应用在多肽、蛋白质及特殊小分子的定性鉴别、微量 ~ 超痕量有毒有害物质的定量分析以及复杂中药中微量特征成分的含量测定等方面。

近年来,《中国药典》致力于引领全球中药质量控制的标准化和规范化。自 2010 年版起,《中国药典》即采用 LC-MS 法对千里光药材中毒性成分阿多尼弗林碱进行分析检测、对川楝子和苦楝皮药材中特征成分川楝素作含量测定;《中国药典》2015 年版进一步将质谱法用于龟甲胶、阿胶、鹿角胶等经典胶类药材的鉴别,通过对特征多肽的多指标监测,追溯样品胶的来源,方法的专属性好、灵敏度高,有效弥补传统鉴别方法存在的漏洞和不足,保障了中医临床用药的质量可控。

黄曲霉毒素是一类化学结构类似的化合物,为二氢呋喃香豆素的衍生物。该类物质存在于土壤、动植物、各种坚果中,是霉菌毒素中毒性最大、对人类健康危害极为突出的一类化合物。《中国药典》2015 年版率先在全球收载黄曲霉毒素 HPLC-ESI-MS/MS 测定法(通则 2351,第二法)[5],采用三重四极杆质量分析器,通过对供试品溶液的梯度洗脱、多反应离子监测(MRM),实现了对药材、饮片及制剂中痕量 ~ 超痕量黄曲霉毒素(G_1、G_2、B_1、B_2)的同时定量测定,为药品、食品的安全使用及进出口贸易起到了极其重要的保驾护航作用。

5 在药物研究中的应用

随着人们对药物安全性、有效性认识和理解的加深,选择性好、灵敏度高的分析技术和方法越来越多地用于药物研究的方方面面。国家食品药品监督管理总局(CFDA)、ICH、FDA、EDQM 均在化学药、植物药、生物技术 / 生物产品药物研究指导原则中,对质谱法的应用作了规定性的要求。以下通过实例说明该技术的应用。

5.1.1　药物结构鉴定

结构解析和确证研究是药物研发的基础,是药学其他方面研究、药理毒理和临床研究能否顺利进行的关键。质谱法是药物结构解析的关键技术之一。

图 2-27 是一气体药物采用 EI-MS 法分析得到的质谱,电离电压 70eV。

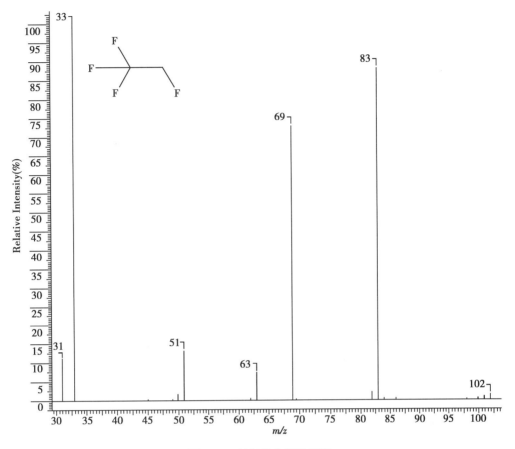

图 2-27　某气体物质的质谱

图 2-27 显示,该 EI 谱存在有丰富的离子信息。对图中各离子峰位(m/z)及相对强度[relative intensity,RI(%)]进行解析和归属(表 2-11),推断出该药物可能是诺氟烷,一种吸入麻醉剂。进一步,采用比较诺氟烷标准质谱图方式,确证了上述结论正确。

表 2-11　质谱中的离子及相对强度

m/z	RI(%)	离子	m/z	RI(%)	离子
31	11.1	$[CF]^+$	82	2.1	$[CF_2\text{-}CHF]^{+\cdot}$
33	100.0	$[CH_2F]^+$	83	88.2	$[CF_2\text{-}CH_2F]^+$
50	1.5	$[CF_2]^{+\cdot}$	100	0.3	$[CF_3\text{-}CF]^{+\cdot}$
51	13.2	$[CHF_2]^+$	101	0.9	$[CF_3\text{-}CHF]^+$
63	7.4	$[CF\text{=}CHF]^+$	102	1.5	$[CF_3\text{-}CH_2F]^{+\cdot}$
69	72.9	$[CF_3]^+$			

并非所有药物都可以根据其质谱图直接确定分子结构的。药物的研究中,质谱更多提供的是分子大小、可能的结构基团等信息。

图 2-28 是采用 ESI-MS 技术对某原料药进行流动注射、正离子检测获得的质谱图。

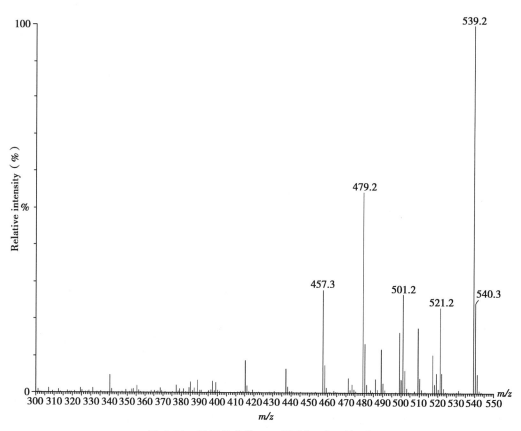

图 2-28 某原料药的 ESI 质谱（正离子检测）

通过对图 2-28 中各离子峰关系的解析,我们推断:高质量端离子(m/z539.2、m/z521.2)是 [M+Na]$^+$ 及 [M+Na−H$_2$O]$^+$ 离子产生,m/z501.2、m/z479.2、m/z457.3 处的峰分别由 [M−CH$_3$]$^+$、[(M−Na+H)−CH$_3$]$^+$、[(M−2Na+2H)−CH$_3$]$^+$ 离子产生。据此,可以明确:该药物的分子质量为 516,具有易与 Na$^+$ 加合形成阳离子的结构特性,且加 Na$^+$ 离子很稳定(基峰)。这些信息结合该药物的其他分析(如核磁共振、红外光谱、紫外光谱、元素分析、热分析、X 射线衍射分析等)结果,解析出该药物为地塞米松磷酸钠。

5.1.2　杂质分析确认

近年来,人们对于药物中杂质可能带来的安全问题尤为关注。CFDA 在药物研究指导原则中明确要求研发单位和生产企业必须将杂质的研究贯穿药品研发的整个过程,药物中所有含量超过 0.1% 的未知组分必须被鉴定。

图 2-29 显示了贝那普利原料药中未知杂质的分离和质谱测定结果。其中,图 2-29(a)为供试品的 LC-ESI-MS 总离子流色谱图(TIC 图),贝那普利在 23 分钟左右出现主峰信号,未知杂质在 21 分钟左右出现信号;图 2-29(b)该未知杂质的 LC-ESI-MS/MS 分析结果显示:杂质分子 [M+H]$^+$ 质量为 441.1,其裂解模式与贝那普利非常相似;比较杂质与贝那普利在相同条件下产生的特征碎片离子,推测出该杂质可能是贝那普利的羟基化物。为了确证杂质的结构,采用制备液相色谱,分离制备杂质纯品,进一步进行 FTIR、^{1}H-NMR、^{13}C-NMR、MS 等分析,明确其确为贝那普利的 7- 位羟基化物,是合成反应产生的副产物。

药物中微量～超痕量的有毒有害成分的检测及缺少理化活性基团的有关物质的多组分定量测定也离不开质谱及联用技术。药典收载(表 2-10)的三氯生及米屈肼二水合物质量标准中对于相关杂质的定量监测,充分说明了质谱技术在杂质定量分析方面的不可或缺性。

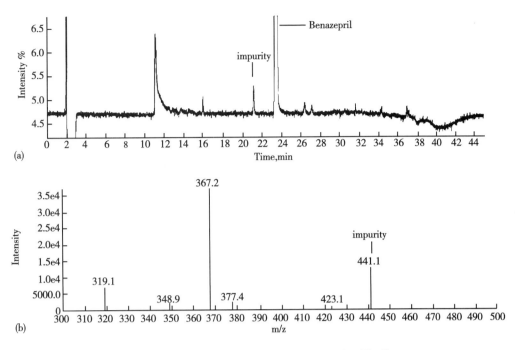

图 2-29　贝那普利中未知杂质的研究(正离子检测)
a. LC-ESI-MS 总离子流图;b. 杂质的 LC-ESI-MS/MS 谱

5.1.3　药物代谢研究

药物代谢过程包括药物分子在生物系统中的吸收、分布、代谢及排泄(ADME)。有关药物代谢的信息对新药开发、药物改进以及新的治疗制剂获得商业成功是必不可少的。色谱-质谱联用技术,结合液相色谱的强分离能力及质谱离子检测的高选择性和高灵敏度,非常适用于复杂生物样本中药物及其代谢产物的结构和药代动力学研究。

栀子苷又名京尼平苷,为环烯醚萜苷类化合物,具有缓泻、镇痛、利胆、抗炎等作用。为了揭示栀子苷的治疗作用机制,取大鼠,灌胃给予适量的栀子苷水溶液,收集 48 小时时间尿样,乙腈沉淀处理后,HPLC-TOF/MS、HPLC-MS/MS 分析[6]。根据测得物质的精密分子质量、产物离子扫描(product-ion scan)及中性丢失扫描(neutral-loss scan)结果以及对其可能质谱裂解途径的推测,鉴定出尿液中存在 5 个栀子苷的代谢产物。其中 II 相代谢产物京尼平葡萄糖醛酸的产物离子扫描质谱如图 2-30(a),图 2-30(b)显示了该物质的质谱裂解途径。

色谱-质谱联用在药物体内定量过程分析中的应用也是药物分析的热点内容。临床前及临床血药浓度、组织分布、排泄及代谢物的动态分析常常涉及 ng/ml~pg/ml 数量级的浓度检测,因此需要专属性、灵敏度均好的分析检测技术。三重四极杆质谱仪、MRM 检测模式,因能有效排除化学背景干扰、增强检测信号的信噪比,已成为复杂生物样本中痕量及超痕量物质定量分析测定的首选。由于与前述的药品质量标准中痕量~超痕量杂质的定量测定类似,相关内容此处不再赘述。

5.1.4　药材/饮片质量控制研究

硫黄熏蒸是中药材产地加工中的一种普遍现象,近年来因安全性问题引起国家及药品监管部门的高度关注。为此,《中国药典》2015 年版在通则中设立了三种检测方法,用于药材及饮片中二氧化硫残留量测定。此外,对于熏蒸是否影响药材/饮片中化学物质的探讨也成为中药质量控制的热点议题,因为化学物质是中药临床发挥功效的基础。

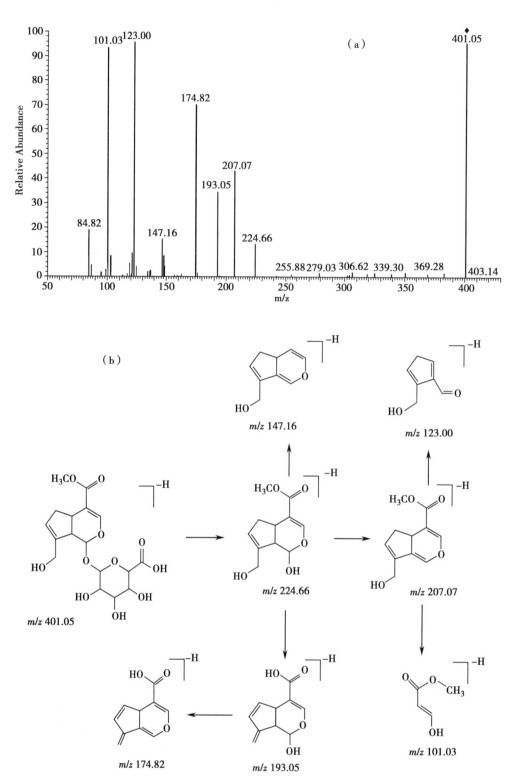

图 2-30　京尼平葡萄糖醛酸的产物离子扫描质谱（a）及可能裂解途径（b）

图 2-31[7]是采用 HPLC-ESI-TOF/MS 技术测得的硫黄熏蒸前后大黄饮片的 HPLC-MS 基峰图，为直观比较，以镜像形式表达。图中，NFR、SFR 分别是未经硫黄熏蒸大黄（non-fumigated rhubarb）、硫黄熏蒸大黄（sulfur-fumigated rhubarb）首字母缩写。图中鉴别出的酚类化合物共 68 个。

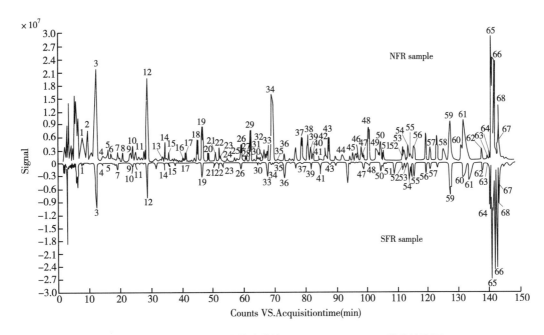

图 2-31　硫黄熏蒸前后大黄饮片的 HPLC-ESI-TOF MS 基峰镜像图

由图可以看出:硫黄熏蒸造成大黄饮片中大多数酚类化合物含量明显降低,近三分之一化合物甚至很难被质谱检测到。这表明大黄正常的抗炎、镇痛、泻下、抗菌等治疗作用将因其所含化学成分变化而受到影响,结果将可能导致临床用药的新问题。因此,采用质谱及联用技术,对市售药材、饮片的化学状态进行适时检测,非常必要,也非常重要。

6　发展与展望

中成药和中药材成分复杂,药品标准不可能规定与化学药品同样进行"全成分"检测,造成非法添加化学物质现象持续存在,严重影响了患者的用药安全和治疗效果。鉴于中成药和中药材非法添加化学成分的检测需要考虑基质的复杂性和所添加成分的多样性和不确定性,检测方法不仅需要能去除干扰、富集非法添加成分的样品前处理技术,还需要具有快速、灵敏、专属的特性以及能够定性未知成分的能力。色谱 - 质谱联用技术,因自身的特点和优势,已成为非法添加确认及高灵敏定量的最有效分析手段[8],并将在非法添加花样不断翻新的未来,继续发挥火眼金睛的强大威力。

仪器的小型化和便携式是各种在线分析和现场快速检测应用的重要主题。便携式质谱分析仪具有成本低、样品用量少、测量速度快、灵敏等特点,已用于具有毒性、致癌性及致突变性的多环芳烃和烷基取代苯的原位检测[9]、药物滥用现场筛选及测定分析[10]等。由于能够满足复杂条件下的现场应急检测需求,便携式质谱分析仪将在药品、食品、化妆品的监测以及突发应急事件的快速响应方面展示出良好的应用前景。

参考文献

[1] Kanjana Wiangnon, Rainer Cramer. Sample Preparation: A Crucial Factor for the Analytical Performance of Rationally Designed MALDI Matrices[J]. *Anal. Chem.*, 2015, 87 : 1485-1488.

［2］K.Dreisewerd.Recent methodological advances in MALDI mass spectrometry［J］.*Anal Bioanal Chem.*,2014,406：2261-2278.

［3］Makoto Watanabe,KazuyaTerasawa,KaoruKaneshiro,et al.Improvement of mass spectrometry analysis of glycoproteins by MALDI-MS using 3-aminoquinoline/α-cyano-4-hydroxycinnamic acid［J］.*Anal Bioanal Chem.*,2013,405：4289-4293.

［4］Chhabil Dass.Fundamentals of Contemporary Mass Spectrometry［M］.Hoboken,New Jersey：John Wiley & Sons,Inc,2007：120-121.

［5］国家药典委员会.中华人民共和国药典四部［M］.北京：中国医药科技出版社,2015：224-225.

［6］Juanjuan Wang,Qingshui Shi,Fang Feng,et al.Dynamic metabolic profile of Zhi-Zi-Da-Huang decoction in rat urine based on hybrid liquid chromatography-mass spectrometry coupled with solid phase extraction［J］.*J Chromatogr*.B,2016：1036-1037.

［7］Yan Yan,Qianqian Zhang,Fang Feng.HPLC-TOF/MS and HPLC-MS/MS combined with multivariate analysis for the characterization and discrimination of phenolic profiles in non-fumigated and sulfur-fumigated rhubarb［J］.*J Sep Sci.*,2016,39：2667-2677.

［8］黄宝斌,许明哲,杨青云,等.中成药和中药材添加化学物质补充检验方法分析［J］.药物分析杂志,2014,34（9）：1701-1708.

［9］Fred P.M.Jjunju,Simon Maher,Anyin Li,et al.Analysis of Polycyclic Aromatic Hydrocarbons Using Desorption Atmospheric Pressure Chemical Ionization Coupled to a Portable Mass Spectrometer［J］.*Am.Soc.Mass Spectrom*,2015,26：271-280.

［10］Andrea E.Kirby,Nelson M.Lafrenière,Brendon Seale,et al.Analysis on the Go：Quantitation of Drugs of Abuse in Dried Urine with Digital Microfluidics and Miniature Mass Spectrometry［J］.*Anal.Chem.*,2014,86：6121-6129.

起草人：冯　芳（中国药科大学）

审核人：毕开顺（沈阳药科大学）

张启明（中国食品药品检定研究院）

第十节 核磁共振法(通则0441)

1 概述

核磁共振(nuclear magnetic resonance,NMR)波谱法是一种基于特定原子核性质的分析方法,它通过原子核在特定外磁场中吸收与其裂分能级间能量差相对应的射频场能量而产生共振信号,并提供分子结构信息。

自20世纪40年代NMR现象被发现,1969年第一台超导磁场的脉冲傅立叶变换NMR波谱仪问世,到1976年二维NMR谱理论基础的确立,经过近70年的发展,NMR波谱技术已成为有机化合物结构分析最强有力的工具之一和定量分析的常用方法之一。特别是自20世纪90年代初以来,随着超高超导磁场NMR谱仪、同位素标记与异核NMR实验的飞速发展,NMR技术已真正成为生命科学研究领域中蛋白质、核酸、糖类等有机生物大分子的结构分析的强有力工具。

由于NMR技术在有机物分子结构分析方面的优势,其在药物质量控制领域中也得到了极大的应用,包括定性鉴别、含量分析、杂质分析等,已用于多种药物的质量标准中。1975年《美国药典》19版,《英国药典》1975年增补版收载了NMR波谱法,《日本药局方》12版和《欧洲药典》4.0版也分别于1991年和2002年收载了该法。现行版《美国药典》详细描述了NMR波谱法的物理背景、谱仪、工作原理以及相对定量和绝对定量方法。在各国药典中,NMR波谱法主要用于鉴别、含量测定(包括甲氧基、乙氧基、羟丙基等)以及辅料中聚合度的测定等。如《美国药典》采用NMR绝对定量法测定亚硝酸异戊酯制剂的含量,相对定量法测定奥芬那君枸橼酸盐的间位、对位异构体相对含量,在2009年10月采用具有高专属性的 ^{1}H NMR波谱法和阴离子高效液相色谱法取代了原来的电泳法对肝素钠进行鉴定,以确保其质量,防止潜在污染。

《中国药典》自2010年版起收载NMR法。《中国药典》2015年版收载了药用辅料泊洛沙姆中聚氧乙烯含量测定、乙交酯丙交酯共聚物中丙交酯乙交酯含量测定等5个品种的应用。

2 检测技术与方法

2.1 基本原理

带正电荷的原子核在作自旋运动时,可产生磁场。因此自旋核相当于一个小的磁体,其磁性可用核磁矩 μ 描述。原子核在自旋时产生角动量,角动量 P 的大小与自旋量子数 I 有关(如果核的质量数为奇数, I 为半整数;如果为偶数, I 为整数或0),角动量 P 是空间方向量子化的。 μ 也是一个矢量,其方向与 P 的方向重合。核的取向在空间方向上也是量子化的,取决于磁量子数的取值。对于 ^{1}H、 ^{13}C 等 I=1/2 的核,只有两种取向,对应于两个不同的能量状态,粒子通过吸收或激发相应数量的能量在两个能级间跃迁。

当一个自旋量子数 $I \neq 0$ 的磁核处于一个均匀的外磁场 H_0 中,磁核因受到磁场的作用力而围绕着外磁场方向做旋转运动,同时仍然保持本身的自旋。这种运动方式称为进动或拉摩进动(Larmor process)。原子核的进动频率由下式决定:

$$\omega_0 = \gamma H_0, \tag{2-14}$$

式中,γ 为旋磁比,γ 是原子核的基本属性之一,不同的原子核的 γ 值不同。核的旋磁比 γ 越大,核的磁性越强,在核磁共振中越容易被检测。如果提供一个射频场,其 ν 满足:

$$\Delta E = h\nu = \mu H_\theta / I, \tag{2-15}$$

式中,h 是普朗克常数,则:

$$\nu = \omega_\theta / 2\pi = \gamma H_\theta / 2\pi \tag{2-16}$$

即射频场的频率正好等于在磁场 H_0 中的核进动频率,那么核就能吸收这一射频场的能量,在两个能级间跃迁,产生核磁共振现象。

核磁共振是一高专属性、低灵敏度的技术,低灵敏度的主要原因是基态和激发态的能量差非常小,每十万个粒子中两个能级间只差几个粒子(对于约 2T 的外磁场)。

2.2 方法详解

2.2.1 核磁共振谱

核磁共振氢谱上的信号主要由四个重要参数构成:化学位移、峰形、偶合常数和相对强度。处于不同分子环境中的同类原子核具有不同的共振频率,这是由于作用于特定核的有效磁场由两部分构成:由仪器提供的特定外磁场,以及由核外电子云环流产生的磁场(后者一般与外磁场的方向相反,这种现象称之为"屏蔽")。处于不同化学环境中的原子核,由于屏蔽作用不同而产生的共振条件差异很小,难以精确测定其绝对值。实际操作时采用一标准物质作为基准,精确测定供试品与标准物质的共振频率差。在核磁共振谱中,一个信号的位置可描述为它与另一个用作标准的信号的分离程度,称之为化学位移。

共振频率与外磁场强度 H_0 成正比;磁场强度不同,同一化学环境下的核共振频率不同,为解决这个问题,采用位移常数 δ 来表示化学位移:

$$\delta = \frac{(\nu_s - \nu_r)}{\nu_o} + \delta_r, \tag{2-17}$$

式中,ν_s 为供试品中磁核的共振频率,ν_r 为标准物质中磁核的共振频率,ν_o 为仪器的输出频率(单位:MHz),δ_r 为参照物的化学位移值。因此也可用氘代溶剂中残留的质子信号作为化学位移参考值。由于 δ 值太小,一般以乘上 10^6 后的数值(ppm)来表示。

常用的化学位移参照物是四甲基硅烷(tetramethylsilane,TMS),其优点是化学惰性、单峰、信号处在高场,与绝大部分供试品信号之间不会互相重叠干扰;沸点很低(27℃),容易去除,有利于回收样品。而对于水溶性样品,常用 3- 三甲基硅基丙酸钠 -d4[sodium 3-(trimethylsilyl) propionate,TSP]作为化学位移参照物,其化学位移值也非常接近于零。

化学位移仅表示了磁核的电子环境,即核外电子云对核产生的屏蔽作用,但忽略了同一分子中磁核间的相互作用。这种磁核间的相互作用很小,对化学位移没有影响,但对谱峰的形状有着重要影响。这种磁核之间的相互干扰称为自旋 - 自旋偶合,由自旋偶合产生的多重谱峰现象称为自旋裂分。偶合也可发生在其他磁性核之间,如 ^{19}F、^{13}C 和 ^{31}P 等。

核磁共振信号的另一个特征是它的强度,在合适的实验条件下,信号的峰面积或强度正比于引起此信号的质子数。因此,核磁共振法可用于测定同一供试品中不同种质子或其他核的相对比例,以及在加入合适内标后进行核磁共振定量分析。

2.2.2　影响质子化学位移的因素

2.2.2.1　诱导效应

核外电子云的抗磁性屏蔽是影响核化学位移的主要因素。核外电子云密度与邻近原子或基团的电负性大小密切相关,电负性强的原子核或基团吸电子诱导效应大,使得靠近它们的核周围电子云密度减小,核所受到的抗磁性屏蔽减小,所以共振发生在较低场,化学位移值较大。电负性基团越多,吸电子诱导效应的影响越大,相应的核化学位移值越大,电负性基团的吸电子诱导效应沿化学键延伸,相隔的化学键越多,影响越小。

2.2.2.2　共轭效应

共轭取代基可使与之共轭结构中的价电子分布发生改变,从而引起核的化学位移值变化。

2.2.2.3　各向异性效应

各向异性效应是价键电子云环流所产生的感应磁场矢量的空间不同作用对其邻近核化学位移的影响效应。化合物中非球形对称的电子云,如 π 电子系统,对邻近核会附加一个各向异性的磁场,即这个附加磁场在某些区域与外磁场的方向相反,使外磁场强度减弱,产生抗磁性屏蔽作用,而在另外一些区域与外磁场方向相同,使外磁场强度增加,产生顺磁性屏蔽作用。

各向异性效应中最明显的是双键(包括烯键、羰基、苯环等)的各向异性效应,在双键所在平面的上下方圆锥区为反磁性屏蔽区,这些区域的核化学位移值将减小;而在双键所在平面环绕此键的区域,受顺磁性屏蔽的影响,相应核的化学位移值将增加。

2.2.2.4　其他影响因素

氢键效应、溶剂影响、交换反应、范德华效应和单键的各向异性效应等也会影响核的化学位移。

2.2.3　核磁共振定性分析

核磁共振是一个非常有用的结构解析工具,化学位移提供原子核环境信息,信号多重性和相互裂分情况提供相邻基团以及立体化学信息,偶合常数大小可用于确定基团的取代情况等。一些特定技术,如双共振实验、化学交换、使用位移试剂、各种二维谱等,可用于简化复杂图谱、确定特征基团以及确定偶合关系等。

对于结构简单的供试品可直接通过氢谱的化学位移、偶合常数及每个信号的质子数来确定,或通过与文献值(图谱)的比较,确定供试品的结构,以及是否存在杂质等。与文献值(图谱)比较时,需要注意一些重要的实验参数,如溶剂种类、供试品浓度、化学位移参照物、测定温度等的影响。对于复杂结构及未知结构样品,通常需要结合其他分析手段,如质谱等。

2.2.4　核磁共振定量分析（QNMR）[1]

在合适的实验条件下,两个信号的峰面积(或强度)正比于产生这些信号的质子数:

$$\frac{A_1}{A_2} = \frac{N_1}{N_2} \tag{2-18}$$

式中,A_1、A_2 为相应信号的积分面积(积分强度);N_1、N_2 为相应信号的总质子数。

如果两个信号来源于同一分子中不同的官能团,上式可简化为

$$\frac{A_1}{A_2} = \frac{n_1}{n_2}, \tag{2-19}$$

式中,n_1、n_2 分别为相应官能团中的质子数。

如果两个信号来源于不同的化合物,则

$$\frac{A_1}{A_2} = \frac{n_1 m_1}{n_2 m_2} = \frac{n_1 W_1 / M_1}{n_2 W_2 / M_2}, \tag{2-20}$$

式中,m_1、m_2分别为化合物1和2的分子个数;W_1、W_2分别为其质量;M_1、M_2分别为其分子量。

由式(2-19)和(2-20)可知,QNMR可采用绝对定量和相对定量两种模式。在绝对定量模式下,将已知精确重量的供试品和内标混合配制溶液,测定,通过比较供试品特征峰的峰面积与内标峰的峰面积计算供试品的含量(纯度)。合适的内标应满足如下要求:有合适的特征参考峰;信号与供试品峰分离;能溶于选定的溶剂中;其质子是等权重的,参考峰的分子量与质子数之比合适;不与供试品相互作用等。常用的内标有:对苯二酚、对苯二酸、苯甲酸苄酯、顺丁烯二酸、富马酸、盐酸吉西他滨、齐多夫定等。内标的选择依据供试品性质及结构相似原则而定。

相对定量模式多用于测定杂质的相对含量(或混合物中各成分相对含量),由式(2-20)计算。

2.2.4.1 绝对定量模式

溶剂、内标和化学位移参照物:按各品种项下规定。

供试品溶液制备:按各品种项下规定,分别取供试品和内标适量,精密称定,置同一具塞玻璃离心管中,加入1.0~2.0 ml溶剂,加化学位移参照物适量,振摇使溶解,摇匀,即得。

测定方法:将供试品溶液适量(约0.5~0.8 ml)转移至5 mm标准核磁管中,正确设置仪器参数,记录图谱。用积分法分别测定各品种项下规定的特征峰峰面积及内标峰峰面积,重复测定不少于5次,取平均值,由下式计算供试品的量W_u:

$$W_u = W_s \cdot (A_u / A_s) \cdot (E_u / E_s) \tag{2-21}$$

式中,W_s为内标物的重量;A_u和A_s分别为供试品特征峰和内标峰的平均峰面积,E_u和E_s分别为供试品和内标物的质子当量重量(质量)(由分子量除以参考峰的质子数计算)。

2.2.4.2 相对定量模式

溶剂、化学位移参照物和供试品溶液制备:按各品种项下规定并参照"绝对定量模式"项下。

测定方法:将供试品溶液适量(约0.5~0.8 ml)转移至5 mm标准核磁管中,设置仪器参数,记录图谱。用积分法分别测定各品种项下规定的各特征峰峰面积,重复测定不少于5次,取平均值,由下式计算供试品中各组分的摩尔百分比:

$$(A_1 / n_1) / [(A_1 / n_1) + (A_1 / n_2)] \times 100 \tag{2-22}$$

式中,A_1和A_2分别为各品种项下规定的各基团共振峰的平均峰面积,n_1、n_2分别代表所规定基团的质子数。

2.2.5 核磁共振仪器

核磁共振波谱仪的最重要部分是静磁场的建立和射频场的发射。常见的核磁共振波谱仪有两类:经典的连续波(continuous wave,CW)波谱仪和现代的脉冲傅里叶变换(pulse fourier-transform,PFT)波谱仪,目前使用的均为后者。

PFT核磁共振波谱仪主要包含超导磁体、射频脉冲发射系统、核磁信号接收系统和用于数据采集、储存、处理以及谱仪控制的计算机系统。

在PFT核磁共振波谱仪上,一个覆盖所有共振核的射频能量的脉冲将同时激发所有的核,当被激发的核回到低能态时产生一个自由感应衰减(free induction decay,FID)信号,它包含所有的时间域信息,经模数转换后通过计算机进行傅里叶变换得到频(率)谱。

实验中按照仪器操作规程设置谱仪参数,如脉冲倾倒角和与之对应的脉冲强度、脉冲间隔时间、数据采样点(分辨率)、采样速率等。采集足够的 FIDs,由计算机进行数据转换,调整相位使尽可能得到纯的吸收峰,用参照物校正化学位移值,用输出设备输出谱图。

3 操作要点及注意事项

3.1 溶剂选择

合适的溶剂除了对样品有较好的溶解度外,其残留的信号峰应不干扰所分析样品的信号峰。氘代溶剂同时提供异核锁信号。应尽可能使用高氘代度、高纯度的溶剂,并注意氘原子会对其他原子信号产生裂分。适用于氢谱的溶剂同样也适用于氟谱。常见的溶剂有 $CHCl_3$、CCl_4、H_2O、CS_2、DMF、酸和碱等。另外须注意含氟样品中氟原子对其他核的偶合。

应根据待测物质的性质(溶解性)及测定的目的选择适宜的溶剂。核磁共振测定一般使用氘代试剂。对于定性分析(鉴别等),如有文献数据,应选用与其相同的溶剂;如果需要测定活泼质子,一般不选用 D_2O 或 CD_3OD,这些溶剂无法得到活泼质子的信号,有时活泼质子对结构的归属有很重要的作用(比如利用其远程相关关系来确定信号归属等);对于定量测定,考虑到药物的特性,一般尽量选用极性溶剂,如 DMSO-d6 等;药物结构中一般含有活泼质子,有时信号的峰形较宽,会干扰定量峰,通常再加入一定量的 D_2O(即使用 DMSO-d6+D_2O 混合溶剂),并放置,使活泼质子被交换掉。溶剂的选择还应考虑氘代试剂的价格;如果测定非氢核,可使用非氘代试剂(降低成本),只需加入一定量的相应氘代试剂锁场即可。

为得到最佳的图谱,如果使用 Φ5 mm 的核磁管,溶剂的用量一般为 0.5 ml。

3.2 样品制备

样品的浓度取决于实验的要求及仪器的类型,测定非主要成分时需要更高的浓度。溶液应单独制备后再转移到核磁管中,待测液的体积取决于样品管的大小及仪器的要求。与线圈相比,溶液的液面高度要足够高。选用符合定量要求的核磁管,常用外径为 5 mm 或 10 mm,长度为 15 cm 或 20 cm 的核磁管。当样品量较少时可选用微量核磁管。具体要求按照各品种项下的规定。

对于定性分析,一般使用 20~30 mg 的样品量;对于定量分析,考虑到要使样品完全溶解,可根据样品的溶解情况,大约在 20 mg,一般不要少于 10 mg,主要是考虑到样品称量的准确性。

对于定性分析,一般可直接将样品置于核磁管中,再加入溶剂溶解,如果溶解性不好,可采用加热或超声助溶,尽可能保证样品全部溶解,以免影响测定结果。对于定量分析,不建议采用配置储备溶液再稀释的方法,这是因为所用溶剂的黏性较大,实验结果误差较大;建议采用将样品和标准品一起置于合适的具塞试管中,加入溶剂溶解后再转移到核磁管中测定。

样品称量的准确与否是影响实验结果准确性的重要因素之一。

3.3 内标选择

合适的内标应满足其定量峰与样品峰分离、能溶于分析溶剂中、不与待测样品相互作用等条件。除文献报道的一些常用内标物外,应根据待测物的结构、性质选择合适的内标物,以减少测定的系统误差。

内标物要易得,分子量与待测物相差不大,结构片断应与待测物有类似结构片断,所选用的定量峰峰形尽可能类似等。如果有多个内标物可用,可选择 2 个及以上的内标物进行测定,以增加测定结果的准确性。

内标物通常为结构简单、对称的化合物,如对苯二酚、富马酸等。优点是结构简单、稳定、易得,缺点是与待测物相比,其分子量较小,要满足定量峰峰面积与待测峰峰面积接近,内标物用量会很少,若是对称结构,用量会更少,由此会带来较大的称量误差,这对测定结果有很大影响;其次,内标物定量峰的峰形一般为尖锐单峰,其弛豫时间较长,更麻烦的是,对于强的尖锐峰,其一定有与 ^{13}C 偶合的卫星峰,积分时是否要包括在内是个问题,否则会带来约 1% 的误差。如果是这种情况,测定时最好选择对 ^{13}C 去偶,以减少误差。

3.4 仪器校正

3.4.1 ^{1}H 核分辨率和线宽

测定用样品:1% 三氯甲烷 / 丙酮 -d6

谱宽:<1 kHz

数据采集时间:不小于 10 秒

脉冲倾倒角:90°

弛豫时间:60 秒

旋转速度:0

脉冲序列:Delay-pulse-acquire with no decoupling

数据处理:不使用线展宽,充零到 128 K

技术要求:0.55% 线宽 <1 Hz,0.11% 线宽 <12 Hz,分辨率(半峰宽)0.6 Hz

3.4.2 ^{1}H S/N 比

测定用样品:0.1% 乙苯 / 三氯甲烷 -d。

谱宽:10 ppm

数据采集时间:400 毫秒

脉冲倾倒角:90°

弛豫时间:60 秒

旋转速度:0

脉冲序列:Delay-pulse-acquire with no decoupling

数据处理:1 Hz 的谱线展宽指数

内标:TMS=0 ppm

技术要求:大于 135∶1

3.4.3 ^{13}C 核 S/N 比

测定用样品:40% 对二氧六环 / 苯 -d6

谱宽:约 200 ppm

脉冲倾倒角:90°

弛豫时间:300 秒

旋转速度:约 20 Hz

脉冲序列:Delay-pulse-acquire with no decoupling

数据处理:使用 3.5 Hz 线展宽指数,充零到 32 K

内标:TMS 0 ppm 或苯三重峰的中心 128.4 ppm

技术要求:大于 20:1

3.5 实验参数设定

首先,必须测定各仪器、各探头的常见主要共振核(如 ^{1}H、^{13}C、^{19}F、^{31}P 等)的 90°脉冲宽度,准确的 90° 脉冲宽度对 DEPT(distortionless enhancement by polarization transfer,无畸变极化转移增强法)谱及各种二维谱的测定非常重要。另外要注意各探头的最大功率,以防探头被烧坏。

实验中还需设置合理的谱宽、中心偏置、弛豫时间(D_1)、采样次数等。对于常规测定,D1 为 1~2 秒,采样次数视样品浓度而定。

3.5.1 用于结构分析的定性实验

通常需测定氢谱、重水交换谱、碳谱、H-H 相关谱、C-H 相关谱[近程($^1J_{CH}$)、远程($^nJ_{CH}$)]以及 NOE(nuclear overhauser effect,核的 overhauser 效应)相关谱等。氢谱测定时,可采用 30° ~90° 脉冲倾倒角;二维谱的测定可使用带梯度场的脉冲程序;对于 C-H 相关实验,目前常用反相检测的脉冲程序,如 HSQC(heteronuclear single-quantum correlation,异核单量子相干)、HMBC(heteronuclear multiple-bond correlation,异核多键相干)等;远程 C-H 相关谱(如 HMBC)的测定一般选用 $^nJ_{CH}$=8 Hz,有时为了得到特征的 C-H 相关信号,也可调整 $^nJ_{CH}$ 值;对于小分子化合物,NOE 相关谱测定常采用 ROESY(rotating frame overhauser effect spectroscopy,旋转坐标系的 NOE 相关谱)实验,一定要设置合理的混合时间(一般为 0.5~1.2 秒)。

3.5.2 用于含量测定的定量实验

含量测定包括单组分的绝对含量测定以及多组分的相对含量测定。定量实验一般测定的是氢谱;如果是含 F、P 的化合物,也可测定其 ^{19}F 或 ^{31}P 谱进行定量。

除选择合适的溶剂、内标物外,定量实验的关键是保证所有信号(特别是所选定的定量峰信号)的完全弛豫,一般采用 30° 脉冲倾倒角,弛豫时间 D_1 为 20 秒左右,并有足够的采样次数以保证谱峰良好的信噪比。

3.5.3 谱仪参数设定及谱仪调节

激发脉冲(excitation pulse): 一般情况下,不同的激发脉冲会影响激发核的信号强度。样品的不同也会改变脉冲的有效性,这取决于样品的理化性质。为获得更好的精度和准确度,每个样品的 90°脉冲长度都应校准。采集谱图时一般采用 90° 脉冲或更低角度的脉冲。

重复时间(repetition time,T_R): 重复时间是获得一个单次扫描谱图的总时间。具体包括弛豫时间和采集时间。重复时间取决于样品纵向弛豫时间长度,理想情况下,每次实验前应检测样品的纵向弛豫时间,并将重复时间设定为 5 倍于测量得到的最长纵向弛豫时间。

采集时间(acquisition time): 足够的采集时间可以避免截断 FID 信号,从而引起谱图信号失真,导致强度测量的不准确。

信号噪声比(signal-to-noise ratio,S/N): 为实现准确定量,应设置合适的采样次数,使 ^{1}H 谱的 S/N 在 250:1 以上,^{31}P 谱为 300:1 以上,^{19}F 为 600:1 以上。

接收器增益(receiver gain,RG): 设置最佳的 RG 非常重要:太高会导致信号基线失真,太低会导致信号丢失或非常低的 S/N。现代核磁共振谱仪默认自动设置接收器增益。选定脉冲角后,在第一次时使用最大的 RG。如果导致接收机过载,可下调 10%,重复,直到不再使接收机过载。

数字分辨率（digital resolution）：定量分析的图谱应在适当的数字分辨率下测量。频谱的数字分辨率（赫兹／点）等于谱宽除以数据点的个数。现代核磁共振波谱仪提供了很高的数字分辨率，32K 数据点的 NMR 数据足以满足定量分析的要求（通常是 0.1~0.5 赫兹／点）。

匀场（shimming）：匀场是指对磁场进行微调以改善磁场的均匀性从而获得更好的谱图分辨率。磁场的不均匀会造成信号失真和不恰当的峰形，从而导致较差的分辨率和较低的 S/N。当样品被锁场后，为获得最佳分辨率，需对样品进行匀场，在更换探头或样品后都需要重新匀场，保存每个探头合适的匀场值可以极大降低更换探头后的匀场时间。匀场方式包括手动匀场和自动匀场，不同仪器有不同匀场方式，请参阅各仪器使用说明书中的匀场方法。判断匀场好坏的简单方法是测定该样品的氢谱，观察 TMS（四甲基硅烷，常用内标）峰的峰形是否对称，半峰宽是否足够小。如无 TMS 信号，也可用氘代试剂的残留溶剂峰进行判断。

调谐和匹配（tuning and matching）：调谐是指调整探头电路以获得对相应发射频率最大的灵敏度；匹配是使尽可能多的能量从探头基座传递到上部的线圈中，同时减少从探头基座反射回放大器的能量。不适当的信号调整和匹配会影响 90° 脉冲的效果，进而产生信号强度的变化。

测定前须先对样品进行 Wobb，对样品的共振频率（调节 tuning）及样品与仪器的阻抗匹配（调节 Matching）进行调整。匹配就是调整探头使 wobble 曲线的最小值处在显示的基线处，这表示了对传输信号的最小反射，而调谐确保这个最小值出现在屏幕水平刻度的中心处。Wobb 包括手动和自动二种，不同仪器配置有不同的 Wobb 方法。不同调谐和匹配情况下的 wobble 曲线如图 2-32 所示：

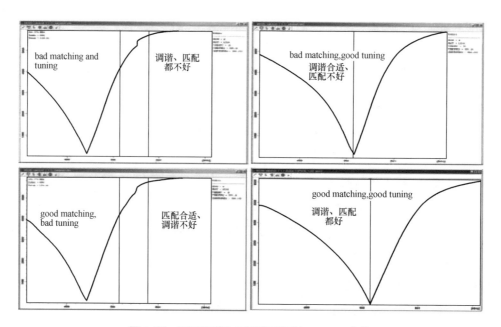

图 2-32　不同调谐和匹配情况下的 wobble 曲线

温度（temperature）：温度也是影响定量结果重现性的一个重要因素，整个采样过程中，它应保持恒定不变。温度的变化也可影响分子的弛豫特性。温度调节用的空气流量的变化也可能导致信号波动，所以在数据采集时间内，气流应保持恒定。

3.5.4　实验参数设定及数据处理

窗参数（windowing function）：傅立叶变换 FID 之前，通常需要应用窗函数到时域数据中以提高 S/N 和分辨率。在 1D 谱中，FID 乘以指数窗函数可以改进 S/N。指数函数的衰减率决定信号的线宽，这个衰减率可以通过处理参数(LB)进行调整,通常建议使用 0.3~1Hz。

充零(zero filling):采用窗函数后,数据处理的下一步是充零,把 FID 的数据点充零至 2 倍。如果 FID 的数据是 32K,傅立叶变换后将得到 64K 的数据点。充零的唯一要求是,采集时间结束时 FID 必须衰减至接近零。最终谱图的数字分辨率将是 64K 真实数据点而不是无充零的半数数据点。

相位和基线校正(phase correction and baseline correction):适当的信号相位对于准确的强度测量十分必要。在绝对或相对定量分析中,不正确的基线校正会在峰面积积分和随后的定量分析中引入显著误差。自动基线校正通常比手动基线校正更容易执行,但不一定适用于定量实验。

积分(integration):峰面积积分是定量分析中的关键步骤之一。积分范围、边坡设置或偏置会极大地影响定量精度。在积分步骤很容易引入人为误差,若要实现峰面积 100% 的积分,理论上积分范围需在两个方向上无限延伸;为了覆盖峰面积的 99%,积分区域应在两个方向延伸至 20 倍的峰宽。积分对基线校正缺陷更敏感,一般情况下,积分 5~10 次,取平均值,以减少人为误差。

3.6 方法学考察

参考 HPLC 等的方法学考察,一般应包括以下项目:

3.6.1 专属性

分别测定待测物、不同内标物以及待测物 + 不同内标物的 ^{1}H 谱,混合溶液中待测物与内标各定量峰能够完全分离,无杂质峰或干扰峰存在。

3.6.2 线性及范围

按内标与待测物摩尔比分别为 1:2,1:1.5,1:1,1.5:1,2:1,精密称取内标和待测物样品适量于离心管中,配制样品溶液 5 份,转移至核磁管中,按设定的实验条件测定其 ^{1}H 谱。每份样品平行测定 5 次,取其峰面积比值的平均值,采用内标法计算待测物含量,考察方法的线性及范围。

在 NMR 定量分析中,为减少峰面积误差对测定结果的影响,一般要求供试品和内标用于定量的峰面积应尽可能接近,因此只需考察供试品和内标在不同摩尔比(一般为 0.5~2)情况下,两者峰面积是否成比例,而与供试品在多少浓度范围内峰面积是否成线性无关。

3.6.3 重复性

分别精密称取内标和待测物各适量于离心管中,平行配制 6 份样品溶液,转移至核磁管中,按设定的实验条件,分别在不同型号 NMR 谱仪上测定其 ^{1}H 谱。每份样品平行测定 5 次,取其峰面积比值的平均值,采用内标法计算待测物含量,考察方法重复性。

3.6.4 仪器精密度

取"重复性"项下任一份溶液,按设定的实验条件,在同一台 NMR 谱仪上连续测定 6 次,以峰面积比值的变异情况考察仪器精密度。

3.6.5 耐用性

取"线性及范围"项下 3 号样品溶液,分别在温度为 298K、303K 和 308K 下各平行测定 5 次,取其峰面积比值的平均值,采用内标法计算待测物含量,以考察温度变化对实验结果的影响。

3.6.6 稳定性

取"线性及范围"项下 3 号样品溶液,分别在 0 小时、4 小时、8 小时、12 小时各平行测定 5 次,取其峰面积比值的平均值,采用内标法计算待测物含量,以考察样品溶液的稳定性。

3.7　测定方法

将样品管放入谱仪,先进行样品和谱仪的匹配(tunning 和 matching),再仔细匀场(shim),使谱仪达到最佳工作状态。设置合适的实验参数,采样,完成后再进行图谱处理,并分段积分。

同一个实验通常可同时得到定性和定量数据。对于核磁共振定量实验,一定要设置正确的实验参数,以保证每个峰的积分面积与质子数成正比,所以必须保证有足够长的弛豫时间使所有激发核都能完全弛豫,因而定量实验通常都需要更长的实验时间。

4　国内外主要药典收载情况

4.1　《美国药典》

《美国药典》对核磁共振原理、核磁共振谱仪工作原理、数据采集注意事项等都给出了详细解释。《美国药典》33 版中收载的 NMR 应用如表 2-12 所示。

表 2-12　USP 33-NF 28 中收载的 NMR 法应用(Applications of NMR method in USP 33/NF28)

编号(No.)	药品名称(sample)	方法及用途(method)
1	亚硝酸戊酯(amyl nitrite)	绝对定量法定量(absolute method of quantitation)
2	亚硝酸戊酯吸入剂(amyl nitrite inhalant)	绝对定量法定量(absolute method of quantitation)
3	钆弗塞胺(gadoversetamide injection)	弛豫时间测量(relaxivity)
4	枸橼酸奥芬那君 (orphenadrine citrate)	相对定量法分析异构体组成(isomer content directed for relative method of quantitation)
5	泊洛沙姆(poloxamer)	相对定量法分析聚氧乙烯重量百分比(weight percent oxyethylene directed for relative method of quantitation)
6	聚烃氧 10- 油酰乙酯 (polyoxyl 10 oleyl ether)	聚合物的平均长度(average polymer lengh)
7	聚乙二醇十六十八烷基醚(polyoxyl 20 cetostearyl ether)	聚合物的平均长度(average polymer lengh)
8	依诺肝素钠(enoxaparin sodium)	^{13}C 谱结构鉴定(^{13}C NMR spectrum for identification)
9	肝素钙(heparin calcium)	^{1}H 谱结构鉴定(^{1}H NMR spectrum for identification)
10	肝素钠(heparin sodium)	^{1}H 谱结构鉴定(^{1}H NMR spectrum for identification)
11	羟丙基 -β- 环糊精(hydroxypropyl betadex)	摩尔取代度测定(molar substitution)

4.2　《欧洲药典》/《英国药典》

《欧洲药典》《英国药典》对核磁共振法的描述与《美国药典》类似。这里将主要介绍《欧洲药典》(表 2-13)。《欧洲药典》除了收载对化学药品的 NMR 定性或定量分析外,还收载了对生物药品(如疫苗和多肽类药物)的 NMR 定性分析,建立了部分药物的标准 ^{1}H 和 ^{13}C 参比谱。在定性分析时要求与标准谱图或相同实验条件下测得的对照品谱图对比。《欧洲药典》还具体规定了每个药物测定时采用的溶剂、样品配制方法、数据采集和数据处理方法等。

表 2-13　EP 7.1 中收载的 NMR 法应用(Applications of NMR method in EP 7.1)

编号(No.)	药品名称(sample)	方法及用途(method)
1	b 型流感嗜血杆菌结合疫苗(haemophilus type b conjugate vaccine)	^{1}H 谱鉴定不同批次的 B 型流感多糖(PRP)组分(^{1}H NMR spectrum for PRP identification of bacterial seed lots)
2	脑膜炎球菌 C 群结合疫苗(meningococcal group C conjugate vaccine)	^{1}H 谱鉴定和血清学特异性研究(^{1}H NMR spectrum for identification and serological specificity)
3	肺炎球菌多糖结合疫苗(吸附)[(pneumococcal polysaccharide conjugate vaccine(adsorbed)]	^{1}H 谱鉴定功能性多糖(^{1}H NMR spectrum for each polysaccharide identification)
4	放射性药物准备用亚甲磷酸(medronic acid for radiopharmaceutical preparations)	^{1}H 谱鉴定和检测样品杂质(^{1}H NMR spectrum for identification and impurity test)
5	放射性药物准备用四 -O- 乙酰基 - 甘露糖三氟甲磺酸(tetra-O-acetyl-mannose triflate for radiopharmaceutical preparations)	^{19}F 谱检测样品杂质(^{19}F NMR spectrum for impurity test)
6	布舍瑞林(buserelinum)	^{1}H 谱定性鉴定(与对照品谱图比较)(^{1}H NMR spectrum for identification)
7	鱼肝油(cod-liver oil)(养殖 /farmed)	^{13}C 谱确定脂肪酸中 $\beta(2)$- 酰基 的含量分布。(^{13}C NMR spectrum for positional distribution [$\beta(2)$-acyl] of fatty acids)
8	戈舍瑞林(goserelinum)	^{13}C, ^{1}H 谱定性鉴定(与 EP.reference spectrum 中标准谱图比较)
9	肝素钙(heparin calcium)	^{1}H 谱定性鉴定(与对照品谱图比较),并进行杂质含量分析(^{1}H NMR spectrum for identification)
10	肝素钠(heparin sodium)	^{1}H 谱定性鉴定(与对照品谱图比较),并进行杂质含量分析(^{1}H NMR spectrum for identification)
11	肝素 / 低分子量(heparins/low molecular mass)	^{13}C, ^{1}H 谱定性鉴定(^{1}H and ^{13}C NMR spectrum for identification)
12	羟丙基 -β- 环糊精(hydroxypropulbetadex)	摩尔取代度测量(molar substitution)
13	聚乙二醇单硬脂酸酯(400 lauromacrogol 400)	^{13}C, ^{1}H 谱测量脂肪醇平均链长和环氧乙烷平均含量(^{1}H and ^{13}C NMR spectrum for average chain length of the fatty alcohol and average number of moles of ethylene oxide)
14	泊洛沙姆(poloxamers)	分析聚氧乙烯重量百分比(oxypropylene : oxyethylene ratio)
15	淀粉,羟丙基(starch,hydroxypropyl)	羟丙基相对含量测定(hydroxypropyl groups)
16	妥布霉素(tobramycin)	定性鉴定(NMR spectrum for identification)

4.3 《日本药局方》

《日本药局方》主要收载了采用 NMR 法对药品的定性鉴别,没有定量分析(表 2-14)。与《美国药典》相比,增加了一些 1D 和 2D 的 ^{1}H 和 ^{13}C 谱图。在《日本药局方》15 版中有多达 45 种试剂采用 ^{1}H 谱进行鉴别。在收载的品种项下,详细规定了溶剂、样品配制、数据采集和处理方法,并列举了用于定性鉴别的特征峰信息(化学位移、峰型、相对强度等)。如在阿普唑仑(alprazolam)鉴别项下规定,0.05 g 样品溶解于 0.7 ml 氘代三氯甲烷中,加入内标,采集 ^{1}H 谱。^{1}H 谱中化学位移为 2.6 ppm 的单峰为 A,4.0 和 5.4 ppm 的双峰为 B 和 C,7.1~7.9 ppm 的宽峰为 D。峰面积比 A:B:C:D 约为 3:1:1:8。

表2-14　JP 15中收载的NMR法应用（Applications of NMR method in JP 15）

编号（No.）	药品名称（sample）	方法及用途（method）
1	N-甲基吡咯烷（N-methylpyrrolidine）	^{1}H 谱定性鉴定（^{1}H NMR spectrum for identification）
2	阿普唑仑（alprazolam）	^{1}H 谱定性鉴定（^{1}H NMR spectrum for identification）
3	多种头孢类试剂（cephalosporins reagents）	^{1}H 谱定性鉴定（^{1}H NMR spectrum for identification）
4	磷霉素钙水合物（fosfomycin calcium hydrate）	^{1}H 谱定性鉴定（^{1}H NMR spectrum for identification）
5	罗他霉素（rokitamycin）	^{1}H 谱定性鉴定（^{1}H NMR spectrum for identification）
6	磷霉素钠（fosfomycin sodium）	^{1}H 谱定性鉴定（^{1}H NMR spectrum for identification）
7	妥布霉素（tobramycin）	^{1}H 谱定性鉴定（^{1}H NMR spectrum for identification）
8	曲匹布通（trepibutone）	^{1}H 谱定性鉴定（^{1}H NMR spectrum for identification）
9	伏格列波糖（voglibose）	^{1}H 谱定性鉴定（^{1}H NMR spectrum for identification）

4.4 《中国药典》

《中国药典》自2010年版起收载核磁共振法（表2-15）。但早在2000年版中，就已参考《美国药典》和《欧洲药典》，采用核磁共振法测定药用辅料泊洛沙姆中聚氧乙烯含量。目前发布的2015年版中收载了采用核磁共振法进行含量测定或摩尔比测定的5个品种。

表2-15　ChP 2015中收载的NMR法应用（Applications of NMR method in ChP 2015）

编号（No.）	药品名称（sample）	方法及用途（method）
1	泊洛沙姆188（poloxamer 188）	^{1}H 谱分析聚氧乙烯含量
2	泊洛沙姆407（poloxamer 407）	^{1}H 谱分析聚氧乙烯含量
3	乙交酯丙交酯共聚物（5050）（供注射用）	^{1}H 谱分析丙交酯乙交酯摩尔比
4	乙交酯丙交酯共聚物（7525）（供注射用）	^{1}H 谱分析丙交酯乙交酯摩尔比
5	乙交酯丙交酯共聚物（8515）（供注射用）	^{1}H 谱分析丙交酯乙交酯摩尔比

5　应用实例

5.1　定性鉴别

5.1.1　肝素钠（Heparin Sodinm）的鉴别[2-6]

NMR法用于肝素钠的鉴别，除鉴别是否含过硫酸软骨素（OSCS）外，还对肝素钠的^{1}H谱提出了整体要求，这从《美国药典》和《欧洲药典》在短短两年多时间内多次修订NMR测定法也可看出。早期只是要求样品中不含OSCS信号，最新标准中则要求肝素钠中各主要成分信号峰的化学位移值、强度需符合规定，且不应出现信号区域内的杂峰强度也需符合规定。

参照最新版《美国药典》和《欧洲药典》中肝素钠鉴别项下方法，建立肝素钠的NMR鉴别方法如下。

（1）样品制备

溶液A：20 μg/ml 的 TSP 的重水（D_2O）溶液；

标准溶液：20 mg 肝素钠标准品，溶于 0.7 ml 溶液 A 中；

系统适应性溶液：在标准溶液中加入过硫酸软骨素（OSCS），浓度为 0.1%（W/W）；

供试品溶液：20 mg 肝素钠供试品，溶于 0.7 ml 溶液 A 中。

(2) 测定条件

仪器:^1H 的共振频率不低于 500MHz

谱宽:12 ppm,中心频率:4.5 ppm;或 −2~10 ppm

弛豫时间(D1):5~10 秒

采样时间:不少于 2 秒

测定温度:20℃~30℃。一般采用 25℃,须保证相同的测定温度

脉冲倾斜角:30°~90°,一般可用 90°

采样次数:不小于 16 次,须保证 δ 2.04 ppm 的甲基信号的信噪比(S/N)≥1000:1

指数线宽窗口函数:0.3(1b=0.3),傅立叶变换,以 TSP 信号为 0 ppm。

(3) 结果及判断

① 谱图中须存在以下信号:2.04,3.27 ppm(双峰),4.34,5.22 和 5.42 ppm(要求 ±0.03 ppm)

其中 2.04 ppm 为 GlcNAC 的甲基信号;3.27 ppm(d)为 GlcNAC 的 H_2;5.22 ppm 为 IdoA2S 的 H_1;5.42 ppm 为 GlcNAC/GlcNS 和 6S 的 H_1。

② 在 2.16 ppm ± 0.02 ppm 处不得出现 OSCS 甲基信号;

③ 供试品溶液的氢谱须与标准品的相似;

④ 在 0.10~2.0 ppm、2.10~3.10 ppm 及 5.70~8.00 ppm 范围内未知信号的强度不得超过 5.42 ppm 处信号强度的 4%。

5.1.2 低分子肝素类(依诺肝素钠、达特肝素钠、那曲肝素钙等)的鉴别[7,8]

(1) 样品制备

标准溶液:200 mg 低分子肝素类(依诺肝素钠、达特肝素钠、那曲肝素钙等)标准品,溶于 0.2 ml D_2O 和 0.8 ml H_2O 的混合溶剂中,并加入 30~40μl CD_3OD。

供试品溶液:200 mg 低分子肝素类(依诺肝素钠、达特肝素钠、那曲肝素钙等)供试品,溶于 0.2 ml D_2O 和 0.8 ml H_2O 的混合溶剂中,并加入 30~40μl CD_3OD。

(2) 测定条件

仪器:^{13}C 的共振频率不低于 75.0MHz

谱宽:240 ppm,中心频率:115 ppm;或 −5~235 ppm

测定温度:40℃

采样次数:不小于 2000 次

指数线宽窗口函数:3(1b=3),傅立叶变换,以 CD_3OD 的七重峰信号的中心为 50 ppm。

(3) 结果及判断

供试品溶液的 ^{13}C 谱须与标准品的相似;

建议:除图谱类似外,应增加一些特征信号。

5.2 取代度、聚合度测定

5.2.1 泊洛沙姆 188(Poloxamer 188)中氧乙烯含量(EO 值)测定

《中国药典》2015 年版四部中提供了两种可选溶剂:$CDCl_3$ 和 D_2O。经对比研究,建议采用 D_2O 更方便。

方法:取供试品适量,溶于 D_2O 中,转移至核磁管,内标为 TSP,谱宽 –0.5~6 ppm,按定量核磁共振法优化实验条件并测定。

原理:将氢谱中的信号归为两类:一类为 1.15 ppm 左右的双峰,为聚丙烯中甲基质子信号,设其峰面积为 A_1;另一类为 3.2~3.8 ppm 处的多重峰,为结构中与 O 原子相连的亚甲基(—OCH_2—)和次甲基(—OCH—)质子信号,设其峰面积为 A_2。

则:$A_1=3b$,$A_2=8a+3b$

$A_2/A_1=(8a+3b)/3b=8a/3b+1$

设:$\alpha=A_2/A_1-1=8a/3b$,

$8a=3\alpha b$

则:EO%=$88a/(88a+58b)\times 100$(可忽略端基 H 及 OH)

$=3300\alpha b/(33\alpha b+58b)$

$=3300\alpha/(33\alpha+58)$

5.2.2 羟丙基 -β- 环糊精中羟丙氧基取代度测定

《中国药典》2015 年版四部中规定甲氧基、乙氧基与羟丙氧基测定法包括第一法(GC 法)和第二法(容量法)。这两种方法几乎适用于所有药品和辅料中甲氧基、乙氧基和羟丙氧基的含量测定,特别是结构不明确、不固定的物质,如羟丙甲纤维素、羟丙纤维素等辅料。缺点是化学前处理过程复杂、繁琐,且需使用较大量的各种试剂,须由有经验的专业人员操作。

对结构比较明确的高聚物辅料,采用 NMR 法测定甲氧基、乙氧基及羟丙氧基含量具有较大优势。如《美国药典》中"羟丙基 -β- 环糊精(hydroxypropyl-β-cyclodoxtrin or hydroxypropyl betadex)"中羟丙氧基取代度(MS:MoCar Substitution,《中国药典》中规定为羟丙氧基含量)测定就采用 NMR 法。

实验方法:取供试品适量(≤10 mg),直接溶于 0.75 ml D_2O 中,将核磁管置于谱仪中,调节仪器,设定实验参数为:温度:25~30℃;谱宽:0~6.2 ppm;采样次数≥8,有足够信噪比;指数线宽窗口函数 1b≤0.2,采集图谱并进行积分。

计算过程:

MS=$7\times(A_{1/3})/A_2$

A_1:羟丙基中甲基信号:δ~1.2 ppm

A_2:糖苷键上质子:δ 5~5.4 ppm(可能有两个信号)

5.2.3 聚乙烯醇的聚合比例测定

聚乙烯醇(Polyvinyl Alcohol),分子式以 $(CH_2CHOH)_n (CH_2CHOCOCH_3)_m$ 表示,其中 $m+n$ 代表平均聚合度,规定 m/n 应为 0~0.35,平均分子量应为 20 000~150 000。

《中国药典》2015 年版四部中规定了 m/n 的比值范围,但无测定方法,可考虑采用 NMR 法测定。

原理:本品中乙酰甲基质子在约 2.1 ppm 处为一单峰,而其余亚甲基(—CH_2—)质子、次甲基(—OCH—)质子在 2.3~4.9 ppm,设其峰面积积分值分别为 A_1 和 A_2。

则:$A_1=3m$,$A_2=3n+3m=3n+A_1$

$m/n=3m/3n=A_1/(A_2-A_1)$

测定方法:取供试品适量,溶于热的 D_2O 中,冷却至适宜温度(保持供试品溶解),按 QNMR 法测定,采集图谱并分别对上述两部分化学位移范围积分,计算 m/n 值。

6　展望

由于核磁共振法简便、快捷、准确、经济和环保的特点,随着其技术的发展和仪器的普及,核磁共振技术将在药物特别是化学药物及其有关物质的结构分析与确证、药用辅料的结构解析、定性鉴别、取代度/聚合度测定、相对定量分析和绝对定量分析等方面得到越来越多的实际应用。尤其值得期待的是,核磁共振定量分析应用于药物和对照品的绝对含量测定[9-15]、中药中特定化学成分的无标定量测定[16-20]等方面,其可靠性已可与色谱法相媲美。

参考文献

[1] 张芬芬,蒋孟虹,沈文斌,等.定量核磁共振(QNMR)技术及其在药学领域的应用进展[J].南京师范大学学报,2014,14(2):8-18.

[2] 高照明,张玉冰.¹HNMR 分析肝素钠中杂质多硫酸软骨素[J].波谱学杂志,2011,28(2):278-289.

[3] 宋玉娟,任丽萍,王悦,等.肝素钠鉴别及有关物质检查用国家对照品的研制[J].中国药事,2011,25(9):885-898.

[4] 李京,王悦,李颖颖,等.低分子肝素质量标准研究[J].中国药学杂志,2014,49(24):2210-2218.

[5] 张青.《欧洲药典》肝素钠质量标准浅析[J].食品与药品,2013,15(2):147-149.

[6] 张青.《美国药典》肝素钠质量标准浅析[J].食品与药品,2013,15(3):228-231.

[7] 张琪,王爱法,朱红波,等.低分子量肝素核磁共振鉴别方法的研究[J].中国药品标准,2015,16(2):123-127.

[8] 张琪,李晓东,杨化新.核磁共振技术在药品标准领域中的应用进展[J].药物分析杂志,2012,32(3):545-549.

[9] 刘洁,杭太俊,张正行.NMR 定量法与 HPLC-UV 法测定环维黄杨星 D 对照品比较[J].中国热带医学,2008,8(6):911-913.

[10] 郭强胜,刘明珂,禹珊,等.定量核磁共振法同时测定复合维生素 B 片中 B_1、B_2、烟酰胺和泛酸钙[J].波谱学杂志,2016,33(3):442-451.

[11] 易进海,刘云华,陈燕,等.核磁共振波谱法测定藁本内酯对照品的含量[J].药物分析杂志,2010,30(4):680-682.

[12] 张芬芬,蒋孟虹,孙林林,等.核磁共振氢谱法 ¹H NMR 测定西他沙星标准物质的含量[J].西北药学杂志,2015,30(2):137-141.

[13] 王玲娟,耿红蕊,胡敏芳,等.核磁共振氢谱法测定胶囊中盐酸氨基葡萄糖含量[J].中国药学杂志,2016,51(20):1781-1785.

[14] 刘阳,魏宁漪,岳瑞齐,等.新型 ¹⁹F 核磁共振定量技术测定氟哌利多含量[J].中国新药杂志,2014,23(16):1960-1962.

[15] 郑新元,张茉,王杰,等.黄芩苷对照品 2 种定值方法比较研究[J].药物分析杂志,2014,34(6):1130-1133.

[16] 禹珊,郭强胜,王会琳,等.定量核磁共振波谱法同时测定中药虎杖中白藜芦醇和虎杖苷的含量[J].分析化学,2015,43(1):69-74.

[17] 蒋孟虹,于小波,毛黎顺,等.核磁共振法测定 10-O-(N-N- 二甲氨基乙基)- 银杏内酯 B 甲磺酸盐标准物质的含量[J].中国药科大学学报,2013,44(4):339-342.

[18] 王永金,于润海,杨泽民,等.核磁共振法测定熊去氧胆酸中鹅去氧胆酸的含量[J].沈阳药学院学报,1987,4(1):49-52.

[19] 陈连清,陈玉,周忠强,等.核磁共振法无损伤测定五峰绿茶中咖啡因含量[J].实验室研究与探索,2014,33(12):23-26.

[20] 高翔,陈东军,马艳春,等.消癌平注射液中牛奶菜醇的 NMR 定量分析[J].波谱学杂志,2012,29(3):410-418.

起草人:张尊建　沈文斌(中国药科大学)

李晓东(中国食品药品检定研究院)

审核人:毕开顺(沈阳药科大学)

张启明(中国食品药品检定研究院)

第十一节 X射线衍射法（通则0451）

1 概述

X射线是一种电磁波，波长介于紫外线与γ射线之间，为$10^{-2} \sim 10^{2}\text{Å}$。在物质的微观结构中，原子和分子的距离（$1 \sim 10\text{Å}$）正好落在X射线的波长范围内，所以X射线衍射分析能够提供极为丰富的物质微观结构信息，X射线衍射法是当今研究物质微观结构的主要方法。

X射线衍射法（X-ray diffraction，XRD）是一种利用单色X射线光束照射到被测样品上，检测样品的三维立体结构（含手性、晶型、结晶水或结晶溶剂）或成分（主成分及杂质成分、晶型种类及含量）的分析方法。按照分析对象的不同，该法可以分为：①单晶X射线衍射法（single-crystal X-ray diffraction，SXRD），检测对象为一颗晶体；②多晶（粉末）X射线衍射法（powder X-ray diffraction，PXRD），检测对象为众多随机取向的微小颗粒，它们是晶体或非晶体固体样品。

单晶X射线衍射法已成为人们认识物质微观结构的最重要的途径和权威方法之一。通过测定单晶的晶体结构，可以在原子分辨水平上了解晶体中原子的三维空间排列，获得有关键长、键角、扭角、分子构型和构象、分子间相互作用和堆积等大量微观信息，为化学、物理学、材料科学、生命科学等学科的发展提供基础数据。

多晶X射线衍射技术又称粉末X射线衍射技术，是进行微观结构与物相分析的权威方法之一。粉末X射线衍射是20世纪30年代发展起来的物相分析方法，随着X射线衍射技术的发展和计算机技术的飞跃，粉末X射线衍射技术发展突飞猛进。此外，数字衍射谱的获得和Rietveld全谱拟合技术的应用，使得数据分析方法有了新的突破，使得用多晶体衍射从头解析晶体结构成为可能。

X射线的发现，对现代科学和技术起了极大的推动作用，历史上，从发现X射线到发现X射线衍射现象，再到应用X射线衍射解决物理、化学、生命、医学等方面的问题，有数十位科学家获得诺贝尔奖。目前，无论在科学研究还是在工业生产上，X射线衍射都是不可或缺的重要技术手段，随着技术研究的不断进步，势必将发挥更为重要的作用。

2 原理

2.1 X射线的产生

将直流高压加在真空管中的灯丝阴极上，产生和加速的高速运动的电子轰击到阳极靶面，由于电子流的运动突然受阻，从而改变运动方向，出现"韧致辐射"效应，产生X射线并伴随大量

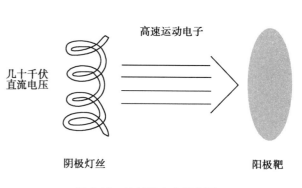

图2-33 X射线产生示意图

的热能。如图 2-33 所示。

2.2　X 射线光谱

由 X 射线管所得到的 X 射线按其特征可以分成两部分:连续光谱和特征光谱。

2.2.1　连续光谱

连续光谱的光子能量与靶元素类型无关,它们的最短波长(或短波限)取决于高速撞击电子的最大能量,因此产生的 X 射线连续光谱,为含有连续变化波长的 X 射线。

2.2.2　特征光谱

特征光谱的光子能量与靶元素类型有关,激发的 X 射线波长与电子壳层间能量差有关,因此不同的靶元素具有不同的标识谱,称之为 X 射线特征谱,为近单色波长的 X 射线。

进行 X 射线衍射分析时采用 X 射线特征谱,其波长范围为 0.5~2.5Å,与晶体晶面间距大致相当,如果选择的波长过长(>2.5Å),实验样品及空气对 X 射线的吸收过大;如果选择的波长过短(<0.5Å),衍射线将集中在低角度区域,影响分辨率,特别是粉末 X 射线衍射图谱。所以测定有机分子通常选择的阳极靶元素为 Cu(波长 λ=1.54178Å)或 Mo(波长 λ=0.71073Å)。

2.3　晶体对 X 射线的衍射

X 射线照射到晶体上发生散射,其中衍射现象是 X 射线被晶体散射的一种特殊表现。晶体的基本特征是其微观结构(原子、分子或离子的排列)具有周期性,当 X 射线被散射时,散射波中与入射波波长相同的相干散射波,会互相干涉,在一些特定的方向上互相加强,产生衍射线。晶体可能产生的衍射方向决定于晶体微观结构的类型(晶胞类型)及其基本尺寸(晶面间距、晶胞参数等);而衍射强度决定于晶体中各组成原子的元素种类及其分布排列的坐标。

每个原子都会对入射 X 射线产生散射,来自诸原子的散射波形成干涉现象,由此产生衍射图像。当干涉波的波程差为波长的整数倍时,衍射出现极大值。以直线点阵和平面点阵出发,劳厄和布拉格父子分别推导出了不同的衍射方程。

(1) 劳厄(Laue)方程

$$a(\cos\Psi_{a0}-\cos\Psi_a)=h\lambda$$
$$b(\cos\Psi_{b0}-\cos\Psi_b)=k\lambda$$
$$c(\cos\Psi_{c0}-\cos\Psi_c)=l\lambda$$

它是基于以原子列为散射体时得到的衍射条件,其中 a、b、c 为晶胞的单位矢量,h、k、l 为正负整数,称为衍射指标,λ 为入射 X 射线波长。劳厄方程推导示意图见图 2-34。

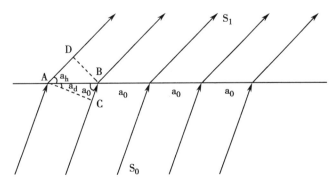

图 2-34　劳厄方程推导示意图

(2) 布拉格（Bragg）方程

$$2d_{hkl}\sin\theta = n\lambda$$

它是把具有点阵结构的晶体看作一些平行平面族,用晶面指标(hkl)表示其方位。d_{hkl}为(hkl)晶面族的晶面间距(Å),n则称衍射级数,可为正、负整数(含零)。根据布拉格方程描述的晶体X射线衍射见图2-35。

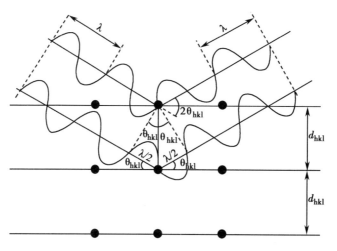

图2-35 根据布拉格方程描述的晶体X射线衍射[1]

劳厄方程与布拉格方程是等效的,二者均揭示了晶体结构、X射线、衍射三者之间的联系,但后者对衍射给出了更为直观的解释,明确了对于给定的入射线,其衍射线的方位(以掠射角 θ 或 2θ 表示)。但两者均能描述可能产生的全部衍射线的总体特征。

2.4 X射线衍射仪[2]

X射线衍射仪的形式多种多样,用途各异,但其基本构成很相似,主要部件包括X射线发生器、衍射测角仪、辐射探测器、测量电路、控制操作与数据处理计算机系统等五部分。

2.4.1 单晶X射线衍射仪（Single-crystal X-Ray Diffractomer）

单晶X射线衍射仪通用的主要有3种,分别为四圆衍射仪、面探测衍射仪、CCD衍射仪。

(1) 四圆衍射仪 产品始于20世纪60年代,测角仪由四个机械圆组成,其X射线光源一般采用低功率的封闭管(3kW),采用闪烁计数器逐点记录衍射数据。可用于测定有机小分子化合物样品。其特点是:测量准确、精度高,但速度慢。

(2) 面探测衍射仪 为20世纪90年代初期产品。一般是由两个或三个机械圆组成,其X射线光源一般采用高功率的旋转阳极(6~18kW),并采用影像版逐面记录衍射数据。该种仪器是为大分子晶体结构测定而研制的(采用 Cu 靶),主要应用于蛋白质、多肽、核酸及其复合物等生物大分子样品。其特点是测量速度快,可避免生物大分子单晶因X射线照射时间过长,引起样品变化而失去活性。该类型仪器也非常适合测定有机小分子样品的晶体结构,但多用 Mo 靶。

(3) CCD衍射仪 为20世纪90年代中后期产品。是由2个圆组成,其X射线光源目前采用低功率的封闭管(3 kW),并采用电子光电板逐面记录衍射数据,适用于测定小分子化合物(Mo 靶)和大分子(Cu 靶)样品。其特点是:测量速度快、测量精度高。

2.4.2 粉末X射线衍射仪

粉末X射线衍射仪按设计所采用的衍射几何来区分为两大类型:平行光束型和聚焦光束型。

（1）平行光束型　平行光束型的衍射几何较为简单。入射于样品的 X 射线束为一束很细的,对于方向角度测量而言可以视为平行几何直线的射线,而样品的受照射面积相对于测量的距离而言可以看作一个几何点,粉末样品置于光路上;检测的位置和样品受照射点的距离至少在几个厘米以上。在这种布局下,如果样品中的颗粒取向完全随机而且颗粒的大小足够微细的晶体粉末,根据晶体衍射的布拉格公式,样品中同一物相的众多晶粒中的某一晶面组(d 值相同),若其衍射角为 θ,则应该会有取向凑巧的晶粒能产生这一晶面组的衍射,这些取向凑巧的晶粒中的这一晶面组应与入射线为轴,半张角为 θ 的锥面相切,这些晶粒才能产生这一晶面组的衍射。因此,在这样的条件下,样品中该物相的不同晶粒若能产生某一晶面组的衍射,这些衍射线将构成一个以入射线为轴,张角为 4θ 的射线锥面。样品可能给出的全部衍射将形成一套同以入射线为轴的,有多种张角的射线圆锥面族(图 2-36),这些形成同轴锥面的衍射线是由间距不同的晶面组所衍射而成的。

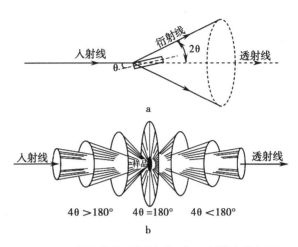

图 2-36　粉末样品对"单色"平行 X 射线束的衍射
a. 衍射角为 θ 的晶面产生的颜色圆锥;b. 粉末样品产生的同轴衍射圆锥面族

该类粉末 X 射线衍射仪的衍射角测值容易进行校正,样品需用量可以很少;但其角度分辨能力受光束的直径和发散度的限制,且光源能量的利用效率较差。

（2）聚焦光束型　聚焦光束型的多晶衍射仪器采用了晶体衍射的聚焦原理。聚焦原理示意说明在图 2-37 中:设在半径为 r 的圆 C 的圆周 F 点上,有一个仅在该圆平面上发散的 X 射线点光源;X 射线受发散狭缝 F_s 的限制,以发散角 α 沿 FO 方向射出;样品粉末置于该圆周上的受照射区——弧段 AB 上。如此,在弧段 AB 中的任一点上能发生衍射的同一晶面族的衍射线,因为衍射角都是相同的,所以都应汇聚在该圆周上的同一点 J 上,不同晶面族的衍射线则分别聚焦于该圆周上不同的点上。(例如,图 2-37 中衍射角为 $\theta_1,\theta_2,\theta_3\cdots$ 的各衍射线分别汇聚在 $J_1,J_2,J_3\cdots$ 等点上)该圆称为聚焦圆。

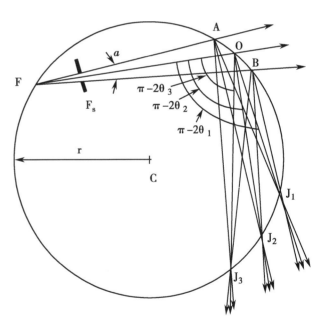

图 2-37　晶体衍射的聚焦原理

应用聚焦原理设计的粉末衍射仪器,有许多优点。实验时可以使用大发散角的点发散 X 射线束,样品受照射的表面可以很大,大大增加参与衍射的晶粒数目,有利于减小强度测量的统计误差。由于聚焦作用,样品表层中取向凑巧能使其某一晶面组满足衍射条件的各个晶粒所产生的这一衍射,能够同时聚焦集中在同一位置上,因而能得到强度很高的衍射线,有利于测量。而且,由于 X 射线源焦点的尺寸可以做得很小,所以聚焦型衍射仪有极好的角度分辨能力。此外,聚焦光束型的设计正好便于应用"弯晶单色器",从而获得严格单色的粉末衍射图。但是,聚焦型的仪器由于衍射几何较为复杂,衍射角的校正也难于计算,而且需要样品的量较平行光束型的仪器多。

2.4.3 仪器的校正

仪器应定期按相关规定进行校正,其中单晶 X 射线衍射仪应定期使用仪器生产厂家自带的标准晶体样品进行仪器校正;而粉末 X 射线衍射仪应定期使用标准物质 Al_2O_3 或单晶硅粉进行仪器校正。

2.4.4 X 射线衍射仪的发展

X 射线衍射发现以来的近百年中,X 射线衍射仪的发展情况大致可以划分为四个阶段:①早期的照相机阶段,特点是以照相底片做探测记录器,底片可同时记录许多衍射线,测角器构造简单;②中期的衍射仪阶段,特点是用计数器做探测器,大大提高了衍射强度的测量准确性,但要逐个记录衍射线,测角器构造复杂,电子技术的应用提高了此阶段仪器的自动化程度;③近代的电子计算机衍射仪阶段,特点是现代计算机与 X 射线衍射仪的结合,提高了衍射仪的自动化程度和检验能力,并增加了数据分析能力,大大促进了 X 射线衍射术的发展;④现代的多功能衍射仪阶段,现代科学技术的高速发展对 X 射线检验提出了新的要求,发展出一些新的 X 射线技术,如小角散射、薄膜衍射、反射率测定和微区分析等,把多种不同功能集为一体的多功能 X 射线衍射仪就此诞生[3]。

3 定性与定量方法

本法在药品检测中主要是用于定性和定量分析。如检测原料药或制剂主成分的三维立体结构(含手性、晶型、结晶水或结晶溶剂)或成分(主成分及杂质成分、晶型种类及含量)。

3.1 第一法 单晶 X 射线衍射法

单晶 X 射线衍射法使用一颗单晶体即可获得样品的化合物分子构型和构象等立体结构信息,主要包括:空间群、晶胞参数、分子式、结构式、原子坐标、成键原子的键长与键角、分子内与分子间的氢键、盐键、配位键等。

单晶 X 射线衍射技术是检测样品成分与分子立体结构的绝对分析方法,它可独立完成对样品的手性或立体异构体分析、共晶物质分析(含结晶水或结晶溶剂等)、纯晶型物质分析(分子排列、规律变化)等。由于单晶 X 射线衍射分析实验使用一颗晶体,所以采用该分析法可获得晶型纯品物质信息。

单晶 X 射线衍射法通过两次傅里叶变换完成晶体结构分析。该方法适用于晶态物质的结构或晶型分析。单晶 X 射线衍射实验中,*Cu* 靶适用于化合物分子的绝对构型测定,*Mo* 靶适用于化合物分子的相对构型测定(含有卤素或金属原子的样品除外)。

3.2 第二法 粉末 X 射线衍射法

粉末 X 射线衍射法用于样品的定性或定量的物相分析。

每种化学物质,当化学成分与固体物质状态(晶型)确定时,应该具有独立的特征 X 射线衍射图谱和教据,衍射图谱信息包括衍射峰数量、衍射峰位置(2θ 值或 *d* 值)、衍射峰强度(相对强度,绝对强度)、衍射峰几何拓扑(不同衍射峰间的比例)等。

粉末 X 射线衍射法适用于对晶态物质或非晶态物质的定性鉴别与定量分析。常用于固体物质的结晶度定性检查、多晶型种类、晶型纯度等分析。粉末 X 射线衍射实验中,通常使用 *Cu* 靶为阳极靶材料。

晶态物质的粉末 X 射线衍射峰是由数十乃至上百个锐峰(窄峰)组成;而非晶态物质的粉末 X 射线

衍射峰的数量较少且呈弥散状(为宽峰或馒头峰),在定量检测时,两者在相同位置的衍射峰的绝对强度值存在较大差异。当化学物质有两种或两种以上的不同固体物质状态时,即存在有多晶型(或称为同质异晶)现象。多晶型现象可以由样品的分子构型、分子构象、分子排列规律、分子作用力等变化引起,也可由结晶水或结晶溶剂的加入(数量与种类)形成。每种晶型物质应具有确定的特征粉末 X 射线衍射图谱。

当被测定样品化学结构相同,但衍射峰的数量、位置、绝对强度值或衍射峰形几何拓扑间存在差别时,即表明该化合物可能存在多晶型现象。

3.2.1　定性分析

粉末 X 射线衍射法定性分析是指以样品的 X 射线粉末衍射数据为基本依据来获得样品的物相组成的技术方法。通常采用的是粉末 X 射线衍射标准/对照图谱数据比较法或 PDF 卡片法。

3.2.2　定量分析[4]

粉末 X 射线衍射法定量分析是指用 X 射线粉末衍射数据为基本依据测定样品中各种物相(晶型物质状态)的相对含量。定量测定的理论基础为每种物相的衍射强度随其相含量的增加而增高,呈一定的数学关系(通常由于基体效应等一些因素的影响而不呈简单的线性关系,数学公式如下式)。常用的定量分析法总结如下。

$$I = I_0 \frac{\lambda^3}{32\pi R} \left(\frac{e^3}{mc^2} \right) \frac{V}{V_c^2} P|F|^2 \varphi(\theta) e^{-2M} \frac{1}{2\mu} \tag{2-23}$$

式中,I_0 为入射 X 射线的强度;λ 为入射 X 射线的波长;R 为试样到观测点之间的距离;V 为被照射晶体的体积;V_c 为单位晶胞体积;P 为多重性因子;F 为结构因子;μ 为线性吸收系数;$\phi(\theta)$ 为角因子;e^{-2M} 为温度因子。

(1)内标法　为消除基体效应的影响,在试样中加入某种纯物质 S 相来帮助分析,以求得原试样中各物相含量的方法称为内标法。方法是先配制一系列由固定 x_S 值的标准物相 S 和已知 x_J 值(至少三种比例)的待测相 J 纯样组成的二元系标准混合样;在同一实验条件下,分别测定这些标准混合样中 J 相和 S 相的衍射强度 I_J 和 I_S;然后以 I_J 和 I_S 为纵坐标,x_J 为横坐标,绘出标准曲线,它应该是一条通过原点的直线,直线斜率为常数 K。测定待测样中 J 相含量时,在试样中加入与建立标准曲线时同样质量分数的 x_S 的标准物 S,并以相同实验条件测定 I_J 和 I_S,然后带入标准曲线求出 x_J 值。

内标物应是原试样中没有的纯物质,具有衍射峰少,分布均匀,并尽可能不与样品中其他物相衍射峰重叠,且至少有一条主要的衍射峰与待测相的某条主要强峰接近,这条衍射峰通常作为标准。该法的缺点是必须根据实际情况选择内标,而有些纯物质无法获取,且实验中需配置多个二元标准混合样,内标物的加入量要严格一致。

(2)K 值法　K 值法又称为基体冲洗法,是在改进内标法的基础上发展起来的。K 值法不需要绘制标准曲线,而是通过内标法直接求出 K 值,K 值即为内标法中标准曲线的斜率。该法已逐渐取代内标法。

(3)外标法　即直接对比法,只需要通过测量混合样品中待测(J 相)某个衍射峰的强度与纯 J 相同一衍射峰强度对比,即可定出 J 相在混合样品中的相对含量。外标法比较简便,但准确度稍差,可通过绘制强度比与含量的标准曲线来提高可靠性,应用时根据测定的强度比带入直线方程求得含量。

(4)衍射全谱拟合物相分析法　在相同的光路条件下,如果入射 X 射线强度保持不变,则一定体积的散射体在整个衍射空间中的相干散射总量是只与该体积内的化学物质的总质量有关的一个不变量,而与其中的原子的聚集状态无关,即"散射总量守恒"。衍射全谱拟合物相分析法是以样品中各组成物相的散射分总量为依据测定各组成物相含量的分析方法,该法能够避免或弱化在各种基于个别衍射峰强度的衍射物相定量方法中难以克服的缺点,提高了衍射物相分析结果的可靠性。该技术为重叠峰分离、测定每个组成相的散射分总量提供了强有力的手段,使应用多相样品的各组成物相的散射分总量来进行物相定量分析成为可能。

依据全谱拟合过程中所用的已知参量的不同,可以将该法分为两大类,一类需要知道有关物相的晶体结构数据,即 Rietveld 结构精修方法。另一类为不需要知道有关物相的晶体结构数据,但需要有关物相纯态时的标准谱。

衍射全谱拟合分析方法的运用与发展,使 X 射线粉末衍射定量分析进入了一个全新的阶段,不但提高了分析结果的质量,并且使粉末 X 射线衍射进行晶体结构测定成为可能。

(5)其他 还有一些定量方法,如吸收衍射直接定量法、微量直接定量分析方法、Campton 散射校正法,在药学研究中不常用,这里就不再介绍。

(6)非晶态物质的定量 除了晶态物相外,样品中还存在非晶态物质相,这就涉及非晶态物质相的定量。

结晶度(crystallinity)是指结晶的完整程度或完全程度,常用于测定非晶态物质的检验中,其公式表述为:

$$X_c = \frac{w_C}{w_C + w_A} \times 100\% \tag{2-24}$$

式中,w_C 为晶相的质量分数;w_A 为非晶相的质量分数;w_C 与 w_A 和为 1。用于非晶物质的定量的方法主要有增量法、Ruland 法及积分强度法等,这里就不再赘述。

4 应用实例

例 1 单晶 X 射线衍射结构解析

岩白菜素采用 90% 甲醇进行重结晶,10℃条件下静置 5 天后得到单晶体,晶体呈无色透明棱柱状。衍射实验用晶体尺寸为 $0.38 \times 0.39 \times 0.57$ mm,晶体属正交晶系,空间群为 $P2_12_12_1$,晶胞参数:$a=7.504(4)$,$b=13.926(8)$,$c=14.297(7)$Å。晶胞体积 $V=1493(12)$Å³,晶胞内分子数 $Z=4$。

采用 Rigaku MicroMax 002+ 单晶衍射仪收集衍射强度数据,$CuK\alpha$ 辐射,共聚焦单色器,准直光管直径 $\phi=0.30$ mm,晶体与 CCD 探测器距离 $d=45$ mm,管压 45kV,管流 0.88mA,ω 与 κ 扫描方式,最大 2θ 角为 143.98°,总计摄取 724 幅图像,独立衍射点为 2827 个,可观察点($|F|^2 \geq 2\sigma|F|^2$)为 2547 个,数据完整度为 99.1%。

在计算机上用直接法解析晶体结构,从 E 图上获得全部 24 个非氢原子位置,使用最小二乘法修正结构参数和判别原子种类,用几何计算法和差值 Fourier 法获得全部氢原子位置,最终可靠因子 $R_1=0.0348$,$wR_2=0.0837$,$S=1.029$。最终确定不对称单位化学计量式为 $C_{14}H_{16}O_9 \cdot H_2O$,计算分子量为 346.28,计算晶体密度 1.539 g/cm³。晶态下分子排列属第一类空间群,故样品应均具有旋光活性。经计算晶体结构的 Flack 系数为 $-0.07(17)$,获得分子绝对构型。图 2-38 所示为分子相对构型图,图 2-39 所示为分子椭球图。表 2-16 为原子坐标参数及等价温度因子值,表 2-17 为成键原子的键长和键角值。

结果表明:岩白菜素为香豆素类化合物。系统命名为:3,4,8,10-Tetrahydroxy-2-(hydroxymethyl)-9-methoxy-3,4,4a,10b-tetrahydro-2H-pyrano[3,2-c]isochromen-6-one。该化合物分子骨架由四氢吡喃环 A(椅式)、α-吡喃酮环 B(信封式)、苯环 C(平面)组成,其中 A 环与 B 环呈反式连接。计算各环间二面角值分别为:A/B:11.3°,B/C:3.2°,A/C:13.8°。

晶态下分子间存在氢键联系:$O_{17}\cdots O_{18}(x+1/2,-y+1/2,-z+2)$:2.731Å,$O_{18}\cdots O_{16}(x-1,y,z)$:2.744Å,$O_{16}\cdots O_{20}(x+1/2,-y+3/2,-z+2)$:2.821Å,$O_{20}\cdots O_{1W}(-x+1,y+1/2,-z+5/2)$:2.625Å,$O_{1W}\cdots O_{17}(x+1/2,-y+1/2,-z+2)$:2.769Å;$O_{1W}\cdots O_{19}(x+1,y,z)$:2.861Å。晶态下分子内存在氢键联系:$O_{23}\cdots O_1$:2.676Å。晶态下分子以氢键作用力与范德华作用力维系其在空间的稳定排列。

图 2-38　分子绝对构型图　　　　图 2-39　分子立体结构投影

表 2-16　原子坐标参数及等价温度因子值

原子	x	y	z	U(eq)
O(1)	6456(2)	5023(1)	9652(1)	30(1)
O(17)	5568(2)	2553(1)	8879(1)	35(1)
O(18)	2102(2)	3190(1)	9547(1)	34(1)
O(14)	2345(2)	4601(1)	10 981(1)	36(1)
O(21)	7158(2)	8390(1)	11 049(1)	37(1)
O(23)	7922(2)	6637(1)	10 313(1)	44(1)
O(1W)	8443(2)	3926(1)	11 779(1)	41(1)
O(16)	9829(2)	4527(1)	8796(1)	42(1)
O(20)	4241(2)	8680(1)	12 068(1)	46(1)
O(19)	946(2)	5453(1)	12 034(1)	51(1)
C(2)	6885(2)	4064(1)	9355(1)	28(1)
C(4)	3755(2)	3585(1)	9854(1)	28(1)
C(5)	3551(2)	4612(1)	10 190(1)	28(1)
C(6)	5359(2)	5009(1)	10 472(1)	27(1)
C(9)	6012(3)	7637(1)	11 180(1)	30(1)
C(8)	6347(3)	6736(1)	10 775(1)	30(1)
C(3)	5166(2)	3527(1)	9086(1)	28(1)
C(7)	5102(2)	6003(1)	10864(1)	29(1)
C(12)	3539(3)	6177(1)	11 373(1)	30(1)
C(10)	4458(3)	7787(1)	11 700(1)	33(1)
C(11)	3231(3)	7056(1)	11 804(1)	33(1)
C(13)	2189(3)	5412(1)	11 492(1)	34(1)
C(15)	8143(3)	4141(1)	8532(1)	34(1)

原子	x	y	z	U(eq)
C(22)	8747(3)	8316(2)	11 575(2)	62(1)
H(17A)	5930(40)	2283(17)	9378(18)	52
H(18A)	1630(30)	3642(18)	9315(18)	51
H(23A)	7904	6143	10 002	66
H(1WA)	9130	3479	11 801	61
H(1WB)	9046	4436	11 581	61
H(16A)	9960(40)	5110(20)	8590(17)	63
H(20A)	3369	8682	12 414	69
H(2A)	7478	3723	9867	34
H(4A)	4173	3199	10 384	34
H(5A)	3046	5006	9688	34
H(6A)	5898	4593	10 947	32
H(3A)	4679	3826	8520	33
H(11A)	2207	7152	12 159	40
H(15A)	8317	3509	8262	41
H(15B)	7613	4548	8057	41
H(22A)	9486	8865	11 453	93
H(22B)	9371	7742	11 399	93
H(22C)	8462	8291	12 229	93
H(22C)	8462	8291	12 229	93

表 2-17 成键原子的键长（Å）和键角值（°）

O(1)-C(6)	1.433(2)	C(4)-C(5)	1.517(2)
O(1)-C(2)	1.437(2)	C(4)-C(3)	1.528(3)
O(17)-C(3)	1.420(2)	C(4)-H(4A)	0.98
O(17)-H(17A)	0.85(3)	C(5)-C(6)	1.520(3)
O(18)-C(4)	1.426(2)	C(5)-H(5A)	0.98
O(18)-H(18A)	0.80(3)	C(6)-C(7)	1.505(3)
O(14)-C(13)	1.351(2)	C(6)-H(6A)	0.98
O(14)-C(5)	1.449(2)	C(9)-C(10)	1.399(3)
O(21)-C(9)	1.369(2)	C(9)-C(8)	1.405(3)
O(21)-C(22)	1.413(3)	C(8)-C(7)	1.389(3)
O(23)-C(8)	1.361(2)	C(3)-H(3A)	0.98
O(23)-H(23A)	0.82	C(7)-C(12)	1.401(3)
O(1W)-H(1WA)	0.8082	C(12)-C(11)	1.391(3)
O(1W)-H(1WB)	0.8884	C(12)-C(13)	1.480(3)
O(16)-C(15)	1.425(2)	C(10)-C(11)	1.381(3)
O(16)-H(16A)	0.87(3)	C(11)-H(11A)	0.93
O(20)-C(10)	1.359(2)	C(15)-H(15A)	0.97
O(20)-H(20A)	0.82	C(15)-H(15B)	0.97
O(19)-C(13)	1.214(3)	C(22)-H(22A)	0.96
C(2)-C(15)	1.513(3)	C(22)-H(22B)	0.96
C(2)-C(3)	1.540(3)	C(22)-H(22C)	0.96
C(2)-H(2A)	0.98		

续表

C(6)-O(1)-C(2)	111.0(2)	O(23)-C(8)-C(7)	123.7(2)
C(3)-O(17)-H(17A)	108.4(2)	O(23)-C(8)-C(9)	116.4(2)
C(4)-O(18)-H(18A)	102.2(2)	C(7)-C(8)-C(9)	119.9(2)
C(13)-O(14)-C(5)	117.9(2)	O(17)-C(3)-C(4)	110.3(2)
C(9)-O(21)-C(22)	113.7(2)	O(17)-C(3)-C(2)	109.8(2)
C(8)-O(23)-H(23A)	109.5	C(4)-C(3)-C(2)	112.1(2)
H(1WA)-O(1W)-H(1WB)	107.7	O(17)-C(3)-H(3A)	108.2
C(15)-O(16)-H(16A)	111.3(2)	C(4)-C(3)-H(3A)	108.2
C(10)-O(20)-H(20A)	109.5	C(2)-C(3)-H(3A)	108.2
O(1)-C(2)-C(15)	107.7(2)	C(8)-C(7)-C(12)	118.9(2)
O(1)-C(2)-C(3)	109.7(2)	C(8)-C(7)-C(6)	123.7(3)
C(15)-C(2)-C(3)	111.3(2)	C(12)-C(7)-C(6)	117.4(2)
O(1)-C(2)-H(2A)	109.4	C(11)-C(12)-C(7)	121.4(2)
C(15)-C(2)-H(2A)	109.4	C(11)-C(12)-C(13)	118.0(2)
C(3)-C(2)-H(2A)	109.4	C(7)-C(12)-C(13)	120.6(2)
O(18)-C(4)-C(5)	111.9(2)	O(20)-C(10)-C(11)	123.5(2)
O(18)-C(4)-C(3)	111.2(2)	O(20)-C(10)-C(9)	116.3(2)
C(5)-C(4)-C(3)	110.3(2)	C(11)-C(10)-C(9)	120.2(2)
O(18)-C(4)-H(4A)	107.7	C(10)-C(11)-C(12)	119.4(2)
C(5)-C(4)-H(4A)	107.7	C(10)-C(11)-H(11A)	120.3
C(3)-C(4)-H(4A)	107.7	C(12)-C(11)-H(11A)	120.3
O(14)-C(5)-C(4)	107.4(2)	O(19)-C(13)-O(14)	116.8(2)
O(14)-C(5)-C(6)	110.7(2)	O(19)-C(13)-C(12)	124.5(2)
C(4)-C(5)-C(6)	109.7(2)	O(14)-C(13)-C(12)	118.7(2)
O(14)-C(5)-H(5A)	109.6	O(16)-C(15)-C(2)	112.0(2)
C(4)-C(5)-H(5A)	109.6	O(16)-C(15)-H(15A)	109.2
C(6)-C(5)-H(5A)	109.6	C(2)-C(15)-H(15A)	109.2
O(1)-C(6)-C(7)	111.5(2)	O(16)-C(15)-H(15B)	109.2
O(1)-C(6)-C(5)	107.5(2)	C(2)-C(15)-H(15B)	109.2
C(7)-C(6)-C(5)	108.6(2)	H(15A)-C(15)-H(15B)	107.9
O(1)-C(6)-H(6A)	109.7	O(21)-C(22)-H(22A)	109.5
C(7)-C(6)-H(6A)	109.7	O(21)-C(22)-H(22B)	109.5
C(5)-C(6)-H(6A)	109.7	H(22A)-C(22)-H(22B)	109.5
O(21)-C(9)-C(10)	118.8(2)	O(21)-C(22)-H(22C)	109.5
O(21)-C(9)-C(8)	121.1(2)	H(22A)-C(22)-H(22C)	109.5
C(10)-C(9)-C(8)	120.1(2)	H(22B)-C(22)-H(22C)	109.5

例 2　定性鉴别

　　某药物存在两种晶型,即晶 A 型和晶 B 型。利用晶 A 型与晶 B 型的单晶结构数据计算其理论粉末图谱,通过将晶型样品的实验图谱与理论图谱比对,实现对该药物 2 种晶型的定性鉴别。

　　实验仪器与条件:日本 Rigaku D/max-2550 粉末 X 射线衍射仪:$CuK\alpha$ 辐射,石墨单色器,管压 40 kV,管流 150 mA,2θ 扫描范围 3°~80°,扫描速度 8°/min,步长 0.02°。狭缝条件:发散狭缝为 1°,限高狭缝为 10 mm,防散射狭缝为 1°,接收狭缝为 0.15 mm。

　　将实验样品研磨,过 100 目筛,称量 50 mg,进行衍射实验,获得粉末 X 射线衍射实验图谱。图 2-40
和图 2-41 所示为药物的 2 种晶型理论粉末图谱与实验图谱。

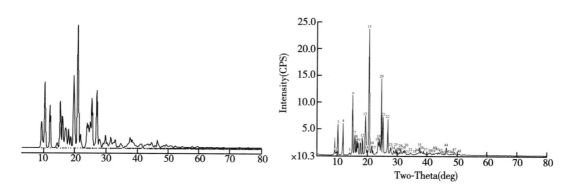

图 2-40　晶 A 型理论粉末 X 射线衍射图与实验粉末 X 射线衍射图

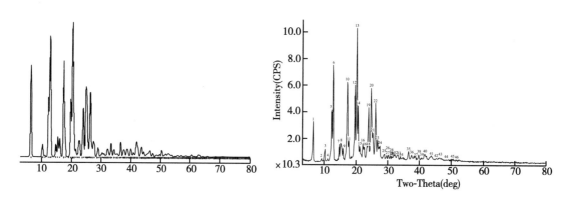

图 2-41　晶 B 型理论粉末 X 射线衍射图与实验粉末 X 射线衍射图

例 3　某药物原料药晶 B 型的定量测定

　　鉴于该药物的两种晶型热力学稳定性不同,其中晶 A 型热力学不稳定,易向晶 B 型转变,故通常以
晶 B 型作为药用晶型。为保证晶型原料药的质量,建立了该药物原料药中晶 B 型含量定量分析方法。

　　晶 A 型、晶 B 型样品均经研磨,过 100 目筛,待用。

　　2 种晶型粉末 X 射线衍射图谱的衍射峰数量、衍射峰位置、衍射峰强度均存在明显差异,见图 2-42 所示。

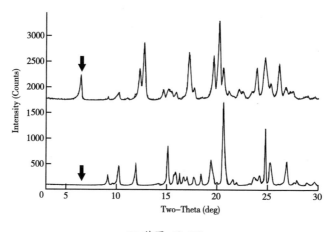

2θ 范围:3°~30°

图 2-42　2 种晶型的粉末 X 射线衍射图谱(3°~30°)

按照粉末 X 射线衍射定量分析的特征峰选取原则：①选取目标成分具有特征性的、不受其他成分干扰的独立衍射峰；②特征衍射峰的绝对强度应与目标成分含量呈线性关系；③强度较高的衍射峰应优先选择。选取 d=6.9Å 处的衍射峰作为晶 B 型含量分析方法的特征峰。d=6.9Å 处的衍射峰是晶 B 型的特征衍射峰，且不受晶 A 型成分的干扰，具有很高的专属性。

称取不同重量的晶型样品，进行粉末 X 射线衍射实验，获得两种晶型强度与样品量的标准曲线（表 2-18）。

表 2-18 不同晶型样品的衍射实验数据

No.	重量比 (A∶B)	衍射峰强度（CPS）
1	0∶50	12 704
2	2∶48	12 454
3	5∶45	11 219
4	8∶42	10 972
5	10∶40	10 703
6	15∶35	8856
7	20∶30	7990
8	25∶25	6925
9	30∶20	5691
10	35∶15	4596
11	40∶10	2694
12	45∶5	1541

根据粉末 X 射线衍射实验数据，取特征峰 d=6.9Å 的绝对衍射峰强度均值作为纵坐标，以晶 B 型含量作为横坐标，获得晶 B 型样品的含量测定标准曲线，如图 2-43 所示。

实验结果表明，晶 B 型在 10%~100% 含量范围内，回归线性方程为：y =121.26x+508.47，相关系数 R^2=0.9955（n=12），表明利用粉末 X 射线衍射法建立的晶 B 型含量与衍射特征峰的绝对强度呈现良好的线性关系，该方法可作为该药物晶 B 型含量定量检测分析方法。

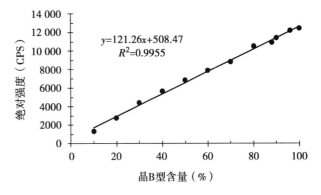

图 2-43 晶 B 型含量测定标准曲线

利用粉末 X 射线衍射法建立该药物混晶中晶 B 型含量测定方法：

① 利用特征峰 d=6.9Å 建立的原料药中晶 B 型含量标准曲线。

② 实验样品经研磨并过 100 目筛，称量 50 mg，获得其粉末衍射图谱和数据。

③ 利用特征 d=6.9Å 衍射峰的绝对强度值（CPS）计算原料药中晶 B 型含量，计算方法：

$$晶 B 型含量（\%）= \frac{（特征峰绝对强度值 - 标准曲线截距）}{标准曲线横率} \times 100\%$$

④ 鉴于不同检测仪器的 X 射线对样品的衍射能力不同，故使用该方法时应建立随行标准曲线。

例 4 某药物制剂晶 B 型的定量测定

本实例包括 5 个生产厂家的不同批号固体制剂及相应空白辅料样品。试验样品信息如下(表 2-19)。

表 2-19 试验样品信息

生产厂家代号	样品种类	批号	规格	称重量
SDLK	片剂	091103	20 mg/ 片	50.0 mg
		091104	20 mg/ 片	50.0 mg
		091105	20 mg/ 片	50.0 mg
	空白辅料	—	—	39.3 mg
SDYM	缓释片	1002003	60 mg/ 片	50.0 mg
		1003004	60 mg/ 片	50.0 mg
	空白辅料	—	—	38.1 mg
JNDF	片剂	070801	20 mg/ 片	50.0 mg
		080809	20 mg/ 片	50.0 mg
		100207	30 mg/ 片	50.0 mg
		100304	30 mg/ 片	50.0 mg
	空白辅料	—	20 mg 用	35.9 mg
		—	30 mg 用	35.9 mg
SDJK	片剂	0904016	20 mg/ 片	50.0 mg
		0912008	20 mg/ 片	50.0 mg
		1001027	20 mg/ 片	50.0 mg
	空白辅料	—	—	34.1 mg
SDXH	片剂	0909215	30 mg/ 片	50.0 mg
		1003027	30 mg/ 片	50.0 mg
		1003274	30 mg/ 片	50.0 mg
	空白辅料	—	—	34.2 mg

药物固体制剂是由药物原料与空白辅料按照处方比例混合而成的多相物质,属复杂成分体系。根据粉末 X 射线衍射物相分析原理,固体制剂样品在某个特定的 2θ 或 d 值位置的衍射峰强度值是原料药与多种辅料的贡献之和,即

$$I_{固体制剂} = I_{原料药} + I_{空白辅料}$$

因此,若要获得原料药晶型的单相物质存在状态,需消除空白辅料等多相物质的干扰。本文依据上述原理,建立了粉末 X 射线衍射固体制剂晶型分析的定性鉴别方法,通过定量检测和空白辅料物相扣除技术,从而获得固体制剂中的原料药晶型物质状态图谱数据,并与晶型标准图谱比对。

建立实验方法的具体步骤:

步骤 1:实验样品质量计算

晶型原料量、空白辅料量及固体制剂量分别以 a、b、c 表示,则以固体制剂按照 50 mg 进样量,根据处方制剂配比计算实验用晶型原料量(a)与空白辅料量(b):

$$固体制剂量(c) = 晶型原料量(a) + 空白辅料量(b) \tag{2-25}$$

$$空白辅料量(b) = 固体制剂量(c) - 晶型原料量(a) \tag{2-26}$$

其中,晶型原料量(a)=固体制剂量$(c)×$ 制剂规格 / 制剂质量。   (2-27)

步骤 2:实验样品制备与称量

实验样品均经研磨并过 100 目筛(筛孔内径为 150 μm ± 6.6 μm)待用,其中固体制剂应首先去除包衣或胶囊壳后再进行研磨过筛。

定量称取:①50 mg 晶型原料对照品;②50 mg 固体制剂样品;③按步骤 1 中的式(2-26)定量称取空白辅料量,作为待测样品。样品实际称重量如表 2-19、表 2-20 所示。

步骤 3:衍射实验

分别摄取各待测样品的粉末 X 射线衍射图谱。

步骤 4:制剂中原料药的晶型图谱计算

采用 Origin 软件,用固体制剂衍射图谱数据扣除空白辅料衍射图谱数据后计算获得制剂中原料药晶型的粉末 X 射线衍射图谱。

步骤 5:将步骤 4 获得制剂中原料药晶型的衍射图谱与原料药晶型对照图谱进行比对实现定性鉴别目的。

对 5 个厂家生产的 15 批固体制剂样品进行研究,分析其固体制剂中原料药的晶型物质存在状态,图 2-44 所示为晶型标准图谱与 15 批固体制剂中原料药的晶型状态图谱。不同批次固体制剂样品的晶型分析结果见表 2-20 所示。

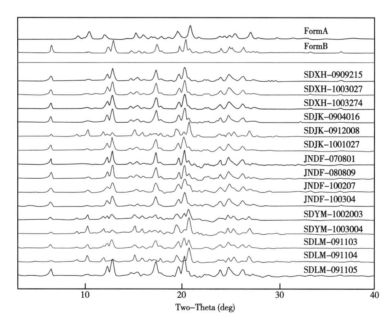

图 2-44   不同批次固体制剂中原料药的晶型状态图谱

结果表明:国产 15 批固体制剂样品中原料药分别以晶 A 型与晶 B 型两种状态存在,三批(SDLK-091104、SDYM-1003004、SDJK-0912008)原料药主成分为晶 A 型;两批(SDLK-091103 和 SDYM-1002003)呈晶 A 型与晶 B 型混晶状态;其余批次为晶 B 型。

表 2-20   固体制剂样品的晶型分析结果

厂家及批号	制剂中原料药晶型	厂家及批号	制剂中原料药晶刑
SDLK-091103	A+B	JNDF-100304	B
SDLK-091104	A	SDJK-0904016	B
SDLK-091105	B	SDJK-0912008	A

续表

厂家及批号	制剂中原料药晶型	厂家及批号	制剂中原料药晶型
SDYM-1002003	A+B	SDJK-1001027	B
SDYM-1003004	A	SDXH-0909215	B
JNDF-070801	B	SDXH-1003027	B
JNDF-080809	B	SDXH-1003274	B
JNDF-100207	B	——	——

5　方法适用性

《中国药典》对本法的适用性在通则引言中有概括性描述。在实际应用中,应结合药物的特性和本法的优缺点选择性地采用。分述如下。

(1) 结构解析　单晶 X 射线衍射结构分析只需要一颗单晶体,即可完成微量化合物的结构测定工作。是目前人们在原子分子水平上认识物质微观结构的最权威的方法。缺点是需要合适的单晶体。

(2) 定性鉴别　每种单一化合物的单一晶型应具有自身专属的指纹性粉末 X 射线图谱,因此可以通过粉末 X 射线衍射分析准确地鉴定、识别化合物(即物相分析)。

(3) 定量测定　通过粉末 X 射线衍射分析可以识别样品中含量在 1% 以上的"杂质",这些杂质可以是其他化学物质,也可以是相同化学物质的不同物质状态成分。

(4) 其他应用　在药学研究中,本法还有更为广泛的应用,如药物及其制剂的稳定性研究、处方筛选研究等。

6　操作要点及注意事项

6.1　单晶 X 射线衍射法

(1) 试样制备　单晶 X 射线衍射分析要求使用一颗适合实验的单晶体,一般需要采用重结晶技术通过单晶体培养获得。晶体尺寸在 0.1~1.0 mm 之间。单晶体应呈透明状、无气泡、无裂纹、无杂质等,晶体外形可为块状、片状、柱状,近似球状或块状晶体因在各方向对 X 射线的吸收相近,所以属最佳实验用晶体外形。

(2) 晶体样品对 X 射线的衍射能力受到来自内部和外部的影响。晶体样品自身内部影响因素主要为组成晶体的化学元素种类、结构类型、分子对称排列规律、作用力分布、单晶体质量等;外部影响因素包括仪器 X 射线发生器功率、阳极靶种类等。当使用 *Cu* 靶实验时,衍射数据收集的 2θ 角要大于 114°;当使用 *Mo* 靶实验时,衍射数据收集的 2θ 角要大于 54°。晶胞参数三个轴(a、b、c,单位:Å)的误差在小数点后第三位,三个角(α、β、γ,单位:°)的误差在小数点后第二位;原子相对坐标的误差在小数点后第四位,键长的误差在小数点后第三位,键角的误差在小数点后第一位。

(3) 本法适用于晶态样品的分子立体结构定量分析、手性分析、晶型分析、结晶水含量分析、结晶溶剂种类与含量分析等。

6.2　粉末 X 射线衍射法

(1) 试样制备　粉末晶体颗粒过大或晶体呈现片或针状样品容易引起择优取向现象,为排除择优取向对实验结果的干扰,对有机样品需要增加研磨并过筛(通常为100目)的样品前处理步骤。

(2)实验进样量　当采用粉末X射线衍射法进行定量分析时,需要对研磨后过筛样品进行精密定量称取,试样铺板高度应与板面平行。

(3)衍射数据收集范围　当使用 Cu 靶实验时,衍射数据收集的范围(2θ)一般至少应在 $3° \sim 60°$ 之间,有时可收集至 $80°$。

(4)定量分析方法　可采用标准曲线法,含外标法、内标法与标准加入法。定量分析时,应选择一个具有特征性的衍射峰进行。内标法应建立内标物质与衍射强度之间的线性关系。内标物质选取原则是应与样品的特征衍射峰不发生重叠,同时两者对X射线的衍射能力应接近。制备标准曲线时,应取固定质量但含量比例不等的内标物质与样品均匀混合,定量分析时,应保证被测样品含量在标准曲线的线性范围内;外标法应建立标准物质不同质量与衍射强度之间的线性关系。制作标准曲线时,应取不同质量的样品。定量分析时,应保证被测样品含量在标准曲线的线性范围内;标准加入法应保证加入标准物质和被测物质衍射峰强度接近,二者具有良好的分离度且不重叠。定量分析时,每个样品应平行实验3次,取算术平均值。当样品存在多晶型物质状态,且研磨压力能引起晶型转变时,应慎用定量分析方法。当多晶型衍射图谱的衍射峰数量和位置基本相同,但衍射峰的几何拓扑图形存在较大差异时,应适当增加特征衍射峰的数量(从一般使用1个特征峰,增加到使用3~5个特征峰),以证明晶型含量与特征衍射峰间存在线性关系。

(5)采用相同制备方法的等质量试样定量分析,在同一实验条件下,样品与标准品的数值数据误差范围为 $\pm 0.2\%$,衍射峰的相对强度误差范围为 $\pm 5\%$,否则应考虑重新进行实验或可能存在多晶型问题。

(6)本法适用于样品的结晶性检查、样品与标准品的异同性检查、样品生产工艺稳定性监测、样品化学/晶型纯度检查和定量分析(当杂质成分含量大于1%时在衍射图谱中可以识别),样品的晶型鉴别和晶型纯度定量分析等。

7　国内外药典比较

《中国药典》2000年版二部收载了"X射线粉末衍射法"(附录Ⅸ F)[5],作为化学药质量控制的一种法定手段。"X射线粉末衍射法"适用于样品的定性或定量的物相分析,测定灵敏度可达0.1%或更低范围,相对误差小于5%,尽管设备较为昂贵,但其操作简便,对样品检测无损,可广泛地应用于药品的物质状态分析。

截止至《中国药典》2015年版[6],在收载的药品中还未有采用"X射线粉末衍射法"进行质控的品种。《美国药典》中已有十几个品种采用该法进行相应的质控[1],例如卡马西平、琥乙红霉素、吲哚美辛、奥比沙星、利托那韦、盐酸金刚烷胺等。

《中国药典》2015年版中对"X射线粉末衍射法"进行了修订,增加了"单晶X射线衍射法",并合称为"0451 X射线衍射法"收录于《中国药典》2015年版通则0400光谱法中。

8　展望

迄今为止,X射线分析技术已经成为在药学研究领域科研工作者从分子、原子水平上获取微观物质结构信息的有力工具,并以微观物质结构为基础,为阐明受体与药物之间的结构与功能相互关系提供了准确定量的立体结构数据,进而加深对客观物质结构与功能规律性的认识。伴随现代科学技术的高速发展,X 射线衍射分析技术不但应用于晶体材料,还应用于有机材料、钢铁冶金、纳米材料及药物研究等,表明 X 射线分析学具有巨大生命力,X 射线衍射分析技术已成为当代人类认识微观物质结构的一种不可缺少的重要分析技术。

X 射线衍射技术是药物晶型研究最权威的手段,而晶型药物研究已成为国际药学领域的热点。中国属仿制药大国,目前上市的药品以仿制药物为主(约占 95%)。我国仿制药物与原研进口药物之间存在质量和疗效不一致的问题。针对该现象,国家食品药品监督管理总局正在开展已上市仿制药的一致性评价工程,即把已上市药品与原研药和国际公认的药品进行对比,找到问题所在,从而促进其发展,使其在质量和疗效上可以实现与原研药的相互替代。而一致性评价研究中,药物的晶型的差异是造成原研与国产药品质量差距的重要因素之一。

可以预见,药学研究已进入晶型时代,我国药物晶型研究日趋活跃,专利统计结果显示,1985~2010年(25 年)晶型相关专利 1182 件,2011 年至今(6 年)新增晶型专利 2391 件,晶型专利的作用可以有效延长药品市场占有周期。《中国药典》2015 年版通则也收入了《药品晶型研究及晶型质量控制指导原则》。随着 X 射线衍射技术的发展,X 射线衍射法的应用领域也越来越广泛。X 射线衍射分析技术将在我国天然化学药物研究、创新药物研究以及传统药物研究中发挥更大的作用[7,8]。

参考文献

[1] USP 38-NF 33,X-Ray Fluorescence Spectrometry.

[2] 江超华. 多晶 X 射线衍射技术与应用[M]. 北京:化学工业出版社,2014.

[3] 马礼敦. 多功能 X 射线衍射仪的由来与发展(上)[J]. 理化检验 - 物理分册,2010,46(8):500-506.

[4] 黄继武,李周. 多晶材料 X 射线衍射:实验原理、方法与应用[M]. 北京:冶金工业出版社,2012.

[5] 国家药典委员会. 中华人民共和国药典二部[M]. 北京:化学工业出版社,2000.

[6] 国家药典委员会. 中华人民共和国药典四部[M]. 北京:中国医药科技出版社,2015.

[7] 吕扬,杜冠华. 晶型药物[M]. 北京:人民卫生出版社,2009:294-328.

[8] 方起程. 天然药物化学研究[M]. 北京:中国协和医科大学出版社,2009:87-143.

起草人:杨德智(中国医学科学院药物研究所)

审核人:吕 扬(中国医学科学院药物研究所)

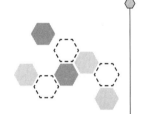

第三章

色谱法（通则 0500）

第一节　薄层色谱法(通则 0502)

1　概述

薄层色谱法又称薄层层析法(thin layer chromatography,TLC),系将供试品溶液点于薄层板上,在展开容器内用展开剂展开,使供试品所含成分分离,可用于鉴别、检查和含量测定。薄层色谱法是 20 世纪 50 年代以后在经典纸色谱和柱色谱基础上发展起来的一种色谱分析方法。1951 年克尔希内首先对它进行了比较系统的研究,1958 年斯塔尔将薄层层析用的吸附剂和涂层工具进行了改进和标准化,克服了技术上的困难才使薄层色谱获得广泛应用。

《中国药典》自 1977 年版开始引入薄层色谱法作为鉴别和检查的方法,1985 年版引入薄层扫描法作为中药含量测定方法。薄层色谱鉴别所用的对照物质开始为单一的化学对照品,至《中国药典》1990 年版开始增加"对照药材",其后又增加了"对照提取物"。对照药材和对照提取物的采用,既解决了没有化学对照品无法进行鉴别的问题,又可体现中药整体的鉴别特征。

薄层色谱所用薄层板开始基本是自制薄层板,点样为手工点样。手工操作个体差异大,加上实验条件控制欠缺,导致薄层色谱的质量和重现性差。自 20 世纪 90 年代起,欧洲在薄层色谱技术和相应仪器的开发方面取得较大的进展。质量稳定的商品预制薄层板代替了自制薄层板,加上规范化、仪器化的操作,为获得良好的薄层色谱效果和重现性提供了支持。考虑到我国的国情和检验部门的承受能力,直至最近十年,国家药典委员会才要求在制定标准时使用商品预制薄层板。充分发挥薄层色谱法在中药鉴别方面的优势,薄层色谱技术仍有很大的提升空间。

2　检测技术与方法

2.1　基本原理[1]

薄层色谱法是将固定相均匀地涂铺在具有光洁表面的玻璃、塑料或金属板上形成薄层,在此薄层上进行色谱分离的一种平面色谱方法。与柱色谱法相同,薄层色谱法的分离原理分为吸附、分配、离子交换和空间排阻,实际应用中主要利用吸附和分配分离原理。

2.1.1　吸附薄层色谱法

吸附薄层色谱法是以吸附剂为固定相的薄层色谱法。分离机制为吸附剂对各组分具有不同吸附能力,展开剂对吸附于其中的各组分的溶解、解吸附能力不相同,组分在随流动相迁移过程中不断被吸附、解吸附、再吸附、再解吸,导致各组分在板上的迁移速度不同,从而达到分离。

2.1.2　分配薄层色谱法

分配薄层色谱法是以液体为固定相的薄层色谱法。分离机制为利用各组分在固定相与流动相之间的分配系数不同,分配系数大的组分在板上的迁移速度慢,分配系数小的组分在板上的迁移速度快,从而在薄层板上产生差速迁移而得到分离。根据固定相和流动相极性的相对强弱,分配薄层色谱法可分为正相薄层色谱法和反相薄层色谱法。

2.2　方法详解

比移值(R_f)和分离度(或称分离效能)为薄层色谱法和薄层色谱扫描法系统适用性试验的考察指标。薄层色谱法中常用比移值 R_f 来表示各斑点在色谱中的移行位置。

比移值(R_f)系指从基线至展开斑点中心的距离与从基线至展开剂前沿的距离的比值,

$$R_f = \frac{基线至展开斑点中心的距离}{基线至展开剂前沿的距离}$$

在给定条件下,R_f 值为常数,其值在 0~1 之间。当 R_f 值为 0 时,表示化合物在薄层上不随溶剂的扩散而移动,仍在原点位置;当 R_f 值为 1 时,表示溶质不进入固定相,即表示溶质和溶剂同步移动。

影响 R_f 值最重要的因素是吸附剂的性质与展开剂的极性和溶解能力。当应用同一种吸附剂和同一种展开系统时,被测物质的 R_f 值又受下列因素的影响。

① 展开距离:展开距离最好固定,否则对 R_f 值也会有影响。展开距离加大时,有些物质 R_f 值会稍有增加,而有些物质又稍有减少。

② 展开容器中展开剂蒸气的饱和度:如果展开容器没有被展开剂的蒸气饱和,就可能产生边缘效应,影响 R_f 值。

③ 点样量:点样量过大时,会使斑点变大,甚至拖尾,R_f 值也会随之变化。

④ 薄层板含水量:特别含有黏合剂薄层板,如干燥不均匀,或因为其他原因使薄层板各部分含水量不一致,会影响 R_f 值。

分离度(或称分离效能)　鉴别时,供试品与标准物质色谱中的斑点均应清晰分离。当薄层色谱扫描法用于限量检查和含量测定时,要求定量峰与相邻峰之间有较好的分离度,除另有规定外,分离度应大于 1.0。

2.2.1　鉴别

除另有规定外,待鉴别的特征斑点的比移值 R_f 在 0.2~0.8 之间为宜。对于已知物的定性,可通过与点于同一薄层板上的对照品对比,供试品色谱中斑点的颜色和 R_f 值与对照品色谱一致,即可初步判断该斑点与对照品为同一物质;然后更换几种展开系统,如 R_f 值仍然一致,则可得到较为肯定的定性结论。而对于未知物的定性:应将分离条带切割洗脱后再用 UV、IR、HPLC、MS 等进行进一步定性分析。

2.2.2　限量检查与杂质检查

(1) 对照品比较法或杂质对照法　配制一定浓度的供试品溶液和对照品溶液,在同一薄层板上点样、展开、检视。供试品色谱中待检查的斑点颜色不得比对照品色谱相应斑点的颜色更深,如《中国药典》2015 年版一部"三七伤药片"乌头碱限量检查。或采用薄层扫描法测定供试品色谱中待检查斑点的峰面积值,不得大于对照品的峰面积值。

(2) 供试品溶液的自身稀释对照法　配制一定浓度的供试品溶液,然后将其稀释制成与杂质限度相当的溶液,作为对照溶液。将供试品溶液与对照溶液在同一薄层板上点样、展开、检视。供试品溶液中杂质斑点颜色不得比对照溶液主斑点的颜色更深,如《中国药典》2015 年版二部"布洛芬"的有关物质检查。

2.2.3 含量测定

(1) 洗脱测定法 薄层展开后,将被测物斑点或区带捕集,用溶剂洗脱,然后再用适当的分析方法(比色法、分光光度法、气相色谱法、荧光分析法等)测定含量。

(2) 薄层扫描法 指用一定波长的光照射在薄层板上,对薄层色谱中可吸收紫外光或可见光的斑点,或经激发后能发射出荧光的斑点进行扫描,将扫描得到的图谱及积分数据用于鉴别、检查或含量测定。

1) 按测定原理不同分为吸收扫描法和荧光扫描法。

① 吸收扫描法:用一定波长的光束对展开后的薄层板进行扫描,记录其吸收度(A)随展开距离(L)的变化,得到薄层色谱扫描曲线,曲线上的每一个色谱峰相当于薄层上的一个斑点,色谱峰高或峰面积与组分的量之间有一定的关系,比较对照品与样品的峰高或峰面积,可得出样品中待测组分的含量。薄层吸收扫描法适合于有颜色的化合物或有紫外吸收的物质,以及通过色谱前或色谱后衍生成上述类型化合物的样品组分的扫描测定。根据测光方式的不同,吸收扫描法又可分为透射法和反射法两种,其中反射法重现性较好,基线稳定,受薄层板厚度、均匀度等影响较小,在实际工作中应用较普遍。

② 荧光扫描法:用一定波长的激发光照射展开后的薄层板,测定薄层斑点在固定发射波长下的荧光强度(F)随展开距离(L)的变化,得到薄层荧光扫描曲线。荧光扫描法检查灵敏度比吸收扫描法可高1~3个数量级,但是使用范围窄,因为多数物质是非荧光物质。

2) 按扫描方式不同分为单波长扫描和双波长扫描。

① 单波长薄层扫描:适合于测定分离度好,背景干扰小的样品。

② 双波长薄层扫描:测定时用测定波长和参比波长分别扫描薄层板,测定样品斑点在两波长下的吸收度之差,可减少分离度欠佳的组分间的相互干扰,并减少薄层板的背景干扰,操作时应选择待测斑点无吸收或最小吸收的波长作为参比波长,选择待测斑点化合物的吸收峰处波长作为测定波长。

3) 定量分析方法 薄层扫描用于含量测定时通常采用线性回归两点法计算。选用高低两种不同浓度相同点样体积的对照品溶液或同一浓度不同点样体积的对照品溶液,和供试品溶液交叉点在同一薄层板上。为减少测定误差,每一浓度的对照品和供试品的点样不得少于2个点,以平均测量值计算。供试品斑点的峰面积应在两对照品斑点的峰面积之间,必要时适当调整供试品溶液的点样量。同一供试品溶液在同一薄层板上平行点样的待测成分的峰面积测量值的相对标准偏差应不大于5.0%;需显色后测定的或者异板的相对标准偏差应不大于10.0%。

3 操作要点及注意事项

薄层色谱是一种"敞开系统"的色谱技术,涉及的离线操作步骤多,因此每一步操作对薄层色谱效果都可能产生影响。为了提高薄层色谱定性定量分析结果的重现性,薄层色谱法的操作需要进行规范。

3.1 供试品溶液的制备

中药成分复杂,待测成分常受到其他"杂质"的干扰而影响分离效果,进而影响定性定量分析。在保留药味鉴别信息的同时适度净化供试品溶液,以获得较好的色谱效果,供试品溶液的制备往往是重要有时甚至是关键的步骤。目前常用的净化方法有溶剂提取法、液-液萃取法和固-液萃取法。采用液-液萃取法和固-液萃取法需要注意以下几方面。

3.1.1 液-液萃取法

多次萃取时前几次要轻轻震荡,不宜剧烈摇晃,最后一次萃取时可以用力摇晃。实验过程中若产生乳化现象,可用以下方法消除:①长时间静置将乳浊液放置过夜,一般可分离成澄清的两层;②水平旋转摇动分液漏斗,当两液层由于乳化而形成界面不清时,可将分液漏斗在水平方向上缓慢地旋转摇动,这样可以消除界面处的"泡沫",促进分层;③对于由于有树脂状、黏液状悬浮物存在而引起的乳化现象,可将分液漏斗中的物料,用质地密致的滤纸,进行减压过滤,过滤后物料则容易分层和分离;④水平摇动向乳化混合物中缓慢地补加水或溶剂,再进行水平旋转摇动,则容易分成两相。至于补加水,还是补加溶剂更有效,可将乳化混合物取出少量,在试管中预先进行预实验;⑤将乳化混合物移入离心管中,进行高速离心分离;⑥用电吹风加热乳化层。

3.1.2 固-液萃取法(柱色谱法)

(1) 固定相填料粒径大小(目数)、填料用量(商品柱规格)、柱的直径及长度要合适、合理。若填料粒径目数过大,粒径过小、过细,洗脱过程中色谱柱容易堵塞;若填料粒径目数过少,粒径过大、过粗,达不到理想分离纯化效果。

(2) 使用前一定要将固定相填料进行活化和处理。

(3) 上柱时应尽可能选用极性小的溶剂装柱和溶解样品,以利于样品在吸附柱上形成狭窄的原始谱带。固-液萃取法常用的固定相种类及前处理方法见表 3-1。

表 3-1　固液萃取法常用的固定相种类及前处理方法

固定相种类	原理	分离的成分	粒径	前处理方法
硅胶	极性吸附	分离范围广,适用于极性和非极性化合物的分离,如:有机酸、挥发油、蒽醌、黄酮、氨基酸、皂苷等	60~100目 100~200目	一般不需要特殊处理,放置过久使用前可以于烘箱中105℃活化30分钟
氧化铝	极性吸附	碱性氧化铝:分离碱性成分,如生物碱 酸性氧化铝:适用于酸性成分分离 中性氧化铝:适用于中性皂苷、脂肪酸甘油酯或其他低极性化合物分离	100~200目 200~300目	一般不需要特殊处理,放置过久可以于烘箱中105℃活化30分钟
聚酰胺	氢键吸附	适合分离酚类、醌类、黄酮类化合物	80~120目	一般新购买的使用前不需要处理,需要再生时可以用10%醋酸、3%氨水或5%氢氧化钠水溶液处理
大孔吸附树脂	吸附和分子筛相结合	适用于天然化合物的分离和富集,如皂苷类、黄酮类和糖类	20~60目	市售大孔树脂含有残留杂质,使用前必须加以处理。处理方法:将大孔树脂用乙醇浸泡24小时,充分溶胀,取一定量湿法装柱,先用适当浓度的乙醇洗至洗出液加等量蒸馏水无白色浑浊为止,再用蒸馏水洗至无醇味且水液澄清,备用
离子交换树脂	离子亲和力	适用于水溶性成分如:氨基酸、生物碱、肽类、有机酸及酚类化合物分离	100~200目	新出厂的树脂要用水浸泡,使之充分溶胀,然后用酸碱处理,以除去不溶于水的杂质。一般步骤:先用水浸泡24小时,倾出水后洗至澄清,加2~3倍量2mol/L盐酸搅拌2小时,水洗至中性,再加4~5倍量2mol/L氢氧化钠搅拌2小时,水洗至中性,再用适当试剂处理,使成所要求的形式
C_{18}	液-液反相分配柱色谱	分离脂溶性化合物,可以有效除去水溶性杂质		使用前依次用甲醇、水预洗活化

163

此外,制备供试液所用的溶剂应为可以溶解被测成分但溶解度不是很大的溶剂,溶解度太大时原点将变成空心圆,影响随后的线性展开;溶剂黏度不宜太高,沸点适中,不建议使用乙醚,因乙醚沸点太低,室温条件下容易挥发,点样难度增大。

3.2 薄层板

3.2.1 薄层板及其制备

常用薄层板固定相有硅胶、氧化铝、聚酰胺、纤维素、葡聚糖凝胶和化学键合固定相等,根据分离化合物类别和性质选择合适固定相见表 3-2。

表 3-2 薄层板常用固定相及应用范围[2]

固定相	典型应用范围
硅胶(未改性)	广泛的应用范围
硅胶(化学改性)	
CHIR 板(手性固定相)	对映体
NH_2 板(氨基改性)	羧酸、磺酸、核苷酸、酚
CN 板(氰基改性)	防腐剂等
DIOL 板	甾族,激素
C_2、C_8、C_{18} 反相板	非极性化合物(类脂、芳香族化合物)
	极性化合物(碱性和酸性化合物)
氧化铝	碱性物质、甾族、生物碱、萜烯、脂肪和芳香化合物
聚酰胺	醌类、皮质甾类、天然酚和多酚
纤维素	极性物质、氨基酸、羧酸、花色素苷、糖
葡聚糖凝胶	蛋白质、多肽、核酸、酶与多糖等

自制薄层板和市售薄层板(预制薄层板)均适用,建议使用预制薄层板。常见的预制板包装上的符号及含义见表 3-3[2]。

表 3-3 预制薄层板包装上的符号及含义

符号	含义	符号	含义
G	石膏为黏合剂	C	薄层已被分成条带
H	无外加黏合剂	RP	反相
$F_{254,365}$	荧光指示剂激发波长	Silanised,RP-2	二甲基硅烷改性固定相
F_{254S}	抗酸性荧光指示剂	RP-8、RP-18	C_8、C_{18} 烷基改性固定相
40、60……	吸附剂平均孔径(Å)	NH_2	氨基改性固定相
R	特别纯化的	CN	氰基改性固定相
P	制备用	CHIR	手性固定相
W	水可湿性的	DIOL	二醇基改性固定相

根据固定相颗粒直径的分布范围,薄层板分为普通薄层板和高效薄层板。高效薄层板由颗粒直径小且均匀的固定相采用喷雾技术制成,一般为商品板。高效薄层板与普通预制薄层板区别见表 3-4。

表 3-4 高效薄层板与普通预制薄层板的比较

	普通预制薄层板	高效薄层板
颗粒直径(μm)	10~40	5~10
颗粒分布	宽	窄
层厚(μm)	250	200 或 100

实验中有时需要使用改性的薄层板,除了用规定浓度的改性剂溶液自行制备薄层板外,还可以将预制薄层板浸渍于改性剂溶液中数秒,取出,挥干溶剂活化后使用。

3.2.2. 薄层板对色谱效果的影响

由于不同品牌薄层板所用硅胶的粒度和黏合剂不同,薄层色谱行为和薄层色谱效果存在差异,必要时需明确实验所使用薄层板的品牌。

3.3 点样

3.3.1 点样量

原点位置对样品容积的负荷量有限,体积不宜太大,一般为 0.5~10 μl,样品的浓度通常为 0.5~2 mg。样品太浓或点样量过大时,展开剂从原点外围绕行而不是通过整个原点把它带动向前,使斑点拖尾或重叠,降低分离效率。点样量较小时,可采用点状点样;点样量过大时,点状点样原点处无法负荷,此时建议采用条带状点样。

3.3.2 原点残存溶剂

供试品溶液的溶剂在原点残留会改变展开剂的选择性,亲水性溶剂残留在原点会吸收大气中的水分(特别在高湿度环境),会影响色谱的质量,因此除去原点残存溶剂是必要的。除去原点残存溶剂应用吹风机冷风吹干,避免使用热风或者直接高温加热,以避免遇热不稳定和易挥发的成分被破坏或损失,如薄荷脑、冰片等。另若高温加热,样品变为固态后,部分或全部强烈的吸附在吸附剂的颗粒上,促进了硅胶有催化作用的活性表面固态化学反应。实验过程中有时出现单一的成分展开后在原点仍有部分滞留不能展开,一个原因可能就是这种催化作用引起。

3.3.3 点样方式

(1) 手动点样 一般用 0.5 μl、1 μl、2 μl 和 5 μl 定量毛细管或微量注射器进行点样。

毛细管或注射器应垂直接触薄层板表面,注意勿损伤薄层表面,边点样边用吹风机吹干溶剂。点状点样直径通常控制在 3 mm 以内,在同一原点进行多次点样时,要尽可能使每次的点样环中心重合、直径大小一致,以免形成多个环状,在原点的不均匀分布将使展开后的色谱图带不够清晰和整齐;条带状点样时原点条斑"高度"控制在 1 mm 左右,要连续均匀点样,避免出现蚯蚓状。

(2) 自动点样 采用半自动点样仪或全自动点样仪,按预设程序点样。根据点样方式不同可分为接触式点样(圆点状)和喷雾式点样(条带状)。

样品溶液点样前要通过 0.45 μm 滤膜过滤,避免溶液中杂质堵塞点样针;样品瓶中样品量一般要求 0.5 ml 以上,过少将吸取不到样品或者损伤点样针;正确选择样品瓶的类型,防止点样针触及样品瓶底,损伤点样针;根据点样溶液性质选择相应洗针液,及时补充洗针液和清空废液瓶。

3.4 展开

展开方式通常为上行展开。对于样品成分复杂的混合物,也可采用双向展开。此法所用的薄层板是方形的,在薄层板的相邻两边分别划一条底线,相交于一点为原点,将供试品溶液点于此原点,先用一种溶剂沿着一个方向展开,完毕后取出,完全吹干残留展开剂,将薄层板旋转90°,再沿着另一方向展开,这样对于某些成分复杂的混合物可获得满意地分离效果。此外还有多次展开法(用同一展开剂或不同展开剂多次展开)等。若使用自动展开仪,可以设置程序多次展开。进行第二次展开前,应使薄层板残留的展开剂完全挥干。

展开是薄层色谱中最复杂,也是最重要、影响因素最多的步骤,下面从展开剂、溶剂蒸气影响、相对湿度及温度的影响等四个方面详细说明。

3.4.1. 展开剂

(1) 展开剂选择及优化　展开剂选择是薄层分离结果优劣的重要条件之一。薄层色谱法常用溶剂按极性由弱到强的顺序是:石油醚＜环己烷＜三氯乙烷＜甲苯＜二氯乙烷＜乙醚＜乙酸乙酯＜丙酮＜正丙醇＜乙醇＜甲醇＜吡啶＜酸＜水。在薄层色谱中,通常根据被分离组分的极性,首先用单一溶剂展开,由分离效果进一步考虑改变展开剂的极性或选择混合展开剂。混合展开剂选择原则及规律:①强极性溶剂体系一般由正丁醇和水组成,也用甲醇、乙醇、乙酸乙酯等来调节,适合于极性和体积较大的有机碱类化合物的分离;②中等极性的溶剂体系一般由三氯甲烷和水组成,加甲醇、乙醇增加展开剂极性,并能有效抑制硅醇基而减少拖尾,适合于皂苷类、蒽醌类;③弱极性的溶剂体系一般由石油醚、苯、环己烷等组成,再根据需要加入甲醇、乙醇、乙酸乙酯等来调节溶剂系统的极性,以达到好的分离效果,适用于极性小的物质。

关于展开剂的选择和优化,主要考虑两个方面:溶剂的极性和溶剂的选择性。前者要求使待分离的主要成分斑点的 R_f 值能在 0.2~0.8 的范围内,后者要求达到最佳的分离度。关于溶剂系统的优化,前人已做了大量的工作,也有不少文献专著[3-6]作了介绍,较为常用有:单纯形优选法、溶剂强度法、三角形法、均匀设计法和 PRISM 优选法等。对于成分复杂的中药,加上常规展开时,溶剂蒸气、相对湿度等因素的影响,各种优选方法似乎还难以将这些复杂的因素考虑在内。所以展开剂的选择和优化,几乎还是依靠实验经验或参考文献,多次摸索。在比较和选用展开剂时,应该多做比较,对于同一物质,不同的展开剂分离效果有时相差很大。

《中国药典》2015 年版一部"复方丹参片"中三七的薄层鉴别,分别采用二氯甲烷 - 无水乙醇 - 水(70：45：6.5)为展开剂(图 3-1)和三氯甲烷 - 乙酸乙酯 - 甲醇 - 水(15：40：22：10)10℃以下放置的下

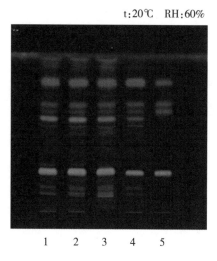

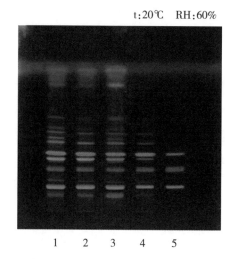

图 3-1　三七的薄层鉴别(二氯甲烷 - 无水乙醇 - 水)　　**图 3-2　三七的薄层鉴别(三氯甲烷 - 乙酸乙酯 - 甲醇 - 水)**

1~3. 复方丹参片样品;4. 三七对照药材;5. 混合对照品(由上至下分别为人参皂苷 Rg_1、三七皂苷 R_1、人参皂苷 Re、人参皂苷 Rb_1)。

层溶液为展开剂(图 3-2)展开,结果显示图 3-1 所用展开剂得到的三七皂苷 R₁ 和人参皂苷 Re 斑点的分离效果较好。

《中国药典》2015 年版一部"复方黄连素片"中盐酸小檗碱与吴茱萸的薄层鉴别,分别采用正丁醇 - 冰醋酸 - 水(5∶1∶1)为展开剂展开(图 3-3)和甲苯 - 异丙醇 - 乙酸乙酯 - 甲醇 - 浓氨试液(12∶3∶6∶3∶1)为展开剂,置氨蒸气饱和的展开缸展开(图 3-4),结果显示图 3-4 所用展开剂得到的盐酸小檗碱斑点与吴茱萸药材主斑点分离效果优于图 3-3 所用展开剂的效果。

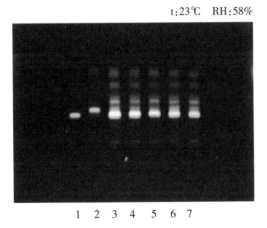

图 3-3 盐酸小檗碱与吴茱萸的薄层鉴别
(正丁醇 - 冰醋酸 - 水)

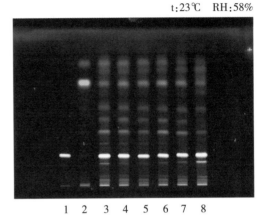

图 3-4 盐酸小檗碱与吴茱萸的薄层鉴别
(甲苯 - 异丙醇 - 乙酸乙酯 - 甲醇 - 浓氨试液)

1. 盐酸小檗碱对照品;2. 吴茱萸对照药材;3~8. 复方黄连素片样品

(2) 展开剂配制及使用 展开剂中溶剂的质量直接影响薄层色谱分离能力。如果溶剂含有的杂质超标、水分超标以及吸收空气中干扰气体等,均可影响分离结果。如甲酸乙酯遇水容易水解;如使用多次开瓶的残存溶剂,因其逐渐吸收大气中的水分而不同程度地分解,所得的色谱与用新鲜溶剂所得色谱有明显差别。

应严格按照展开剂的比例准确配制,如遇到占比例很小的溶剂时,应尽量满足其精确度要求,而不是为图方便省事直接用滴管加入。展开剂配好后如果浑浊不清,不能立即使用,应转移入分液漏斗中,待其静置分层澄清后再取其上层或下层液进行展开。

展开剂的用量以薄层板浸入的深度距原点 5 mm 为宜,切勿倒入过多。若原点浸入展开剂,成分将被展开剂溶解而不能随展开剂在板上分离。

薄层展开后,展开剂中各溶剂的比例发生变化,再次使用导致色谱斑点 R_f 值明显变化、斑点信息量减少,因此展开剂要新鲜配制,不能重复使用。

3.4.2 溶剂蒸气的影响

薄层色谱与柱色谱的区别之一,就是前者溶剂的蒸气相在展开缸中也参与色谱展开,它和液相(展开剂)、固定相(吸附剂)一起构成了一个作用机制复杂的三维层析过程[4]。展开方式有加入展开剂后随即放入薄层板展开、展开剂(或规定的溶剂)蒸气在展开缸中预平衡一定的时间再行展开、展开剂(或规定的溶剂)蒸气在展开缸中达到饱和后再展开(可在展开缸内壁贴上与展开缸高、宽同样大小的滤纸,一端浸入展开剂中,密闭一定时间,使溶剂蒸气达到饱和)等,操作人员可根据具体的薄层色谱效果选择合适的方式。

薄层展开后有时会呈现边缘效应,即同一物质的斑点,靠近薄层边缘处斑点的 R_f 值大于中心区域斑点的 R_f 值,其产生原因是由于展开剂蒸发速度不同,被吸附剂吸附的弱极性溶剂或沸点较低的溶剂,在薄层边缘较易蒸发,从而使边缘部分溶剂极性比中心区大导致;有时会出现两个溶剂前沿,其原因是两种极性相差很大的溶剂组成展开剂时,吸附剂对不同极性溶剂的吸附作用不同。边缘效应可尝试通过将薄层板置展开剂蒸气中吸附饱和后展开或待展开缸中展开剂蒸气达到饱和后再行展开加以消除。

3.4.3 相对湿度的影响

(1)吸附剂的活性与相对湿度　吸附剂的吸附力越大,活性越高,反之,吸附力越小,活性越低。硅胶的吸附力由其表面含有的活泼型及游离型的硅醇基数目决定[7]。硅醇基容易吸附水而成为水合硅醇基而失去活性。薄层板常常需要在110℃活化,就是使水合硅醇基变为游离硅醇基,增强其吸附力。活化后的硅胶薄层板也会因吸附大气中的水蒸气分子而降低活性。

活化好的硅胶薄层板从干燥器中取出点样,至展开前这段时间,薄层板暴露在实验室的空气中,薄层板的活性取决于实验环境的相对湿度。通常薄层色谱的重现性差,与薄层板在不同相对湿度下操作有很大关系。为使在不同实验室及在不同季节均可重现实验结果,应将相对湿度控制在合适的范围内展开,并记录实验时的相对湿度。

(2)相对湿度的控制　实验中可用不同浓度的硫酸溶液或饱和盐溶液来控制相对湿度,具体浓度与相对湿度的关系见表3-5、3-6。使用硫酸溶液调节相对湿度时不宜重复或长时间使用,否则硫酸吸水后所控制的相对湿度不准确。使用饱和盐溶液控制相对湿度时要保证盐溶液处于过饱和状态。

表3-5　控制不同相对湿度的硫酸浓度

相对湿度	所需硫酸浓度(V/V)		相对湿度	所需硫酸浓度(V/V)		
	硫酸(ml)	+ 水(ml)		硫酸(ml)	+	水(ml)
32%	68	100	65%	34		100
42%	57	100	72%	27.5		100
58%	39.5	100	88%	10.8		100

表3-6　不同饱和盐溶液在不同温度条件下的相对湿度

	对应的湿度(%)							
	温度(℃)							
	5	10	15	20	25	30	35	40
氯化锂	16	14	13	12	11	11	11	11
醋酸钾	25	24	24	23	23	23	23	23
溴化镁	32	31	31	31	31	30	30	30
氯化镁	33	33	33	33	33	32	32	31
碳酸钾	—	47	45	44	43	42	41	40
硝酸镁	54	53	53	52	52	52	51	51
溴化钠	59	58	58	57	57	57	57	57
氯化铜	65	68	68	68	67	67	67	67
醋酸锂	72	72	71	70	68	66	65	64
氯化锶	77	77	75	73	71	69	68	68
氯化钠	76	75	75	75	75	75	75	75
硫酸铵	81	80	79	79	79	79	79	79
氯化镉	83	83	83	82	82	82	79	75
溴化钾	—	86	85	84	83	82	81	80

	对应的湿度(%)							
	温度(℃)							
	5	10	15	20	25	30	35	40
硫酸锂	84	84	85	85	85	85	85	81
氯化钾	88	87	87	86	86	84	84	83
铬酸钾	89	89	88	88	87	86	84	82
苯甲酸钠	88	88	88	88	88	88	86	83
氯化钡	93	93	92	91	90	89	88	87
硝酸钾	96	95	95	94	93	92	91	89
硫酸钾	98	97	97	97	97	97	96	96
磷酸氢二钠	98	98	98	98	97	96	93	91b
硝酸铅	99	99	98	98	97	96	96	95

实验时可在双槽展开缸的一侧槽中加入适当浓度的硫酸(或饱和盐溶液),将点样后的薄层板放入另一侧槽中,密闭放置15~30分钟,立即将薄层板移于盛有展开剂的展开缸中展开;也可用适宜大小的干燥器,用不同浓度的硫酸或饱和盐溶液作干燥剂,或用五氧化二磷真空干燥,隔板上放置薄层板,密闭一定时间后取出,立即将薄层板移于盛有展开剂的展开缸中展开。全自动展开设备一般采用饱和盐溶液调节相对湿度。

3.4.4 温度的影响

温度不同,展开剂中各有机溶剂因沸点、蒸气压、相对密度等不同而蒸发程度各异,因而在展开缸空间展开剂中各有机溶剂的蒸气比例也发生变化,必然直接影响到待分离物质的色谱行为。另外由于温度的变化,含水的两相展开剂在放置分层过程或展开时有机相中水的比例也不同,从而不同程度地改变了展开剂的极性,影响斑点的R_f值及分离度。在相对湿度恒定的条件下,一般在较高温度展开,斑点的R_f值高;反之,斑点的R_f值低。展开温度相差±5℃时,斑点的R_f值一般变动不大;若展开温度相差较大时,则不同程度地影响斑点的R_f值和薄层色谱效果。实验时可以根据待分离物质的实际情况,通过改变展开环境的温度或展开剂分层温度来改善薄层色谱分离效果。

《中国药典》2015年版一部"复方丹参片"中三七的薄层鉴别,分别置室温下展开(图3-5)和置冰箱中低温展开(图3-6),结果显示在低温展开,斑点的R_f值较低,斑点更为集中,三七皂苷R_1和人参皂苷Re斑点的分离效果较好。

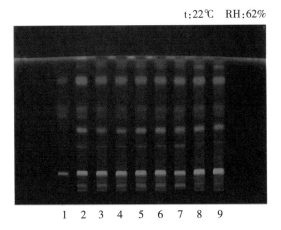

图3-5 三七薄层鉴别(室温)　　图3-6 三七薄层鉴别(低温)

1.混合对照品(由上至下分别为人参皂苷Rg_1、三七皂苷R_1、人参皂苷Re、人参皂苷Rb_1);2.三七对照药材;
3~9.复方丹参片样品

《中国药典》2015 年版一部"补中益气丸(水丸)"中甘草的薄层鉴别,室温下展开得到的甘草酸单铵盐斑点的 R_f 值偏低(图 3-7),改在高温、高湿条件下展开,甘草酸单铵盐斑点的 R_f 值有所提高,与相邻斑点的分离效果较室温的好(图 3-8)。

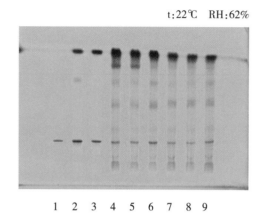

t:22℃ RH:62%   t:28℃ RH:80%

图 3-7 甘草薄层鉴别(室温)   图 3-8 甘草薄层鉴别(高温、高湿)

1.甘草酸单铵盐对照品;2~3.甘草对照药材;4~9.补中益气丸样品

3.5 显色与检视

常用的显色方式主要有喷雾显色、浸渍显色和蒸气熏蒸显色等。

喷雾显色通过选用合适的喷瓶喷嘴及施加持续、适当的压力来获得雾状的液滴,分别沿水平和垂直方向均匀喷洒于薄层板表面。显色剂的用量要适当,太多则多余的显色剂从薄层板上流下,导致斑点变形;太少则斑点反应不完全。采用含有机黏合剂的薄层板(包括预制板),在喷洒含水显色剂时出现显色剂不易被薄层吸收而发生"溢出"或出现麻脸现象,其原因是有机黏合剂与较高黏度和表面张力的高含水显色剂不相容。解决办法是在显色剂中加入 10% 的醇(甲醇、乙醇、1- 丙醇、2- 丙醇)、丙酮或其他水溶性的极性溶剂[2]。

采用浸渍法显色,可使薄层板显色更加均匀,操作时注意动作要迅速,防止显色剂溶解样品造成损失、斑点变形及板面的破损。

蒸气熏蒸显色,要取新鲜配制的试剂或试液,置密闭容器中放置一段时间,再将预显色薄层板置于其中显色,若试剂放置太久,其蒸气挥发浓度降低,斑点显色不清晰。

加热显色需注意加热的时间和温度,尤其是采用羧甲基纤维素钠为黏合剂制备的薄层板及硫酸等显色剂的,若加热温度过高或加热时间过长,容易造成薄层板面的炭化,从而影响显色效果。有的成分在喷洒显色剂后,斑点的颜色随加热时间的不同而发生变化,应留心观察最为清晰明显的斑点颜色。加热显色时要使薄层板均匀受热,避免因加热不均导致斑点显色的差异,这在显色后采用薄层扫描法测定含量时尤其需要注意。

显色后的薄层板如需进行扫描,为使其与空气隔绝,避免水分或氧气等进一步参与反应,可在板上覆盖一块大小相等的洁净玻璃板,周围用胶布密封再进行扫描。

4 国内外药典的比较

各国药典现行版本关于薄层色谱法比较见表 3-7。

表 3-7　国内外药典方法比较

	ChP 2015	USP 38	EP 8.0 BP 2015	JP 16
薄层板	薄层板:市售预制板或自制薄层板 固定相粒径:TLC 为 10~40 μm;HPTLC 为 5~10 μm 活化:110℃烘 30 分钟	薄层板:预制板 固定相粒径:TLC 为 10~15 μm;HPTLC 为 5 μm 活化:110℃烘 30 分钟	薄层板:预制板 固定相粒径:TLC 为 5~40 μm;HPTLC 为 2~10 μm 活化:120℃烘 20 分钟	薄层板:自制薄层板 活化:105~120 ℃烘 30~60 分钟
对照物质	对照品,对照药材,对照提取物	对照品,对照药材,参照物质 (定用)	对照品,参照物物 (定应用)	对照品,自身对照
点样	基线距底边距离:TLC 为 10~15 mm;HPTLC 为 8~10 mm 圆点直径:TLC≤4 mm;HPTLC≤2 mm 条带宽:TLC 为 5~10 mm;HPTLC 为 4~8 mm 点间距离:一般为 TLC≥8 mm;HPTLC≥5 mm	基线距底边距离:适当 圆点直径:TLC 为 2~5 mm;HPTLC 为 1~2 mm 条 带 宽:TLC 为 10~20 mm × 0.5~1 mm HPTLC 为 5~10 mm × 1~2 mm 点间距离:TLC≥10 mm;HPTLC≥5 mm 条带间距:TLC≥4 mm;HPTLC≥2 mm	基线距底边距离:适当 圆点直径:TLC 为 2~5 mm;HPTLC 为 1~2 mm 条 带 宽:TLC 为 10~20 mm × 1~2 mm; HPTLC 为 5~10 mm × 1~2 mm 点间距离:TLC≥10 mm;HPTLC≥5 mm 条带间距:TLC≥5 mm;HPTLC≥2 mm	基线距底边距离:20 mm 圆点直径:2~6 mm 点间距离:>10 mm
展开	展开缸饱和方式:不饱和直接展开,缸饱和,滤纸饱和 15~30 分钟,滤纸饱和 展开方式:垂直展开,二次展开,双向展开	展开缸饱和方式:滤纸饱和	展开缸饱和方式:滤纸饱和 1 小时 展开温度:20~25℃,避光展开 展开方式:垂直展开,水平展开,二维展开 (即双向展开)	展开缸饱和方式:滤纸饱和 1 小时 展开温度:室温
显色与检视	显色方式:喷雾,浸渍和蒸气熏 检视方式:可见光或紫外光灯 (254 nm,365 nm)	检视方式:可见光或紫外光灯 (254 nm,365 nm)	显色方式:喷雾,浸渍和蒸气熏 检视方式:可见光或紫外光灯 (254 nm,365 nm)	根据要求观察斑点位置和颜色
结果判断	供试品色谱与对照物质色谱相应的位置上应显相同颜色的斑点	明确供试品色谱中待鉴别斑点的位置 (或 R_f 值) 和颜色	明确供试品色谱中待鉴别斑点的位置和颜色	明确供试品色谱中待鉴别斑点的 R_f 值的颜色
应用	鉴别,限量检查,杂质检查和含量测定	定性,半定量和定量	鉴别,有关物质检查和含量测定	鉴别,有关物质检查和含量测定

171

5 薄层色谱技术的发展及展望

薄层色谱法具有快速、简便、直观、经济等优点;可同时分离多个样品;可通过改换展开剂、展开方向、显色衍生等方式获得样品丰富的检测信息。近年来,尽管其他色谱技术发展迅速,但薄层色谱的应用并没有减少。薄层色谱鉴别作为中药尤其是中成药鉴别的首选方法在《中国药典》2015年版的应用持续增多。薄层色谱法在非法添加化学药品的筛查方面不可或缺,突显其快速、经济的优势。

随着新材料、新技术的应用,薄层色谱技术已由传统的普通薄层色谱发展到高效薄层色谱(HPTLC)、二维薄层色谱(2D TLC)[8]、微乳薄层色谱(METLC)[9,10]、棒状薄层色谱(TLC-FID)、加压薄层色谱(OPLC)[11]、离心薄层色谱(CTLC)[12]、胶束薄层色谱(MTLC)、包合薄层色谱(ICC)[13]、超薄层色谱(UTLC)等,并逐步向联用检测方向发展,如薄层色谱 - 质谱联用、薄层色谱 - 傅立叶变换红外光谱联用[14]、薄层 - 生物自显影、薄层色谱 - 拉曼光谱联用、薄层色谱 - 核磁共振联用检测等。

质谱是一种灵敏度高、选择性好、可提供化合物的分子量、组成,可推断其结构信息,进行有效定性的现代分析手段。薄层色谱与质谱的联用,实现了优势互补,更利于复杂样品的定性。样品在薄层色谱分离后,待鉴别的斑点经在线提取后直接进入 MS。印度 Bokka Ramesh 等[15]利用 HPTLC 法得到胡椒及其同属植物中分离效果很好 6 个目标化合物,通过 TLC-MS 转接口技术,快速分析鉴定 6 个目标化合物的结构及测定其含量。

随着薄层色谱技术的发展,薄层色谱规范化、标准化操作的不断加强,以及仪器自动化程度不断提高和仪器设备的普及,影响薄层色谱效果的因素将逐步控制到最少,薄层图谱在不同实验室均可以获得良好的重现。中药薄层色谱鉴别方法制定时指向的鉴别成分将更加明确。薄层色谱鉴别时除可以与随行制备的对照物质(对照品、对照提取物、对照药材)图谱比较外,还可以通过与标准图谱的比较进行鉴别,减少对照物质的使用,质量控制模式更加绿色环保。

参考文献

[1] 李美发,赵怀清,柴逸峰.分析化学第七版[M].北京:人民卫生出版社,2011:402.

[2] 林乐明,张军.定量薄层色谱法的现状与展望[J].色谱,1993,11(6):339-345.

[3] F.Geiss.Role of the Vapor Phase in Planar Chromatography [J].Journal of Planar Chromatography-Modern TLC,1988,1(2): 102.

[4] J.Sherma & B.Fried.Handbook of Thin Layer Chromatography [M]. New York:Marcel Dekker,Inc.,1991:71.

[5] 孙毓庆.薄层扫描法及其在药物分析中的应用[M].北京:人民卫生出版社,1990:27.

[6] Szaboles Nyiredy,Clemens Erdelmeier,Beat Meier,et al.The 'PRISMA' Optimization System in Planar Chromatography [J]. Jorunal of Planar Chromatography-Modern TLC,1988,1(4):336.

[7] 周同惠.纸色谱和薄层色谱[M].北京:科学出版社,1989:17.

[8] 方琳,姚帅,崔亚君,等.二维薄层色谱技术的研究进展[J].中成药,2014,36(3):589-592.

[9] 房德敏,高颖,严震,等.微乳薄层色谱在中药成分分析中的应用[J].中草药,2011,42(9):1852-1856.

[10] 康纯,闻莉毓,丁仲伯.微乳薄层色谱用于黄酮类成分分离鉴定的研究[J].药物分析杂志,2000,20(2):121-123.

[11] 何轶,鲁静,林瑞超.加压薄层色谱法的原理及其应用[J].色谱,2006,24(1):99-102.

[12] 刘洋洋,孙文,李春娜,等.离心薄层色谱及其在药物分离纯化中的应用[J].中草药,2014,45(12):1785-1790.

[13] 王小萍,马麦霞,双少敏,等.薄层色谱法测定大黄类药物与环糊精的包结常数[J].分析化学,2002,30(1):38-41.

[14] 汪正范,杨树民,岳卫华.色谱联用技术[M].北京:化学工业出版社,2001:382.

［15］Bokka Ramesh,Vanka Uma Maheswara Sarma,KatraguntabKumar,et al.Simultaneous Determination of Six Marker Compounds in Piper nigrum L.and Species Comparison Study Using High-Performance Thin-Layer Chromatography-Mass Spectrometry［J］. Jorunal of Planar Chromatography-Modern TLC.,2015,28(4):280-286.

起草人:王秀芹　林　彤(广州市药品检验所)

审核人:江英桥(广州市药品检验所)

第二节 高效液相色谱法（通则 0512）

1 概述

高效液相色谱（high performance liquid chromatography, HPLC）法是 20 世纪 60 年代初期在经典柱色谱基础上，借鉴气相色谱发展的经验创立的分离分析技术。进入 20 世纪 70 年代，高效液相色谱技术得到快速发展，并被广泛应用。仪器制造技术的革新、各种检测器的发展、分离机制分析理论的日趋完善、色谱填料化学的不断创新，促使 HPLC 的应用范围迅猛发展。之后，HPLC 与其他分析方法的联用，如高效液相 - 质谱联用技术（high-performance liquid chromatography-mass spectrometry, HPLC-MS）[1,2]、高效液相 - 电感耦合等离子体质谱联用技术（high performance liquid chromatography-inductively coupled plasma-mass spectrometry, HPLC-ICP-MS）[3]、高效液相色谱 - 核磁共振联用技术（high performance liquid chromatography-nuclear magnetic resonance spectrometry, HPLC-NMR）[4]、高效液相色谱 - 傅立叶变换光谱（high performance liquid chromatography-FTIR spectroscopy, HPLC-FTIR）[5]等也得到了快速发展。近代，又出现了二维 / 多维 HPLC、以微径填料为基础的超高压（超高速、快速）HPLC[6]等新技术，并实现了商品化。现代 HPLC 的研究热点主要集中于 HPLC 与其他检测技术（如 MS^n、$TOF\text{-}MS^n$）等的联用和高效高速分离等方面。

HPLC 在药品研发、生产、质控、监督等领域中的应用，涉及药品鉴别、杂质控制、含量测定、打击假劣药品等方面，已成为药物分析与药品检验的主流分析方法。

目前各国药典附录中收载的 HPLC 方法内容基本相同。《中国药典》1985 年版开始收载 HPLC 法，称"高效液相层析法"，1990 年版修订为"高效液相色谱法"，并延至 2015 年版；每版均增加了 HPLC 技术的新进展。

2 检测技术与方法

2.1 基本原理

高效液相色谱法的基本原理是在高压力下，利用不同组分与固定相和液体流动相作用力不同，实现分离的色谱方法。

高压输液泵将流动相泵入装有固定相的色谱柱，对由进样器注入色谱柱的待分离组分进行分离，分离后的各组分依次进入检测器，检测信号通过积分仪或数据处理系统记录与处理，实现各组分定性与定量分析。

液相色谱的分离机制通常有分配、吸附、离子交换、分子排阻、疏水作用、亲和力等。装有不同类型填料的色谱柱与相对应的流动相形成了不同的分离机制，可实现对绝大多数有机化合物的分离分析。随着色谱填料技术的迅速发展，也促进了混合机制分离例如反相 - 离子交换、反相 - 亲水性、分子排阻 - 离子交换等新分离模式的发展[7]。

2.1.1　分配色谱（Partition Chromatography）

分配色谱法利用被分离组分在固定相和流动相中的分配性能（溶解度差别）而实现分离。固定相为载于担体表面的填料，流动相为不同极性溶剂。当固定相极性大于流动相极性时，称正相色谱（normal phase high performance liquid chromatography，NP-HPLC）；当固定液极性小于流动相极性时，称反相色谱（reverse phase high performance liquid chromatography，RP-HPLC）。分配色谱是《中国药典》最常用的液相色谱法。

2.1.2　吸附色谱（Adsorption Chromatography）

吸附色谱法利用被分离组分对固定相表面吸附中心吸附能力的差别而实现分离。其固定相为吸附剂，流动相为不同极性溶剂，利用不同组分与固定相吸附力的不同，以及流动相对不同组分解吸附力的不同，实现分离。吸附色谱属于正相色谱。

吸附剂为多孔极性填料，常用硅胶；流动相为不同极性溶剂，常用二氯甲烷、正己烷、正丁醇、四氢呋喃等。

2.1.3　离子色谱（Ion Exchange Chromatography，IEC）

离子（交换）色谱法利用被分离组分离子交换能力的差别而实现分离，采用高压输液泵系统将规定的洗脱液泵入装有填充剂的色谱柱对可解离物质进行分离测定的色谱方法。

2.1.4　分子排阻色谱法（Size Exclusion Chromatography，SEC）

分子排阻色谱法又称体积排阻色谱法，是根据被分离组分的分子线团尺寸的差异而实现分离（通则0514）。

2.1.5　亲和色谱（Affinity Chromatography，AC）

亲和色谱也叫亲合色谱。在担体上固定能与被分离分子可逆结合的特异性配基，流动相为不同pH值与浓度的缓冲液，依据被分离分子与配基亲合力的差异实现分离。常见的配基有抗原、抗体、受体等。

在《中国药典》2015年版各论中，反相色谱是最常用的色谱分离方法，其他的色谱方法也有收载。表3-8汇总了《中国药典》2015年版中各部对HPLC方法的收载情况，从中可以看出，一部（药材及中成药部分）品种收载的HPLC方法有689种（占27%），覆盖到药材、饮片、植物油脂和提取物以及成方制剂和单味制剂的标准中，不仅用于HPLC特征图谱定性鉴别、指纹图谱的半定量分析，同时所建立的HPLC方法均为多成分（≥2）含量测定，有近180个品种所测成分不少于3个；二部（化学药品部分）收载HPLC法的品种最多（占74%），主要用于HPLC鉴别、有关物质、含量测定等，大多数为反相色谱法，仅有73个品种采用了分子排阻色谱，主要用于β-内酰胺抗生素的聚合物检查、生化药品分子量与分子量分布、高分子物质检查等项目；还有18个品种采用了离子交换色谱，主要用于无机酸、碱以及极性化合物的测定；有25个品种采用了手性色谱法建立了光学异构体检查以及鉴别。此外，在《中国药典》二部中，对含量

表 3-8　《中国药典》2015 年版 HPLC 方法收载情况

ChP 2015	总品种	按品种统计	按色谱分离机制统计				
			RP-HPLC	NP-HPLC	IEX-HPLC	SEC-HPLC	手性HPLC
一部（中药）	2598	689	680	1	3	5	0
二部（化学药品）	2603	1920	1905	4	18	73	24
三部（生物制品）	137	67	98	0	21	55	0
四部（药用辅料）	270	36	33	0	0	3	0

较小的复杂样品体系,有9个品种采用了固相萃取柱进行前处理以及富集,例如阿片、阿片粉、阿片片、阿片酊、阿桔片、复方甘草口服溶液、复方甘草片、罂粟果提取物、罂粟果提取粉等。

《中国药典》2015年版三部(生物制品部分)收载HPLC法的品种较多(占49%),每个品种采用了1~4个分离机制分别对不同项目检查,包括采用RP-HPLC法对蛋白质一级结构进行肽图鉴别(通则3405第一法)、测定重组人粒细胞刺激因子蛋白质含量(通则3124)、测定人免疫球蛋白中甘氨酸含量(通则3123)、测定戊二醛残留量(通则3204)等;采用SEC-HPLC法测定人血白蛋白多聚体(通则3121)、测定人免疫球蛋白类制品IgG单体加二聚体(通则3122)、测定多糖分子大小(通则3120)、纯度分析等;采用IEX-HPLC法测定生物制品中枸橼酸离子(通则3108)、测定人血液制品中糖及糖醇含量(通则3120)等。

2.2 方法选择的目的及依据

2.2.1 定性

HPLC用于药品鉴别的基础是两个结构相同的组分具有相同的保留值。HPLC鉴别并不是直接确证供试品结构是否与对照品结构相同,而是验证供试品的保留值是否与对照品相同,进而间接确证供试品结构与对照品结构的异同。

对化学药品以及单组分生物制品的主峰鉴别,建立HPLC鉴别方法与含量测定方法基本相同,方法考察的重点是专属性和重复进样保留时间的一致性,特别是考察流动相组成比例、流动相pH变化、柱温对重复进样保留时间一致性的影响。目前,各国药典尚未规定鉴别实验中供试品保留时间与对照品保留时间的允许偏差范围。理论上供试品主峰保留时间与对照品主峰保留时间的差异,应没有统计学显著意义。在一些企业内控标准中,通常采用正态分布或者Poison分布对保留时间进行比较,以95%置信区间或容许区间作为允许偏差范围。如果采用二极管阵列检测器,主峰的紫外吸收光谱也用于鉴别。在方法开发研究中,主峰峰纯度也作为专属性的考察指标,规定待测组分的峰纯度必须超过阈值。

中药成分复杂,定性鉴别与化学药品以及单组分生物制品相比更具有难度。通过HPLC色谱法发展了指纹图谱与特征图谱的鉴别在逐渐完善和提高中药定性鉴别工作。《中国药典》2015年版一部收载了20余个指纹图谱的标准,包括三七三醇皂苷、三七总皂苷、天舒胶囊等;30余个特征图谱的标准,如丹参、心脑健片、心脑健胶囊、枣仁安神胶囊等。在标准中,用HPLC指纹图谱鉴别不同产地的沉香;用LC-MS肽图分析鉴别不同动物源的胶类成分,在此基础上,采用LC-MS/MS二级质谱技术结合蛋白质库对特征肽段序列分析,建立了胶类药材专属性鉴别信息库,对阿胶等进行专属性鉴别,解决胶类药材的掺假制假难以鉴别的技术难题。对组分复杂的中药成分指纹图谱鉴别,可采用化学计量学进行色谱指纹图谱的相似性分析,例如丹参(*Salvia miltiorrhiza* Bunge)[8]等。

中药指纹图谱与特征图谱鉴别不同。中药指纹图谱是最大限度地体现中药的整体特征,并满足整体性、专属性和重现性要求。特征图谱在质量标准中,可以用于定性鉴别或者多成分定量中色谱峰的指认。特征图谱不要求与指纹图谱一样对图谱的相似性进行全面评价,它的主要特点是要突出该品种与其他品种不同的特异性成分,作为控制中药质量的重要鉴别手段。

指纹图谱的液相色谱条件的规定比一般的液相色谱含量测定方法更加详细,如大多数方法都明确了色谱柱的相关参数(固定相、柱长度、内径及填料粒度),并附有对照用指纹图谱。结果判断时,供试品指纹图谱应呈现与参照物色谱峰保留时间相同的色谱峰,并与对照指纹图谱经中药色谱指纹图谱相似度评价系统计算相似度,数值应符合一定要求。

方法建立时,应根据指纹图谱自身的特点进行优选,获取足以代表品种特征的指纹图谱,并注意方法的简便及实用性。典型的优选参数包括不同流动相条件、不同色谱柱、不同仪器等。为获得较好的重复性,梯度洗脱尽可能使用线性梯度,梯度末尾以强洗脱溶剂洗涤,并测定延迟时间。在此基础上,制备有足够代表性的样品的图谱,形成"对照用指纹图谱",同时应找出成品指纹图谱中具有指纹意义的各个特征峰,编以序号,并对部分化学成分进行研究指认。

指纹图谱方法验证包括专属性、准确度、精密度、范围和耐用性等,用以确保指纹图谱进入标准后的实用性。专属性指指纹图谱对中药样品特征的分析鉴定能力,以典型的色谱图来证明并尽量标出确定成分。准确度指测定系统所得指纹图谱与"对照用指纹图谱"之间的相近程度,应在规定的范围内建立,并满足系统准确度和结果准确度的要求。精密度指规定条件下对均质样品多次取样进行一系列检测结果的接近程度,包括重复性、中间精密度和重现性,应按《中国药典》指导原则通则 9101 规定进行考察。范围指样品中被分析物的较高浓度(量)和较低浓度(量)的一个区间,在此区间内,该方法具有合适的准确性和精密度。评价时可以增加或减少被分析物的量,并将所得指纹图谱与"对照用指纹图谱"进行相似度比较。耐用性指不同条件下对分析同一样品所得测试结果的变化程度。需考虑的条件包括不同分析人员、仪器、试剂和色谱柱等;以及分析条件的各典型参数,如流速、柱温、波长变异、流动相组成等。

指纹图谱在全面地反映中药样品的典型性特征、快速地完成中药识别、整体性地进行中药质量控制当中,发挥着不可或缺的作用。

特征图谱方法学验证包括专属性、精密度和耐用性等。专属性系指特征图谱的测定方法对中药样品特征的分析鉴定能力。研究中,应详细比较与近似混淆品种的特征图谱差异,说明特征图谱的鉴别能力。并得出具有鉴别意义的评价特征。精密度试验包括重复性试验和重现性试验。重复性试验是取同一批号的供试品 9 份以上,按照供试品溶液的制备和检测方法制备供试品溶液并进行检测,其特征峰峰面积或相对峰面积的相对标准偏差 RSD% 应不小于 2%,保留时间或相对保留时间的 RSD% 应小于 1%,如特征峰比例具有特征性,应对特征峰比例进行考察,相对标准偏差应小于 2%。重现性试验是经不同实验室复核,特征图谱与对照特征图谱比较,具有相似的特征轮廓和保留时间特征。耐用性:特征图谱的耐用性系指在测定条件有效的变动时,特征图谱轮廓不受影响的承受程度,为所建立的特征图谱方法用于日常检验提供依据。开始进行特征图谱方法验证前,就应考虑其耐用性。如果测定条件要求苛刻,应在方法中写明,并注明可接受变动的范围,可以先采用均匀设计、析因设计等试验设计方法确定主要影响因素,在通过单因素分析等确定变动范围。典型的变动因素有供试品溶液的稳定性,高效液相色谱法中典型的变动因素有:流动相的组成和 pH 值、不同品牌或不同批号的同类型色谱柱,不同型号仪器,柱温、流速,检测波长和积分参数等;对于蒸发光散射检测器,还应注意喷雾口温度,漂移管温度,气体流速或压力等。此外应当注意避免特征峰在流动相梯度急剧变化的范围内出峰,尤其在蒸发光散射检测器中,以免影响特征图谱轮廓的稳定性。具体变动范围可参考《美国药典》通则〈621〉或《欧洲药典》8.0 版通则 2.2.46。经试验,测定条件小的变动应能满足系统适用性试验要求,以确保特征图谱轮廓的稳定性。当特征图谱方法与定量分析方法一致时,可在定量分析方法验证中,统一考察。结果判断时,供试品特征图谱与对照图谱比较,应具有相对保留时间一致的特征峰。

化学药品药典标准(二部)收载的 HPLC 鉴别最多,通常是利用含量、有关物质测定等的 HPLC 方法完成,但有 14 个品种是单独建立了专属的 HPLC 鉴别方法,包括生物制品的主峰保留时间鉴别(门冬酰胺酶以及制剂、垂体后叶粉以及制剂、缩宫素注射液等)、手性化合物的光学活性鉴别(注射用艾司奥美拉唑钠、艾司奥美拉唑镁肠溶片、右酮洛芬氨丁三醇胶囊)、肽图谱鉴别(胰岛素)等。

生物制品药典标准(三部)中收载的 HPLC 鉴别最多,主要包括 RP-HPLC 肽图鉴别、定期对生物制品原液的 N 端氨基酸序列进行测序等。

2.2.2 定量

HPLC 用于药品含量测定是基于待测组分的色谱峰面积或峰高与待测组分的量相关(通常呈线性或对数线性关系);通过比较供试品中待测组分的色谱峰面积或峰高与对照品色谱峰面积或峰高的大小来确定供试品待测组分的量。

随着进样器进样精度的提高,对组分简单、操作步骤少、影响因素少的测定方法,HPLC 定量目前多采用外标法,内标法已较少使用。而对一些有较多提取步骤、组分复杂、需要柱前衍生或柱后衍生的含量测定方法通常采用内标法,例如复方炔诺孕酮片/滴丸、复方氨基酸注射液等。

在化学药品的有关物质检查中,当有已知特定杂质对照品时,应使用外标法定量。无杂质对照品时,推荐使用自身对照法,包括带校正因子的自身对照法和不带校正因子的自身对照法。校正因子宜采用特定杂质与主成分吸收系数比法或标准曲线斜率比法来测定。当校正因子在 0.9~1.1 范围时,通常无需校正,而直接使用不带校正因子的自身对照法。

对于具有复杂成分和多重功效的药物,进行多指标成分的含量测定时,如果采用常规的对照品外标法,存在着难以获得及保存、检测成本高等缺点。通过只使用一个对照品,可同时计算出供试品中其他待测成分的含量,使其计算值与实测值符合定量方法学要求的方法,称为一测多评法(single standard to determine multi-components 或 simultaneously determination of multiple components with single standard,SSDMC[9,10];quantitative analysis of multi-components by single-marker,QAMS)[11]。

《中国药典》2015 年版一部收载了采用一测多评法方法的品种有 8 个,包括丹参、生姜、黄连、银杏叶片、银杏叶胶囊、银杏叶滴丸、咳特灵胶囊及咳特灵片的含量测定,其中黄连的校正因子设定为 1,而其余 7 品种使用了精确的校正因子。《中国药典》2015 年版二部收载了 5 个一测多评方法,如交沙霉素、氨曲南、胰岛素等。一测多评方法在美国、欧洲的植物药标准中也早有应用。在《美国药典》38 版中,180 个植物药标准中有 49 个标准(17 种植物)使用校正因子,另外 39 个标准校正因子为 1;《欧洲药典》8.2 版中 273 个植物药标准,有 23 个标准采用一测多评。

一测多评的关键参数为相对保留时间及校正因子,分别用于对多个待测成分进行色谱峰指认和含量计算。相对保留时间采用待测成分与一测成分的保留时间比来计算。采用紫外检测器时,校正因子宜采用一测成分与待测成分的吸收系数比法[9,12]或标准曲线斜率比法[10]来测定。对于蒸发光散射检测器,可将数据对数化后选择标准曲线斜率比值或者多点校正的方法计算校正因子。为使所建立的方法中的相对保留时间及各待测成分的校正因子能用于常规检验,应进行两个参数的中间精密度实验,并对其耐用性进行全面的考察,确保两个参数在应用中保持稳定。实验设计应包括不同日期、仪器、人员等精密度相关的因素,以及不同色谱柱、流速、柱温、波长等典型的耐用性变动参数。如果测试条件要求苛刻,则应加以限定。

另外,一测多评方法建立之前,应进行全成分分析,以确定代表性共有成分作为测定指标,并选择易得、稳定、含量高的有效成分作为一测的对照品。

以丹参为例,通过比较三种丹参酮类有效成分,选择了量大,易得且稳定的丹参酮 II_A 作为一测对照品,对丹参酮类物质(丹参酮 II_A、丹参酮及隐丹参酮)进行一测多评测定。通过不同仪器、色谱柱和实验室进行测定,获得了稳定可行的校正因子。采用两种实验设计方法,对丹参酮校正因子的耐用性进行了系统研究:首先采用嵌套析因设计,对与分析环境有关的三个参数进行了研究,发现不同仪器对校正因子影响最大;其次采用 PB 设计,发现色谱方法中的波长参数对校正因子影响最大,两种方法的结果可以互相印证。

多成分测定是复杂药物质量控制的有效手段和主要方向。一测多评方法既能够从整体上反映复杂药物的安全性、有效性、质量均一稳定等特征，又能够避免对照品难以获得、价格较高的缺点，降低检测难度和成本。因此，一测多评含量测定是未来发展的重要方向之一。

对那些价格昂贵（例如人参）、性质不稳定、毒性强以及提取制备困难、原植物中含量极低的中药化学对照品进行替代法研究，可采用对照提取物（quantitative analysis by standardized reference extract，QASRE）进行定性与定量控制[13]。以功劳木（Mahoniae Caulis）为例，通过对对照提取物法的影响因素进行了深入研究[14]，并系统地比较了一测多评法、对照提取物法、定量核磁共振光谱法的结果差异，结果显示无显著性差异，而对照提取物法更有优势[15]。

2.3　方法的适用性

HPLC 在药物分析方面的应用主要包括定性鉴别、杂质检查、天然产物的组分/成分分析、含量测定和药物的稳定性研究等。鉴于其具有高度的专属性，特别适合于对复杂体系样本的分离。近年来在药物杂质谱（impurity profiles）的分析及中药质量控制如中药指纹图谱等的应用中广泛应用。如采用多成分多指标控制中药产品是当前国际上广泛认可的质量评价模式。迄今为止，《中国药典》已采用 HPLC 方法通过测定多个成分含量来评价中药药材、制剂等产品的质量。

以丹参为例，丹参的有效成分主要包括水溶性酚酸类和脂溶性二萜醌类，水溶性成分主要包括丹酚酸 A，B，C，D，E，G 以及迷迭香酸、丹参素、原儿茶醛等，脂溶性成分包括丹参酮 II_A、丹参酮 II_B、隐丹参酮、丹参酮 I、丹参酮 V 等。其中丹参酮 II_A 为脂溶性化合物的代表成分，丹酚酸 B 为水溶性化合物的代表成分[16,17]。《中国药典》自 1963 年版起，收载丹参，建立了野生丹参的形态鉴别方法，1977 年版增加了栽培品的形态鉴别，同时增加了理化鉴别项。1990 年版《中国药典》增加了薄层鉴别项。《中国药典》1990年版首次收载了 HPLC 法测定丹参中丹参酮 II_A 含量，限度规定含丹参酮 II_A 不少于 0.20%。自《中国药典》2005 年版起，删去了理化鉴别项，增加了水溶性成分丹酚酸 B 的薄层色谱鉴别和 HPLC 法测定丹参中丹酚酸 B 含量。《中国药典》2005 年版、2010 版年均收载了 HPLC 法，以丹参酮 II_A 以及丹酚酸 B 为对照品，两个 HPLC-UV 法分别对丹参药材进行测定，规定丹参酮 II_A 应不少于 0.20%，含丹酚酸 B 不得少于 3.0%[18]。且在《中国药典》2010 年版中采用 HPLC 指纹图谱技术对复方丹参滴丸进行鉴别[19]。《中国药典》2015 年版又以丹参酮 II_A 为参比，通过相对保留值结合各色谱峰的紫外吸收特征判断其他成分（二氢丹参酮 I、隐丹参酮、丹参酮 I）的峰位置[10]，并利用相对校正因子计算出其他成分的含量，实现了多成分的同步测定。

对用多维指纹图谱与多指标成分定量相结合的模式，可实现对中成药整体定性的同时还可对其中的多个指标成分进行定量的功能，为中药的质量控制和评价提供了新方法[20-23]。

3　操作要点及注意事项

3.1　仪器

HPLC 仪器包括高压输液泵、进样器、色谱柱（柱温箱）、检测器和数据处理系统。应按实验室液相色谱仪检定规程的规定进行定期检定。

常用的输液泵为往复式柱塞泵，分为并联式和串联式两种。输液泵是 HPLC 易出故障的部分，流量与压力稳定性影响保留时间的一致性,应经常维护与校准。

传统的进样器多为六通阀,分为手动与自动两种。六通阀定量环体积有不同规格,如 10 μl、20 μl、50 μl、100 μl,进样量多于定量环体积将会排出。当进样量小于定量环体积时,可以通过进样针来控制进样体积大小。近年来,自动进样器已经成为 HPLC 仪器的常规配置,典型的自动进样装置有圆盘式自动进样器、链式自动进样器、坐标式自动进样器等,在程序控制器或微机控制下,可自动进行取样、进样、清洗等一系列动作,操作者只需将样品按顺序装入贮样室内即可。

常用的检测器为紫外可见光检测器,其他还有荧光检测器、示差折光检测器、蒸发光散射检测器、电化学检测器和质谱检测器等。不同的检测器对流动相的要求不同,检测灵敏度也不同。

数据处理系统现多为色谱工作站,不同于以往的记录仪与积分仪,计算机色谱处理系统勿需对检测灵敏度进行调节。

3.2 色谱柱

选择色谱柱是建立检测方法的第一步,通常应根据待测物质特性确定合适的分离机制,再选择特定类型填料的色谱柱与相对应的流动相建立分析方法。

反相色谱技术(RP-HPLC)是最常用的药物分析方法。C_{18} 柱最为常用,也有氨基柱、C_8 柱、C_2 柱、C_3 柱、苯基柱或氰基柱的报道,在 2008~2012 年间 C_{18} 和 C_8 色谱柱的使用率分别为 62% 和 9%;其中约 50% 的色谱方法为梯度洗脱[24]。亲水作用色谱(hydrophilic interaction chromatography,HILIC)作为 RP-HPLC 的互补方法已经显示出明显的优越性[25];利用两性离子交换 - 反相 - 亲水作用(zwitterion exchange-reversed phase-hydrophilic interaction,ZIC-RP-HILIC)混合模式色谱柱,分析极性较强的 β- 内酰胺抗生素如头孢曲松钠等,流动相中无需再添加离子对,可以直接与 MS 联用获得杂质的结构信息[26]。

3.2.1 色谱柱类型

色谱柱按其固定相化学组成可主要分为微粒硅胶、高分子微球、微粒多孔碳、微粒氧化铝、微粒氧化锆等类型。根据色谱柱内径的不同,液相色谱柱可分为微径柱、分析柱、快速柱、半制备柱、制备柱等,适于不同的分离分析目的。常用的普通分析柱,内径通常为 4.6 mm(3/16 in),用于常规的分离分析。快速分析柱的内径一般为 6 mm 或更大,长 30~80 mm,固定相颗粒为 3 μm 或更小。半制备柱与制备柱,内径一般在 6 mm 以上,用于半制备或制备目的。而微径柱内径一般为 1 mm,甚至有更小内径的毛细管柱,与常规分析柱相比,需要特殊的装填技术,并配合高精度的微流泵使用。

硅胶是液相色谱法出现后最早普及使用的色谱柱填料,其他的非硅胶基质主要是针对硅胶的缺点而进行改进的。以微粒硅胶为基质的化学键合相是目前液相色谱法中应用最广泛的固定相,按键合有机硅烷的官能团分类,可分为非极性、极性、离子交换、手性键合相等。不同的键合相具有不同的选择性,表现出分离效果的不同。其对应的色谱柱称为反相色谱柱、正相色谱柱、亲水作用柱、离子交换柱、凝胶柱、手性柱等。

3.2.2 色谱柱选择性

在建立色谱方法时,通常根据待测物质的疏水性、亲水性、分子大小(形状以及尺寸)、荷电性(离子交换性)、解离性(pK_a)等确定分离机制,选择相应色谱柱。药物分析中最常用的色谱柱为十八烷基键合相(C_{18})反相色谱柱。选择 C_{18} 色谱柱时应考虑色谱柱填料类型、颗粒形状、粒径大小、比表面积、孔径、键合相比例(含碳量)、端基封闭、色谱柱内径与长度等因素,这些因素均可影响色谱分离效果[27]。

在应用药典各论方法时,由于目前市场上有约 800 多种不同品牌的 C_{18} 色谱柱,且不断有新品牌的色谱柱出现。采用不同品牌，不同型号的色谱柱分析具体样品时，由于色谱柱选择性的差异，溶质的保留值，色谱峰之间的分离度甚至色谱峰顺序都可能出现较大的差异。虽然部分品种各论中推荐了具体的色谱柱品牌，但当无法获得推荐的色谱柱时，仍需要寻求选择性相似的色谱柱进行试验，因此需要更好的方法对色谱柱进行表征以便实验人员能够快速地选择出适宜的色谱柱。

3.2.2.1 常用的 C_{18} 色谱柱选择方法

通过测定一组特定结构的溶质与色谱柱固定相的相互作用来表征固定相的性质是最常用的色谱柱表征方法，其可以对色谱柱的疏水性、空间选择性和硅醇基活性等进行表征。目前有 4 个相对成熟的表征系统：

（1）Snyder/Dolan 方法[28]　Snyder/Dolan 方法被认为是目前最全面的色谱柱表征方法。其采用 67 种空间结构、尺寸、极性、形成氢键能力、pK_a 等差异较大的溶质包括酸性、中性和碱性化合物作为特征溶质，以 H、S、A、B、C 这 5 个参数表征色谱[H 代表疏水作用（hydrophobicity），S^* 代表立体选择性（steric hindrance to retention），A 代表溶质受体与非离子化硅烷醇的氢键作用（hydrogen-bond acidity），B 代表溶质供体与固定相中某受体的氢键作用（hydrogen-bond basicity），C 代表离子化硅醇基对质子化碱的作用（cation-exchange/ion interaction behavior）]，并证明了这 5 个色谱柱参数（H,S,A,B,C）可以表征所有对反相色谱柱选择性有贡献的作用力。

将上述参数用于色谱柱的选择。Snyder 等引入下列公式比较不同色谱柱的相似性：

$$F_S^* = \{[12.5(H_2-H_1)]^2 + [100(S_2^*-S_1^*)]^2 + [30(A_2-A_1)]^2$$
$$+ [143(B_2-B_1)]^2 + 83(C_2-C_1)]^2\}^{1/2} \tag{3-1}$$

式中，H_1,H_2 分别代表两根色谱柱的参数 H 值；S_1^*,S_2^* 等与之类似。12.5,100 等数字代表各参数的权重。研究发现，当两根色谱柱的 $F_S \leqslant 3$ 时，α 值的偏差$\leqslant 3\%$（分离度差别在 0.4 个单位以内），可认为两色谱柱具相似的选择性，具有可替代性。F_S^* 越大，两色谱柱选择性差异越大。

目前 Snyder 等色谱柱参数可以在美国药典委员会网站上查询，该数据库包含了 400 余根色谱柱的参数信息。可以查询到与所需的色谱柱选择性最相似或差异最大的色谱柱。每个色谱柱公司的新上市的色谱柱，都会自己报送上述 5 个参数。

（2）Euerby 方法[29-31]　另一个比较受欢迎的色谱柱表征方法是由 Euerby 等人拓展的 Tanaka 固定相表征方法。Euerby 方法采用 6 个色谱柱参数：k_{PB}（戊基苯保留因子），α_{CH2}（戊基苯保留因子 / 丁苯保留因子），$\alpha_{T/O}$（苯并菲保留因子 / 三联苯保留因子），$\alpha_{C/P}$（咖啡因保留因子 / 苯酚保留因子），$\alpha_{B/P}$ pH 7.6（pH 为 7.6 时苄胺保留因子 / 苯酚保留因子）与 $\alpha_{B/P}$ pH 2.7（pH 为 2.7 时苄胺保留因子 / 苯酚保留因子）。k_{PB} 代表固定相的表面积和表面覆盖率（键密度），α_{CH2} 代表疏水作用，$\alpha_{T/O}$ 代表立体选择性，$\alpha_{C/P}$ 代表氢键能力，$\alpha_{B/P}$ pH 7.6 代表总离子交换能力，$\alpha_{B/P}$ pH 2.7 代表酸性离子交换能力。

与 Snyder 方法类似，引入 CDF 值比较色谱柱的相似性：

$$CDF = [(xn_{t1}-xn_1)^2 + (xn_{t2}-xn_2)^2 + (xn_{t3}-xn_3)^2 + (xn_{t4}-xn_4)^2 + (xn_{t5}-xn_5)^2 + (xn_{t6}-xn_6)^2]^{1/2} \tag{3-2}$$

式中，xn_x 代表六个参数的标准化值[$xn_x = (x_x-\mu_x)/SD$]。

CDF 值越小两色谱柱选择性越相似，反之差别越大。Euerby 等的研究结果已作为 ACD 软件的一个插件发布，安装插件后可查询到色谱柱的六个参数并计算 CDF 值，选择相似及差异显著的色谱柱。

（3）Hoogmartens 方法[32,33]　由于在《欧洲药典》和《美国药典》中的液相方法对色谱柱信息描述的不足，Hoogmartens 等在查阅文献的基础上采用 4 个色谱柱参数：$k'_{amylbenzene}$（戊基苯的保留因子），$rk'_{benzylamine/phenol}$ pH 2.7（pH 为 2.7 时苄胺 / 苯酚的相对保留因子），$k'_{2,2'-dipyridyl}$（2,2'- 联吡啶的保留因子）与 $rk'_{triphenylene/o-terphenyl}$

(苯并菲 /o- 联三苯的相对保留因子),$k'_{\text{amylbenzene}}$ 代表疏水性,$rk'_{\text{benzylamine/phenol}}$ pH 2.7 代表硅醇基活性,$k'_{2,2'\text{-dipyridyl}}$ 代表金属杂质含量,$rk'_{\text{triphenylene/o-terphenyl}}$ 代表立体选择性。这四个参数可通过 3 次实验得到。目前 Hoogmartens 等已测定了 100 多种不同品牌的色谱柱参数,这些参数可以在 Hoogmartens 等建立的数据库中查询(http://pharm.kuleuven.be/pharmchem/Pages/cc.php)。

同样,Hoogmartens 引入 F 值来表示两个不同色谱柱的相似性。F 值定义为两色谱柱间各参数的平方和:

$$F = (k'_{\text{amylbenzene,ref}} - k'_{\text{amylbenzene,i}})^2 + \left(rk'_{\frac{\text{benzylamine}}{\text{phenol}},\text{pH 2.7,ref}} - rk'_{\frac{\text{benzylamine}}{\text{phenol}},\text{pH 2.7,i}}\right)^2$$
$$+ (k'_{2,2'\text{-dipyridyl,ref}} - k'_{2,2'\text{-dipyridyl,i}})^2 \qquad (3\text{-}3)$$
$$+ (rk'_{\text{triphenylene/o-terphenyl,ref}} - rk'_{\text{triphenylene/o-terphenyl,i}})^2$$

并认为当 F 值小于 2 时,两色谱柱具有相似的选择性,当 F 值大于 6 时,两色谱柱具有显著不同的选择性。

(4)《美国药典》方法[34,35] 在 Snyder 方法的基础上,《美国药典》采用 5 个参数来表征色谱柱的特性:Hy,乙基苯保留因子,代表疏水作用;CTF,1,4- 二羟基蒽醌拖尾因子,代表金属杂质含量;CFA,阿米替林保留因子;TFA,阿米替林拖尾因子;二者用来代表硅醇基活性;BD:键密度,代表立体选择性。并引入 F 值比较色谱柱:F 值越小,两色谱柱越相似。在美国药典委员会网站上(http://www.usp.org/app/USPNF/columnsDB.html)可以查询到上述的色谱柱参数,并可以查询到相似的色谱柱。

$$F = \sqrt{\frac{(H_2-H_1)^2}{VarH} + \frac{(C_2-C_1)^2}{VarC} + \frac{(CA_2-CA_1)^2}{VarCA} + \frac{(TA_2-TA_1)^2}{VarTA} + \frac{(BD_2-BD_1)^2}{VarBD}} \qquad (3\text{-}4)$$

3.2.2.2 应用

Jonathan 等依据色谱柱的发展简史将硅胶色谱柱分为三大类:A 型色谱柱[36](即旧型色谱柱,old-type columns),B 型色谱柱[37](即新型色谱柱,new-type columns)和 E 型色谱柱[38](即内嵌极性基团或极性基团封尾的色谱柱,embedded-polar-group columns,EPG)。各类色谱柱具有不同的特点。

(1) A 型色谱柱的金属含量较高,硅胶纯度较低。色谱柱参数 H(疏水性)和 S(立体位阻)值较低;但 A(氢键酸性)和 C(阳离子交换活性),B(氢键碱性)值相对较高。

(2) 在低 pH 值条件下,E 型色谱柱的 A、C、H 值较低,B 值较高。因此,E 型色谱柱优先保留苯酚类和羧酸类化合物,而对氢键受体,质子化溶剂如质子化胺以及疏水性强的化合物保留较弱。

(3) 在 B 型色谱柱中很容易找到相似的色谱柱,而在 A 型色谱柱中则很困难。E 型色谱柱在用来分析特定的样品(如自由酸、碱溶质)时,几乎这类色谱柱都具有相似的选择性,而其他情况下,在这类色谱柱中很难找到相似的色谱柱。

我们已经对国内常用的十八烷基键合硅胶色谱柱按上述方法进行了分类,并证明首先根据色谱柱的生产工艺确定色谱柱的类型(A、B 或 E 型色谱柱),再采用 Snyder 方法在同类的色谱柱中选择相似的色谱柱更易取得成功。

在上述工作的基础上,建立《中国药典》HPLC 方法色谱柱表征系统已经列入日程。具体为:①采用色谱柱生产工艺表征(A、B 或 E 型色谱柱),结合 Snyder 色谱柱参数(H,S,A,B,C)表征,利用 $F_S{}^*$ 选择相似的色谱柱。

$$F_S{}^* = \{ [12.5(H_2-H_1)]^2 + [100(S_2{}^*-S_1{}^*)]^2 + [30(A_2-A_1)]^2$$
$$+ [143(B_2-B_1)]^2 + 83(C_2-C_1)^2 \}^{1/2}$$

②建立《中国药典》HPLC 方法典型色谱图库,并给出典型色谱图的色谱柱参数,作为色谱柱选择的基础。如头孢噻肟钠典型色谱图(图 3-9):

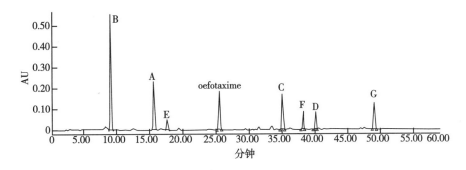

图 3-9　头孢噻肟钠有关物质分析典型色谱图

色谱柱参数:$H.\ 1.053$;$S.\ 0.063$;$A.\ 0.018$;$B.\ -0.021$;$C_{2.8}.\ -0.302$;$C_{7.0}.\ 0.123$

在抗生素杂质谱研究中,尝试根据色谱柱参数与难分离杂质对分离之间的关系,给出具体品种理想分离状态下的参数范围,进而选择合适色谱柱的方法。即以色谱系统中最难分离物质对为指针,利用疏水 - 消除模型将色谱柱参数(H,S,A,B,C)与最难分离物质对的分离相关联,找出影响特定品种分离的最关键色谱柱参数,确定理想分离状态下的参数范围,使色谱柱的选择更具有针对性。以 β- 内酰胺抗生素为例,试验证明参数 A(hydrogen-bond acidity,表征溶质与非离子化硅烷醇的氢键作用)是影响 β- 内酰胺抗生素杂质分离的最关键参数;进而得到了选择 β- 内酰胺抗生素有关物质分析适宜色谱柱的一般方法(图 3-10);证明选择参数 A 在 0.1 附近的色谱柱分析 β- 内酰胺抗生素易得到满意的分离效果。对《中国药典》2015 年版部分 β- 内酰胺抗生素品种,也已经确定了适宜的色谱柱参数 A 范围。

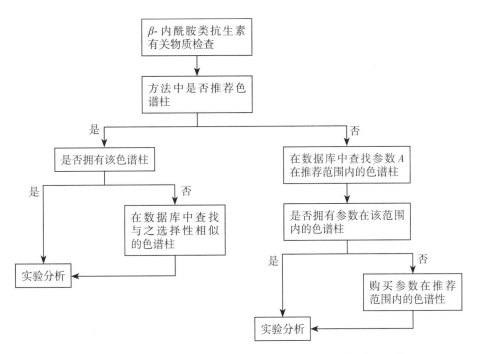

图 3-10　选择 β- 内酰胺抗生素有关物质分析适宜色谱柱的一般方法

3.2.3　色谱柱使用以及贮存

柱温超过 30℃时应在各论中写明。合适的色谱柱温度可降低流动相黏度,降低柱压,延长色谱柱寿命,但色谱柱温度如果超过 60℃,绝大多数 C_{18} 柱将柱效明显下降。

色谱柱的储存液若无特殊说明,均为有机溶剂,反相柱常用纯甲醇、乙腈或者高比例的甲醇 / 乙腈 - 水溶液,正相柱常用脱水处理后的纯正己烷。使用前,一定要注意色谱柱的储存液与待分析样品的流动相之间是否互溶。有些色谱柱(如氨基柱),既可用于正相体系,也可用于反相体系,如果储存液为环己烷,而当前使用条件为反相时,必须用异丙醇先置换掉色谱柱内的储存液,然后再用于反相条件,反之亦然。在反相色谱中,如果流动相中缓冲盐的浓度较高(≥ 100 mmol/L),必须先用低浓度的甲醇 / 乙腈 - 水溶液(10%~20%)冲洗 20 分钟,否则缓冲盐在高浓度的有机相中很容易析出,从而使色谱柱堵塞,无法恢复。

3.3 流动相

流动相使用的溶剂、缓冲盐等应符合 HPLC 级要求。

反相色谱的流动相通常包括水相(水、磷酸盐缓冲液、醋酸盐缓冲液、离子对试剂缓冲液等)和有机相(通常为甲醇、乙腈和四氢呋喃)。在开发 HPLC 方法时,缓冲液种类、缓冲液 pH 值、有机相种类、有机相比例、洗脱程序都是需要优化的,可以参考 Snyder 溶剂选择三角形来优化,确保被测定组分被分离;也可采用实验设计(design of experiment,DoE)的方法,对色谱系统的关键过程参数(critical process parameters,CPPs)如流动相组成、流动相 pH 值、柱温等进行优化,使难分离物质对达到最佳分离。

对于易解离组分,考虑待测物质的 pK_a 值有助于选择流动相。调节流动相的 pH 值可抑制解离;分离弱酸性化合物时,可在流动相中加入酸,如醋酸、磷酸等,不可加入盐酸等卤族酸;分离弱碱性化合物时,可在流动相中加入三乙胺,当流动相 pH 值较高时,加入醋酸可抑制残余硅羟基的影响;但应注意色谱柱可耐受的 pH 范围。流动相 pH 值超过 8 时,各论中应注明使用耐碱性的色谱柱。

离子对色谱是反相色谱的一种应用,常用于水溶性较好的物质的分离分析,由于流动相水相中加入了离子对试剂,其分离机制含有离子交换作用。离子对试剂可以是阴离子表面活性剂(例如烷基磺酸钠、三氟醋酸等),也可以是阳离子表面活性剂(卤化烷基铵盐、烷基胺等)。由于离子对试剂在反相色谱柱中容易残留,在冲洗不完全的情况下,残留的离子对试剂可能改变硅胶填料表面性能,从而影响分离性能,甚至可能影响色谱峰出现顺序相反的情况。

正相色谱法通常使用正己烷、环己烷、二氯甲烷、三氯甲烷等作为疏水相,使用乙醇、正丁醇、异丙醇等作为亲水相,通过调节二者比例使待测物质分离。当色谱峰明显拖尾时,可加入三乙胺、甲酸、醋酸等酸碱改性剂进行调节。

虽然传统观念认为,选择洗脱方式时,如果等度洗脱能满足要求,应避免使用梯度洗脱。如果必须使用梯度洗脱时,也应避免使用三元或三元以上梯度,并减少或避免在色谱柱内产生大盐浓度梯度与 pH 梯度,避免梯度中有机溶剂比例的剧烈变化。但对复杂体系如有关物质的分析等,梯度洗脱已经逐渐成为药典的常规方法。

设计梯度洗脱程序表时,推荐将流动相 A 或 B 都配制成不同比例的水相与有机相的混合溶液,以增加梯度洗脱的重现性;设计梯度程序时,如果使用缓冲盐,则应进行流动相 A 和 B 不同比例的混合试验,以考察梯度运行过程中是否有盐析出。

设计梯度洗脱程序表时,还应考虑时间点从 "0" 开始时出现的重现性问题。由于 HPLC 梯度洗脱系统混合器入口与色谱柱头间存在有死体积,使得梯度洗脱时达得色谱柱的实际流动相比例滞后于混合器中的流动相比例,梯度洗脱还应考虑不同仪器死体积的影响。不同 HPLC 仪器结构的差异,可导致梯度洗脱系统混合器入口至色谱柱头间的死体积不同,使得流动相的滞后时间不同,这是导致许多梯度洗脱方法不能重现的主要原因。因此在设定梯度洗脱程序时应消除滞后时间(retardation time,t_D)的影响,典型的梯度洗脱程序设定示范如表3-9所示,梯度第一阶段应为等度程序,应尽可能使保留能力较差的组分在等度洗脱阶段出峰,保留能力强的组分在梯度洗脱阶段出峰。

表 3-9　典型的梯度洗脱程序设定示范

梯度状态	梯度时间(min)
等度	0.00
等度结束,梯度 1 开始	$\Delta t_{G0} - t_D$
梯度 1 结束,梯度 2 开始	$\Delta t_{G0} - t_D + \Delta t_{G1}$
开始	
梯度 2 结束	$\Delta t_{G0} - t_D + \Delta t_{G1} + \Delta t_{G2} - t_D$
平衡	$\Delta t_{G0} - t_D + \Delta t_{G1} + \Delta t_{G2} + 1$
平衡	$\Delta t_{G0} - t_D + \Delta t_{G1} + \Delta t_{G2} + 11$

Δt_{G0}、Δt_{G1}、Δt_{G2} 分别为色谱柱等度、梯度 1 和梯度 2 的运行间隔时间。

滞后时间(t_D)的测定　以二通管替代色谱柱;纯水为流动相 A,0.3% 的丙酮水溶液为流动相 B;色谱系统由流动相 A 平衡后,运行梯度洗脱程序:0→1 分钟,流动相 A 洗脱;随即变为流动相 B 洗脱,记录色谱仪直至基线再次稳定。在色谱图上画出程序梯度曲线,取梯度变化中点 A,通过 A 点作横轴平行线,与色谱图的交点为 B,AB 所对应的时间为 HPLC 梯度洗脱系统混合器入口至色谱柱头的滞后时间(t_D),如图 3-11 所示。

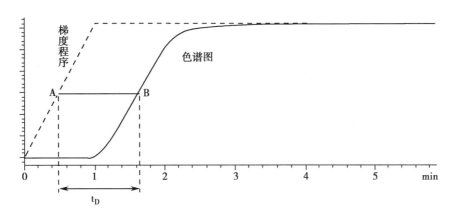

图 3-11　HPLC 梯度洗脱系统混合器入口至色谱柱头滞后时间的测定示意图

3.4　检测器

液相色谱中最常用的检测器为紫外可见光检测器(ultraviolet-visible detector,UV),其他常见的检测器,有荧光检测器(fluorescence detector,FD)、电化学检测器(electrochemical detector,ECD)、示差折光检测器[HYPERLINK "javascript:void(0);" differential HYPERLINK "javascript:void(0);" refraction HYPERLINK "javascript:void(0);" detector,DRID]、蒸发光散射检测器[HYPERLINK "javascript:void(0);" evaporative HYPERLINK "javascript:void(0);" light-scattering HYPERLINK "javascript:void(0);" detector,ELSD]、质谱检测器(mass spectrometry detector,MS)等,通常根据分析灵敏度、分析要求来选择,表 3-10 分别论述了这些检测器性能、特点、使用要求、适用范围等。

表 3-10　几种检测器的主要特性比较表

检测器	检测信号	噪声	线性范围	选择性	流速影响	温度影响	检出限 g/ml	池体积 μl	梯度洗脱
UV	吸光度	10^{-4}	2.5×10^4	有	无	小	10^{-10}	2~10	适宜
FD	荧光强度	10^{-3}	10^4	有	无	小	10^{-13}	~7	适宜
ECD	电流	10^{-9}	10^5	有	有	大	10^{-13}	< 1	不宜
ELSD	散射光强度	—	—	无	—	小	10^{-9}	—	适宜
DRID	折光率	10^{-7}	10^4	无	无	大	10^{-7}	2~10	不宜
MS	离子强度	—	—	无	无	小	10^{-13}	—	适宜

在各国药典中,常用的检测器为紫外可见光检测器,可分为普通紫外可见光检测器和二极管阵列检测器。一般认为普通紫外可见光检测器灵敏度高于二极管阵列检测器。用紫外可见光检测器时,应选择合适的检测波长。含量测定一般应选择被测定组分的最大吸收波长;同时测定多个组分时,应照顾不同组分的吸收情况,满足各自的测定要求。有关物质检查时,检测波长应选择所关注特定杂质的最大吸收波长,而不一定要选择活性成分的最大吸收波长;如果同时测定几个特定杂质或非特定杂质,则应兼顾对这些特定杂质与非特定杂质的检测情况确定检测波长;虽然多数杂质的末端吸收相对较强,但如果选用长波段能得到相似的检测结果,建议选择长波段进行检测以增加方法的稳健性。同时分离测定多个组分时还可以使用多波长检测。归一化法的使用已经较少,仅适用于多个组分含量差异不很大,且各组分在检测器的响应基本相同的供试品。

在实际分析测试工作中需要判断一个色谱峰是由一个成分还是多个成分组成,色谱行为相近的物质在光谱或质谱上可能存在较大差异,这些差异可用于色谱峰纯度检查,通常依靠仪器进行,例如二极管阵列检测器(photo-diode array detector,PDA 或 Diode array detector,DAD)[39]、质谱检测器等[40]。很多色谱仪器都内置了峰纯度检查模块,由色谱工作站直接给出峰纯度数值,使用方便;化学计量学的发展也为色谱峰纯度检查提供了很多方法,如导数法、二维卷积、主成分分析(principal component analysis,PCA)、渐进因子分析(enhancing factor of allergy,EFA)、傅立叶变换去卷积等[41],可以部分摆脱仪器的限制进行峰纯度检查,同时利用色谱 - 光谱相关技术,实现不同色谱仪器、不同分离原理色谱峰的识别与判断[42-44]。

随着色谱 - 质谱接口联用技术的改进、离子化模式的改进、质量数测定准确性提高,质谱检测器是近十几年来发展最快、研究成果最多的一类检测器。目前色谱质谱联用技术有气相色谱 - 质谱联用(gas chromatography-mass spectrography,GC-MS)、液相色谱 - 质谱联用(liquid chromatography-mass spectrometry,LC-MS)、超临界流体色谱 - 质谱联用(critical fluid chromatography-mass spectrometry,SFC-MS)、毛细管电泳 - 质谱联用(capillary electrophoresis mass spectrometry,CE-MS),可用于定性分析,也可用于定量分析。根据待测化合物的性质及拟获取的信息类型,可以选用不同的离子源,例如电子轰击离子化(electron impact ionization,EI)、化学离子化(chemical ionization,CI)、快原子轰击(fast atom bombardment, FAB)或快离子轰击离子化(fast ion bombardment ionization,LSIMS)、基质辅助激光解吸离子化(matrix assisted laser desorption ionization,MALDI)、电喷雾离子化(electrospray ionization,ESI)、大气压化学离子化(atmospheric pressure chemical ionization,APCI)、大气压光离子化(atmospheric pressure ionization light,APPI)等,连上不同的质量分析器,包括扇形磁场分析器、四极杆分析器、离子阱分析器、飞行时间分析器(time-of flight analyzer,TOF)、离子回旋共振分析器(ion cyclotron resonance ,ICR)、串联质谱等。串联质谱的出现提供了更多的定性以及定量方式,它通过在时间上或空间上两级以上质量分析的结合,能测定第一级质量分析器中的前体离子(precursor)与第二级质量分析器中的产物离子(product ion)之间的质量关系。多级质谱实验通常以 MSⁿ 表示目前有产物离子扫描(product-ion scan)、前体离子扫描(precursor-ion scan)、中性丢失扫描(neutral-loss scan)、选择反应检测(selected-reaction monitoring, SRM)、多反应检测(multiple-reaction monitoring, MRM)等。常用于化学药品杂质谱鉴定[45-49]、复杂体系的成分测定[2]、药物代谢产物鉴定与测定等[50-54]。

为满足对没有紫外(UV)吸收的药物的分析需要,近年来发展了较多的通用型质量检测器,例如以气溶胶(aerosol-based)为检测对象的系列检测器[55,56],包括蒸发光散射检测器(ELSD)[57-59]、电喷雾检测器[60](charged aerosol detectors, CAD)和水凝聚核粒子计数检测器(nano quantity analyte detector, NQAD)等。理想状态下 NQAD 检测器的灵敏度最高,但重现性不如 CAD[61-63];CAD 的检测范围为 ng~μg 级,具有较好的精确度和重现性[64],但溶质的响应受流动相的组成和气化温度的影响[65],使其的灵敏度并非在任何流动相条件下都能达到理想状态[66,67];ELSD 在《中国药典》中作为氨基糖苷类抗生素组分 / 杂质控制的常用检测器,虽然灵敏度不如电化学检测高,但仍可满足对表观含量大于 0.5% 的组分 / 杂质的控制需要[58,68]。

此外,在电化学检测器(electro-chemical detector, ECD)的应用方面[69,70],采用脉冲安培检测器(pulsed amperometric detection, PAD)[71],四电位工作模式,在传统的三电位基础上增加一个还原清洗电位,有助于清除电极表面吸附的氧化物质,与目前《欧洲药典》《美国药典》收载的氨基糖苷类抗生素 ECD 分析方法比较,不仅可提高信噪比,且增加了电极的稳定性和耐用性[72-75]。《中国药典》2015 年版对氨基糖苷类抗生素的组分杂质控制,在各论项下将首次并列收载 ELSD 方法和 PAD 方法。这将大大推动 ECD 在国内的应用。

3.5　配制溶液

为减少溶剂峰与色谱峰的畸变,应尽可能用流动相配制供试品与对照品溶液。在测定序列中,应进样稀释溶剂以排除是否对待测物质峰有干扰。

含量测定,供试品溶液与对照品溶液浓度相同或相近,并确保在检测器线性范围内,有足够的精密度。

在化学药品的有关物质检查中,通常供试品溶液浓度应保证能准确定量检出 0.1% 的杂质,即 0.1% 的杂质峰的信噪比应不小于 10。供试品溶液浓度一般在 0.2~20 mg/ml。采用主成分自身对照法进行定量计算时,对照溶液的浓度应与所关注的已知杂质限度相当;当对单个杂质进行控制时,对照溶液的浓度应与最大单个杂质限度相当;当不对单个杂质限度进行控制时,应与总杂质限度相当。

为考察系统是否能充分满足测定条件,通常还需制备系统适用性溶液,包括如分离度溶液、灵敏度溶液、对照品溶液等。分离度溶液是用于验证所采用方法分离度是否符合要求的测试溶液,常采用被分离组分的对照品或用鉴定色谱柱分离效能的指标性物质配制,也可采用对照品或供试品强制降解的方法获得(例如盐酸平阳霉素),也可用含有不同杂质含量的粗品以及降解产物混合,制成系统适用性对照品,专门用于色谱峰的峰定位[76]。灵敏度溶液是用于验证所采用方法的检测灵敏度是否符合要求的测试溶液,用被测组分或主成分对照品配制,其浓度应不高于关注杂质限度的 1/20,不低于检出限。必要时,规定抛弃限,通常为 0.05%[77];对照品溶液通常用于验证方法的重复性,采用重复进样的 RSD 为指标。

3.6　系统适用性试验

为了得到理想的实验结果,不仅需要有好的实验方法,还需要有严格的操作过程。在建立药品分析方法时,虽然测定方法已经过验证(validation),但这并未能代表对具体试验中操作情况的评估,因此药品标准中通常设定系统适用性试验(system suitability tests,SST)来评估对具体分析过程的执行情况;而在药品质控实验室,每一次检验都必须进行系统适用性试验,已确保试验系统的有效性。

系统适用性参数的选择与分析方法的目的和性质有关。常见指标包括理论板数、分离度、灵敏度、重复性和拖尾因子等。对杂质分析方法,一般认为方法的专属性(常用分离度表征)、检出限/定量限和精密度是最重要的指标。在实际工作中,色谱中最难分离物质对或与其相关的物质对的分离度和待测物的精密度通常是系统适用性试验的首选参数;只有当没有合适的物质对分离度可作为参数时,才选用柱效(理论板数)、拖尾因子等参数作为系统适用性参数。对主成分含量分析方法,系统适用性试验的重点应是方法的精密度。

有关物质检查一般应设置灵敏度溶液,并规定信噪比(S/N),一般规定信噪比不小于10,计算公式为 S/N=2H/h,其中 H 为基线半峰高至峰顶的距离;h 为噪音最高至最低的距离(图3-12)。

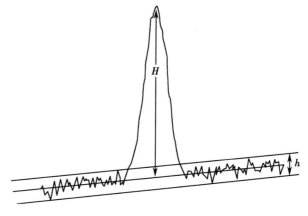

图 3-12　信噪比示意图

3.7　色谱图

应对色谱数据处理系统中的相关参数进行验证或确认,以确保被测组分色谱峰能被识别,基线设置或识别正确,未达基线分离色谱峰分割正确。

色谱图记录时间的选择,含量测定应保证全部组分被洗脱;有关物质检查按各论规定的时间记录色谱图,各论未规定记录时间的,一般应至少记录到主成分保留时间的两倍。对复杂的色谱分离体系,如分离组分多、梯度洗脱复杂等,建议在各论中附上典型的色谱图。

3.8　检验

按各论要求进行检验时,系统适用性试验各项参数均应符合要求;同时,试验中应注意方法的专属性能否满足供试品分析的要求。

如果各论规定了保留时间或附带有参考图谱,应按药典附录要求对色谱条件进行调整,使保留时间符合要求或色谱图基本与参考图谱相同。品种正文项下的条件填充剂种类、流动相组分、检测器类型不得改变,因其确定了色谱分离机制以及检测参数,而其他的如色谱柱内径与长度、流动相组分比例、柱温、进样量、检测器灵敏度等,均可适当改变,以达到系统适用性试验的要求。调节流动相组分比例时,但小比例组分的百分比例 X 小于等于33%时,允许改变范围为 0.7X~1.3X;当 X 大于33%时,允许改变范围为 X-10%~X+10%。

3.9　方法学验证

采用 HPLC 法建立新分析方法,以及在药品生产工艺变更、制剂的组分变更、原分析方法修订时,应按《中国药典》2015年版通则9101药品质量分析方法验证指导原则对新建立的方法进行方法学验证[78]。所涉及的分析项目包括:HPLC 鉴别试验、限量或定量检查、原料药或制剂中有效成分含量测定、药品溶出度或释放度,以及制剂中其他成分(如防腐剂、中药中其他残留物、添加剂等)的测定。验证的指标有准确度、精密度(包括重复性、中间精密度和重现性)、专属性、检测限、定量限、线性、范围和耐用性。在分析方法验证中,须采用标准物质进行试验。由于分析方法具有各自的特点,并随分析对象而变化,因此需要视具体方法拟订验证的指标。表3-11中列出了分析项目和相应的验证指标可供参考。

表 3-11　检验项目和验证指标

项目	鉴别	杂质测定		含量测定及溶出量测定	校正因子
		定量	限度		
准确度	−	+	−	+	+
精密度					
重复性	−	+	−	+	+
中间精密度	−	+①	−	+①	+
专属性②	+	+	+	+	+
检测限	−	−③	+	−	−
定量限	−	+	−	−	+
线性	−	+	−	+	+
范围	−	+	−	+	+
耐用性	+	+	+	+	+

① 已有重现性验证,不需验证中间精密度
② 如一种方法不够专属,可用其他分析方法予以补充
③ 视具体情况予以验证

各项验证指标例如准确度、精密度(包括重复性、中间精密度和重现性)、专属性、检测限、定量限、线性、范围和耐用性等,测定方法、计算公式、数据要求详见《中国药典》2015年版通则9101,不再赘述。表3-12汇总了样品中不同待测定成分含量对应的回收率限度、精密度RSD可接受范围。

表 3-12　样品中待测定成分含量与回收率限度、精密度 RSD 可接受范围

待测定成分含量	回收率限度（%）	重复性（RSD%）	重现性（RSD%）
100%	98~101	1	2
10%	95~102	1.5	3
1%	92~105	2	4
0.1%	90~108	3	6
0.01%	85~110	4	8
10 μg/g（ppm）	80~115	6	11
1 μg/g	75~120	8	16
10 μg/kg（ppb）	70~125	15	32

此外,在实际操作中,还应考察溶液稳定性。考察配制的供试品溶液与对照(品)溶液的稳定性至少8小时。8小时稳定的,各论中不必规定溶液配制后的进样时间;6小时稳定但8小时不稳定的,各论中应规定溶液测配制后的进样定时间;4小时不稳定的,各论中应规定临用新制或配制后立即进样;2小时不稳定的,应考虑更换溶剂。

3.10 方法转移

当分析方法不是由使用实验室自己建立，而是委托其他实验室完成时，两个实验室之间应当完成方法的转移，以证明使用实验室具有实施新方法的能力。在方法转移中，方法通常要在不同实验室，不同人员，不同仪器条件下使用，此时应根据实验室和方法的特点选择适宜的分析参数，进行再验证或只对某些分析参数进行验证（部分验证）。例如：进行杂质 / 降解产物 / 残留溶剂的分析方法转移时，精密度，定量限（limit of quantitation，LOQ）和检测限（limit of detection，LOD）的验证极为重要，但对于含量均一性试验的转移，精密度则更重要。转移和接收实验室应该在转移验证开始前就验证参数和可接受标准（acceptance criteria）达成一致；转移实验室应该为接收实验室提供适当的培训；此外，还应进行包括接收实验室在内的方法重现性验证。

药典收载的方法通常已经过充分的验证。因此当应用一个具体的药典方法时，一般不需对其进行方法转移，但应对该方法在实际使用环境中的适用性进行认定。这种在实际使用条件下的适用性认定试验在《美国药典》中被称为"确认"（qualification）。

3.11 使用不同粒径色谱柱的液相色谱方法的转换

在药品检验中，在不改变填充剂种类的前提下，为提高柱效、改善分离、缩短分析时间、节约溶剂，通常使用不同于原标准中规定的、更小填料粒径的色谱柱，并对相应的色谱参数（条件）进行调整，《中国药典》对色谱条件可改变范围有原则性的规定（通则 0512），但对色谱柱填料粒径以及相应参数调整无详细规定。《美国药典》规定允许调整的范围如下。

参数变量	参数调整
色谱柱	色谱柱选择性（填料的种类）与元色谱柱保持一致
粒径（dp），柱长（L）	转换前后 L /dp 值不得降低
流速	$目标流速 = \dfrac{原方法流速 \times 目标柱内径^2}{原色谱柱内径^2}$，并根据实际使用时系统压力，保留时间以及常用流速范围进行等比例调整
进样体积	$目标进样体积 = \dfrac{原方法进样体积 \times 目标柱体积}{原色谱柱体积}$，并根据灵敏度的需求进行调整
梯度洗脱程序	$\dfrac{目标梯度段时间 \times 目标流速}{目标柱体积} = \dfrac{原梯度段时间 \times 原流速}{原柱体积}$，保持不同规格色谱柱的洗脱柱体积倍数相同，从而保证梯度变化相同。并需要考虑不同仪器系统体积的差异
色谱柱温度、pH 值等	与原方法一致

除色谱柱选择外，上表所涉及的参数调整可通过相关软件进行转换，并可根据色谱峰分离情况进行微调。

若使用的色谱柱粒径或调整的参数超出《中国药典》对色谱条件改变的规定范围，为确保转换后的方法准确可靠，必须进行相关的方法验证[79]。

相关的验证工作应着眼于方法转换以及使用与之相适应的仪器带来的差异，主要包括"分离度、灵敏度"。

首先进行两种方法比对，实验结果一致，并且峰顺序及峰个数均一致，则按下表进行验证工作：

实验项目		系统适用性规定全面（分离度、灵敏度），且转换后系统适用性符合要求	系统适用性无灵敏度规定，且转换后系统适用性符合要求	方法中没有系统适用性要求
等度洗脱	鉴别	无需验证	无需验证	确认峰纯度/分离度
	含量			一般无需验证，（如果有较大杂质，则确认峰纯度/分离度）
	含量均匀度			
	溶出度			
	有关物质		验证灵敏度	确认峰纯度/分离度，验证灵敏度
梯度洗脱	鉴别	确认峰纯度/分离度	确认峰纯度/分离度	确认峰纯度/分离度
	含量			
	含量均匀度			
	溶出度			
	有关物质	强制破坏试验	确认灵敏度、强制破坏试验	确认灵敏度、强制破坏试验

如果分离度不好或峰纯度提示有较大杂质干扰测定，可适当调整梯度洗脱程序，增加色谱柱长度改善分离度，如不符合要求，放弃转换。

以测定阿托伐他汀钙有关物质为例，方法转换的参数调整及图谱见下表：

	常规色谱柱（方法 1）			小粒径色谱柱（方法 2）		
色谱柱	Symmetry ShieldRP18，4.6×250 mm，5 μm			BEH shield RP18，2.1×150 mm，1.7 μm		
梯度	时间 min	流动相 A%	流速 ml/min	时间 min	流动相 A%	流速 ml/min
	0	48	1.5	0	48	0.4
	25	48	1.5	8	48	0.4
	35	10	1.5	12	10	0.4
	40	0	1.5	14	0	0.4
	40.01	48	1.5	14.01	48	0.4
	50	48	1.5	17	48	0.4
进样体积	20 μl			2 μl		
其他	柱温 40℃，波长 254 nm			柱温 40℃，波长 254 nm		
图谱						

两种方法有关物质检测结果(杂质总量%)见下表:

批号	1	2	3	4	5	6	7	8	9	10	11	12
方法1结果	0.62	0.57	0.69	0.6	0.58	0.27	0.54	0.38	0.36	0.48	1.01	0.27
方法2结果	0.71	0.67	0.69	0.59	0.61	0.27	0.45	0.37	0.35	0.48	1.02	0.29

经过转换、验证的方法,经国家有关部门批准才能成为法定方法,若使用经过转换、验证的非法定方法,在检测结果与原标准方法有异议时,仍以原标准方法检测结果为准。

4 各国药典比较

液相色谱法在《美国药典》38版收载于通则 <621>,在《欧洲药典》8.0版/《英国药典》2015版收载于通则2.2.29中[80],内容更详细,在通用参数计算(calculations of common parameters)部分,给出了更多色谱参数的示意图以及计算公式,例如表征色谱行为的容量因子[$k=(t_R-t_M)/t_M$]、用于调节梯度时间的滞留体积(D)等。《日本药局方》16版的收载内容与《中国药典》相似。

《美国药典》38版将色谱柱在"试剂、指示剂和试液(reagents,Indicatiors and solutions)"中单独列出,液相色谱柱分为L1~L78,其顺序基本与填料研发历史一致,而且每版药典都增加中1~2类新填料。常用硅胶基质的有L1(C_{18})、L7(C_8)、L8(氨基,NH_2)、L10(氰基,CN)、L11(苯基)、L13(C_1)、L15(C_6)、L16(二甲基,C_2)、L18(氨基氰基柱)、L20(二醇基,DIOL)、L26(C_4)、L30(乙基,C_2)、L56(C_3)等。

《欧洲药典》8.0版/《英国药典》2015版将色谱柱填料大致分为正相条件、离子交换、分子排阻、反相、手性色谱柱等,详细描述列于"试剂(reagent)"中,将应用最广泛、生产商最多的C_{18}色谱柱填料进一步划分,分为普通C_{18}、C_{18} R_1、C_{18} R_2、C_{18}碱去活、C_{18}极性封尾、C_{18}极性封尾R_1、C_{18}碱去活封尾、C_{18}碱去活R_1封尾、C_{18}整体柱、C_{18}极性嵌入封尾、极性杂化集团封尾C_{18}等十几种填料。

此外,对流动相调节范围、系统适用性要求等方面,各国药典也有差异(表3-13)。

《美国药典》38版和《欧洲药典》8.0版中含量测定的重复性(RSD)要求见表3-14。

5 国内外应用前景

现代液相色谱分离理论揭示,色谱固定相与流动相的最佳组合,可方便实现复杂组分的最佳分离。HPLC的最大优势在于定量,现代HPLC一方面通过快速分析仍保持其在定量领域的优势,另一方面通过与其他分析技术(如MS^n、$TOF\text{-}MS^n$、NMR)等联用克服其在定性方面的劣势。

5.1 超高压(超高速、快速)HPLC

常规HPLC色谱柱填料直径为3~10 μm,减小填料直径不仅可使柱效增加,且达到最佳柱效所需的最佳流速也相应增加,因而使分离速度加快;但流速超过最佳流速后柱效迅速下降。当填料直径达到2 μm或以下时,即使流速增加,柱效也几乎保持不变。可见要达到相同分离效能,如果采用2 μm或以下粒径的填料,色谱柱可以更短,柱内径可以更细。使用2 μm或以下粒径填料色谱柱的HPLC系统目前称之为超高压(超高速、快速)HPLC,可获得高达2万块/米理论板数的超高柱效,并以耐更高压力、精度更高的输液泵,精度更高并可进样更小体积的进样器,更小容积的检测池等多重改进技术,全面提升了液相色谱

表 3-13　各国药典中液相色谱法相关规定比较

要求		ChP	USP 38	EP 8.0
	流动相 pH 值	未明确（SOP 中规定 ±0.1）	±0.2	±0.2，pH 7.6 可以在 7.4~7.8 之间调整
	缓冲盐浓度	不得改变	±10%，只要 pH 值符合要求就行	±10%，20 mm 磷酸钾可以在 18~22 mm 范围内，只要 pH 值符合要求就行
	流动相组成比例	流动相组成 HPLC 中小组分（低于 50%）：相对比例在 ±30% 内，绝对比例在 ±10% 内	①流动相组成（HPLC）中小组分（低于 50%）：相对比例在 ±30% 内，绝对比例在 ±10% 内；②两相混合溶液比例，50:50，2:98 时的调节范围分别为 40:60~60:40，1.4:98.6~2.6：97.4；③三相混合溶液：60:35:5 时的调节为 50:45:5~70:25:5 或者 58.5:35:6.5~61.5:35:3.5	①流动相组成（HPLC）中小组分（低于 50%）：相对比例在 ±30% 内，绝对比例在 ±10% 内；②两相混合溶液比例，50:50，2:98 时的调节范围分别为 40:60~60:40，1.4:98.6~2.6:97.4；③三相混合溶液：60:35:5 时的调节为 50:45:5~70:25:5 或者 58.5:35:6.5~61.5:35:3.5；④梯度洗脱用滞留体积调整，更细致更科学（略）
色谱系统要求	检测波长	不可改变	±3 nm	不允许调整
	色谱柱长度	可适当调整	±70%，150 mm×4.6 mm 规格的色谱柱，柱长可以改变 ±105 mm	±70%，150 mm×4.6 mm 规格的色谱柱，柱长可以改变 ±105 mm
	色谱柱内径	可适当调整	保持线速度不变	±25%，150 mm×4.6 mm 规格的色谱柱，内径可以改变 ±1.15 mm
	粒径	可适当调整	可降低至 50%，但不能增加	可降低至 50%，但不能增加
	流速	可以适当调整	在色谱柱内径改变时根据计算公式调节，此外，可在 ±50% 内调节	在色谱柱内径改变时根据计算公式调节，此外，可在 ±50% 内调节
	进样体积	可以适当调整	可降低直至满足检测限，不允许增加	可降低直至满足检测限，不允许增加
	柱温	可以适当调整	±10℃	10%，最大不超过 60℃
	相对保留时间	未明确确规定	仅供色谱峰定位参考，不提供验收标准	未明确规定
	校正因子	未明确确规定	在 0.8~1.2 范围内可不使用	未明确规定
	抛弃限	未明确确规定	0.05%	未明确规定
系统适用性要求	重复性	含量测定（外标法）RSD≤2.0%（n=5）；有关物质，含量低于 0.5% 的杂质，RSD≤10.0%，含量在 0.5%~2% 之间，RSD≤5.0%，含量大于 2%，RSD≤2.0%	含量测定重复性规定，随数值，RSD 限值不同（表 3-12）	含量测定随数值，重复进样次数不同，RSD 限值不同（表 3-12）

表 3-14 USP 38 版和 EP 8.0 版中含量测定的重复性（RSD）要求

B（%）	进样次数			
	3	4	5	6
	最大允许 RSD			
2.0	0.41	0.59	0.73	0.85
2.5	0.52	0.74	0.92	1.06
3.0	0.62	0.89	1.10	1.27

B：各论项下定义规定的上限减去 100%（the upper limit given in the definition of the individual monograph minus 100%）

的速度、灵敏度和分离度，造就了液相色谱性能上的飞跃和进步并形成分离科学的一个新兴领域。

超高压（超高速、快速）HPLC 与传统的 HPLC 技术相比，能获得更高的柱效，并且在更宽的线速度范围内柱效保持恒定，因而其峰容量、分离效率、灵敏度和分辨率较常规的 HPLC 有很大的提高，为复杂体系的分离分析提供了良好的平台。因此，广泛用于生物药物、天然产物、蛋白组学、基因组学、代谢组学等方面研究[6]。

超高压（超高速、快速）HPLC 具有分离效能高、分离时间短、所需供试品量少、检测灵敏度高、消耗流动相少的优点。但由于超高压（超高速、快速）HPLC 柱容量小，容纳污染的能力也小，对流动相纯度和供试品洁净度要求更高。

当需采用超高压（超高速、快速）HPLC 检验时，如药典各论收载的方法为常规 HPLC 方法，必要时，需对色谱条件进行转换[81]，方法转换后，必要时应进行方法验证，包括专属性、耐用性、检测限、定量限、线性等。目前方法转换的难点在于如何验证方法的专属性。由于超高压（超高速、快速）HPLC 色谱柱填料的选择性与常规色谱柱通常存在差异，因此在进行有关物质检查时，色谱峰的顺序、多数等都可能与常规色谱柱存在差异。通常当对其测定结果产生争议时，以药典各论规定的色谱条件的测定结果为准。

5.2 液相质谱联用技术

液相质谱联用技术（HPLC-MS）是近十几年来发展最快、研究成果最多的分析技术之一。HPLC-MS 根据数据采集方式的不同可分为：传统高效液相色谱和质谱联用（HPLC-MS）、毛细管液相色谱 - 质谱联用、超高效液相色谱和质谱联用（ultra high performance liquid chromatography-mass spectrometry，UPLC-MS）、联机多维 HPLC-MS 四类。

传统 HPLC-MS 具备 HPLC-MS 的一般特点；毛细管 HPLC-MS 具备 HPLC 的分离程度、高峰容量、高信噪比及需要检验样品量少（μl）等优点；UPLC-MS 可提高检验速率，从而大大降低离子压抑作用，并且检验敏感性及检验效能得到一定的提高；联机多维 HPLC-MS 进一步实现样本检测自动化，可选择性进行样品初步分离及分析。

5.3 色谱 - 光谱相关技术

鉴于中药指纹图谱、杂质谱分析的发展，为解决中药复杂组分鉴定[44,82]、杂质谱鉴定[39,46,49,83]、代谢产物鉴定[84]等难题，利用 HPLC-PDA（又称 DAD）、液相色谱 - 圆二色性光谱联用（liquid chromatography-circular dichroism，HPLC-CD）[85]、HPLC-NMR[86]等色谱 - 光谱联用仪，收集各复杂组分的色谱信息（保留时间、容量因子等）与相应的光谱信息（UV 吸收光谱、圆二色谱、核磁共振谱等），用合适的工作软件进行数字化表征[41]，通过计算不同色谱峰的相关系数、峰纯度等参数，可对色谱峰进行识别和初步结构解析。

5.4　多维色谱分离技术（Multidimensional liquid chromatography,MDLC）

液相色谱是目前分析化学中复杂体系最常用的分离分析方法，然而对于复杂体系样品的分离，采用一维分离模式往往不能提供足够的分辨率和峰容量。Giddings[87]指出，当样品中组分数超过系统峰容量的 37% 时，样品在系统中便得不到有效分离。组合不同的分离模式构建二维甚至多维液相分离系统是解决这一问题的有效途径。多维液相色谱技术是指样品经过二种或多种不同分离模式的分离，在各维色谱分离模式完全不相关的条件下，多维色谱的总分辨率等于各维分辨率平方和的平方根，总的峰容量等于各维峰容量的乘积。Giddings[87]和 Blumberg[88]等定义了多维分离的两条原则：①所有样品组分的色谱分离要经过两种或两种以上的独立模式；②各组分间的分离效率不受后续分离的影响。因此，理论上，只要是分离模式不同就可以联用，组合成多维液相色谱系统[89,90]。实际应用中受仪器成本、操作复杂性、检测池体积和检测器选择性等因素的制约，目前所报道的多维液相色谱基本上为二维液相色谱（two-dimensional liquid chromatography,2D-LC）。

二维液相色谱是将两种分离机制不同而又相互独立的液相分离模式串联起来构成的分离系统。第一维使用一根色谱柱，或多根分离模式相同的串联色谱柱；第二维使用与其特性不同的另一根色谱柱，或多根相同或不同的色谱柱并联。样品经过第一维色谱柱后进入接口，通过浓缩、捕集或切割后被转移进入第二维色谱柱，再通过检测器检测。

二维液相色谱可分为离线（off-line）和在线（on-line）两大类。在离线模式中，依次收集第一维的馏分，随后再分别进入第二维进行后续分离。离线模式操作简单，每一维分离条件可独立优化，必要时，收集的第一维馏分可进行浓缩等处理后再进入第二位进行后续分离。离线模式在蛋白质组学和聚合物分析等领域中得到了广泛应用[91,92]。例如将 β- 内酰胺抗生素中用第一维色谱（凝胶色谱柱 G10、TSK2000 等）分离得到的"聚合物"峰（包括二聚体、三聚体等多个杂质），利用柱切换技术，进入第二维色谱（C_{18} 柱）进行分离，也可视为离线 SEC-RPLC 色谱[93]。离线模式的第一维馏分在转移过程中容易损失、污染、重复性差。近年来，随着自动馏分收集器和样品富集浓缩技术的发展，离线模式也得到了很大程度的改善和提高。在线模式则是将第一维馏分中感兴趣的部分直接切入第二维进行分离，或是利用特殊的接口交替进行分离。与离线模式相比，在线模式具有分析速度快、自动化程度高、重复性好等优点。在线模式必须要考虑两维溶剂的兼容性、第二维的最大进样量和分离速度。同时，在线模式也存在着设备复杂、两维之间需要特殊接口等缺点[94]。

根据第一维馏分是否全部转移至第二维，二维液相色谱可分为中心切割（heart-cutting）模式二维色谱（LC+LC）和全二维液相色谱（comprehensive two-dimensional liquid chromatography,LC×LC）。中心切割模式（LC+LC）只是将第一维馏分中感兴趣的部分切割进入第二维进行二维分离，这是解决一维分离中峰重叠的有效方法[95]。但为了准确地转移组分，需要在第一维分离中用标准物质进行试验，确定切割时间窗口。另外，中心切割模式不能得到样品的全部信息，不适合对未知样品进行分离分析。全二维液相色谱（LC×LC）是将第一维的馏分全部或以相同的比例依次切割进入第二维进行分离分析，非常适合复杂样品的分析和对未知组分进行分离分析[96]。

根据不同的分离目的，二维色谱可以用正相色谱（NPLC）、反相色谱（RPLC）、离子交换色谱（IEC）、体积排阻色谱（SEC）、亲和色谱（AC）等分离模式组合，通常与 MS^n、NMR 等进行分离并结构鉴定，有离线

SCX/RPLC-RPLC 分离蛋白组学[92]、NPLC-RPLC 分离寡糖[97]、RPLC-IEC 分离复杂生物样品[98]、RPLC-IEC/RPLC 分离鉴定真菌代谢产物[99]、RPLC-HILIC 分离鉴定中药复杂成分[100]、在线扫描中药复杂成分的抗肿瘤活性[101]、预测毒性[91,102]等。

组合两种不同的分离模式构建二维液相色谱系统,需要考虑以下问题[103]:①两维流动相是否兼容(包括黏度差异、pH 匹配等),如果两维流动相不兼容,色谱峰会展宽、变形,对最后的检测造成严重干扰。如果两维流动相黏度差异较大,还会产生所谓的黏性指迹(viscous fingering)现象,流动相流动不稳,影响分离[104]。②第一维切割馏分的转移体积是否小于第二维的最大进样体积。第一维切割馏分的转移体积不能大于第二维色谱柱的最大进样体积。如果体积过大,可以在第一维柱后进行分流,但这会降低二维液相色谱系统的灵敏度。③样品的稀释和重新聚焦[87]。经过第一维分离后,洗脱产物会被第一维流动相稀释。同时,洗脱产物在接口中会发生扩散、谱带展宽。在第二维色谱柱上,第一维的流动相必须比第二维的流动相洗脱强度弱,否则,第一维洗脱产物不能在第二维柱头聚集。④第二维的分离速度。对于全二维液相色谱(LC×LC),第二维的分离速度必须足够快。第二维的进样频率越高,整个系统的选择性和峰容量约高。

在多维色谱中二维气相色谱发展较快,目前全二维气相色谱仪业已商品化,其峰容量达到 10^4 以上。而二维液相色谱,尤其是正相/反相二维液相色谱技术发展较为缓慢,其主要的技术瓶颈在于第一维色谱(正相)分离后的流动相严重干扰第二维色谱(反相)的分离,而不同分离模式组合的反相-反相二维液相色谱技术则发展较快。然而,目前接口技术仍存在缺陷[94,96],使二维液相色谱的二维之间的转换还存在诸多限制,更快速、更高效的第二维分离始终是二维液相色谱的追求目标。在蛋白质组学、代谢组学等研究领域,很多情况下可以获得的样品量是否有限,因此,二维液相色谱的微型化也是重要的发展方向之一。

参考文献

[1] Seger C, Sturm S, Stuppner H. Mass spectrometry and NMR spectroscopy: modern high-end detectors for high resolution separation techniques--state of the art in natural product HPLC-MS, HPLC-NMR, and CE-MS hyphenations [J]. Nat Prod Rep, 2013, 30(7): 970.

[2] Bielawski J, Pierce JS, Snider J, et al. Sphingolipid analysis by high performance liquid chromatography-tandem mass spectrometry (HPLC-MS/MS) [J]. Adv Exp Med Biol, 2010, 688(1): 46.

[3] Sutton KL, Caruso JA. Liquid chromatography-inductively coupled plasma mass spectrometry [J]. J Chromatogr A, 1999, 856(1-2): 243.

[4] Albert K. Liquid chromatography-nuclear magnetic resonance spectroscopy [J]. J Chromatogr A, 1999, 856(1-2): 199.

[5] Somsen GW, Gooijer C, Brinkman UA. Liquid chromatography-Fourier-transform infrared spectrometry [J]. J Chromatogr A, 1999, 856(1-2): 213.

[6] Wang X, Sun H, Zhang A, et al. Ultra-performance liquid chromatography coupled to mass spectrometry as a sensitive and powerful technology for metabolomic studies [J]. J Sep Sci, 2011, 34(24): 3451,

[7] Cavazzini A, Marchetti N, Guzzinati R, et al. Understanding mixed-mode retention mechanisms in liquid chromatography with hydrophobic stationary phases [J]. Anal Chem, 2014, 86(10): 4919.

[8] Jing WG, Zhang J, Zhang LY, et al. Application of a rapid and efficient quantitative analysis method for traditional Chinese medicines: the case study of quality assessment of Salvia miltiorrhiza [J]. Bunge Molecules, 2013, 18(6): 6919.

[9] Hou J J, Wu W Y, Da J, et al Ruggedness and robustness of conversion factors in method of simultaneous determination of

multi-components with single reference standard〔J〕. J. Chromatogr A, 2011, 1218(33):5618.

〔10〕Da J, Cheng C R, Yao S, et al. A reproducible analytical system based on the multi-component analysis of triterpene acidsrin Ganoderma lucidum〔J〕.Phytochemistry, 2015, 114:146.

〔11〕Sun,J, Jiang Z Z, Rui-qing YAN, et al. Quality Evaluation of Astragali Radix Products by Quantitative Analysis of Multi-componentsSingle Marker〔J〕. Chinese Herb.Med., 2013, 5(4):272.

〔12〕Gao,X.Y.,Jiang,Y.,Lu,J.Q.,et al.One single standard substance for the determination of multiple anthraquinone derivatives in rhubarb using high performance liquid chromatography-diode array detection〔J〕. J. Chromatogr. 2009, A, 1216:2118.

〔13〕Li SP,Qiao CF,Chen YW,et al. A novel strategy with standardized reference extract qualification and single compound quantitative evaluation for quality control of Panax notoginseng used as a functional food〔J〕. J Chromatogr A, 2013, 1313(10):302.

〔14〕Wang CQ,Jia XH,Zhu S,et al. A systematic study on the influencing parameters and improvement of quantitative analysis of multi-component with single marker method using notoginseng as research subject〔J〕. Talanta, 2015, 134(12):587.

〔15〕Wang W,Ma X,Guo X,et al. A series of strategies for solving the shortage of reference standards for multi-components determination of traditional Chinese medicine, Mahoniae Caulis as a case〔J〕. J Chromatogr A, 2015, 1412(8):100.

〔16〕吴鹏,李慧芬,张学兰,等. HPLC-TOF/MS 分析丹参酒炙前后化学成分的变化〔J〕. 中国实验方剂学杂志,2016,22(11):6.

〔17〕曹冬,黄喜茹,王建华,等. 丹参的化学成分及其制剂的指纹图谱与质量标准研究进展〔J〕. 中国药房,2005,16(17):1339.

〔18〕马晓蕾,康琛,李曼玲. 丹参药材质量标准研究进展〔J〕. 中国中医药信息杂志,2008,15(5):118.

〔19〕李孝栋,侯超. 2010 年版《中国药典》一部中活血化瘀类中药制剂分析〔J〕. 中国实验方剂学杂志,2012,18(3):246.

〔20〕Yan SK,Xin WF,Luo GA,et al. An approach to develop two-dimensional fingerprint for the quality control of Qingkailing injection by high-performance liquid chromatography with diode array detection〔J〕. J Chromatogr A, 2005, 1090(1-2):90.

〔21〕Ma S,Chen L,Luo G,et al. Off-line comprehensive two-dimensional high-performance liquid chromatography system with size exclusion column and reverse phase column for separation of complex traditional Chinese medicine Qingkailing injection〔J〕. J Chromatogr A, 2006, 1127(1-2):207.

〔22〕Zhang HY,Hu P,Luo GA,et al. Screening and identification of multi-component in Qingkailing injection using combination of liquid chromatography/time-of-flight mass spectrometry and liquid chromatography/ion trap mass spectrometry〔J〕. Anal Chim Acta, 2006, 577(2):190.

〔23〕Yan SK,Xin WF,Luo GA,et al. Simultaneous determination of major bioactive components in Qingkailing injection by high-performance liquid chromatography with evaporative light scattering detection〔J〕. Chem Pharm Bull(Tokyo), 2005, 53(11):1392.

〔24〕Jain D,Basniwal PK. Forced degradation and impurity profiling:recent trends in analytical perspectives〔J〕. J Pharm Biomed Anal, 2013, 86(11):11.

〔25〕Kahsay G,Song H,Van Schepdael A,et al. Hydrophilic interaction chromatography(HILIC)in the analysis of antibiotics〔J〕. J Pharm Biomed Anal, 2014, 87(1):142.

〔26〕Lu L,Li J,SH J. Combination of reversed phase liquid chromatography and zwitterions exchange-reversed phase-hydrophilic interaction mixed-mode liquid chromatography coupled with mass spectrometry for the analysis of antibiotics and their impurities〔J〕. J Chin Pharm Sci, 2014, 23(2):106.

〔27〕王明娟,李娅萍,胡昌勤. 药品质量标准中色谱柱等因素影响分析结果的实例揭示〔J〕. 药物分析杂志,2008,28(11):1940.

〔28〕Snyder LR,Dolan JW,Carr PW. The hydrophobic-subtraction model of reversed-phase column selectivity〔J〕. J Chromatogr A, 2004, 1060(1-2):77.

〔29〕Euerby MR,Petersson P. Chromatographic classification and comparison of commercially available reversed-phase liquid chromatographic columns using principal component analysis〔J〕. J Chromatogr A, 2003, 994(1-2):13.

［30］Euerby MR,Petersson P. Chromatographic classification and comparison of commercially available reversed-phase liquid chromatographic columns containing polar embedded groups/amino endcappings using principal component analysis ［J］. J Chromatogr A,2005,1088(1-2):1.

［31］Euerby MR,Petersson P,Campbell W,et al. Chromatographic classification and comparison of commercially available reversed-phase liquid chromatographic columns containing phenyl moieties using principal component analysis ［J］. J Chromatogr A,2007,1154(1-2):138.

［32］Visky D,Vander Heyden Y,Ivanyi T,et al. Characterisation of reversed-phase liquid chromatographic columns by chromatographic tests.Rational column classification by a minimal number of column test parameters ［J］. J Chromatogr A,2003,1012(1):11.

［33］Visky D,Haghedooren E,Dehouck P,et al. Facilitated column selection in pharmaceutical analyses using a simple column classification system ［J］. J Chromatogr A,2006,1101(1-2):103.

［34］Neue UD SE,Iraneta P,et al. Universal procedure for the assessment of the reproducibility and the classification of silica-based reversed-phase packings:I.Assessment of the reproducibility of reversed-phase packings ［J］. J Chromatogr A,1999,849(1):87.

［35］Neue UD AB,Walter TH.Universal procedure for the assessment of the reproducibility and the classification of silica-based reversed-phase packings:Ⅱ.Classification of reversed-phase packings ［J］. J Chromatogr A,1999,849(1):101.

［36］Gilroy JJ,Dolan JW,Carr PW,et al. Column selectivity in reversed-phase liquid chromatography.V.Higher metal content (type-A)alkyl-silica columns ［J］. J Chromatogr A,2004,1026(1-2):77.

［37］Gilroy JJ,Dolan JW,Snyder LR. Column selectivity in reversed-phase liquid chromatography. Ⅳ.Type-B alkyl-silica columns ［J］. J Chromatogr A,2003,1000(1-2):757.

［38］Wilson NS,Gilroy J,Dolan JW,et al. Column selectivity in reversed-phase liquid chromatography. Ⅵ.Columns with embedded or end-capping polar groups ［J］. J Chromatogr A,2004,1026(1-2):91.

［39］Gorog S,Bihari M,Csizer E,et al. Estimation of impurity profiles of drugs and related materials.Part 14:the role of HPLC/diode-array UV spectroscopy in the identification of minor components(impurities,degradation products,metabolites) in various matrices ［J］. J Pharm Biomed Anal,1995,14(1-2):85.

［40］Lincoln D,Fell AF,Anderson NH,et al. Assessment of chromatographic peak purity of drugs by multivariate analysis of diode-array and mass spectrometric data ［J］. J Pharm Biomed Anal,1992,10(10-12):837.

［41］尚尔鑫,相秉仁. 色谱峰纯度检查中的统计概率估计[J].中国临床药理学与治疗学,2006,11(8):947.

［42］李玮,胡昌勤,杭太俊. 色谱二维光谱相关法识别莫西沙星中的杂质[J].华西药学杂志,2006,21(3):270.

［43］胡芸,梁逸曾,李博岩,等. 多组分光谱相关色谱及其在中药色谱指纹图谱分析中的应用[J].化学学报,2003,61(9):1466.

［44］李博岩,梁逸曾,谢培山,等.光谱相关色谱及其在中药色谱指纹图谱分析中的应用[J].分析化学,2003,31(7):799.

［45］胡昌勤.化学药品杂质谱控制的现状与展望[J].中国新药杂志,2015,24(15):1727.

［46］Ermer J. The use of hyphenated LC-MS technique for characterisation of impurity profiles during drug development ［J］. J Pharm Biomed Anal,1998,18(4-5):707.

［47］Ermer J,Vogel M. Applications of hyphenated LC-MS techniques in pharmaceutical analysis ［J］. Biomed Chromatogr,2000,14(6):373.

［48］Babjak M,Balogh G,Gazdag M,et al. Estimation of impurity profiles of drugs and related materials:part XXI.HPLC/UV/MS study of the impurity profile of ethynodiol diacetate ［J］. J Pharm Biomed Anal,2002,29(6):1153.

［49］Rao RN,Maurya PK,Raju AN. Isolation and characterization of a potential process related impurity of phenazopyridine HCl by preparative HPLC followed by MS-MS and 2D-NMR spectroscopy ［J］. J Pharm Biomed Anal,2009,49(5):1287.

［50］黄强,尹沛源,路鑫,等. 色谱-质谱联用技术在代谢组学中的应用[J].色谱,2009,6(1):566.

［51］Wilson ID,Plumb R,Granger J,et al. HPLC-MS-based methods for the study of metabonomics ［J］. J Chromatogr B Analyt Technol Biomed Life Sci,2005,817(1):67.

［52］Holcapek M,Kolarova L,Nobilis M. High-performance liquid chromatography-tandem mass spectrometry in the identification and determination of phase Ⅰ and phase Ⅱ drug metabolites［J］. Anal Bioanal Chem,2008,391(1):59.

［53］Hsieh Y. HPLC-MS/MS in drug metabolism and pharmacokinetic screening［J］. Expert Opin Drug Metab Toxicol, 2008,4(1):93.

［54］Lu X,Zhao X,Bai C,et al. LC-MS-based metabonomics analysis［J］. J Chromatogr B Analyt Technol Biomed Life Sci,2008, 866(1-2):64.

［55］Dixon RW,Peterson DS. Development and testing of a detection method for liquid chromatography based on aerosol charging ［J］. Anal Chem,2002,74(13):2930.

［56］Cintron JM,Risley DS. Hydrophilic interaction chromatography with aerosol-based detectors(ELSD,CAD,NQAD)for polar compounds lacking a UV chromophore in an intravenous formulation ［J］. J Pharm Biomed Anal,2013,78-79(5):14.

［57］Lu Q,Koropchak JA. Corona discharge neutralizer for electrospray aerosols used with condensation nucleation light-scattering detection［J］. Anal Chem,2004,76(18):5539.

［58］de Villiers A,Gorecki T,Lynen F,et al. Improving the universal response of evaporative light scattering detection by mobile phase compensation［J］. J Chromatogr A,2007,1161(1-2):183.

［59］Douville V,Lodi A,Miller J,et al. Evaporative light scattering detection(ELSD):a tool for improved quality control of drug substances［J］. Pharmeur Sci Notes,2006,2006(1):9.

［60］Gorecki T,Lynen F,Szucs R,et al. Universal response in liquid chromatography using charged aerosol detection［J］. Anal Chem,2006,78(9):3186.

［61］Hazotte A,Libong D,Matoga M,et al. Comparison of universal detectors for high-temperature micro liquid chromatography［J］. J Chromatogr A,2007,1170(1-2):52.

［62］Ramos RG,Libong D,Rakotomanga M,et al. Comparison between charged aerosol detection and light scattering detection for the analysis of Leishmania membrane phospholipids ［J］. J Chromatogr A,2008,1209(1-2):88.

［63］Takahashi K,Kinugasa S,Senda M,et al. Quantitative comparison of a corona-charged aerosol detector and an evaporative light-scattering detector for the analysis of a synthetic polymer by supercritical fluid chromatography ［J］. J Chromatogr A, 2008,1193(1-2):151.

［64］Hutchinson JP,Li J,Farrell W,et al. Comparison of the response of four aerosol detectors used with ultra high pressure liquid chromatography ［J］. J Chromatogr A,2011,1218(12):1646.

［65］Khandagale MM,Hutchinson JP,Dicinoski GW,et al. Effects of eluent temperature and elution bandwidth on detection response for aerosol-based detectors ［J］. J Chromatogr A,2013,1308(9):96.

［66］Zhang K,Li Y,Tsang M,et al. Analysis of pharmaceutical impurities using multi-heartcutting 2D LC coupled with UV-charged aerosol MS detection ［J］. J Sep Sci,2013,36(18):2986.

［67］Khandagale MM,Hilder EF,Shellie RA,et al. Assessment of the complementarity of temperature and flow-rate for response normalisation of aerosol-based detectors ［J］. J Chromatogr A,2014,1356(8):180.

［68］王明娟,胡昌勤,金少鸿. 氨基糖苷类抗生素在蒸发光散射检测器中响应因子的一致性考察［J］. 药学学报,2002,37 (3):204.

［69］Wang C,Xu J,Zhou G,et al. Electrochemical detection coupled with high-performance liquid chromatography in pharmaceutical and biomedical analysis:a mini review ［J］. Comb Chem High Throughput Screen,2007,10(7):547.

［70］王琰,王明娟,姚尚辰,等. 电化学检测器及其在中美欧药典中的应用与展望［J］. 中国抗生素杂志,2012,37(11):801.

［71］Rohrer JS,Basumallick L,Hurum D. High-performance anion-exchange chromatography with pulsed amperometric detection for carbohydrate analysis of glycoproteins ［J］. Biochemistry(Mosc),2013,78(7):697.

［72］Hanko VP,Rohrer JS. Suitability of a liquid chromatography assay of neomycin sulfate to replace the microbiological assay for neomycin in USP Monographs ［J］. J Pharm Biomed Anal,2010,51(1):96.

［73］Ghinami C,Giuliani V,Menarini A,et al. Electrochemical detection of tobramycin or gentamicin according to the European Pharmacopoeia analytical method ［J］. J Chromatogr A,2007,1139(1):53.

［74］王琰,姚尚辰,王明娟,等.HPLC-PAD 法测定盐酸大观霉素含量及有关物质［J］.中国抗生素杂志,2014,39(6):439.

［75］朱晓玥,吴宇宁,赵卫,等.HPLC-PAD 法测定硫酸依替米星氯化钠注射液中有关物质［J］.药物分析杂志,2013,33(12):2151.

［76］Ya-ping L,Chan-qin H,Ru-xian C,et al. Investigation on confirmatory methods for organic impurities during the development of new drug boningmycin hydrochloride ［J］. Chin.J.Antibiot.,2014,39(10):20.

［77］International conference on Harmonisation ITQAR,Impurities in New Drug Substances,ICH,Geneva,Switzerland ICH Topic Q3A(R),Impurities in New Drug Substances 2002.

［78］Chinese Pharmacopoeia Commission CPVI,Appendix XIX A,Gudeline of method validation of drug control,Beijing Gudeline of method validation of drug control 2010.

［79］高青,刘颖,宋彬彬,等.超高效液相色谱与高效液相色谱方法转换及验证［J］.药物分析杂质,2016,36(7):1279.

［80］European Pharmacopoeia 2014,eighth ed.(Council of Europe,Strasbourg,France,).

［81］周新,陈会明,白桦,等.HPLC 与 UPLC 色谱条件转换方法研究［J］.分析试验室,2008,27(4):56.

［82］Bringmann G,Lang G. Full absolute stereostructures of natural products directly from crude extracts:The HPLC-MS/ MS-NMR-CD 'triad'［J］. Prog Mol Subcell Biol,2003,37(4):89.

［83］Gorog S,Balogh G,Gazdag M. Estimation of impurity profiles of drugs and related materials.Part Ⅷ:Combined application of high-performance liquid chromatography and NMR spectroscopy in the impurity profiling of drugs［J］. J Pharm Biomed Anal,1991,9(10-12):829.

［84］Wilson ID. Multiple hyphenation of liquid chromatography with nuclear magnetic resonance spectroscopy,mass spectrometry and beyond［J］. J Chromatogr A,2000,892(1-2):315.

［85］Bringmann G,Gulder TA,Reichert M,et al. The online assignment of the absolute configuration of natural products:HPLC-CD in combination with quantum chemical CD calculations［J］. Chirality,2008,20(5):628.

［86］Peng SX. Hyphenated HPLC-NMR and its applications in drug discovery［J］. Biomed Chromatogr,2000,14(6):430.

［87］Giddings JC. Sample dimensionality:a predictor of order-disorder in component peak distribution in multidimensional separation［J］. J Chromatogr A,1995,703(1-2):3.

［88］Blumberg L,Klee MS. A critical look at the definition of multidimensional separations［J］. J Chromatogr A,2010,1217(1):99.

［89］Loroch S,Schommartz T,Brune W,et al. Multidimensional electrostatic repulsion-hydrophilic interaction chromatography (ERLIC) for quantitative analysis of the proteome and phosphoproteome in clinical and biomedical research［J］. Biochim Biophys Acta,2015,1854(5):460.

［90］Horvatovich P,Hoekman B,Govorukhina N,et al. Multidimensional chromatography coupled to mass spectrometry in analysing complex proteomics samples［J］. J Sep Sci,2010,33(10):1421.

［91］Li J,Ma LY,Xu L,et al. A novel two-dimensional liquid-chromatography method for online prediction of the toxicity of transformation products of benzophenones after water chlorination［J］. Anal Bioanal Chem,2015,407(20):6137.

［92］Wang N,Xie C,Young JB,et al. Off-line two-dimensional liquid chromatography with maximized sample loading to reversed-phase liquid chromatography-electrospray ionization tandem mass spectrometry for shotgun proteome analysis［J］. Anal Chem,2009,81(3):1049.

［93］杨美琴,金少鸿,胡昌勤.HPLC-柱切换法归属青霉素钠有关物质中的聚合物分析［J］.药物分析杂志,2009,29(10):1615.

［94］李笃信,张凌怡,李彤,等.二维液相色谱接口的改进及其在蛋白质组学研究中的应用(英文)［J］.色谱,2010,28(2):163.

［95］Yao CL,Yang WZ,Wu WY,et al. Simultaneous quantitation of five Panax notoginseng saponins by multi heart-cutting two-dimensional liquid chromatography:Method development and application to the quality control of eight Notoginseng containing Chinese patent medicines［J］. J Chromatogr A,2015,1402(5):71.

［96］丁坤,吴大朋,关亚风.二维液相色谱接口技术［J］.色谱,2010,28(12):1117.

[97] Jandera P,Fischer J,Lahovska H,et al. Two-dimensional liquid chromatography normal-phase and reversed-phase separation of(co)oligomers [J]. J Chromatogr A,2006,1119(1-2):3.

[98] Eggink M,Romero W,Vreuls RJ,et al. Development and optimization of a system for comprehensive two-dimensional liquid chromatography with UV and mass spectrometric detection for the separation of complex samples by multi-step gradient elution [J]. J Chromatogr A,2008,1188(2):216.

[99] Nakamura T,Kuromitsu J,Oda Y. Evaluation of comprehensive multidimensional separations using reversed-phase,reversed-phase liquid chromatography/mass spectrometry for shotgun proteomics [J]. J Proteome Res,2008,7(3):1007.

[100] Cao JL,Wei JC,Chen MW,et al. Application of two-dimensional chromatography in the analysis of Chinese herbal medicines [J]. J Chromatogr A,2014,1371(11):1.

[101] Hou X,Yuan X,Zhang B,et al. Screening active anti-breast cancer compounds from Cortex Magnolia officinalis by 2D LC-MS [J]. J Sep Sci,2013,36(4):706.

[102] Li J,Xu L,Shi ZG,et al. A novel two-dimensional liquid chromatographic system for the online toxicity prediction of pharmaceuticals and related substances [J]. J Hazard Mater,2015,293(6):15.

[103] Stoll DR,O' Neill K,Harmes DC. Effects of pH mismatch between the two dimensions of reversed-phasexreversed-phase two-dimensional separations on second dimension separation quality for ionogenic compounds-I.Carboxylic acids [J]. J Chromatogr A,2015,1383(2):25.

[104] Duck R,Sonderfeld H,Schmitz OJ. A simple method for the determination of peak distribution in comprehensive two-dimensional liquid chromatography [J]. J Chromatogr A,2012,1246(7):69.

起草人:李娅萍(中国食品药品检定研究院)
关婉莹(中国科学院上海药物研究所)
审核人:胡昌勤(中国食品药品检定研究院)
果德安(中国科学院上海药物研究所)

第三节 离子色谱法（通则 0513）

1 概述

离子色谱法（ion chromatography，IC）是高效液相色谱法（high performance liquid chromatography，HPLC）的重要分支。现代离子色谱法始于美国陶氏化学公司的 H.Small 及其合作者的研究工作，H.Small 等人于 1975 年发表了第一篇关于现代离子色谱法的论文，提出了离子交换分离、抑制电导检测等基本原理[1]，使得离子色谱法真正区别于液相色谱法，成为一个独特的分支。同年，由美国戴安公司（Dionex）生产的第一台商品化离子色谱仪问世。目前，商品化离子色谱仪的主要生产商有美国戴安公司、瑞士万通公司和日本岛津公司，也有部分国产品牌的离子色谱仪。

离子色谱法最先应用于环境检测领域，特别是水质分析，主要用来测定水中的无机阴离子（如氟离子、氯离子、溴离子、硝酸根离子、硫酸根离子）和无机阳离子（如钠离子、钙离子和镁离子等）。鉴于离子色谱法显著的优点如选择性好、灵敏度高、快速、简便，可同时测定多组分等优点在制药、食品、环境、化工、电子和生命科学等众多领域得到广泛应用。

离子色谱法可用于阴离子、阳离子的分析，对胺类、有机碱、有机酸、碳水化合物和抗生素等具有显著优势。随着洗脱液自动发生技术、新型柱填充剂技术、抑制器技术以及联用技术等的发展，离子色谱法的应用范围不断扩大，越来越多的原料药和制剂采用离子色谱法作为杂质检查或含量测定的方法[2]，实现了对部分离子型药物的快速、准确分析。

在各国药典中，《英国药典》最先将离子色谱法作为各论品种测定方法收载入药典；《美国药典》《欧洲药典》等国外药典也先后收载了离子色谱法；《中国药典》2010 年版首次收载了离子色谱法；《中国药典》2015 年版对离子色谱法进行了修订。

2 检测技术与方法

离子色谱法在药物质量控制中的作用越来越重要。它弥补了液相色谱法和气相色谱法对部分离子型药物分析的不足，本节重点阐述离子色谱法的基本原理、方法详解和离子色谱法的特点及适用性。

2.1 基本原理

离子色谱法系采用高压输液泵系统将规定的洗脱液泵入装有填充剂的色谱柱，对可解离物质进行分离测定的色谱分析方法。离子色谱法的分离机制主要为离子交换，即基于离子交换色谱柱固定相上的离子与流动相中具有相同电荷的溶质离子之间进行的可逆交换。离子色谱法的其他分离机制还有离子对、离子排阻等[3]。

2.2　方法详解

离子色谱法常用于无机阴离子、无机阳离子、有机酸、糖醇类、氨基糖苷类、氨基酸、蛋白质、糖蛋白等物质的定性和定量分析。离子色谱仪的基本结构(图 3-13)和高效液相色谱仪类似(结构比较见表 3-15),主要是由洗脱液储备系统、高压泵系统、进样系统、分离系统、检测系统(或抑制/衍生-检测系统)以及数据储存分析系统构成。洗脱液将供试品溶液带入色谱柱内进行分离,进入检测器(必要时经过抑制器或衍生系统),由积分仪或数据处理系统记录色谱信号。

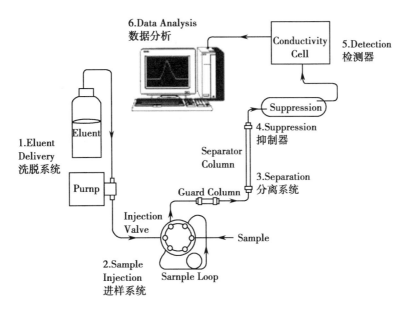

图 3-13　离子色谱仪(抑制电导检测系统)的基本结构

离子色谱法与高效液相色谱法的主要差异在于流动相(洗脱液)、色谱柱和检测器三个方面。

表 3-15　IC 和 HPLC 对比表

类别	HPLC	IC
流动相	反相或正相流动相	阴离子分析系统:氢氧根洗脱液、碳酸根洗脱液等
		阳离子分析系统:甲磺酸洗脱液、硝酸洗脱液等
泵系统	高压输液泵系统	高压输液泵系统
进样系统	六通阀	六通阀
分离系统	填料:一般是硅胶	填料:一般为聚苯乙烯-二乙烯苯共聚物、聚乙烯醇聚合物、硅胶等
	反相:C18、C8 等	阴离子分析系统:季胺或叔胺功能基
	正相:苯基等	阳离子分析系统:磺酸或羧酸功能基
	色谱柱一般是金属材料	色谱柱一般是聚醚醚酮(PEEK)材料
抑制系统	无	有(电导检测器)
柱后衍生系统	根据需要外接	根据需要外接
常用检测器	紫外检测器	电导检测器
其他检测器	荧光检测器、安培检测器、电导检测器等	安培检测器、紫外检测器等
应用范围	主要用于分析非极性的有机化合物	主要用于分析极性和部分弱极性的化合物

203

2.2.1 洗脱液

离子色谱法的流动相(mobile phase)一般称为"淋洗液"或"洗脱液"(eluent)。离子色谱法的洗脱液一般是稀酸、稀碱或盐溶液。对复杂样品成分的分离主要依赖于色谱柱的填充剂。洗脱液的种类和成分相对高效液相色谱法的流动相较为简单。

离子色谱法阴离子分析常采用稀碱溶液、碳酸盐缓冲液等作为洗脱液;离子色谱法阳离子分析常采用稀甲磺酸溶液等作为洗脱液。通过调节洗脱液 pH 值或离子强度可改变洗脱液的洗脱能力。在洗脱液中加入适当比例的有机改性剂,如甲醇、乙腈等,可改善色谱峰峰形。

因离子色谱法的洗脱液一般是稀酸、稀碱或盐溶液,所以离子色谱法系统应耐酸、碱腐蚀并在可与水互溶的有机溶剂(如乙腈、甲醇和丙酮)中不发生融胀[4]。离子色谱法系统中,凡是洗脱液通过的管道、阀门、泵、色谱柱及接头等均不宜用不锈钢材料,而使用耐酸、碱腐蚀的聚醚醚酮(PEEK)等惰性材料。

2.2.2 色谱柱

离子色谱法色谱柱的固定相一般是由载体和功能基两部分构成,按照载体的类型可以将离子交换色谱的色谱柱填充剂分为有机聚合物载体填充剂和无机载体填充剂,这和高效液相色谱法色谱柱基本相同。载体具有一定的刚性,作为功能基的基质,能承受一定的压力,对分离无明显作用。功能基是可解离的无机基团,表面形成带电荷的离子交换位置,与洗脱液中的离子进行离子交换。

有机聚合物载体主要有苯乙烯 - 二乙烯基苯共聚物、乙基乙烯基苯 - 二乙烯基苯共聚物、聚甲基丙烯酸酯或聚乙烯聚合物等有机聚合物。这类聚合物载体表面通过化学反应键合阴离子交换功能基(如烷基季铵、烷醇季铵等)或阳离子交换功能基(如磺酸、羧酸、羧酸 - 膦酸和羧酸 - 膦酸冠醚等),可分别用于阴离子或阳离子的交换分离。有机聚合物基质在较宽的酸碱范围(pH 0~14)内具有较高的稳定性,可以采用碱性或酸性的洗脱液,且具有一定的耐有机溶剂腐蚀性。

无机载体填充剂一般以硅胶为载体,硅胶表面的硅醇基通过化学反应键合阴离子交换功能基(如季铵基等)或阳离子交换功能基(如磺酸基、羧酸基等),可分别用于阴离子或阳离子的交换分离。硅胶载体填充剂具有更高的色谱柱柱效和更佳的机械稳定性,在有机溶剂中不会溶胀或收缩。硅胶载体填充剂适用于中性或弱酸性(pH 2~8)洗脱液,一般适用于阳离子样品的分离分析。

目前,市场上离子色谱柱的生产厂家众多,主要包括美国戴安公司(Dionex)和瑞士万通公司等生产商,生产的离子色谱柱种类主要有阴离子交换色谱柱(氢氧根体系洗脱液或碳酸盐体系洗脱液)、阳离子交换色谱柱、离子排斥色谱柱、过渡金属色谱柱、糖分析柱和离子色谱捕获柱等。

2.2.3 检测器

离子色谱法的检测器众多,主要分为两大类:电化学检测器和光化学检测器。电化学检测器包括电导检测器、直流安培检测器、脉冲安培检测器和积分安培检测器,光化学检测器包括紫外检测器和荧光检测器。

电导检测器在离子色谱法中的应用最为广泛,分为直接测定电导法和化学抑制后测定电导法。前者适用于电导背景相对较低的情况,后者通过抑制器将具有较高电导率的洗脱液在进入检测器之前中和成电导率较低的水或溶液,同时将样品中的配对离子转换为电导率更高的离子,以显著提高电导检测器的灵敏度和选择性。化学抑制常常采用弱酸盐,如碳酸氢钠洗脱液通过柱后的阳离子后,其钠离子与氢离子交换,与碳酸氢根离子生成微溶的碳酸,碳酸的电导率很低,从而显著降低背景电导。样品离子在通过柱后阳离子后也发生了相应的变化,以氯离子为例,氯离子在抑制条件下转化成为相应的游离酸,它比之前的盐具有更高的电导率,测得信号是氯离子与氢离子电导率的总和,而此时的背景电导很低,检测灵敏度大大提高。

纵观抑制器的发展过程，最早的抑制器是树脂填充的柱抑制器，这种柱抑制器的主要缺点是不能连续工作，树脂上的 H^+ 或 OH^- 消耗之后需要离线再生，另一个缺点是死体积较大。随后出现的是纤维膜抑制器，此抑制器的优点是不需要离线再生，可连续工作，缺点是抑制容量不高、机械强度较差。之后发展出的平板膜抑制器，不仅可以连续工作，而且具有较高的抑制容量，可满足梯度洗脱的要求，基本解决了抑制器的应用问题，但这种抑制器使用时需要外加稀酸或稀碱再生，使用不便。20 世纪 90 年代出现了更为实用的电解自再生抑制器，解决了抑制器工作时需要外加稀酸或稀碱再生的问题。这种抑制器平衡快、背景噪音低、抑制容量高、坚固耐用、工作温度高，可以在具有一定比例有机改性剂的洗脱液条件下正常工作。

2.3 检测方法的特点及适用性

电导检测器对在水溶液中以离子形态存在的组分具有较高的灵敏度，如各种强酸和强碱的阴离子（氯离子、硫酸根离子、氟离子等）和阳离子（钠离子、钾离子等）。一些弱酸离子由于其不完全电离，灵敏度远远小于强酸离子，此时可通过改变洗脱液的 pH 值，使待测组分最大限度的解离以提高灵敏度。一些带有羧基、磺酸基或膦酸基的有机酸都可以用电导检测器检测。

安培检测器常用于分析解离度低，用电导检测器灵敏度低或根本无法检测的 $pK_a>7$ 的离子。检测模式分为直流和脉冲两种，施加一个持续不变的电位于工作电极的检测模式为直流安培，直流安培检测器具有很高的灵敏度，可以测定 $\mu g/L$ 级无机和有机离子，如各种阴离子、硫化物、氰化物、砷、卤素、肼和各种酚。脉冲安培检测的发展源于糖的检测，由于绝大多数糖类不含有发色团，所以紫外检测器只能使用很低的波长，但在 210 nm 时对糖的检测灵敏度低、选择性差。糖类均是 pK_a 在 12 左右的弱酸，能在强碱溶液中（pH 11）被脉冲安培检测，洗脱液一般是氢氧化钠溶液。糖在金电极上被氧化，但同时会产生污染电极表面的物质阻止进一步分析，高低电位之间的重复脉冲可以使电极表面保持稳定和清洁。因此，使用金电极的脉冲安培检测器检测糖类化合物是一种重复性好且灵敏度高的方法。安培检测器还可以检测不具有发色团但含有羟基、氨基、醛基、巯基等官能团的分子。

紫外检测器可以用于测定有机物和有紫外吸收的无机离子。除了直接测定，检测器还可以用于柱后衍生对无紫外吸收物质进行间接分析。如大多数无机离子和氨基酸一类有机离子没有紫外吸收，不能直接用紫外检测器检测，若在分离柱后连续地加入显色剂，使这些离子生成带有发色基团的衍生物即可用紫外检测器检测。已广泛应用于重金属离子、氨基酸、多元胺、多聚磷酸盐和 EDTA 等物质的分析，是一种十分有效的检测手段。

离子色谱法的检测器还有蒸发光散射、原子吸收、原子发射光谱和电感耦合等离子体原子发射光谱等。近年来随着高效液相色谱与质谱接口技术的发展，离子色谱与各种质谱仪的联用技术也得到了广泛应用。与质谱检测器联用时，一般采用带有抑制器的离子色谱系统。

3 操作要点及注意事项

离子色谱法的系统结构有其特殊性，故在操作使用时应多加注意。本节重点介绍离子色谱仪的操作要点和注意事项。

3.1 操作前的准备

操作前的准备包括供试品溶液的制备和仪器状态的检查，为了确保仪器正常运行，应按照要求制备供试品溶液,检查仪器状态是否正常,是否可进行检测操作。

3.1.1 供试品溶液的制备

离子色谱法的色谱柱填充剂大多数不兼容有机溶剂,一旦污染后不能用有机溶剂清洗,所以离子色谱法对样品处理的要求较高。对于澄清的,基质简单的水溶液一般通过稀释和 0.45 μm 滤膜过滤后可直接进样分析。对于基质复杂的样品,可通过微波消解、紫外光降解、固相萃取等方法去除干扰物后进样分析。

3.1.2 仪器状态的检查

离子色谱仪所在的仪器间应保持洁净,控制室温在 15~30℃,仪器不可直对着空调,空气中应无腐蚀性气体。

不同类型的色谱柱均有特定的待测离子和适用的洗脱液。应仔细阅读所使用的色谱柱说明书,检查色谱柱是否适用于这项实验。

检查色谱柱进出口位置是否与洗脱液方向一致。

目前常用的商品化离子色谱仪均使用平板膜抑制器,应注意检查该类型的抑制器有无漏液的情况。如抑制器产生漏液的情况,说明该抑制器已经损坏,应立即更换。

检查洗脱液瓶上方的压力阀,确认有足够的保护气体(一般是高纯氮气)完成实验。开启保护气体钢瓶总开关,调节保护气体压力,使其压力约为 5~10 psi(一般为 6 psi)。

确认有足够的外加纯水可用于再生。

检查废液收集桶里是否有足够的空间用于收集废液。

3.2 操作方法

离子色谱仪的操作包括开机后进行泵的操作、抑制器的操作、检测器的操作、进样的操作和色谱峰参数的计算。

开机前,应先确认有足够的洗脱液可用于连续工作,一般测完样品后剩余量 ≥200 ml;确认有足够的外加超纯水可用于再生;确认离子色谱仪器电源的良好接地。开机的顺序是先开保护气体钢瓶开关并通过减压阀调节压力,打开仪器电源和控制电脑开关。样品分析结束后,用规定的洗脱液冲洗色谱柱,之后换上两通用超纯水清洗管路,关闭抑制器,将抑制器保存在超纯水中。在确定抑制器流出液不含气泡后,关泵和主机电源,最后关闭保护气体钢瓶开关。

3.2.1 泵的操作

开机打开自动进样器、离子色谱仪主机、仪器控制计算机的电源,启动仪器控制软件。用两通替换离子色谱仪的色谱柱,用超纯水作为溶剂,清洗仪器的管路。启动泵,打开排气阀,设置高流速(如 5.0 ml/min)进行充泵排气,观察出口处呈连续液流出后,降低流速(如 1.0 ml/min)清洗管路。停止流速,换上洗脱液,启动泵并提高流速(如 5.0 ml/min)平衡管路。约 10 分钟后,停止流速并用色谱柱替换两通,调节到所需要的流速平衡色谱柱。平衡时间一般不少于 30 分钟。

3.2.2 抑制器的操作要点

平板膜抑制器按照需要配制好一定浓度的再生液,通过蠕动泵或重力作用调节再生液的流速。

电化学自再生抑制器通过控制软件设定电化学自再生抑制器的平衡电流,电流的大小可根据洗脱液的流速和浓度调节。在没有流速的情况下,不可对电化学自再生抑制器加电。

3.2.3 检测器的操作要点

开启检测器电源,待流速和压力都稳定后,记录基线并观察系统是否平衡。系统平衡期间,需要检查各项参数是否正常。系统压力的波动应小于 ±10 psi,阴离子的背景电导应低于 30 μS,阳离子的背景电导应低于 10 μS。

3.2.4 进样的操作要点

离子色谱仪的进样操作可通过六通阀手动进样,也可采用自动进样器进样。进样的操作与高效液相色谱仪相同。

3.2.5 色谱峰参数的计算

离子色谱法是高效液相色谱法的一种,其系统适用性应符合《中国药典》的要求。色谱峰理论板数(n)、拖尾因子(T)和分离度(R)等,计算公式与高效液相色谱法相同。

离子色谱法的测定结果处理方法有内标法、外标法、标准曲线法以及归一化法等,计算公式与高效液相法色谱相同。

3.3 注意事项

离子色谱法的使用注意事项包括制备洗脱液的水、色谱柱和抑制器等。

(1) 离子色谱法中制备洗脱液的水应经过纯化处理,电阻率大于 180 MΩ·cm。制备洗脱液的所有试剂必须是优级纯或色谱纯纯度试剂。配好的洗脱液需经 0.45 μm 水系滤膜过滤和脱气处理,常采用氦气等惰性气体在线脱气,也可采用超声、减压过滤或冷冻的方式进行离线脱气。

(2) 离子色谱法的色谱柱,特别是高分子聚合物基体的色谱柱要保存在特定的洗脱液中,应参照色谱柱的使用说明书,不可用纯水或有机溶剂做保存溶剂。色谱柱从仪器上取下来以后应用堵头堵死密封保存,防止液体挥发导致色谱柱损坏。

(3) 离子色谱仪的管路可以用超纯水清洗,但离子色谱法的色谱柱和保护柱不可直接用超纯水清洗,一定要用特定的洗脱液清洗。如果要更换洗脱液和色谱柱,可先用两通替换原色谱柱,以超纯水清洗管路,再换上新的洗脱液清洗管路,最后换上新的色谱柱。建议在分析开始前和结束后,用超纯水将管路中的盐冲洗干净,避免残留的盐堵塞检测器或者管路。

(4) 洗脱液中如含有较高比例的有机改性剂,不可使用电化学自再生抑制器。

(5) 只有在有流速的情况下才可以给电化学自再生抑制器加电,否则抑制器电路容易被烧坏而导致抑制器损坏。当管路出现泄漏或系统压力剧烈波动(波动大于 10 psi 时),应首先关闭抑制器电源,停止流速,检查故障问题直至恢复。

(6) 如仪器配置有洗脱液自动发生装置,开机前打开洗脱液发生装置上端储液罐与大气的连通口,关机后要关闭与大气的连通口。只有在流速正常的情况下才可以打开洗脱液发生装置的电源。

(7) 抑制器短期不用(五天以上),应用注射器分别从洗脱液出口和再生液入口注入 5 ml 以上的超纯水,防止抑制器中有沉淀析出,然后用堵头密封存放。抑制器首次或再次使用前也应按此方法活化。若长期不使用,建议用超纯水冲洗 10 分钟以上再用堵头堵死密封存放。

(8) 离子色谱仪的所有管路和接头均为耐酸、碱的 PEEK 材料,安装或更换时用手拧紧即可,切忌用扳手拧得过紧,导致管路变形或堵塞。

(9) 阴离子和阳离子洗脱液可先配制成浓缩母液(可先配制成浓缩 100 倍的母液),然后用母液稀释,在一定程度上可减少误差。阳离子洗脱液先将超纯水抽滤、脱气,再加入母液配制成一定浓度的洗脱液。阴离子洗脱液配制好后,先摇匀,再真空抽滤、脱气 2 分钟以上。

(10) 常规供试品溶液进样前,需经过 0.45 μm 水系滤膜过滤,以免堵塞色谱柱和抑制器。含有机物或金属离子浓度较高的复杂样品,在进样前应通过专门的前处理去除样品中的有机物或金属离子。

(11) 离子色谱仪所用的样品瓶、容量瓶等容器,尽量不要使用洗洁剂和洗液等进行清洗,只需灌满超纯水超声半小时并用超纯水浸泡 24 小时以后,洗净晾干即可。超声时间也不可过长,避免容器发热膨胀。

(12) 离子色谱仪建议定期使用,若无样品需要分析,建议定期(一般 1~2 周)开机运行 30 分钟,对抑制器进行活化后再关机。

(13) 操作人员应严格遵守离子色谱仪操作规程,出现故障时应及时做好记录,同时向仪器负责人员报告。平时使用完离子色谱仪应及时做好仪器使用记录和实验记录。仪器负责人应定期对仪器进行日常维护和保养。

3.4 仪器的维护和保养

离子色谱仪的维护和保养对保障离子色谱仪的正常运行、检测分析和可靠测定具有重要作用,维护和保养主要从高压泵、检测器、色谱柱和化学抑制器四个方面展开。

(1) 高压泵的作用主要是通过等浓度或梯度浓度的方式在高压下将洗脱液经进样阀输送到色谱柱内并对待测物进行洗脱,是离子色谱仪最重要的部件之一。若系统压力波动较大产生噪音、基线不稳定、流量不稳定并导致色谱峰形变差或导致乱峰等是由于高压泵引起的。高压泵的维护保养主要包括出口阀与进口阀、活塞密封圈和活塞杆等。当有异物进入单向阀内,可导致压力波动或不稳定,可通过洗脱液进行冲洗。活塞密封圈变形后,会导致洗脱液泄露,从而出现流速不稳定、压力波动、保留时间漂移的现象。活塞密封圈属于易耗品,根据不同的使用情况,需要在 6~12 月内进行更换。为延长其使用寿命,在使用了高浓度的碱以后,需要用超纯水清洗高压泵,以免产生沉淀。长时间的使用会有沉淀物附着在活塞杆上,导致高压泵漏液,仪器不能运转,因此需要对活塞杆进行维护保养。首先将活塞杆从活塞架上取出,然后用清洗剂进行清洗,纯水冲洗并晾干。若严重污染或磨损,应予以更换。

(2) 检测器的问题会对分析过程造成很大的影响,主要表现在对基线的影响如基线过高或过低、基线漂移、基线消失等。虽然不能拆开检测器外壳进行维护,但是需要了解一些检测器基本的维护和保养。电导检测器的常见问题是堵塞,在确保检测器输入端和输出端毛细管没有出现过度挤压的情况下,采用反方向冲洗电导检测器即高压泵与检测器输出端相连,以清除异物。安培检测器的常见问题是预热毛细管堵塞和基线问题。若预热毛细管堵塞,可采用洗脱液进行冲洗,必要时反方向冲洗毛细管;若基线出现问题,根据具体情况进行分析判断,对电极表面抛光、清洁测量池和排出测量池中气泡等进行相应维护。紫外检测器的常见问题是出现基线干扰,一般采用超纯水冲洗 10 分钟、甲醇冲洗 5 分钟、超纯水冲洗 20 分钟对流通池进行清洁。若以上处理无效,则需安排工程师拆开检测器对内部密封件进行清洗,直至检测器问题解决。

(3) 由于应用领域的不同,分析检测会对色谱柱的性能和寿命产生很大的影响,因此,在使用色谱柱的时候一定要对样品和洗脱液进行过滤,并始终使用保护柱。色谱柱常见的问题主要有柱压升高、分离度下降、保留时间漂移和峰形异常等。柱压升高的原因主要有保护柱污染,需要活化再生;色谱柱污染,需要再生处理;在线过滤器堵塞,需要更换;柱接头拧的过死,使得输液管端口变形等。离子色谱谱图中待测组分之间的分离度下降,会影响待测组分的定量,对最终的分析结果有着很大的影响。分离度下降的原因主要有系统泄漏,需要排查,找出泄漏原因;色谱柱受到污染,需要活化再生;洗脱液类型和浓度与色谱柱不匹配,需要重新配置洗脱液等。色谱峰保留时间的漂移会影响待测组分的定性与定量,在色谱分析中不稳定的保留时间会影响到最终结果的准确性和可靠性。保留时间漂移的原因主要有系统中有气泡;柱温箱未达到工作温度;色谱柱受到污染,需进行活化再生等。谱图中峰形异常包括以下几个方面:

①如果出现分裂峰,说明存在死体积;需要检查毛细管连接,减少死体积。然后检查色谱柱是否在柱头存在死体积,最好是从与洗脱液方向相反的方向冲洗。②峰面积大于理论面积,说明有前一次测量的样品残留,需要适当延长分析时间。③峰面积小于理论面积,说明样品流路有泄漏或者堵塞,需查找问题所在进行排除。也有可能是样品环未能装满,需调整样品的进样时间。

（4）化学抑制器对维持离子色谱仪的正常分析工作至关重要,因此日常工作中应做好维护和保养。化学抑制电导检测器常出现的问题是背景电导高,这说明抑制器存在一定的问题,大多数情况由于操作不当引起的。这时需要检查抑制器是否连接,检查再生液和洗脱液的流路是否堵塞。引起背景电导升高另一种情况是抑制器抑制能力的降低尤其是抑制器污染,也会使基线大幅上升,这时需要对抑制器进行再生处理[5]。抑制器常出现的问题还包括再生液或洗脱液输送不足甚至无液体,原因包括系统内漏液,需要检查蠕动泵接口位置是否漏液;蠕动泵转速过慢,需要设定正确的转速;蠕动泵过滤器堵塞,需要更换过滤器;抑制器反压过高,需要清洁抑制器或更换部件等。

4 国内外相关技术方法对比

提高药品质量以保障公众用药安全,采用有效的分析仪器和方法必不可少。药典中药物的检测,大部分均采用了液相色谱法。但离子色谱法对阴离子、阳离子和有机酸等极性亲水性成分的检测更具有优势,弥补了液相色谱法和气相色谱法的不足。

离子色谱法的检测分析具有不受被测定成分光吸收特征的限制、操作快速灵敏、抗干扰能力强的优势,在国内外药物分析技术中得到广泛应用。各国药典附录或通则对离子色谱法的描述基本相同,但采用离子色谱法进行含量测定、有关物质和限度检查的品种有一定的差异。以下分别列举了离子色谱法在《美国药典》《欧洲药典》《中国药典》2010年版和《中国药典》2015年版中收载品种的应用。

表3-16列举了离子色谱法在《美国药典》38版中的应用,表3-17列举了离子色谱法在《欧洲药典》8.0版中的应用。使用离子色谱法电导检测器测定的物质有草酸盐、叠氮化物、枸橼酸、硫酸根、磷酸根、亚磷酸根等。使用安培检测器测定的物质有糖类和绝大多数抗生素。离子色谱法既可用于进行含量测定,也可进行限度检查,具有特异性强、灵敏度高的优点。

表 3-16　离子色谱法在《美国药典》中的应用

中文名	类别	检测项目	检测器
氟[18F]脱氧葡萄糖注射液	诊断用药	2-氯-2脱氧-D-葡萄糖限度	安培
红霉素软膏	大环内酯类抗生素	含量测定	安培-玻碳电极
阿米卡星	氨基糖苷类抗生素	含量测定	安培-金电极
硫酸卡那霉素	氨基糖苷类抗生素	含量测定	安培-金电极
硫酸链霉素	氨基糖苷类抗生素	含量测定	安培-金电极
环糊精	磺基化环糊精辅料	限量	安培-金电极
肝素钠	生化药	有关物质,胺糖比例	紫外,安培
葡萄糖酸钙	化学药	草酸盐限度	电导
依贝沙坦	化学药	叠氮化物限度	电导
菲立磁注射液	诊断用药	枸橼酸盐含量测定	电导

续表

中文名	类别	检测项目	检测器
氯化氨甲酰甲胆碱	化学药	含量测定	电导
枸橼酸、枸橼酸盐和磷酸盐	化学药	含量测定	电导
依诺肝素	生化药	硫酸根	电导
西诺沙星	喹诺酮类抗生素	含量测定	紫外,254 nm
盐酸羟吗啡酮栓	化学药	含量测定	紫外,254 nm

表 3-17　离子色谱法在《欧洲药典》中的应用

中文名	类别	检测项目	检测器
硫酸链霉素	氨基糖苷类抗生素	有关物质	安培 - 金电极
硫酸庆大霉素	氨基糖苷类抗生素	有关物质	安培 - 金电极
硫酸新霉素	氨基糖苷类抗生素	有关物质	安培 - 金电极
硫酸奈替米星	氨基糖苷类抗生素	有关物质	安培 - 金电极
妥布霉素	氨基糖苷类抗生素	有关物质	安培 - 金电极
丙二醇	羟乙基淀粉辅料	杂质检查	安培 - 金电极
达肝素钠	亚硝酸根	杂质检查	安培 - 玻碳电极
牙型硅胶	牙模模具	硫酸根	电导
那屈肝素钙	生化药	游离硫酸盐	电导
奥柳氮钠	化学药	醋酸盐	电导
罗库溴铵	化学药	氯化物	电导
阿布拉霉素注射液	抗生素	有关物质	紫外,568 nm
硫酸阿布拉霉素	抗生素	有关物质	紫外,568 nm

　　《中国药典》自 2010 年版附录首次正式收载了离子色谱法,表 3-18 和表 3-19 分别列举了离子色谱法在《中国药典》2010 年版和《中国药典》2015 年版中新增的应用。在《中国药典》中,使用频率最高的是电导检测器,其次是安培检测器,最后是紫外检测器。使用离子色谱法的项目包括鉴别、含量测定、有关物质和特定组分的限度检查,且《中国药典》推荐了使用的色谱柱。相比于《中国药典》2010 年版,《中国药典》2015 年版在使用离子色谱法的各论品种上进行了补充,对保障药品质量、维护公众用药安全具有重要意义。

表 3-18　离子色谱法在《中国药典》2010 年版中的应用

药品名称	检验项目	色谱柱	检测器
肝素钠	鉴别、有关物质	AS11	紫外
帕米磷酸二钠注射液	含量测定	AS22	电导
注射用帕米磷酸二钠	含量测定	AS22	电导
氯膦酸二钠	有关物质	AS11-HC	电导
氯膦酸二钠注射液	含量测定	AS11-HC	电导
氯膦酸二钠胶囊	含量测定	AS11-HC	电导
盐酸头孢吡肟	N- 甲基吡咯烷	CS15,SCS1	电导

表 3-19　离子色谱法在《中国药典》2015 年版中新增的应用

药品名称	检验项目	色谱柱	检测器
中药材	二氧化硫	AS11-HC	电导
依替米星	含量测定、有关物质	C18	安培
大观霉素	含量测定、有关物质	C18	安培
庆大霉素	含量测定、有关物质	C18	安培
低分子肝素	硫酸根	AS11	电导
低分子肝素	亚硝酸根	CarbopacPA1	安培
沙坦类降压药（厄贝沙坦原料药）	叠氮化物	AS18	电导

从离子色谱在国内外药品的检测上可以看出，在药品生产中水质检测，药品中的杂质分析，溶剂残留检测以及中药中有害物质的安全性指标检测，含量测定等方面离子色谱将发挥越来越大的优势。目前，离子色谱的研发方向主要包括新型离子色谱柱的研发、仪器方面的研发和检测方法方向的研发。在新型离子色谱柱方向，研发了选择性强、交换容量高的离子交换柱，以适应基质复杂、组分浓度相差较大的样品分离；研发了小粒径、交换容量适中的快速分析离子交换柱，以适应大批量样品的常规离子分析。仪器方面，诞生了毛细管离子色谱仪，微升级的样品即可进行分析，极大地降低了样品量的需求，减少了废液的排放量。离子色谱检测方法方向，出现了更多的仪器联用方法，串联光谱仪器如原子荧光光谱、原子吸收光谱、电感耦合等离子体发射光谱和质谱仪器（包括三重四级杆质谱、电感耦合等离子体质谱）等定性能力较强的仪器，显著拓展了离子色谱在定性和形态分析方面的应用。

参考文献

［1］H.Small，T.S.Stevens，W.C.Bauman.Novel ion exchange chromatographic method using conductimetric detection［J］.Anal.Chem.，1975，47：1801.

［2］封淑华.离子色谱法在药品检测中的最新进展［J］.中国药业，2010，19（11）：1-3.

［3］李苗，冯光.离子色谱技术在药物分析领域的研究进展［J］.中国药品标准，2011，12（5）：342-345.

［4］中国药品生物制品检定所.中国药品检验标准操作规范［M］.北京：中国医药科技出版社，2010：423-426.

［5］牟世芬，刘克纳，丁晓静.离子色谱方法及应用（第二版）［M］.北京：化学工业出版社，2005：135-139.

起草人：马建芳　王林波（上海市食品药品检验所）

审核人：张启明（中国食品药品检定研究院）

第四节 分子排阻色谱法(通则 0514)

1 概述

分子排阻色谱(molecular sieve chromatography)又称为空间排阻色谱(size-exclusion chromatography, SEC),于 20 世纪 60 年代初发展起来,是利用多孔凝胶固定相空隙的孔径大小与物质分子尺寸相对关系进行物质分离的一种液相色谱方法。因使用多孔凝胶作为固定相,分子排阻色谱法又称为凝胶色谱法,根据使用有机相或水为流动相,又分别称为凝胶渗透色谱(gel permeation chromatography,GPC)或凝胶过滤色谱(gel filtration chromatography)。

利用多孔性物质来按分子体积大小进行分离,在 20 世纪 30 年代就已有报道,McBain 用人造沸石成功地分离气体分子和低分子量的有机化合物。1953 年,Wheaton 和 Baurnan 用离子交换树脂按分子量大小分离了苷、多元醇和其他非离子物质。1959 年 Porath 和 Flodin 用交联的缩聚葡糖制成凝胶来分离水溶液中不同分子量的试样,这类凝胶立即以商品名称"Sephdex 出售,在生物化学领域内得到非常广泛的应用,这是凝胶色谱技术在水溶性试样的分离中首次取得推广应用,成为生物化学中一项常用的分离手段。有机溶剂体系的体积排阻色谱首先需要解决适用于有机溶剂的凝胶的制备问题,凝胶的制备花了几年工夫才获得成功。1964 年,Moore 以苯乙烯和二乙烯苯在不同的稀释剂存在下制成一系列孔径不同的凝胶,这些凝胶可以在有机溶剂中分离分子量从几千到几百万的试样。翌年,Maly 以示差折光仪为浓度检测器制成凝胶色谱仪。这些凝胶和仪器立即被制成商品出售。这样,凝胶色谱技术很快就在高分子科学领域内被广泛应用,作为一种快速的分子量和分子量分布测定方法,取得很好结果[1]。

2 检测技术与方法

2.1 基本原理

分子排阻色谱法的分离原理为凝胶色谱柱的分子筛效应,色谱柱多以亲水硅胶、凝胶或经修饰凝胶如葡聚糖凝胶(sephadex)和聚丙烯酰胺凝胶(sepherose)等为填充剂,这些填充剂表面分布着不同尺寸的孔径,溶质分子进入色谱柱后,它们中的不同组分按其大小进入相应的孔径内,分子直径大于所有孔径的分子不能进入填充剂颗粒内部,在色谱过程中不被保留,最早被流动相洗脱至柱外,表现为保留时间较短;直径小于所有孔径的分子能自由进入填充剂表面的所有孔径,在柱子中滞留的时间较长,表现为保留时间较长;其余分子按分子大小依次被洗脱。

2.2 对仪器的一般要求

分子排阻色谱法用液相色谱泵,一般分常压、中压和高压[2]。在药物分析中尤其是分子量或分子量分布的测定,通常采用高效分子排阻色谱法(high performance SEC,HPSEC)。

用于分子排阻色谱法的检测器有示差折光检测器、激光光散射检测器、紫外检测器等。示差折光检测器为浓度型检测器,它是通过连续地测定淋出液中折光指数变化来测定样品浓度的。激光光散射检测器为分子量型检测器,当一定波长的激发光照射一定浓度的溶液时,对于溶液来说,散射光的强度及其对散射角和溶液浓度的依赖性与溶质的分子量、分子尺寸和形态有关。紫外检测器为选择型检测器,其响应值与溶液浓度与化合物结构有关。

2.3 系统适用性试验

高效分子排阻色谱法的系统适用性试验中色谱柱的理论板数(n)、分离度、重复性、拖尾因子的测定方法,在一般情况下,同高效液相色谱法项下的方法,但在高分子杂质检查时,某些药物分子的单体与其二聚体不能达到基线分离时,其分离度的计算公式为:

$$R = \frac{二聚体的峰高}{单体与二聚体之间的谷高}$$

除另有规定外,分离度应大于 2.0。

2.4 测定法

(1) 分子量测定法 一般使用于蛋白质和多肽的分子量测定。按各品种项下规定的色谱条件进行分离。按各品种项下的规定,选用与供试品分子大小相适宜的色谱柱和适宜分子量范围的对照品,对照品与供试品均需使用二硫苏糖醇(DTT)和十二烷基硫酸钠(SDS)处理,以打开分子内和分子间的二硫键,并使分子的构型与构象趋于一致,经处理的蛋白质和多肽分子通常以线性形式分离。以对照品分子量(M_W)的对数对相应的保留时间(t_R)制得标准曲线的线性回归方程:$\log M_W = a + bt_R$,供试品以保留时间由标准曲线回归方程计算其分子量或亚基的分子量。

(2) 生物大分子聚合物分子量与分子量分布测定法 生物大分子聚合物如多糖、多聚核苷酸和胶原蛋白等具有分子大小不均一的特点,故生物大分子聚合物分子量与分子量分布是控制该类产品的关键指标。表征高聚物的分子量[1]需用统计学的方法,由于统计方法的不同,同一试样可以有许多不同种类的平均分子量。如:数均分子量(M_n)、重均分子量(M_w)等。分子量分布是指试样中各种大小不等的分子量组分占总量的分量,它可以用一条分布曲线或一个分布函数表示。表征多分散度常用分布系数 D,即重均数均比(M_w/M_n)来表示。这个比值随分子量分布宽度而变化。在单分散时,M_w/M_n 等于 1,随着分子量分布变宽,M_w/M_n 值逐渐变大。选择何种指数来表示分布宽度可以根据具体情况来决定。

使用分子量依赖型的激光光散射检测器测定分子量与分子量分布时可不使用分子量对照品,直接测定。使用其他类型检测器时,需使用分子量对照品,选用与供试品分子结构与性质相似的对照品十分重要。

使用分子量对照品对色谱柱进行标定时,文献[1]中曾经提出过各种各样的标定方法,但目前常用的有窄分布标样标定法、宽分布标样标定法以及普适标定法。

① 窄分布标样标定法:用窄分布标样来标定色谱柱是目前最常用的方法,原则上如果能用分子量不

同的真正的单分散标样来标定,那是最理想的,但是目前还不能合成真正的单分散试样,所以只能用分子量分布比较窄的标样来代替。这些窄分布的标样应该有相当可靠的分子量数据。标定一根色谱柱需要至少有4至5个窄分布标样,分别按分子量范围配制一定浓度的溶液,然后分别进样,从峰值找到各标样的淋出体积,以标样分子量的对数对淋出体积作图,得到校正曲线。如《中国药典》2015年版二部中收载的右旋糖酐20、40、70分子量与分子量分布检查项中所使用的右旋糖酐分子量对照品就属于窄分布对照品。

② 宽分布标样标定法:窄分布标样标定法虽然有很多优点,但是它最大的困难在于需要制备分子量分布很窄的试样。因此目前有越来越多的建议用一个或两个分子量分布经精确测定的宽分布标样来标定色谱柱。精确标定宽分布对照品不同分子量点的累积百分面积,建立宽分布标样表。使用宽分布分子量对照品时,将宽分布分子量对照品与供试品在同样的色谱条件下进样,在宽分布分子量对照品的色谱图中找到与宽分布标样表中累积百分面积最接近的点的保留时间,以保留时间与分子量对数值建立校正曲线。如《中国药典》2015年版二部中收载的肝素钠、肝素钙分子量与分子量分布检查项中所使用的肝素分子量对照品就属于宽分布对照品。

③ 普适标定法:对于不同类型的高分子,在分子量相同时其分子尺寸并不一定相同。用一种分子量对照品作为标准样品得到的校正曲线不能直接应用于其他类型的聚合物。而许多聚合物不易获得再分布的标准样品进行标定,因此希望能借助于某一聚合物的标准样品在某种条件下测得的标准曲线,通过转换关系在相同条件下用于其他类型的聚合物试样。这种校正曲线称为普适校正曲线。如玻璃酸钠注射液国家标准 WS1-(X-058)-2006Z-2011 中分子量与分子量分布检查项中使用聚苯乙烯磺酸钠作为分子量对照品,通过聚苯乙烯磺酸钠和玻璃酸钠 K、α 值的转换得到玻璃酸钠分子量校正曲线。

(3)高分子杂质测定法 高分子杂质系指供试品中含有分子量大于药物分子的杂质,通常是药物在生产或贮存过程中产生的高分子聚合物或在生产过程中未除尽的可能产生过敏反应的高分子物质。按各品种规定的色谱条件进行分离分析。如《中国药典》2015年版二部中收载的重组人生长激素、重组人胰岛素等品种的高分子蛋白质检查项。

3 操作要点及注意事项

(1)分子排阻色谱的分离并不依赖于流动相和固定相的相互作用力,所以没有必要去使用梯度淋洗装置。为实现高重现性、高精度的分子量测定,一般要求流速稳定性 ≤ ± 1% (0.1~5 ml/min)。

(2)根据待测样品的性质与分子量的大小选择不同填料和分离范围的色谱柱。为了提高分辨率可以将2~3根不同分离范围的色谱柱串联,串联时将分子量范围大的柱放在前面,并保证分离呈线性分离。

(3)使用的流动相通常为水溶液或缓冲液溶液,溶液的 pH 值不宜超出填充剂的耐受力,一般 pH 值在 2~8 范围。流动相中可加入适量的有机溶液,但不宜过浓,一般不应超过 30%,流动相流速不宜过高,一般为 0.5~1.0 ml/min。由于待测组分在水相中易水合化,导致分子的伸展,引起分子量测定结果偏大,因此在流动相中应加入电解质,如氯化钠、尿素、盐酸、胍等来抑制水合化的形成。

(4)分子排阻色谱法以淋出体积作为分子量的相对检测,所以基线的稳定性直接影响计算结果。应待基线稳定 30 分钟以后开始进样。

(5)实验中应注意防止微生物的污染,可以在流动相中加入 0.02% 的叠氮化钠作为抑菌剂。

(6)分子排阻色谱的色谱柱填料多为多孔凝胶,耐压小,流速突然变大,压力升高容易引起柱填料塌陷、破碎,建议在冲洗色谱柱时,流速缓慢上升,不致压力突然升高。

4　《中国药典》收载情况

《中国药典》2015年版采用分子排阻色谱的品种有：二部品种右旋糖酐20、右旋糖酐40、右旋糖酐70、肝素钠、肝素钙、重组人生长激素、重组人胰岛素、精蛋白重组人胰岛素以及四部品种乙交酯丙交酯共聚物等。

5　国内外药典收载技术方法对比

《英国药典》2015版及《欧洲药典》8.0版在附录中收载了分子排阻色谱法（size-exclusion chromatograghy），主要介绍了方法的基本原理、仪器要求及主要应用，主要应用包括混合物中有关物质检查及分子量与分子量分布测定，并以右旋糖酐为例介绍了分子量与分子量分布测定方法。《美国药典》39版没有单独收载分子排阻色谱法，仅在液相色谱通则中对分离机制略有提及。

6　展望

分子排阻色谱技术目前已经被生物化学、分子生物学、生物工程学、分子免疫学以及医学等有关领域广泛采用，不但应用于科学实验研究，而且已经大规模地用于工业生产。分子排阻色谱技术的研究工作是多方面的，其中仪器、填料、联用技术、色谱理论等方面的进展是和整个液相色谱的进展相关的。通过与其他仪器联用，解决分子排阻色谱法测定高聚物分子量分布从相对法向绝对法过渡是今后发展的趋势。

参考文献

［1］中国药品生物制品检定所．中国药品检验标准操作规范［M］．北京：中国医药科技出版社，2005：114-116.
［2］施良和．凝胶色谱法［M］．北京：科学出版社，1980.

起草人：李　京（中国食品药品检定研究院）
审核人：范慧红（中国食品药品检定研究院）

第五节　气相色谱法（通则 0521）

1　概述

气相色谱法是以气体为流动相的色谱方法，主要用于分离分析各类易挥发性物质。气相色谱法的发展不仅与气相色谱分离技术的发展有关，且与其他学科和技术的发展密不可分。1941 年英国生物化学家 Martin 和 Synge 提出气体作为流动相的可能性；1952 年 James 和 Martin 发明了第一台气相色谱仪，并利用气相色谱法分离测定复杂混合物；1954 年 Ray 提出热导计，开创了现代气相色谱检测器的时代；1955 年第一台商品气相色谱仪问世；1965 年 Giddings 扩展了色谱理论，为气相色谱的发展奠定了理论基础。20 世纪 60 年代和 70 年代，由于气相色谱柱技术的发展，柱效大为提高；环境科学等学科的发展，提出了痕量分析的要求，又陆续出现了一些高灵敏度、高选择性的检测器；1979 年 Dandeneau、Hewlett-Packard 生产出熔融石英毛细管柱。上述工作奠定了现代气相色谱法的基础。

气相色谱法具有分离效率高、分析速度快、样品用量少、检测灵敏度高等优点，适用于分析具有挥发性的物质，对于挥发性较差或热稳定性较差的样品，需要采用衍生化或裂解等方法预处理后再进行气相色谱分析。

目前，气相色谱法已经在石油化工、医药卫生、环境监测、生物化学等领域得到了广泛的应用。在药物分析领域中，气相色谱主要用于药物的含量、有关物质以及残留溶剂等的检测。气相色谱与其他检测方法（质谱、红外光谱等）的联用，使得气相色谱法的灵敏度和精密度得到进一步的提升，拓展了其在鉴别未知结构化合物领域的应用[1]。

2　检测技术与方法

2.1　基本原理[2]

气相色谱法（GC）是以气体为流动相的色谱方法。按分离机制气相色谱法可分为吸附色谱法和分配色谱法。吸附色谱法利用被分离组分对固定相表面吸附中心吸附能力的差别，即吸附系数的差别而实现分离。分配色谱法利用被分离组分在固定相或流动相中的溶解度差别，即在两相间分配系数的差别实现分离；其基本原理与液 - 液萃取相同，所不同的是这种分配平衡是在相对移动的两相间进行，而且可重复多次，从而有很高的分离效率。

按固定相的聚集状态，气相色谱法可分为气液色谱法和气固色谱，气固色谱法属于吸附色谱，而气液色谱法属于分配色谱，气液色谱法是药物分析中常用的方法，其洗脱顺序与固定相的极性和组分的沸点和极性有关。

按色谱柱类型，可分为填充柱色谱法和毛细管柱色谱法两种。填充柱的内径在 2~4 mm，长度为

1~10 m 左右,内装吸附剂、高分子多孔小球或涂渍固定液的载体,粒径为 0.18~0.25 mm、0.15~0.18 mm 或 0.125~0.15 mm。气相色谱法的常用载体为经酸洗并硅烷化处理的硅藻土或高分子多孔小球,常用固定液有甲基聚硅氧烷、聚乙二醇等。毛细管柱的材质为玻璃或石英,内壁或载体经涂渍或交联固定液,内径一般为 0.25 mm、0.32 mm 或 0.53 mm,柱长一般在 25~100 m,固定液膜厚 0.1~5.0 μm;常用的固定液有甲基聚硅氧烷、不同比例组成的苯基甲基聚硅氧烷、聚乙二醇等。

2.2 气相色谱系统

气相色谱系统由气路系统、进样系统、柱分离系统、检测系统和数据采集系统组成。

2.2.1 气路系统

气相色谱中的常用的载气有氮气、氦气、氢气等。载气的选择和纯度主要取决于选用的检测器、色谱柱以及分析方法的要求。通过气源与仪器之间连接气体净化装置来对载气进行纯化。气体中的杂质主要包括永久气体(是指临界温度小于 −10℃的气体,如氧、氮、氢、甲烷、一氧化碳等气体)、低分子有机化合物和水蒸气,一般采用装有分子筛(如 5A 分子筛或 13X 分子筛)的过滤器以吸附有机杂质,采用变色硅胶除去水蒸气。应定期更换净化装置中的填料,分子筛可以重新活化后再使用。活化方法是将分子筛从过滤装置中取出,置坩埚中,于马弗炉内加热到 400~600℃,活化 4~6 小时。硅胶变红时也要进行活化,通常在约 140℃烘箱中加热 2 小时即可。大部分 GC 仪器本身带有气体净化器,也要注意定期更换填料;且建议在气源和仪器之间附加一个净化装置。仪器的载气流量和压力控制系统对气相色谱的分离能力和结果的重现性有重要的影响,现代仪器有电子流量检测器和电子压力控制器,通过编程可控制柱头压力和载气流量。

2.2.2 进样系统

气相色谱的进样系统包括样品引入装置(如注射器、自动进样器以及顶空进样器)和气化室(衬管)。

2.2.2.1 进样方式

气相色谱的进样方式主要分为直接进样、静态顶空进样和动态顶空进样。

(1) 直接进样　直接进样方法是最早应用于气相色谱分析的进样技术,方法比较简单,仅需要使用自动进样器,不需要其他装置[3]。通常,将待测药品溶解于一种溶剂中,或者用一种溶剂提取,然后将这种溶剂注入气相色谱进行分析。直接进样法的缺点为样品本身及样品中含有的不挥发性组分也会被注入气相色谱中,这些物质会污染进样口、色谱柱;另外一个缺点是样品基质同时被注入气相色谱中,在下一次进样前必须使用较高的柱温把这些物质从色谱柱中赶出来,故使得分析时间延长。

(2) 静态顶空进样　静态顶空分析是用气体对液体或固体样品中挥发性组分进行萃取的一种预处理方法,与其他预处理方法相比,顶空分析更加简便、干净、快速,不需要使用大量的有机溶剂且易于实现仪器的自动化。顶空气相色谱法是将含有挥发性组分的样品置于密闭系统中,在一定温度下使样品中的挥发性组分在气 - 液或气 - 固两相甚至气 - 液 - 固三相中的分配达到平衡,然后取凝聚相上端的气体送入气相色谱仪进行分析,即间接测定样品中的挥发性组分[4]。静态顶空法相对动态顶空法的主要缺点是灵敏度稍低。

(3) 动态顶空进样　动态顶空分析是用流动的惰性气体将样品中的挥发性成分吹扫出来,再用一个捕集器吸附吹扫出来的物质,然后再经热解析将样品送入气相色谱仪进行分析。因此,动态顶空又称为吹扫 - 捕集。动态顶空法的优点是灵敏度高,更适合低浓度样品的分析,其缺点为仪器复杂,重现性较差。动态顶空进样法在环境分析中的应用最为成熟,在药品检测中,该方法并不是药典规定常用方法,应用还不广泛。

2.2.2.2　进样口

(1) 填充柱进样口　是目前最简单、最容易操作的进样口。该进样口的作用就是提供一个样品气化室,所有气化的样品都被载气带入色谱柱进行分离。进样口可以配置、也可以不配置隔垫吹扫装置。这种填充柱进样口可连接玻璃或不锈钢填充柱,还可连接大口径毛细管柱作直接进样分析。

(2) 分流/不分流进样口　是最常用的毛细管柱进样口。它既可用作分流进样,也可用作不分流进样。与填充柱进样口不同,一是该进样口有分流气出口及其控制装置;二是除了进样口前有一个控制阀外,在分流气路上还有一个柱前压调节阀;三是二者使用的衬管结构不同。分流进样适合于大部分可挥发样品,能够有效地防止柱污染。分流进样的适用范围宽,灵活性很大,分流比可调范围广,为毛细管 GC 的首选进样方式。分流进样的进样量一般不超过 2 μl,最好控制在 0.5 μl 以下,常用的分流比为 10∶1~200∶1,样品浓度大或进样量大时,分流比可相应增大,反之则减小。采用分流进样时要注意分流歧视现象(指在一定分流比条件下,不同组分的实际分流比不同,造成进入色谱柱的样品组成不同于原来的样品组成,从而影响定量分析的准确度)。分流歧视的主要原因是不均匀气化,另外一个原因是不同组分在载气中的扩散速度不同,所以,使样品尽量快速气化是消除分流歧视的重要措施,包括采用较高的气化温度,使用合适的衬管等。具体分析中为消除分流歧视,还应注意尽可能使色谱柱的初始温度高一些;另外,在安装色谱柱时要保证柱入口端超过分流点,以及保证柱入口端处于气化室衬管的中央。一般来说:分流比越大,越有可能造成分流歧视,因此,在实际工作中,只是在不分流进样不能满足分析要求时,才考虑使用分流进样。

(3) 冷柱上进样　冷柱上进样(cold on-column injection)就是将样品直接注入处于室温或更低温度的色谱柱内,然后再逐步升高温度使样品组分依次气化通过色谱柱进行分离,这样就可以避免样品的热分解及汽化室死体积对样品稀释与扩散作用,适用于分析热不稳定化合物。此操作需要特殊的注射器,而且容易有大量的不挥发物质结在色谱柱进口端造成色谱柱的污染。

(4) 程序升温气化进样　程序升温气化(PTV)进样就是将液体或气体样品注射入处于低温的进样口衬管内,然后按设定程序升高进样口温度。此进样方式不需要特殊注射器,可有多种操作模式,即分流模式、不分流模式和溶剂消除模式。PTV 进样有以下优点:①消除了注射器针头的样品歧视,这与冷柱上进样类似;②可以实现大体积进样(LVI);③抑制了进样口歧视(即分流歧视);④可除去溶剂和低沸点组分,实现样品浓缩;⑤不挥发物质可滞留在衬管中,保护了色谱柱。PTV 进样适合于大部分样品的分析,特别是在开发方法或筛选样品时应首先考虑这种进样方式。

(5) 大体积进样　采用比常规 GC 大几十到几百倍的进样量(5~500 μl),能够有效成倍的提高分析灵敏度,同时可以降低对样品处理的要求。采用冷柱上进样口和程序化升温进样口(PTV)可以实现大体积进样。通常,采用 PTV 进样口进行大体积进样,分析过程中要经常检查隔垫并及时更换。

(6) 热裂解进样技术　将待测样品置于裂解装置内,在精准控制条件下加热使之迅速裂解成可挥发的小分子产物,然后将裂解产物转移到色谱柱直接进行分离分析。热裂解进样技术通常应用于生物大分子分析。

2.2.2.3　气化室(衬管)

气化室(衬管)作为气化室,其容积是影响分析质量的重要参数,基本要求是衬管容积至少要等于样品中溶剂气化后的体积。在实际工作中要注意衬管容积与样品的匹配性。

2.2.2.4　进样密封硅橡胶垫

应先加热老化,除去挥发性物质再用,并注意经常更换,另外也要注意经常更换衬管上端的密封硅橡胶圈（O 型环）。

2.2.3 柱分离系统

2.2.3.1 色谱柱

（1）填充柱 色谱柱管和填料是填充柱的两大重要部分。色谱柱管的柱材、柱长与柱径是填充柱的重要参数。用作填充色谱柱管的材料通常有不锈钢管、铜管、铝管、铜镀镍管、玻璃管以及聚四氟乙烯管等。常用有不锈钢管和玻璃管，不锈钢管主要优点是坚固、耐用，但不适用于不稳定的化合物，玻璃管无以上缺点，但易破碎。柱长常用 1~3 m，以 2 m 最为常用。柱径一般为 2~4 mm，细径柱的柱效比粗径柱高。柱形状有 U 型和螺旋型，使用 U 型柱时柱效高。填充柱的柱管在使用前应该经过清洗处理和试漏检查。

气相色谱柱填料分为三大类：吸附剂类、多孔性高分子微球和涂布固定液的硅藻土类载体，吸附剂常用于气体分析，在此不作叙述。现将其余两类作简要介绍。

① 多孔性高分子微球（GDX）：它是以苯环为主链的交联高分子，常为苯乙烯和二乙烯基苯的共聚物，采用不同的制备条件和原料，可合成具有不同极性的微球。不同型号的商品微球，适用于不同极性的化合物。国际上微球的商品名称有 Porapack-P、Q、R、S、T 等，其极性按 P、Q、R、S、T 的顺序增加，另有 Chromosorb 101~108 等型号。国内商品有天津试剂二厂生产的 GDX1-5 型、上海试剂厂生产的有机载体 401~501 型等。微球具有交联结构，机械强度好，填充过程中不会破碎，有很宽的温度使用范围（78~240℃），可用于分析永久气体或短链极性化合物、醇、酸和胺类等。微球虽可以直接装填，但因微球带有静电，装填不易，为此可用丙酮润湿过的纱布来擦拭填充漏斗，消除静电，使填充顺利进行。

② 硅藻土载体：分为红色和白色载体两种。红色载体是将天然硅藻土粉碎，压成砖型，并在 900℃以上煅烧，由于生成氧化铁而产生红色。红色载体表面积大（4 m²/g），孔穴密集，孔径小（1 μm），结构紧密，机械强度好，但表面活性中心多，吸附性较大，适用于非极性固定液，使用于分析非极性或弱极性物质，若分析极性物质时会出现色谱峰拖尾现象。商品有上海试剂厂生产的 201 载体，Chromosorb P 等。白色载体是在天然硅藻土中加入少量碳酸钠助熔剂，在 900℃高温煅烧后，氧化铁变成了无色的硅酸钠铁络合物，使原来浅灰色的天然硅藻土变成白色。白色载体的表面积小（1 m²/g），孔径粗（9 μm），结构疏松，机械强度不如红色载体。但它表面活性中性显著减少，吸附性小，适用于极性固定液，可用于分析极性或氢键型化合物。此类载体国产有 101 系列，分为酸洗和硅烷化的白色载体；国际上有 Chromosorb 750、Chromosorb W HP、Chromosorb W AW-DMCS、GAS Chrom Q 等硅烷化处理的载体。在药物分析中，白色载体较红色载体的使用更为普遍。

③ 固定液：一般固定液涂渍在载体上形成固定相，对固定液的要求可概况为：在操作范围内蒸气压低；热稳定性好；样品各组分在其中应有足够溶解能力；选择性高，即对两个沸点相同或相近但属于不同类型的化合物有尽可能高的分离能力。固定液的种类很多，根据药物分析的特点，常用的固定液列于表 3-20。

表 3-20 适合于药物分析的常用固定液

序号	中文名	英文名	相对极性	最高使用温度（℃）	溶剂
1	角鲨烷	Squalane	0	325	三氯甲烷,乙醚
2	阿皮松 L	Apiezon L	+	300	三氯甲烷,苯
3	甲基硅橡胶 *	SE-30	+	300	三氯甲烷,甲苯
4	甲基硅橡胶 *	OV-1	+	350	三氯甲烷
5	甲基硅油 *	OV-101	+	350	三氯甲烷
6	苯基乙烯基甲基硅橡胶	SE-54	+	350	丙酮

续表

序号	中文名	英文名	相对极性	最高使用温度（℃）	溶剂
7	苯基甲基硅油	DC-550	＋＋	325	丙酮
8	苯基(50％)甲基硅油 *	OV-17	＋＋	250	三氯甲烷
9	三氟丙基甲基聚硅氧烷	QF-1	＋＋＋	250	丙酮
		OV-210	＋＋＋	250	丙酮
10	氰乙基(20％)甲基硅酮	XE-60	＋＋＋	275	丙酮
11	氰丙基(25％)苯基(25％)甲基硅橡胶	OV-225	＋＋＋	275	三氯甲烷
12	聚乙二醇 -20M*	PEG-20M	＋＋＋	250	三氯甲烷
13	聚乙二醇 -20M-2-2 硝基对苯二甲酸	FFAP	＋＋＋	275	三氯甲烷
14	聚乙二醇 1000	PEG-1000	＋＋＋	150	三氯甲烷
15	己二酸二乙二醇聚酯	DEGA	＋＋＋	200	丙酮
16	丁二酸二乙二醇聚酯	DEGS	＋＋＋	200	丙酮
17	100％氰丙基聚硅氧烷	Silar 10c	＋＋＋	250	三氯甲烷

*《中国药典》推荐首先品种,其中 3、4、5 性能基本相同。

固定液的选择取决于样品的组成。一般按"相似相溶"的原则,即组分的结构、性质与固定液相似时,在固定液中的溶解度最大,因而保留时间最长;反之,溶解度小,保留时间短。如烃类化合物最好使用烃类固定液;而极性化合物用极性固定液,如醇类用聚乙二醇等。但选择原则不是一成不变的。需结合具体的试验情况综合考虑。

(2) 毛细管柱 传统的毛细管柱为玻璃柱,虽然也具有分离效能高,分析速度快,样品用量少等特点,但柱易碎裂,安装不方便,因此使用受到一定的限制。1979 年弹性石英毛细管色谱柱(FSOT)的出现,由于其采用石英在高温下特殊拉制而成,因此具有化学惰性好,机械强度大,有一定的弹性但不易折断,安装、使用方便等优点,使得毛细管柱的使用日益广泛。目前,国内外已经有各种各样的商品柱,能够满足不同的试验要求。表 3-21 提供了药物分析中常用的 FSOT 商品柱及其相似固定相的名称、组成、性质等。

表 3-21　FSOT 柱常用固定相

组成	相似固定相	极性	应用	使用温度（℃）
聚二甲基硅氧烷	AT-1 BP-1 CP-SIL-5 DB-1 DC-200 HP-1 MTX-1 OV-17 OV-101 SPB-1 RTx-1 SE-30 CBP-1 SP-2100 Ultra-1	非极性	胺类、烃类、酚类、硫化物,药物	等温：-60~325 程序升温：-60~350

续表

组成	相似固定相	极性	应用	使用温度(℃)
5%-二苯基-95%-二甲基硅氧烷	DB-5 AT-5 HP-5 SPB-5 CBP-5 Ultra-5 Ultra-2	弱极性	生物碱、卤代化合物、脂肪酸甲酯,芳香化合物,药物	等温:-60~325 程序升温:-60~350
6%氰丙基苯基-94%二甲基硅氧烷	AT-1301 DB-624 DB-1301 HP-1301 Rtx-624 Rtx-1301	中等极性	杀虫剂、醇类、氧化剂	等温:-20~280 程序升温:-20~300
50%三氟丙基-50%甲基硅氧烷	AT-210 HP-210 DB-210 Rtx-200	中等极性	醛类、酮类、有机磷、杀虫剂	等温:-45~240 程序升温:-45~260
聚乙二醇-20M-TPA修饰	HP-FFAP AT-1000 SUPEROX-FA SP-1000 DB-FFAP	极性	酸类、醇类、醛类、酮类、腈类、丙烯酸类	等温:60~240 程序升温:60~250
聚乙二醇-20M	DB-Wax HP-Wax HP-INNOWax BP-20 CBP-20 SUPEROX-2 Supelco-Wax	极性	醇类、乙二醇类、芳香族类	等温:20~250 程序升温:20~264

选择 FSOT 柱时应考虑以下因素。

①固定相:大多数分析工作可以在 SPB-1 和 CBP-20 上完成。在进行样品分析时,首先选用非极性固定相,因为其具有柱效高、对氧不敏感、最高使用温度高、柱寿命长等优点。当然,必要时可选用极性较高的固定相,以增加组分与固定液的相互作用,达到较好的分离效果。

② 柱内径与固定相液膜厚度:内径 0.25 mm,液膜厚 0.25 μm 的柱是常用柱,兼顾了柱效和样品容量。为了增加样品容量,可选择内径较大、液膜较厚的柱,如内径 0.32 mm,液膜厚 0.50 μm 的柱。另外有一种用于 GC 快速分析的微径柱,内径不大于 0.1 mm,液膜厚度不超过 0.50 μm,柱长一般为 10 m 左右,采用快速 GC 可比常规毛细管柱的分析速度提高 3~10 倍,且柱效也有很大的提高。大口径柱(不小于 0.53 mm)是一类特殊的毛细管柱,它的液膜厚度一般较大(1~5 μm),故有较大的柱容量,在一定程度上可代替填充柱,并具有较填充柱高的柱效,对仪器及操作者的要求较低,定量分析的再现性也较填充柱有所提高。

③ 柱长:商品柱一般有 12 m、25 m、30 m、50 m 等几种,一般分析工作中使用 25 m 长柱较多,复杂样品需用较长的柱。如样品中组分不多,性质差异较大,则用短柱比较有利,这样可以加快分析速度,减少

固定相流失。

对毛细管柱的老化、维护与保存直接关系到分离效果。与填充柱一样,新毛细管柱需要老化,以除去残留溶剂及低分子量的聚合物。此外,用过的柱也应定期老化,尤其是出现基线漂移,某些色谱峰开始脱尾时,应该进行老化以除去样品中的难挥发物在柱头的积累。为了延长柱的使用寿命,要用高纯度的载气;载气中的氧气含量不宜高于 1×10^{-6} g/g,并且利用净化器除去较低级别气体中的氧气和碳氢化合物杂质,定期更换气体净化器填料;要及时更换毛细管柱密封垫以确保整个系统必须没有泄漏,并且要确保样品中不存在非挥发性物质;因为氧和污染物对固定液的分解有催化作用,会导致柱流失增强。毛细管柱的前端及末端的数厘米最易损坏,如不挥发物的积累,进样溶剂的侵蚀,高温以及机械损伤等;可以在装柱之前切除受损害部分,通常不至于影响总的柱效;切除时切口应平整。毛细管柱如不使用,应小心存放,可用硅橡胶块将两端封闭,置于盒中。

2.2.3.2 柱温箱

柱温是影响色谱分离的重要因素,因此要求柱箱控温精度在 ±1℃,柱箱温度波动小于 0.1℃/h,温度梯度应小于使用温度的 2%。

提高柱温,被分析样品出峰快,分离度下降;降低柱温增加选择性,传质阻力增大,峰形展宽;在选择柱温时应综合考虑。高沸点的样品(300~400℃),柱温可比沸点低约 100~150℃;沸点低于 300℃的样品,柱温可以选择在比平均沸点低 50℃至平均沸点的温度范围内。对于宽沸程样品,需采用程序升温的方法使各组分得到分离。

2.2.4 检测系统

气相色谱的检测器有:氢火焰离子化检测器(FID),一般检测含碳的有机物;热导检测器(TCD),适用于气体混合物的分析,TCD 在检测过程中样品不被破坏,有利于样品的收集;电子俘获检测器(ECD),对含卤素、硫、氧、羰基、氰基的化合物灵敏度高;火焰光度检测器(FPD),对含磷、含硫化合物有较高的选择性及灵敏度;氮磷检测器(NPD),对含氮、含硫化合物有较高的选择性及灵敏度;光离子化检测器(PID);原子发射光谱检测器(AED),一种新型的检测器,对除氦以外的所有元素均有响应;红外光谱检测器(IRD)等。在药物分析中火焰离子化检测器(FID)是最常用的检测器。

2.2.4.1 FID 检测器操作条件及注意事项

(1)气体流速 FID 检测器须用 3 种不同的气体:载气、氢气和空气。由于毛细管柱的柱内载气流量太低(常规柱为 1~5 ml/min),不能满足检测器在最佳条件下工作,所以使用毛细管柱时要采用辅助气(尾吹气),即在色谱柱后增加一路载气直接进入检测器,以保证检测器在高灵敏度的状态下工作。尾吹气的另一个重要作用是消除检测器死体积的柱外效应。一般情况下,氮气(尾吹气+载气)、空气和氢气三者的比例接近或等于 1∶1∶10(如:氮气 30~40 ml/min,空气 300~400 ml/min,氢气 30~40 ml/min)时,FID 的灵敏度最高。

(2)检测器温度 温度对 FID 检测器的灵敏度和噪声的影响不显著,为防止检测器被污染,检测器温度设置应不低于色谱柱实际工作的最高温度,一般情况下,检测器的温度不应低于 150℃。

2.2.4.2 ECD 操作条件及注意事项

(1)ECD 是灵敏度最高的气相色谱检测器,ECD 的放射源一般采用 ^{63}Ni,也有采用氚为放射源的,ECD 的操作温度一般为 250~300℃,通常不应低于 250℃。

(2)ECD 可以采用氮气作为载气,也可以采用含 5%甲烷的氩气作为载气。ECD 对电负性成分灵敏度高,故要求载气纯度高,至少要在 99.99%以上,检测器的温度对响应值有较大影响,要求检测器的温度波动必须精密控制在 ±(0.1~0.3)℃之间,以保证响应值的测量精密度在 1%之内。

(3) ECD 要避免与氧气或湿气接触,否则噪声会明显增大。因此,载气和尾吹气都要求很好地净化。

(4) 因为 ECD 都有放射源,故检测器出口一定要用管道接到室外,最好接到通风出口。没有经过特殊培训的人,不能自己拆开 ECD。每 6 个月要进行一次放射性泄漏检查。

2.2.4.3　TCD 操作条件及注意事项

(1) 检测器温度和载气流速的波动影响稳定性,故必须稳定。检测器稳定一般设定与柱温相同或高于柱温。

(2) 载气种类对 TCD 的灵敏度影响较大。原则上讲,载气与被测物的传热系数之差越大越好,故理想的载气为氦气。若不需高灵敏度时,也可采用氮气。氢气的热导系数大,也可作为分析某些品种的载气,但必须注意通风和安全。

(3) 在检测器通电之前,一定要确保载气已经通过了检测器,否则,热丝就有可能被烧断。同时,关机时一定要先关检测器电源,然后关载气。任何时候进行有可能切断通过 TCD 的载气流量的操作,都要关闭检测器电源。

(4) 载气中含有氧气时,会使热丝寿命缩短,所以,用 TCD 时载气必须彻底去除氧。而且不要使用聚四氟乙烯作载气输送管,因为它会渗透氧。

2.2.5　数据采集系统

由于微电子技术的不断发展,特别是计算机的出现,当今的气相色谱仪一般都采用计算机(工作站软件)进行数据采集和处理,同时也对色谱仪的自动进样器、柱温、检测器、温度、载气流速和压力等色谱参数进行设定和控制,使气相色谱分析自动化。因气相色谱仪商品规格型号不同,具体操作也不尽相同,用户可以根据仪器说明书进行操作。

3　操作要点及注意事项

3.1　样品测定

(1) 仪器系统适用性试验应符合药典通则和各论品种项下的要求。

(2) 供试品及对照品溶液的配制　精密称取供试品和对照品各 2 份,按各品种项下的规定方法,准确配制供试品溶液和对照品溶液,按规定方法进行测定。

(3) 预试验　初次测定该品种时,可先经预试验以确定仪器参数,根据预试验情况,可适当调节柱温、载气流速、进样量、进样口和检测器温度等,使色谱峰的保留时间、分离度、峰面积或峰高的测量能符合要求。

(4) 多份供试品测定时,通常每隔 5 批供试品溶液应再进对照品溶液 2 次,核对仪器有无改变。

(5) 样品预处理　对于挥发性或热稳定性较差的样品,需要进行预处理后才能用气相色谱进行分析,预处理方法通常有分解法和衍生化法。

分解法可分为水解法和热裂解法。水解法是将大分子通过水解反应降解成小分子。热裂解法是将高分子化合物高温分解为低分子量化合物。

衍生化法是利用化学方法制备待测组分的衍生物,以增加待测组分的挥发性或热稳定性,常用的方法有酯化法、硅烷化法和酰化法。

3.2 顶空气相色谱分析干扰因素的排除[5]

3.2.1 基质效应

基质效应是指顶空分析时,由于对照品溶液和供试品溶液的组成不同,使待测挥发性组分在气液两相间的分配系数不同而引起的定量误差。因此配制对照品溶液时应使用与供试品相同或相似的基质,也可以用标准加入法定量;在供试品溶液中加入无机盐至饱和状态也是常用的减少基质效应的方法。

3.2.2 溶剂体系的选择

供试品处于溶液状态时,其中的挥发性组分更容易在顶空分析时达到气液两相平衡。所以使用顶空气相色谱法时应该选择适宜的溶剂来溶解供试品。通常根据供试品的溶解性来选择溶剂体系,水和高沸点的有机溶剂是顶空气相色谱法中的常用溶剂,当供试品不溶于水时,通常用高沸点的有机溶剂作为溶剂,因其出峰较晚不干扰测定。选择溶剂体系时还应注意待测挥发性组分的稳定性。

3.2.3 热稳定性

供试品在顶空条件下的稳定性对测定结果有重要影响。如果供试品在顶空条件下发生热降解,其降解产物可能干扰供试品中挥发性组分的测定,所以应采用较低的顶空温度(如70℃以下)。

3.2.4 提高灵敏度的方法

使用小体积的顶空瓶,加大供试品溶液的体积可以减小顶空分析中的相比,提高灵敏度。在以水为溶剂的系统中,加入无机盐,利用盐析效应减小挥发性组分的分配系数,调节溶液 pH 值,均可提高挥发性组分在顶空气体中的浓度,以提高灵敏度;此外提高顶空温度也可减小分配系数,提高灵敏度。

3.3 定性及定量方法

3.3.1 定性方法

3.3.1.1 保留时间

在相同测定条件下,供试品中组分如与对照品的保留时间一致,则说明供试品中该组分可能是与对照品相同的组分。对于复杂的多组分样品,可利用极性相差较大的两根色谱柱进行定性。

用保留时间定性要求载气的流速、温度及柱温恒定,微小的波动都会使保留时间改变,从而对定性结果产生影响。

3.3.1.2 相对调整保留时间

供试品中待测组分的保留时间扣除色谱系统死时间后与内标物保留时间扣除色谱系统死时间后的值相比,这个比值就称为相对调整保留时间。相对调整保留时间只受固定相的种类和温度的影响,是较理想的定性参数。

$$相对调整保留时间 = \frac{t_R - t_0}{t_{内标} - t_0}$$

3.3.1.3 与其他仪器联用定性

气相色谱仪可与质谱或傅里叶红外光谱仪联用,对未知组分进行定性,此种方法定性结果较为可靠。

3.3.2 定量方法

气相色谱定量方法可分为外标法、内标法、峰面积归一化法及标准加入法。

3.3.2.1 外标法

按标准规定,精密称(量)取对照品和供试品,配制成溶液,分别精密取一定量,进样,记录色谱图,测

量对照品溶液和供试品溶液中待测物质的峰面积,按下式计算含量:

$$含量(c_X) = c_R \times \frac{A_X}{A_R} \tag{3-5}$$

式中,c_X 为供试品浓度;c_R 为对照品浓度;A_X 为供试品峰面积;A_R 为对照品峰面积。

外标法为常用的气相定量分析方法,操作简便,准确度主要取决于进样量的准确性及实验条件的稳定性。

3.3.2.2 内标法

按标准规定,配制一定浓度的内标溶液,分别精密称(量)取对照品和供试品,用内标溶液配制成溶液,作为对照品溶液和供试品溶液;分别精密取一定量,进样,记录色谱图,测量对照品溶液和供试品溶液中待测物质及内标物的峰面积,按下式计算含量:

$$含量(c_X) = c_R \times \frac{A_X/A_{SX}}{A_R/A_{SR}} \tag{3-6}$$

式中,c_X 为供试品浓度;c_R 为对照品浓度;A_X 为供试品峰面积;A_R 为对照品峰面积;A_{SX} 为供试品溶液中内标峰面积;A_{SR} 为对照品溶液中内标峰面积。

内标法可以部分消除供试品前处理及进样体积误差对测定结果的影响。

对内标物的要求为:纯度要高;内标物为供试品中不存在的组分且与供试品中各组分可以完全分离,其保留时间应在待测组分附近,或处于多个待测组分保留时间中间。

3.3.2.3 峰面积归一化法

按标准规定,配制供试品溶液,取一定量进样,记录色谱图。测量各峰的面积和色谱图上除溶剂峰以外的总色谱峰面积,计算各峰面积占总峰面积的百分率。用于杂质检查时,受仪器线性范围的限制,峰面积归一化法一般不宜用于微量杂质的检查。

3.3.2.4 标准加入法

精密称(量)取某个杂质或待测成分对照品适量,以供试品溶液为溶剂,配制成适当浓度的溶液,作为对照品溶液,根据外标法或内标法测定杂质或主成分含量。

标准加入法外标法: $$含量(c_X) = \frac{c_R \times A_X}{(A_R - A_X)} \tag{3-7}$$

式中,c_X 为供试品浓度;c_R 为对照品浓度;A_X 为供试品峰面积;A_R 为对照品峰面积。

标准加入法内标法: $$含量(c_X) = c_R \times \frac{A_X/A_{SX}}{(A_R - A_X)/A_{SR}} \tag{3-8}$$

式中,c_X 为供试品浓度;c_R 为对照品浓度;A_X 为供试品峰面积;A_R 为对照品峰面积;A_{SX} 为供试品溶液中内标峰面积;A_{SR} 为对照品溶液中内标峰面积。

标准加入法可以消除基质效应的影响,当标准加入法与其他定量方法结果不一致时,应以标准加入法结果为准。

4 国内外相关技术方法对比

4.1 与各国药典的比较

4.1.1 《美国药典》38 版

《美国药典》38 版中对气相色谱的要求比较简明,对气相色谱系统也没有过多详细的规定。但严格限制实验中对具体的气相色谱实验参数进行调整。只有当系统适用性试验中需要检测的化合物均有标准品,且实验显示调整使得色谱的质量在满足系统适用性要求的基础上在其他方面得到改善时,才允许调整参数。调整参数后还要求附加验证数据。对于色谱柱的柱长、内径、膜厚度、流速、进样体积、分流比、柱温箱温度、柱温箱升温程序等参数均规定了允许调整的最大范围。而《中国药典》对这些参数的调整并没有明确的规定。

4.1.2 《欧洲药典》8.0 版

《欧洲药典》8.0 版对气相色谱系统的一般要求与《美国药典》37 版及《中国药典》2015 年版类似,但是在进样系统中,除了规定了直接进样和静态顶空进样外,还对动态顶空进样进行了描述,说明动态顶空进样方式及应用已被《欧洲药典》关注。而《中国药典》2015 年版尚未对其关注。

《欧洲药典》8.0 版对静态顶空进样方式做了更为详细的介绍,包括仪器、样品测定方法和定量方法,其中的标准曲线法和标准加入法相结合定量的方法,目前在其他药典中均没有介绍。

此外,《欧洲药典》8.0 版与《美国药典》37 版一样,对具体 GC 实验中参数的调整设置了最大允许调整范围。

4.2 气相色谱法新进展

气相色谱法作为一种重要的分离分析方法,在对复杂挥发性样品的分析中起着重要的作用。近年来随着进样技术以及仪器联用技术的发展,气相色谱在食品科学、临床医学、代谢组学、环境科学、石油化工等多个领域均得到了广泛的应用。

4.2.1 固相及液相微萃取技术

固相微萃取技术(SPME)为加拿大 Waterloo 大学 Pawliszyn 研究小组于 1989 年首创,美国 Supelco 公司于 1993 年首次推出了商品化的 SPME 装置。固相微萃取技术是在固相萃取技术上发展起来的一种微萃取分离技术,以熔融石英光导纤维或其他材料为基体支持物,采取"相似相溶"的原理,在其表面涂渍不同性质的高分子固定相薄层,通过直接或顶空的方式,对待测物进行提取、富集、进样和解析。固相微萃取技术与气相色谱联用已经发展成为一项成熟的技术,适用于微量挥发性及半挥发性复杂物质的分离分析,近年来,在多个学科领域有较多的应用。固相微萃取与气相色谱联用或固相微萃取与气相色谱质谱联用,在代谢组学方面,可分析人尿液或血清中的代谢产物[6-9];在食品科学方面,可以分析食品或水中痕量的残留物[10,11]。

液相微萃取技术是由 Dasgupta 和 Cantwell 两个课题组在 20 世纪 90 年代中期首先提出,并正在迅速发展的一种新型的样品前处理技术。此技术是在液 - 液萃取的技术上发展起来的,集采样、分离、纯化、浓缩、进样于一体,并能适应复杂介质、痕量成分、特殊性质成分的分析。近年来液相微萃取与气相色谱的联用也得到了广泛的应用,在环境科学和食品科学方面均于对痕量残留物的测定[12-14]。固相微萃取也可与液相微萃取联用,对样品进行充分提取后再进行气相色谱分析[15]。

4.2.2 气相色谱 - 质谱联用

气相色谱与质谱联用技术经过多年的发展已经逐渐成为一项成熟的技术,利用气相色谱的分离能力和质谱对分子结构的分析能力可以对复杂化合物中的组分进行定性分析。气 - 质联用技术目前在毒理学[16,17]、代谢组学[18-20]、临床医学[21]、环境科学[22]、食品[23,24]、纺织品[25]等多个领域中均被广泛应用。

随着质谱仪的不断发展,与气相色谱联用的质谱仪类型逐渐增多,从普通的离子肼质谱到新型的飞行时间质谱均有较多的应用。近年来发展的同位素稀释质谱法,将已知质量和丰度的浓缩稳定同位素作为稀释剂加入样品中,均匀混合,用质谱仪测定混合前后同位素丰度的变化,由此计算样品中某成分的含量。利用气相 - 同位素稀释质谱法分析样品的文献也越来越多。由于实验中,测量的仅仅是样品中同位素或同位素标记化合物的摩尔离子数比,而不是浓度,因此,很少受到各种物理、化学因素的干扰。同位素质谱法具有以下特点:样品配制无需严格定量分离、灵敏度高、动态范围宽,测量值具有溯源性等[26]。气相 - 同位素稀释质谱法因其具有较高的灵敏度,,可对痕量样品进行稳定的测定,多用于测定血清中的痕量物质[27-30]。

4.2.3　全二维气相色谱法

全二维气相色谱是 20 世纪 90 年代初发展起来的分析方法,它把分离机制不同而又互相独立的两支色谱柱以串联方式结合成二维气相色谱。两支色谱柱之间装有一个调制器,调制器起捕集再传送的作用;经第一支色谱柱分离后的每一个馏分,都需进入调制器,进行聚焦后再以脉冲方式送到第二支色谱柱中进行第二次分离;所有组分从第二支色谱柱进入检测器;信号经数据处理系统处理后,得到以第一支色谱柱上的保留时间为第一横坐标,第二支色谱柱上的保留时间为第二横坐标,信号强度为纵坐标的三维色谱图,或二维轮廓图。

全二维气相色谱的特点为:①分辨率高,峰容量大,适合复杂多组分物质的分离分析;②灵敏度高,比一维色谱高 20~50 倍;③分析时间短;④定性可靠性大。全二维气相色谱因其对复杂化合物的卓越分离能力,在多领域均有广泛应用。在石油化工领域中,石油样品一般均为复杂的混合物,利用全二维气相色谱法可将重汽油、重催化裂解循环油等进行很好的分离,对多种烃类化合物也可进行详细的分析[31]。全二维气相色谱与质谱联用,进一步提高了对复杂样品的分析能力,在代谢组学[32,33]、临床医学[34]、食品科学[35]等领域已有广泛应用。

参考文献

［1］Liu Y,Hu C Q.Establishment of a knowledge base for identification of residual solvents in pharmaceuticals［J］.Anala Chim Acta,2006,575(2):246-254.

［2］李美发 . 分析化学第七版［M］.北京:人民卫生出版社,2011.

［3］Society of Japanese Pharmacopoeia.Japanese Pharmacopoeia［S］.14th edition.Tokyo:Shibuya,2001.

［4］Camarasu C C.Residual solvents determination in drug products by static headspace-gas chromatography［J］.Chromatographia,2002,56:s137.

［5］胡昌勤 . 药物残留溶剂分析［M］.北京:化学工业出版社,2009.

［6］Cheng PS,Lee CH,Liu C,et al. Simultaneous determination of ketamine,tramadol,methadone,and their metabolites in urine by gas chromatography-mass spectrometry［J］. J Anal Toxicol.,2008V32N3:253-9.

［7］Silva LK,Wilburn CR,Bonin MA,et al. Quantification of fuel oxygenate ethers in human blood using solid-phase microextraction coupled with gas chromatography-high-resolution mass spectrometry［J］. J Anal Toxicol.,2008V32N4:273-80.

［8］Silva LK,Bonin MA,McKague B,et al. Quantification of dichloroiodomethane and bromochloroiodomethane in human blood by solid-phase microextraction coupled with gas chromatography-high-resolution mass spectrometry［J］. J Anal Toxicol.,2006V30N9:670-8.

［9］Bermejo AM,Seara R,dos Santos Lucas AC,et al. Use of solid-phase microextraction(spme)for the determination of methadone and its main metabolite,eddp,in plasma by gas chromatography-mass spectrometry［J］. J Anal Toxicol.,2000V24N1:66-9.

［10］Ma C,Qu Y,Zhang Y,et al. Determination of nerolidol in teas using headspace solid phase microextraction-gas chromatography [J]. Food Chem.,2014V152N:285-90.

[11] Kristiana I,Joll C,Heitz A.Analysis of halonitriles in drinking water using solid-phase microextraction and gas chromatography-mass spectrometry [J]. J Chromatogr A.,2012V1225N:45-54.

[12] Okanouchi N,Honda H,Ito R,et al. Determination of benzophenones in river-water samples using drop-based liquid phase microextraction coupled with gas chromatography/mass spectrometry [J]. Anal Sci.,2008V24N5:627-30.

[13] Zhao RS,Cheng CG,Yuan JP,et al. Application of liquid-phase microextraction and gas chromatography-mass spectrometry for the determination of chloroform in drinking water [J]. Anal Sci.,2006V22N4:563-6.

[14] Rodriguez-Cabo T,Rodriguez I,Cela R.Determination of hydroxylated stilbenes in wine by dispersive liquid-liquid microextraction followed by gas chromatography mass spectrometry [J]. J Chromatogr A.,2012V1258N:21-9.

[15] Samadi S,Sereshti H,Assadi Y.Ultra-preconcentration and determination of thirteen organophosphorus pesticides in water samples using solid-phase extraction followed by dispersive liquid-liquid microextraction and gas chromatography with flame photometric detection [J]. J Chromatogr A.,2012V1219N:61-5.

[16] Saudan C,Augsburger M,Kintz P,et al.Detection of exogenous ghb in blood by gas chromatography-combustion-isotope ratio mass spectrometry:implications in postmortem toxicology [J]. J Anal Toxicol.,2005V29N8:777-81.

[17] Maurer HH,Bickeboeller-Friedrich J.Screening procedure for detection of antidepressants of the selective serotonin reuptake inhibitor type and their metabolites in urine as part of a modified systematic toxicological analysis procedure using gas chromatography-mass spectrometry [J]. J Anal Toxicol.,2000V24N5:340-7.

[18] Campora P,Bermejo AM,Tabernero MJ,et al.Quantitation of cocaine and its major metabolites in human saliva using gas chromatography-positive chemical ionization-mass spectrometry(gc-pci-ms)[J]. J Anal Toxicol.,2003V27N5:270-4.

[19] Hasokawa M,Shinohara M,Tsugawa H,et al. Identification of biomarkers of stent restenosis with serum metabolomic profiling using gas chromatography/mass spectrometry [J]. Circ J.,2012V76N8:1864-73.

[20] Matysik S,Klunemann HH,Schmitz G.Gas chromatography-tandem mass spectrometry method for the simultaneous determination of oxysterols,plant sterols,and cholesterol precursors [J]. Clin Chem.,2012V58N11:1557-64.

[21] Wahjudi PN,Patterson ME,Lim S,et al. Measurement of glucose and fructose in clinical samples using gas chromatography/mass spectrometry [J]. Clin Biochem.,2010V43N1-2:198-207.

[22] Szucs S,Sarvary A,Cain T,et al. Method validation for the simultaneous determination of fecal sterols in surface waters by gas chromatography-mass spectrometry [J]. J Chromatogr Sci.,2006V44N2:70-6.

[23] Alonso L,Fraga MJ.Simple and rapid analysis for quantitation of the most important volatile flavor compounds in yogurt by headspace gas chromatography-mass spectrometry [J]. J Chromatogr Sci.,2001V39N7:297-300.

[24] Pizzutti IR,de Kok A,Dickow Cardoso C,et al. A multi-residue method for pesticides analysis in green coffee beans using gas chromatography-negative chemical ionization mass spectrometry in selective ion monitoring mode [J]. J Chromatogr A.,2012V1251N:16-26.

[25] Zhou X,Wang M,Sun Z,et al. Multiresidue determination of 77 pesticides in textiles by gas chromatography-mass spectrometry [J]. J Chromatogr Sci.,2007V45N7:375-99.

[26] 赵墨田.同位素稀释质谱法特点[J].质谱学报,2004,25:167~168.

[27] Edwards SH,Kimberly MM,Pyatt SD,et al. Proposed serum cholesterol reference measurement procedure by gas chromatography-isotope dilution mass spectrometry [J]. Clin Chem.,2011V57N4:614-22

[28] Kawaguchi M,Takatsu A.Development of a candidate reference measurement procedure for the analysis of cortisol in human serum samples by isotope dilution-gas chromatography-mass spectrometry [J]. Anal Sci.,2009V25N8:989-92.

[29] Murphy KE,Schantz MM,Butler TA,et al. Determination of cyanide in blood by isotope-dilution gas chromatography-mass spectrometry [J]. Clin Chem.,2006V52N3:458-67.

[30] Taieb J,Mathian B,Millot F,et al.Testosterone measured by 10 immunoassays and by isotope-dilution gas chromatography-mass spectrometry in sera from 116 men,women,and children [J]. Clin Chem.,2003V49N8:1381-95.

[31] 许国旺,叶芬,孔宏伟,等.全二维气相色谱技术及其进展[J].色谱,2001,19(2):132-136.

[32] Marney LC,Kolwicz SC Jr,Tian R,et al.Sample preparation methodology for mouse heart metabolomics using comprehensive two-dimensional gas chromatography coupled with time-of-flight mass spectrometry [J]. Talanta.,2013V108N:123-30

[33] Rocha SM,Caldeira M,Carrola J,et al.Exploring the human urine metabolomic potentialities by comprehensive two-dimensional gas chromatography coupled to time of flight mass spectrometry [J]. J Chromatogr A.,2012V1252N:155-63

[34] Beckstrom AC,Humston EM,Snyder LR,et al.Application of comprehensive two-dimensional gas chromatography with time-of-flight mass spectrometry method to identify potential biomarkers of perinatal asphyxia in a non-human primate model [J]. J Chromatogr A.,2011V1218N14:1899-906

[35] Welke JE,Manfroi V,Zanus M,et al.Characterization of the volatile profile of brazilian merlot wines through comprehensive two dimensional gas chromatography time-of-flight mass spectrometric detection [J]. J Chromatogr A.,2012V1226N:124-39

起草人:崇小萌(中国食品药品检定研究院)

审核人:胡昌勤(中国食品药品检定研究院)

第六节 超临界流体色谱法(通则0531)

1 概述

超临界流体色谱法(supercritical fluid chromatography,SFC)是以超临界流体作为流动相的色谱法。

1960年Ernst Klesper等通过实验展示了SFC[1]。然而在随后的20年内该技术并没有被大力发展和推广起来,远远落后于同时期高效液相色谱(HPLC)的发展。直至20世纪80年代,随着惠普公司(Agilent公司前身)第一台商品化超临界流体色谱仪的问世,SFC技术才引起广大分析工作者的兴趣,开始逐步推广的脚步,此时主要以毛细管柱式SFC为主[2]。20世纪90年代出现了填充柱式SFC,其应用领域进一步扩大,可以分析很多中等极性到极性化合物。但是,受灵敏度低和重现性差等因素限制,SFC在分析领域一直难有建树,主要应用于样品的制备方面。

我国最早介绍SFC技术的文献始见于黄骏雄[3]在1974年4月份《化学通报》上发表的题为"色谱分析的新进展—超临界流体色谱法"的综述。1988年5月李修禄[4]发表题为"超临界流体色谱法及其在药物分析中的应用"的综述,简单介绍SFC的基本原理并以实例介绍SFC在药物分析中的应用情况。20世纪90年代后期,国内才开始出现SFC的研究性论文[5,6],但主要应用仍集中在样品的制备方面。

进入21世纪,随着SFC技术与亚2微米填料色谱柱技术相结合,分析型超临界流体色谱仪得以成功应用。

目前,在解决不同类型化合物如疏水化合物、手性化合物、脂类、热不稳定化合物以及聚合物等分离难题方面,SFC弥补了高效液相色谱法(HPLC)和气相色谱法(GC)的某些局限,成为HPLC、GC方法不可或缺的互补方法,在药物分析中发挥了重要作用,得到了广泛的应用。

《中国药典》2015年版通则0531收载SFC方法,在各国药典中是处于领先的。迄今为止,除《英国药典》和《欧洲药典》外,《美国药典》和《日本药局方》等还没有正式收载SFC方法。

2 原理

2.1 SFC的流动相

某些纯物质具有三相点和临界点,纯物质的三相图和临界点示意图见图3-14。在三相点,物质的气、液、固三态处于平衡状态。当处于临界温度以上,则不管施加多大压力,气体也不会液化。在临界温度和临界压力以上,物质是以超临界流体状态存在。

超临界流体是指温度和压力高于其临界值时的一种物质状态,兼具气体和液体的特点,超临界流体具有对于分离极其有利的物理性质:①超临界流体的扩散系数接近于气体,高于液体 1~2 个数量级,溶质的传质阻力小,这种高扩散性在传质过程中使得 SFC 流动相的最佳流速总是高于 HPLC。因此,达到相同的分离效率,SFC 分离速度往往比 HPLC 快;②超临界流体的黏度比液体低 2 个数量级,使柱压在相同的条件下比 HPLC 的降低许多,这是 SFC 的分离速度快于 HPLC 的另一个重要原因;③超临界流体的密度与液体相似,为气体的 200~500 倍,使分子间的作用力增加,从而增强了其溶剂化能力,相比于 GC 可以分析更多的化合物。并且其密度随压力可调,尤其在临界温度附近,压力的微小变化可引起密度的较大变化。

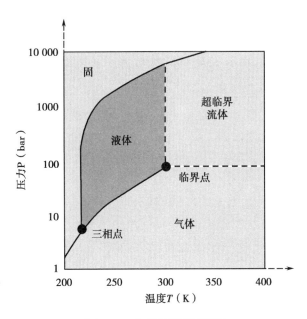

图 3-14 物质的相图示意图

另外,超临界流体的物理性质和化学性质,如扩散、黏度和溶解力等,都是密度的函数。因此,只要改变流体的密度,就可以改变流体的性质,从类似气体到类似液体,无需通过气 - 液平衡曲线。常见于毛细管 SFC 中的程序升密度相当于 GC 中程序升温度和 HPLC 中的梯度淋洗,现在的填充柱 SFC 通常不采用程序升温洗脱。

因此,可通过调节压力来实现对不同物质的分离。SFC 可用于分离、分析一些 GC 和 HPLC 难以分离分析的物质,尤其在分离分析一些热敏性、低挥发性等化合物方面表现出优越性。

van Deemter(Knox)方程式(3-9)描述了色谱柱的动力学性能。在其最简单的形式中,该方程由三项组成,每项描述了不同形式的扩散。

$$H=A^{0.33}+\frac{BD_{1,2}}{\mu}+\frac{Cd_{\mathrm{p}}^{2}\mu}{D_{1,2}} \tag{3-9}$$

B 和 C 分别表示纵向扩散和径向扩散的影响,并且方程中包含流动相中溶质二元扩散系数 $D_{1,2}$ 与流动相线速度 μ 之比。B 说明扩散系数越高将导致最佳线速度越高。在 C 中,较高的扩散系数将使较高流速下的柱效损失较小。

由于超临界流体和液体不同,具有高的扩散系数 D_m,导致高的最优化线速度 U_{opt},进而意味着可在更短时间内分离同样数目的色谱峰。分子越小,扩散系数越高。

从范德米特(van Deemter)曲线也可以发现,HPLC 和 SFC 的最小理论板高度是一样的。这一关系可见图 3-15 及所附公式表示。

由此可知,采用同样长的色谱柱,SFC 分析速度是 3~10 倍 HPLC 的 U_{opt}。如果使用同样颗粒度和长度的色谱柱,SFC 获得的理论塔板数应该和 HPLC 是一样的;只是由于 SFC 有更高的线速度,所以分析速度可以比 HPLC 快 3~10 倍。

在 SFC 中,最常使用的流动相是二氧化碳(CO_2)流体。化合物在纯 CO_2 中的扩散系数比在水或水性混合物中的扩散系数大约快 10~15 倍。因为 CO_2 分子的分子间相互作用很弱,它在室温和大气压下为气体,当被压缩时则成为高密度流体且充当溶剂。然而,即使在较高的密度下,其分子间力仍然较弱。因此,溶解在 CO_2 中的其他化合物可以迅速扩散。遗憾的是,文献中有关小分子在改性 CO_2 中的扩散系数数据非常少。

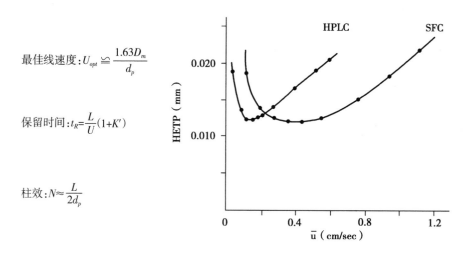

最佳线速度：$U_{opt} \cong \dfrac{1.63D_m}{d_p}$

保留时间：$t_R = \dfrac{L}{U}(1+K')$

柱效：$N \approx \dfrac{L}{2d_p}$

图 3-15　扩散、线速度和柱效的关系

CO_2 无色、无味、无毒、易获取且价廉，对各类有机分子溶解性好，是一种极好的溶剂；在紫外区是透明的，无吸收；临界温度 31℃，临界压力 7.29×10^6 Pa。在分离过程中，CO_2 流体允许对温度、压力有宽的选择范围。由于多数药物都有极性，有时可在流体中引入极性改性剂，最常用的改性剂是甲醇，如加入 1%~30% 甲醇，以改进分离的选择因子 α 值。对于强极性的化合物仅加入极性改性剂是不够的，可在改性剂中加入了微量的强极性有机物（称之为添加剂），如三氟醋酸、醋酸、三乙胺和异丙醇胺等，起到改善色谱峰形、增强流动相的洗脱/溶解能力等作用，实现对强极性物质的 SFC 分离。除 CO_2 流体外，可作流动相的还有乙烷、戊烷、氨、氧化亚氮、二氯二氟甲烷、二乙基醚和四氢呋喃等。

SFC 兼具 GC 和 HPLC 的特点，既可分析 GC 不适应的高沸点、低挥发性样品，又比 HPLC 有更快的分析速度和条件。操作温度主要决定于所选用的流体。超临界流体容易控制和调节，在进入检测器前可以转化为气体、液体或保持其超临界流体状态，因此可与现有任何 HPLC 或 GC 的检测器相连接，能与多种类型检测器相匹配，扩大了它的应用范围和分离能力，在定性、定量方面有较大的选择范围。还可以用多种梯度技术来优化色谱条件。并且比 HPLC 易达到更高的柱效率。

通常作为 SFC 流动相的一些物质，可参见《中国药典》2015 年版通则 0531。

2.2　SFC 的固定相

SFC 中的色谱柱可以是填充柱也可以是毛细管柱，分别为填充柱超临界流体色谱法（pSFC）和毛细管超临界流体色谱法（cSFC）。

随着微粒技术的发展，SFC 的固定相发生了很大变化。在 SFC 的最初阶段多使用装以大颗粒的长柱，现在多使用以小颗粒填料色谱柱，大大缩短了分析时间，提高了分离效率。将熔融的硅胶填充毛细管柱用于分离聚苯乙烯混合物，取得了良好的分离效果。

在填充柱式 SFC 中使用最广的固定相是以硅胶为基质的键合填料。由于氢键、离子、偶极作用，不经过改性失活的硅胶适用于弱极性化合物的分析，对于极性物质不太适用。而将一些极性稍弱的基团键合到硅胶上，形成硅胶基质的键合填料则大大增加了填料的适用范围。在硅胶的表面键合上基团，如 OH、CN、NH_2、C_6H_5、烷基及聚合物等，形成了一系列固定相。

化学键合固定相表面均匀，耐高温，不易被溶剂抽提流失。但普遍存在的问题是硅胶表面的硅醇基团不能为键合基团完全覆盖。因此，残留的一部分硅醇基团仍能与碱性基团、电子供体（如稠环芳烃）等发生强烈作用，造成峰拖尾的问题。为克服这一缺点，可在流动相中加入适量的极性改性剂（添加剂）减少峰拖尾，或采用碳、树脂基质的填料等。

对于空心管式 SFC，在其内壁上键合或涂敷上不同的基团以适应不同的色谱分离需要。因此，SFC 对使用何种色谱柱没有明确要求，主要依据待测物选择不同的色谱柱。常用的色谱柱有硅胶柱（SIL）、氨基柱（NH_2）、氰基柱（CN）、2-乙基吡啶柱（2-EP）、二醇柱（Diol）和各种手性色谱柱，某些应用（如疏水性化合物的分析）会使用 C_{18} 和 C_8 等反相色谱柱。

2.3　SFC 仪器

超临界流体色谱仪的很多部分类似于高效液相色谱仪（图 3-16），主要由三部分构成，即高压泵、分析单元和控制系统。高压泵系统一般采用注射泵，以获得无脉冲、小流量的超临界流体的输送。分析单元主要由进样阀、分流器、色谱柱、阻力器、检测器构成。控制系统的作用是：控制泵区，以实现超临界流体的压力及密度线性或非线性程序变化；控制柱温箱温度，以实现程序升温或程序降温；数据处理及显示等。

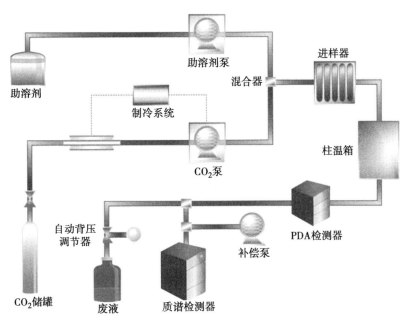

图 3-16　超临界流体色谱仪结构图

高效液相色谱仪中经常采用的检测器，如紫外检测器（UV）、蒸发光散射检测器（ELSD）等，气相色谱仪经常使用的检测器，如氢火焰离子化检测器（FID），氮磷检测器（NPD）等，都能在 SFC 仪中很好地应用，通常在低压和常压条件下使用。

目前，SFC 中最常用的检测器是 UV 检测器和 FID 检测器，它们具有灵敏和高选择性的特点。FID 检测器通常在毛细管 SFC 中使用，对一般有机物分析具有较高的灵敏度，这也提高了 SFC 对有机物测定的灵敏度。UV 检测器则通常在填充柱 SFC 中使用，适用于有谱学特征吸收峰的物质。由于超临界流体的特性，使傅里叶变换红外（FTIR）可以很好地用作为 SFC 的检测器，其优点是获得化合物的分子结构信息。

SFC 还可很好地与质谱（MS）、核磁共振（NMR）等技术联用。SFC 与质谱联用将物质分离、鉴别结合在一起，成为非常有效的分析手段。核磁共振（NMR）作为结构鉴定的手段可与 SFC 更好的联用，发挥更重要的作用，因为与 HPLC-NMR 联用技术相比，作为流动相的 CO_2 没有氢信号，不干扰 NMR 的检测。

元素选择性光学检测器,如微波诱导等离子体检测器、无线电频率等离子体检测器、ICP 检测器,可用于金属和金属有机化合物的检测,在 SFC 中被广泛采用。

另外,电流检测器、电子捕获检测器、激光散射检测器及火焰光度检测器等在 SFC 中也得到了很好的应用。

目前市场上 SFC 仪器的供应商主要有美国 Waters 公司、Agilent 公司,日本岛津公司、Jasco 公司,德国 Sepiatec 公司等。2009 年前,SFC 仪器的供应商还有 Thar 和 Aurora,它们在 2009 年分别被 Waters 公司和 Agilent 公司所收购。

传统的 SFC 仪是低压、低流速,或者无法精密控制,重现性不是很好,同时噪音很大导致灵敏度不佳,因此主要用于制备纯化。2011 年 Waters 公司针对二氧化碳流体进行了专门的硬件设计,结合亚 2 微米填料技术,解决了传统 SFC 仪的技术瓶颈,推出新一代分析型超临界流色谱仪,并称之为 UPSFC,提高了 SFC 技术用于分析的分离度、灵敏度和分离效率。2012 年 Waters 公司基于对 UPSFC 应用不断地拓展和硬件的进一步升级,推出了新的 UPSFC,并称之为 UPC^2(ultra performance convergence chromatography,超高效合相色谱法),寓意是该技术除兼具 GC 技术和 HPLC 技术的优点之外,还结合了 SFC 和亚 2 微米颗粒技术。

另一 SFC 仪器供应商是美国的 Agilent 公司,该公司在研发和生产超临界流体色谱系统方面有着悠久的历史,在不断完善和改进这一技术方面也处于领先水平,在 SFC 仪器发展过程中发挥了重要的作用。Agilent 公司称其超临界流体色谱仪为 UHPSFC,目前可以提供三种不同配置的 UHPSFC 系统,能在多方面满足不同客户的需求,可为药物分析提供特殊的解决方案,并且已成功实现 SFC 与 MWD/DAD,ELSD,MS/MS^n 和 FID 等各种检测器联用的超临界流体色谱系统技术。

然而,无论是 Agilent 公司还是 Waters 公司,他们开发、生产、销售的仪器都是基于超临界流体色谱的原理,无论 UHPSFC 还是 UPC^2 都不是一个新方法,都是仪器公司的商业概念。

"超临界流体"一词是一个技术上不妥的名称,并不能准确表述流体特性。因为超临界流体不可视为一种独立的物质状态,且现在的超临界流体色谱技术所采用的流动相已不再是真正超临界态的流体,如 CO_2 通常结合一定比例的有机溶剂如甲醇使用。SFC 实验中所用的条件通常是亚临界状态,是高于临界压力但温度却低于临界温度的状态。由此导致了许多不同名称的出现。

1957 年 Jim Lovelock 提出临界态色谱的名称,但并没有开展实验。Ernst Klesper 率先投入高压和高于其临界温度的流体开始作为色谱流动相[1],在有史以来的第一篇 SFC 论文中,将其描述为高于临界温度的高压气相色谱。1966 年,Giddings 发表了有关湍流气相色谱和超高压气相色谱的论文[7,8],之后他又称之为高密度气相色谱,以试图将该技术与常规 GC 区分开来[9]。1967 年,Sie 和 Rijnders 率先将该技术称为超临界流体色谱[10],这一名称比将"流体"称作"气体"好。1985 年,Caude 提出亚临界流体色谱的名称[11],但亚临界流体与超临界流体的特性之间确实存在显著差异。1991 年 Olesik 提出增强流动性色谱的名称,这一独特的叫法是亚临界流体色谱的延续[12]。按照定义,如果流体并非处于超临界状态,那么它必然为液体或处于亚临界状态。

SFC 技术名称随时间不断地变化,其目的都在于试图阐明其中所涉及过程的本质。然而,这些名称在某种程度上人为制造了边界或障碍,将"流体"称作"液体"或"气体"并未完整把握到该技术述本质。而称为"流体超临界"也不能很好地描述相关过程。

所有这些名称试图描述的内容中有几个一致的方面。首先,采用流体作为溶剂,并且可通过改变组成和(或)密度(温度和压力)调节溶剂强度。其次,流体处于高度可压缩状态,需要采用特殊的泵和维持较高出口压力的方法。无论流体在任何特定温度或压力下的定义如何,这两个方面都真正适用于所有感兴趣的流体。有人认为用压缩溶剂色谱这个名称可能更好些,但现在要改变已经太晚了。

总而言之,所有这些名称描述的是同样的技术,所用仪器且使用同样的硬件,SFC 已经成为描述这一技术普遍认可的名称。

3 SFC 的特点及其适用性

SFC 具有可以解决 HPLC 或 GC 分析方法难以解决的一些分析问题的特点,SFC 与 HPLC 和 GC 方法特点比较详见下表 3-22。

表 3-22 SFC 与 GC、HPLC 的特点比较

GC	HPLC	SFC
分析易挥发、难降解的化合物	分析多种可溶的、加热易降解的化合物	分析可溶的多种化合物;CO_2 作为流动相
通过改变色谱柱、温度来调节分离	通过改变色谱柱、流动相和温度来调节分离	通过改变色谱柱、压力和温度、添加有机助溶剂来调节分离
样品需气化才能分离,有时需要衍生化	有时需要衍生化	无需衍生化

SFC 和 HPLC、GC 有不同的选择性,可以和 HPLC、GC 形成很好的互补,对于复杂体系样品,SFC 结合其他的色谱分离手段可以更加完整的对样品进行分析。

SFC 通常是一种正相技术,因为组分按极性由低到高的程序运行。然而 SFC 与正相 HPLC 相比具有显著的优势,其平衡速度极快,重现性非常出色,甚至可以进行水性样品分析。SFC 非常适合用于分离极性很低的化合物,例如许多天然产物,包括脂溶性维生素、脂溶性药物杂质、类胡萝卜素和脂质,对于此类样品,常以 C_{18} 作为固定相。在脂溶性化合物的分离上基本可以完全代替正相色谱,并获得更佳的分离效果。早期大多数应用使用纯 CO_2、压力程序和火焰离子化检测器(FID)。

SFC 是分离各种结构类似物的最佳选择,例如各种手性药物异构体(包括手性药物杂质),位置异构体、顺反异构体等。

SFC 可以分析挥发性化合物,特别是对于热不稳定的挥发性化合物,分析挥发性化合物时不需要衍生化,并且可以从分析放大到制备 SFC,突破 GC 不能制备的瓶颈。

SFC 还在药物代谢产物研究,中药分析研究等方面获得广泛应用。

2014 年 Kalíková[13]等对 2000~2013 年期间 SFC 在手性对映异构体分析方面的应用进行了综述,系统地总结了 SFC 在手性分析和制备方面的应用,指出 SFC 技术在手性分析应用方面因其快速、高效的性能将会得到更为广泛的应用。

Dispas[14]等以现行制药行业通用的 HPLC 定量分析方法为参考,比较了 SFC 和 HPLC 在定量分析方面应用,发现 SFC 能完全满足药物定量分析的要求,并通过实例对 SFC 的定量性能进行了验证。

Rao[15]等用 SFC 方法对氟维斯琼(fulvestrant)非对映体进行定量分析,与现行《美国药典》正相 HPLC 方法相比,可使分析时间缩短 3 倍(如图 3-17 所示)。参照 ICH 的要求,对分析方法进行验证,结果表明 SFC 在系统适应性、线性、准确度、精密度、耐受性等方面完全满足药品质量研究和控制的要求。

对于极性较强的化合物,它们与固定相的相互作用过强,通常无法洗脱出来或洗脱得到的峰形很差,CO_2 是一种高度非极性溶剂,因此分离一定极性的物质,很少使用纯 CO_2 进行操作,需要向流动相中加入有机改性剂(有时称作共溶剂)来解决,常用的有机改性剂为醇类如甲醇、乙醇或异丙醇等,它们还能够显著减小扩散系数。洗脱时通常采用由低到高的改性剂浓度进行梯度洗脱,色谱峰则按极性由低到高的顺序洗脱出来。

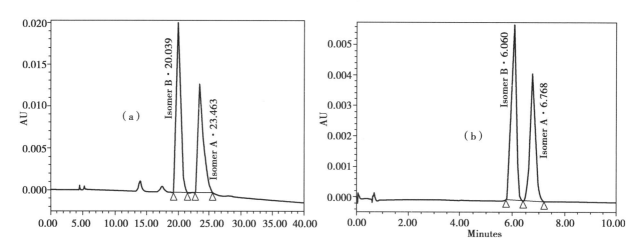

图 3-17　典型的系统适应性色谱图(a)参照 USP 方法的 HPLC 分析图谱,(b)SFC 分析图谱

SFC 使用的改性剂浓度通常在 50% 以内,改性的流动相在相同的色谱效率和相同粒径的填料下,分析速度比 HPLC 高出 3~5 倍。这一结果在使用以亚 2 微米颗粒填充的色谱柱时仍然成立。

SFC 使用的色谱柱与 HPLC 相同。对于极性化合物,还需使用极性固定相。经典的极性固定相包括裸硅胶、氰基、二醇和氨基固定相。近些年来,研究人员专门针对 SFC 开发出了大量新型固定相。这些固定相包括多种乙基吡啶固定相和许多专利固定相。对于极性较低的化合物,有时会使用反相柱,如 C_{18}、C_8、C_4 和甲基柱。

20 世纪 90 年代后期,重新流行使用亚 2 微米颗粒填料,但这些填料大多为薄壳型且通常填充于毛细管中,随后出现了小粒径的表面多孔颗粒。简而言之,采用亚 2 微米颗粒的现代 HPLC 通常在 40~70℃操作,以便降低黏度和压力。SFC 通常要在 40~60℃之间操作,但原因则截然不同。根据经验,在流速高出 3~5 倍的情况下,SFC 中的 ΔP 仅为 HPLC 中 ΔP 的 1/3~1/5,因此在 SFC 中实际上不需要使用超高压泵,除非使用以亚 2 微米颗粒填充的长色谱柱或在极高的流速下操作(这两种情况均可取)。采用亚 2 微米的填料技术,SFC 能获得更快的分离效率,同时具有非常高的通量;在分离选择性方面,SFC 和 HPLC 有很好的互补性,两者相互结合可以提供建立非手性小分子药物分析方法的开发策略。

SFC 中任何一组色谱峰的保留顺序都与反相 HPLC 中的保留顺序大致相反,图 3-18 所示是一个典型的示例[16]。这种选择性上的重大变化非常有用,具有不同化学相互作用的两种分离机制都有积极效果。在信号未能及时返回基线时,主要组分通常会出现拖尾峰。如果次要组分共洗脱或在主要组分的尾部洗脱出来,就很难或不可能对次要组分进行任何精度的定量分析。但是,如果次要组分在主要组分之前(基线平坦处)洗脱出来,则可能更容易地获得具有更高精密度和准确度的定量分析结果。

次要组分通常与主成分具有化学相似性,次要组分常在主成分附近甚至紧靠主成分洗脱出来,这就需要尝试采用不同选择性的多种方法。例如,HPLC 通常用同一 C_{18} 柱但不同的流动相的反相方法来分离此类共洗脱物。SFC 是另一个优选的替代方法,能够显著降低丢失此类共洗脱化合物的风险,且可减少使用的有毒试剂。

根据经验,任何可溶于甲醇或低极性溶剂中的化合物均可通过 SFC 得到良好的分离[17]。相反,需要使用完全水性的缓冲溶液来溶解的化合物可能很难通过 SFC 进行分离。此现象不应理解为 SFC 无法兼容流动相中的水、水性样品或许多生物样品。关于以水作为 SFC 流动相的组成部分,可参阅相关综述[18]。

尽管认为 SFC 不适用于较大的生物分子(如蛋白质),但实验中已经洗脱出高达 40 聚体的肽[19],且仅有一个氨基酸位置不同的肽异构体可在很短的时间内得到良好的分离[20]。这是一个活跃的研究领域,如果肽能够被洗脱出来,那么相比于 HPLC 就有可能在所用条件下显著改善色谱分析速度。

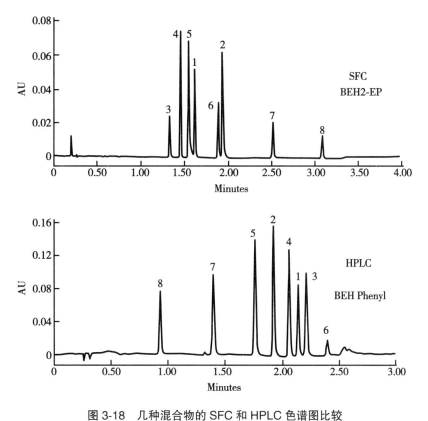

图3-18 几种混合物的SFC和HPLC色谱图比较

1.甲芬那酸;2.双氯芬酸;3.那可丁;4.诺龙;5.罂粟碱;6.司坦唑醇;7.吲哒帕胺;
8.氯噻酮

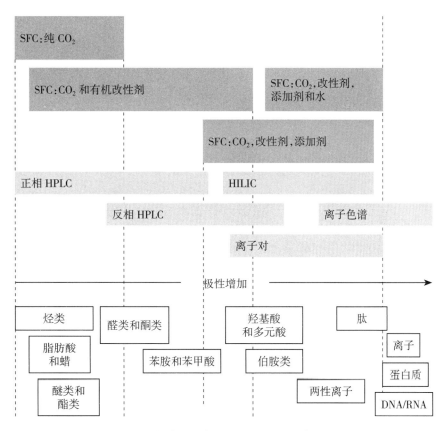

图3-19 各种形式的SFC、HPLC及其应用比对

SFC 已经扩展至更广泛的应用领域。SFC 的应用领域与各种形式 HPLC 的应用领域对比如图 3-19 所示。由图可以看出,采用各种流动相组合的 SFC 涵盖的应用范围几乎与各种形式的 HPLC 完全相同,唯一未能明显涵盖的领域是离子色谱。

4 操作要点及注意事项

SFC 的操作要点和 HPLC、GC 基本相同,但是,在实际操作中,需要注意的,由于流动相不是液体也不是气体,而是不同的流体,在操作中应注意如下不同之处。

4.1 制备样品的溶剂选择

进行反相液相色谱分析时,常采用和流动相初始组成一致或极性较弱的溶剂溶解样品,能有效减少峰展宽的溶剂效应。SFC 分析过程中同样存在溶剂效应的问题,SFC 常用流动相主要组成是 CO_2 流体,此流体无法用于溶解样品。采用合适的溶剂溶解样品,以减少溶剂效应带来的峰展宽是 SFC 实验过程中应考量的重要影响因素之一。研究发现,采用非极性和少量极性溶剂的混合溶剂溶解样品,通常能保证峰型良好,同时可兼顾样品的溶解性。因此,进行 SFC 分析时,一般建议是先用正己烷 - 异丙醇(7∶3)混合溶剂作为样品溶解和稀释的起始溶剂。如遇到特殊的样品,再逐步尝试以极性稍大的溶剂溶解。溶解样品的溶剂通常可参考以下顺序选择:正己烷 - 异丙醇(7∶3)→异丙醇→乙醇→甲醇→四氢呋喃。

4.2 色谱柱的选择

SFC 的应用通常可分为手性分析和非手性分析两个方面。对于非手性分析,从填料的类型来讲,常规反相液相色谱所用的 C_{18}、C_8 柱和正相液相色谱所用的硅胶柱、氨基柱、氰基柱、二醇柱等都可以在 SFC 中使用。但是,对 SFC 保留机制的研究表明[21],不同类型的填料在 SFC 分析过程中具有不同的保留机制。

在 SFC 分析的过程中,由于硅胶基质填料的硅羟基会和流动相中的甲醇发生反应,从而影响硅羟基的活性和稳定性,使得色谱柱的选择性和稳定性在长时间使用的过程中会受到影响。一系列新型 SFC 专用色谱柱,包括 Torus 系列 Diol(高密度二醇)、2-PIC(2- 氨基吡啶)、DEA(二乙基氨)、1-AA(1- 氨基蒽),克服了传统硅胶基质硅羟基不稳定的问题,使色谱柱的选择性和稳定性得到很大的提高。图 3-20 是传统 2-EP 色谱柱和 Torus 2-PIC 色谱柱连续 21 天进样分析 5 种化合物的结果比对。由两种不同的色谱柱分析结果可知,新型的 Torus 填料技术具有更好的稳定性。

综合最新的研究成果,Luciellier[22]等在 2014 年撰文给出了系统的 SFC 方法开发指导原则。在该指导原则中,对色谱柱的选择给出了中肯的意见,提到乙基 - 吡啶柱作为 SFC 方法开发的首选色谱柱,通常能对所分析的不同类型(如酸性、碱性和中性)化合物提供很好的选择性和色谱峰型。

2014 年 Klerk[23]等对 SFC 的手性分析进行了系统的概述,推荐了系统的方法开发策略。

2015 年 West[24]等采用 86 种化合物,对常用的 71 种不同键合相的色谱柱进行考察,采用 SRD(sum of ranking differences)的统计方法进行色谱柱的分类,为 SFC 的应用提供了很好的帮助和指导。

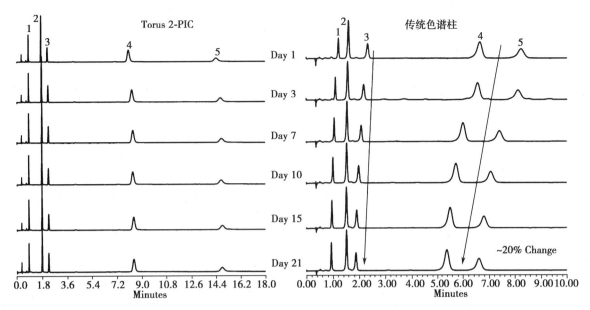

图 3-20 Torus 2-PIC 色谱柱和传统 SFC 色谱柱连续 21 天分析 5 种化合物对比图

1. 罂粟碱;2. 苯氧苯丙酸;3. 泼尼松;4. 磺胺甲噁唑;5. 磺胺

4.3 流动相的选择

SFC 的流动相包括 CO_2 和助溶剂,助溶剂的选择通常为醇类溶剂(如甲醇、乙醇、异丙醇等)以及乙腈。与 HPLC 相比,CO_2 类似反相液相色谱的水相,助溶剂类似有机相;因此,在 SFC 分析过程中,随着助溶剂比例的升高,洗脱能力增强,待分析化合物的保留减弱;反之,随着助溶剂比例的降低,流动相的洗脱能力减弱,待分析化合物的保留增强。在经常使用几种助溶剂中,洗脱能力如下:甲醇 > 乙醇 > 异丙醇 > 乙腈。

在实际分析方法开发和建立的过程中,可以根据分析方法的需要选择使用单一溶剂或混合溶剂。助溶剂的比例可根据化合物的保留和分析效果进行调控,通常在 0~60% 范围内可用。在使用助溶剂时需要注意的是,溶剂的纯度要有保证,根据检测器的配置,选择相应纯度级别的溶剂,如用 UV 或者 ELSD 检测器,建议使用色谱纯的溶剂,如用质谱检测器,则应使用质谱纯级别的溶剂。

CO_2 的纯度应在 99.97% 以上,同时需要注意安全性。一方面,CO_2 在从液态到气态的过程中会大量吸热,易产生冻伤,因此在连接或断开 CO_2 连接管路时,需要注意做好防护(如佩戴护目镜、防护手套等)以免被 CO_2 冻伤。另一方面,在使用的过程中,如果 CO_2 浓度过高,会对实验人员产生一定影响,因此安装有 SFC 仪器的实验室,需要加装通风设施,及时排出室内较高浓度的 CO_2,同时需要安装 CO_2 报警器,实时监测室内的 CO_2 浓度,通常控制大气中 CO_2 的浓度在 2000~3000 ppm 以下。

4.4 改性剂(添加剂)的选择

在 SFC 分析中,由于待测成分的酸、碱性,常常导致其在色谱柱上拖尾,进而影响分离度和选择性。为了改善待测成分的峰形或提高选择性,通常需要在流动相体系中加入适量的酸、碱或者盐进行分离条件的优化。由于 SFC 和液相色谱不同,只能在助溶剂(通常为有机溶剂)中添加改性剂,因此改性剂的种类选择与常规液相色谱稍有不同。一方面,在改性剂的选择上,需要注意改性剂的溶解性,因此在助溶剂中添加的改性剂(添加剂)通常包含以下选择:甲酸、醋酸、三氟醋酸(TFA)、氨水、DEA、TEA、甲酸铵、醋酸铵等。另一方面,由于只在助溶剂流路添加改性剂(添加剂),因此,添加的比例可以适当提高,如常规的比例在 0.1%~0.5%。同时,要考虑到改性剂和检测器的兼容性,如采用质谱检测器,需要避免 DEA、TEA 以及 TFA 的使用。

4.5　操作压力(背压)

在 SFC 分析中,为了保证流动相的状态处于均一、可控的状态,需要对色谱柱出口的压力进行精准、稳定的控制。同时,由于流动相的状态会受到色谱柱出口压力(背压)的影响,因此在实验的过程中可以通过调控背压对色谱分离条件优化。一般情况下,背压越高,流动相密度越大,洗脱能力越强,化合物的保留时间越短;反之,随着背压的降低,流动相密度减小,洗脱能力变弱,化合物的保留时间增长。背压的控制范围通常在 1500~3000 psi(约 100~200 bar)之间。

4.6　操作温度(柱温)

色谱柱的温度对分离有较大的影响,一方面,随着温度的升高,流动相密度降低,洗脱能力变弱,化合物的保留增强;随着温度的降低,流动相密度升高,洗脱能力增强,化合物的保留降低。另一方面,温度的改变会对化合物的选择性产生较明显的影响,因此可以通过色谱柱温度的改变来进行分离优化。同时需要注意的是,不同的色谱柱对温度的耐受性不同,在进行分析方法开发的过程中,需要兼顾到色谱柱的耐受性。最后,需要注意的是,温度的改变,对超临界流体的黏度影响较大,当温度太低的时候,流动相的黏度增加较为明显,需要注意系统的压力,保证其在可操作的范围之内。通常 SFC 柱温的操作范围在 30~50℃之间。

5　展望

SFC 在手性药物分析和代替正相方法方面已经获得了广泛应用。除此之外,典型的应用还有:维生素分析、油脂/脂肪酸检测、聚合物分析、类胡萝卜素分析、甾醇类检测以及非手性药物分子的分离等。国际知名制药企业已经将 SFC 用于符合 GMP 的质量控制,国内的制药企业也即将采用 SFC 用于符合 GMP 的质量控制。

随着硬件设备的不断完善,SFC 在药物分析中的应用实例将不断增多,弥补反相高效液相色谱(RHPLC)技术和气相色谱(GC)技术的某些局限性,为解决不同类型的分析难题如疏水化合物、手性化合物、脂类、热不稳定样品以及聚合物等分离分析提供强有力的、不可或缺的解决方案。

参考文献

[1] Klesper E, Corwin A.H., Turner D.A.. High Pressure Gas Chromatography above Critical Temperatures [J]. Journal of Organic Chemistry, 1962, 21:700-701.

[2] Novotny M, Sprongston S R, Peaden P A, et al. Capillary supercritical fluid chromatography [J]. Analytical Chemistry, 1981, 53(3):407A-414A.

[3] 黄骏雄. 色谱分析的新进展—超临界流体色谱法[J]. 化学通报, 1974(3):50-57.

[4] 李修禄. 超临界流体色谱法及其在药物分析中的应用[J]. 国外医学药学分册, 1988(5):257-265.

[5] 李云华, 李修禄, 虹岚, 等. 超临界流体色谱法测定三七及云南白药中人参二醇和人参三醇的含量[J]. 药学学报, 1991(10):764-767.

[6] 朱耀华 . 用超临界流体萃取和超临界流体色谱法测定水溶液中的前列腺素[J]. 国外医学 - 药学分册,1991(6):374-375.

[7] Giddings J. C.,Manwaring W. A.,Myers M. N.. Turbulent Gas Chromatography [J]. Science,1966,154(3745):146-148.

[8] Myers M. N.,Giddings J. C. Ultrahigh pressure gas chromatography in microcolumns to 2000 atmospheres [J]. Separation Science and Technology,1966,1(6):761-776.

[9] Giddings J. C.,Myers M. N.,King J. W. Dense gas chromatography at pressures to 2000 atmospheres [J]. Journal of Chromatographic Science,1969,7(5):276-283.

[10] Sie S. T.,Rijnders G. W. A. High pressure gas chromatography and chromatography with supercritical fluids,Ⅱ,Permeability and efficiency of packed columns with high pressure gases as mobile fluids under conditions of incipient turbulence [J]. Separation Science and Technology,1967(6):699-727.

[11] Mourier P. A.,Eliot E.,Caude M. H.,et al. Supercritical and subcritical fluid chromatography on a chiral stationary phase for the resolution of the phosphine oxide enantiomers [J]. Analytical Chemistry,2002,57(14):2819-2823.

[12] Cui Y.,Olesik S. V. High-performance liquid chromatography using mobile phases with enhanced fluidity [J]. Analytical Chemistry,2002,63(17):1812-1819.

[13] Kalíková K.,Slechtová T.,Vozka J.,et al. Supercritical fluid chromatography as a tool for enantioselective separation;A review [J]. Analytica Chimica Acta,2014,821:1-33.

[14] Dispasa A.,Lebruna P.,Ziemonsa E.,et al. Evaluation of the quantitative performances of supercritical fluidchromatography: From method development to validation [J]. Journal of Chromatography A,2014,1353:78-88.

[15] Rao G. V. N.,Gnanadev G.,Ravi B.,et al. Supercritical fluid (carbon dioxide) based ultra performance convergence chromatography for the separation and determination of fulvestrant diastereomers [J]. Analytical Methods,2013,5(18): 4832-4837.

[16] Alexandre Grand-Guillaume Perrenoud,Jean-Luc Veuthey,Davy Guillarme. Comparison of ultra-high performance supercritical fluid chromatography and ultra-high performance liquid chromatography for the analysis of pharmaceutical compounds [J]. Journal of Chromatography A,2012,1266(6):158-167.

[17] Kot A.,Sandra P.,Venema,A. Subcritical and supercritical fluid chromatography on packed-columns-a versatile tool for the enantioselective separation of basic and acidic drugs [J]. Journal of Chromatographic Science,1994,32(10):439-448.

[18] Berger T.A. Packed Column SFC [M]. London:Royal Society of Chemistry,1995.

[19] Taylor L.T. Packed column supercritical fluid chromatography of hydrophilic analytes via water-rich modifiers [J]. Journal of Chromatography A,2012,1250(15):196-204.

[20] Patel M.A.,Riley F.,Ashraf-Khorassani M.,et al.,Supercritical fluid chromatographic resolution of water soluble isomeric carboxyl/amine terminated peptides facilitated via mobile phase water and ion pair formation[J]. Journal of Chromatography A, 2012,1233(7):85-90.

[21] Lesellier E. Retention mechanisms in super/subcritical fluid chromatography on packed columns [J]. Journal of Chromatography A,2009,1216(10):1881-1890.

[22] Lesellier E.,Latos A.,Oliveira A L de. Ultra high efficiency/low pressure supercritical fluid chromatography with superficially porous particles for triglyceride separation [J]. Journal of Chromatography A,2014,1327(7):141-148.

[23] Klerck K.D.,Heyden Y.V.,Mangelings D. Generic chiral method development in supercritical fluid chromatography and ultra-performance supercritical fluid chromatography [J]. Journal of Chromatography A,2014,1363:311-322.

[24] West C.,Khalikova M. A.,Lesellier E.,et al. Sum of ranking differences to rank stationary phases used in packed column supercritical fluid chromatography [J]. Journal of Chromatography A,2015,1409:241-250.

起草人:王　玉(江苏省食品药品监督检验研究院)

李　静(上海市食品药品检验所)

审核人:张启明(中国食品药品检定研究院)

241

第七节 临界点色谱法（通则 0532）

1 概述

Entelis 等人在研究聚合物的色谱分离过程中，发现分子量分布（molecular weight distribution，MWD）和功能团分布（functionality type distribution，FTD）这两个聚合物的基本特征会对聚合物的色谱分离模式下产生不同的影响，实验研究表明存在一个临界区域（critical region），即一定的色谱条件下，色谱的分离模式会发生转换。因此 Entelis 等人在 1986 年首次提出了临界点色谱法（liquid chromatography at critical condition，LCCC）的概念[1]。临界点色谱法是根据聚合物的功能基团、嵌段结构的差异进行聚合物分离的一种色谱技术，分子排阻色谱法主要用于聚合物分子量及其分布测定，但具有难以表征聚合物自身的化学组成、拓扑结构（即化学不均一性）的局限性。临界点色谱法与分子排阻色谱法相结合，可更全面地表征聚合物。临界点色谱法在脂溶性聚合物中已经获得较多应用，主要用于聚乙烯等化学合成聚合物的表征。

《中国药典》2015 年版新增通则 0532 临界点色谱法，在国内外药典中尚属首次收录，旨在提供一种与分子排阻色谱法互补的，可表征药用聚合物化学组成及其均一性的分析方法，以加强对药用聚合物的分析研究，提高其质量控制水平，保证其临床应用的安全、有效。

2 方法原理

液相色谱（liquid chromatography，LC）是表征天然或合成大分子的强有力工具，聚合物大分子在分子量、键结构、化学组成、微结构等方面有很大的异质性。在各种 LC 方法中，分子排阻色谱（size exclusion chromatography，SEC）在分析聚合物的分子量分布方面占有绝对优势。

SEC 是根据聚合物在柱填料间的空隙与柱填料孔洞中的共有流动相间的分配平衡来分离聚合物分子的，分配平衡主要取决于不同物理环境下聚合物链的构象熵变。通常选择能降低聚合物溶质和固定相之间熵作用的洗脱液。因此，SEC 是根据流动相中聚合物的大小来分离聚合物分子，线性聚合物的大小和分子量之间存在着简单对应关系，使 SEC 的保留体积与线性聚合物分子量具有良好的相关性。但是，SEC 不适用于分离非线性支链聚合物或共聚物，因为它们的分子量和分子大小间没有简单关系。

由于同样的原因，SEC 也不是分离化学异质分子的有效工具，化学异质分子存在与共聚物的化学组成不同，立构规整度以及末端差异等。相互作用色谱（interaction chromatography，IC）则适用于此分离目的，因为 IC 分离机制是基于分子化学性质的不同，是利用洗脱分子和固定相分子的熵作用（吸附或分配）来分离。IC 主要基于化学组成分布（chemical composition distribution，CCD）或化学功能基团来分离聚合物，也可根据分子量不同来分离聚合物。一般而言，IC 比 SEC 对聚合物的分子量差异有更高的分离度，但是，在可以使用大多数热力学性质良溶剂这一意义上,SEC 有更大通用性,除非待测聚合物与多孔柱填料间有特殊相互作用。另一方面,在 IC 中,焓作用强度被精确地控制用于获得重现性和高分离度的分离,对每一个待测聚合物都要进行系统的流动相和固定相选择,有时还要求梯度洗脱。

液相色谱分析复杂聚合物的发展趋势是:多种 LC 分离机制 / 技术与多种检测技术的结合,这对于分析分子特性多元分布的复杂聚合物而言是一个必然的方向。

2.1 色谱分离原理[2]

在 SEC 中,溶质在两种不同环境(空隙和孔洞)的共有流动相进行分配,其保留值可用下式表示:

$$V_r = V_i + K_{SEC} V_p, \quad K_{SEC} = \frac{c_p}{c_i} \tag{3-10}$$

下标 p 和 i 分别代表孔径和空隙。分布常数 K_{SEC},溶质在孔径中的浓度(c_p)和空隙中的浓度(c_i)的比值可以从 0(完全排阻)到 1(完全渗入)。与其他常数一样,K_{SEC} 与分离过程中的吉布斯自由能(ΔG^0)变化有关,ΔG^0 可进一步区分为焓和熵过程贡献:

$$K_{SEC} = \exp\left(-\frac{\Delta G^0_{SEC}}{RT}\right) = \exp\left(\frac{\Delta S^0_{SEC}}{R} - \frac{\Delta H^0_{SEC}}{RT}\right) \tag{3-11}$$

在 SEC 分离过程中,通常会选择使溶质聚合物与填充材料间相互作用最小的分离条件。因此在理想 SEC 条件下($\Delta H^0 = 0$),K_{SEC} 是进入孔径时聚合物链的熵损失($\Delta S^0 < 0$)的函数:

$$K_{SEC} \cong \exp\left(\frac{\Delta S^0_{SEC}}{R}\right) \tag{3-12}$$

若满足这个条件,SEC 仅根据聚合物链大小来分离聚合物,与孔径大小有关。这一情况构成了 K_{SEC} 的卡萨(Cassasa)理论和通用的校正方法。

另一方面,IC 中的保留一般以下式表示:

$$V_r = V_m + K_{IC} V_s, \quad K_{IC} = \frac{c_s}{c_m} \tag{3-13}$$

K_{IC} 是待测物在流动相和固定相之间的分布常数,下标 m 和 s 分别代表流动相和固定相。在 IC 分离过程中,ΔS^0 和 ΔH^0 控制了溶质保留,一般用容量因子(k')来表示:

$$k' \equiv \frac{V_r - V_m}{V_m} = K_{IC} \frac{V_s}{V_m} = \exp\left(-\frac{\Delta G^0_{IC}}{RT}\right) \cdot \frac{V_s}{V_m} \tag{3-14}$$

$$\ln k' = \frac{-\Delta H^0_{IC}}{RT} + \frac{\Delta S^0_{IC}}{R} + \ln \phi, \quad \phi = \frac{V_s}{V_m} \tag{3-15}$$

此处,ΔS^0 和 ΔH^0 是标准熵和焓变,与溶质在固定相上的吸附过程有关,可以是吸附,分配或其他取决于色谱方法的作用。在理想 IC 中可以假设 ΔS^0 为 0,但是这一假设不切实际,因为 ΔS^0 与不同原因的熵变有关。如溶解于流动相中的聚合物链吸附至固定相,使聚合物链构象的改变,导致与聚合物链及固定相等相关的溶剂分子再分布。又若使用多孔填充材料,由于分子排阻引起的构象熵变对 ΔS^0 也有贡献。在这种情况下,ΔH^0 也变得复杂化,因为它取决于聚合物链对孔径内表面可接近的程度。因此,把所有这些贡献都考虑进来表示成一个通用方程是不成功的。

因此,当使用多孔填充材料时,SEC 和 IC 分离机制在分离聚合物时均起一定作用。到底是哪种机制为主则取决于分离条件的选择。

2.2 临界点

焓熵互补点被称作色谱临界条件。临界点(critical adsorption point,CAP)已经被成功用于聚合物混合物中的各组分、聚合物中相关官能团以及嵌段共聚物的各段特性的分离。这一技术有多项名称,例如临界条件下液相色谱(LCCC),排阻 - 吸附转换点液相色谱(LC-PEAT),临界吸附点液相色谱(LC-CAP)。

焓熵互补现象不仅出现在聚合物色谱分析中,在许多动力学和平衡过程中,ΔS^0 和 ΔH^0 也存在线性关系。在聚合物的 LCCC 分析中,通常假设聚合物保留是由归属于分子排阻机制的负熵效应($\Delta S^0 < 0$)和归属于溶质 - 固定相相互作用的正焓效应($\Delta H^0 < 0$)来平衡的。结果,在 LCCC 条件下,聚合物成分以与分子量无关的同一保留体积被洗脱,这一体积大致相当于柱中流动相的总体积。然而,焓熵互补点也能在 ΔS^0 和 ΔH^0 都为正的过程中发现。例如,在 RPLC 条件下,通过等度洗脱加程序变温分离聚乙二醇时,在相反的焓熵效应下($\Delta S^0 > 0$ 和 $\Delta H^0 > 0$)能观察到焓熵互补点,并且共洗脱保留体积与总流动相体积相差很大。在这里,环氧乙烷对固定相吸附的焓、熵效应与一般 LCCC 分离情况很不相同。

3 方法适用性

分离具有化学异质性的复杂聚合物,有效的方法是采用多维色谱方法和联用技术,临界点色谱法可以按照聚合物的功能团或者拓扑结构,将不同结构类型的聚合物分离,因此适于作为多维色谱分离的第一维。例如:支链聚合物或环聚合物的流体动力学体积比它们同样分子质量的线性(直链)聚合物要小,但这个差别用SEC法不能完全分离。临界点色谱法可以用于线性聚合物、支链聚合物或环聚合物的分离。

临界点色谱法可以通过离线或在线的手段与其他光谱或色谱法联用,作为第一维方法,在聚合物依据结构与功能团的差异有效分离后,再用其他技术进一步分析聚合物的组分的结构类型、分子量分布等的信息,真正实现对聚合物化学异质性的定性研究。

临界点色谱法用于聚合物的定量分析分析,所用对照品必须与待分析聚合物中某一化学组分具有相同的结构类型及确定的分子量分布,要获得这样的对照品必须首先对聚合物的异质性组成进行定性分析,继而通过化学合成的手段定向合成得到。例如张锐等人在研究注射用增溶辅料聚山梨酯80的化学组成时,即采用以上的定性和定量的分析策略[3]。

例 聚山梨酯 80 的分离

聚山梨酯 20、40、60、80、85 都是常用的药用辅料,起乳化、增溶等作用,这几类辅料水解后,可生成 3 种不同结构类型的聚醚(聚氧乙烯以山梨醇、聚氧乙烯山梨醇酐和聚氧乙烯山梨醇)及相应的脂肪酸。由于每一种聚醚又是由不同环氧乙烷聚合度的同系物所组成的一个混合物,使得聚山梨酯水解后的聚醚是一个组成十分复杂的混合物。用 SEC 法分析聚山梨酯 80,可得到一个几乎呈正态分布色谱峰,由此求算其分子量及其分布。采用 IC 分析,可得到聚山梨酯 80 中 3 种聚醚在几种不同类型的色谱柱上的保留行为(图 3-21)。

由图 3-21 可见,在以上不同的色谱柱中,硅胶柱、氨基柱、氰基柱、C_{18} 柱均没有对 3 种聚醚的聚氧乙烯侧链的吸附作用产生抑制,而 HILIC 色谱柱对 3 种聚醚的聚氧乙烯侧链的吸附作用产生了抑制作用,使得相同母核不同聚合度的聚醚组分"聚焦",聚合物的长链的长短成为"色谱不可见"。

在用 HILIC 柱分离的条件下,继续对流动相进行优化,用甲醇代替了水,聚氧乙烯侧链的吸附作用进一步受到抑制,表现为峰形变得窄而尖锐。如图 3-22 所示。

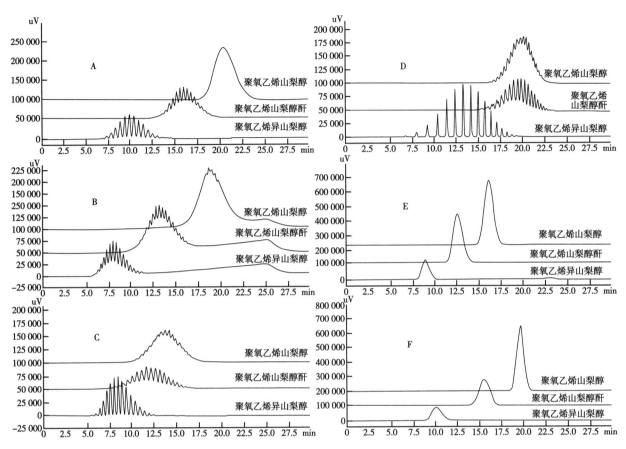

图 3-21 聚山梨酯 80 中 3 类聚醚在不同色谱柱上的分离行为

A. 硅胶柱;B. 氨基柱;C. 氰基柱;D. C18 柱;E. Acclaim HILIC-10 柱;F.XBridge Amide(HILIC)柱

流动相组成:水(MA)-ACN(MB);梯度洗脱(100%~80% "MB",0~20 min),流速:1.0 ml/min,柱温:30℃,进样量:10 μl

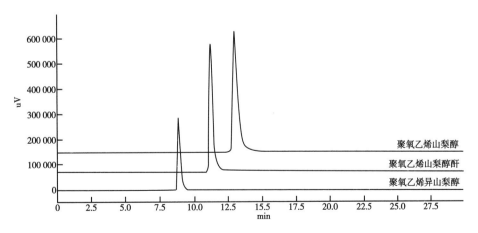

图 3-22 以 XBridge Amide(HILIC)柱在经优化的色谱条件下 3 类聚醚的分离色谱图

流动相组成:CH₃OH(MA) ACN(MB);梯度洗脱(100%~80% "MB",0~20 min),流速:1.0 ml/min,柱温:30℃,进样量:10 μl

本实例即为基于 LCCC 理论的指导,使得具有不同母核的 3 类聚醚成分得以分离[3]。

4 注意事项

由于聚合物本身的类型多样,有直链与支链、线状与环状、均聚与共聚等多种结构类型,分子量可涵盖从 10^3 到 10^7 D,甚至更高,因此,聚合物的分离分析难度远远超过对小分子化合物的测定。临界点色谱法作为分子排阻色谱法的互补方法,已成为聚合物分离的重要方法之一。应用临界点色谱法时,应遵循以下两个原则:一是选用的色谱柱孔径要与待测组分的分子量相适应,以使待测组分分子处于色谱柱的分级范围之内,不会成为全排阻分子;二是使用的流动相洗脱强度应对待测组分有一定的容量因子,保留时间应适宜被测物能被洗脱,但不至于在死时间被洗脱。

在实验中,如何找到聚合物的临界点主要是依靠在固定相、流动相、柱温三者之间不断寻优的实验中完成的,还没有像液相色谱分离小分子化合物那样比较成熟、简便的优化原则。

基于对现有文献的总结,对于如何寻找聚合物的临界点,有以下几点经验总结(表 3-23),可以作为对今后研究的借鉴和指导。

表 3-23　本法用于聚合物分离的经验总结和存在的问题

脂溶性聚合物	水溶性聚合物
采用反相柱,以 C_{18} 为主,也用聚苯乙烯二乙烯基苯柱	采用正相(反相)柱,如 HILIC。固定相对于 CAP 的影响远远大于流动相
采用非水流动相如三氯甲烷、二氯甲烷、四氢呋喃等。流动相对 CAP 的影响远远大于固定相	可采用含水流动相
温度对 CAP 的影响作用大	温度对 CAP 的影响作用小
固定相的孔径有比较大的选择余地,如聚苯乙烯二乙烯基苯柱已有 300 Å、500 Å、1000 Å、4000 Å 的商品化规格。可应用于较大分子量聚合物的分离	目前可选用的色谱柱种类较少,主要是受孔径的限制,没有商品化的正相柱可供使用,不适用较大分子量水溶性聚合物分离。需要进一步开发色谱填料
流动相可选择的种类较多,可分别通过色散力(庚烷、己烷)、极性力(2-丁酮、2-戊酮)、氢键力(乙醇、异丙醇)等多种作用方式对聚合物长链的吸附作用产生影响,以最终达到 CAP	考虑到可选用固定相的保留能力,流动相的洗脱强度不可过大,可选择的种类较少

5 展望

目前,临界点色谱法在脂溶性聚合物分析中已经获得成功并得到广泛应用,在水溶性聚合物分析方面文献较少,有用于聚山梨酯 80 质量控制的报道[3]。药典收录品种中还有一些与聚山梨酯 80 结构类似的聚合物,如聚烃氧 40 酯、聚氧乙烯蓖麻油等药用辅料,对其化学组分以及不同来源的样品化学组成是否一致、均一等质量控制问题,都有待进一步研究。临界点色谱法也许是解决这些问题的最有效的手段之一。此外,临界点色谱法还有望用于多糖、多肽等药物聚合物的质量控制中。

临界点色谱法的普及应用可能受制于色谱柱技术的发展,商品化的色谱柱填料还主要针对小分子化合物分离,其孔径范围(80~300 Å)不适于分离超过 5000 的大分子聚合物,更大孔径的色谱柱可选择的余地比较少。而商品化的 SEC 柱的设计的目标就是降低被分离物质与色谱固定相的相互作用,因而没有键合不同的官能团,无法满足临界点色谱法对于固定相吸附作用的要求。因此,临界点色谱法在药典中的进一步广泛应用还必须依赖于与色谱填料的设计者、制造者的合作,这也是国外在临界点色谱法应用中通行的做法。随着色谱填料不断增多,临界点色谱法在药物聚合物分离分析中将会得到更多应用。

参考文献

[1] Entelis S G,Evreinov V V,Gorshkov A V. Functionality and molecular weight distribution of Telechelic polymers [M]// DUŠEK K. Pharmacy/Thermomechanics/Elastomers/Telechelics. Springer Berlin Heidelberg. 1986:129-75.

[2] Chang T Y. Recent advances in liquid chromatography analysis of synthetic polymers [J]. Liquid Chromatography Ftir Microspectroscopy Microwave Assisted Synthesis,2003,163:1-60.

[3] Zhang R,Wang Y,Ji Y,et al. Quantitative analysis of oleic acid and three types of polyethers according to the number of hydroxy end groups in Polysorbate 80 by hydrophilic interaction chromatography at critical conditions [J]. Journal of chromatography A,2013,1272:73-80.

起草人:王 玉(江苏省食品药品监督检验研究院)
　　　　张 锐(江西中医药大学)
审核人:张启明(中国食品药品检定研究院)

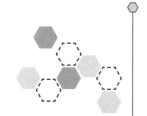

第四章

物理常数测定法（通则 0600）

第一节　相对密度测定法（通则 0601）

1　概述

密度是指在规定温度下,单位体积内所含物质的质量数,是物质的一种特性,不随质量和体积的变化而变化,只随温度、压力变化而变化。相对密度又称比重,是指在相同的温度、压力条件下,某物质的密度与水的密度之比。组成一定的药品具有一定的相对密度,当其组分或纯度变更,相对密度亦随之改变。因此,测定相对密度,可以鉴别或检查药品的纯度。相对密度通常用 d_t^t 表示,除另有规定外,温度为 20℃,即 d_{20}^{20}。

物质处于不同状态时,采用不同的方法和仪器测量其密度和相对密度,也可采用其已知的物化常数进行计算,特别是气体。本方法的相对密度仅指溶液型药品的相对密度。

《中国药典》自 1953 年版开始收录比重测定法,仅有比重瓶法。《中国药典》1963 年版和 1977 年版收录的比重测定法包括了比重瓶法和韦氏比重秤法。《中国药典》1985 年版起更名为相对密度测定法,方法包括了比重瓶法和韦氏比重秤法。

相对密度一般采用比重瓶法。测定易挥发液体的相对密度时,可用韦氏比重秤法。

2　检测技术与方法

2.1　比重瓶法

通过分别测定相同温度、压力条件下,供试品的重量与水的重量之比,计算供试品相对密度。

比重瓶常用规格有容量为 5 ml、10 ml、25 ml 或 50 ml 的比重瓶或附温度计的比重瓶(《中国药典》2015 年版通则 0601 附图)。比重瓶必须洁净、干燥。

2.2　韦氏比重秤法

根据阿基米德定律,一定体积的物体(如比重秤的玻璃锤),在不同液体中所受的浮力与该液体的相对密度成正比。

韦氏比重秤由玻璃锤、横梁、支柱、砝码与玻璃筒等五部分构成(《中国药典》2015 年版通则 0601 附图)。根据玻璃锤体积大小,分为 20℃时相对密度为 1 和 4℃时相对密度为 1 的韦氏比重秤。

水应为新沸过的冷水。

3 操作要点及注意事项[1]

3.1 操作要点

3.1.1 比重瓶法

(1) 比重瓶重量的称定　将比重瓶洗净并干燥,称定其重量,准确至毫克(mg)数。

(2) 供试品重量的测定　取上述已称定重量的比重瓶,装满供试品(温度应低于20℃或各品种项下规定的温度)后,插入中心有毛细孔的瓶塞,用滤纸将从塞孔溢出的液体擦干,置20℃ (或各品种项下规定的温度)的恒温水浴中,放置若干分钟,随着供试液温度的上升,过多的液体不断从塞孔溢出,随时用滤纸将瓶塞顶端擦干,待液体不再由塞孔溢出(此现象意味着温度已平衡),迅即将比重瓶自水浴中取出,再用滤纸擦干瓶塞外的水,迅速称定重量准确至毫克(mg)数。减去比重瓶的重量,即得供试品重量。

(3) 水重量的测定　按上述求得供试品重量后,将比重瓶中的供试品倾去,洗净比重瓶,装满新沸过的冷水,再照供试品重量的测定法测定同一温度时水的重量。

采用带温度计的比重瓶时,应在装满供试品(温度低于20℃或各品种项下规定的温度)后插入温度计(瓶中应无气泡),置20℃ (或各品种项下规定的温度)的恒温水浴中,放置若干分钟,使内容物的温度达到20℃ (或各品种项下规定的温度),用滤纸擦去溢出侧管的液体,待液体不再由侧管溢出,立即盖上罩。将比重瓶自水浴中取出,用滤纸擦干瓶壁外的水,迅速称定重量准确至毫克(mg)数,减去比重瓶的重量,即得供试品重量。

3.1.2 韦氏比重秤法

仪器的调整:将20℃时相对密度为1的韦氏比重秤,安放在操作台上,放松调节器螺丝(2),将托架升至适当高度后拧紧螺丝,横梁(4)置于托架玛瑙刀座上,将等重游码挂在横梁右端的小钩(7)上,调整水平调整螺丝(11),使指针(3)与支架左上方另一指针对准即为平衡,将等重游码取下,换上玻璃锤,此时必须保持平衡(允许有 ±0.005 g的误差),否则应予校正。

用水校准:取洁净的玻璃圆筒,将新沸过的冷水装至八成满,置20℃ (或各品种项下规定的温度)的水浴中,搅动玻璃圆筒内的水,调节温度至20℃ (或各品种项下规定的温度),将悬于秤端的玻璃锤浸入圆筒内的水中,秤臂右端悬挂游码于1.0000处,调节秤臂左端平衡用螺丝使平衡。

供试品的测定:将玻璃圆筒内的水倾去,拭干,装入供试品至相同的高度,并用上述相同的方法调节温度后,再把拭干的玻璃锤沉入供试品中,调节秤臂上游码的数量与位置使平衡,读取数值至小数点后4位,即为供试品的相对密度。

如使用4℃时相对密度为1的比重秤测定20℃时供试品的相对密度,则用水校准时的游码应悬挂于0.9982处,并应将在该温度测得的数据除以该温度水的相对密度。

3.2 注意事项

3.2.1 比重瓶法

比重瓶必须洁净、干燥(所附温度计不能采用加温干燥),操作顺序为先称量空比重瓶重,再装供试品称重,最后装水称重;装过供试品的比重瓶必须冲洗干净,如供试品为油剂,测定后应尽量倾去,连同瓶塞可先用石油醚和三氯甲烷冲洗数次,等油完全洗去,再以乙醇、水冲洗干净,再依法测定水重。

供试品及水装瓶时,应小心沿壁倒入比重瓶内,避免产生气泡,如有气泡,应稍放置待气泡消失后再调温称重;供试品如为糖浆剂、甘油等黏稠液体,装瓶时更应缓慢沿壁倒入,因黏稠度大产生的气泡很难逸去而影响测定结果。

将比重瓶从水浴取出时,应用手指拿住瓶颈,而不是拿瓶肚,以免液体因手温影响体积膨胀外溢;测定有腐蚀性供试品时,为避免腐蚀天平盘,可在称量时用一表面皿放置在天平盘上,再放比重瓶称量。

当室温高于20℃或各品种项下规定的温度时,必须设法调节环境温度至略低于规定的温度。否则,易造成虽经规定温度下平衡的比重瓶内的液体在称重过程中因环境温度高于规定温度而膨胀外溢,从而导致误差。

3.2.2　韦氏比重秤法

韦氏比重秤应安装在固定平放的操作台上,避免受热、冷、气流及震动的影响;玻璃圆筒应洁净,在装水及供试品时的高度应一致,使玻璃锤沉入液面的深度前后一致;玻璃锤应全部浸入液体内。

4　国内外相关技术方法对比

各国药典均收载有相对密度测定法,详见表 4-1:

表 4-1　各国药典相对密度测定法对比表

ChP 2015	USP 38	EP 8.0	JP 16
比重瓶法	比重瓶法	比重瓶法	比重瓶法（10~100 ml）
韦氏比重秤法	振荡传感器（oscillating transducer）密度计法	韦氏比重秤法	sprengel-ostwald 比重瓶法（1~10 ml）
		比重计法	比重计法
		振荡传感器密度计法	振荡管（oscillator-type）密度计法

比重瓶法作为测定相对密度的经典方法被各国药典收载。

比重计是根据阿基米德定律和物体浮在液面上平衡的条件制成的,是测定液体密度的一种仪器。当比重计浮在液体中时,其本身的重力跟它排开的液体的重力相等。

《美国药典》《欧洲药典》和《日本药局方》均收载有振荡管密度计。振荡管密度计的测量原理是物体受激而发生振动时,其振动频率或振幅与物体本身的质量有关,如果在一个 U 型的玻璃管内充以一定体积的液体样品,则其振动频率或振幅的变化便反映一定体积的样品液体的质量或密度以及比重。目前全自动的液体密度计均基于 U 型振荡管的原理。与比重瓶法和比重计法相比,U 型振荡管法具有精密度高,不受人为因素影响,测量速度快,便于恒温控制等优点。

随着科学技术的发展,数字式全自动液体密度计将成为未来发展的趋势。振荡式液体密度计在国内已经能够生产,因其价格相对比较便宜,精度较高,在液体药物密度测定中将发挥重要作用。

参考文献

［1］中国药品生物制品检定所.中国药品检验标准操作规范［M］.北京:中国医药科技出版社,2010.

起草人:赵敬丹　秦　峰（上海市食品药品检验所）

审核人:刘　浩　杨美成（上海市食品药品检验所）

第二节　熔点测定法(通则0612)

1　概述

熔点是物质的重要物理常数之一,系指一种物质由固态转变为液态(熔化相变)的过程中,固液两相平衡共存时的温度,也称为熔化温度,在这个温度以上固体就会熔化。物质的熔点受两个因素影响:一是压强,通常的熔点是指一个大气压时的情况;如果压强变化,熔点也要发生变化。二是纯度,熔点是与纯净物质相对应的物理量。物质的纯度是相对的,如含有其他物质或杂质,即使数量很少,物质的熔点会有很大的变化,通常是熔点下降且熔距加长,固体从开始熔化到完全熔化会有一个温度范围,称为熔距。通常的熔点即为赋有一定范围的量值,每种物质各有相对恒定的熔点和熔距。所含其他物质或杂质越多,物质熔点则越低且熔距越长。因此,测量药品的熔点可以鉴别其真伪或检查其纯度。

熔点测定可以采用满足精度要求的任何装置或方法,但又依照待测药品的性质不同,需要采用不同的方法,各国药典分别收载了多种不同的熔点测定法以满足这种需要。《美国药典》38版熔点测定法分别有Class Ⅰ Apparatus Ⅰ,Class Ⅰ a Apparatus Ⅰ,Class Ⅰ b Apparatus Ⅰ,Class Ⅰ Apparatus Ⅱ,Class Ⅰ a Apparatus Ⅱ,Class Ⅰ b Apparatus Ⅱ,Class Ⅱ,Class Ⅲ[1];《英国药典》2015版熔点测定法收载了6种方法[2],《欧洲药典》8.0版熔点测定法收载了除《英国药典》2015版方法Ⅱ以外的5种方法[3]。《中国药典》2015年版通则0612熔点测定法共收载了3种方法,第一法较为常用,适用于大多数易粉碎的固体药品,按其传温介质又分为传温液加热(第一法A)和电热块空气加热(第一法B)2种,第二法多用于不易粉碎的固体药品(如脂肪、脂肪酸、石蜡、羊毛脂等),第三法多用于凡士林或其他类似化合物。以《中国药典》2015年版为例,设有熔点检测项的约有356个品种(其中一部11个品种,二部310个品种,四部35个品种),明确采用第二法的有13个品种、第三法的有2个品种,其他品种皆是规定为第一法或没有规定采用第几法,但按药典规定,在没有明确何种方法时,应以第一法为准,因此,实际采用第一法应约为341个品种,由此可见,第一法是熔点测定应用中的主要方法。

2　方法原理

熔点测定法可分为毛细管法和热台法,相应有毛细管法熔点测定仪和热台法熔点测定仪。

毛细管熔点

用毛细管法测得的熔点称为毛细管熔点。其测量属于间接测量,所测量的温度是毛细管中样品处的环境温度,并非样品的温度。

热力学熔点

结晶性物质,在一个大气压下的干燥空气下获得热量时,其无限少量的固相和液相呈热力学平衡时的温度称为热力学熔点。

毛细管法熔点测定仪用于测量结晶性化学品、药品的毛细管熔点和热力学熔点。仪器的测量原理是在传温介质中加热毛细管中的试样,观察其相变过程或相变时透光率的变化以确定熔点,其主要由加热、控温、测温等部分组成,传温介质可以是液相或固体。

热力学熔点是在理想状态下结晶性物质的理论熔点,一般是通过测量凝固点和熔点后经数学推算得出的。某些毛细管熔点仪也具有热力学熔点的测定功能,是由熔点标准物质校准仪器热力学熔点测定功能后,测量试样的毛细管熔点并推算而得的。

热台法熔点测定仪用于测量结晶性化学品、药品和部分结晶聚合物的熔点。仪器的测量原理是在热台上加热载玻片和盖玻片之间的试样,通过带有偏光装置的显微镜观察其相变过程或自动测量相变时透光性能的变化以确定熔点,其主要由热台、测温、控温和带有偏光装置的显微镜或光电检测等部分组成。

《中国药典》收载的几种方法其实都是毛细管熔点测定法。其原理较为简单,即以不同的加热方式,使预置在熔点毛细管中的供试品从低于其初熔时的温度逐渐升至高于其终熔时的温度,通过目视观察或用仪器记录初熔及终熔点的温度,以确定供试品的熔点范围。

3 仪器和试验材料

按传温介质不同或称传温加热方式不同,毛细管法熔点仪分为传温液加热熔点仪和电热块空气加热熔点仪。

3.1 传温液加热熔点仪

简单的传温液加热熔点仪为 b 型管式或圆底玻璃管式,如图 4-1 所示。

各国药典规定的测定装置均由装有传温液的玻璃容器、加热装置、保证温度均匀的搅拌装置、温度计与玻璃毛细管几部分组成。典型的传温液加热熔点仪部件组成:

(1)加热装置 使用可控制温度的加热装置。

(2)传温液容器具 为硬质高型玻璃烧杯,或可放入内热式加热器的大内径圆底玻璃管,供盛装传温液用。

(3)搅拌器 常用电磁搅拌器,或用垂直搅拌的杯状玻璃搅拌棒;用于搅拌加热的传温液,使之温度均匀。

(4)温度计 为具有 0.5℃刻度的分浸型温度计,其分浸线的高度宜在 50 mm 至 80 mm 之间,并有适当

图 4-1 简单的熔点仪

1. b 型管式;2. 圆底玻璃管;3. 附有预装供试品的毛细管及温度计

的量程,应符合国家计量规定,使用中常用药品检验用"熔点标准品"进行校正。

(5)熔点测定用毛细管 用中性硬质玻璃制成,一端熔封,内径 0.9~1.1 mm,壁厚 0.10~0.15 mm,长度以安装后上端高于传热液体液面为准,约 100 mm;最好将其两端熔封,临用时,根据需要可锯开其一端或两端。

(6)传温液 水用于测定熔点 80℃以下者,用前应加热煮沸放冷使脱气。硅油或液状石蜡,用于测定熔点 80℃以上者,经长期使用后,应注意更换。

现代市售的传温液型熔点仪已经实现了加热、控温、搅拌或熔化过程记录的自动化,但也因应用需要或设计目的不同,自动化程度有所不同。国产传温液型熔点仪常以甲基硅油作为传温液,代表性的生产商有上海仪电科学仪器股份有限公司(原上海精科)和天津(新)天光光学仪器有限公司等。

1992年发表的日本工业标准 JISK 0064 详细描述了晶体样品熔化过程中的5种不同状态(如图4-2所示)。其中主要关注的是"崩塌点"A、"月牙点"B和"澄清点"C。

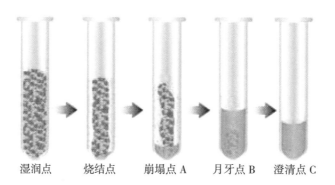

湿润点　　烧结点　　崩塌点 A　　月牙点 B　　澄清点 C

图 4-2　样品熔化过程中的 5 种状态

崩塌点 A 时样品大部分为固态,但已出现较明显液化。月牙点 B 时样品已经大部分熔化并形成月牙面,只有少部分颗粒存在。澄清点 C 时样品刚好完全熔化,A 和 C 之间的温度会有明显升高。样品在熔化时不仅是聚集状态发生改变,同时其他一些物质特性也会发生明显改变,如热动力学数值,比热容,焓变及流变性能(体积或黏度)。另外,双折射和透射这些光学性质也会发生改变。传热液加热熔点仪采用放大镜观测整个熔化过程,依据人眼判定出现明显液滴的初熔点 A 以及样品刚好完全转化为液体的终熔点 C。

3.2　电热块加热熔点仪

电热块加热法又称金属块空气浴法。和传温液加热熔点仪不同,此类熔点仪的传温介质是金属空气浴,即将毛细管置于电热块炉体中加热,以金属空气浴作为传温介质。仪器原理如图4-3所示。

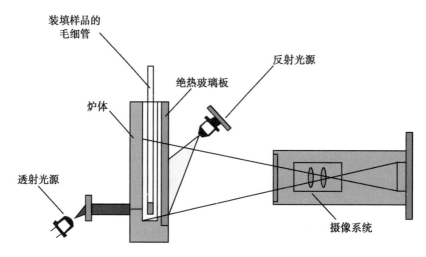

图 4-3　电热块加热熔点仪原理示意图

熔点测量通常是在内径 0.8~1.2 mm 左右,壁厚 0.1~0.3 mm 的玻璃毛细管中进行,样品最佳的填充高度为 2~3 mm,然后放置在炉体中加热,整个熔化过程通过目测或放大镜或视频摄影像机记录观察。

粉末状晶体样品在晶体状态下是不透明的,而在液体状态下是透明的。与其他物理量变化相比,透光率变化更加容易评估。这种光学性质上的显著区别可以用于检测样品的熔点(详见图 4-2 样品熔化过程中的 5 种状态)。如以红色 LED 作为透射光源来透过炉体中毛细管内样品,然后使用视频摄像机记录透射光强度的变化。为便于观察熔化过程,白色 LED 光源照亮整个炉体,视频摄像机记录并把毛细管放大到 6.5 倍。视频摄像机充当人造眼的功能,如果 SOP 需要还可以允许进行人工评估。完整的视频会被永久记录下来,可以随时回放观看。从室温到 200℃之间的温度准确度为 ±0.2℃,200℃到 400℃之间为 ±0.5℃。

目前,使用的电热块加热熔点仪以国外进口仪器为主,各种仪器设计和配置各有不同,操作方式有按键式或(彩色或灰度)触摸屏式,判定熔点或采用透射光强度变化或反射光强度变化或透射光和反射光结合方式,设有多个毛细管插入孔,加热速率一般为 0.1~20℃/min,大部分支持全程视频记录,个别设备在配置电脑软件后可以符合电子记录和电子签名的 FDA 21CFR Part11 法规要求。

国产化的自动熔点仪已经基本满足实际熔点测量的需要,在市场上占有较大份额。既有油浴法又有金属块空气浴法的熔点仪供应,电热金属块法熔点仪以按键式操作,透射光方式判定,可靠性和稳定性可以和进口的仪器相媲美,但自动化程度还有待进一步改进。

3.3　熔点标准品

熔点标准品为专供校正熔点测定温度计用的国家标准物质。用前应在研钵中研细,并按所附说明书中规定的条件干燥后,置五氧化二磷干燥器中避光保存备用。

然而,药品标准或药典采用的是毛细管熔点,如前所述,毛细管法模式记录不是样品温度,而是炉体温度或传温液温度。两者之间的关系以金属块空气浴法为例说明如下。

图 4-4 是熔化过程中温度随时间变化曲线。虚线显示的是炉体温度的线性增加(通常情况下为 1℃/min)。样品的温度(实线)低于炉体的温度,且不能被直接测量。因为无法直接把热电偶(或温度计)

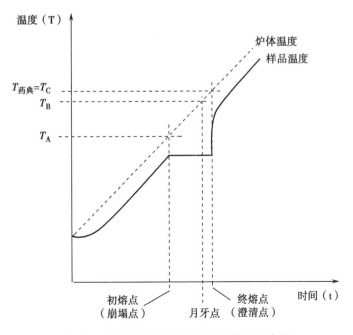

图 4-4　炉体温度和样品温度之间关系示意图

255

插入到样品中。由于热电偶(或温度计)在加热时需要进行热量的传递,一般来说,实际测得的炉体温度比真实的熔点高。

熔点测定一般从接近理论熔点的初始温度开始。图中实线代表的是样品的温度。在加热开始时,样品和炉体的温度是一致的,两者处在热平衡状态。由于炉体和样品之间的热传递作用,在整个加热过程中,实际的样品温度要滞后于炉体的温度。当炉体温度加热到使毛细管中样品熔化时,样品温度在整个熔化过程上将保持不变,但炉体温度还在持续增加。在整个熔化过程上对应的 3 种状态崩塌点、月牙点和澄清点会有 3 个温度 T_A、T_B 和 T_C。因此,规定熔化开始的温度为 T_A,熔化结束的温度为 T_C。一旦样品完全熔化,毛细管中样品温度会急速上升。随后其增长平行于炉体温度,与加热开始后一样存在相似的滞后。

用毛细管法测量的熔点,长期以来被广泛认可并广泛应用。但是,其结果一般高于"真实"的熔点,这是样品在熔化过程上炉体(传温液或环境)还在加热所致。由于样品温度无法直接测量,只能测量毛细管外炉体(传温液或环境)的温度。炉体温度相对于样品温度来说是未修正的,两者温度之间的偏差大小依赖于:

(1) 加热速率越快,炉体和样品之间的温度偏差越大;

(2) 炉体与样品的热传递受系统构造影响,如炉体结构等;

(3) 热熔,一个与样品相关的热力学数值;

(4) 样品堆积和毛细管壁厚的影响相对较小,但如果需要高的重复性就不能忽略。

在实验中,应严格控制加热速率等实验条件,使测量的熔点与真实值尽可能接近。同时应该使用熔点标准物质对仪器进行校正,以便排除不同仪器间的系统误差。

随着时代的发展与科技的进步,传统的熔点测定装置也在不断地改进,旨在使操作更加简便、结果更加准确。实际上,数显温度装置取代玻璃温度计已有多年。近年来又出现了更为先进的全自动熔点仪,其特点是从加热到熔点的识别均由仪器自动完成,通过数字图像处理技术,完全实现了无人值守。《中国药典》2015 年版对通则 0612 熔点测定法进行修订,以大量实验为基础,参照《美国药典》,在第一法中增加了电热块加热熔点测定法,体现了《中国药典》的先进性和与时俱进的精神。

4 方法适用性、测定法及注意事项[4]

4.1 第一法

本法适用于测定易粉碎的固体药品。根据使用传温介质的不同,第一法又分为传温液加热法(第一法 A)和电热块加热法(第一法 B)。

4.1.1 第一法 A

测定法略,详见《中国药典》通则 0612 第一法 A。

(1) 供试品的预处理 按各品种项下"干燥失重"的条件进行干燥。如品种项下另有规定,则应按规定处理。

(2) 个别品种如规定不能研磨、不能受热并要减压熔封测定的,可取供试品少许置洁净的称量纸上,隔纸迅速用玻璃棒压碎成粉末,迅速装入毛细管使其高度达 3 mm;再将毛细管开口一端插入一根管壁有一小孔的耐压橡皮管的小孔中,橡皮管末端用玻璃棒密塞,另一端接在抽气泵上,在抽气减压的情况下熔封毛细管。

(3) 凡在品种熔点项下注明有"熔融时同时分解"的品种,除升温速度应调节为每分钟上升 2.5~3.0℃ 外,并应以供试品开始局部液化出现明显液滴或开始产生气泡时的温度作为初熔温度,以供试品的固相消失、全部液化时的温度作为全熔温度。遇有固相消失不明显时,应以供试品分解物开始膨胀上升时的温度作为全熔温度;无法分辨初熔和全熔时,可记录其产生突变(例如颜色突然变深、供试品突然迅速膨胀上升)时的温度作为熔点。此时可只有一个温度数据。

(4) 传温液的升温速度,毛细管的内径和壁厚及其洁净与否,以及供试品装入毛细管内的高度及其紧密程度,均将影响测定结果,因此必须严格按照规定进行操作。

(5) 初熔之前,毛细管内的供试物可能出现"发毛""收缩""软化""出汗"等现象,在未出现局部液化的明显液滴和持续熔融过程时,均不作初熔判断。但如上述现象严重,过程较长或因之影响初熔点的观察时,应视为供试品纯度不高的标志而予以记录;并设法与符合规定的同一药品作对照测定,以便于最终判断。

"发毛"系指毛细管内的柱状供试物因受热而在其表面呈现毛糙;

"收缩"系指柱状供试物向其中心聚集紧缩,或贴在某一边壁上;

"软化"系指柱状供试物在收缩后变软,而形成软质柱状物,并向下弯塌;

"出汗"系指柱状供试物收缩后在毛细管内壁出现细微液滴,但尚未出现局部液化的明显液滴和持续的熔融过程。

(6) 全熔时毛细管内的液体应完全澄清。个别药品在熔融成液体后会有小气泡停留在液体中,此时容易与未熔融的固体相混淆,应仔细辨别。

4.1.2　第一法 B

第一法 B 的方法适用性、测定法和操作注意事项基本同第一法 A。

对于某些如①有色粉末样品,尤其液化后颜色为棕色或黑色的样品;②熔融同时分解样品,尤其固相消失不明显以及分解导致体积膨胀的样品;③含较多结晶水样品;④存在多晶样品等,经过对比研究发现,全自动电热块加热熔点仪能准确、快速确定此类样品中大多数的初熔点和终熔点。对于较难识别初熔点特别是终熔点的样品,结合视频记录和目视直接观测结果,又可排除部分干扰,给出准确的判定结果。实验还发现合理的熔点和熔程判定依据:初熔点通过透光率的绝对值进行判定,默认为 5%;终熔点通过透光率的变化率进行判定,默认 0.4%;在样品有变黑的时候可减低初熔点判定依据为 2%,进而获得较准确的结果。

鉴于以上结果,《中国药典》规定:对于较复杂样品可通过目视法确定熔点,但结果必须由第一法 A 验证其结果准确;若第一法 B 测定结果与第一法 A 测定结果存在争议,以第一法 A 测定结果为准。

需要指出的是,对于较复杂的样品的初熔点和终熔点判别困难,并不是电热块加热熔点法本身的缺点,传温液加热熔点法如用视频观察时也遇有类似问题。这归咎于光学视频对光学性质变化观测的抗干扰能力的固有性,并不是传温介质不同所致。基于这样的考虑,《中国药典》将电热块加热法和传温液加热法作为第一法并列,表明第一法 A 和第一法 B 的方法适用性是一样的;而规定存在争议时仍以第一法 A 为准,是一种慎重的处理办法,因为长期以来毛细管标准熔点值都是传温液为介质获得的。

4.2　第二法

适用于测定不易粉碎的固体药品,如脂肪、脂肪酸、石蜡、羊毛脂等。

测定法略,详见《中国药典》通则 0612 第二法。

4.3　第三法

适用于测定凡士林或其他类似物质

测定法略,详见《中国药典》通则 0612 第三法。

4.4　结果与判定中注意事项

(1) 对第一法中的初熔、全熔或分解突变时的温度,以及第二法中熔点的温度,均应估读到 0.1℃,并记录突变时或不正常的现象。每一供试品应至少重复测定 3 次,3 次读数的极差不大于 0.5℃且不为边缘数据时,可取 3 次的均值加上温度计的校正值后作为熔点测定的结果。如 3 次读数的极差为 0.5℃以上时,或为边缘数据时,可再重复测定 2 次,取 5 次的均值加上温度计的校正值后作为熔点测定的结果。必要时可选符合规定的同一药品再次进行测定,记录其结果并进行比较。

(2) 测定结果的数据应按修约间隔为 0.5 进行修约,即 0.1~0.2℃舍去,0.3~0.7℃修约为 0.5℃,0.8~0.9℃进为 1℃;并以修约后的数据报告。但当标准规定的熔点范围,其有效数字的定位为个位数时,则其测定结果的数据应按修约间隔为 1 进行修约,即一次修约到标准规定的个位数。

(3) 经修约后的初熔、全熔或分解突变时的温度均在各品种"熔点"项下规定的范围内时,判为"符合规定"。但如有下列情况之一者,即判为"不符合规定":①初熔温度低于规定范围的低限;②全熔温度超过规定范围的高限;③分解点或熔点温度处于规定范围之外;④初熔前出现严重的"发毛""收缩""软化""出汗"现象,且其过程较长,并与正常的该药品作对照比较后有明显差异者。

4.5　其他注意事项

(1) 温度计的校正除应符合国家质量技术监督局的规定外,还因其规定的温度允差较大,在使用一段时间后,其标值因受多次反复受热、冷却而产生误差,因此应经常采用国家熔点标准品进行校正。通常可在测定供试品时同时进行。

(2) 按第一法供试品测定法,取待校正的温度计,以每分钟 1.5℃的升温速度,检读熔点标准品到达全熔(固相刚刚全部消失)时的温度,重复测定 2 次,并要求 2 次之差不得大于 0.3℃。以其均值与该标准品标示的温度相比较,得出该待校温度计在该点(或其附近)时应赋的校正值(200℃以下的校正值不得大于 0.5℃,200℃以上的校正值不得大于 0.8℃)。

(3) 通常采用与被测供试品熔点相近的上下两个熔点标准品进行测定,得出此两点的校正值,并按供试品熔点在两点之间的位置,计算出该点的校正值。

(4) 温度计的校正值应大体上呈现有规律的变化,如果发现多个部位的校正值忽高忽低不呈现有规律性的变化时,则该温度计应当停用。

4.6　对个别品种的特殊要求

(1) 药典规定一般供试品均应在干燥后测定熔点,但对个别品种规定不经干燥,而采用含结晶水的供试品直接测定熔点,应予注意。如环磷酰胺、重酒石酸去甲肾上腺素和氯化琥珀胆碱均含 1 分子结晶水,规定在测定前不要进行干燥。

(2) 硫酸阿托品含 1 分子结晶水,规定在 120℃干燥 3 小时后立即依法测定;操作中应严格控制温度与时间,且因干燥后的无水物极易吸潮,在干燥后要立即装入毛细管并熔封,测定前再锯开上端。

（3）药典规定熔点在 80℃以下者的传温液用水,80℃以上者的传温液用硅油。通常的概念认为液状石蜡也可以适用于 80℃以下物质的测定,但已知有 2 个品种,即优奎宁和偶氮苯,用水作传温液和用液状石蜡作传温液测得的熔点不一致,如用液状石蜡作传温液,其全熔点较用水时约高 1℃。因此,应严格按《中国药典》的规定使用传温液。

（4）某些药品受热后除失去结晶水外,还有晶型转变、分子重排等现象产生,如鬼臼毒素在其熔点前 10℃放入,会立即熔融;而长时间缓缓升温到初熔点 180℃时,可以测出其熔点。

5 展望

熔点测定法是一种古老的用于物质鉴定和测试的方法,尽管有许多现代分析技术,但它在药物分析中仍有着极其广泛的应用,是药品标准中定性鉴别和纯度检查的重要项目之一。随着时代的进步和科学的发展,一方面,经典的毛细管熔点测定法不断地改进,和国外药典的差距不断地缩小,仪器的自动化程度不断地提高,用于质量控制的药品数量不断地增多;另一方面,一些在其他领域成功应用的方法如热台熔点仪法和一些新方法或技术如热重分析、差示扫描量热法等热分析技术正逐渐应用于熔点测定中,使熔点测定结果更加科学、可靠,为药品质量控制提供了更多的可选方法。

参考文献

［1］USP 38-NF 33［S］. M. Melting range or temperature.

［2］BP 2015［S］. M. Determination of melting point.

［3］EP 8.0［S］. M. Melting point.

［4］中国药品生物制品检定所. 中国药品检验标准操作规范［M］. 北京:中国医药科技出版社,2010:141.

起草人:王 玉 陈民辉(江苏省食品药品监督检验研究院)

审核人:张启明(中国食品药品检定研究院)

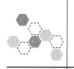

第三节　凝点测定法（通则 0613）

1　概述

凝点系指物质在液 - 固两相共存时的平衡温度。当液体均匀冷却,并开始凝固时,释放出凝固热而补偿热损失,使得液 - 固两相保持共存的平衡温度不变,直至液体全部凝固后,温度再继续均匀下降。但有时液体会有过冷现象,即在形成结晶之前温度降至凝点以下,当结晶过程开始后,液体凝固释放热量而使温度稍有回升,当无最高平衡温度时,温度 - 时间曲线轻微上升形成温度拐点。此平衡温度或温度拐点称为凝点[1,2]。药物的纯度变化,其凝点亦随之改变,纯度较高的物质通常具有较明确的凝点,而混合物的凝点温度范围较宽,所以凝点测定可用以作为药物鉴别的方法或检查药物的纯杂程度。

2　检测技术与方法

2.1　基本原理

通常测凝点的方法是将液体逐渐冷却,通过温度计测量温度随时间的变化,并绘制温度 - 时间曲线,曲线中出现的短时间内保持不变的平衡温度或因过冷现象导致的轻微上升的拐点温度,即为待测样品的凝点。该凝点测定方法适用于在 –20~150℃范围内熔融的物质[1]。

2.2　方法详解

（1）仪器装置见图 4-5。

（2）量取液体供试品 15 ml,置干燥洁净的内管 A 中备用。供试品如为固体,可称取 15~20 g 置干燥洁净的内管 A 中,置比规定的凝点约高 5~10℃的水（油）浴中,微温使熔融备用。

（3）将放有供试品的内管 A,按图 4-5 所示,用带有温度计 C 和搅拌器 D 的软木塞塞住管口,温度计汞球末端距内管 A 的管底约 10 mm,汞球应完全被供试品浸没。置冰浴中迅速冷却内管 A,观察温度计,测定出其近似凝点。

（4）将内管 A 置于比近似凝点约高 5~10℃的水（油）浴中,使凝结物熔融至仅剩极微量未熔融物。将内管 A 按图 4-5 所示,装在外管 B 与烧杯内。烧杯中加入较供试品近似凝点约低 5℃的水或其他适宜的冷却液。

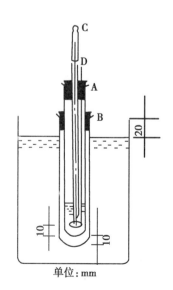

图 4-5　《中国药典》2015 年版通则 0613 凝点测定法装置图[6]

(5) 用搅拌器以每分钟约 20 次上下往返的均匀速度不断搅拌供试品,每隔 30 秒观察温度计读数 1 次,至供试品开始凝结,停止搅拌,并每隔 5~10 秒观察温度计读数 1 次,至温度计的汞柱能在某一温度停留约 1 分钟不变,或微上升至最高温度后停留约 1 分钟不变,该温度(准确读数至 0.1℃)即为供试品的凝点[2]。

2.3　方法适用性

该凝点测定方法适用于一般液体和 150℃以下熔融的固体药物。

3　操作要点及注意事项

(1) 用于测定凝点的温度计应经省(市)质量技术监督局有关单位按国家计量检定规程校准,应使用 0.1℃刻度的温度计时,也可采用 0.2℃刻度的温度计。固体供试品在测试前微热熔融时,应注意不可用直火加热,防止局部过热造成部分分解[2]。

(2) 取样过少或搅拌速度过快过慢,都可能影响测定结果,应予注意[2]。

(3) 常温下为固体的供试品,凝点测定是以该物质加热熔融时不分解为前提的,在制定质量标准时,应重复测定数次,以确认该供试品在加热熔融时不会分解。检验时应重复测定 2 次,报告 2 次测定结果的均值[2]。

(4) 某些药品在一般冷却条件下,不易凝固(如尼可刹米),可另取少量供试品在较低温度(如氯化钠冰浴)中使其凝固,取此固体供试品少许置于待定的液体介质中作为母晶,按上法操作可以顺利测出其凝点[2]。

(5) 若供试品出现过冷状态时,用搅拌器来回摩擦外管 B 内壁,或当供试品温度接近凝点时,可在外管 B 中放入少许固体颗粒以促进样品凝固[3]。

(6) 测定所用的供试品必须是干燥的,水分可导致凝点下降,一般可置五氧化二磷干燥器内过夜。

(7) 在常温时为固体的供试品,如脂肪油、脂肪酸等,可先加热使液化后,再测定其凝点,但不宜用直火加热,应用油浴或烘箱加热至较预测的凝点高 15~20℃。

(8) 药典规定,先将装供试品的内管置较近似凝点高 5~10℃的水(油)浴中,使凝结物仅剩极微量未熔融,然后放入较凝点低 5℃的水浴或其他冷却液中使凝固。测定温度一定要依法操作,如冷却液温度过低会使结果偏低。

(9) 若供试品凝点高于室温,可将瓶双壁间空气抽掉,以减少周围介质的热交换;若凝点低于室温但在 0℃以上,冷却介质可用冰水;若凝点在 −10℃~0 之间,冷却介质中可加冰和氯化钠;若凝点在 −10℃以下,冷却介质中可加干冰和乙醇。

(10) 仪器装置中的烧杯可以用适当的控温水浴设备代替。

4　国内外相关技术方法对比

各国药典凝点测定装置结构组成基本类似,尺寸大小上有所差异,仅《中国药典》装置图中未明确表示外烧杯水浴中是否应加温度计控制水浴温度。此外,各操作参数如供试品管水浴温度、烧杯水浴温度、搅拌速度等略有不同,详见表 4-2。《美国药典》和《日本药局方》明确规定了读数要求,而其他药典中未详细阐述,详见表 4-2 和表 4-3。

表 4-2　国内外药典凝点测定法的比较[1-5]

	供试品品管水浴温度	烧杯水浴温度	搅拌速度	读数要求
ChP 2015	比近似凝点约高5~10℃	比近似凝点约低5℃	以每分钟约20次上下往返的均匀速度	未表述
USP 38-NF33	当供试品为固体时,比近似凝点约高不超过20℃	当供试品为固体时,比近似凝点约低4~5℃;当供试品为液体时,比近似凝点约低15℃	以每分钟约20次上下往返的速度	连续读数次数应不少于4次,且各次读数范围应小于0.2℃
JP 16	比近似凝点约高5℃	当供试品为固体时,比近似凝点约低5℃;当供试品为液体时,比近似凝点约低10~15℃	每分钟约60~80次	连续读数次数应不少于4次,且各次读数范围应小于0.2℃
BP 2015	比近似凝点约高5℃	比近似凝点约低5℃	未表述	未表述
EP 8.0	比近似凝点约高5℃	比近似凝点约低5℃	未表述	未表述

表 4-3　国内外药典凝点装置图比较

装置图

ChP 2015

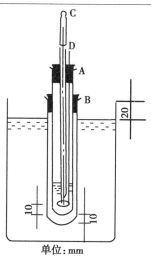

单位:mm

USP 38

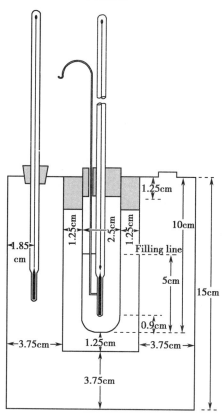

装置图

JP 16

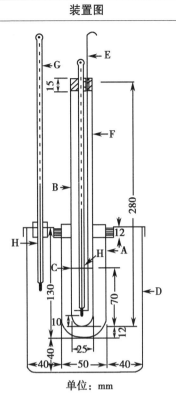

单位：mm

BP 2015

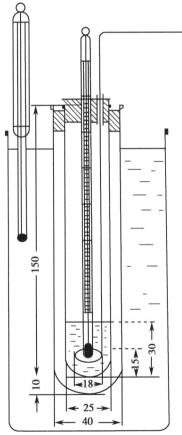

EP 8.0　　　　　　　　　　　　　　　　　　　　同 BP 2015

参考文献

［1］ USP 38-NF 33［S］. M. Congealing Temperature.

［2］ 中国药品生物制品检定所 . 中国药品检验标准操作规范［M］. 北京：中国医药科技出版社，2005.

［3］ JP 17［S］. M. Congealing Point Determination.

［4］ BP 2015［S］. M. Freezing Point.

［5］ EP 8.0［S］. M. Freezing Point.

［6］ 国家药典委员会 . 中华人民共和国［M］. 北京：中国医药科技出版社，2015.

起草人：裘　亚　秦　峰（上海市食品药品检验所）

审核人：刘　浩　杨美成（上海市食品药品检验所）

第四节　旋光度测定法（通则 0621）

1　概述

　　光是一种电磁波,光波的振动方向与光的前进方向垂直,而且是在无数个通过光传播方向的平面内振动。如果让光通过一个像栅栏一样的 Nicol（尼可尔）棱镜（起偏镜）就不是所有方向的光都能通过,而只有与棱镜晶轴方向平行的光才能通过。这样,透过棱镜的光就只能在一个方向上振动,像这种只在一个平面振动的光,称为平面偏振光,简称偏振光或偏光。

　　很多药物具有光学活性,能使入射的平面偏振光旋转,即射出的光线与入射光线可形成一定的角度,偏转的度数称为旋光度。这种特性是由于物质分子中含有不对称元素（通常为不对称碳原子）所致;使偏振光向右旋转者（顺时针方向,朝光源观测）称为右旋物质,常以"+"号表示;使偏振光向左旋转者则称为左旋物质,常以"–"号表示。在一定波长与温度下,偏振光透过每 1 ml 含有 1 g 旋光性物质的溶液且光路长 1 dm 时,测得的旋光度称为比旋度,以 $[\alpha]_\lambda^t$ 表示;t 为测定时的温度,λ 为测定波长。比旋度为物质的物理常数,可用以检查某些物质的光学活性和纯杂程度;旋光度在一定条件下与浓度呈线性关系,故还可以用来测定含量。

2　检测技术与方法

　　旋光度测定法,即测定药物的旋光度,通常用旋光计进行测定。除另有规定外,系采用钠光谱的 D 线（589.3 nm）测定旋光度,测定管长为 1 dm,测定温度为 20℃。用读数至 0.01° 并经过计量检定的旋光计。

2.1　仪器基本原理

　　旋光计一般由光源、起偏镜、测定管、检偏镜、半影板调零装置和支架组成（图 4-6）。起偏镜是一组可以产生平面偏振光的晶体,称为 Nicol（尼可尔）棱镜,用一种天然晶体如方解石按一定方法切割再用树胶黏合而制成。现今则多采用在塑料膜或玻璃上涂或镀上某些具有光学活性的物质,使其产生偏振光。早

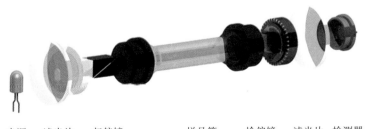

光源　滤光片　起偏镜　　　样品管　检偏镜　滤光片　检测器

图 4-6　常用旋光仪的基本结构图

期旋光仪用人眼观测误差较大,读数精度为 0.05°。20 世纪 80 年代数显自动指示旋光仪和投影自动指示旋光仪相继出现,仪器的读数精度也提高到了 0.01° 和 0.005°。

使用较短的波长能得到更高的灵敏度,从而可降低被测化合物的浓度。一般而言,与在 589 nm 处测得的旋光度值相比,436 nm 处的测定值是其两倍,而 365 nm 处的测定值是其三倍。除使用钠光灯外,还广泛使用一些其他光源,如带有适当滤光器的氙灯或卤钨灯,具有在成本、使用寿命、广谱发射波长等方面的优势。测量所用溶剂也会影响旋光度的值,故常明确规定溶剂。

光线通过起偏镜后得到平面偏振光,经样品管后进入检偏镜,最后到达检测器。测定前,先将光量调到最大(即仪器调节零点);放入被测物质后,如果光经被测物质后透射量仍是最大,此物质即不具旋光性。如果被测物质有旋光性,就会使偏振面改变,使光的透射量减小。这种减小的程度反映了该物质使偏振面改变的大小。而旋转检偏镜使其晶轴与新的振动面一致,光的透射量重新成为最大;此时检偏镜旋转的角度就是该物质的旋光度数,其旋转方向即为该物质的旋光方向。

2.2 操作方法

2.2.1 比旋度的测定

(1) 开启旋光仪 钠光灯启动后至少 20 分钟后发光才能稳定,测定或读数时应在钠光灯稳定后读取。其他光源,如汞灯、氙灯、钨灯等,可按仪器使用说明书进行操作。

(2) 空白调零 纯液态样品测定时以干燥的空白测定管调节仪器零点,溶液样品则用空白溶剂调节仪器零点。每次旋光测定前应以溶剂作空白调零,测定后,再测定一次,以确定在测定时零点有无变动;如第二次测定时发现旋光度差值超过 ±0.01 时表明零点有变动,则应重新调零。

(3) 旋光度测定 旋光度测定一般应在溶液配制 30 分钟内进行测定。测定时,用液态供试品或供试品溶液(按各品种项下的规定制备)将测定管冲洗数次,缓缓注入液态供试品或供试品溶液适量,注意勿使产生气泡,如有气泡,应使其移至光路之外;两端的玻璃窗用滤纸吸干并用镜头纸擦拭干净。将旋光管置于旋光计内检测读数,即得供试液的旋光度。使偏振光向右旋转者(顺时针方向)为右旋,以 "+" 符号表示;使偏振光向左旋转者(反时针方向)为左旋,以 "−" 符号表示。供试液与空白溶剂应用同一测定管,每次测定应保持测定管方向、位置不变。旋光度读数应重复 3 次,取其平均值,按下列公式计算比旋度。以干燥品(药品标准中检查干燥失重)或无水物(药品标准中检查水分)计算。

$$纯液体样品 \quad [\alpha]_\lambda^t = \frac{\alpha}{ld} \tag{4-1}$$

$$固体样品 \quad [\alpha]_\lambda^t = \frac{100\alpha}{lc} \tag{4-2}$$

式中,λ 为使用光源的波长,如使用钠光灯的 D 线可用 D 代替;t 为测定温度;l 为测定管的长度,dm;α 为测得的旋光度;d 为液体的相对密度;c 为 100 ml 溶液中含有被测物质的重量,g(按干燥品或无水物计算)。

2.2.2 含量的测定

按各品种项下的规定进行操作,配制 2 份供试品溶液,供试品浓度应尽量与要求的一致,其他同 "比旋度的测定"。2 份供试品溶液测定读数相差应在 ±0.02° 以内,结果的相对偏差应在 1% 以内。

3　操作要点及注意事项[1]

（1）通常开机之前应取出仪器样品室内的物品，各示数开关应置于规定位置。钠光灯启辉后至少 20 分钟后再进行测定。

（2）配制溶液及测定时，均应调节温度至 20℃±0.5℃（或各品种项下规定的温度），测定管长度为 1 dm（如使用其他管长，应进行换算）。

（3）物质的旋光度与测定光源、测定波长、溶剂、浓度和温度等因素有关。因此，表示物质的旋光度时应注明测定条件。

（4）旋光管分为泡式、漏斗式、恒温式。使用泡式旋光管时，装入测定溶液时应避免产生气泡，如有气泡，应使其浮于凸颈处，旋紧测试管螺帽时，用力不要过大，以免产生应力，造成误差。每次测定应保持测定管方向、放置位置不变。温度对物质的旋光度有一定影响，测定时应注意环境温度，必要时可使用带恒温循环水夹层的测定管测定。

（5）液态供试品或供试溶液应不显浑浊或不含混悬的小粒。如有上述情形时，应预先滤过，并弃去初滤液。

（6）有些化合物见光后旋光度变化很大，应绝对避光操作。有些供试品测定对供试品溶液放置时间有要求（如葡萄糖测定），必须完全按照规定的条件测定并读数。

（7）当已知供试品具有外消旋作用或旋光变化现象，则应相应地采取措施，对样品制备时间和将溶液装入旋光管的间隔测定时间进行规定。

（8）配制溶液的浓度应根据药品的比旋度大小，使配成的测定液旋光度一般应在左旋或右旋 2°~8° 范围，测定值太小，读取旋光度时容易造成误差。如供试品溶液浓度过小，应使用 2 dm 的长测定管，以提高旋光度，减小测定误差。

（9）旋光管清洗　可用两种溶剂分两步清洗。第一种清洗溶剂应能溶解供试品。第二种清洗溶剂应与第一种溶剂互溶，并易挥发。一般水溶性的供试品：第一种清洗溶剂选择水，第二种清洗溶剂用乙醇；脂溶性的供试品：第一种清洗溶剂用乙醇，第二种清洗溶剂用丙酮。

（10）钠光灯泡使用时间一般勿过久（约 2 小时内），在连续使用时，不宜经常开关，以免影响寿命。当关熄钠光灯后，如需再使用，应等钠光灯泡冷后再开。

4　国内外相关技术方法对比

《美国药典》39 版、《英国药典》2016 年版、《欧洲药典》9.0 版和《日本药局方》16 版均收载有旋光度测定法，操作方法和计算方法均基本与《中国药典》2015 年版一致，仅在测定温度设置上有所不同（表 4-4）。

表 4-4　国内外药典旋光度测定法对比

	ChP 2015	USP 39	BP 2016	EP 9.0	JP 16
测定温度	20℃	25℃	20℃	20℃	20℃或 25℃

参考文献

［1］中国药品生物制品检定所.中国药品检验标准操作规范［M］.北京:中国医药科技出版社,2010.

起草人:范宵宇　王林波(上海市食品药品检验所)

审核人:陈桂良(上海市食品药品监督管理局认证审评中心)

第五节　折光率测定法（通则 0622）

1　概述

折光率是反映药物光学性质的参数,不同结构的药物,折光率不同,可用于鉴定液体物质并检测其纯度、测定液体的浓度、检查某些药品的纯杂程度。

折光率的测定通常采用折光计,折光计又名折射仪,是 20 世纪初出现的商品分析仪器,由德国科学家 Ernst Abbe 博士所发明,目前折光计的种类按性能分类有阿培（Abbe）折光计、浸入式（Immersion）折光计、手持式折光计、全自动数显折光计、在线折光计等。在 20 世纪 60 年代前,我国使用进口折光计,其结构为上下棱镜并可用恒温水调节,读数可读至 0.0001,测定范围为 1.3000~1.7000,使用比较方便。20 世纪 60 年代后我国开始生产阿培折光计,80 年代后期出现的数显阿培折光计,观察读数更加方便,减少了读数的人为误差[1]。随着技术的发展,全自动数显折光计、在线折光计的出现使折光率的测定更加快速、方便、准确。

折光率作为药物质量控制中的常用分析方法,《中国药典》《美国药典》《欧洲药典》《英国药典》及《日本药局方》都收载了折光率测定法。

2　检测技术与方法

折光率测定法以其简便、快速的特点,在药物质量控制中起着重要的作用。

2.1　基本原理

光线从一种透明介质进入另一透明介质时,由于光线在两种介质中的传播速度不同,它的传播方向发生改变,使光线在两种介质的平滑界面上发生折射。所谓折光率系指光线在空气中进行的速度与其在供试品中进行速度的比值。根据折射定律,折光率 n 是光线入射角的正弦 $\sin i$ 与折射角的正弦 $\sin r$ 的比值[2],即

$$n = \frac{\sin i}{\sin r} \tag{4-3}$$

式中: n—折光率;

　　$\sin i$—光线的入射角的正弦;

　　$\sin r$—光线的折射角的正弦。

当光线从光疏介质进入光密介质,它的入射角接近或等于 90° 时,折射角就达到最高限度,此时的折射角称为临界角 r_c,而此时的折光率应为

$$n = \frac{\sin i}{\sin r_c} = \frac{\sin 90^\circ}{\sin r_c} = \frac{1}{\sin r_c} \qquad (4\text{-}4)$$

因此,只要测定了临界角,即可计算出折光率。折光计主要就是基于测定临界角这一原理来设计的[1]。

物质的折光率大小与光线所经过的第二种物质性质有关,并与测定时的温度以及入射光线的波长有关,透光物质的温度升高,折光率变小,入射光线的波长越短,折光率就越大。折光率常以 n_D^t 表示,D 为钠光谱 D 线(589.3 nm),t 为测定时的温度[1]。

2.2　方法详解

折光率测定法常用于检查某些药品的纯杂程度。

《中国药典》2015 年版通则 0622[2]规定:采用钠光谱的 D 线(589.3 nm)测定供试品相对于空气的折光率(如用阿培折光计,可用白光光源),除另有规定外,温度为 20℃。

测定用的折光计应能读数至 0.0001,测量范围 1.3~1.7,如用阿培折光计或与其相当的仪器,测定时应调节温度至 20℃ ± 0.5℃ (或各品种项下规定的温度),测量后再重复读数 2 次,3 次读数的平均值即为供试品的折光率。

测定前,折光计读数应使用校正用棱镜或水进行校正,水的折光率 20℃时为 1.3330,25℃时为 1.3325,40℃时为 1.3305。

2.3　各检测方法的特点及适用性

折光计按性能分类有阿培(Abbe)折光计、浸入式(Immersion)折光计、手持折光计、全自动数显折光计、在线折光计等。

药物分析检测中,折光率常使用阿培折光计进行测定。阿培折光计主要由两个折射棱镜、色散棱镜、观测镜筒、刻度盘和仪器支架等组成。在仪器的两个折射棱镜中间放入液体样品,当光线从液层以 90° 射入棱镜时,其折射角为临界角,由于临界光线的缘故而产生了受光与不受光照射的地方,因而在观测镜筒内的视野中出现明、暗区域,将明暗交界面恰好调至镜筒视野内的十字形交叉处,此时在仪器上即显示为样品的折光率[1]。阿培折光仪的优点在于所需样品量少,测量精密度高(可精确到 0.0001),重现性好,可用于液体和固体样品的测定,但不适用于酸、碱等腐蚀性液体。

浸入式折光计是一种使用方便、构造简单的折光仪。它的外表如管状,只有一块裸露的棱镜,使用时仅须将棱镜直接浸入待测液体中,自另一端的目镜观察临界光线的位置,即可判定液体的折光率。但因折射棱镜位置固定,临界光线在视野中变动的范围较小,故能测定的折光率范围较小,一般仅为 1.32~1.36,当更换一个棱镜时可测定到 1.5 左右。适合于酸、碱等腐蚀性物质或大容器生产中的测定。

手持折光计的构造原理介于上述两类仪器之间,是最简单、方便的折光计,适于随身携带及快速测定工作,主要用于含糖量的测定。与浸入式折光计一样,手持折光计的折射棱镜不能转动,使用时只能根据临界光线明暗交界的位置从目镜刻度标尺中读出折光指数或可溶性糖的百分含量。由于仪器比较短小,故其测定范围也较小。手持折光计与阿培折光计相似之处在于它也有两个棱镜,故测定时只需 1~2 滴供试液体。有些手持折光计的折射棱镜可以更换,使得测定范围相应增大。

全自动数显折光计的原理同阿培折光计,因使用一维位置传感器测定折射后光线的位置,故无需目测读数,具有测试速度快、效率高、准确度高等优点,随着技术的发展,全自动数显折光计已能够实现多种进样方式,如单样品自动进样、全自动多样品连续进样、微量流动池进样、连续流动进样等。但是该类仪器只适用于液体样品折光率的测定。

在线折光计是根据全反射原理,由光源发出的入射光线经过棱镜到达棱镜与待测液体的接触界面,不同光线入射到界面的角度不同,从而产生折射、反射和全反射现象。以临界角为界,经过棱镜反射的光线到达 CCD 检测器,形成暗区和亮区,通过高分辨率 CCD 传感器测定全反射时的临界角。当溶液的浓度发生变化时,引起 CCD 上暗区和亮区的组成比例变化,CCD 将检测到的光信号转变为电信号,通过线性化,实现对液体浓度变化的检测。因光束只有小部分射入样品,折光计检测的是反射回来的光,因此样品的颜色、浊度、固体杂质等不影响测量。在线折光计可与生产线连接,尤其适用于生产上的实时检测。

3　操作要点及注意事项

3.1　操作前的准备

操作前的准备包括供试品的制备和仪器的要求。

(1) 供试品的制备　取供试品充分混匀后,直接测定。

(2) 仪器的要求　目前国内折光计测量范围多为 1.3~1.7,最小读数为 0.0001,符合《中国药典》的要求。仪器的校准,可用仪器附有的标准折光率玻璃校准,上面注明使用温度和规定值,使用时核对读数值与规定值是否相符。如有误差,可在测定后加减校正值,或调整仪器读数使其符合规定值。《中国药典》2015 年版通则 0622 规定,折光计应使用校正用玻璃或水进行校正,水的折光率 20℃时为 1.3330,25℃时为 1.3325,40℃时为 1.3305[1]。

3.2　检验操作方法

《中国药典》2015 年版通则 0622 规定的折光率均为上下限值,要求测定结果在此限度内即为合格。除另有规定外,要求测定温度均为 20℃ ± 0.5℃[1]。

(1) 仪器的准备　测定时先将仪器置于有充足光线的平台上,但不可受日光直射,并装上温度计,置 20℃恒温室中至少 1 小时,或连接 20℃恒温水浴至少半小时,以保持稳定的温度,然后使折射棱镜上透光处朝向光源,将镜筒拉向观察者,使成一适当倾斜度,对准反射镜,使视野内光线最明亮为止。

(2) 折光计的校准　测定供试品前,应用纯水或仪器所附标准折光率玻璃校准,以保证测定结果的准确度。

① 用纯水校准:纯水在 20℃时的折光率为 1.3330,25℃时为 1.3325,40℃时为 1.3305。操作步骤同供试品测定。在 20℃时折光率应为 1.3330,否则应用仪器所附的工具调整。

② 用标准折光率玻璃校准:将仪器置于光线明亮处,使光线不经反射镜而直接射入棱镜,将下棱镜拉开,上棱镜平放,镜筒略向观察者下方,将标准玻片的大光滑面用溴萘(monobromonaphthalene)黏附在上棱镜的光滑面上,并使玻片的小光滑面朝向光线,然后旋转补偿旋钮,使视野内虹彩基本消失,并转动刻度的调节钮,使视野的明暗分界线准确位于视野内十字交叉处,记下刻度尺读数。此时明暗两半的位置与正常观察时方向相反,但不影响读数结果,测量后再重复测量 2 次,取 3 次读数的平均值。如读数与玻璃片规定值相符,则折光计不需调整,否则可将棱镜恰好调至玻片规定的折光率处,再用附件的工具插

向镜筒旁的小方孔内螺丝上,轻微转动,直至明暗交界处恰好移至十字交叉处即可。

(3) 供试品的测定 将上下折射棱镜拉开,用乙醇清洁棱镜表面,待乙醇挥干,用玻璃棒或滴管蘸取供试品约 1~2 滴,滴于下棱镜面上,注意玻璃棒或滴管尖不要触及棱镜,以防棱镜造成划痕。样品加入量要适中,使其在棱镜上生成一均匀的薄层,若样品过多,会流出棱镜外部,而样品太少,会使视野明暗模糊不清。同时勿使棱镜上样品带有气泡,以免气泡影响折光率。

然后将上下棱镜关合并拉紧扳手,稍待使温度与棱镜一致。

转动刻度尺调节钮,使读数在供试品折光率附近,旋转色散补偿旋钮,调整下部反射镜或上棱镜透光处的光亮强度,使视野内虹彩消失,并有清晰的明暗分界线。再转动刻度尺调节钮,使视野的明暗分界线准确位于视野内十字交叉处,记下刻度尺上的读数,测量后要求再重复读数 2 次,取 3 次读数的平均值,即为供试品的折光率。若供试品颜色较深,可取下透光孔罩,使光线直接射入,以增加光线强度。

3.3 注意事项

(1) 仪器必须置于光线充足和干燥的房间,不可在有酸碱气或潮湿的实验室中使用,更不可放置于高温或水槽旁。

(2) 保持仪器清洁,防止镜筒和上下棱镜污染灰尘和油渍。勿用粗糙的纸或布及酸性乙醚擦拭棱镜,以免擦花镜面。

(3) 测定前须清洁棱镜表面,可用乙醇、乙醚或两者的混合液清洗,再用滤纸或医用棉将清洗溶剂吸干,需擦拭时应使用擦镜纸。

(4) 勿用折光计测定强酸性、强碱性或具有腐蚀性的供试品,测定弱腐蚀性的供试品后须立即用蒸馏水或有机溶剂清洁。

(5) 大多数供试品的折光率受温度影响较大,一般是随温度升高,折光率降低,但不同物质升高或降低的值不同,因此在测定时温度应恒定至少半小时。

(6) 测定挥发性液体时,可将上下棱镜关闭,沿棱镜进样孔注入待测溶液,要随加随读;测固体样品或用标准玻片校正仪器时,不能关闭上下棱镜,只能将样品或标准玻片置于测定棱镜上。

(7) 测定结束时,必须用能溶解供试品的溶剂,如水、乙醇或乙醚将上下棱镜擦拭干净,晾干,放入仪器箱内,并放入硅胶防潮。

4 国内外相关技术方法对比

《中国药典》《美国药典》《欧洲药典》《英国药典》及《日本药局方》均对折光率测定法进行了规定,表 4-5 比较了这五部药典折光率测定法的相关规定。《中国药典》和《日本药局方》的方法规定比较完整,对测定温度和精度、测定波长,仪器精度和测量范围以及测定仪器都进行了规定,但是在温度精度和仪器精度上,两部药典有所不同,《中国药典》要求温度精度为 ±0.5℃,《日本药局方》更为严格,为 ±0.2℃;在仪器精度上,《中国药典》要求为 0.0001,《日本药局方》则为 0.0002。《欧洲药典》和《英国药典》的方法要求一致,仅对测定温度、温度精度及测定波长进行了规定。《美国药典》则规定了测定温度、测定波长、仪器精度和测定仪器四个方面,其规定均与《中国药典》一致。

表 4-5 国内外药典折光率测定法的比较[2-6]

	ChP	USP	EP	BP	JP
测定温度	20℃	20℃	20℃	20℃	20℃
温度精度	±0.5℃	/	±0.5℃	±0.5℃	±0.2℃
测定波长	589.3 nm	钠光谱的 D 线 （589.3 nm）	589.3 nm	589.3 nm	钠光谱的 D 线 （589.3 nm）
仪器精度	0.0001	0.0001	/	/	0.0002
仪器测量范围	1.3~1.7	/	/	/	1.3~1.7
测定仪器	阿培折光计或相当的仪器	阿培折光计或相当的仪器	/	/	阿培折光计

参考文献

［1］中国药品生物制品检定所.中国药品检验标准操作规范［M］.北京：中国医药科技出版社,2010.

［2］国家药典委员会.中华人民共和国药典［M］.北京：中国医药科技出版社,2015.

［3］USP 38-NF 33［S］. M. Refractive Index.

［4］EP 8.0［S］. M. Refractive Index.

［5］BP 2013［S］. M. Refractive Index.

［6］JP 16［S］. M. Refractive Index Determination.

起草人：范宵宇 王林波（上海市食品药品检验所）

审核人：陈桂良（上海市食品药品监督管理局认证审评中心）

第六节 pH 值测定法（通则 0631）

1 概述

pH 值测定法是测定水溶液中氢离子活度的一种方法，pH 值即水溶液中氢离子活度的负对数，pH=$-\lg a_{H^+}$。但氢离子活度难以由实验准确测定。为实用方便，溶液的 pH 值规定为由下式测定：

$$pH=pHs-\frac{E-Es}{k}$$

式中　E 为含有待测溶液（pH）的原电池电动势，V；

　　　Es 为含有标准缓冲液（pHs）的原电池电动势，V；

　　　k 为与温度（t, ℃）有关的常数。

　　　$k=0.059+0.000198(t-25)$

由于待测物的电离常数、介质的介电常数和液接界电位等诸多因素均可影响 pH 值的准确测量，所以实验测得的数值只是溶液的表观 pH 值，它不能作为溶液氢离子活度的严格表征。尽管如此，只要待测溶液与标准缓冲液的组成足够接近，由上式测得的 pH 值与溶液的真实 pH 值还是颇为接近的。

测定 pH 值时需选择对氢离子敏感的电极与参比电极组成电池。常用的对氢离子敏感的电极（即指示电极）有玻璃电极、氢电极、醌 - 氢醌电极等；参比电极有甘汞电极、银 - 氯化银电极等。现已广泛使用将指示电极与参比电极组合成一体的复合电极，最常用的为玻璃电极 - 饱和甘汞电极和玻璃电极 - 银 - 氯化银电极的复合电极。

2 检测技术与方法

2.1 pH 计组成及工作原理

专为应用玻璃电极测量 pH 值而设计的一种电子电位计称为 pH 计或酸度计，除另有规定外，水溶液的 pH 值应以玻璃电极为指示电极、饱和甘汞电极或银 - 氯化银电极为参比电极的不低于 0.01 级的酸度计进行测定[1]。常见的酸度计主要由 pH 测量电池和 pH 指示电极组成。pH 测量电池是由玻璃电极和甘汞电极或银 - 氯化银电极与被测溶液组成的电池，其中玻璃电极为指示电极，即电位随溶液中待测离子的活度（使用玻璃电极的情况下为氢离子的活度）的变化而变化的电极；甘汞电极或银 - 氯化银电极为参比电极，即电位值基本不变的电极，作为测定时的标准。

玻璃电极是 pH 计测量的主要工作部分，是由下端接一特殊成分玻璃球状薄膜（厚度约为 0.2 mm）的厚玻璃管和电极电位已知的银 - 氯化银电极（内参比电极）共同构成。敏感玻璃膜是 pH 玻璃电极最关键的敏感元件,构成电极的敏感玻璃需有以下性能:①电位梯度要接近理论值;②碱误差或酸误差要小;③电阻低;④不等电位差要小;⑤化学稳定性好;⑥加工性能好。这些性能均与玻璃的化学组成密切相关。对比 $Na_2O-CaO-SiO_2$ 系统、$Li_2O-Cs_2O-La_2O_3-SiO_2$ 系统、$Li_2O-BaO-CaO-SiO_2$ 系统等研究发现:首先,电极膜电位的产生与 SiO_2 有关,硅酸盐玻璃是必要的,而磷、锗、硼等其他无硅系玻璃不呈现 pH 响应;其次,为减少电极的碱误差,必须使用锂玻璃,且绝大多数玻璃电极使用的都是锂硅酸盐玻璃;最后,基于玻璃的电阻、析晶倾向、耐水性等各方面的因素,可适当添加 Ba、Ca 等碱土金属及 La、Pr、Ta 等稀土金属元素。如增加 La_2O_3 可提高玻璃的耐水性、改善析晶性能,使玻璃易于加工成型[2]。

甘汞电极由汞、甘汞糊和氯化钾溶液组成,电极电位随氯化钾浓度不同分为三种:饱和甘汞电极、1 mol/L 甘汞电极和 0.1 mol/L 甘汞电极。饱和甘汞电极由于制备简单,电位稳定的优点,目前最为常用,但容易受到温度影响。银 - 氯化银电极受温度影响较小,可应用于条件较恶劣的测试中[3]。

2.2　pH 计类型

最早 pH 计的测量部分用补偿式电位差计,后被电子管电压表取代,现在多数采用晶体管电路,不仅体积小,精度也有很大提高,并包括很多智能化板块,如高阻抗转化电路、测温电路、数模转换电路及单片微机等,测定功能较多、精度高,能自动补偿、显示斜率与被测溶液的温度等。

2.3　pH 测定方法

(1) 应严格按各 pH 计说明书与注意事项进行操作,并遵从以下规范。

(2) 测定之前,应按各品种项下的规定,选择两种标准缓冲液(pH 值相差约 3 个单位),使供试品溶液的 pH 值在两者之间。

(3) 开机通电预热几分钟,将所选用的标准缓冲溶液恢复至室温。选择与供试品溶液 pH 值较接近的标准缓冲液校正 pH 计,使仪器读数与标示 pH 值一致;再用另一种标准缓冲液进行校正,误差应不大于 ±0.02 pH。如大于此误差,则应小心调节斜率,使示值与第二种标准缓冲液的表列数值相符。重复上述定位与斜率调节操作,至仪器示值与标准缓冲液的规定数值相差不大于 0.02 pH 单位。若依然误差较大,则应更换标准缓冲液并仔细检查电极。

(4) 按规定取样或制备样品置于烧杯或其他容器中,用供试品溶液淋洗电极三次,将电极浸没入供试液中,轻轻摇动,待供试品溶液平衡稳定后,读数。

(5) pH 值的计算公式中,k 为与温度(t,℃)有关的常数,即在不同温度下,pH 值是不同的。因此,为了适应各种温度状态下 pH 值的测量,pH 计中均设有温度补偿装置[4,5]。温度补偿范围通常在 5~60℃之间。

3　注意事项

测定 pH 值时,应严格按仪器的使用说明书操作,开机前,应仔细检查电源是否接好,仪器应保证良好接地。开启电源后,仪器应显示温度及 pH,若显示屏不亮,则马上关闭电源,检查工作电源是否正常,电源保险丝是否完好。并注意下列事项。

(1) 复合电极主要有全封闭型和非封闭型两种,前者在使用前应首先检查玻璃球泡是否有裂痕、破碎等情况,采用标准缓冲液进行两点校正时,定位与斜率均应调节至对应的 pH 值;后者在电极内应加 3 mol/L 氯化钾溶液,并保证在 1/3 以上,超出球泡小孔位置的多余氯化钾溶液应去除,如有气泡应赶出。

使用过程中,去除电极上面的橡皮套,小孔露于外部,使氯化钾溶液顺利通过玻璃球泡与供试品溶液进行离子交换,测量完成后应复原橡皮套,封住小孔。电极经蒸馏水清洗后,保存在饱和氯化钾溶液中,并保留少许氯化钾晶体维持溶液的饱和状态,氯化钾溶液中若结晶消失,应及时更换新的饱和氯化钾溶液。

(2)玻璃电极在初次使用前,必须在蒸馏水中浸泡24小时以上,平常不用时也应浸泡在蒸馏水中。甘汞电极在初次使用时,应浸泡在饱和氯化钾溶液内,不使用时也应浸泡在饱和氯化钾溶液中或用橡胶帽套住甘汞电极的下端毛细管。

(3)每次更换标准缓冲液或供试品溶液前,应用纯化水洗涤电极,然后将水用滤纸吸尽,也可用所换的标准缓冲液或供试品溶液冲洗。

(4)应避免玻璃电极与强吸水性溶液过久接触,特别对于强碱性溶液要尽快操作,并在使用后立即清洗。玻璃电极的泡膜质地很薄,因此应防止玻璃电极与玻璃杯或其他硬物发生碰撞。

(5)若玻璃电极表面产生油渍污染,可采用乙醇、乙醚、蒸馏水分别清洗;若 pH 计测量过含有蛋白质的溶液,则应使用稀 HCl 溶液浸泡电极 4~6 分钟以校正仪表读数。

(6)不同温度下,标准缓冲液的 pH 值是不一样的。在测定前,尽量使标准缓冲液的温度和供试品溶液的温度保持一致,或者在用标准缓冲液校正 pH 值时,调节 pH 计面板上的温度补偿,使其与供试品溶液的温度一致[6]。

(7)在测定高 pH 值的供试品和标准缓冲液时,应注意碱误差的问题,必要时选用适当的玻璃电极测定。

(8)对弱缓冲溶液或无缓冲作用溶液的 pH 值测定,除另有规定外,先用苯二甲酸盐标准缓冲液校正仪器后测定供试品溶液,并重取供试品溶液再测,直至 pH 值的读数在 1 分钟内改变不超过 ±0.05 为止;然后再用硼砂标准缓冲液校正仪器,再如上法测定;两次 pH 值的读数相差应不超过 0.1,取两次读数的平均值为其 pH 值。

(9)配制标准缓冲液与溶解供试品的水,应是新沸过并放冷的纯化水,其 pH 值应为 5.5~7.0。

(10)标准缓冲液一般可保存 2~3 个月,但发现有浑浊、发霉或沉淀等现象时,不能继续使用。

(11)玻璃电极有一定的使用寿命,应在说明书规定的寿命内使用,超出年限,电极的误差变大,灵敏度降低,应及时更换;另外,玻璃电极一旦制成,即开始计算寿命。

(12)避免在以下环境情况下使用,如长期日照,强电磁场,湿度超过 80%,环境温度低于 5℃或者超过 40℃,腐蚀性气体或强烈的震动等。

4 国内外药典 pH 值测定法的比较

国内外药典 pH 值测定法的比较见表 4-6。

表 4-6 国内外药典 pH 值测定法比较

	EP 9.0	BP 2016	USP 39	ChP 2015
不同温度的 k 值	以表格列出 15~35℃~5 个温度下的 k 值,三位有效数字	同 EP 9.0 版	列出 k 值计算公式,以表格列出 15.00~35.00℃ 5 个温度下的 k 值,四位有效数字	列出 k 值计算公式,两位有效数字

续表

	EP 9.0	BP 2016	USP 39	ChP 2015
分辨率(pH)要求	0.05	0.05	0.01	0.01
标准缓冲液	1. 草酸盐标准缓冲液 2. 酒石酸氢钾标准缓冲液 3. 枸橼酸二氢钾标准缓冲液 4. 邻苯二甲酸氢钾标准缓冲液 5. 磷酸盐标准缓冲液 6. 硼砂标准缓冲液 7. 碳酸盐标准缓冲液 8. 氢氧化钙标准缓冲液	同 EP 9.0	同 EP 9.0	1. 草酸盐标准缓冲液 2. 苯二酸盐标准缓冲液 3. 磷酸标准缓冲液 4. 硼砂标准缓冲液 5. 氢氧化钙标准缓冲液

参考文献

［1］中国药品生物制品检定所.中国药品检验标准操作规范［M］.北京:中国医药科技出版社,2010.

［2］董胜敏,王承遇,潘玉昆.pH 玻璃电极的现状与发展［J］.玻璃与搪瓷,2004,32(2):53-57.

［3］王平宜.浅谈酸度计电极的选择、使用及保养［J］.大众标准化,2009,S2:103-105.

［4］张宝珠,张国城.酸度计温度补偿的解读及温度示值的影响［J］.中国计量,2013,3:112-114.

［5］曹峰.工业 pH 计电极常见问题的维护和使用保养［J］.计量与测试技术,2012,39(9):25-26.

［6］张金汉,张文波.pH 计的正确使用及 pH 复合电极保养［J］.仪器仪表,2014,12:45-46.

起草人:张含智　秦　峰(上海市食品药品检验所)

审核人:刘　浩　杨美成(上海市食品药品检验所)

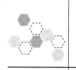

第七节　渗透压摩尔浓度测定法(通则0632)

1 概述

渗透压是生物内环境稳态的重要指标之一,在生物体内物质的扩散及转运等的各项生物过程中都起着极其重要的作用。因此对于可能影响到生物体内渗透压的药物制剂(如注射剂、眼用液体制剂等),必须关注其渗透压。

溶液的渗透压,依赖于溶液中粒子的数量,通常以渗透压摩尔浓度(Osmolality)来表示。而渗透压摩尔浓度的单位,通常以代表每千克溶剂中溶质的毫渗透压摩尔来表示(mOsmol/kg)。正常人体血液的渗透压摩尔浓度范围为285~310 mOsmol/kg,与0.9%氯化钠溶液或5%葡萄糖溶液的渗透压摩尔浓度相当,后者又称为等渗溶液。

在单一溶质的稀溶液中,其渗透压摩尔浓度可以通过以下公式计算得到理论值,且实际测定值与计算值较为接近;但随着溶液浓度增加,测定值与实际测定值偏差有所增大。复杂混合物溶液的渗透压摩尔浓度理论值不容易计算。因此均需要通过实验测定溶液的渗透压。

计算公式:

$$\text{毫渗透压摩尔浓度(mOsmol/kg)} = \frac{\text{每千克溶剂中溶解的溶质克数}}{\text{分子量}} \times n \times 1000 \qquad (4\text{-}5)$$

式中,n为一个溶质分子溶解或解离时形成的粒子数。

《中国药典》2000年版在二部附录中首次收载以冰点下降法测定渗透压摩尔浓度方法,但各论品种应用极少[1];2005年版该方法收载于二部及三部附录,并且增加规定"注射剂、滴眼剂等制剂处方中的氯化钠,其作用若主要为调节制剂的渗透压,则可通过渗透压摩尔浓度的测定取代氯化钠的定量测定";2010年版起更加重视渗透压摩尔浓度的测定,注射剂通则项下规定,静脉输液应尽可能与血液等渗、眼用制剂应与泪液等渗,大部分的静脉输液与滴眼剂增加了渗透压检查项,同时中药注射液也开始关注渗透压的控制[2],该方法进一步收载入一部附录;2015年版对2010年版一、二、三部附录收载方法进行整合并收载于四部通则,并规定"除另有规定外,注射剂、水溶液型滴眼剂、洗眼剂均应进行渗透压摩尔浓度测定"。

国外药典中,《美国药典》20版(1980年)、《日本药局方》12版(1990年)、《英国药典》1993版(1994年增补本)开始收载渗透压摩尔浓度测定法[3],均采用与《中国药典》中相同的冰点下降法,具体细节略有不同。

2 检测技术与方法

2.1 仪器及基本原理

理想的稀溶液具有四个依数性质，即渗透压、沸点上升、冰点下降和蒸气压下降。所谓依数性，是指其性质决定于溶质的粒子数而与溶质本身无关。这四个依数性质均与溶液的重量摩尔浓度成正比。渗透压摩尔浓度测定方法既可通过冰点、露点等测定，又可使用半透膜法直接测定。目前通常采用测量溶液的冰点下降来间接测定其渗透压摩尔浓度。在理想的稀溶液中，冰点下降符合 $\Delta T_f = K_f \cdot m$ 的关系，式中，ΔT_f 为冰点下降值，K_f 为冰点下降常数（当水为溶剂时为 1.86），m 为重量摩尔浓度。而渗透压符合 $P_0 = K_0 \cdot m$ 的关系，式中，P_0 为渗透压，K_0 为渗透压常数，m 为溶液的重量摩尔浓度。由于两式中的浓度等同，故可以用冰点下降法测定溶液的渗透压摩尔浓度。

采用冰点下降的原理设计的渗透压摩尔浓度测定仪通常由制冷系统、用来测定电流或电位差的热敏探头和振荡器（或金属探针）组成。测定时将测定探头进入供试溶液的中心，并降至仪器的冷却槽中。启动制冷系统，当供试溶液的温度降至凝固点以下时，仪器采用振荡器（或金属探针）诱导溶液结冰，自动记录冰点下降的温度。仪器显示的测定值可以是冰点下降的温度，也可以是渗透压摩尔浓度。

2.2 方法详解

2.2.1 校正用标准溶液制备

取基准氯化钠试剂，于 500~650℃干燥 40~50 分钟，置干燥器（硅胶）中放冷至室温。根据需要，按表 4-7 所列数据精密称取适量，溶于 1 kg 水中，摇匀。

表 4-7 渗透压摩尔浓度测定仪校正用标准溶液

每 1 kg 水中氯化钠的重量（g）	毫渗透压摩尔浓度（mOsmol/kg）	冰点下降温度 ΔT（℃）
3.087	100	0.186
6.260	200	0.372
9.463	300	0.558
12.684	400	0.744
15.916	500	0.930
19.147	600	1.116
22.380	700	1.302

2.2.2 供试品溶液制备

供试品如为液体，除另有规定外，应结合临床用法，直接测定或按各品种项下规定的具体溶解或稀释方法制备供试品溶液，并使其摩尔浓度处于表中测定范围内。例如注射用无菌粉末，可采用药品标签或说明书中的规定溶剂溶解并稀释后测定。

2.2.3 渗透压摩尔浓度测定

按仪器说明书操作，首先取适量新沸放冷的水调节仪器零点，然后由表中选择两种标准溶液校正仪器,再测定供试品溶液的渗透压摩尔浓度比或冰点下降值。

2.2.4 渗透压摩尔浓度比测定

供试品溶液与 0.9%(g/ml)氯化钠标准溶液的渗透压摩尔浓度的比率称为渗透压摩尔浓度比。用渗透压摩尔浓度测定仪分别测定上述两种溶液渗透压摩尔浓度 O_T 与 O_S,方法同 2.2.3。并用下列公式计算渗透压摩尔浓度比:

$$渗透压摩尔浓度比 = \frac{O_T}{O_S}$$

0.9%(g/ml)氯化钠标准溶液的制备:取基准氯化钠试剂,于 500~650℃干燥 40~50 分钟,置干燥器(硅胶)中放冷至室温。取 0.900 g,精密称定,加水溶解并稀释至 100 ml,摇匀,即得。

2.3 方法特点及适用性

本方法适用于注射剂、水溶液型滴眼剂、洗眼剂等制剂的渗透压摩尔浓度测定。操作简便,结果准确,重复性和重现性均较好。

但冰点下降法,在测定水解明胶等高分子胶体类产品时,可能在温度降到冰点附近时产生胶凝现象,从而导致仪器的渗透压摩尔浓度测定值偏小。因而该方法不适用于该类制剂渗透压摩尔浓度的测定。其他高分子化合物的溶液可能也存在类似的问题[4]。

3 操作要点及注意事项

(1) 如供试品为高渗溶液或原溶液渗透压摩尔浓度超出表 4-7 中测定范围,均应在品种项下规定具体溶解、稀释步骤,使其测定液符合表 4-7 中测定范围,再行测定。由于稀释后溶液中粒子间的相互作用与原溶液有所不同,因此一般不能简单地将稀释后溶液的渗透压测定值乘以稀释倍数来计算原溶液的渗透压摩尔浓度。另外,部分高渗溶液品种系采用随行制备高渗校正标准溶液的方法,使其原溶液渗透压摩尔浓度处于高渗校正值线性范围内,再直接测定供试品溶液。此类品种应特别注意高渗校正标准值的准确性及线性范围的合理性。

(2) 测定时供试溶液体积及均匀性会影响结果的准确和重现,应按各仪器说明书规定,准确量取合适的供试溶液体积至测定管中,避免测定溶液中存在气泡,如有气泡可轻弹测定管外壁底部除去。在每次测定后应按说明书要求清洁热敏探头、冷却槽等。

(3) 零点的校准应按各仪器说明书进行,目前部分仪器已不需要进行零点校准,仅需在使用前按需要选择两点标准校正即可。

4 国内外相关技术方法对比

对比各国药典的测定方法,目前均采用冰点下降法测定,仅在测定细节上略有不同。《美国药典》38 版采用一点法校正仪器,选择的标准溶液应在供试品溶液渗透压摩尔浓度 ±50 mOsmol/kg 以内;《中国药典》2015 年版四部,《欧洲药典》8.0 版、《英国药典》2015 版、《日本药局方》16 版、《印度药典》2010 版均采用两点法校正仪器,供试品溶液渗透压摩尔浓度应介于选择的两种标准溶液的渗透压摩尔浓度之间[5-9]。

5　检测技术的发展

目前,冰点下降法为渗透压测定法主流方法并且应用广泛,但也存在一些不太适用的情况,如高黏度、悬浮颗粒多或多溶剂混合的制剂。对上述情况,可以考虑采用露点渗透压测定法。露点渗透压测定法原理同样是依据理想的稀溶液的依数性,即通过测量溶液蒸气压间接获得溶液渗透压。冰点下降法和露点测定法可以互为补充。

参考文献

［1］段秀君.渗透压测定法在药品检验中的应用[J].医药论坛杂志,2010(18):89-91.

［2］胡青,毛丹,简龙海,等.关于在中药注射剂质量标准中增订渗透压限度规定的几点思考[J].中成药,2011,33(10):1737-1739.

［3］顾立素,张斗胜,胡昌勤.探讨静脉输液渗透压质量控制中存在的问题[J].中国药品标准,2007,8(1):19-21.

［4］苏红亮.探讨渗透压摩尔浓度检查中的存在问题及原因分析[J].中国社区医师:医学专业,2012,14(16):316-316.

［5］USP 38-NF 33 ［S］.M. Osmolality and Osmolarity.

［6］EP 8.0 ［S］.M. Osmolality and Osmolarity.

［7］BP 2015 ［S］.M. Osmolality and Osmolarity.

［8］JP 16 ［S］.M. Osmolality and Osmolarity.

［9］IP2010 ［S］.M. Osmolality and Osmolarity.

起草人:于　泓　胡　青(上海市食品药品检验所)

审核人:季　申(上海市食品药品检验所)

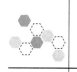

第八节 黏度测定法（通则0633）

1 概述

黏度的准确测定在许多工业部门和科学研究领域都具有重要的意义,在医药行业也有一定的应用,《中国药典》2015年版通则0633黏度测定法收录有平氏毛细管黏度计测定法、乌氏毛细管黏度计测定法、旋转黏度计测定法,其中在第三法旋转黏度计测定法中提到了流变仪测定黏度。流变仪测量黏度具有测量范围宽、准确度高、重现性好等优点,将成为未来黏度测定法的一个发展趋势。

2 检测技术与方法

黏度在药物质量控制中的作用越来越重要,本节重点阐述黏度的概念、表达方式、基本原理及检测方法。

2.1 黏度的基本概念和表达方式

黏度指流体对流动的阻抗能力。这种力反抗液体中邻接部分的相对移动,因此可看作是一种内摩擦。

《中国药典》2015年版通则0633中采用运动黏度、特性黏数或动力黏度表示。

运动黏度（kinematic viscosity）一般是指用毛细管黏度计测定牛顿流体的黏度。其国际单位为 m^2/s。《中国药典》1985年版开始改用国际单位制。因 m^2/s 单位太大,故使用 mm^2/s 单位,并注明了单位间的换算关系,$1\ mm^2/s=1$ 厘斯（cSt）。

特性黏数 $[\eta]$,通常由乌氏黏度计测量。溶剂的黏度 η_0 常因高聚物的溶入而增大,溶液的黏度 η 与溶剂的黏度 η_0 的比值（η/η_0）称为相对黏度（η_r）,通常用乌氏黏度计中的流出时间的比值（T/T_0）表示;当高聚物溶液的浓度较稀时,其相对黏度的对数值与高聚物溶液浓度的比值,即为该高聚物的特性黏数 $[\eta]$,根据高聚物的特性黏数可以计算其平均分子量。

动力黏度（dynamic viscosity）可以由旋转黏度计或流变仪测量,动力黏度 η 是具有该黏度的流体的密度 ρ（$1\ kg/m^3$）与运动黏度的乘积,即 $\eta=v\times\rho$。$1\ m^3/s$ 是黏度为 $1\ N\cdot s/m^2$,密度为 $1\ kg/m^3$ 时的流体的运动黏度。其国际单位为 $Pa\cdot s$。定义是:相距为 $1\ m$ 的两液体流层,当其中一层以 $1\ m/s$ 的速度相对于另一层流动时,另一层在 $1\ m^2$ 面积上受到 $1\ N$（牛顿）剪切力时的黏度 η。其表达式为:$1\ \eta=\dfrac{1\ N}{1\ m^2}\cdot\dfrac{1\ m}{1\ m/s}=$ $1\ N/m^{-2}\cdot s=1\ Pa\cdot s$。《中国药典》1985年版开始改用国际单位制,用 $Pa\cdot s$ 单位,并注明了单位间的换算关系。$1\ Pa\cdot s=10$ 泊（P）$=10^3$ 厘泊（cP）$=10^7$ 微泊（μP）,另外因 $Pa\cdot s$ 单位太大,常采用厘泊 $mPa\cdot s$（cP）。

2.2 黏度测定方法的流变学基础

药物制剂或药用辅料黏度测定方法的选择与其流变学性质的判断密切相关。流体的流变学性质及其在黏度测定中的应用在以前各版《中国药典》附录中没有介绍,在各品种项下黏度测定方法中也没有得到应用,而《中国药典》2015 年版通则将流体的流变学性质作为黏度测定方法的基础,与国外药典接轨。以下对流变学的基本原理在黏度测定上的应用做一简要的介绍。

将流体假设为一内部分成无数平行流层的立方体,在立方体最上层施加一切线方向的力使之发生形变,即为剪切应力(τ),单位是 Pa。在剪切应力的作用下,流体各个平行层面发生梯度速度流动。垂直方向上单位长度内各流体层面流动速度上的差异,称之为剪切速率(shear rate,D),单位是 s^{-1}。动力黏度(dynamic viscosity)即为二者的比值,表达式为 $\eta = \dfrac{d\tau}{dD}$,单位是 Pa·s。因 Pa·s 单位太大,常使用 mPa·s。流体的剪切速率和剪切应力的关系反映了其流变学性质,根据二者的变化关系可将流体分为牛顿流体和非牛顿流体。非牛顿流体又分为假塑性流体和胀性流体。

在没有屈服力的情况下,牛顿流体的剪切应力和剪切速率是线性变化的;非牛顿流体的剪切应力和剪切速率是非线性变化的。在测定温度恒定时,牛顿流体的动力黏度为一恒定值,不随剪切速率的变化而变化。严格来说现实生活中不存在牛顿流体,但只要黏度系数随剪切速率变化而变化的幅度不大,一般就可以按牛顿流体来处理。而非牛顿流体的动力黏度值随剪切速率的变化而变化,并非为一恒定的值,此时,在某一剪切速率条件下测得的动力黏度值又称为表观黏度(apparent viscosity)。

在清楚流体流变学特性的基础上,可以对黏度测定方法做初步的选择。如果供试品或供试品溶液为黏度较低的牛顿流体,可以选择毛细管黏度计测定其运动黏度,并进一步计算出动力黏度值;如果供试品或供试品溶液为非牛顿流体,则首选旋转黏度计测定动力黏度值;如果供试品为软膏剂、凝胶剂等半固体制剂,则首选旋转黏度计测定法中的锥板型旋转黏度计测定动力黏度值。

2.3 方法详解

2.3.1 平氏毛细管黏度计测定法

2.3.1.1 原理

本法系用相对法测量一定体积的液体在重力作用下流经毛细管所需时间,以求得液体的运动黏度或动力黏度。

2.3.1.2 适用性

流体在平氏毛细管黏度计的毛细管内流动的过程中,经历了一个变剪切的过程。即其所受到的剪切速率是变化的,所以只适合测定牛顿流体(如纯液体和低分子物质的溶液)的运动黏度或动力黏度。

2.3.1.3 计算公式

$$\text{运动黏度 } v\,(\text{mm}^2/\text{s}) = Kt \tag{4-6}$$

$$\text{动力黏度为 } \eta = 10^{-6} \cdot kt \cdot \rho \tag{4-7}$$

式中:K 为用已知黏度标准液测得的黏度计常数(mm^2/s^2);

t 为测得的平均流出时间(s);

ρ 为供试溶液在相同温度下的密度(kg/m^3)。

例1 二甲基硅油的运动黏度测定

供试品:二甲基硅油

黏度计:平氏黏度计(编号2,内径2 mm,$K=1.025$ mm^2/s^2)

温度:25℃

测定结果如下所示:

每次装样测定次数	第一次装样(s)	第二次装样(s)
第1次测定	612.3	614.2
第2次测定	612.8	614.1
第3次测定	613.5	613.8
每次装样结果均值	612.9	614.0
6次测定均值(s)	613.4	

计算:运动黏度 $v=Kt=1.025 \times 613.4 = 628.7$(mm^2/s)

符合规定(限值为500~1000 mm^2/s)

2.3.1.4 平氏毛细管黏度计的选择

平氏毛细管黏度计的内径规格很多,而选择的平氏毛细管黏度计合适与否直接关系到结果是否正确。

选择何种规格的毛细管黏度计取决于毛细管黏度计常数K(mm^2/s^2)值。毛细管黏度计测定黏度的完整计算公式为:

$$v=K \cdot t - \frac{E}{t^2} \qquad\qquad (4-8)$$

式中:K—黏度计常数(mm^2/s^2)

t—测定体积的流体的流动时间(s)

E—动能系数

只有当$\frac{E}{t^2} \ll K \cdot t$时才可以将上述公式简化为常使用的公式:$v=K \cdot t$。也就是说只有当平均流出时间$t$大于某值的时候才能满足该公式的简化要求。《英国药典》《欧洲药典》、GB/T10247-2008"黏度测量方法"以及与《中国药典》配套使用的《中国药品检验标准操作规范》(2005年版)均明确规定样品在不同规格毛细管内的最短流动时间t,这些标准对时间规定基本一致,2015年版药典通则0633引用GB/T10247-2008的相关要求。而流体在毛细管内流动时间t的长短取决于毛细管黏度计常数K的大小。即使同一内径规格的毛细管黏度计,其常数K也可能会有较大差异。但是,一般来说,毛细管黏度计内径越小,常数K值越小,流动时间t就越大。综上所述,在使用平氏毛细管黏度计测定前,应根据标准中给出的样品运动黏度范围和预选的毛细管黏度计常数值K计算一下样品流出时间,只有当流出时间大于规定的最短流出时间才说明该平氏毛细管黏度计适用。

2.3.1.5 平氏毛细管黏度计常数

平氏毛细管黏度计测定样品的运动黏度一般是采用相对法,即先用平氏毛细管黏度计测定标准黏度液的流出时间,计算出平氏毛细管黏度计常数[详见《中国药品检验标准操作规范》(2005年版)黏度测定法附注],再测定供试品的流出时间,根据公式代入黏度计常数,计算供试品的运动黏度。

虽然黏度计没有列入我国法定强制检定仪器目录中,但颁布有该仪器的检定规程(《JJG155-1991工作毛细管粘度计检定规程》)。因此,平氏毛细管黏度计应经法定或有资质的计量部门检定,并标出检定时间、温度及黏度计常数值等。

2.3.1.6　平氏毛细管黏度计测定重复性的要求

2015 年版药典通则中列出的重复性要求参考了《英国药典》和我国国家标准"GB/T10247-2008 黏度测定"的相关规定。国标"GB/T10247-2008 黏度测定"规定平氏毛细管黏度计"两次测量的流动时间之差应不大于平均值的 0.2%(精密型)及 0.5%(工业型)",药品检验所用平氏毛细管黏度计均为工业型,故《中国药典》2015 年版通则将重复性测定的相对偏差修订为 ±0.25%,这也符合实际工作的情况。

2.3.2　乌氏毛细管黏度计测定法

2.3.2.1　原理

乌氏黏度计通常用于测定特性黏数,使用恒温水浴和 1 支乌氏黏度计测定供试溶液与空白溶液流出时间的比值(T/T_0),得出供试溶液的黏度 η 与空白溶液的黏度 η_0 的比值(η/η_0),即相对黏度(η_r)。当高聚物溶液的浓度较稀时,其相对黏度的对数值$(\ln\eta_r)$与高聚物溶液浓度 C 的比值,即为该高聚物的特性黏数$[\eta]$。

特性黏数还可以用于高聚物分子量测定。虽不能直接计算供试品的分子量,但可以通过经验方法,用下述 Mark-Houwink 方程计算:

$$[\eta]=Km^a \tag{4-9}$$

式中:$[\eta]$——特性黏数;

　　　M——分子量。

K、a 数值大小视温度、高分子溶剂体系而异。

当测定条件一定时,测定特性黏数即可间接计算出供试品的分子量。

2.3.2.2　适用性

牛顿流体。

2.3.2.3　计算公式

$$[\eta]=\ln\eta_r/C \tag{4-10}$$

式中:$\eta_r=T/T_0$;C 为供试溶液的浓度(g/ml)

2.3.2.4　乌氏毛细管黏度计测定重复性的要求

《英国药典》规定乌氏毛细管黏度计"(流出时间)两次连续测定的误差应不大于 1%",故《中国药典》2015 年版通则将重复性测定的相对偏差规定修订为 ±0.5%。

2.3.2.5　结果与判定

两份供试品的测定值与平均值的差数未超过平均值的 ±1% 时,取平均值$[\bar\eta]$,即得供试品的特性黏数;若超过 ±1%,应另取 2 份复试。

2.3.3　用旋转黏度计测定动力黏度

2.3.3.1　原理

旋转式黏度计是根据旋转过程中作用于液体介质中的切应力大小来测定黏度的。

2.3.3.2　适用性

本法适用于测定液体的动力黏度。

2.3.3.3　旋转黏度计的分类和测定结果的性质

旋转黏度计按照测量系统的类型可分为同轴圆筒旋转黏度计、锥板型旋转黏度计和转子型旋转黏度计三类。三类旋转黏度计的测量原理不同导致其测量结果的性质也并不相同。同轴圆筒旋转黏度计和锥板型旋转黏度计的测量系统具有确定的几何形状,其测定结果是绝对黏度值,可以和其他绝对黏度计的测量结果比对;转子型旋转黏度计的测量系统不具有确定的几何形状,其测量结果是相对黏度值,不能和其他绝对黏度计或相对黏度计的测量结果比对,除非是采用相同的仪器在相同的测定条件下获得的测量结果。

这是因为非牛顿流体表观黏度的测定基于公式,$\eta = \dfrac{d\tau}{dD}$。只有当样品受到的剪切速率一致时,其动力黏度值的测定才可以重现。若需要剪切速率一致,旋转黏度计的测量系统须满足两个条件,其一,可以使待测样品产生层流效应;其二,测量系统转子表面上各点的剪切速率需相同或可计算。只有同轴圆筒旋转黏度计和锥板型旋转黏度计的测量系统满足上述条件,所以其测量结果可被称为绝对黏度;而转子型旋转黏度计测量系统不满足上述条件,其测量结果只是和标准黏度液的比较值,故其测量结果也被称为相对黏度。

2.3.3.4 流变仪黏度测定法

流变仪一般采用锥板型旋转黏度计或同轴圆筒型旋转黏度计的测量系统,其测量系统满足绝对黏度的测定条件,可以测定待测样品在某温度条件下剪切速率和剪切应力的应变关系。固定剪切速率测定样品的剪切应力,并进一步计算其动力黏度值只是流变仪的简单应用之一。《中国药典》2015 年版通则将流变仪作为一种单独的绝对测量系统黏度测定仪列在旋转黏度计测定法中。

2.3.3.5 计算

供试品的动力黏度:

$$\eta = K(T/\omega) \tag{4-11}$$

式中:K 为用已知黏度的标准液测得的旋转式黏度计常数;

T 为扭力矩;ω 为角速度。

3 操作要点及注意事项

检测技术与方法一节里详细阐述了三种黏度测定方法的原理、适用性等内容,本小节重点介绍黏度测定法的操作要点和注意事项。

3.1 平氏毛细管黏度计测定法

3.1.1 仪器与用具

(1) 平氏黏度计 (《中国药典》2010 年版二部附录Ⅵ G 中的附图 1),毛细管内径有 0.8 mm ± 0.05 mm,1.0 mm ± 0.05 mm,1.2 mm ± 0.05 mm,1.5 mm ± 0.1 mm 或 2.0 mm ± 0.1 mm 多种,可根据各品种项下规定选用(流出时间应不小于 200 秒)。

(2) 恒温水浴 直径 30 cm 以上、高 40 cm 以上的玻璃缸或有机玻璃缸,附有电动搅拌器及电热装置,除另有规定外,恒温精度 ±0.1℃。

(3) 温度计 分度值 0.1℃,经周期检定。

(4) 秒表 分度值 0.2 秒,经周期检定。

3.1.2　测定的环境条件

黏度值测定对环境条件的要求较高,一般要求实验室温度与黏度测定温度相差不宜过大。应按各品种项下规定的测定温度调整恒温水浴温度。

3.1.3　黏度计的选择

选择适当内径和毛细管黏度计常数的黏度计,使得流动时间在 200 秒以上。

3.1.4　黏度计的清洗和干燥

毛细管黏度计常数对检验结果有着至关重要的作用,但毛细管黏度计在使用过程中又极易被样品污染,导致常数值发生变化。清洁方法如下:

取黏度计,置铬酸洗液中浸泡 2 小时以上(沾有油渍者,应依次先用三氯甲烷或汽油、乙醇、自来水洗涤晾干后,再用铬酸洗液浸泡 6 小时以上),自来水冲洗至内壁不挂水珠,再用水洗 3 次,120℃干燥,备用。

3.1.5　装液

将平氏黏度计倒转过来,让通气管口插入试样中,将试样吸入至计时球的下标线,迅速倒转黏度计并擦净管口。

3.1.6　安装

把装好试样的黏度计的通气管套上干净的乳胶管。用黏度计夹具或支架把黏度计固定在恒温槽中,让恒温槽液面高于计时球 20 mm 以上,使黏度计底部高于恒温槽底部 20 mm 以上。调节黏度计使毛细管垂直。

3.1.7　恒温

黏度计在测量温度下至少恒温 15 分钟,对黏度大的试样适当延长恒温时间。

3.1.8　测量

将通气管与抽气设备连通,把试样吸入计时球,至上标线以上约 5 mm 处,使通气管与大气连通,试样自然流下,测量试样弯月面最低点通过计时球上下标线的时间。不重装试样,重复测量两次,取平均值。两次测量的流动时间之差应不大于平均值的 ±0.25%。

3.1.9　注意事项

平氏毛细管黏度计测定黏度的操作较复杂,主要应注意以下几条:

(1) 在抽气吸取供试液时,不得产生断流或气泡;

(2) 应严格按要求控制每次吸取供试液的体积,每次吸取供试液体积不得相差太大;

(3) 黏度计应垂直(用连接的水平仪调整)固定于恒温水浴中,不得倾斜,不得晃动,以免影响流出时间;

(4) 每次让供试液流下之前应严格控制恒温时间至少在 15 分钟以上。

3.2　乌氏毛细管黏度计测定法

3.2.1　仪器与用具

(1) 乌氏黏度计(《中国药典》2010 年版二部附录Ⅵ G 中的附图 2),除另有规定外,毛细管 E 内径为 0.5 mm ± 0.05 mm,长 40 mm ± 5 mm,测定球 A 的容量为 3.5 ml ± 0.5 ml(选用流出时间在 120~180 秒之间为宜)。

(2) 恒温　同 3.1.1 项下,恒温精度 ±0.05℃。

(3) 温度计、秒表等　同 3.1.1 项下。

3.2.2 测定的环境条件

同平氏黏度计。

3.2.3 黏度计的选择

同平氏黏度计。

3.2.4 黏度计的清洗和干燥

同平氏黏度计。

3.2.5 装液

把试样从夹持管下装入,使页面处于上、下装液标线之间。

3.2.6 安装

同平氏黏度计。

3.2.7 测量

密封下通气管,将上通气管与抽气设备相连,将液体吸至计时球上标线以上约 5 mm 处,使两管均与大气相通,液体自然流下,测量与取值同平氏黏度计测定法。

3.2.8 注意事项

同平氏黏度计。

3.3 旋转式黏度计测定法

3.3.1 仪器和用具

(1)黏度计　旋转式黏度计主要有同轴双筒黏度计、单筒转动黏度计、锥板型黏度计、转子型旋转黏度计等,可根据黏度范围、剪切应力、剪切速率、准确度和试样用量选择其一试验。

(2)恒温　在设定温度下,温度波动度不超过 ±0.1℃,可以对外输出循环恒温水。

3.3.2 测量步骤

(1)安装　按黏度计说明书安装,有水平要求的黏度计需调节支座螺钉达到水平。

(2)清洗　用适当的溶剂清洗取样器皿、测量系统,擦干后备用。

(3)装料　目测试样无杂质和气泡后,按规定准确取样。

(4)恒温　充分恒温,保证示值稳定。

(5)测量　启动黏度计,待示值稳定后读数,然后关断电源。如此重复测量三次示值,其与平均值的最大偏差应不超过平均值的 ±1.5%,否则,应重新测量。取三次测量的平均值为该次测量结果。

(6)注意事项　仪器应按国家计量局颁布的 JJG 215-81 旋转黏度计检定规程(试行)用供试品黏度规程范围上下的 2 种黏度标准液定期进行检定。求出仪器常数 K'（Pa·s 或 mPa·s）。所用的恒温水浴和温度计的要求均同黏度测定的统一规定。此外,如果仪器是用同步电机带动,则电机速度决定于市电频率。在频率不稳定地区使用,应同时测定市电频率加以换算。如果仪器无频率测定表,则应准备一台精度为 1% 的频率表。

4　国内外相关技术方法对比

除《中国药典》和《美国药典》对平氏毛细管黏度计测定法有所描述(表 4-8)外,其他国外药典对平氏毛细管黏度计描述并不多。由表 4-8 知,《美国药典》对于恒温时间要求的更长,但经过实验发现,《中

表 4-8 《中国药典》与《美国药典》对平氏毛细管黏度计描述

	ChP	USP	BP	JP	EP
温度（℃）	20±0.1（除另规定）	/	/	/	/
秒表分度（s）	≤0.2		/	/	/
恒温时间（min）	15	30	/	/	/
最小流出时间（s）	0 号：350 其他 200	200	/	/	/
数据要求	±0.25%	/	/	/	/

国药典》要求的 15 分钟已经可以达到要求，对于少数黏度较大的样品可以适当延长恒温时间。

乌氏毛细管黏度计测定黏度在各国药典中均有收载，其中的差异见表 4-9。表 4-8 和表 4-9 中各国药典最小流出时间出现不同情况，是因为各国毛细管黏度计的规格不同，其值是由毛细管黏度计的测量范围除以黏度计常数得出的，而毛细管黏度计生产中直接可以控制的是毛细管的内径和球的体积。

表 4-9 乌氏毛细管黏度计测定法

	ChP	USP	BP	JP	EP
温度（℃）	25±0.1（除另规定）	/	20±0.1（除另规定）	/	20±0.1（除另规定）
秒表分度（s）	≤0.2	/	≤0.2	/	≤0.2
恒温时间（min）	15	30	/	20	30
最小流出时间（s）	200	200	1 号 350 其他 200	200	1 号 350 其他 200
数据要求	两次测量的流动时间之差不得超过平均值的 ±0.5%	三次测量的 RSD<2.0%	两次测量的流动时间之差不得超过平均值的 1%（同 ChP）	/	/

旋转黏度计测定黏度的方法各国药典都有较为详细的收载，异同点见表 4-10，可以发现《中国药典》和《英国药典》较为详细。

表 4-10 旋转黏度计测定法

	ChP	USP	BP	JP	EP
同轴圆筒型	给出用转筒式流变仪转换同轴圆筒旋转黏度计的方法	除未给出流变仪和黏度计的转换方法其余同 ChP	同 ChP	同 USP	同 USP
锥板型	给出用锥板式流变仪转换锥板式旋转黏度计的方法	除未给出流变仪和黏度计的转换方法其余同 ChP	同 ChP	同 USP	同 USP
转子型	相同	相同	相同	/	相同
平行板型	/	间隙可调节，避免在剪切过程中对一些样品的破坏	/	/	/

另外在《美国药典》中收录了滚落式落球法黏度测定法，《英国药典》中收录了直落式落球法黏度测定法，见表 4-11。这两种方法均适用于高黏度试样在低剪切速率下的黏度测量。直落式落球法是通过测量球在液体中匀速自由下落一定距离所需的时间求动力黏度；滚落式落球法是通过测量固体球在充满试

样的倾斜管子中沿管壁滚动,下落一定距离所需的时间计算黏度。此方法只适用于做相对测量。关于落球法测黏度的详解可参见 GB/T 10247-2008

表 4-11 国外药典收载的其他方法

	ChP	USP	BP	JP	EP
滚落式落球法	/	用于测定牛顿流体,最小流出时间 20 秒,四次测定数据的 RSD<2.0%	/	/	/
直落式落球法	/	/	测定温度 20℃ ±0.1℃,最小流出时间 30 秒,玻璃管固定的位置与水平面成 80°,两次测量的数据之间相差不超过 1.5%	/	/

上述表格中"/"表示没有相关信息

参考文献

[1] GB/T10247-2008《黏度测量方法》.

[2] JJG155-91 工作毛细管黏度计检定规程.

[3] JJG-215-81 旋转黏度计检定规程.

[4] 中国药品生物制品检定所. 中国药品检验标准操作规范[M.]北京:中国医药科技出版社,2010.

起草人:范霄宇　王林波(上海市食品药品检验所)

审核人:陈桂良(上海市食品药品监督管理局认证审评中心)

第九节 热分析法(通则 0661)

1 概述

热分析法是利用温度和(或)时间的关系来准确测量物质理化性质的变化,研究物质在受热过程中所发生的晶型转变、熔融、蒸发、脱水等物理变化或热分解、氧化等化学变化以及伴随发生的温度、能量或重量改变的方法。物质在加热或冷却过程中,当发生相变或化学反应时,必然伴随着热量的吸收或释放;同时根据相律,物相转化时的温度(如熔点、沸点等)保持不变。纯物质具有特定的物相转换温度和相应的热焓变化值(ΔH)。这些常数可用于物质的定性分析,而供试品的实际测定值与这些常数的偏离及其偏离程度又可用于定量检查供试品的纯度。

《中国药典》2000 年版二部收载了"热分析法"(附录IX F)[1],将其作为化学药质量控制的一种方法。热分析法具有用量少、灵敏、快速的优点。该方法可广泛应用于物质的多晶型、物相转化、结晶水、结晶溶剂、热分解以及药物的纯度、相容性与稳定性等研究中[2]。在药物质量控制中,最常用的是热重分析法(TG)、差热分析法(DTA)、差示扫描量热法(DSC)以及热载台显微镜法(HSM)。

截止至《中国药典》2015 年版[3],在收载的药品中还未有采用"热分析法"进行质控的品种。而以美国为首的发达国家药典已有很多品种采用了热分析法进行相关的质控,例如在《美国药典》[4]中采用热分析法进行质控的样品包括阿奇霉素、盐酸阿米洛利、甲磺酸溴麦角环肽、葡萄糖酸钙、亚胺培南、帕立骨化醇、利塞膦酸钠、硫酸长春碱、硫酸长春新碱等品种。

《中国药典》2015 年版中对"热分析法"进行了修订,增加了"热载台显微镜法",作为通则 0661 热分析法收录于《中国药典》2015 年版四部中。

2 原理

2.1 热重分析

热重分析是在程序控制温度下,测量物质的重量与温度关系的一种技术。记录的重量变化与温度或时间的关系曲线即热重曲线(TG 曲线)。由于物相变化(如失去结晶水、结晶溶剂,或热分解等)时的温度保持不变,所以热重曲线通常呈台阶状,重量基本不变的区段称平台。利用这种特性,可方便地区分样品中所含水分是吸附水(或吸附溶剂)还是结晶水(或结晶溶剂),并根据平台之间的失重率可以计算出所含结晶水(或结晶溶剂)的分子比。

通常,在加热过程中,吸附水(或吸附溶剂)的失去是一个渐进过程,而结晶水(或结晶溶剂)的失去则发生在特定的温度或温度范围(与升温速率有关),在此温度由于失重率发生了突跃而呈台阶状。

热重法可用于某些药物的干燥失重或水分测定。当选择热重法作为样品中的水分测定方法时,应确保样品中不含有其他挥发性成分。

仪器应根据操作规程,定期使用有证标准物质对温度(高纯铟或锌等)、天平(一水草酸钙等)进行校准,以保证检测结果的准确性。

2.2 差热分析与差示扫描量热分析

在对供试品与热惰性的参比物同时进行加热(或冷却)的条件下,当供试品发生某种物理或化学变化时,使热效应改变,供试品和参比物质之间将产生温度差(ΔT)。这种在程序控制温度下,测定供试品与参比物之间温度差与温度(或时间)关系的技术称为差热分析(DTA)。而测量输给供试品与参比物热量差(d_Q/d_T)与温度(或时间)关系的技术称差示扫描量热分析(DSC)。

差示扫描量热分析仪可分为功率补偿型和热流型(图4-7)。功率补偿型差示扫描量热分析仪可自动调节输给供试品的加热功率,以补偿供试品发生变化时的热效应,从而使供试品与参比物之间的温度始终保持不变($\Delta T=0$),由于$\Delta T=0$,所以供试品与参比物之间没有附加的热传导。热流型差示扫描量热分析仪是在输给供试品与参比物相同的功率条件下,测定供试品与参比物两者的温度差(ΔT),通过热流方程将温度差(ΔT)换算成热量差(d_Q/d_T)。热流型差示扫描量热分析仪应用较为广泛。差示扫描量热分析的定量测定准确度通常高于差热分析。

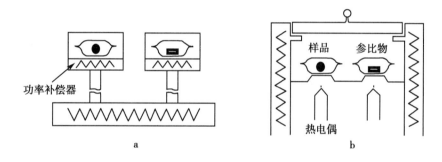

图4-7 功率补偿型(a)和热流型(b)DSC结构示意图

DTA曲线与DSC曲线的形状极为相似,横坐标均为温度T(或时间t),不同之处仅在于前者的纵坐标为ΔT而后者为d_Q/d_T。在两者的曲线上,随样品不同而显示不同的吸热峰或放热峰。

在差热分析或差示扫描量热分析中,可使用氧化铝作为惰性参比物,通常可以采用氧化铝空坩埚或其他惰性空坩埚作为参比物应用。

仪器应根据操作规程,定期使用有证标准物质对温度(高纯铟或锌等)进行校准,以保证检测结果的准确性。

2.3 热载台显微镜分析

热载台显微镜可观测供试品的物相变化过程,通过光学显微镜或偏光显微镜直接观测并记录程序温度控制下供试品变化情况。

热载台显微镜的观察结果可对热重分析、差热分析、差示扫描量热分析给予更直观的物相变化信息。热载台显微镜的温度控制部分需要校准。

3 热分析仪使用要求

热分析仪器各部件应能正常工作，在试验前均需经过校准。对于 DSC、DTA，需要进行温度和能量的校正，常用的现行有效的标准物质信息见表 4-12。

表 4-12 热分析标准物质特性量值及不确定度

标准物质名称	标准物质编号	熔化温度（℃,k=2）	熔化热（J/g,k=2）	相变温度（℃,k=2）
铟（In）	GBW（E）130182	156.52 ± 0.26	28.53 ± 0.30	—
锡（Sn）	GBW（E）130183	231.81 ± 0.06	60.24 ± 0.18	—
铅（Pb）	GBW（E）130184	327.77 ± 0.46	23.02 ± 0.28	—
锌（Zn）	GBW（E）130185	420.67 ± 0.60	107.6 ± 1.3	—
硝酸钾（KNO$_3$）	GBW（E）130186	—	—	130.45 ± 0.44

3.1 差热分析仪与差示扫描量热仪[5]

3.1.1 基线噪声和基线漂移

取两个空铝坩埚，分别放在试样支持器和参比支持器上，设置氮气流动速率为 50 ml/min，从室温加热到 50℃，恒温到基线稳定后开始加热，以 10℃/min 的速率程序升温到 300℃，观察测量曲线图谱，选取 100~300℃ 范围内曲线瞬时波动最为明显的波动峰，取最大峰热流值与最小峰热流值之差为基线噪声，如图 4-8 中 x_1 值；选取 100~300℃ 范围内曲线上热流最大值和热流最小值之差为基线漂移，如图 4-8 中 x_2 值。

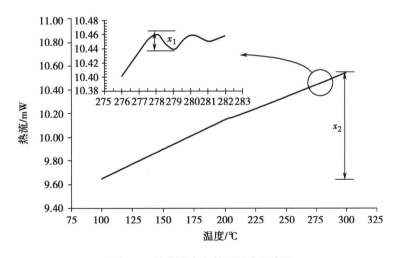

图 4-8 基线噪声和基线漂移示意图

3.1.2 程序升温速率偏差

取两个空铝坩埚，分别放在试样支持器和参比支持器上，设置氮气流动速率为 50 ml/min，以 10℃/min 的速率进行加热，稳定后用秒表开始计时，样品温度 T_0，10 分钟后记录样品温度为 T_{10}，用式（4-12）计算程序升温速率偏差。

$$\Delta v = \left[\frac{T_{10}-T_0}{t \times v} - 1\right] \times 100\% \tag{4-12}$$

式中：Δv—程序升温速率偏差(%)；

t—T_{10} 温度时秒表计时(min)；

v—升温速率(℃/min)。

重复上述方法，在分别测试升温速率为 2℃/min、20℃/min 的程序升温速率偏差。三次测量计算结果中程序升温速率偏差的最大值应不超过 ±1%。

3.1.3 温度重复性

用分析天平准确称取热分析标准物质铟(In)适量(取样量 3~10 mg，升温范围 120~180℃)，装入铝坩埚中，升温速率设定为 10℃/min，在基线上选取左边界点 T_1 和右边界点 T_2，可以得到标准物质的熔化温度。熔化温度为外推起始温度。依照上述步骤，更换样品，重复测量 1 次。用式(4-13)计算温度重复性。

$$s_{\mathrm{T}} = |T_1 - T_2| \tag{4-13}$$

式中：s_{T}—温度的重复性(℃)；

T_1，T_2—第 1，2 次仪器测得的标准物质的熔化/相变温度(℃)。

测量如图 4-9 所示。

按上述方法，选取另一种热分析标准物质锡取样量 3~10 mg，升温范围 200~260℃，重复测量 2 次，计算重复性。两种标准物质测量重复性计算结果的最大值不超过 0.5℃。

3.1.4 温度示值误差

根据温度重复性测得的结果，用式(4-14)(4-15)计算温度的示值误差，计算温度示值误差结果中的最大值不得过 ±2℃。

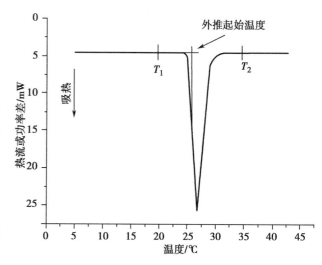

图 4-9 熔化温度测量示意图

$$\overline{T_e} = (T_1 + T_2)/2 \tag{4-14}$$

$$\Delta T = \overline{T_e} - T_{\mathrm{s}} \tag{4-15}$$

式中：T_1，T_2—第 1，2 次仪器测得的标准物质的熔化/相变温度(℃)；

ΔT—温度的示值误差(℃)；

$\overline{T_e}$—仪器测得标准物质的熔化/相变温度的平均值(℃)；

T_{s}—标准物质的标准值(℃)。

3.1.5 热量重复性

根据温度重复性测得的结果，通过测量曲线 T_1 数据点和 T_2 数据点之间对熔化峰积分，通过曲线的面积可得到熔化热(以下简称热量)，用式(4-16)~(4-18)计算热量重复性，测量计算结果中程序升温速率偏差的最大值应不超过 1%。

$$\Delta H = Q/m \tag{4-16}$$

$$\Delta \overline{H} = (\Delta H_1 + \Delta H_2)/2 \qquad\qquad (4\text{-}17)$$

$$s_H = \frac{|\Delta H_1 + \Delta H_2|}{\Delta \overline{H}} \times 100\% \qquad\qquad (4\text{-}18)$$

式中：ΔH—仪器测得标准物质的热值（J/g）；

　　　Q—样品吸收或放出的热量，由仪器熔化峰积分所得（J）；

　　　m—样品的重量（mg）；

　　　$\Delta \overline{H}$—仪器测得标准物质的热量的平均值（J/g）；

　　　$\Delta H_1, \Delta H_2$—第 1，2 次仪器测得标准物质的热量
　　　　　　（J/g）；

　　　s_H—热量重复性（%）。

测量如图 4-10 所示：

3.1.6 分辨率

取标准物质铅（Pb）约 5 mg，硝酸钾（KNO_3）约 2 mg，装入坩埚中，放到试样支持器上，分三个步骤：①从 50℃升温至 290℃，升温速率为 20℃/min；②在 290℃恒温 5 分钟；③再以升温速率为 2℃/min，从 290℃加热到 350℃。用式（4-19）计算分辨率，分辨率应为 100。

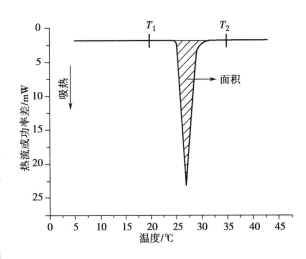

图 4-10　熔化热测量示意图

$$R = \left(1 - \frac{y}{y_1}\right) \times 100\% \qquad\qquad (4\text{-}19)$$

式中：

　　　R—分辨率；

　　　y—在两个峰范围内，从基线到测量曲线间的最小距离（mW）；

　　　y_1—标准物质铅（Pb）的峰高（mW）。

测量如图 4-11 所示。

3.2　热重分析仪（TG）[6]

（1）热重分析仪，主要有一台带有程序控温装置的热天平，可连续地、自动地记录试样质量（或重量）随温度变化的曲线。

（2）热天平有多种结构形式，其称重部分称为称重变换器，即试样质量 m 经称量变换器换成与质量成正比的可测量的直流电压。目前，应用最广泛的是以光敏二极管为敏感元件的扭力天平。

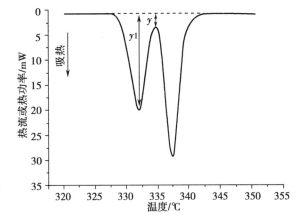

图 4-11　铅及硝酸钾测量示意图

（3）一台优质的热重分析仪，应具备下述性能：

①天平灵敏度：0.1 μg（10^{-4} mg）；

②天平准确度：优于 0.11%；

③重量精度：百万分之一；

④样品容量：标准炉 50 μl；高温炉 250 μl；

⑤ 温度范围：标准炉室温 ~1000℃；高温炉 50℃~1500℃；

⑥ 加热和冷却速率：标准炉 0.1~200℃/min；

⑦ 温度精度：标准炉 ±2℃；高温炉 ±5℃；

⑧ 冷却时间：标准炉于 15 分钟内自 1000℃降至 50℃，高温炉于 35 分钟内自 1500℃降至 10℃，强制性空气冷却。

（4）热重仪需进行温度校正（可根据仪器性能参考使用 In、Zn 及 Pb 等标准物质校准温度）和天平校正（一水草酸钙或标准砝码等）。

（5）样品类型固体、液体、粉末、薄膜或纤维。

3.3 气氛静态或动态

包括：氢、空气、氧或其他适宜气体，一般为氮气，流速为 50 ml/min，可在常压或减压条件下分析。

3.4 试样皿

一般为铝坩埚（DTA 和 DSC）和氧化铝坩埚（TG）。

4 应用示例

热分析可用于下列数据的测量。

4.1 转换温度

DTA 或 DSC 两种实验方法均客观地记录了物质状态发生变化时的温度。例如熔融曲线可显示熔融发生时的温度（onset 值）和峰值温度（peak 值）。但这两种温度值与熔点值可能并不一致（由于升温速率等影响）。

4.2 转换热焓

吸热或放热峰的峰面积正比于相应的热焓变化，即：

$$M \cdot \Delta H = K \cdot A \tag{4-20}$$

式中：M—物质的质量（mg）；

ΔH—单位质量物质的转换热焓（J/g）；

A—实测的峰面积；

K—仪器常数。

先用已知值的标准物质测定仪器常数 K 后，即可方便地利用上式由实验求取样品的转换热焓。

当不同样品的化学成分相同，而差热分析或差示扫描量热分析获得的测量转换温度值或转换热焓值发生变化时，表明不同样品的晶型固体物质状态存在差异。

4.3 纯度

理论上，化学固体纯物质均具有一定的熔点（T_0）或无限窄的熔距，并吸收一定的热量（熔融热焓 ΔH_f）。任何熔距的展宽或熔点下降都意味着物质化学纯度的下降。杂质所引起的熔点下降可由范特霍夫方程表示。

$$\frac{dT}{dX_2} = \frac{RT^2}{\Delta H_f} \times (k-1) \tag{4-21}$$

式中：T—热力学温度(℃)；

X_2—杂质的浓度(摩尔分数)；

ΔH_f—纯物质的摩尔熔融热焓(J/g)；

R—气体常数；

k—熔融时杂质在固相与液相中的分配系数。

假定熔融时无固溶体形成，即 $k=0$，此时可对式(11)积分，得：

$$X_2 = \frac{(T_0 - T_m)\Delta H_f}{RT_0^2} \tag{4-22}$$

式中：T_0—纯物质的熔点(℃)；

T_m—供试品的实测熔点(℃)。

由实验测得 ΔH_f、T_0 和 T_m 后，代入式(12)即可求得供试品中杂质的含量。

无定型态固体物质(或非晶态物质)可能没有明确的熔点(T_0)或呈现宽熔距现象，其熔距宽度与物质的化学纯度或晶型纯度无关。无定型态固体物质状态亦不符合范特霍夫方程规律。DSC 法适用于摩尔纯度在 98.0% 以上化合物的纯度测定。

4.4　结晶水或溶剂的测定

利用 TG 曲线，可以很快确定该物质是否存在结晶水或结晶溶剂，以及它们的含量。

失去结晶水或溶剂时，供试品必发生晶型转变。所以，在理论上根据 Gibb's 相律，在失去结晶水的过程中，温度应保持不变，即在 TG 曲线上应呈现失重台阶。根据失去重量可计算出供试品所含的结晶水或溶剂的含量。而吸附水或溶剂则通常并不形成失重台阶。

5　操作注意事项[7]

(1) 影响 DTA 和 DSC 曲线的因素　同一样品在不同的 DTA 或 DSC 仪器上进行测试，所得的曲线往往不能完全重复，主要原因与仪器因素有关，样品因素也有影响。

① 仪器因素：炉子大小、形状，热电偶的粗细及安放位置，加热速度，测试气氛，盛放样品坩埚的材料及形状等。

② 样品因素：试样的颗粒大小、热导值、比热、填密程度、重量、释放气体、胀缩性等因素以及使用的参比物，均会影响差热曲线。应尽量使样品平铺在试样皿中。

(2) 升温速率的影响　升温速率对试样的热分析曲线有一定影响，因此，升温速率应适当，过快测得的熔点或分解温度偏高，并会降低两个相邻峰的分辨率。过慢则会降低差热峰的尖锐度。应注意因升温速率不同所造成的炉内气流的上升、反冲、气体浮力的变化，使 TG 曲线出现虚假的增量或失重；加热过快，可使失重平台变得不明显，甚至难以辨认。为了尽可能得到客观、准确、能够重现的热分析曲线或相变规律，首先应在室温至比分解温度(或熔点)高 10~20℃ 的宽范围内做快速升温或降温速率(每分钟

10~20℃)的预试验,然后在较窄的温度范围内,以较低的升温或降温速率(必要时可降至每分钟 1℃)进行精密的重复试验,以获得准确的热分析结果。

(3)气氛、坩埚的形状和密闭状态对 TG 曲线也有影响。

(4)试样量的多少可影响挥发性产物的扩散和通过试样的热传导,在仪器灵敏度范围内,试样量应尽可能少些。

(5)热分析报告应附测定条件,包括仪器型号、温度的校正值、供试品的取用量和制备方法、环境气体、温度变化的方向和速率,以及仪器的灵敏度等。

(6)需要指出的是,DSC 法利用范特霍夫方程测定纯度时,是建立在杂质不形成固溶体的假设之上的,所以本法的应用具有一定的局限性,特别是当供试品为混晶物质(即不同晶型的混合物,熔点值无差异)或熔融时分解的物质,则难以准确地测定其化学或晶型纯度。

6 展望

热分析技术因具有用样少、操作简便、不需要使用对照品等优点,在药物分析领域中已广泛应用,随着热分析技术、计算机技术以及数据库的发展,其在药物分析中的应用范围将不断扩大。

然而单一的热分析技术,难以明确表征和解释物质的受热行为。如:TG 只能反映物质受热过程中质量的变化,而其他性质,如热学等性质就无法得知有无变化和变化的情况。因此,热分析联用技术获得发展和应用,进一步推动了其在药学领域应用与发展。热分析联用技术可分为:①同时联用技术(simultaneous techniques),即在程序控制温度下,对一个试样同时采用两种或多种热分析技术,常见的方法有热重法和差热分析联用(TG-DTA);热重法和差示扫描量热分析联用(TG-DSC);②耦合联用技术(coupled simultaneous techniques),即在程控温度下,对一个试样同时采用两种或多种分析技术,而所用的这两种仪器是通过一个接口(interface)相连接。例如热分析 - 红外 - 质谱联用系统(simultaneous thermal analyzer-Fourier transform infrared spectroscopy-mass spectrometer,STA-FTIR-MS)为同步热分析仪(simultaneous thermal analyzer,STA)与傅立叶变换红外光谱仪(Fourier transform infrared spectroscopy,FTIR)和质谱仪(mass spectrometer,MS)的结合,该联用系统不需对样品进行前处理而直接进行样品分析,在热分析过程中样品组分由于受热得以分离;同时,样品释放出的气体被输送到傅里叶变换红外光谱仪和质谱仪中进行实时红外数据采集和质谱分析,能实时、直观地了解样品在整个温度平台中的热重、热效应和红外数据变化,监测不同时刻、不同温度下样品所释放物质的种类与含量,适用于或复杂及混合样品化学组成及热分解过程进行详细分析。

伴随着科技的日新月异,热分析技术将得到进一步的发展,将在药物研究领域中发挥更为重要的作用。

参考文献

[1]国家药典委员会.中华人民共和国药典二部[M].北京:化学工业出版社,2000.

[2]吕扬,杜冠华.晶型药物[M].北京:人民卫生出版社,2009:294-328.

[3]国家药典委员会.中华人民共和国药典二部[M].北京:中国医药科技出版社,2015.

[4] USP 38-NF33,M. Thermal Analysis.

[5] 国家质量监督检验总局 . JJG 936-2012 示差扫描热量计检定规程[S].北京:中国质检出版社,2012.

[6] 中国药品生物制品检定所 . 中国药品检验标准操作规范[M].北京:中国医药科技出版社,2010.

[7] 王玉 . 热分析法与药物分析[M].北京:中国医药科技出版社,2015.

起草人:杨德智(中国医学科学院药物研究所)

审核人:吕　扬(中国医学科学院药物研究所)

第十节 制药用水电导率测定法(通则0681)

1 概述

利用电导率测定可反映水中电解质的总量,计算出水的纯度,方法简便易行,因而被广泛应用。电导率测定在医药化工、电站、电子、食品饮料等行业的工艺用水都有标准要求[1]。

2 基本原理[2]

金属、电解质溶液、熔融盐、固体电解质等都是能传导电荷的物质,被称为导体。电荷在导体中向一定方法的移动形成了电流,电解质溶液的导电是在外电场作用下,通过正离子向阴极迁移、负离子向阳极迁移来实行的。在温度、压力恒定的条件下,电解质溶液的电阻不仅决定于溶液的固有导电能力,而且与流过电流的截面积成反比,与其长度成正比,即

$$R=\rho\frac{l}{A} \tag{4-23}$$

式中,l 为溶液长度(cm)A;为溶液的截面积(cm²);ρ 为比例常数,称为溶液的电阻率($\Omega\cdot$cm)。溶液的导电能力的大小,通常以电导来表示。电导 L 是电阻的倒数。

$$L=\frac{1}{R}=\frac{I}{V} \tag{4-24}$$

电导的基本单位是西门子(S)或微西门子(μS)。电导是外加某一电场强度后引起的电流的一个量度,与溶液中带电粒子的数目直接有关。溶液中所有离子对电荷的传导都有贡献,但任何一种给定离子所传输的电流则取决于该离子相对浓度及其在该溶液中固有的淌度。

由式(4-23)(4-24)可知

$$L=\frac{1}{\rho}\cdot\frac{A}{l}=\kappa\frac{A}{l} \tag{4-25}$$

式中,κ 为比例常数,是电阻率的倒数,称为电导率。电导率式 A 和 l 数值相等时的电导,即 κ 是一个棱长为 1 cm 的溶液正方体的电导。电导率是不同电解质溶液导电能力的表征,单位为 S/cm 或 μS/cm。测量溶液电导的双电极系统称为电导池,当电导池的截面积 A 与电极间的距离 l 是固定不变的,l/A 为一常数,称为电导池常数 Q。由式(4-25)可变换为

$$L=\kappa\frac{1}{Q} \quad 其中 \quad Q=\frac{l}{A}$$

故 $\kappa=QL$,当电导池常数 Q 一定时,制药测出溶液的电导率 L,即可得到该溶液的电导率值。温度、溶剂的性质(如介电常数,黏度等)及外加电场强度的大小与频率等,对离子的电导均有影响。

由于溶液中所有离子对溶液的电导均有贡献,因此电导率法多应用于水 - 电解质二元混合体系的分

析和总电解质浓度的测定,例如水质纯度的测定。水的电导率反映了水中电解质总量,是一个非常重要的指标,但不能反映水中所含杂质的成分和含量,也不能用来定量测定水中细菌、藻类、有机物及其他悬浮杂质等。

3 电导率仪及校正

电导的测量装置由包括电导电极的电导池和电导仪两部分组成。

用来测量溶液电导的电极称为电导电极,电导电极一般由两片平行的铂片组成,铂片的面积和两片之间的距离,可根据不同的要求来设计。当通过电极表面的电流密度达到某一数值时,电极将发生极化现象,引起很大的测量误差。为减小极化效应而增大电极面积,可减小电流密度。因此常在电导电极上镀一层致密的铂黑以增大电极的面积。电导电极一般用铂制成,也有用其他材料,如石墨、钽、镍、金或不锈钢等制成。电导电极按一定的几何形状固定起来,构成电导池。电导测量的准确度与电导池常数 Q 有密切关系,当测定条件与电导池的几何形状确定以后,Q 值一般可以测出。电导池的形式很多,为了防止因通电放热而改变被测介质的温度,电导池通常设计成能盛放量比较多的液体,或者使电导池称为细而长的管状结构,以便于快速进行热交换从而恒定被测介质的温度。电导仪是测量溶液电导的仪器,主要包括测量电源、测量电路、放大器、指示器等四部分。

电导池常数通常采用氯化钾标准溶液测定得到,表 4-13 为标准氯化钾溶液在不同温度下的电导率[3]。

表 4-13 标准氯化钾溶液在不同温度下的电导率（S/cm）

温度（℃） \ 浓度（mol/L）	1.0	0.1	0.01
20	0.10207	0.01167	0.001278
21	0.10400	0.01191	0.001305
22	0.10594	0.01215	0.001332
23	0.10789	0.01239	0.001359
24	0.10984	0.01264	0.001386
25	0.11180	0.01288	0.001413

《英国药典》2004 版中电导率项下收录了 20℃不同浓度氯化钾溶液的电导率值,但自《美国药典》31 版和《英国药典》2008 版中电导率项下均取消了标准溶液电导率值的规定。现行商业电导率仪的校正方法通常有 2 种,与标准电极（已知常数电极）比较法和标准溶液校正法。由于电导率仪的校正已不必使用氯化钾标准溶液,且商业标准氯化钾溶液已非常普及易得,质量可靠,故本法正文项下不再对氯化钾标准溶液进行详述。电导率仪应在使用前使用标准溶液直接校正,或间接进行仪器间的校正。

4 温度的影响

电导率的测定受温度影响较大,分子的运动决定溶液的电导率大小,温度影响分子的运动,为了便于比较测量结果,测定温度一般定为 20℃或 25℃。"制药用水的电导率测定法"中,注射用水测定法的第一步和纯化水测定可在任一温度下进行,但注射用水测定法的第二步和第三步以及灭菌注射用水的测定必须恒定温度为 25℃,制药用水的电导率测定不对测定温度进行统一规定。样品测定结果可按下式计

算得到校正温度后电导率值:

$$K_{25}=K_t/\left[1+a\left(t-25\right)\right] \tag{4-26}$$

式中:K_{25}——25℃时电导率($\mu S/cm$);

K_t——t℃时的电导率($\mu S/cm$);

a——各种离子电导率的平均温度系数,取值 0.022/1℃;

t——测定时样品温度(℃)。

但在测定制药用水中电导率时,由于制药用水中的离子浓度较低,采用温度校正公式进行计算,得到的计算结果可能不准确,故采用温度和电导率的限度表直接进行查找。在测定制药用水的电导率时,应采用非温度补偿模式。

电导率因应用不当引起的测量误差应引起关注,误差可能由电导率仪自身的设计,电极、电导池外部因素等引入测量误差。在纯水制备过程中,不仅去除水中盐分和菌类,水质的溶解气体也发生了改变。当管路中的纯水暴露在空气中后,空气中的氧、二氧化碳等气体会重新溶解在水中,这一过程发生的一系列化学反应,使水质的电解率迅速增大,因此离线测定过程中应注意气体溶解导致的测量误差。

5 制药用水中电导率测定法在各国药典收载情况

电导率测定法在《美国药典》38 版和《英国药典》2016 版中均有收载,《日本药局方》未收载。在《美国药典》38 版和《英国药典》2016 版中,电导率测定法除应用于制药用水以外,也应用于其他品种。

鉴于电导率控制的是总的导电离子杂质,在杂质控制方面有其独到优势,可由电导率替代纯化水和注射用水项下的氨、钙、二氧化碳、氯、硫酸盐及重金属等检查项目。

纯化水的电导率的测定在非温度补偿模式下采用在线或离线仪器直接测定,在表 4-13 温度和电导率限度表中,找到测定温度对应的电导率值即为限度值。如测定温度未在表中列出,采用线性内插法计算得到限度值。测定结果小于表中规定的限度,水样判为符合规定。线性内插法的计算公式为:

$$\kappa=\frac{T-T_0}{T_1-T_0}\times\left(\kappa_1-\kappa_0\right)+\kappa_0 \tag{4-27}$$

式中:κ= 测定温度下的电导率限度值

κ_1= 表中高于测定温度的最接近温度对应的电导率限度值

κ_0= 表中低于测定温度的最接近温度对应的电导率限度值

T= 测定温度

T_1= 表中高于测定温度的最接近温度

T_0= 表中低于测定温度的最接近温度

药品生产工艺中使用的大多为纯化水,普通的工艺环节中使用的纯化水水质不必要求与注射用水一致。《美国药典》38 版要求测定"纯化水"和"注射用水"电导率,在线或离线测定,"灭菌注射用水"没有相关要求,其试验方法是按通则要求进行测定,分 3 个步骤进行。第一步测定了水中自身离子和外来离子引起的总电导率,用于控制水中电解质总量。如不符合规定,则进行第二步测定。第二步考虑到了由于环境中二氧化碳气体的存在,导致水的电导率变化,测定过程中剧烈搅拌水样,加速二氧化碳气体在水中的溶解,此时水样的电导率值升高是由于水中碳酸根等离子浓度的增加,第二步可避免相同的水样在空气中暴露的时间不同而导致判定结果不同。如第二步测定结果仍不符合规定,则继续进行第三步测定。第三步综合考虑了二氧化碳气体和 pH 值对电导率的影响,由于水中的离子浓度过低,测定 pH 值较为困难,故在水样中加入饱和氯化钾溶液(100 ml 水样中加入 0.3 ml)有助于 pH 值的准确测定。

《英国药典》2016 年版中"纯化水""注射用水"和"灭菌注射用水"均要求测定电导率,其中"注射用水"试验方法与《美国药典》基本一致,"纯化水"电导率测定方法只需通过温度 - 电导率限度表判定结果即可,但限度明显宽于《美国药典》(例如《美国药典》25℃时步骤 1 不得过 1.3 μS/cm,步骤 2 不得过 2.1 μS/cm;《英国药典》25℃时不得过 5.1 μs/cm。),"灭菌注射用水"电导率项下规定限度为:标示装量为 10 ml 或 10 ml 以下,不得过 25 μs/cm(25 ± 1℃);标示装量为 10 ml 以上,不得过 5 μs/cm。

灭菌注射用水为注射用水按照注射剂生产工艺制备所得,故只能采用离线电导率仪进行测定。由于灭菌注射用水是由注射用水按注射剂生产工艺制备所得,不可避免引入各种离子,限度为:标示装量为 10 ml 或 10 ml 以下时,电导率限度为 25 μS/cm;标示装量为 10 ml 以上时,电导率限度为 5 μS/cm。

参考文献

[1] 刘燕群. 影响电导率测量准确度的综合因素[J]. 河北化工,2004,1:63-64.

[2] 方惠群. 电化学分析[M]. 北京:原子能出版社,1984.

[3] 苏彬. 分析化学手册第二版第 4 分册[M]. 北京:化学工业出版社,2000:109.

起草人:魏宁漪　黄海伟(中国食品药品检定研究院)

审核人:张启明(中国食品药品检定研究院)

第十一节　制药用水中总有机碳测定法（通则 0682）

1　概述

制药用水中总有机碳测定法是检查制药用水中所含有机碳的总量，进而间接控制其有机物含量的一种测定方法。该法也可用于制水系统的流程控制，如监控净化和输水等单元操作的效能。目前《美国药典》39 版、《欧洲药典》8.0 版、《英国药典》2016 版、《日本药局方》16 版以及《中国药典》2015 年版均已经收载该法。

早期制药用水中有机物污染控制主要采用易氧化物检查法进行水质控制，《美国药典》和《欧洲药典》分别在 1998 年 5 月和 1999 年 7 月正式采用总有机碳测定法以替换易氧化物检查，《日本药局方》14 版也开始收录该法。《中国药典》2005 年版在附录中首次收载了"制药用水中总有机碳测定法"，但该法仅为一过渡性的方法，在制药用水标准方面，并未与欧、美药典标准实现完全接轨，注射用水、灭菌注射用水以及纯化水标准正文中未将该法列入，仍采用"易氧化物"检查。《中国药典》2010 年版起，经过全面系统的研究，将该法收载于纯化水和注射用水标准正文中。

在水系统的过程控制中，总有机碳也是一个非常重要的指标。通过在线监测得到的数据，能保证制药企业的水系统和生产在整个过程中都满足设定的质量要求，并能够准确及时反馈可能出现的问题。

2　检测技术和方法

2.1　基本原理

将水溶液中的总有机碳（TOC）氧化为二氧化碳，并且测定其含量。利用二氧化碳与总有机碳之间碳含量的对应关系，从而对水溶液中总有机碳进行定量测定。通常采用直接法或间接法来进行，直接测定法是指在测量前先通过抽真空，吹氮气，或加酸等手段除去水样中的无机碳（IC），再测定样品中剩余的碳作为总有机碳；间接测定法是通过仪器测得的总碳（TC）和无机碳（IC），将两者相减所得的结果作为 TOC 结果。

2.2　对仪器的一般要求

总有机碳测定仪主要由进样器、氧化单元、二氧化碳测定单元、控制系统和数据显示系统等部分组成。目前国内外已有多家企业的产品上市，这些仪器包含了多种测定技术，氧化技术主要有燃烧（干法）、100℃／过硫酸盐（湿氧化法）、紫外／过硫酸盐、紫外／二氧化钛和紫外法等，检测技术主要有非色散红外光度法、直接电导法和薄膜电导法、电阻法等。《中国药典》没有特殊规定采用何种技术的仪器进行测定，仅给出了通用性的要求，包括：①仪器应能区分无机碳与有机碳，并能排除无机碳对有机碳测定的干扰；②应能满足系统适用性试验要求；③应具有足够的灵敏度（最低检出限为每升含碳等于或小于 0.05 mg）。该要求与欧美药典对仪器的要求一样，只有《日本药局方》的 TOC 测定法附录中对仪器类型的描述相对比较详细，同时还给出了详细的仪器校正方法，但校正结果要求没有在附录中提出，仅要求必须符合仪器生产厂商的要求。

不同技术的 TOC 测定方法的检出限、专属性等方面有可能存在不同，使用单位可根据自己水质的情况和使用目的，选择自己适用的仪器，但仪器性能必须满足上述要求，同时还应满足各仪器生产商对仪器校正和验证的要求。

2.3 对试剂的要求

（1）总有机碳检查用水　应采用每升含总有机碳低于 0.10 mg，电导率低于 1.0 μS/cm（25℃）的纯水，一般实验室超纯水设备制得的水都能满足此要求。

（2）对照品　《中国药典》采用蔗糖作为易氧化物的代表，1,4- 对苯醌作为难氧化物的代表，与欧美药典的规定一致。

2.4 系统适用性试验

《中国药典》2015 年版和《美国药典》39 版、《英国药典》2016 版、《欧洲药典》8.8 版对系统适用性试验要求均相同，采用蔗糖和 1,4- 对苯醌制备成每升中含碳为 0.50 mg 的对照溶液，同时以制备该溶液的 TOC 检查用水作为空白，同时进行测定，经空白校正的响应值的比值应在 85%~115% 的范围内。《日本药局方》16 版采用十二烷基苯磺酸钠（SDBS）作为难氧化物的代表，并规定相当于含碳 500 ppb 的 SDBS 对照品溶液测定的结果应不低于 450 ppb，相当于回收率不低于 90%，该要求一方面考察了仪器的氧化效率，另一方面还兼顾到了测定结果的准确性。不过为了和欧美药典协调一致，在《日本药局方》的 Quality Control of Water/General information 章节中特意提出，如果所用的 TOC 测定仪能满足欧美药典的系统适用性要求，该仪器可不再进行《日本药局方》的系统适用性实验要求，但只能用于不含氮、硫和氯等离子以及其他无机离子的纯水的测定。

除上述提到的三种物质以外，还有一些其他的化合物也被用于 TOC 测定的系统适用性考察，如 *ASTM E55 WK11898-Standard Practice for Real-time Release of Pharmaceutical water for the Total Organic Carbon Attribute* 中还采用邻苯二甲酸氢钾（KHP）、甲醇、异丙醇、烟酰胺、三氯甲烷、1,3- 二氯 -2- 异丙醇、三甲胺和醋酸对仪器的氧化能力和测定准确性、专属性进行评价。

2.5 结果判定

将水样的测定结果与蔗糖对照溶液所得结果与空白结果的差值进行比较，以对结果进行判定。值得注意的是，虽然对照溶液的含碳浓度为 0.50 mg/L，但该溶液在不同仪器上表现出来的响应值可能略有差异。

3 其他注意事项

（1）由于有机物的污染和二氧化碳的吸收都会影响测定结果的正确性。所以，测定的各个环节都应注意避免污染。取样时应采用密闭容器,容器顶空应尽量小,取样后,应立即测试,以减少塞子和容器带来的有机物污染。

(2) 所使用的玻璃器皿必须严格清除有机残留物,并必须用总有机碳检查用水做最后的漂洗。

(3) 虽然蔗糖标准溶液的浓度为含碳 0.50 mg/L,但不能认为制药用水的限度就是 0.50 mg/L,因为标准规定是与标准溶液的响应值进行比较,而不同仪器的响应值可能存在差异,同一仪器在不同时间的响应值也可能存在差异。各国药典均未明确规定系统适用性试验的周期,使用者应根据各自的具体情况和要求,制定适合的标准操作规程加以规定,同时还应建立规程,对仪器的性能定期进行确认,以保证所得结果的准确性。

(4) 在线仪器在水系统中安置的位置会影响在线测定结果,应注意在线仪器安放的位置,以便真实反映所用水的质量。

参考文献

[1] 国家药典委员会. 中华人民共和国药典[M]. 北京:中国医药科技出版社,2015.
[2] 中国药品生物制品检定所. 中国药品检验标准操作规范[M]. 北京:中国医药科技出版社,2005.

起草人:黄海伟 魏宁漪(中国食品药品检定研究院)
审核人:张启明(中国食品药品检定研究院)

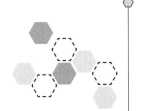

第五章

其他测定法（通则 0700）

第一节　氧瓶燃烧法（通则 0703）

1　概述

氧瓶燃烧法是快速分解有机物的简单方法，不需要复杂设备，就能使有机化合物中的待测元素定量分解成离子型，已为各国药典所收载（表 5-1），用来作为检查或测定卤素、硫及其他元素（如磷等）含量的预处理方法[1]。

早在 1892 年，Hempel 就提出用氧瓶燃烧法测定有机物中硫的含量，1955 年 Schoniger 发表了用于卤素和硫的微量测定方法，目前已在多方面广泛应用[1]。

2　检测技术与方法[2]

2.1　基本原理

含有卤素或硫等元素的有机物，在充满氧气的燃烧瓶中，在铂丝的催化作用下，燃烧后快速分解为水溶性的无机离子型产物。燃烧产物被适宜的吸收液吸收后，可采用适宜的分析方法检查或测定相应元素的含量。

2.2　方法详解

燃烧过程的局部温度达 1000~1200℃，所以有机化合物可快速分解为水溶性的无机离子型产物，然后被吸收液吸收。吸收液常用水、稀酸、稀碱、过氧化氢溶液或含有过氧化氢的稀酸、稀碱溶液。

3　操作要点及注意事项[2]

3.1　仪器与用具

（1）燃烧瓶为 500 ml、1000 ml 或 2000 ml 磨口、硬质玻璃锥形瓶，测定含氟有机物时应使用石英玻璃锥形瓶。

（2）燃烧瓶塞应为严密、空心、磨口的硬质玻璃塞，底部熔封铂丝一根（直径约 1 mm），铂丝下端作成网状或螺旋状载样装置，瓶塞塞入燃烧瓶后，铂丝载样装置下端距瓶底约为瓶身高度的 1/3。测定含氟有机物时应用石英瓶塞。

（3）无灰滤纸称取和包裹供试品用，按《中国药典》2015 年版通则 0703 图 2。

(4) 透明胶纸袋称取液体供试品用,按《中国药典》2015 年版通则 0703。

3.2 试药与试液

(1) 供氧装置一般用氧气瓶。

(2) 吸收液按各品种项下的规定。

3.3 操作方法

(1) 根据取样量多少,选择适当容量的燃烧瓶:取样 10~20 mg 时,可选用 500 ml 燃烧瓶;取样 100 mg 左右时,一般选用 1000 ml 燃烧瓶;取样 200 mg 时,则要用 2000 ml 的燃烧瓶。

(2) 取样 按各该品种项下的规定,精密称取供试品。如为固体应研细,并置准备好的无灰滤纸中心;液体样品置由透明胶纸折叠好的纸袋中。按《中国药典》2015 年版通则 0703 规定的方法折叠后,固定于铂丝下端的螺旋处或网内,露出滤纸条。

(3) 通氧 在燃烧瓶内按规定加入吸收液,用水将瓶口湿润;用清洁的胶管接在氧气瓶出口处,另一端连接一根玻璃滴管;将玻璃滴管插入燃烧瓶,在吸收液上方,急速通氧约 1 分钟,并小心将玻璃管由吸收液上方逐渐移至瓶口,务使瓶内的空气排尽,但玻璃管不要触及瓶壁及液面,立即用表面皿覆盖瓶口,移至他处远离氧气瓶。

(4) 燃烧 点燃包有供试品的滤纸尾部,迅速放入燃烧瓶中,按紧瓶塞,并用少量水封闭瓶口;此时,供试品在燃烧瓶中剧烈燃烧,伴之产生大量烟雾。

(5) 吸收 燃烧完毕时应无灰色、黑色碎片或颗粒,若燃烧后留有灰色、黑色碎片或颗粒,表示供试品燃烧不完全,遇此情况应重新取样燃烧。待燃烧完毕,充分振摇,使生成的烟雾完全吸入吸收液中,放置 15 分钟,开启瓶塞,用少量水冲洗瓶塞及铂丝载样器,合并洗液及吸收液,同法另做空白试验,然后按各品种项下规定的方法进行检查或测定。

3.4 注意事项

(1) 取样用的无灰滤纸剪裁和折叠按《中国药典》2015 年版通则 0703 附图,且手不能接触滤纸,特别是测定和检查氯化物,可将无灰滤纸夹在其他洁净的纸张中间,剪后用镊子折叠并夹入螺旋状铂丝中。液体及易挥发的样品,应在燃烧瓶内加入吸收液,通氧气后取样,以减少样品的挥发及在滤纸上的渗透。

(2) 将铂丝绕成螺旋状,在操作中尽量将螺旋底部缠密,使孔隙小,并保持铂丝干燥,便于供试品燃烧完全;夹持包有供试品的滤纸要松紧适度,夹不紧易掉下,夹过紧则不易燃烧完全。

(3) 燃烧瓶中氧气是否充足,对保证燃烧完全相当重要,应以大流量急速通氧,排尽空气,保证充足氧气;通氧气时注意安全,周围不能有明火。

(4) 有的品种取样量大,一次燃烧不完全,可分两次取样燃烧;即在第一次取规定量的半量,待燃烧完毕后的烟雾完全被吸入吸收液后,再取规定量的另一半量,在原燃烧瓶通氧后燃烧,吸收入同一吸收液中。

(5) 点燃样品包燃烧时要压紧瓶塞,防止产生的热气顶冲瓶塞,烟雾逸出;燃烧后瓶内为负压,若瓶塞打不开,可微微加温,但温度不要太高,以免瓶塞冲出。

(6) 整个操作务必小心防爆,为保证安全,样品燃烧时要有防爆措施,操作人员可戴防护面罩,也可用透明塑料或有机玻璃挡板遮挡;在一般情况下,燃烧在瞬间完成,不致出现危险。点火燃烧操作应远离氧气瓶。

4 国内外相关技术方法比较

各国药典中氧瓶燃烧法的方法比较详见表 5-1。

表 5-1 氧瓶燃烧法各国药典比较一览表

收录	ChP 2015 年版通则 0703	USP 38 版通则 <471>	EP 第 8 版 2.5.10	BP 2015 版附录ⅧC	JP 16 版一般试验法 1.06
燃烧瓶	500 ml、1000 ml 或 2000 ml 磨口、硬质玻璃锥形瓶，瓶塞应严密，空心	500 ml 厚壁玻璃锥形瓶（除非指定更大体积瓶），配备磨口玻璃塞	除非另有规定，燃烧瓶是一个至少 500 ml 的硼硅酸盐玻璃锥形瓶，配备磨口玻璃塞	同 EP	无色、厚壁（约 2 mm）、500 ml 硬质玻璃烧瓶。测定氟时应用石英瓶和石英瓶塞
样品载体	直径为 1 mm 的铂丝，下端做成网状或螺旋状，长度约为瓶身长度的 2/3	厚的铂丝和一块约 1.5 cm × 2 cm 大小的焊接铂网	铂或铂铱制的合适载体	同 EP	铂丝编织的铂篮或铂圆筒
加样方法	① 固体：研细，精密称定，置于无灰滤纸（图 2a）中心，按虚线折叠（图 2b）后，固定于铂丝下端的网内或螺旋处，使尾部露出 ② 液体：可在透明胶纸和滤纸做成的纸袋中称样，方法为将透明胶纸剪成规定的大小和形状（图 2c），中部贴一约 16 mm × 6 mm 的无灰滤纸条，并于其突出部分贴一 6 mm × 35 mm 的无灰滤纸条（图 2d），将胶纸对折，紧粘住底部及上口敞开（图 2e）；精密称定重量，用滴管将供试品从上口滴在无灰滤纸条上，立即捏紧粘住上口，精密称定重量，两次重量之差即为供试品的重量。将含有供试品的纸袋固定于铂丝下端的网内或螺旋处，使尾部露出	① 固体：精密称定，置于一块无卤素的约 4 cm 大小的正方形滤纸上，然后将纸折叠起来。② 液体：称在已去皮重的胶囊里，聚碳酸酯胶囊用于容积不超过 200 μl 的液体样品。[注：明胶胶囊可能含有大量的卤化物或硫。如果使用这种胶囊，进行一个空白测定，并进行一切必要的校正。] 将试样，连同滤纸或铂网的试样架上	供试品研细后进行检查，精密称取一定量放置在一块 30 mm × 40 mm 大小的滤纸中心，附带一个 10 mm 宽、30 mm 长的滤纸条。如果规定用碳酸锂浸渍纸，那么用一定用碳酸锂溶液浸渍纸的中心，并放烘箱中干燥后使用。用纸包裹待测物质，将其放置在试样架上	同 EP	固体：按各品种项下规定，精密称取供试品放置在滤纸中心（图 1.06.1）。沿虚线仔细包裹样品，放置在铂篮或铂圆筒中，使燃烧条露出。液体：用 50 mm 长、5 mm 宽的滤纸缠绕一定量脱脂棉，并留出约 20 mm 长作为燃烧条，将其放置在铂篮或铂圆筒中。把样品放在一个合适的玻璃管，准确称量，按各品种项下规定的样品量浸润棉花，使该规定的样品量浸触到棉花

续表

收录	ChP	USP	EP	BP	JP
	2015 年版通则 0703	38 版通则 <471>	第 8 版 2.5.10	2015 版附录 VII C	16 版一般试验法 1.06
放置时间	15 分钟	不少于 10 分钟	约 5 分钟	同 EP	15 到 30 分钟
合并洗液	有	无	有	有	无
空白测定	有	有	无	无	有
燃烧后测定方法	未阐述	未阐述	未阐述	碘	氟、氯、溴、碘、硫
安全警告	操作中在燃烧时要有防爆措施	小心佩戴安全眼镜，并在操作人员和仪器之间使用一个合适的安全防护罩。小心确保瓶子是干净、无有机溶剂痕迹	点燃纸带时采用适当的预防措施	同 EP	未强调

参考文献

［1］中华人民共和国卫生部药典委员会.中华人民共和国药典注释［M］.北京:化学工业出版社,1993.

［2］中国药品生物制品检定所.中国药品检验标准操作规范［M］.北京:中国医药科技出版社,2005.

起草人:范宵宇　王林波(上海市食品药品检验所)

审核人:陈桂良(上海市食品药品检验所)

第二节　氮测定法(通则 0704)

1　概述

氮测定法有凯氏氮测定法(Kjeldahl method)和燃烧法(杜马法,Dumas combustion method)[1-3]。《中国药典》2015 年版收载的氮测定法为凯氏氮测定法,本法是由丹麦科学家 Johan Kjeldahl 于 1883 年首创。经过一百多年的研究和改进,该法目前已作为法定检验方法,收载于《中国药典》2015 年版、《美国药典》38 版[4]、《欧洲药典》8.0 版[5]、《英国药典》2015 版[6]和《日本药局方》16[7]等。燃烧法收载于我国食品安全国家标准[3]中,另外作为蛋白质测定的一种氮测定方法还收载于《美国药典》38 版《欧洲药典》8.0 版、《英国药典》2015 版和《日本药局方》16 版。

《中国药典》收载的氮测定法按供试品中含氮量的多少,分为常量法和半微量法,其测定原理相同。常量法适用于含氮量在 25~30 mg 的供试品,半微量法适用于含氮量在 1.0~2.0 mg 的供试品。

2　检测技术与方法

2.1　氮测定法第一法(常量法)

2.1.1　基本原理

含氮有机物与浓硫酸共热时,有机物中的碳、氢两种元素被氧化成二氧化碳和水,而氮则转变成氨,并进一步与硫酸生成硫酸铵,此过程通常称为"消化"。消化完成后,加入浓碱使消化液中的硫酸铵分解,游离出氨,并借助水蒸气蒸馏到一定量和浓度的硼酸溶液中,此过程通常称为"蒸馏"。氨消耗硼酸溶液中的氢离子,使硼酸溶液中的氢离子浓度降低,指示剂颜色改变,然后用标准酸液滴定,直至恢复硼酸溶液中原来的氢离子浓度为止,此过程通常称为"滴定"。根据标准酸液的消耗量可计算出供试品中的氮含量。

2.1.2　方法详解

氮测定法第一法(常量法)分为三个步骤:消化、蒸馏和滴定。

2.1.2.1　消化

$$含氮有机物 \xrightarrow{\text{催化剂,K}_2\text{SO}_4\text{,H}_2\text{SO}_4} (NH_4)_2SO_4$$

消化速度(打破样品的化学结构)不仅取决于酸的性能,而且要取决于消化期间消化液的温度。温度越高,消化越快。若单独使用硫酸,消化温度将受硫酸(98.4%)的沸点(323~330℃)所限制,而氮的临界分解温度是 373℃,因此消化速度很慢,加入一些盐类就可以使消化速度得到很大的改善。对于凯氏消化来说,硫酸钾是最合适的盐,因为它在硫酸中有很高的溶解度。硫酸钾与硫酸之间的比例决定了酸的沸点,比例越高酸的沸点就越高,但是这个比例也是有一定极限的,因为消化温度太高,会导致氮以氮气的形式损失[1]。目前国内外药典使用的硫酸钾与硫酸之间的比例为 0.1~0.8。

为了促使含氮有机物迅速分解,还可以加入适当的催化剂[1]。常用催化剂有硒粉、汞、氯化汞、硫酸汞、硫酸铜和过氧化氢等。由于环境污染的问题,汞作为催化剂已基本被硫酸铜等取代。目前已有商品化的分解加速剂,含一定比例的硫酸钾和硫酸铜混合物,使用方便,根据需要消化的量加入半片或一片。

氧化剂可以进一步加速有机物的氧化,目前使用较多的氧化剂是过氧化氢和过硫酸钾。过氧化氢能加速有机物分解,同时可以控制各种样品消化过程中的起泡现象。因此在样品含有大量的脂肪或碳水化合物时,过氧化氢作为抗泡沫剂是特别有益的。但是过氧化氢在有硫酸的情况下反应剧烈,会使氮以气体的形式损失,因此若过氧化氢的使用对消化状况没有改进的话,最好不用。

2.1.2.2 蒸馏

$$(NH_4)_2SO_4 + 2NaOH \longrightarrow 2NH_3\uparrow + Na_2SO_4 + 2H_2O$$

消化液中加入浓碱的作用是:一方面中和硫酸,另一方面使硫酸铵分解游离出氨。再借助水蒸气使氨蒸馏出。碱的用量取决于消化时浓硫酸的用量和碱的浓度,一般经验认为碱的用量为中和硫酸后再增加 40%。实验者可以根据反应溶液和沉淀的颜色判断氢氧化钠是否足量。消化液的颜色为硫酸铜的蓝绿色,加入氢氧化钠后,硫酸铜与氢氧化钠反应后生成氢氧化铜浅蓝色沉淀,加热蒸馏后,氢氧化铜分解生成氧化铜黑褐色沉淀,即表明氢氧化钠已过量,能达到酸碱反应的要求,保证反应完全进行。

2.1.2.3 滴定

$$NH_3 + H_3BO_3 \longrightarrow NH_4BO_2 + H_2O$$

$$2NH_4BO_2 + H_2SO_4 + 2H_2O \longrightarrow (NH_4)_2SO_4 + 2H_3BO_3$$

将蒸馏出的氨吸收在硼酸溶液(浓度一般为 2%~4%)中,然后用硫酸滴定液(0.05 mol/L)滴定。硼酸起着固定氨的作用。由于硼酸的酸性极弱($K=7.3 \times 10^{-10}$),它的存在并不干扰滴定,因此硼酸的体积不用精密量取。由以上反应式可知,1 mol 硫酸与 2 mol 氮相当,即每 1 ml 硫酸滴定液(0.05 mol/L)与 1.401 mg($0.05 \text{ mol/L} \times 1 \text{ ml} \times 2 \times 14.01$)的氮相当。

2.1.3 操作要点和注意事项

2.1.3.1 样品制备

液体样品通常可直接取样,根据样品中含氮量精密量取适量样品(相当于含氮量为 25~30 mg);固体或半固体样品应进行预处理(例如研磨、粉碎、振荡、搅拌或匀浆)以获得均质样品,样品的均匀程度直接影响方法的重现性。固体样品一般用粉碎的方法处理,理想的样品粒度要小于 1 mm,小颗粒的样品可加快消化速度;半固体或糊状样品可用匀浆、液化或球磨的方法处理。固体或半固体样品,预处理后根据样品中含氮量精密称定样品适量(相当于含氮量为 25~30 mg)。

2.1.3.2 定氮装置的检查与洗涤

定氮装置安装前,各部件需洗涤干净,所用橡皮管和塞须浸在 10% 氢氧化钠溶液中,煮约 10 分钟,再水洗数次,然后进行安装并将装置固定在铁架台上。装置使用前,全部管道都须经水蒸气洗涤,以除去管道内可能残留的氨。正在使用的装置,每次测定前,须蒸汽洗涤 5 分钟。隔天或者更长时间未使用的装置,重复蒸汽洗涤,不得少于三次,并检查装置是否正常,特别是仔细检查各个连接处,保证不漏气。

2.1.3.3 消化

样品放入定氮瓶内时,不要黏附在瓶壁上。万一黏附可用少量水冲下,以免样品消化不完全,结果偏低,或者用滤纸包裹好一起投入消化,滤纸的影响可通过设置空白试验扣除。样品消化时,应注意以下几点:①根据样品种类适当增加硫酸的量(高脂肪含量的样品消耗的酸量将多于含蛋白质和碳水化合物样品消耗的酸量);②消化时应缓慢升温加热,并随时注意控制加热的温度,避免产生大量泡沫喷出或喷溅到瓶壁上,造成样品的损失;若因加热温度不当,局部温度过高使消化液喷溅到瓶壁上,应及时转动凯氏定氮瓶将溅到瓶壁上的样品用消化液冲下;③若样品难以消化至澄清透明,可将凯氏定氮瓶从加热器上取下,待其中溶液冷却至室温后,向消化液中加入少量过氧化氢,再继续加热直至完全消化。加过氧化氢时应逐滴沿管的内壁加入小于5ml的量,并根据反应的剧烈程度缓慢加入。

消化的时间会依供试品结构的不同而异。在样品消化末期,当消化液呈澄明的蓝绿色后,再继续加热半小时即可。此时由于瓶内消化液温度过高,若长时间加热,可能会使生成的硫酸铵分解并释放出氨气,使氮的含量损失,从而影响测定结果。因此在凯氏定氮瓶口可放一小漏斗,以起到回流的作用。瓶内也可以放几粒玻璃珠或沸石,以防暴沸。消化时放出的气体内含SO_2,具有强烈刺激性,整个消化过程均应在通风橱中进行。

2.1.3.4 蒸馏

漏斗要采用水封,避免因蒸馏装置漏气造成氨的溢出而影响测定结果。实验过程中,因蒸馏时反应室的压力大于大气压力,故可将氨蒸馏出。但是停止蒸馏时,由于反应室的压力突然降低,可使液体倒吸入反应室,所以蒸馏过程中不得停止加热,否则会发生倒吸。蒸馏结束时应先将冷凝管下端提离液面并清洗管口,再蒸一分钟后关掉热源。蒸馏是否完全,可用精密pH试纸测冷凝管口的冷凝液来判断,中性则说明已蒸馏完全。约80%以上的氨在最初的1~2分钟内馏出,因此蒸馏初始速度不宜太快,以免氨馏出后未能及时被吸收而溢出。采用水蒸气蒸馏使氨馏出的,应加稀硫酸使蒸馏的水呈酸性,目的是将水中的氨及其他挥发性碱性物质中和固定,以防止这些物质馏出影响测定[1]。

2.1.3.5 滴定

硼酸吸收液的温度不宜过高,过高则氨的吸收能力将减弱,使测量结果偏低。最佳方式是保持溶液温度在40℃以下,或将接收瓶置于冷水浴中。蒸馏吸收时所用指示剂是甲基红-溴甲酚绿,其变色范围是:pH<4.0橙色,pH=5.1灰紫色,pH>6.2蓝绿色。正常情况下,当加入该指示剂后硼酸溶液显橙色,蒸馏时氨气被硼酸吸收变成硼酸铵,溶液变成蓝绿色。但实验中常常会出现加入指示剂后硼酸溶液就变蓝绿色,这是因为配制硼酸溶液时混入了碱性物质或蒸馏水偏碱性,测定过程中应在硼酸吸收液配制时使用中性蒸馏水,避免碱性物质的混入,盛装硼酸吸收液的容器应刷洗干净。

2.2 氮测定法第二法(半微量法)

半微量法测定原理与常量法相同,因此氮测定法第二法(半微量法)的基本原理、方法详解及操作要点和注意事项同氮测定法第一法(常量法)。半微量法相对于常量法的主要区别在于:①供试品取样量中含氮量不同,半微量法的供试品中含氮量约为常量法的二十分之一,供试品中含氮量为1.0~2.0mg;②根据样品中的含氮量,半微量法中相应使用的催化剂和消化液等的量均减少为常量法的十分之一左右;③消化液浓硫酸的用量决定了碱的用量,半微量法中碱的用量为常量法的五分之一;④根据样品中的含氮量,半微量法中使用的是硫酸滴定液(0.005mol/L),每1ml滴定液相当于0.1401mg的氮,而常量法中使用的是硫酸滴定液(0.05mol/L),每1ml滴定液相当于1.401mg的氮。

2.3 氮测定法第三法(定氮仪法)

氮测定法第三法(定氮仪法)是《中国药典》2015年版新增方法。本法适用于常量及半微量定氮,基本原理和方法详解同氮测定法第一法(常量法)。其中半自动定氮仪由消化仪、自动蒸馏仪组成,滴定时照第一法或第二法进行。目前使用较多的为全自动定氮仪,由消化仪、自动蒸馏仪和滴定仪组成(图 5-1、图 5-2)。其中滴定仪判断滴定终点主要有电极测量 pH 值和指示剂颜色变化两种方式。

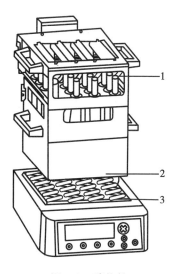

图 5-1　消化仪

1. 排废罩;2. 消化管支架;3. 加热模块

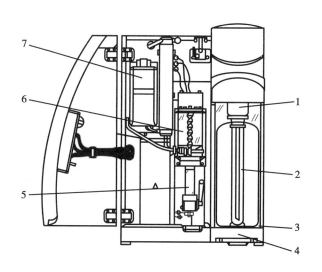

图 5-2　蒸馏和滴定仪

1. 蒸馏头;2. 试管;3. 安全门;4. 滴液盘;5. 滴定器;6. 滴定缸;7. 滴定液桶

仪器的具体操作按各仪器生产商的说明书进行。

消化仪操作过程中应注意:①消化管玻璃上的裂痕在消化加热时会导致玻璃管炸裂,使用前应进行检查并避免使用有裂痕的玻璃管;②将样品消化管置于消化器里,盖上排废罩,在消化开始最初 5 分钟,水抽气泵的水龙头一定要全开,以排出排废罩中的水分,5 分钟后控制水流量以防止酸的流失;③缺少消化管支架时,冷空气将在消化管之间流通,起冷却作用,这将使冷凝点降低,黏在消化管较高处的样品将不能被冲到消化管底部,样品不能全部分解。为了保证酸回流,消化管支架必须要安放好。

蒸馏和滴定仪操作过程中应注意:①使用前应检查各试剂的液位,包括滴定液、指示剂、浓碱和纯水;②打开仪器时应同时打开冷凝水开关,并检查滴定液管路中是否有气泡,必要时进行排气泡处理;③蒸馏过程中要关好安全门。消化管在蒸馏后非常烫,取下时应带好防烫手套避免烫伤;④仪器使用完毕后应用空管清洗管路,并将滴定缸中感应探头浸泡于纯水中。关机后清洗滴液盘、安全门等必要部件。

2.4　方法的特点及适用性

凯氏氮测定法是蛋白质含量测定方法之一,也适用于其他一些以还原形式存在的含氮化合物中氮的含量,如硫酸鱼精蛋白、复方阿胶浆和乙酰胺注射液中氮的测定。另外对于那些以铵盐形式存在的含氮化合物或者以氨基形式存在的部分含氮化合物,在进行氮测定时可以省略消化的过程,直接进行蒸馏和滴定,如硫酸铵、乙酰胺注射液。本法不适用于直接测定以氧化形式存在的氮或含氮杂环[1]化合物中氮的含量,如硝酸盐、亚硝酸盐和生物碱等,它们的氮不易被还原,因此对这些样品进行定氮时,在消化以前应加入一定量的还原剂进行预处理。通常使用的还原剂为二氧化钛、铬、锌、硫酸铁、水杨酸和蔗糖等。

2.4.1　方法的优点

①灵敏度高,最低可检出 0.05 mg 氮,且样品用量少;②精密度、准确度高,样品平行检测的误差一般小于 0.5%;③应用范围广,适用于一切形态的生物样品,尤其是那些因为不溶解而导致其他方法不能进行测定的样品;④定氮装置简单,试剂用量少且廉价易得,同时近年来有很多商品化的自动定氮仪,使分

析操作变得迅速简便。

2.4.2　方法的局限性

①操作比较繁琐费时,特别是蒸馏定氮过程的效率低,不利于大批样品的测定;②实验过程中使用强酸强碱试剂,需要注意个人防护;③定氮的结果为样品中的总氮既包括有机氮,也包括无机氮,有机氮中除蛋白氮外,还包括非蛋白氮。用此方法进行蛋白质测定时有一定的局限性,因此测定时还必须除去与样品共存的非蛋白氮化合物。

2.5　氮测定法中的质量控制

氮测定法最终的分析结果取决于整个分析过程的质量,因此消化、蒸馏和滴定过程都必须加以控制,仅仅针对其中一个过程执行一个独立的质量控制是不对的。

2.5.1　蒸馏、滴定过程的质量控制

可以测定一个不需要消化的已知含氮量的物质,如硫酸铵(氮含量21.20%)可以作为蒸馏、滴定过程的质量控制物质。硫酸铵的回收率测定结果应为99.0%~101.0%。所用质控物质应关注其质量和纯度。

2.5.2　氮测定法全过程的质量控制

在日常工作中,为了保证分析结果的准确性,有必要对整个分析过程进行质量控制。可以测定一个已知含氮量的物质,如甘氨酸(氮含量18.66%)和乙酰苯胺(氮含量10.36%),从而对氮测定法全过程进行质量控制。甘氨酸或乙酰苯胺的回收率测定结果应为99.0%~101.0%。所用质控物质应关注其质量和纯度。

3　国内外相关检测技术方法

3.1　各国药典氮测定法的比对

《中国药典》2015年版、《美国药典》38版、《欧洲药典》8.0版、《英国药典》2015版和《日本药局方》16版[4-7]均收载了氮测定法(半微量法),收载方法的比较详见表5-2;由表5-2可知,各国药典收载的氮测定法原理基本一致,区别主要在于使用试剂的种类和用量。如在消化过程是否使用氧化剂,使用催化剂的种类,蒸馏过程中使用不同的吸收液,滴定过程使用不同的滴定液以及采用回滴定法还是直接滴定法等。另外《日本药局方》16版包含了系统适用性试验,用氨基磺酸进行测定,氮含量应在14.2%~14.6%。

仅《中国药典》2015年版和《美国药典》38版(《国家处方集》31版)收载了氮测定法(常量法),收载方法的比较详见表5-3;其中《美国药典》38版收载了不含硝酸盐、亚硝酸盐化合物和含硝酸盐、亚硝酸盐化合物的不同处理方法,对于含硝酸盐、亚硝酸盐的化合物在消化前应加入还原剂硫代硫酸钠。

另外《中国药典》2015年版单独收载了定氮仪法(适用于常量及半微量定氮)。

3.2　氮测定的其他方法

燃烧法[3-7]是一个用于测定碳、氢、氮和硫等元素的古老方法,目前已有很多相关的商品化仪器用于测定氮的含量。基本原理为含氮化合物在接近1000℃的高温和氧气的作用下,生成一氧化氮(NO)和其他氮氧化物(NO_x)。有些仪器将氮氧化物转变成氮气,采用热导检测器检测进行定氮。也有仪器采用一氧化氮(NO)和臭氧(O_3)反应生成激发态的二氧化氮(NO_2),激发态的二氧化氮(NO_2)回到基态时释放出特定波长的光,采用化学发光检测器检测进行定氮。

表 5-2　氮测定法（半微量法）各国药典比较一览表

方法		ChP 2015	JP 16	USP 38-NF31	BP 2015	EP
供试品取样量		相当于含氮量 1.0~2.0 mg	相当于含氮量 2~3 mg	相当于含氮量 2~3 mg	约相当于含氮量 2 mg	约相当于含氮量 2 mg
分解加速剂和消化液		硫酸钾（或无水硫酸钠0.3 g和50%硫酸铜溶液5滴、硫酸2.0 ml	混合粉末（10 g硫酸钾和1 g硫酸铜混匀)1 g，硫酸7 ml，混匀、逐滴加入过氧化氢溶液1 ml	硫酸钾和硫酸铜(10:1)混合粉末1 g，硫酸7 ml，混匀，小心加入过氧化氢溶液1 ml	混合粉末(100 g硫酸钾、5 g硫酸铜和2.5 g硒混匀)4 g，硫酸5 ml	混合粉末(100 g硫酸钾、5 g硫酸铜和2.5 g硒混匀)4 g，硫酸5 ml
消化时间		侯溶液成澄明的绿色后，除另有规定外，继续加热10分钟	侯溶液由澄明的蓝色变成澄明的绿色，并且烧瓶壁无含碳物质（必要时放冷加适量过氧化氢溶液，继续加热）	溶液成澄明的蓝色，并且烧瓶壁无含碳物质	侯浓缩后的硫酸剧烈煮沸，除另有规定外，继续加热30分钟	侯浓缩后的硫酸剧烈煮沸，除另有规定外，继续加热30分钟
加水		2 ml	20 ml	80 ml	25 ml	25 ml
碱液		40%氢氧化钠溶液10 ml	40%氢氧化钠溶液30 ml	40%氢氧化钠溶液30 ml	40%氢氧化钠溶液30 ml	40%氢氧化钠溶液30 ml
吸收液		2%硼酸溶液10 ml	4%硼酸溶液15 ml	2%硼酸溶液15 ml	0.01 mol/L盐酸溶液20 ml	0.01 mol/L盐酸溶液20 ml
指示剂及终点判断		甲基红-溴甲酚绿指示液5滴，溶液由蓝色变为灰紫色	甲基红-溴甲酚绿混合指示液3滴，溶液由绿色经浅灰蓝色变为灰紫色	甲基红-溴甲酚绿指示液3滴，溶液由蓝色变为灰色	甲基红混合指示液	甲基红混合指示液
滴定液		硫酸滴定液(0.005 mol/L)	硫酸滴定液(0.005 mol/L)	硫酸滴定液(0.01 mol/L)	氢氧化钠滴定液(0.01 mol/L)，回滴法	氢氧化钠滴定液(0.01 mol/L)，回滴法
计算		每1 ml硫酸滴定液(0.005 mol/L)相当于0.1401 mg的氮	每1 ml硫酸滴定液(0.005 mol/L)相当于0.140 1 mg的氮	每1 ml硫酸滴定液(0.01 N)相当于0.1401 mg的氮	(空白试验消耗体积-样品消耗体积)×0.1401	(空白试验消耗体积-样品消耗体积)×0.1401
空白试验		空白试验校正	空白试验校正	空白试验校正	取50 mg葡萄糖代替样品试验	取50 mg葡萄糖代替样品试验
其他	半微量法	/	系统适用性：精密称取经真空干燥48小时后的氨基磺酸1.7 g，加水溶解并定容至200 ml，吸取上述溶液2 ml测定，氮含量结果应为14.2%~14.6%	当供试品含氮量大于2~3 mg时，滴定时可采用硫酸滴定液(0.02 mol/L或0.1 mol/L)，如果供试品的取样量大于100 mg，相应增加硫酸和氢氧化钠的量	当测定血液制品中蛋白质含量时，供试品处理、分解加速剂和消化液等的量，消化时间，使用的滴定液，等相应调整	/

表 5-3　氮测定法（常量法）各国药典比较一览表

方法		ChP 2015	USP 38-NF31
	供试品取样量	相当于含氮量 25~30 mg	不含硝酸盐和亚硝酸盐：取供试品 1 g。 含硝酸盐和亚硝酸盐：取供试品适量（相当于含氮量 150 mg）
	分解加速剂和消化液	硫酸钾（或无水硫酸钠）10 g 和硫酸铜粉末 0.5 g，硫酸 20 ml	不含硝酸盐和亚硝酸盐：硫酸钾粉末或者无水硫酸钠 10 g，硫酸铜粉末 0.5 g，硫酸 20 ml 含硝酸盐和亚硝酸盐：加硫酸 25 ml（含水杨酸 1 g），混匀，放置 30 分钟并不断振摇。再加入硫代硫酸钠粉末 5 g，混匀，加硫酸铜粉末 0.5 g
	消化时间	俟溶液成澄明的绿色后，除另有规定外，继续加热 30 分钟	俟溶液澄明的绿色或者无色后，继续加热 30 分钟
常量法	水	250 ml	150 ml
	碱液	40% 氢氧化钠溶液 75 ml	40% 氢氧化钠溶液 100 ml
	吸收液	2% 硼酸溶液 50 ml	4% 硼酸溶液 100 ml
	指示剂及终点判断	甲基红 - 溴甲酚绿指示液 10 滴，溶液由蓝绿色变为灰紫色	电位滴定法
	滴定液	硫酸滴定液 (0.05 mol/L)	硫酸滴定液 (0.5 mol/L)
	计算	每 1 ml 硫酸滴定液 (0.05 mol/L) 相当于 1.401 mg 的氮	每 1 ml 硫酸滴定液 (0.5 N) 相当于 7.003 mg 的氮
	空白试验	空白试验校正	空白试验校正
	其他	/	不含硝酸盐和亚硝酸盐：当氮含量较低时，可用硫酸滴定液 (0.1 mol/L) 进行滴定 含硝酸盐和亚硝酸盐：当供试品中氮含量超过 10%，消化前加 0.5 g~1 g 的苯甲酸，以便于供试品的分解

燃烧法测定一个样品仅需几分钟至十几分钟,相比凯氏氮测定法大大缩短了分析时间,并且需要的试剂少,对环境污染小,国外有大量采用燃烧法进行氮测定的文献报道。2002 年,Alejandro Marcó 等[2]采用凯氏氮测定法和燃烧法对动物饲料中氮含量进行测定比较,结果两种方法的重复性、中间精密度均没有差异,表明燃烧法适用于动物饲料中氮含量的测定。2004 年,英国弗帕斯(FAPAS)等[8]组织了 40家实验室,采用凯氏氮测定法或燃烧法对 20 种不同的肉混合物进行了氮含量测定,结果表明两种方法的测定结果统计学差异非常小。

参考文献

[1] 中华人民共和国卫生部药典委员会.中华人民共和国药典注释[M].北京:化学工业出版社,1993.

[2] Marcó Alejandro,Rubio Roser,Compañó Ramon,et al.Comparison of the Kjeldahl method and a combustion method for total nitrogen determination in animal feed.Talanta,2002,57:1019-1026.

[3] GB5009.5-2010.食品安全国家标准.食品中蛋白质的测定[S].

[4] USP 38-NF 33[S].M.Nitrogen determination.

[5] EP 8.0[S].M.Determination of nitrogen by sulfuric acid digestion.

[6] BP 2015[S].M.Determination of nitrogen.

[7] JP 16[S].M.Nitrogen determination(semimicro-kjeldahl method).

[8] Thompson Michael,Owen Linda,Wilkinson Kate,et at.Testing for bias between the Kjeldahl and Dumas methods for the determination of nitrogen in meat mixtures,by using data from a designed inter laboratory experiment[J].Meat Science, 2004,68:631-634.

起草人:徐明明　郑璐侠(上海市食品药品检验所)

审核人:陈　钢(上海市食品药品检验所)

陈桂良(上海市食品药品监督管理局认证审评中心)

第三节　乙醇量测定法（通则 0711）

1　概述

乙醇量测定法系采用气相色谱法或蒸馏法测定各种制剂在 20℃时乙醇的含量（%）（ml/ml）。《中国药典》自 1977 年版开始收载该项目[1]，当时受仪器条件的限制，仅收载蒸馏法。1985 年版[2]、1990 年版[3]和 1995 年版[4]又删去蒸馏法而代之以填充柱气相色谱法。上述四版药典的一部、二部方法均一致。《中国药典》自 2000 年版[5]开始，一部同时收载填充柱气相色谱法和蒸馏法，二部仅收载气相色谱法。2005年版[6]与 2000 年版情况基本一致。《中国药典》2010 年版[7]一部附录Ⅸ M 乙醇量测定法收载了气相色谱法（分为毛细管柱法和填充柱法）和蒸馏法；二部乙醇量测定法附录仅收载了气相色谱法（分为毛细管柱法和填充柱法）。《中国药典》2015 年版在通则 0711 乙醇量测定法项下收载气相色谱法（分为毛细管柱法和填充柱法）和蒸馏法（按照制剂的性质不同，又分为 3 种方法）。

《美国药典》38 版[8]收载的乙醇量测定法（alcohol determination）也采用两种方法——蒸馏法和气相色谱法，其蒸馏法与《中国药典》方法接近，针对供试品中乙醇量的不同也采用不同的前处理方法。其气相色谱法亦与《中国药典》类似，采用内标法，色谱柱也分填充柱与毛细管柱两种，只是细节上有所差别，如内标物《中国药典》选用正丙醇，《美国药典》选用乙腈。毛细管柱《中国药典》用极性色谱柱（PEG 或 INNOWAX 系列），《美国药典》采用中等极性色谱柱（6% 氰丙基苯基 -94% 二甲基聚硅氧烷），但二者均推荐使用大口径毛细管柱。《欧洲药典》8.8 版[9]收载的乙醇量测定法是蒸馏法，其相对密度测定采用比重瓶法和比重计法两种，与《中国药典》所收载的蒸馏法接近。《英国药典》2015 版[10]收载的乙醇量测定法（determination of ethanol）共有 3 种方法：第一法系气相色谱填充柱法，采用正丙醇为内标物；第二法采用气相色谱填充柱法同时测定甲醇、乙醇；第三法即《欧洲药典》收载的蒸馏法。《日本药局方》16版[11]收载有乙醇量测定法，亦分为蒸馏法和气相色谱法两种方法，其气相色谱法仅有填充柱法而无毛细管柱法。

《中国药典》2015 年版四部收载的通则 0711 乙醇量测定法基于 2010 年版中内容较全面的一部附录相应的方法整合修订，修订的主要是第一法（毛细管气相色谱法）。2015 年版收载毛细管气相色谱法与2010 年版毛细管气相色谱法的区别在于：2015 年版药典推荐的色谱柱由 2010 年版的以聚乙二醇为固定液的毛细管柱改为以 6% 氰丙基苯基 -94% 二甲基聚硅氧烷为固定液的毛细管柱，并将直接进样法改为顶空进样法。这主要由于酒剂或酊剂等含乙醇制剂中含有大量的水，以聚乙二醇为固定液的毛细管柱对水的耐用性不如以 6% 氰丙基苯基 -94% 二甲基聚硅氧烷为固定液的毛细管柱，并且后者的分离度优于前者，因此选用以 6% 氰丙基苯基 -94% 二甲基聚硅氧烷为固定液的毛细管柱。

2 检测技术与方法

根据待测供试品特性差异,以及供试品中乙醇含量高低等要求不同,通则 0711 收载的具体方法有不同的适用性。分述如下。

2.1 气相色谱法

根据所用色谱柱的种类,气相色谱法又分为毛细管柱法(第一法)和填充柱法(第二法)。

2.1.1 原理

本法系采用气相色谱法(通则 0521)测定各种含乙醇制剂中在 20℃时乙醇(C_2H_5OH)的含量(%)(ml/ml)。待测样品经气化后,各组分被载气带入色谱柱(毛细管柱或填充柱)中,利用各组分在固定相与流动相(载气)间的分配系数不同而进行分离,然后依次进入氢火焰离子化检测器(FID)中检测,记录的色谱图经相应的色谱工作站处理,计算出样品中乙醇的含量。

2.1.2 技术详解

仪器 气相色谱仪应配置:①氢火焰离子化检测器;②顶空进样器;③色谱工作站或积分仪;④自动进样器或手动进样所需的微量注射器;⑤氢气发生器、空气发生器或钢瓶装的相应助燃气;⑥载气:高纯氮气或氦气。⑦色谱柱:中等极性毛细管柱(如 DB-624,30.0 m × 0.53 mm × 3.0 μm)、401 不锈钢柱 / 玻璃柱(填充柱)。

试药 乙醇、正丙醇选用色谱纯或分析纯试剂,实验用水宜选用不含有机挥发物的纯净水;供试品为酒剂或酊剂。

测定法 色谱条件与系统适用性试验、校正因子测定和测定方法均按《中国药典》2015 年版通则 0711 乙醇量测定法项下气相色谱法进行。

2.1.3 方法适用性

气相色谱法适用于测定各种制剂中乙醇含量,被测的乙醇量通常是常量水平,是有别于有机残留溶剂测定法中乙醇残留量的方法。根据使用色谱柱的不同,气相色谱法分为第一法(毛细管柱法)和第二法(填充柱),同甲醇量检查法一样,乙醇量测定法填充柱气相色谱法也是较早期建立和使用的方法,毛细管柱气相色谱法是随着毛细管柱的应用普及后才逐渐发展完善起来的,但两者没有本质上的区别。通常建议使用第一法,对于个别品种或在仅有无法使用毛细管柱的色谱仪时,可以使用第二法。

2.2 蒸馏法

2.2.1 原理

本法系用蒸馏后测定相对密度的方法测定各种制剂中在 20℃时乙醇(C_2H_5OH)的含量(%)(ml/ml)。蒸馏法系利用液体混合物中各组分挥发度的差别,使液体混合物部分气化并随之使蒸气部分冷凝,从而实现其所含组分的分离。待测样品经蒸馏后,收集一定量的馏出液,将馏出液调节温度至 20℃,然后测定其相对密度,在乙醇相对密度表内查出乙醇的含量。

按照制剂的性质不同,蒸馏法又分为第一法、第二法和第三法。

2.2.2 实验条件与方法

仪器装置 蒸馏瓶(200 ml 或其他相应规格),电炉或电热套,冷凝管,接收管,量瓶(25 ml、50 ml),玻璃转换接头,玻璃珠或沸石,恒温水浴锅,温度计(经校准),移液管(25 ml),量筒,比重瓶,分液漏斗。

试药　氯化钠、石油醚、硫酸、磷酸、氢氧化钠、碳酸钙、氯化钙等均为分析纯;供试品可选用含乙醇的流浸膏剂、酊剂、甘油剂、醑剂等。

测定法　详见《中国药典》2015 年版通则 0711 乙醇量测定法项下蒸馏法中相应规定。

2.2.3　方法适用性

第一法　系供测定多数流浸膏、酊剂及甘油制剂中的乙醇含量。根据制剂中含乙醇量的不同,又可分为两种情况,含乙醇量低于 30% 者和含乙醇量高于 30% 者测定方法不同。

第二法　系供测定含有挥发性物质如挥发油、三氯甲烷、乙醚、樟脑等的酊剂、醑剂等制剂中的乙醇量。根据制剂中含乙醇量的不同,也可分为两种情况,含乙醇量低于 30% 者和含乙醇量高于 30% 者测定方法不同。

供试品中加石油醚振摇后,如发生乳化现象时,或经石油醚处理后,馏出液仍很浑浊时,可另取供试品,加水稀释,照第一法蒸馏,再将得到的馏出液照本法处理、蒸馏并测定。

供试品如为水棉胶剂,可用水代替饱和氯化钠溶液。

第三法　系供测定含有游离氨或挥发性酸的制剂中的乙醇量。

3　注意事项

3.1　气相色谱法

(1) 采用本法测定时,应避免甲醇或其他成分对测定的干扰。

(2) 在不含内标物质的供试品溶液的色谱图中,与内标物质峰相应的位置处不得出现干扰峰。如有出现,可对色谱条件进行适当调整以消除其对测定结果的影响;若调整色谱条件仍不能解决时,可考虑采用扣除本底的方法(此时可采用外标法或顶空气相色谱法对测定结果进行验证)。

(3) 若测定样品较多时,随着进样次数的增加,可能会出现峰形变差等不符合系统适用性试验要求的情况,此时可适当升高柱温度进行柱老化后再行测定。

(4) 某些检品所含有的其他挥发性成分,在填充柱上也能出峰,但保留时间较长,可能会干扰后面分析的结果,遇到这种情况时,应根据具体情况适当延长 2 次进样的间隔时间,或采取程序升温法将干扰成分快速排出色谱柱后再行测定。

(5) 除另有规定外,若蒸馏法测定结果与气相色谱法不一致,以气相色谱法测定结果为准。

(6) 关于色谱柱　①毛细管柱:因待测溶液含有较大比例的水分,仅比较研究了极性色谱柱(如 HP-INNOWAX 柱)和中等极性色谱柱(如 DB-624 柱),实验证明两者测定结果基本一致,但是极性毛细管柱对水的耐用性不如中等极性毛细管柱,兼顾此类制剂中甲醇量检查采用中等极性色谱柱,故乙醇量测定也选用中等极性毛细管柱。②填充柱:对柱材料、内径、长度均无特殊规定;载体为二乙烯苯 - 乙基乙烯苯型高分子多孔小球,60~80 目或 80~100 目均可选用,装柱前应过筛,选粒径相近部分。商品型号国内有 401~403 有机担体,国外有 Porapak Q、R 等,均可使用。一般可选用 2 m 长的不锈钢柱或玻璃柱。

(7) 使用毛细管柱气相色谱法时,直接进样法和顶空进样法测定乙醇含量的结果基本一致,但直接进样法乙醇峰形较差,主要原因是中药酒剂或酊剂大多成分复杂,含有较多的挥发性成分和水分,直接进样会干扰乙醇的测定,且大量水分会损害色谱系统,顶空进样能最大限度地消除这些干扰,所以毛细管柱气相色谱法选择顶空进样法,更适于酒剂或酊剂中乙醇量的测定。

3.2 蒸馏法

（1）整套蒸馏装置的连接部位（除接收瓶外）均应为标准磨口接头以保证从蒸馏瓶至接收瓶之间的气密性，防止因装置漏气而造成测定结果的偏低。

（2）沸石应在连接冷凝装置之前加入，不能在液体沸腾后加入；不要使用已用过的沸石。

（3）蒸馏时，如发生泡沫，可在供试品中酌加硫酸或磷酸，使成强酸性，或加稍过量的氯化钙溶液，或加少量石蜡后再行蒸馏。

（4）合理控制加热温度及冷凝水大小以保持适宜的馏出速度，若馏出速度过快，则可导致乙醇来不及被充分冷凝而以气态逸失，使最终的测定结果偏低。

（5）在上述第二法的操作中，氯化钠的加入量很关键，要使之饱和但又不能加得太多，否则影响后续的提取操作。加石油醚提取的次数随供试品所含挥发性成分的量而定，振摇时力度不宜过大以免乳化现象严重而影响后续操作。

（6）任何一法的馏出液如显浑浊，可加滑石粉或碳酸钙振摇，滤过，使溶液澄清后再测定其相对密度。

4 展望

乙醇量测定法已在多版《中国药典》中收载并得到一定的应用，经过不断的修订，方法逐步增多和完善。气相色谱法中，由于毛细管柱的应用不断普及，毛细管气相色谱法又比填充柱法具有更高灵敏度和更好的分离效果，所以早期收载的填充柱法仅作为第二法，应用也逐渐减少。考虑不同地域经济发展的不平衡，不同药品生产企业、不同检验机构的仪器设备配置情况的差异，《中国药典》2015年版中仍保留了填充柱法。但是，在不久的将来，《中国药典》也许将不再收载填充柱法。

关于蒸馏法，曾有建议"该方法操作繁琐，专属性较差，实际检验中已很少应用，在《中国药典》也无保留之必要"。但在整合修订《中国药典》2015年版该通则时，考虑到蒸馏法原是《中国药典》一部（中药）特有的项目，暂予以保留并沿用。

参考文献

[1] 中华人民共和国卫生部药典委员会. 中华人民共和国药典[M]. 北京：化学工业出版社，1977.

[2] 中华人民共和国卫生部药典委员会. 中华人民共和国药典[M]. 北京：化学工业出版社，1985.

[3] 中华人民共和国卫生部药典委员会. 中华人民共和国药典[M]. 北京：化学工业出版社，1990.

[4] 中华人民共和国卫生部药典委员会. 中华人民共和国药典[M]. 北京：化学工业出版社，1995.

[5] 国家药典委员会. 中华人民共和国药典[M]. 北京：化学工业出版社，2000.

[6] 国家药典委员会. 中华人民共和国药典[M]. 北京：化学工业出版社，2005.

[7] 国家药典委员会. 中华人民共和国药典[M]. 北京：中国医药科技出版社，2010.

[8] USP 38-NF 33 [S]. M. Alcohol determination.

[9] EP 8.0 [S]. M. Determination of Ethanol.

[10] BP 2015 [S]. M. Determination of Ethanol.

[11] JP 16 [S]. M. Alcohol determination.

起草人：芦　丽　王　玉（江苏省食品药品监督检验研究院）

审核人：张启明（中国食品药品检定研究院）

第四节 甲氧基、乙氧基与羟丙氧基测定法（通则 0712）

1 概述

本法系采用气相色谱法或容量法测定甲基纤维素、乙基纤维素、羟丙基纤维素或羟丙甲纤维素等中所含的甲氧基、乙氧基和羟丙氧基含量，亦可用此法测定醋酸羟丙甲纤维素琥珀酸酯、预胶化羟丙基淀粉和羟丙基倍他环糊精中甲氧基和羟丙氧基的含量。容量法测定甲氧基、乙氧基和羟丙氧基的含量，测定方法的原理不同，但均为经典的化学反应法，所用的玻璃仪器需特制，具多个磨口接口，密封性要求高；反应过程需长时间油浴加热，反应温度高，对升温速率和加热时间均有严格要求；反应过程中需通入氮气和收集馏出液，氮气的流速需进行严格的控制，因而影响因素多，准确性和重现性均较差。随着仪器科学的发展，出现了气相色谱法测定甲氧基、乙氧基和羟丙氧基的方法，为衍生化气相色谱法，现已由填充柱气相色谱法发展到主要采用毛细管柱气相色谱法。相比较而言，气相色谱法操作简单，结果准确，重现性好，且能同时测定纤维素中甲氧基、乙氧基和羟丙氧基的含量，为各国药典所收载，作为第一法，而容量法作为第二法。并规定当第二法测定结果不符合规定时，以第一法测定结果为判断依据。

《中国药典》2015 年版涉及的品种有甲基纤维素、乙基纤维素、羟丙纤维素、羟丙甲纤维素、低取代羟丙纤维素、醋酸羟丙甲纤维素琥珀酸酯、预胶化羟丙基淀粉、羟丙基倍他环糊精和乙基纤维素水分散体，限度分别为甲基纤维素含甲氧基为 27.0%~32.0%，乙基纤维素含乙氧基为 44.0%~51.0%，羟丙纤维素含羟丙氧基为 53.4%~77.5%，低取代羟丙纤维素含羟丙氧基为 5.0%~16.0%，醋酸羟丙甲纤维素琥珀酸酯含甲氧基和羟丙氧基分别为 12.0%~28.0% 和 4.0%~23.0%，预胶化羟丙基淀粉含羟丙氧基为 2.5%~8.9%，羟丙基倍他环糊精含羟丙氧基为 19.6%~26.3%，羟丙甲纤维素根据不同型号有不同的含量，具体见表 5-5，乙基纤维素水分散体根据测得的乙氧基含量折算成乙基纤维素的含量。

甲基纤维素、乙基纤维素、羟丙纤维素、低取代羟丙纤维素、羟丙甲纤维素、醋酸羟丙甲纤维素琥珀酸酯、预胶化羟丙基淀粉、羟丙基倍他环糊精和乙基纤维素水分散体国外药典收载的含量测定方法及限度见表 5-4 和表 5-5。

表 5-4　国外药典收载的相关品种的含量测定方法及限度

辅料		USP 38	BP 2014/EP 8.0	JP 16
甲基纤维素	方法	填充柱，GC 法	填充柱，GC 法	填充柱，GC 法
	限度	26.0%~33.0%	26.0%~33.0%	26.0%~33.0%
乙基纤维素	方法	填充柱，GC 法	填充柱，GC 法	未收载
	限度	44.0%~51.0%	44.0%~51.0%	
羟丙纤维素	方法	毛细管柱，GC 法	无含量测定	填充柱，GC 法
	限度	53.4%~80.5%	—	53.4%~77.5%

续表

辅料		USP 38	BP 2014/EP 8.0	JP 16
低取代羟丙纤维素	方法	填充柱,GC 法	无含量测定	填充柱,GC 法
	限度	5.0%~16.0%	—	5.0%~16.0%
羟丙甲纤维素	方法	填充柱,GC 法	填充柱,GC 法	填充柱,GC 法
	限度	见表 5-5	见表 5-5	见表 5-5
醋酸羟丙甲纤维素琥珀酸酯	方法	L1 柱,HPLC 法	未收载	未收载
	限度	甲氧基:12.0%~28.0%;羟丙氧基:4.0%~23.0%		
预胶化羟丙基淀粉[1]	方法	NMR	未收载	未收载
	限度	2.0%~7.0%		
羟丙基倍他环糊精	方法	NMR	未收载	未收载
	限度	取代度[2]0.40%~1.50%(≤标示量的 10%)		
乙基纤维素水分散体	方法	化学反应法	未收载	未收载
	限度	标示量的 90.0%~110.0%(测乙氧基后计算乙基纤维素含量)		

注:1. USP 38 中细分为预胶化羟丙基马铃薯淀粉、预胶化羟丙基玉米淀粉和预胶化羟丙基豌豆淀粉;
2. 每摩尔倍他环糊精中含有的羟丙基数。

表 5-5 《中国药典》2015、USP 38、BP 2014/EP 8.0 和 JP 16 羟丙甲纤维素中甲氧基与羟丙氧基的含量限度

型号	1828	2208	2906	2910
甲氧基含量(%)	16.5~20.0	19.0~24.0	27.0~30.0	27.0(28.0)~30.0
羟丙氧基含量(%)	23.0~32.0	4.0~12.0	4.0~7.5	7.0~12.0

注:《中国药典》2015 年版、《美国药典》38 版、《英国药典》2014 版(《欧洲药典》8.0 版和《日本药局方》16 版)根据甲氧基与羟丙氧基含量的不同划分为四个型号,其中头二位数字代表甲氧基的大约含量百分比,后二位数字代表羟丙氧基的大约含量百分比。型号 2910中甲氧基含量:《中国药典》2015 规定为 27.0%;国外药典规定为 28.0%。

2 测定法

2.1 第一法 气相色谱法

2.1.1 基本原理

甲基纤维素属于一种大分子甲基醚类化合物,乙基纤维素属于一种大分子乙基醚类化合物,羟丙纤维素、低取代羟丙纤维素、预胶化羟丙基淀粉和羟丙基倍他环糊精属于一种 2- 羟丙基醚类化合物,羟丙甲纤维素和醋酸羟丙甲纤维素琥珀酸酯属于一种大分子甲基醚和 2- 羟丙基醚类化合物。上述醚类化合物与氢碘酸作用,醚链断裂,相应生成易挥发性的碘甲烷、碘乙烷和 2- 碘丙烷。

反应通式如下:

$$R\text{—}OCH_3(R\text{—}OCH_2CH_3\text{、}R\text{—}OCH_2CHOHCH_3)+HI \longrightarrow R\text{—}OH+CH_3I(CH_3CH_2I\text{、}CH_3CHICH_3)$$

R 为纤维素基团

本法以正辛烷为内标,采用气相色谱法测定。实验所使用的对照品和测定的目标物均为碘甲烷、

碘乙烷和 2- 碘丙烷,按等当量反应计算,实际要求测定的是纤维素中的甲氧基、乙氧基和羟丙氧基的含量。当纤维素中甲氧基(乙氧基、羟丙氧基)完全与氢碘酸作用后,因为 1 mol *R*—OCH₃(*R*—OCH₂CH₃、*R*—OCH₂CHOHCH₃)与 1 mol HI 反应,生成 1 mol CH₃I(CH₃CH₂I、CH₃CHICH₃),可根据测定生成的碘甲烷(碘乙烷、2- 碘丙烷)的量来折算相应纤维素中甲氧基(乙氧基、羟丙氧基)的含量。具体换算系数见表 5-6。

表 5-6　碘甲烷、碘乙烷和 2- 碘丙烷与甲氧基、乙氧基和羟丙氧基的换算系数

对照品	分子量	对应被测定物质	分子量	换算系数
碘甲烷,CH₃I	141.94	甲氧基, —OCH₃	31.03	0.2186
碘乙烷,CH₃CH₂I	155.97	乙氧基, —OCH₂CH₃	45.06	0.2889
2- 碘丙烷,CH₃CHICH₃	169.99	羟丙氧基, —OCH₂CHOHCH₃	75.09	0.4417

2.1.2　操作方法

(1) 加热器　加热温度 150℃,控温精度 ±1℃;带孔:直径 20 mm,深 32 mm,可振荡;带匹配的反应瓶:外径 20 mm,内径 13 mm,高 50 mm,带丁基橡胶塞,可密封。

(2) 内标溶液的制备　称取正辛烷 0.5 g,置 100 ml 量瓶中,加邻二甲苯溶解并稀释至刻度,摇匀,即得。

(3) 对照品溶液的制备　反应瓶中加己二酸 80 mg,分别精密加入内标溶液和氢碘酸各 2 ml,密封,精密称定;根据各供试品中所含甲氧基、乙氧基和(或)羟丙氧基的量,用注射器穿刺加适量碘甲烷、碘乙烷和(或)2- 碘丙烷,精密称定,两次称重结果相减即为对照品加入量;振摇 30 秒,静置,取上层液体即得。

(4) 供试品溶液的制备　取供试品约 65 mg,精密称定,置已称重的反应瓶中,加己二酸 80 mg,分别精密加入内标溶液和氢碘酸各 2 ml,密封,称重,130~150℃振荡 60 分钟,或在 130~150℃加热 30 分钟,手工剧烈振摇 5 分钟,继续在 130~150℃加热 30 分钟,冷却至室温,称重,若失重小于反应瓶中内容物的 0.50%,且无渗漏,取混合液的上层液体作为供试品溶液;若失重大于反应瓶中内容物的 0.50%,则应重新制备供试品溶液(羟丙甲纤维素的加热温度为 150℃)。

(5) 系统适用性试验　将色谱柱接入气相色谱仪,选择适宜检测器,柱温采用程序升温:100℃维持 8 分钟,然后以每分钟 50℃的速率升温至 230℃,维持 2 分钟;进样口温度 200℃;检测器温度 250℃。照气相色谱法测定,理论板数按正辛烷峰计算不低于 1500(填充柱)或 10 000(毛细管柱),各对照品峰及内标物质峰的分离度应符合要求。取对照品溶液连续进样 5 次,校正因子相对标准偏差应不大于 3.0%。典型色谱图详见图 5-3 和图 5-4。

(6) 校正因子测定　取对照品溶液 1 μl 注入气相色谱仪,计算甲氧基、乙氧基和(或)羟丙氧基的校正因子 *f*。

(7) 含量测定　取供试品溶液 1 μl 进行测定,计算生成的碘甲烷、碘乙烷和(或)2- 碘丙烷的量,折算成供试品中甲氧基、乙氧基和(或)羟丙氧基的含量。

2.1.3　记录与计算

(1) 记录天平型号及室温和相对湿度,气相色谱仪型号、色谱条件、色谱柱型号和规格、振荡加热器型号、加热温度和时间,供试品与对照品的名称、批号、含量及取用量,系统适用性试验和含量测定的色谱图。

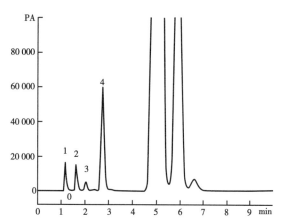

图 5-3　填充柱法测定甲氧基、乙氧基和羟丙氧基含量的对照品色谱图

1. 碘甲烷；2. 碘乙烷；3. 2-碘丙烷；4. 正辛烷

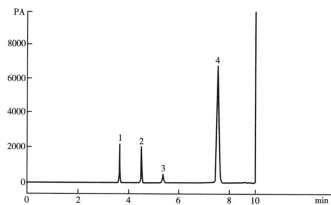

图 5-4　毛细管柱法测定甲氧基、乙氧基和羟丙氧基含量的对照品色谱图

1. 碘甲烷；2. 碘乙烷；3. 2-碘丙烷；4. 正辛烷

（2）计算

$$甲氧基\% = (Q_T/Q_S) \times (W_S/W) \times 0.2186 \times 100\%$$

$$乙氧基\% = (Q_T/Q_S) \times (W_S/W) \times 0.2889 \times 100\%$$

$$羟丙氧基\% = (Q_T/Q_S) \times (W_S/W) \times 0.4417 \times 100\%$$

式中　Q_T 和 Q_S 分别为供试品和对照品的峰面积与其对应的内标物质峰面积之比；

W_S 为对照品的取样量，mg；

W 为供试品的重量（按干燥品计），mg。

（3）供试品应测定两份，相对偏差不得过 2.0%。

2.1.4　注意事项

（1）碘甲烷、碘乙烷和 2-碘丙烷均应低温避光保存，放置过程中释放出碘，使溶液颜色逐渐加深，含量降低，故每次测定前应进行标化测定（见附注），含量计算时应进行折算。

（2）碘甲烷、碘乙烷和 2-碘丙烷均为极易挥发性物质，沸点低，建议在阴凉环境下试验，且应在进样前，打开反应瓶密封盖，取上层液体立即测定。

（3）氢碘酸应为无色至微黄色液体，浓度应为 57%，可直接从市场购买。如果氢碘酸颜色加深或浓度偏低，可取氢碘酸试剂置于全玻璃仪器中，加适量次亚磷酸，使氢碘酸的颜色由棕色变为无色，加热，同时缓缓通入氮气，收集 126~127℃的馏分，纯化后的氢碘酸贮存于有良好密封性的棕色玻璃瓶中，充氮保存，浓度约为 57%。

（4）反应条件对反应瓶的密封性要求苛刻，既要反应完全，又要防止渗漏，加热时间以 60 分钟为宜。加热过程中，瓶内的压力很大，反应瓶应有防爆装置。《中国药典》要求加热反应后失重应小于反应瓶内容物的 0.50%，《美国药典》38 版[1]和《日本药局方》16 版[2]收载的部分品种要求反应后失重不得过 10 mg，对反应瓶的密封性要求更高。

（5）羟丙甲纤维素和醋酸羟丙甲纤维素琥珀酸酯因分子结构空间位阻较大，加热温度需在 150℃才能与氢碘酸反应完全，其余物质可控制加热温度为 130~150℃。

（6）高黏度被测物，加热过程中不易分散均匀，需边加热边振摇与氢碘酸分子充分接触，才能反应完全。

（7）碘甲烷、碘乙烷、2-碘丙烷和氢碘酸均为强刺激性物质，操作过程中应注意安全。

(8) 填充柱气相色谱法柱效较低,色谱峰有明显的拖尾,分离效果差;毛细管柱气相色谱法具有峰形对称、柱效高、分离好的优点。推荐使用毛细管柱气相色谱法。

【附注】碘甲烷、碘乙烷和 2- 碘丙烷的标化

(1) 纯度测定(气相色谱法)　避光操作。用 6% 氰丙基苯基 -94% 二甲基硅氧烷(或极性相近)为固定液的毛细管柱;起始温度为 60℃,维持 8 分钟,再以每分钟 10℃的速率升温至 150℃,维持 10 分钟;进样口温度为 200℃;检测器[氢火焰离子化检测(FID)或热导检测(TCD)]温度为 250℃。取本品 1 μl,注入气相色谱仪,记录色谱图,按峰面积归一化法计算主峰相对百分含量,应不得低于 99.5%。

(2) 含量测定(容量法)　避光操作。取乙醇 10 ml,置 100 ml 量瓶中,精密称定,加碘甲烷(或碘乙烷,或 2- 碘丙烷)1.0 ml,精密称定,用乙醇稀释至刻度,摇匀;精密量取 20 ml,置 100 ml 量瓶中,精密加硝酸银滴定液(0.1 mol/L) 50 ml 与硝酸 2 ml,时时振摇 2 小时,避光,放置过夜,继续时时振摇 2 小时,用水稀释至刻度,摇匀,滤过,弃去初滤液 20 ml,精密量取续滤液 50 ml,加硫酸铁铵指示液 2 ml,用硫氰酸铵滴定液(0.1 mol/L)滴定,并将滴定结果用空白试验校正。每 1 ml 硝酸银滴定液(0.1 mol/L)相当于 14.19 mg 的碘甲烷(CH$_3$I)[15.60 mg 的碘乙烷(C$_2$H$_5$I)或 17.00 mg 的 2- 碘丙烷(C$_3$H$_7$I)],含碘甲烷(或碘乙烷,或 2- 碘丙烷)不得低于 98.0%。

2.2　第二法　容量法

2.2.1　羟丙氧基测定

2.2.1.1　基本原理

三氧化铬与含有羟丙氧基的供试品共同加热反应生成醋酸,自反应液中蒸出后,用氢氧化钠滴定液滴定,测定其含量;因在蒸馏过程中会带出少量铬酸,同样要消耗氢氧化钠滴定液,为此进一步用碘量法测定这部分铬酸的含量,并从计算中扣除。反应式如下:

$$3ROCH_2\text{—}CHOH\text{—}CH_3+8CrO_3 \longrightarrow 3CH_3COOH+3H_2O+4Cr_2O_3+3CO_2+3ROH$$

$$CrO_3+H_2O \longrightarrow H_2CrO_4$$

$$CH_3COOH+NaOH \longrightarrow CH_3COONa+H_2O$$

$$H_2CrO_4+2NaOH \longrightarrow Na_2CrO4+2H_2O$$

$$2Na_2CrO_4+8H_2SO_4+6KI \longrightarrow Cr_2(SO_4)_3+2Na_2SO_4+3K_2SO_4+3I_2+8H_2O$$

$$I_2+2Na_2S_2O_3 \longrightarrow 2NaI+Na_2S_4O_6$$

2.2.1.2　操作方法

(1) 装置如《中国药典》2015 年版通则 0712 图 1 所示。

(2) 具体操作方法详见《中国药典》2015 年版通则 0712。

2.2.1.3　记录与计算

(1) 记录天平型号及室温和相对湿度,供试品与试药的名称、规格及取用量,滴定液的名称、浓度(mol/L)及其消耗量(ml)。

(2) 具体计算公式详见《中国药典》2015 年版通则 0712。

(3) 供试品应测定两份,相对偏差不得过 0.5%。

2.2.1.4　注意事项

(1) 整个装置连接应紧密。

（2）称样后,应小心移入蒸馏瓶中,供试品不应黏附在瓶颈壁上,避免供试品未参加反应,使含量偏低。

（3）反应过程中,升温速度不宜太快,油浴温度宜控制在 30 分钟内升温至 155~160℃左右,并一直控制在 160℃以下。通入氮气的速度不能太快,避免生成的醋酸来不及冷却而挥发,使测定结果偏低。

（4）第一步用氢氧化钠滴定液滴定时,一定要严格控制终点,否则影响测定值。

2.2.2 甲氧基测定

2.2.2.1 基本原理

氢碘酸与含有甲氧基的供试品共同加热分解,产生挥发性的碘甲烷,碘甲烷与氮气一起自反应液中蒸馏出来,碘甲烷蒸气经过洗涤除去干扰物质（碘化氢、碘和硫化氢）之后,用含有溴的醋酸钾冰醋酸溶液吸收,先生成溴化碘,再氧化成碘酸。蒸馏完后,将接收容器内的内容物转移至碘量瓶中（内装有 25% 醋酸钠溶液）,加水稀释,加甲酸除去过量的溴后,加碘化钾和硫酸,用硫代硫酸钠滴定液滴定析出的碘,即可计算出甲氧基的含量。反应式如下：

$$ROCH_3 + HI \longrightarrow ROH + CH_3I$$
$$CH_3I + Br_2 \longrightarrow CH_3Br + IBr$$
$$IBr + 2Br_2 + 3H_2O \longrightarrow HIO_3 + 5HBr$$
$$Br_2 + HCOOH \longrightarrow 2HBr + CO_2$$
$$HIO_3 + 5I^- + 5H^+ \longrightarrow 3I_2 + 3H_2O$$
$$I_2 + 2Na_2S_2O_3 \longrightarrow Na_2S_4O_6 + 2NaI$$

蒸出的碘甲烷也可以用硝酸银醇溶液吸收,产生碘化银与硝酸银复盐沉淀,滤过,沉淀用稀硝酸分解成可溶性的硝酸银和不溶性的碘化银,滤过,干燥,称重即得。

2.2.2.2 操作方法

（1）装置如《中国药典》2015 年版通则 0712 图 2 所示。

（2）具体操作方法详见《中国药典》2015 年版通则 0712。

2.2.2.3 记录与计算

（1）记录天平型号及室温和相对湿度,供试品与试药的名称、规格及取用量,滴定液的浓度（mol/L）及其消耗量（ml）。

（2）具体计算公式详见《中国药典》2015 年版通则 0712。

（3）供试品应测定两份,相对偏差不得过 0.5%。

2.2.2.4 注意事项

（1）整个装置连接应紧密。

（2）称取的供试品应小心置于反应烧瓶 A 的底部中心,保证供试品能全部溶入苯酚 2.5 ml 中。因所称取的供试品量较少,为保证不使供试品黏附在反应瓶颈壁上,影响测定结果,应根据不同试样选用不同的称量方式。固体试样可选用适当容积的小玻璃杯或明胶胶囊称量;半固体、黏稠状和非挥发性液体试样可选用适当容积的小玻璃杯称量;吸湿性固体、挥发性试样和低沸点液体试样宜选用具塞的小玻璃称量瓶称量,也可采用毛细管称量。无论采用何种方式称样,都必须同时做空白试验加以校正。

(3) 加热反应后生成的碘甲烷藉通入的 CO_2 或 N_2 流一起自反应液中蒸馏出来,经过洗涤管,去除干扰物质(碘化氢和碘)。

(4) 反应过程中,注意温度的控制,固体试样和非挥发性试样与氢碘酸一起在室温反应 30 分钟,再用小火在沸点以下加热 30 分钟;挥发性试样在室温下反应 30~40 分钟,然后用小火加热,并逐渐升高温度,在 1 小时左右使溶液开始沸腾,此后缓缓加热,使温度控制在恰使沸腾液体的蒸气上升至冷凝管的半高度(在实验过程中此半高度不太好观察,一般控制温度不超过 140℃ 为好,升温速度也不宜太快,大约在 30 分钟左右使油浴温度上升到 135~140℃)。在此温度下,通常 45 分钟可以完成反应。如果供试品单元结构中含有多于 2 个甲氧基时,加热时间应延长到 1~3 小时,具体视供试品的性质而定。

(5) 通入的 CO_2 或 N_2 流应不含 O_2;速度应以每秒 1~2 个气泡为宜,速度太快会将游离碘和氢碘酸等一起蒸出,使结果偏高;速度太慢,则产生的碘甲烷在未到达吸收管之前就被冷凝而损失,使结果偏低。

(6) 氢碘酸,同第一法注意事项(3)。

(7) 溴应加过量,使反应完全,如加溴量不足,会使含量偏低;并应在加入甲酸密塞振摇时使过量的溴完全消失,以免测得含量偏高。

(8) 供试品中如同时含有甲氧基和乙氧基时,可将生成的甲基碘用三甲胺(0.5 mol/L)的硝基苯溶液(或乙醇溶液)吸收,生成的四甲基铵化碘将从溶液中结晶出来,而三甲基乙基铵化碘仍留在溶液中,滤过,分离后分别测定。用无水乙醇洗涤滤得的沉淀,然后用温水溶解,加入硝酸银滴定液(0.01 mol/L),用硝酸溶液(1→2)酸化,再用硫氰酸钾滴定液(0.01 mol/L)滴定,以硝酸铁溶液为指示剂。滤液可在加入水、硝酸银滴定液和硝酸酸化后滴定(方法同上)。

(9) 空白试验中应包括除供试品以外的各种所用试剂。

3　展望

近年来,甲氧基、乙氧基和羟丙氧基的具体测定方法获得了更多扩展,如使用衍生化 HPLC 法测定醋酸羟丙甲纤维素琥珀酯中的甲氧基和羟丙氧基含量,衍生化法与第一法气相色谱法的衍生化法基本一致[1];采用傅里叶变换核磁共振波谱(FT-NMR)法测定预胶化羟丙基马铃薯(玉米或豌豆)淀粉和羟丙基倍他环糊精中羟丙氧基的含量,大大简化了样品前处理[1]。

采用 FT-NMR 法测定预胶化羟丙基马铃薯(玉米或豌豆)淀粉时,以 3- 甲基硅基 -1- 丙烷磺酸钠的氧化氘溶液作为内标溶液,取样品 12.0 mg,置 5 mm NMR 试管中,加氧化氘 0.75 ml 和氯化氘溶液 0.1 ml,盖上盖子,摇匀,置水浴中加热形成澄清溶液(约 3 分钟 ~1 小时),放冷至室温,擦干试管外壁,加内标溶液 0.5 ml,充分摇匀,作为供试品溶液,测定 NMR ^1H 谱,测得 +1.2 ppm 处羟丙氧基中甲基质子的双峰峰面积 A_2 和 0 ppm 处内标的甲基质子的峰面积 A_1,计算羟丙氧基的含量[1]。

采用 FT-NMR 法测定羟丙基倍他环糊精时,取干燥样品 10.0 mg,置 NMR 试管中,加氧化氘 0.75 ml,混匀,作为供试品溶液,测定 NMR ^1H 谱,测得 +1.2 ppm 处羟丙氧基中甲基质子的双峰峰面积 A_2 和 5~5.4 ppm 处糖苷质子的峰面积 A_1,计算羟丙氧基的含量[1]。

随着仪器科学的发展和新方法的应用,会涌现出更多的方法测定大分子甲基醚、乙基醚和 2- 羟丙基类化合物中的甲氧基、乙氧基和羟丙氧基的含量。

参考文献

［1］USP 18-NF 33,M. Methylcellulose；Ethylcellulose；Hydroxypropyl Betadex；Hydroxypropyl Cellulose；Pregelatinized Hydroxypropyl Corn Starch；Pregelatinized Hydroxypropyl Pea Starch；Pregelatinized Hydroxypropyl Potato Starch.

［2］JP 16,M. Hydroxypropylcellulose；Low Substituted Hydroxypropylcellulose.

起草人:郑金琪（浙江省食品药品检验研究院）

郑国刚（浙江省药品化妆品审评中心）

审核人:洪利娅　李会林（浙江省食品药品检验研究院）

第五节　脂肪与脂肪油测定法(通则 0713)

1　概述

脂肪与脂肪油总称为油脂,属于脂类化合物。油脂广泛存在于动物体内和植物的果实种子中,是动植物体的重要组成部分,也是人类活动所必需的物质。室温下呈液态的称为脂肪油或叫油,呈固态或半固态的称为脂肪[1]。

在化学结构上,油脂是各种高级脂肪酸甘油酯的混合物。其通式如下:[1]

$$R_1COOCH_2$$
$$|$$
$$R_2COOCH \quad (R_1、R_2、R_3 \text{可相同,也可不同})$$
$$|$$
$$R_3COOCH_2$$

油脂分子中若三个脂肪酸相同则称为单三酰甘油,否则称为混三酰甘油,组成油脂的脂肪酸一般都是含偶数碳原子的直链羧酸,其中有饱和脂肪酸,也有不饱和脂肪酸。脂肪酸的碳原子数一般在 12~20 个碳原子之间[1]。

油脂比水轻,不具挥发性,不溶于水而易溶于乙醚、三氯甲烷、石油醚等非极性溶剂。天然油脂一般是混三酰甘油的混合物,因此,没有固定的熔点和沸点。通常由饱和脂肪酸组成的油脂在室温下是固体,如猪油、牛油等,而由不饱和脂肪酸组成的油脂中双键的构型几乎总是顺式,这种立体构型降低了脂肪酸之间的紧密程度而使熔点降低,所以,在室温下含不饱和脂肪酸多的油脂是液体,如麻油、花生油、豆油等[1]。

由于不同的脂肪与脂肪油各具有特定的物理化学性质,通过测定脂肪与脂肪油的相对密度、折光率和熔点等物理常数,以及酸值、皂化值、羟值和碘值等,可知其纯净程度、是否酸败和是否掺杂其他品种油脂。

《中国药典》自 1953 年版起附录收载脂肪与脂肪油测定法。《中国药典》2015 年版四部收载的脂肪与脂肪油测定法中包括:相对密度的测定、折光率的测定、熔点的测定、脂肪酸凝点的测定、酸值的测定、皂化值的测定、羟值的测定、碘值的测定、过氧化值的测定、加热试验、杂质、水分与挥发物。1953 年版还曾经收载过不皂化物测定。1953 年版和 1963 年版还曾经收载过酯价测定。《中国药典》2015 年版一部收载采用脂肪与脂肪油测定法测定的品种共有 11 个(详见 5-7),二部品种共有 10 个(详见表 5-8),四部品种共 39 个(详见表 5-9),其中一部分品种属于脂肪或脂肪油,另一部分不属于脂肪与脂肪油,仅参照脂肪油测定法测定酸值、碘值等。

表 5-7　《中国药典》2015 年版一部收录的采用脂肪与脂肪油测定的品种

品种名称	检查项目						备注
	相对密度	折光率	酸值	皂化值	羟值	碘值	
茶油	√	√	√	√		√	
香果脂			√	√		√	

品种名称	检查项目						备注
	相对密度	折光率	酸值	皂化值	羟值	碘值	
麻油	√	√	√	√		√	
蓖麻油			√	√		√	
虫白蜡			√	√		√	
苏合香			√	√			
松节油	√	√	√				挥发油
薄荷素油	√	√	√				挥发油
獾油擦剂		√	√				
紫花烧伤软膏			√	√			
康莱特软胶囊			√			√	

表 5-8 《中国药典》2015 年版二部收录的采用脂肪与脂肪油测定的品种

品种名称	检查项目						备注
	相对密度	折光率	酸值	皂化值	羟值	碘值	
十一烯酸	√	√				√	
壬苯醇醚			√				
苯甲醇	√	√	√				
维生素 A			√				
软皂			√			√	
鱼肝油			√				
鱼肝油酸钠注射液						√	
大豆油	√	√	√	√		√	
多烯酸乙酯	√	√	√			√	
多烯酸乙酯软胶囊			√				

表 5-9 《中国药典》2015 年版四部收录的采用脂肪与脂肪油测定的品种

品种名称	检查项目						
	折光率	相对密度	酸值	碘值	皂化值	羟值	过氧化值
十八醇			√	√	√	√	
十六十八醇			√	√	√	√	
十六醇			√	√	√	√	
三油酸山梨坦(司盘 85)			√	√	√	√	√
大豆油	√	√	√	√	√		
大豆油(供注射用)	√	√	√	√	√		
大豆磷脂 / 供注射用			√	√			√
山嵛酸甘油酯			√	√	√		√
月桂山梨坦(司盘 20)			√	√	√	√	
月桂酰聚氧乙烯(12)甘油酯			√	√	√	√	
月桂酰聚氧乙烯(32)甘油酯			√	√	√	√	
月桂酰聚氧乙烯(6)甘油酯			√	√	√	√	
月桂酰聚氧乙烯(8)甘油酯			√	√	√	√	√
巴西棕榈蜡			√	√	√		
可可脂	√	√	√	√	√		
白蜂蜡	√	√	√	√	√		

续表

品种名称	检查项目						
	折光率	相对密度	酸值	碘值	皂化值	羟值	过氧化值
羊毛脂			√	√	√		
油酰聚氧乙烯甘油酯	√	√	√	√	√	√	√
油酸乙酯	√	√	√	√	√		√
油酸山梨坦(司盘 80)			√	√	√	√	√
油酸钠							√
油酸聚氧乙烯酯	√		√	√	√	√	√
氢化大豆油			√				√
氢化蓖麻油			√	√	√	√	√
混合脂肪酸甘油酯(硬脂)			√	√	√	√	√
蛋黄卵磷脂			√	√	√		√
蛋黄卵磷脂(供注射用)			√	√	√		√
棕榈山梨坦(司盘 40)			√	√	√	√	√
硬脂山梨坦(司盘 60)			√	√	√	√	√
硬脂酸			√	√			
硬脂酸聚烃氧(40)酯			√		√	√	
聚山梨酯 20		√	√	√	√		√
聚山梨酯 40		√	√	√	√		√
聚山梨酯 60		√	√	√	√		√
聚山梨酯 80		√	√	√	√		√
聚山梨酯 80(供注射用)		√	√	√	√		√
聚氧乙烯(35)蓖麻油		√	√	√		√	√
精制玉米油	√	√	√	√	√		
橄榄油		√	√	√	√		

食用油脂中最主要的成分是脂肪酸,而且是以中、长链脂肪酸为主。脂肪酸包括饱和、不饱和及特殊脂肪酸,还有几何及位置异构体等,其生理作用按种类不同而异。因此,油脂的营养价值较大程度是取决于它的脂肪酸组成及配比。油脂中的不皂化物及种类对油脂的营养价值有较大的影响。不皂化物包括甾醇、三萜烯醇、4- 甲基甾醇、脂肪醇、维生素、烃及色素等物质[2]。另外,酯化值可直接反映油脂中酯键的数量。所以,脂肪与脂肪油的测定法除包括:相对密度的测定、折光率的测定、熔点的测定、脂肪酸凝点的测定、酸值的测定、皂化值的测定、羟值的测定、碘值的测定、过氧化值、加热试验、杂质、水分与挥发物外,还应增加甲氧基苯胺值、甾醇组成、脂肪酸组成的测定、不皂化物的测定、酯化值的测定等。

2　检测技术及方法

样品预处理　在测定前,液体供试品如果浑浊,应先置 50℃的水浴上加热,使完全熔化成澄清液体;加热后如仍显浑浊,可离心沉降或用干燥的保温滤器滤过使澄清,将得到的澄清液体搅匀,趁其尚未凝固,用附有滴管的称瓶或附有玻勺的称杯将下述各项检验所需的供试品分别称出。固体供试品应先在不高于其熔点 10℃的温度下熔化,离心沉降或滤过,再称取样品。但是进行杂质、水分与挥发物检查的供试品不应进行上述处理。

2.1 相对密度的测定

参见《中国药典》2015 年版通则 0601。

2.2 折光率的测定

参见《中国药典》2015 年版通则 0622。

2.3 熔点的测定

参见《中国药典》2015 年版通则 0612。

2.4 脂肪酸凝点的测定

2.4.1 概述

凝固点是物质凝固时的温度,《中国药典》称为凝点。在此温度下,液体会逐渐变成固体。不同的物质具有不同的凝固点,同一种物质的凝固点与压强有关。在对物质和产品的纯度进行考查时,凝固点是物质的重要理化参数,其值是物质或产品纯度的重要指征。对于纯物质来说,有一个固定的凝点,如水的凝点是 0℃。对脂肪酸来说,凝点的高低在一定条件下反映了脂肪酸的不饱和程度、分子量大小及种类数量。凝点越低,则表明油脂中所含脂肪酸的不饱和程度越高,或分子量越小,或种类越多。但该参数目前越来越多地被脂肪酸组成测定所取代。

时间 - 温度曲线法则是众多测量方法中测量凝点较为简便和准确的方法之一。它是物质某一点的温度随时间变化的曲线,对物质进行加热时,当加热块的温度高于物质温度,即温差为正值时,所测得的曲线为熔化曲线,反之,当温差为负值时,所测得的曲线即为凝固曲线。根据曲线来确定物质的凝点[3]。

2.4.2 基本原理

将供试品与氢氧化钾共热,经过皂化反应生成脂肪酸的钾盐和甘油,用硫酸酸化后,即析出脂肪酸。反应式如下:

$$
\begin{array}{ccc}
CH_2OOCR & & CH_2OH \\
| & & | \\
CH_2OOCR + 3KOH \longrightarrow & 3RCOOK + & CH_2OH \\
| & & | \\
CH_2OOCR & & CH_2OH
\end{array}
$$

$$2RCOOK + H_2SO_4 \longrightarrow 2RCOOH + K_2SO_4$$

析出的脂肪酸用新煮沸的水反复洗至中性,干燥,用于凝点的测定。

液体供试品在逐步冷却时,温度随时间均匀下降,开始凝固后,由于释放出凝固热而补偿热损失,则液 - 固两相保持共存的平衡温度不变,直至全部凝固后,温度再继续均匀下降。但在实际过程中有时会有过冷现象,即在晶体出现之前温度可能降至凝点以下,当结晶开始后,由于释放凝固热而使温度稍有回升,并在某一温度一段时间内保持不变,该温度即为脂肪酸的凝点[4]。

2.4.3 方法详解

2.4.3.1 仪器与试药

电热恒温干燥箱、烧杯(1000 ml、100 ml)、胶头滴管、电子天平、量筒(100 ml)、电炉、玻璃棒、氢氧化钾、甘油、硫酸、纯化水、无水乙醇、甲基橙指示液、冷却剂(试验温度在 0℃以上用水和冰;在 −20~0℃用盐和碎冰或雪)。

2.4.3.2　操作方法

(1) 脂肪酸的提取　具体方法详见《中国药典》2015 年版通则 0713。

(2) 凝点的测定　仪器装置和具体方法详见《中国药典》2015 年版通则 0613。

2.4.3.3　记录与结果判定

记录操作时的室温、介质(水或其他冷却液)以及重复测定 2 次的数据及其均值。

按各该药品项下规定限度的精度要求,对上述的均值进行修约,作为供试品的凝点;再根据各该药品标准"凝点"项下规定的范围,判定"符合规定"或"不符合规定"。

2.4.4　方法特点及适用性

本法适用于凝固点大于 −20℃的脂肪酸凝点的测定。

2.4.5　操作要点及注意事项

2.4.5.1　温度计要求

用于测定凝点的温度计应符合国家有关计量检定的要求,一般应采用 0.1℃刻度的温度计,也可采用 0.2℃刻度的温度计,但应根据该品种项下规定限度的精度要求来选用温度计。

2.4.5.2　固体供试品预处理方法

固体供试品在测试前微热熔融时,应注意不可用直火加热,防止局部过热造成部分分解。

2.4.5.3　取样量和搅拌速度的影响

取样过少或搅拌速度过快过慢,都可能影响测定结果,应予注意。

2.4.5.4　测定次数

凝点测定是以该物质受热至熔融时不分解为前提的,在制定质量标准凝点项目时,宜重复测定数次,以确认该品在微热熔融时不会分解。检验时应重复测定 2 次,报告 2 次测定结果的均值。

2.4.5.5　水分的影响

测定用的供试品必须充分干燥。因水分的存在能使凝点下降很多,一般可置五氧化二磷干燥器中干燥过夜。

2.4.5.6　重复性

重复测定 2 个结果的差不应超过 2.0℃[5]。

2.5　酸值的测定

2.5.1　概述

酸值又叫酸价,酸值的高低反映了游离脂肪酸的量,是评价脂肪或脂肪油品质的重要指标之一,酸值越大,则表明油品中所含酸性物质就越多。测定油脂酸值既可以评价油脂品质的好坏,又可以判断储藏期间品质的变化情况。油脂酸败的结果可导致酸值的增大。

酸值系指中和 1 g 脂肪、脂肪油或其他类似物质中含有的游离脂肪酸所需氢氧化钾的重量(mg),在测定时可采用氢氧化钠滴定液 (0.1 mol/L) 进行滴定。目前测定酸值的方法主要是酸碱滴定法,溶解供试品的溶剂有乙醚∶乙醇 =1∶1[6,7]、乙醚∶乙醇 =2∶1[8]、热乙醇[6]和 4- 甲基 -2- 戊酮[6],滴定液有氢氧化钠滴定液[6]、氢氧化钾滴定液[6,8]、氢氧化钾乙醇溶液[6] 和氢氧化钾异丙醇溶液[6],滴定终点判断分酚酞指示液法[6-8]和电位法[6]。《中国药典》2015 年版四部测定酸值的方法为酸碱滴定法,溶解供试品的溶剂为乙醚∶乙醇 =1∶1,滴定液为氢氧化钠滴定液,滴定终点判断指示剂用酚酞指示液。

337

2.5.2 基本原理

在滴定法测定油脂酸值的过程中,加入乙醚-乙醇混合溶液的主要作用是溶解、稀释油样,以扩大与碱液进行中和反应时的接触面积。乙醇具有亲水与亲油两重性,可促使油样与碱液的互溶性,即防止在滴定中因碱液与油样仅在两相界面进行反应而使中和反应缓慢、不彻底,同时又防止中和反应中生成的钠皂水解。当样品混合液中有足量乙醇,由于乙醇有极强的亲水性,样液中水的自由度降低,钠皂不易水解。

测定原理可用下述酸碱中和反应式表示:

$$RCOOH + NaOH \longrightarrow RCOONa + H_2O$$

每 1 ml 氢氧化钠滴定液(0.1 mol/L)含氢氧化钠 1×10^{-4} mol,与氢氧化钾 1×10^{-4} mol 相当,即与 56.1×10^{-4} g=5.61 mg 相当。

2.5.3 方法详解

2.5.3.1 仪器与试药

滴定管、锥形瓶、电子天平、胶头吸管、电热恒温水浴锅、铁架台、蝴蝶夹、乙醇、乙醚、氢氧化钠滴定液、酚酞指示液。

2.5.3.2 操作方法

具体方法详见《中国药典》2015 年版通则 0713。

2.5.4 方法特点及适用性

本方法操作简单,重现性较好。适用于脂肪和脂肪或其他类似物质的酸值测定。

2.5.5 操作要点及注意事项

(1)溶剂的处理 为避免乙醇、乙醚中酸性杂质的干扰,乙醇-乙醚混合溶剂临用前需用 0.1 mol/L 氢氧化钠滴定液调至微显粉红色。

(2)终点的确定 为避免空气中二氧化碳对终点的影响,规定粉红色持续 30 秒不退为终点。

(3)供试品的预处理 应予先加热回流 10 分钟或在真空干燥器中放置 24 小时后再按标准方法检查,避免因 CO_2 的存在而影响检查结果。

(4)防止沉淀析出 测定酸值小于 10 的油脂时,溶解供试品所用的醇-醚混合液中的乙醇宜改为无水乙醇,防止供试品溶液可能出现的析出问题。

(5)防止混浊产生 在使用乙醇-乙醚混合溶剂时,滴定过程中如出现混浊或分层,表明碱液带进的水量较多所致,此时应补加混合溶液以消除混浊。

(6)体积读数应准确 滴定酸值在 10 以下的油脂时,可用 10 ml 的半微量滴定管。

(7)如果所用氢氧化钠滴定液(0.1 mol/L)的浓度不恰为 0.1000 mol/L 时,应乘以 F 值(滴定液实际浓度 /0.1000)。

2.6 皂化值的测定

2.6.1 概述

油脂是各种高级脂肪酸甘油酯的混合物,分子中含有酯键,可以和碱发生皂化反应。皂化值系指中和并皂化 1 g 脂肪、脂肪油或其他类似物质中含有的游离酸类和酯类所需氢氧化钾的重量(mg)。它实质是指同氢氧化钾进行皂化反应的能力。供试品与乙醇制氢氧化钾共热,除发生皂化反应外,还与其中的游离脂肪酸发生中和反应,因此皂化值还包括与游离脂肪酸的反应氢氧化钾的量。皂化值一定时,酸值越低,油脂中的游离脂肪酸越少,酯类含量越高。油脂中游离脂肪酸和甘油酯的含量越高,则皂化值越大,消耗碱的能力就越强。

皂化值的测定被历版药典收载,《中国药典》1953 年版与《中国药典》1963 年版二部以名称皂化价测定法收载,定义为:脂肪、脂肪油、挥发油、蜡、树脂或其他类似有机物 1 g 中含有的游离脂肪酸类中和与酯类皂化需要氢氧化钾的 mg 数。以后的历版药典均定义为:中和并皂化 1 g 脂肪、脂肪油或其他类似物质中含有的游离酸类和酯类所需氢氧化钾的重量(mg)。测定方法均采用氢氧化钾乙醇溶液皂化,然后用盐酸溶液滴定剩余氢氧化钾的方法,指示剂均为酚酞指示液。曾正策等报道[9]采用电位滴定法测定油脂的皂化值,不仅有效避免了传统指示剂法由于样品本身颜色对终点判定的干扰,提高测定结果的精密度和准确度,而且充分利用了自动电位滴定仪可以识别多个终点和高灵敏度的特点完成传统指示剂法无法实现的终点判定,免做空白试验,不用精确加入氢氧化钾乙醇溶液,简化了操作过程,减小了由操作带来的误差。

2.6.2 基本原理

皂化值是测定油脂中游离脂肪酸和甘油酯的含量,在回流条件下将样品和氢氧化钾 - 乙醇溶液一起煮沸,然后用标定的盐酸溶液滴定过量的氢氧化钾。

每 1 ml 盐酸滴定液(0.5 mol/L)含盐酸 5×10^{-4} mol,与氢氧化钾 5×10^{-4} mol 相当,即与 $56.1 \times 5 \times 10^{-4}$ g=28.05 mg 相当。

2.6.3 方法详解

2.6.3.1 仪器与试剂

滴定管、锥形瓶、电子天平、胶头吸管、电热恒温水浴锅、回流冷凝装置、铁架台、蝴蝶夹、乙醇、乙醇制氢氧化钾滴定液、盐酸滴定液、酚酞指示液。

2.6.3.2 操作方法和注意事项

具体方法详见《中国药典》2015 年版通则 0713。

如所用盐酸滴定液(0.5 mol/L)的浓度不恰为 0.5000 mol/L 时,(B–A)的数值应乘以 F 值(滴定液实际浓度 /0.5000)。

皂化值属定量性质的限度试验,应平行测定 2 份,相对偏差不超过 0.3%。

2.6.4 方法特点及适用性

本方法操作简单,重现性较好。适用于脂肪和脂肪油皂化值或其他类似物质的测定。不适于含无机酸的产品。

2.7 羟值的测定

2.7.1 概述

1879 年,利伯曼首先提出用乙酰化法测定有机物的羟基,是公认的标准方法。此后,各国学者在这方面继续做了许多工作,费利芝在吡啶存在下,用高氯酸作催化剂,伊尔娜用此法测定几种不同来源的脂肪醇,郎维宽又用该法测定环己醇,并对酰化剂中催化剂的含量、酰化时间对测定结果的影响进行了试验,获得最佳的条件。然而,该法使许多高分子量醇、氧化烯烃加合醇及复杂混合物经常出现偏差和矛盾,同时分析周期太长。为了解决这些问题,乔尔登提出在乙酸乙酯存在下,用高氯酸做催化剂乙酰化羟基的方法,得到较满意的结果。乔氏把它称之为酸催化乙酰化法[10]。《中国药典》2015 年版四部采用对甲苯磺酸 - 醋酐法测定油脂的羟值。

羟值系指供试品 1 g 中含有的羟基,经用药典规定的方法酰化后,所需氢氧化钾的重量(mg)。

羟值是表征多醇化合物性质的重要参数。羟值越大,代表分子中的羟基越多。

2.7.2　基本原理

供试品中的羟基与醋酐发生乙酰化反应,生成醋酸,过量的醋酐在水的作用下转化为醋酸,分别用氢氧化钾滴定液滴定供试品和空白试样中的醋酸,计算可得到羟值。

在对甲苯磺酸催化剂的作用下,用乙酸乙酯作溶剂,醋酐与多元醇化合物中的羟基定量反应,生成醋酸,过量的醋酐在反应完成后经水解为醋酸,用氢氧化钾滴定液滴定酰化反应生成的醋酸、醋酐水解生成的醋酸、供试品中的游离脂肪酸和对甲苯磺酸。在乙酰化后所要加入的吡啶水溶液是为了使过量的醋酐水解成醋酸并使溶液澄明。

反应式如下:

$$-\overset{|}{\underset{|}{C}}-OH+(CH_3CO)_2O \xrightarrow[\triangle]{催化} -\overset{|}{\underset{|}{C}}-OCOCH_3+CH_3COOH$$

$$(CH_3CO)_2O+H_2O \longrightarrow 2CH_3COOH$$

$$H^++OH^- \longrightarrow H_2O$$

用氢氧化钾滴定液滴定酰化反应和醋酐水解生成的醋酸、供试品中的游离脂肪酸和对甲苯磺酸,消耗滴定液的毫升数为 A,空白试验所得酰化剂(醋酐和对甲苯磺酸)消耗的滴定液的毫升数为 B,每 1 ml 氢氧化钾滴定液(1 mol/L)含氢氧化钾 56.1 mg。供试品实验消耗的滴定液(1 mol/L)的毫升数 A 中,其中有部分为游离脂肪酸所消耗,其毫升数设为 C,则羟基酰化后减少消耗的滴定液的毫升数为 $A-C$。根据羟值的定义按下式计算:

$$供试品的羟值 = \frac{[B-(A-C)] \times 56.1}{W} = \frac{(B-A) \times 56.1}{W} + \frac{C \times 56.1}{W}$$

$$= \frac{(B-A) \times 56.1}{W} + D$$

式中 D 为供试品的酸值

2.7.3　方法详解

2.7.3.1　仪器与试剂

滴定管、锥形瓶、电子天平、胶头吸管、电热恒温水浴锅、铁架台、蝴蝶夹、水、乙酸乙酯、醋酐、吡啶、酚酞指示液、对甲苯磺酸、甲酚红 - 麝香草酚蓝混合指示液、氢氧化钾(或氢氧化钠)滴定液。

2.7.3.2　操作方法

具体方法详见《中国药典》2015 年版通则 0713。

2.7.4　方法特点及适用性

本方法操作简单,重现性较好。适用于脂肪和脂肪油羟值或其他类似物质的测定。

2.7.5　操作要点及注意事项

(1) 酰化瓶密闭性的影响　酰化瓶磨口一定要严密,否则结果偏低。

(2) 酰化温度的影响　加热系统温控要准确,否则影响分析结果。

(3) 如所用氢氧化钾(或氢氧化钠)滴定液(1 mol/L)的浓度不恰为 1.0000 mol/L 时,$(B-A)$ 的数值应乘以 F 值(滴定液实际浓度 /1.0000)。

(4) 应平行测定 2 份,相对偏差不超过 0.3%。

2.8 碘值的测定

2.8.1 概述

碘值系指 100 g 脂肪、脂肪油或其他类似物质，当充分卤化时所需的碘量（g）。

碘值表示油脂的不饱和程度，是鉴别油脂的一个重要参数。碘值越高，表明不饱和脂肪酸的含量越高。一般油脂都含有不饱和脂肪酸，只是种类和数量不同。目前，广泛采用的测定油脂不饱和程度的简便方法就是利用卤素对双键的加成作用的碘值法。

2.8.2 基本原理

不饱和脂肪酸碳链上含有不饱和键，可与卤素（Cl_2、Br_2、I_2）进行加成反应。不饱和键数目越多，反应所需卤素量也越多。氯和溴的加成反应快，但常有取代和氧化等副反应。碘与不饱和双键发生加成反应，剩余的碘用标准硫代硫酸钠溶液进行滴定，再进行换算。但碘的加成反应很慢，此测定过程需进行 30 分钟以上才能完成[11]。为提高碘加成反应速度，李建成[12]等采用醋酸汞作催化剂，但醋酸汞有毒且价格昂贵，杨丽等采用醋酸镁作催化剂，使碘值的测定能在短时间内完成[13]。赵建辉报道[14]用气相色谱法测定脂肪酸的碘值。《中国药典》2015 年版四部采用溴化碘法测定油脂的羟基值。溴化碘的一部分与油脂的不饱和脂肪酸起加成作用，剩余部分与碘化钾作用，放出的碘用硫代硫酸钠滴定。溴化碘稳定，测定的结果接近理论值。

反应式如下：

$$\overset{\diagdown}{\diagup}C=C\overset{\diagup}{\diagdown} \xrightarrow{\ IBr\ } \overset{\diagdown}{\diagup}\underset{Br}{\overset{|}{C}}-\underset{I}{\overset{|}{C}}\overset{\diagup}{\diagdown}$$

$$IBr+I^- \longrightarrow I_2+Br^-$$

$$2S_2O_3^- + I_2 \longrightarrow 2I^- + S_4O_6^-$$

每 1 ml 硫代硫酸钠滴定液（0.1 mol/L）含硫代硫酸钠 1×10^{-4} mol，与碘（I）1×10^{-4} mol 相当，即与 126.9×10^{-4} g 相当。根据碘值定义按下式计算：

$$供试品的碘值 = \frac{(B-A) \times 0.01269}{W} \times 100 = \frac{(B-A) \times 1.269}{W}$$

2.8.3 方法详解

2.8.3.1 仪器与试剂

滴定管、碘瓶、电子天平、胶头吸管、铁架台、蝴蝶夹、大肚吸管、水、三氯甲烷、溴、碘、冰醋酸、碘化钾、硫代硫酸钠滴定液、淀粉指示液。

2.8.3.2 操作方法

具体方法详见《中国药典》2015 年版通则 0713。

2.8.4 方法特点及适用性

本方法操作简单，重现性较好。适用于脂肪和脂肪油碘值或其他类似物质的测定。

2.8.5 操作要点及注意事项

（1）碘化钾试液的影响　碘化钾试液必须用新配制的。新配制的碘化钾试液呈无色，当在光线的作用下氧化生成黄色游离碘时将会影响碘值的测定。

（2）淀粉指示剂的影响　在用 0.1 mol/L 硫代硫酸钠滴定液滴定时，淀粉指示剂不宜加得过早，要在黄色将近消失时加入淀粉指示剂，否则影响碘值，另外，淀粉指示剂宜现配现用，配制时间长，灵敏度降低。

（3）振荡方式 将近滴定终点时,应用力振荡,如振荡不够,CHCl₃层会出现紫或红色,此时应用力振荡,使碘进入水层。

（4）滴定终点的判断 滴定完毕放置一些时间后,溶液应返回蓝色,否则表示滴定过量,这是由于空气氧化I⁻所引起的。如果溶液未变蓝,说明I⁻被空气氧化成I₂后,继续与Na₂S₂O₃发生反应,而不与淀粉反应生成蓝色,即Na₂S₂O₃过量。

（5）溴化碘溶液的配制 具体方法详见《中国药典》2015年版通则0713中的附注。

（6）如所用硫代硫酸钠滴定液(0.1 mol/L)的浓度不恰为0.1000 mol/L时,($B-A$)的数值应乘以F值(滴定液实际浓度/0.1000)。

（7）碘值属定量性质的限度试验,应平行测定2份,相对偏差不超过0.3%。

2.9 过氧化值的测定

2.9.1 概述

油脂是一分子甘油和三分子脂肪酸化合而成的甘油酯。多数油脂中含有不饱和脂肪酸,不饱和脂肪酸在一定的环境条件下,容易被过氧化物氧化使油脂酸败,不耐储藏。因此,过氧化物是油脂初期氧化程度的标志。过氧化值是衡量油脂酸败程度、确定油脂是否符合国家标准的常用理化指标,它的测定具有重要意义。目前常用的过氧化值的测定方法有两种,分别是碘量法和氧量法,两者均被《中国药典》2015年版四部收载,碘量法收载于通则2303酸败度测定法项下,它的定义是:油脂中过氧化物与碘化钾作用,生成游离碘的百分数。氧量法收载于通则0713脂肪与脂肪油测定法项下,它的定义是:每1000 g供试品中含有的其氧化能力与一定量的氧相当的过氧化物量。

2.9.2 基本原理

过氧化值系指每1000 g供试品含有的其氧化能力与一定量的氧相当的过氧化物的量。以毫克摩尔数表示。

油脂过氧化物把I⁻氧化为单质碘:$ROOH+2I⁻+2H⁺→ROH+I_2+H_2O$,$I_2$使淀粉显蓝色。然后用硫代硫酸钠溶液滴定,把$I_2$还原成I⁻:$2S_2O_3^-+I_2→2I⁻+S_4O_6^-$,达到滴定终点时,蓝色褪去,从而根据析出碘量计算过氧化值,以活性氧毫克摩尔(meq/kg)表示。

2.9.3 方法详解

2.9.3.1 仪器与试剂

滴定管、碘瓶、电子天平、胶头吸管、铁架台、蝴蝶夹、大肚吸管、水、三氯甲烷、冰醋酸、碘化钾、硫代硫酸钠滴定液、淀粉指示液。

2.9.3.2 操作方法

具体方法详见《中国药典》2015年版通则0713。

2.9.4 方法特点及适用性

本方法操作简单,重现性较好。适用于脂肪和脂肪油过氧化值或其他类似物质的测定。

2.9.5 操作要点及注意事项

（1）环境中氧气的影响 氧与油脂接触,能加快油脂氧化,使油脂过氧化值测定结果偏高,因此,在过氧化值测定中使用的所有试剂和水中都尽量减少溶解氧,使用的蒸馏水要新煮沸去氧并冷却,碘化钾饱和溶液要求现配现用,被测定的油脂样品不能长时间的暴露在空气中,油脂样品称量后要立即测定。

(2) 温度的影响　温度越高,油脂氧化速度越快,测定结果也就越高。

(3) 水的作用　反应结束后应立即加水稀释并用硫代硫酸钠滴定,加入水的作用是终止过氧化物对碘化钾的氧化反应,也为后面的滴定提供一个滴定环境。

(4) 滴定速度的影响　在滴定过程中,滴定速度对测定结果也有一定的影响,滴定耗费的时间越长,测定结果越高。

(5) 振摇强度的影响　由于碘的挥发性和 I⁻ 的还原性,如果剧烈且频繁地振摇碘量瓶,会影响测定结果,因此需要缓缓地振摇碘量瓶。在用硫代硫酸钠溶液滴定的过程中,由于三氯甲烷在水相的底部,溶剂和滴定液需要充分混合,因此需要适当用力振荡。

(6) 淀粉指示剂的加入时机　淀粉指示剂必须在临近终点时加入,若加入过早,大量的碘分子与淀粉结合成蓝色物质,这一部分不容易与硫代硫酸钠反应,使测定产生负偏差。

(7) 试剂的影响　碘化钾试液要按 0.5 ml 精密加入,振摇力度和萃取时间也要严格控制一致,并且所用溶剂要用同一批,以消除系统误差。

(8) 操作时间的影响　加入碘化钾试液后一定要严格按照标准要求操作,时间过长或过短都会对结果产生影响,因为不只是过氧化物对碘化钾有氧化作用,还有其他的因素对碘化钾也有氧化的作用,比如空气中的氧、光线等。时间过长,容易造成其他因素的干扰,使结果偏高,时间过短,则可能会让过氧化物没有充足的时间氧化碘化钾,造成结果偏低。

(9) 如所用硫代硫酸钠滴定液(0.01 mol/L)的浓度不恰为 0.0100 mol/L 时,($A-B$)的数值应乘以 F 值(滴定液实际浓度 /0.0100)。

2.10　加热试验

2.10.1　概述

油脂分子由脂肪酸与甘油组成,如果组成油脂分子的三个脂肪酸相同,则称为单三酰甘油,否则称为混三酰甘油,组成油脂的脂肪酸一般都是含偶数碳原子的直链羧酸,其中有饱和脂肪酸,也有不饱和脂肪酸。饱和脂肪酸性质稳定,不饱和脂肪酸性质不稳定。油脂来源于动植物,具有自然属性,除了含有脂肪酸甘油酯外,还可能含磷脂、胆固醇、挥发油等脂溶性成分,由于不同成分具有不同的热敏性,因此,通过加热实验,可以判断油脂的种类和纯度及其稳定性。

2.10.2　基本原理

磷脂及不稳定有机杂质在高温条件下,能转化成褐色或黑色悬浮物,不饱和脂肪酸受热会促使其被氧化,变成有色物质。

2.10.3　方法详解

2.10.3.1　仪器与试剂

烧杯(100 ml)、砂浴、温度计、电炉。

2.10.3.2　操作方法

具体方法详见《中国药典》2015 年版通则 0713。

2.10.4　方法特点及适用性

本方法操作简单。适用于脂肪和脂肪油的加热试验。

2.10.5 操作要点及注意事项

温度计应符合国家有关计量的规定。

2.11 杂质

2.11.1 概述

油脂来源于动植物,具有自然属性,除了含有脂肪酸甘油酯和动植物自身的一些异物外,在加工储藏过程中还可能带来杂质。杂质分机械杂质和胶溶性杂质两类。机械杂质是指在生产或储存过程中混入油脂中的泥沙、料坯粉末、纤维、草屑及其他固态杂质,这类杂质不溶于油脂。胶溶性杂质以极小的微粒状态分散在油中,与油一起形成胶体溶液,主要包括磷脂、蛋白质、糖类、树脂和黏液等。

2.11.2 基本原理

油脂可溶于石油醚(60~90℃),而杂质则不溶解。通过用石油醚(60~90℃)溶解油脂,即可获得残渣,该残渣即是杂质。

2.11.3 方法详解

2.11.3.1 仪器与试剂

电子天平、锥形瓶(100 ml)、电热恒温干燥箱、干燥器、胶头滴管、量筒(50 ml)、垂熔玻璃坩埚、石油醚(60~90℃)。

2.11.3.2 操作方法

具体方法详见《中国药典》2015年版通则0713。

2.11.4 方法特点及适用性

本方法操作简单。适用于脂肪和脂肪油的杂质检查试验。

2.11.5 操作要点及注意事项

(1)供试品测定杂质前不应作任何处理。

(2)在105℃干燥前应将残留的石油醚挥尽。

2.12 水分与挥发物

2.12.1 概述

油脂来源于动植物,具有自然属性,除了含有脂肪酸甘油酯外,还可能含有一些挥发物和水,水的存在可促使其酸败变质,需要进行限量控制,挥发物属于杂质也需要进行限量控制。

2.12.2 基本原理

水的沸点是100℃,挥发物具有挥发性,105℃干燥可将挥发物和水除去,减失的重量即为水分及挥发物含量。

2.12.3 方法详解

2.12.3.1 仪器与试剂

电子天平、扁形称量瓶、胶头滴管、电热恒温干燥箱、干燥器。

2.12.3.2 操作方法

具体方法详见《中国药典》2015年版通则0713。

2.12.4 方法特点及适用性

本方法操作简单。适用于脂肪和脂肪油的水分与挥发物检查试验。

3　国内外相关技术方法对比

国外药典中，《美国药典》39 版、《欧洲药典》9.0 版、《英国药典》2016 版、《日本药局方》17 版等均收载了脂肪与脂肪油测定法，但各有差异，它们与《中国药典》的主要区别详见表 5-10 和表 5-11。

表 5-10　《中国药典》收载的脂肪与脂肪油测定法中的检查方法与国外药典的比较

	测定项目、方法与适用范围
ChP 2015	1. 相对密度、折光率、熔点的测定 2. 脂肪酸凝点的测定 3. 酸值的测定：采用氢氧化钠滴定法 供试品取样量：

酸值	称重 /g	酸值	称重 /g
0.5	10	100	1
1	5	200	0.5
10	4	300	0.4
50	2		

4. 皂化值的测定：将油脂在加热条件下与一定量过量的氢氧化钾乙醇溶液进行皂化反应。剩余的氢氧化钾以酸标准溶液进行反滴定。并同时做空白试验，求得皂化油脂耗用的氢氧化钾量，并计算皂化值

取样量为，约相当于 250/ 供试品的最大皂化值

5. 羟值的测定：基于酰化法，样品中的羟基与酸酐定量酰化反应，生成酯和酸，过量的酸酐水解成酸后，用碱标准溶液滴定。利用做空白试验和酸值，求得羟值

酰化试剂：对甲苯磺酸 - 乙酸乙酯 - 醋酐混合溶液，配好放置 3 日后用

供试品取样量：

羟值	称重 /g	羟值	称重 /g
10~100	2.0	200~250	0.75
100~150	1.5	250~300	0.60
150~200	1.0		

6. 碘值的测定：利用脂肪的卤化反应，用硫代硫酸钠滴定过量的溴化钾与碘化钾反应放出的碘，以求出与脂肪加成的碘量

取样量：约相当于 25/ 供试品的最大碘值

7. 过氧化值的测定：用硫代硫酸钠滴定过氧化物与碘化钾反应放出的碘，扣除空白，求得过氧化值

8. 加热实验、杂质、水分与挥发物

9. 酸值、皂化值和碘值的测定适用于脂肪、脂肪油及类似物

USP 39 [15]	1. 密度、熔点的测定 2. 酸值的测定： 方法一，供试品 10 g 溶于 50 ml 乙醇和乙醚等体积混合溶液中；方法二，取供试品（取样量如下所示）溶于 125 ml 异丙醇和甲苯等体积混合溶液中，其他操作方法同《中国药典》

续表

测定项目、方法与适用范围

USP 39[15]

酸值	称重/g	酸值	称重/g
0~1	20	15~74.9	0.5
1~4	10	≥75.0	0.1
4~15	2.5		

3. 皂化值的测定:方法同《中国药典》。取样量为 1.5~2 g

4. 羟值的测定:同《中国药典》

酰化试剂:吡啶 - 乙酸乙酯 - 醋酐混合溶液,临用前配制

取样量:

羟值	称重/g	羟值	称重/g
150~200	1.5	250~350	1.0
200~250	1.25	300~350	0.75

5. 碘值的测定:

方法 1:采用哈纳斯(Hanus)法,同《中国药典》

取样量:

碘值	称重/g	碘值	称重/g
<5	3.0	51~100	0.2
5~20	1.0	101~150	0.13
21~50	0.4	151~200	0.1

方法 2:需熔融样品(熔融温度不应超过样品熔点温度的 10℃以上),称样温度需控制在 68~71℃之间,溶液使用环己烷和冰醋酸的混合物(1:1),用硫代硫酸钠滴定过量的氯酸钾与碘化钾反应放出的碘,以求出与脂肪加成的碘量

6. 过氧化值的测定:用硫代硫酸钠滴定的过氧化物与碘化钾反应放出的碘,扣除空白,求得过氧化值

7. 不皂化物、酯化值、脂肪酸的固化温度、脂肪酸的成分、脂肪油中水和沉淀、茴香胺值、总氧值

8. 适用于脂肪、脂肪油、蜡、树脂、香脂及类似物

EP 9.0[16]

1. 酸值的测定:方法同《中国药典》,但溶剂为 50 ml 乙醇和石油醚等体积混合溶液,取样量为 10.00 g

2. 羟值的测定:

A 法:氢氧化钾滴定法

B 法:使用高氯酸滴定法,结晶紫为指示剂

取样量:

羟值	称重/g	羟值	称重/g
10~100	2.0	250~300	0.6 or 1.2
100~150	1.5	300~350	1.0
150~200	1.0	350~700	0.75
200~250	0.75	700~950	0.5

测定项目、方法与适用范围

EP 9.0[16]

3. 碘值的测定:

A 法:同《中国药典》

取样量:

碘值	称重 /g	碘值	称重 /g
<20	1.0	60~100	0.25~0.15
20~60	0.5~0.25	>100	0.15~0.10

B 法:同《美国药典》方法 2

取样量:

碘值	称重 /g(相当于 150% 的 ICl)	称重 /g(相当于 100% 的 ICl)	ICl 溶液的体积 /ml
<3	10	10	25
3	8.4613	10.5760	25
5	5.0770	6.3460	25
10	2.5384	3.1730	20
20	0.8461	1.5865	20
40	0.6461	0.7935	20
60	0.4321	0.5288	20
80	0.3173	0.3966	20
100	0.2538	0.3173	20
120	0.2115	0.2644	20
140	0.1813	0.2266	20
160	0.1587	0.1983	20
180	0.1410	0.1762	20
200	0.1269	0.1586	20

4. 皂化值的测定:同《中国药典》

取样量:

羟值	称重 /g	羟值	称重 /g
<3	20	60~100	3~5
3~10	12~15	100~250	2.5~3
10~40	8~12	200~300	1~2
40~60	5~8	300~400	0.5~1

5. 过氧化值、不皂化物的测定

BP 2016[17]

同 EP 9.0

JP 17[18]

1. 熔点的测定

2. 脂肪凝点的测定:同《中国药典》

3. 密度的测定:包括常温下是液体和固体两项

4. 酸值、皂化值、羟值的测定同《中国药典》

续表

测定项目、方法与适用范围

JP 17[18]

酸值测定取样量

酸值	称重 /g	酸值	称重 /g
<5	20	30~100	2.5
5~15	10	>100	1.0
15~30	5		

皂化值取样量:1~2 g;羟值取样量:1 g

5. 碘值的测定:采用韦氏(Wijs)法测定

韦氏试剂(Wijs TS):称取三氯化碘 7.9 g 和碘 8.9 g,用醋酸分别溶解后,混匀,并加醋酸使成 1000 ml

碘值测定取样量

碘值	称重 /g	碘值	称重 /g
<30	1.0	50~100	0.3
30~50	0.6	>100	0.2

6. 不皂化物、酯化值的测定

7. 适用于脂肪、脂肪油、脂肪酸、高级醇以及相关化合物

表 5-11　中国药典与国外药典在检测项目上的比较

项目	ChP 2015 通则 0713	USP 39 通则〈401〉	BP 2016/EP 9.0	JP 17 1.13 附录
供试品预处理	√	√	/	√
相对密度	√	√	2.2.5	√
折光率	√	/	2.2.6	/
熔点	√	√	2.2.14	√
脂肪酸凝点	√	√	/	√
旋光度	/	/	2.2.7	/
凝点	/	/	2.2.18	/
吸光度	/	/	2.2.25	/
乙醇中的溶解度	/	/	2.8.10	/
黏度	/	/	2.2.8	/
酸值	√	两种方法	2.5.1	√
皂化值	√	√	2.5.6	√
酯化值	/	√	/	√
羟值	√	√	2.5.3 两种方法	√
碘值	√	两种方法	2.5.4 两种方法	√
过氧化值	√	√	2.5.5 两种方法	/
甲氧基苯胺值	/	√	2.2.36	/
总氧化值	/	√	/	/

续表

项目	ChP 2015 通则 0713	USP 39 通则〈401〉	BP 2016/EP 9.0	JP 17 1.13 附录
不皂化物	/	√	2.5.7	
加热试验	√	/	/	/
杂质	√	/	/	/
脂肪油中碱性杂质	/	/	2.4.19	/
精炼由中杂质酯	/	/	2.8.6	/
水分与挥发物	√	不挥发油中水分和沉积物	2.5.32	/
脂肪酸组成	/	√	2.4.22 三种方法	/
ω-3 脂肪酸的测定和分类	/	√	2.4.29	/
甾醇组成	/	√	2.4.23	/
微量元素测定	/	镉 铜 铁 铅 镍 砷 汞	镍(2.4.31) 镉(2.4.27)等	/

注:√:收载;/:未收载;2.2.5:收载的章节编号

参考文献

[1] 倪沛洲. 有机化学第 6 版[M]. 北京:人民卫生出版社,2010:392-393.

[2] 李永和. 对食用油脂营养价值的新认识[J]. 中国油脂,22(4):13-15.

[3] 王武俊. 凝固点测定方法的评述[J]. 中国石油和化工标准与质量,2013,13:74.

[4] 中国药品生物制品检定所. 中国药品检验标准操作规范[M]. 北京:中国医药科技出版社,2010:163.

[5] GB510-83. 石油产品凝点测定法[S].

[6] GB/T5530-2005. 动植物油脂酸值和酸度测定[S].

[7] SN/T0801·19-1999. 进出口动植物油脂游离脂肪酸和酸价检验方法[S].

[8] GB/T5009·37-2003. 食用植物油卫生标准的分析方法[S].

[9] 曾正策,苏军,吴昊. 自动电位滴定法测定油脂皂化值[J]. 中国油脂,36(10):67-69.

[10] 曾昭薰. 醇类羟值的快速测定[J]. 日用化学工业,1980(2):34-35.

[11] GB/T5532—2008. 动植物油脂碘值的测定[S].

[12] 李建成,姚乐娴. 测定油脂碘价的快速 Wijs(韦氏)法[J]. 日用化学工业,1986(2):38.

[13] 杨丽,纪东彬,薛敦辉,等. 食用油脂碘值快速测定方法探究[J]. 粮油食品科技,22(2):61-63.

[14] 赵建辉. 气相色谱法测定脂肪酸碘值的探讨[J]. 陕西粮油科技,20(4):49-52.

[15] USP 39-NF 34 [S]. M. Fat and Fixed Oil.

[16] EP 9.0 [S]. M. Acid Value,Ester Value,Hydroxyl value,Iodine Value,Unsaponifiable Matter,Peroxide Value,Saponification Value.

[17] BP 2017 [S]. M. Appendix XI B~H. Acid Value,Ester Value,Hydroxyl value,Iodine Value,Unsaponifiable Matter,Peroxide Value,Saponification Value.

[18] JP 17.0 [S]. M. Fats and Fatty Oils Test.

起草人:段吉平(河北省药品检验研究院)

审核人:冯 丽(河北省药品检验研究院)

第六节 蛋白质含量测定法(通则 0731)

1 概述

蛋白质是生物体内最重要的生物大分子之一,英文名称叫作 protein(源自希腊字 proteios,意为第一重要的)。蛋白质分布广泛,几乎所有的器官组织都含有蛋白质。尽管蛋白质种类繁多,结构和功能各异,但元素组成类似,主要有碳(50%~55%)、氢(6%~7%)、氧(19%~24%)、氮(13%~19%)和硫(0%~4%)组成。有些蛋白质还含有少量磷或金属元素铁、铜、锌、锰、钴和钼等,个别蛋白质还含有碘[1]。

组成蛋白质的基本单位为氨基酸。氨基酸可通过肽键相连成肽。肽键是一分子氨基酸的 α- 羧基和一分子氨基酸的 α- 氨基脱水缩合形成的酰胺键,即—CO—NH—。例如一分子甘氨酸的 α- 氨基和 1 分子甘氨酸的 α- 羧基脱去一分子水,缩合成甘氨酰甘氨酸(图 5-5)。肽链中的氨基酸分子因脱水缩合而基团不全,被称为氨基酸残基(residue)。通常把几个至十几个氨基酸残基的肽链统称为寡肽(oligopeptide),而更长的肽链称为多肽(polypeptide)[2]。蛋白质就是由许多氨基酸残基组成的多肽链。

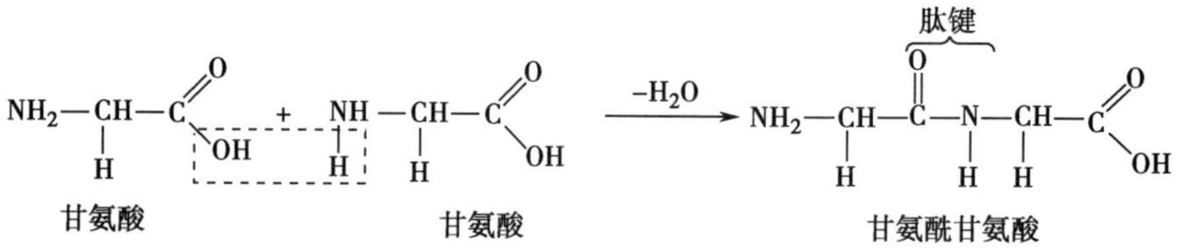

图 5-5 肽与肽键

每种蛋白质都有其一定的氨基酸比例组成、氨基酸排列顺序及肽链空间的特定排布位置。氨基酸的排列顺序决定蛋白质的一级结构。多肽链的局部主链构象为蛋白质二级机构,主要为 α- 螺旋、β- 折叠、β- 转角和无规则卷曲,以氢键维持其稳定性。三级结构是指多肽链主链和侧链的全部原子的空间排布位置,其形成和稳定主要靠次级键。四级结构是指蛋白质亚基之间的缔合,主要也靠次级键维系[2]。

蛋白质分子除两端的氨基和羧基可解离外,氨基酸残基侧链中某些基团在一定的溶液 pH 条件下都可解离成带负电荷或正电荷的基团,即蛋白质具有两性电离性质;蛋白质分子量从 1×10^7~1×10^9,其分子的直径为 1~100 nm,在胶粒范围之内,因此蛋白质也具有胶体性质;在某些物理和化学因素作用下,蛋白质的特定空间构象被破坏,从而导致其理化性质的改变和生物活性的丧失,为蛋白质的变性。一般认为蛋白质的变性主要发生在二硫键和非共价键的破坏,不涉及一级结构中氨基酸序列的改变[2]。

《中国药典》2015 年版四部收载的蛋白质含量测定法包括常见的六种方法。国外药典中,《美国药典》38 版《欧洲药典》8.6 版《英国药典》2015 版和《日本药局方》16 版均收载了蛋白质含量测定法,三者内容基本一致,除囊括了《中国药典》2015 年版收载的六种方法外还收载了荧光法[3-6]。值得注意的是,通过紫外 - 可见分光光度法测定吸光度值的方法,测定结果不仅反映蛋白质含量的多少,还和蛋白质的氨基酸组成、序列、是否存在糖基化等有关。

本文所讨论的各种方法测定的均为供试品中的蛋白质总量。此外,采用生物质谱技术可以实现对特定或单个蛋白质的定性和定量。

2 检测技术及方法

2.1 凯氏氮测定法

2.1.1 基本原理

蛋白质的平均含氮量为 16%,这是蛋白质的元素组成的一个特点,也是凯氏氮测定法测定蛋白质含量的计算基础:蛋白质含量 = 蛋白氮 × 6.25,式中 6.25,即 16% 的倒数,为 1 g 氮代表的蛋白质含量(g)。因此,本法是把氮分析作为蛋白质测定的一种手段,通过凯氏氮测定法测定含氮量,再以含氮量乘以换算系数间接得到蛋白质含量。凯氏氮测定法原理详见本章第二节氮测定法相关部分。

例如,生物制品中总氮和非蛋白氮测定后,由含氮量换算成蛋白质的系数均为 6.25。但换算系数会因供试品的不同蛋白质结构差异会有所差别,不同来源供试品的蛋白质换算系数见表 5-12[7]。国外药典[3-6]规定需要将供试品与已知氮含量的蛋白质比较来计算供试品中的蛋白质含量,这种已知氮含量的蛋白质含量则是通过化学结构获得或利用合适的对照品计算得到。

表 5-12 不同来源供试品的换算系数

供试品	换算系数	供试品	换算系数
纯乳及纯乳制品	6.38	大豆及其粗加工制品	5.71
面粉	5.70	大豆蛋白制品	6.25
玉米、高粱	6.24	肉与肉制品	6.25
花生	5.46	大麦、小米、燕麦、裸麦	5.83
大米	5.95	芝麻、向日葵	5.30

本法供试品中含氮的其他物质的存在会干扰蛋白质的测定,如无机含氮物质,有机非蛋白质含氮物质如游离氨基酸等。这种情况下,需通过钨酸沉淀法或三氯醋酸沉淀法将蛋白质沉淀,再将剩余非蛋白氮部分进行定氮测定,得到非蛋白氮量。按下式计算供试品中蛋白质含量:

$$蛋白质含量 = (总氮量 - 非蛋白氮量) \times 换算系数$$

钨酸或三氯醋酸沉淀蛋白质主要基于以下几个方面的作用:在酸性条件下与蛋白质形成不溶性盐;作为蛋白质变性剂使蛋白质构象发生改变,暴露出较多的疏水性基团,使之聚集沉淀。

2.1.2 注意事项

(1) 供试品中的氮含量应为 0.2~2.0 mg,其他操作要点及注意事项见本章第二节氮测定法。

(2) 不同蛋白质结构的供试品的换算系数可能会有差别,若有差别,应在各论中注明。

(3) 药典中提供的两种蛋白质沉淀法的适用浓度范围分别为:①钨酸沉淀法:非蛋白氮供试品中蛋白质含量应不高于0.2 g;②三氯醋酸沉淀法:非蛋白氮供试品中蛋白质含量应为6~12 mg。若超出相应浓度范围,则不能有效地进行蛋白沉淀,方法不适用,建议供试品进一步稀释或浓缩将蛋白质浓度调整至上述范围。

(4) 非蛋白氮供试品溶液中钨酸或三氯醋酸的终浓度均应调整至相应值(钨酸 1%,三氯醋酸 5%),否则会影响蛋白质沉淀效率。

2.1.3 方法适用性

凯氏氮测定法灵敏度较低,适用于 0.2~2.0 mg 氮(相当于 1.25~12.5 mg 蛋白质)的测定。本法是测定供试品中蛋白质绝对含量的经典方法,但测定的是供试品中的总氮量,不能区分有机氮或无机氮,以及蛋白氮或非蛋白氮。另外,氮转化为蛋白质的换算系数为经验常数,不同来源供试品的蛋白质换算系数要加以区别,并在各论中予以说明。

2.2 福林酚法(Lowry 法)

2.2.1 基本原理

福林酚法是双缩脲法的发展,用于微量蛋白质的含量测定。其加入的第二种试剂,即福林酚试剂,以增加显色量,从而提高了检测蛋白质的灵敏度。福林酚法结合了双缩脲试剂、福林酚试剂与蛋白质的反应,这两种显色反应产生深蓝色的原因是:第一步,在碱性条件下,蛋白质中的肽键与铜结合生成紫色络合物;第二步,福林酚试剂中的磷钼酸盐 - 磷钨酸盐被络合物及蛋白质中的酪氨酸、色氨酸等残基还原,产生磷钼蓝和磷钨蓝的蓝色混合物。在室温 30 分钟左右颜色达到最深,随后逐渐变淡。此方法对干扰物质很敏感,必要时可以通过将蛋白质沉淀来使蛋白质与干扰物质分离。在分离前可加入去氧胆酸钠以保护蛋白质不被破坏,再用三氯醋酸使蛋白质沉淀。沉淀出的蛋白质再按常规福林酚法进行测定。

2.2.2 注意事项

(1) 对照品溶液蛋白质浓度为 0.2 mg/ml,供试品溶液的蛋白质浓度应在标准曲线浓度范围内,否则要适当调整。

(2) 第一步的碱性条件下放置 10 分钟,有助于蛋白质中的肽键与铜结合生成络合物的反应更完全。

(3) 福林酚试液仅在酸性 pH 条件下稳定,但第二步的还原反应只在 pH=10 的情况下发生,故当福林酚试液加到碱性铜 - 蛋白质溶液中时,必须立即混匀,以便在磷钼酸 - 磷钨酸试剂被破坏之前,还原反应即能发生,否则会使显色程度减弱。

(4) 福林酚反应的显色随时间不断加深,达到最深后再逐渐变淡,因此操作反应时需要精确控制时间,各管平行间隔测定。

(5) 碱性铜试液的配制 配制乙液时酒石酸钾溶液和硫酸铜溶液需分开配制,若直接将两试液中的试药混合再溶解易导致浑浊。若长时间存放,甲液会形成少量褐色沉淀,乙液有蓝色颗粒析出,建议临用新制。

(6) 方法 2 中的对照品溶液蛋白质浓度范围为 10~50 μg/ml,沉淀出的蛋白量仅为微克级,肉眼不易观察,移除上清液时需小心,可使用小规格移液枪分多次移除。

(7) 本法反应产物的最大吸收波长为 750 nm,方法 1 为常量测定,在波长 650 nm 处测定吸光度,对结果影响不大;方法 2 为微量测定,则必须在最大波长 750 nm 处测定吸光度,从而避免较大误差。

(8) 本方法中所用的酚试剂可以自配,也可以市售,其质量控制要求如下:

① 性状:澄清黄色溶液;

② 酸浓度:用氢氧化钠滴定液(0.5 mol/L)测定酸浓度,应相当于标示酸浓度的 95.0%~105.0%(如标示酸浓度为 2 mol/L,测得酸浓度应为 1.9~2.1 mol/L);

③ 实验室内部控制方法:按照福林酚法操作要求,对照品 / 供试品溶液在加入碱性铜试液和福林酚试液(由酚试剂稀释而得)混匀后,所得溶液的 pH 值应为 10.3 ± 0.3;实验室可设置蛋白质含量测定内控品,用于监测酚试剂的质量。

2.2.3 方法适用性

本法灵敏度高,蛋白质含量的测定范围为 20~250 μg,测定结果是以标准物质为参照得到的蛋白质相对含量值。本法干扰物质较多,首先,对双缩脲反应产生干扰的物质,同样干扰福林酚反应,且影响更大,如还原物质、酚类、枸橼酸、硫酸铵等;其次由于各种蛋白质含有不同量的酪氨酸、色氨酸等,显色的深浅会因蛋白质种类不同而发生变化。所以需要尽可能选择与待测品种蛋白质结构相同或相近的蛋白质作对照品。

2.3 双缩脲法

2.3.1 基本原理

双缩脲($NH_2CO—NH—CONH_2$)是两个分子脲放出一个分子氨后得到的产物。在强碱性溶液中,双缩脲与 $CuSO_4$ 形成紫色络合物,称为双缩脲反应。凡具有两个酰胺基或两个直接连接的肽键,这类化合物都有双缩脲反应。蛋白质分子中含有许多肽键,在碱性溶液中,即能与 $CuSO_4$ 形成紫色络合物。同时,除了蛋白质的肽键(—CO—NH—)外,化合物含有—CO—NH_2、—CH_2—NH_2 和—CS—NH_2 基团都会发生双缩脲反应。反应生成的紫色络合物颜色的深浅与蛋白质浓度成正比,而与蛋白质分子量及氨基酸成分无关。

2.3.2 注意事项

(1) 对照品溶液蛋白质浓度为 10 mg/ml,供试品溶液的蛋白质浓度应在标准曲线浓度范围内,否则要适当调整。

(2) 双缩脲试液的配制 加入适量碘化钾作为抗氧化剂,可以防止双缩脲试液长时间存放后被氧化,产生黑色沉淀;各成分应确保溶解后再按照配制顺序混合(如不能直接加入氢氧化钠固体混合),若直接将各固体成分混合后再溶解则会一直有不溶物,且双缩脲试液颜色异常,正常双缩脲试液应为蓝色。

2.3.3 方法适用性

本法灵敏度较低,蛋白质含量的测定范围通常为 1~10 mg。测定结果是以标准物质为参照得到的蛋白质相对含量值。干扰此测定的物质包括硫酸铵、Tris 缓冲液等,因为其同样有阳性呈色反应;葡萄糖、右旋糖酐等则在碱性条件下易将 Cu^{2+} 还原;EDTA 和酒石酸试液共存时也会影响显色[8]。不同的蛋白质产生颜色的深浅相近,可在较长时间内保持稳定。因此,本法适用于需要快速但并不需要十分精确的测定,如用于对蛋白质纯化早期步骤的测定

2.4 2,2′-联喹啉-4,4′-二羧酸法(BCA 法)

2.4.1 基本原理

本法基于蛋白质将 Cu^{2+} 还原为 Cu^+,同时在蛋白质存在下,Cu^+ 与 BCA 相互作用,结合形成紫色复合物,在 562 nm 处具有吸收峰。在低温条件下,Cu^+ 与 BCA 和特定的氨基酸残基形成发色基团;在高温条件下,Cu^+ 与 BCA 和肽键形成发色基团。因此在高温条件下(37℃及更高),该方法受氨基酸组成的影响小,灵敏度高[9]。

2.4.2 注意事项

(1) 对照品溶液蛋白质浓度为 0.8 mg/ml,供试品溶液的蛋白质浓度应在标准曲线浓度范围内,否则要适当调整。

(2) 本法有商用试剂盒可供使用,试剂盒中提供可直接使用的牛血清白蛋白对照品溶液和铜-BCA 试液,测定方法与药典方法基本一致,试剂盒的方法也可采用酶标仪进行直接测定。

(3) 反应体系溶剂中若含有某些物质,但其浓度在特定值以下时,对本反应影响较小,如硫酸铵 (1.5 mol/L)、Tris 缓冲液(250 mmol/L)等。

2.4.3 方法适用性

本法灵敏度较高,蛋白质含量的测定范围为 80~400 μg,测定结果是以标准物质为参照得到的蛋白质相对含量值。不受去污剂、尿素等化学物质的影响,对其影响最大的干扰因素为还原物质和铜螯合物。

2.5 考马斯亮蓝法(Bradford 法)

2.5.1 基本原理

考马斯亮蓝 G250 染料,在酸性溶液中与蛋白质结合,使染料的最大吸收峰的位置,由 465 nm 变为 595 nm,溶液的颜色也由棕黑色变为蓝色。因此在 595 nm 下测定的吸光度值,与蛋白质浓度成正比。

染料主要是与蛋白质中的碱性氨基酸(特别是精氨酸)和芳香族氨基酸残基相结合。

2.5.2 注意事项

(1) 对照品溶液蛋白质浓度为 1 mg/ml,供试品溶液的蛋白质浓度应在标准曲线浓度范围内,否则要适当调整。

(2) 加入酸性染色液混匀时,注意不要太剧烈,以免产生大量气泡而难于消除,干扰测定。

(3) 塑料或玻璃比色皿,使用后立即用少量 95% 的乙醇荡洗,以洗去染色。但塑料比色皿不可用乙醇或丙酮长时间浸泡。

(4) 本法有商用试剂盒可供使用,试剂盒中提供可直接使用的牛血清白蛋白对照品溶液和酸性染色液,测定方法与药典方法基本一致,试剂盒的方法也可采用酶标仪进行直接测定。

(5) 反应体系溶剂中若含有某些物质,但其浓度在特定值以下时,对本反应影响较小,如硫酸铵(1 mol/L)、氯化钾(1 mol/L)等。

2.5.3 方法适用性

本法灵敏度高,蛋白质含量的测定范围为 1~200 μg。测定结果是以标准物质为参照得到的蛋白质相对含量值。蛋白质与染料结合后产生的颜色变化很大,蛋白质 - 染料复合物有更高的吸光系数,吸光度随蛋白质浓度的变化比福林酚法要大。主要的干扰物质为去污剂,如 Triton X-100、SDS 等,因为这些物质会影响蛋白质与染料的结合。本法测定快速简便,但由于考马斯亮蓝 G250 是与蛋白质中精氨酸和芳香族氨基酸等相结合,其中与精氨酸的结合力最强,若蛋白质中氨基酸组成不同,测定不同蛋白质时会有较大的偏差。

2.6 紫外 - 可见分光光度法

2.6.1 基本原理

本法系依据蛋白质分子中含有共轭双键的酪氨酸、色氨酸等芳香族氨基酸,其在 280 nm 波长处具最大吸光度,在一定范围内其吸光度大小与蛋白质浓度呈正比。核酸对紫外光也有吸收,在 280 nm 处的吸收比蛋白质强,但核酸在 260 nm 处的吸收更强。而蛋白质则相反,280 nm 紫外吸收值大于 260 nm 的吸收值。含有核酸的蛋白质溶液,分别测定其 A_{280} 和 A_{260},通过校正公式,可以抵消核酸的干扰因素。该校正公式是通过一系列已知不同浓度比例的蛋白质(酵母烯醇化酶)和核酸(酵母核酸)的混合液所测定的数据来建立的[9]。

2.6.2　注意事项

(1) 用对照品比较法测定蛋白质含量时,当供试品与对照品中酪氨酸和色氨酸含量差异较大时会产生一定的误差。故适用于测定与对照蛋白质氨基酸组成相似的蛋白质。

(2) 蛋白质吸收峰常因 pH 值的改变而有所变化,因此要注意溶液的 pH 值。

(3) 核酸的干扰可以通过查校正表来加以适当的校正[9]。

2.6.3　方法适用性

本法蛋白质含量的测定范围为 0.2~2 mg/ml,测定简单、快速且不消耗样品,因此在蛋白质和酶的生产制备中广泛应用,特别适用于柱色谱洗脱液的快速连续检测,以测定蛋白质浓度变化而不需要其绝对值。本法测定蛋白质含量的准确度较差,干扰物质多,用对照品比较法测定蛋白质含量时,对那些与对照蛋白质中酪氨酸和色氨酸含量差异大的蛋白质,有一定的误差。

2.7　方法比较及方法确认

对以上六种方法在原理、测定范围、测定时间、干扰因素等几方面列表进行比较(表 5-13),并列出每种方法的方法确认内容和针对不同方法需要注意的重点,比如凯氏氮测定法作为经典的绝对定量方法,方法操作稳定,但需注意非蛋白氮干扰,其方法确认的关注点在于准确度和专属性;福林酚法作为常用较高灵敏度的相对蛋白定量方法,显色需要严格计时,否则重复性差,且干扰因素多,其重点在于精密度和专属性;双缩脲法和紫外 - 可见分光光度法干扰因素较多,重点在专属性;BCA 法和考马斯亮蓝法的线性较福林酚法稍差,故除精密度外,线性也需要关注。方法确认是在采用药典方法进行检验时必不可少的一个环节,通过合适的方法确认,证明检验人员有能力操作药典方法以及证明方法对品种的适用性。药品检验实验室在采用药典分析方法或者法定分析方法进行检验时,没有必要再对方法进行验证,但是需要进行方法确认,以证明实验室能够正确的操作药典方法。具体确认需要进行哪些内容,应根据方法的复杂程度、检验目的和检验人员对方法操作的熟练程度和工作经验决定[10],表 5-13 中所列举的项目仅供参考。

3　国内外相关技术对比

3.1　国内外药典方法比较

国内外药典方法的比较详见表 5-14。

3.2　其他技术和方法

3.2.1　燃烧法(杜马法)

除凯氏氮测定法外,还可以通过燃烧法(杜马法)进行定氮。供试品在 900~1200℃ 高温下燃烧,燃烧过程中产生混合气体,其中的碳、硫等干扰气体和盐类被吸收管吸收,氮氧化物被全部还原成氮气,形成的氮气气流通过热导检测器进行检测;有些仪器将一氧化氮和臭氧混合以产生激发态的二氧化氮,利用其衰变后发光通过化学发光检测器检测。《美国药典》38 版、《欧洲药典》8.6 版、《英国药典》2015 版和《日本药局方》16 版中定氮法第二法(表 5-13)即为此法,AOAC(美国分析化学家协会)也有相应方法用于肉类和谷物食品中蛋白质的检测[11,12]。本法可作为凯氏定氮法的替代方法[13],用自动化仪器可以

表 5-13 《中国药典》收载的蛋白质含量测定各方法的比较表

方法	原理	测定范围	测定时间	干扰因素	常见应用	方法确认内容和重点（*为重点）		
						在定量限附近的限度检查	较高浓度的限度检查	检查和含量测定
凯氏氮测定法	将蛋白氮转化为氨，用酸液吸收后滴定	0.2~2.0 mg 氮	3~4 小时	非蛋白氮	标准蛋白的绝对定量	①检测限 ②定量限 ③专属性*	①准确度 ②精密度 ③专属性*	①准确度 ②精密度 ③专属性*
福林酚法	①肽键+碱性 Cu^{2+} 形成紫色络合物 ②磷钼酸-磷钨酸试剂被还原	20~250 μg 蛋白质	50~60分钟	同双缩脲法 所测蛋白质的结构及氨基酸组成需与对照蛋白尽量一致	灵敏度要求较高的相对定量	①线性 ②检测限 ③定量限 ④专属性*	①线性 ②准确度 ③精密度 ④专属性*	①线性 ②准确度 ③精密度 ④专属性*
双缩脲法	肽键+碱性 Cu^{2+} 形成紫色络合物	1~10 mg 蛋白质	40~50分钟	呈双缩脲反应的物质：如多肽等 将 Cu^{2+} 还原的物质：还原糖类等 影响显色的其他物质：EDTA 等	蛋白质早期纯化的快速测定	①线性 ②检测限 ③定量限 ④专属性*	①线性 ②准确度 ③精密度 ④专属性*	①线性 ②准确度 ③精密度 ④专属性*
BCA法	蛋白质将 Cu^{2+} 还原为 Cu^+，高温条件下，Cu^+ 与 BCA 和肽键形成发色基团	80~400 μg 蛋白质	40~50分钟	还原性物质和铜螯合物	灵敏度要求较高的相对定量	①线性* ②检测限 ③定量限 ④专属性*	①线性* ②准确度 ③精密度 ④专属性*	①线性* ②准确度 ③精密度 ④专属性*
考马斯亮蓝法	考马斯亮蓝 G250 染料，在酸性溶液中与蛋白质中精氨酸等结合	1~200 μg 蛋白质	5~10分钟	去污剂，如 Triton X-100、SDS 所测蛋白质的结构及氨基酸组成需与对照蛋白尽量一致	灵敏度要求高的相对定量	①线性* ②检测限 ③定量限 ④专属性*	①线性* ②准确度 ③精密度 ④专属性*	①线性* ②准确度 ③精密度 ④专属性*
紫外-可见分光光度法	含有共轭双键的酪氨酸等在 280 nm 波长处具最大吸光度	0.2~2 mg/ml 蛋白质	5~10分钟	280 nm 有紫外吸收的物质；所测蛋白质的结构及氨基酸组成需与对照蛋白尽量一致	粗估蛋白质浓度	①检测限 ②定量限 ③专属性*	①准确度 ②精密度 ③专属性*	①准确度 ②精密度 ③专属性*

注：(1) 专属性：如果实验室样品与药典方法样品相同，则不需要考察。否则就需要考察。

(2) 准确度：如果是较高浓度的限度检查或者是最高浓度与最低浓度之差小于1个数量级的含量测定，在1个浓度水平测试加样回收率，否则在高浓度、中浓度和低浓度水平分别测试加样回收率；

(3) 精密度：进行1次重复性考察。如果方法最高浓度和最低浓度之差大于1个数量级，那么重复性就要包括高、中、低三个浓度水平，同时还要进行中间精密度验证，以保证不同分析人员具有正确操作方法的能力。

表 5-14 国内外药典方法比较表

方法	ChP 2015	USP 38	EP 8.6/BP 2015	JP 16
定氮法	凯氏定氮法:分别制备总氮供试品溶液和非蛋白氮供试品溶液,照氮测定法(半微量法或定氮仪法)测定	第一法 实验步骤同硫酸消化定氮或用凯氏定氮的商用仪器 第二法 已有商用仪器可供氮分析。大多数氮分析仪器利用热解(比如,将样品在 1000℃的氧气中燃烧),从而待检样品中的氮发生反应产生 NO 以及其他氮的氧化物 NOx。有些仪器将氮氧化物转换为氮气,这时是通过热导检测器定量。其他仪器将一氧化氮和臭氧混合以产生激发的二氧化氮,其衰变后发光从而通过化学发光检测器检测	同 USP 38	同 USP 38
福林酚法	基本原理与 USP 38 相同 一法:试剂的配制和反应用量略有差异,显色法与 USP 38 相同,测定波长为 650 nm 二法同 USP 38	测定波长为 750 nm	同 USP 38	同 USP 38
双缩脲法	基本原理与 USP 38 相同 试剂的配制和反应用量有差异,显色方法与 USP 38 基本一致,测定波长为 540 nm	测定波长为 545 nm	同 USP 38	同 USP 38
BCA 法	同 USP 38	测定波长为 562 nm	同 USP 38	同 USP 38
考马斯亮蓝法	同 USP 38	测定波长为 595 nm	同 USP 38	同 USP 38
紫外 - 可见分光光度法	280 nm 波长处测定吸光度,吸收系数法或对照品比较法;核酸干扰时,用校正公式计算	280 nm 波长处测定吸光度,校正散射光	同 USP 38	同 USP 38
荧光法	/	荧光法是基于邻苯二醛和蛋白质的衍生化反应,即与蛋白质当中的主要氨基酸(N 末端氨基酸和赖氨酸的 ε- 氨基组)的反应。测定的灵敏度能够通过在加入邻苯二醛之前将蛋白水解来增强。水解蛋白中的 - 氨基酸组能易于与邻苯二醛反应 在激发波长 340 nm 和在 440 nm 至 455 nm 之间的放射波长分别测定对照溶液和样品溶液的荧光强度	同 USP 38	同 USP 38

快速高通量分析,但与凯氏定氮法一样,不能区分有机氮或无机氮,以及蛋白氮或非蛋白氮。

3.2.2 荧光法

邻苯二醛在碱性介质中,当有还原剂如巯基乙醇、二硫苏糖醇等存在下,同氨基酸(或肽)反应生成强荧光化合物。该反应不需要加热,作用迅速,氨基酸和荧光试剂混合后,在室温下放置5分钟,再用荧光分光光度计测定。荧光强度和蛋白浓度的关系是线性的。以对照溶液的蛋白浓度和荧光强度作线性回归,得到标准曲线。通过标准曲线和供试品溶液的荧光强度可以测得蛋白浓度。本法灵敏度较高,荧光产物有一定的稳定性。国外药典中普遍收录本法,我国有文献报道在生物样品中的应用[14]。

3.2.3 比浊法

低浓度(3%~10%)的三氯醋酸、磺基水杨酸和醋酸中的铁氰化钾能使提取的蛋白质沉淀形成蛋白质颗粒的悬浊液。其浊度可由辐射光传送中的衰减而确定,辐射光传送中的衰减正是由于蛋白质颗粒的散射造成的,辐射光衰减的程度与溶液中的蛋白质浓度成正比。本法与其他染色法的结果相比较略有差异[15]。本法操作快速,但不同的蛋白质沉淀的速率不同,浊度会随酸性沉淀试剂浓度的不同而变化,而且核酸也能被酸试剂所沉淀。

3.2.4 阴离子染色法

含蛋白质的样品溶于缓冲液中与已知的过量阴离子染色剂混合,蛋白质与染色剂会形成不溶性复合物。反应平衡后,离心或过滤除去不溶性复合物,再测定溶液中未结合的可溶性染色剂,通过反应前后染色剂的差值来推算蛋白质含量。阴离子磺酸基染色剂,包括酸性十二号橙和酰黑10B,都可以和基本氨基酸残基中的阳性基团(组氨酸中的咪唑基、精氨酸中的胍基和赖氨酸中的 ε- 氨基酸等),以及蛋白质中游离的氨基酸终端基团结合,而未结合的染色剂与样品中蛋白质的含量成反比。AOAC共有二种染色方法(使用酸性12号橙的方法和使用酰胺黑10B的方法)分析牛奶中的蛋白质[16-17]。本法灵敏度较低,测定范围为毫克级,一些非蛋白组分也会结合染色剂(如淀粉)或蛋白质(如钙或磷)而造成最后结果的偏差,需要进行干扰排除。

3.2.5 红外光谱法

对于蛋白质和多肽,多肽键在中红外波长(6.465 μm)和近红外(NIR)波段(如3300~3500 nm,2080~2220 nm,1560~1670 nm)的特征吸收可用于测定蛋白质含量。用红外波长光辐射样品,通过测定样品反射或透射光的能量可以预测其浓度。AOAC采用中红外光谱法在6.465 μm波长下测定蛋白质中肽键的红外吸收值来测定含量[18],同时近红外光谱仪也广泛应用于食品蛋白质的快速分析中[19](如谷物、谷类制品、肉类和乳制品中)。

3.2.6 电泳酸碱滴定法

样品中的蛋白质分子通过具有高交联度的聚丙烯酰胺凝胶均匀地被固定在电泳管中;阴极电泳槽中含有碱液,此外,电泳管、阳极电泳槽和阴极电泳槽含有高浓度的背景电解质溶液。施加电压后,碱中的 OH^- 移向阳极,但是蛋白质分子由于被高交联度的聚丙烯酰胺凝胶固定在电泳管中既不能向阳极移动也不能向阴极移动。由于蛋白质分子含有游离酸性残基,当 OH^- 与蛋白质游离酸性残基相遇时发生中和反应而形成移动反应界面(MRB)。MRB由阳极移向阴极,电泳管中加入的酸碱指示剂可用于指示不同时间下MRB所处的位置,从而实现可视化观测。根据滴定时间的不同、移动距离的长短来测定蛋白质浓度[20]。本法为基于MRB界面电泳的蛋白滴定分析新原理和新技术,在准确检测蛋白含量的同时能够有效避免非蛋白氮的干扰。但相应设备尚在研制开发阶段,方法建立和应用还需进一步完善。

3.2.7 质谱法

传统的蛋白质定量技术是对样品中所有蛋白质进行总量的测定,而基于生物质谱技术的定量技术可以实现对样品中每个蛋白质的定量。因此,在蛋白类药物的质量控制中,可以使用该技术完成对蛋白质主成分以及相关蛋白和杂蛋白的定量。样品中蛋白质的浓度是与其在质谱上的信号强度成正比的,根据质谱信号强度可以预测其浓度。由于蛋白质分子量比较大,在质谱上直接检测比较困难,因此,通常是将蛋白质酶解成肽段,根据肽段分子量 / 蛋白分子量 = 肽段的量 / 蛋白的量,通过检测肽段来实现对蛋白的定量[21-23]。本法特异性强,灵敏度高,可以实现对样品中每一个蛋白质的定量,但与其他方法相比较,成本较高。

3.2.8 方法的选择

建议针对具体的应用、灵敏度、准确度、重复性以及样品的理化性质来考虑选择适用的测定方法。除了少数绝对定量方法(如定氮法)外,大部分方法对蛋白质的测定都需要使用标准或参比蛋白质,样品中的蛋白质必须与标准蛋白质具有相似的结构和性质。

参考文献

[1] 查锡良. 生物化学第七版[M]. 北京:人民卫生出版社,2008.

[2] 王镜岩. 生物化学第三版[M]. 北京:高等教育出版社,2002.

[3] USP 38-NF 33 [S]. M. Biotechnology-derived articles-total protein assay.

[4] EP 8.0 [S]. M. Total protein.

[5] BP 2015 [S]. M. Total protein.

[6] JP 16 [S]. M. Total protein assay.

[7] GB 5009.5-2010. 食品安全国家标准. 食品中蛋白质的测定[S].

[8] Christine V. Review of methods for determination of total protein and peptide concentration in biological samples [J]. Proteomics Clinical Applications,2015,9:268-276.

[9] 张龙翔. 生化实验方法和技术第二版[M]. 北京:高等教育出版社,1997.

[10] 许明哲,黄宝斌,杨青云等. 分析方法确认内容介绍[J]. 药物分析杂志,2015,35(1):183-189.

[11] AOAC Official Method 992.15. Crude protein in meat and meat products including pet foods .combustion method.

[12] AOAC Official Method 992.23. Crude protein in cereal grains and oilseeds. combustion method.

[13] Akiko Hakoda. Determination of crude protein in macaroni products by the combustion method and comparison with the kjeldahl method:interlaboratory study [J]. Food Science and Technology Research,2011,17(3):227-232.

[14] 崔凤灵,闫迎华,张强斋,等. 同步荧光法测定生物样品中蛋白含量的研究[J]. 光谱学与光谱分析,2009,29(9):2531-2534.

[15] B. Riond. Total protein measurement in canine cerebrospinal fluid:agreement between a turbidimetric assay and 2 dye-binding methods and determination of reference intervals using an indirect a posteriori method [J]. Veterinary Clinical Pathology,2014,43:78-88.

[16] AOAC Official Method 967.12.Protein in milk. dye binding method Ⅰ.

[17] AOAC Official Method 975.17.Protein in milk. dye binding method Ⅱ.

[18] AOAC Official Method 975.18.Protein in milk. mid-infrared spectroscopic method.

[19] GB/T 24899-2010. 小麦粗蛋白含量测定近红外法[S].

[20] HY Wang. A visual detection of protein content based on titration of moving reaction boundary electrophoresis [J]. Analytica

Chimica Acta, 2013, 774: 92-99.

［21］ Monica H. Elliott, Derek S. Smith, Carol E. Parker, Christoph Borchers. Current trends in quantitative proteomics ［J］. Journal of Mass Spectrometry, 2009, 44: 1637-1660.

［22］ Picotti, P, Aebersold, R. Selected reaction monitoring-based proteomics: workflows, potential, pitfalls and future directions［J］. Nature Methods, 2012, 9: 555-566.

［23］ Daniel C. Liebler, Lisa J. Zimmerman. Targeted quantitation of proteins by mass spectrometry ［J］. Biochemistry, 2013, 52: 3797-3806.

起草人:吕　晶　邵　泓(上海市食品药品检验所)

审核人:陈　钢(上海市食品药品检验所)

范慧红(中国食品药品检定研究院)

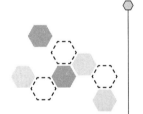

第六章

限量检查法（通则 0800）

第一节 氯化物检查法(通则0801)

1 概述

氯化物检查法是检查药物在硝酸溶液中可以溶解的氯化物杂质。药物在生产过程中可能会使用盐酸或盐酸盐做原料或催化剂,如果生产工艺中未能除去,则导致在最终产品中残留氯化物;大自然中广泛存在氯化物,如果药物在生产或贮运过程中被污染,那么药物中可能检出污染的氯化物。氯离子本身无毒,如果氯化物超标,则说明药物生产工艺中未能除去盐酸或盐酸盐,或药物已被污染。

中国药典1977年版要求用130℃干燥至恒重的氯化钠配制标准氯化钠溶液,1985年版要求110℃干燥至恒重,1990年版后对氯化钠不再作干燥要求。各版药典氯化物检查法除了文字叙述略有不同外,操作方法与步骤均相同。

2 检测技术与方法

2.1 基本原理[1]

氯化物检查法是利用氯化物在硝酸溶液中与硝酸银反应,生成白色氯化银沉淀,导致溶液浑浊,氯化物浓度越高,浊度越大;氯离子在一定范围内,在相同条件下通过比较供试品溶液产生的浊度与一定量标准氯化钠溶液产生的浊度,来判断供试品中的氯化物是否超过了规定的量。

能与硝酸银试液反应生成沉淀的酸根较多,如:碳酸根、磷酸根等,但这些酸根与银离子生成的沉淀能溶解于硝酸,而氯化银不溶于硝酸,因此,加入稀硝酸可避免碳酸根、磷酸根等的干扰,同时还可加速氯化银沉淀的生成并产生较好的乳浊。稀硝酸的量以最终溶液体积每50 ml,加入10 ml为佳。

2.2 技术详解

2.2.1 供试品取用量

本法检查氯化物的灵敏度为1 μg/ml Cl,最终溶液体积50 ml时,以供试品中含50 μg左右(一般为20~80 μg)的Cl为宜。

2.2.2 供试品处理

供试品加水溶解使成25 ml,蘸取一滴,滴于石蕊试纸,如果溶液呈碱性,则滴加硝酸使成呈中性,再加稀硝酸10 ml,加水使成约40 ml,摇匀,即为供试品溶液。

供试品溶液如显浑浊,用去Cl⁻滤纸或滤膜过滤。滤纸或滤膜去Cl⁻方法:用2%硝酸溶液通过滤纸或滤膜,弃初滤液若干毫升,取续滤液50 ml,加硝酸银试液1.0 ml,摇匀,浊度不得大于同体积水。

供试品溶液如显色,除另有规定外,配制两份供试品溶液,一份加硝酸银试液 1.0 ml,摇匀,放置 10 分钟,如显浑浊,则过滤至滤液澄清,加规定量的标准氯化钠溶液与水适量使成 50 ml,摇匀,在暗处放置 5 分钟,作为对照溶液。

2.2.3 标准氯化钠溶液用量

标准氯化钠溶液的浓度为 10 μg/ml Cl,取用量一般为 2~8 ml。

3 操作要点及注意事项[2]

3.1 操作要点

(1) 供试品管与对照管应同时操作。

(2) 加入硝酸银试液后应立即振摇均匀,防止局部氯化银浓度过大生成较大颗粒沉淀,影响比浊;为避免氯化银曝光析出银使溶液变黑,应暗处放置 5 分钟。

(3) 氯化银为白色沉淀,应将比色管置黑色背景上,从上方向下观察,比浊。

3.2 注意事项

(1) 使用的纳氏比色管玻璃材质应一致,表面光洁度好,透光度与颜色应一致,管径,刻度的高度应一致。

(2) 供试品含有 Br⁻、I⁻ 或 I_2、SCN⁻ 时,必须在检查前除去,并在正文中规定。

除 Br⁻:加入 4 mol/L 硝酸使 Br⁻ 氧化为 Br_2,加热并通入空气蒸发去除。

除 I_2:加入硫代硫酸钠,将 I_2 还原为 I⁻,再除 I⁻。

除 I⁻:依次加入氨试液和硝酸银试液,碘化银不溶于氨溶液,可过滤去除碘化银,氯化银溶于氨溶液,滤液加硝酸酸化,又析出氯化银。

除 SCN⁻:加入硫酸铜与亚硫酸,生成 $Cu_2(SCN)_2$ 沉淀去除。

(3) 某些有色药物,可根据其化学性质来消色,如高锰酸钾的氯化物检查,可加乙醇使其还原褪色后再作检查,并在正文中规定。

(4) 不溶于水的药物,可加水振摇提取氯化物,取滤液使用;或如药物在稀乙醇或丙酮中溶解,可加稀乙醇或丙酮溶解后进行检查,并在正文中规定。

4 国内外药典氯化物检查法对比

国外主流药典均收载了氯化物检查法,其原理均相同,但操作过程和使用的氯离子对照溶液略有不同。《美国药典》38 版[3]、《英国药典》2015 版[4]、《欧洲药典》8.5 版[5]、《日本药局方》[6]的氯化物检查法见表 6-1。各国药典对显浑浊的供试品溶液均采用过滤去除,《美国药典》将氯化物检查和硫酸盐检查合为一个通则,并规定重金属盐不需调中性和酸化,铋盐的氯化物检查和硫酸盐检查在加入沉淀剂前用数毫升水和 2 ml 硝酸溶解。

表 6-1　国内外药典氯化物检查法一览表

	ChP 2015	USP 38	EP 8.5	BP 2015	JP 16
编码	0801	221	2.4.4	Ⅶ	1.03
供试品溶解/稀释体积	25 ml	30~40 ml	15 ml	同 EP	40 ml
调中性	石蕊	石蕊			
加硝酸	稀硝酸 10 ml	硝酸 1 ml	稀硝酸 1 ml		稀硝酸 6 ml
供试品溶液体积	约 40 ml	31~41 ml	16 ml		50 ml
加硝酸银试液	1 ml	1 ml	1 ml		1 ml
最终液体体积	50 ml	50 ml	17 ml		51 ml
放置	暗处放置 5 分钟	避免阳光直射 5 分钟	避光放置 5 分钟		避光放置 5 分钟
对照物	NaCl 溶液（10 μgCl/ml）	盐酸 0.020 N	NaCl 溶液（5 ppm Cl）		盐酸 0.01 mol/L

参考文献

［1］中华人民共和国卫生部药典委员会. 中华人民共和国药典注释［M］. 北京：化学工业出版社，1993.

［2］中国药品生物制品检定所. 中国药品检验标准操作规程［M］. 北京：中国医药科技出版社，2005.

［3］USP 38-NF 33［S］. M. <221> Chloride and Sulfate.

［4］BP 2015［S］. M. Limit Test for Chlorides.

［5］EP 8.5［S］. M. 2.4.4 Chloride.

［6］JP 16［S］. M. Chlorides Limit Test.

起草人：姜雄平（中央军委后勤保障部卫生局药品仪器检验所）

审核人：魏立平（中央军委后勤保障部卫生局药品仪器检验所）

第二节 硫酸盐检查法（通则 0802）

1 概述

硫酸盐检查法是检查药物在盐酸溶液中可以溶解的硫酸盐杂质。同氯化物检查类似，药物在生产过程中可能会使用硫酸或硫酸盐做原料或催化剂，如果生产工艺中未能除去，则导致在最终产品中残留硫酸盐；大自然中广泛存在硫酸盐，如果药物在生产或贮运过程中被污染，那么药物中可能检出污染的硫酸盐。硫酸根离子本身无毒，如果硫酸盐超标，则说明药物生产工艺中未能除去硫酸或硫酸盐，或药物已被污染。

《中国药典》1977 年版的操作与之后各版不同，取供试品溶解至 20 ml，加水至 25 ml，加稀盐酸 1 ml，并置 30~35 水浴保温 10 分钟，加 25% 氯化钡溶液 3 ml。《中国药典》1977 年版和 1985 年版要求用 105℃ 干燥至恒重的硫酸钾，自 1990 版开始对硫酸钾不再作干燥要求。操作方法与步骤自 1985 年版起各版的均相同。

2 检测技术与方法

2.1 基本原理[1]

硫酸盐检查法是利用硫酸盐在盐酸溶液中与氯化钡反应，生成白色硫酸钡沉淀，导致溶液浑浊，硫酸盐浓度越高，浊度越大；硫酸根离子在一定范围内，在相同条件下通过比较供试品溶液产生的浊度与一定量标准硫酸钾溶液产生的浊度，来判断供试品中的硫酸盐是否超过了规定的量。

能与氯化钡试液反应生成沉淀的酸根较多，如：碳酸根、磷酸根等，但这些酸根与钡离子生成的沉淀能溶解于盐酸，而硫酸钡不溶于盐酸，因此，加入稀盐酸可避免碳酸根、磷酸根等干扰，同时还使生成的硫酸钡产生较好的乳浊。稀盐酸的量以最终溶液体积每 50 ml，加入 2 ml 为佳，过少或过多的盐酸均会降低灵敏度。

2.2 技术详解

2.2.1 供试品取用量

本法检查硫酸盐的灵敏度约为 1 μg/ml SO$_4$，最终溶液体积 50 ml 时，以供试品中含 200~500 μg SO$_4$ 左右为宜，此范围内浊度梯度明显，大于 1000 μg SO$_4$ 时，浊度过大，且生成的硫酸钡易聚集成较大颗粒，导致快速沉淀，目视无法比浊。

2.2.2 供试品处理

供试品加水溶解使成 25 ml，蘸取一滴，滴于石蕊试纸，如果溶液呈碱性，则滴加盐酸使成呈中性，加水使成约 40 ml,再加稀盐酸 2 ml,摇匀,即为供试品溶液。

供试品溶液如显浑浊,用滤纸或滤膜过滤。

供试品溶液如显色,除另有规定外,可取两份供试品溶液,一份中加 25% 氯化钡溶液 5 ml,摇匀,放置10 分钟,如显浑浊,则过滤至滤液澄清,再加规定量的标准硫酸钾溶液与水适量使成 50 ml,摇匀,放置10 分钟,作为对照溶液。

2.2.3　标准硫酸钾溶液用量

标准硫酸钾溶液的浓度为 100 μg/ml SO$_4$,取用量一般为 2~5 ml。

3　操作要点及注意事项[2]

3.1　操作要点

(1) 供试品管与对照管应同时操作。

(2) 加入氯化钡试液后应立即振摇均匀,防止局部硫酸钡浓度过大生成较大颗粒沉淀,影响比浊。

(3) 溶液的酸度对产生的浊度有影响,最终以 pH 值在 1 左右较好,稀盐酸加入量应准确。

(4) 环境温度会影响产生的浊度,温度低于 10℃时产生浑浊慢、少且不稳定,测定温度控制在 25℃左右为宜。

(5) 硫酸钡为白色沉淀,应将比色管置黑色背景上,从上方向下观察,比浊。

3.2　注意事项

(1) 使用的纳氏比色管玻璃材质应一致,表面光洁度好,透光度与颜色应一致,管径,刻度的高度应一致。

(2) 氯化钡试液浓度在 10%~25% 时,生成硫酸钡的浑浊度差异不大,但以 25% 氯化钡溶液出现硫酸钡浑浊的时间最短。氯化钡试液存放时间越久,产生的浊度越低,氯化钡试液放置时间不宜过久,一旦出现浑浊或沉淀,则不得使用。

(3) 供试品如呈较强的酸性,应用氢氧化钾调至中性,并在正文中规定。

(4) 本法受盐效应影响大,如果供试品中含有较多的可溶性盐,则应当降低盐的浓度,并在各论正文中列出处理方法。

(5) 如有硝酸盐存在,加入盐酸后,水浴蒸干可以除去硝酸,并在各论正文中规定。

4　国内外药典硫酸盐检查法对比

国际主流药典均收载了硫酸盐检查法,其原理均相同,但操作过程和使用的硫酸根离子对照溶液略有不同。《美国药典》38 版[3]、《英国药典》2015 版[4]、《欧洲药典》8.5 版[5]、《日本药局方》[6]的硫酸盐检查法见表 6-2。多国药典对显浑浊的供试品溶液均采用过滤去除,美国药典将氯化物检查和硫酸盐检查合为一个通则,并规定重金属盐不需调中性和酸化,铋盐的氯化物检查和硫酸盐检查在加入沉淀剂前用数毫升水和 2 ml 硝酸溶解。

《欧洲药典》硫酸盐检查法与其他药典不同,其是先将 24% 氯化钡溶液 3 ml 与标准硫酸钾溶液 4.5 ml 混合,分别取 2.5 ml 两份,一份加供试品溶液 15 ml 与醋酸 0.5 ml,另一份加标准硫酸钾溶液 15 ml 与醋酸 0.5 ml，放 5 分钟后比浊。其特点是供试品管与对照管在加入供试品前均已含一定量的硫酸钡，在一定浊度基础上比较两者浊度大小。

表 6-2　国内外药典硫酸盐检查法一览表

	ChP 2015	USP 38	EP 8.5	BP 2015	JP 16
编码	0802	221	2.4.14	Ⅶ	1.14
供试品溶解 / 稀释体积	40 ml	30~40 ml	15 ml	同 EP	40 ml
调中性	石蕊	石蕊	—		—
加盐酸	稀盐酸 2 ml	3 N 盐酸 1 ml	醋酸 0.5 ml		稀盐酸 1 ml
供试品溶液体积	约 42 ml	31~41 ml			50 ml
加氯化钡溶液	25%BaCl 5 ml	BaCl 试液 3 ml			BaCl 试液 2 ml
最终液体体积	50 ml	50 ml			52 ml
放置	放置 10 分钟	放置 10 分钟	放置 5 分钟		放置 10 分钟
对照物	K$_2$SO$_4$ 溶液 100 μg/ml SO$_4$	硫酸 0.020 N	K$_2$SO$_4$ 溶液（10 ppm SO$_4$）		硫酸 0.005 mol/L

参考文献

［1］中华人民共和国卫生部药典委员会 . 中华人民共和国药典注释［M］. 北京：化学工业出版社，1993.

［2］中国药品生物制品检定所 . 中国药品检验标准操作规程［M］. 北京：中国医药科技出版社，2005.

［3］USP 38-NF 33［S］. M. <221> Chloride and Sulfate.

［4］BP 2015［S］. M. Limit Test for Sulfates.

［5］EP 8.5［S］. M. 2.4.13 Sulfates.

［6］JP 16［S］. M. Sulfate Limit Test.

起草人：姜雄平（中央军委后勤保障部卫生局药品仪器检验所）

审核人：魏立平（中央军委后勤保障部卫生局药品仪器检验所）

第三节　硫化物检查法(通则 0803)

1　概述

硫化物检查法系用于检查某些药物在生产工艺中未能除尽的微量硫化物杂质的一种限度检查方法。因为硫化物对人体的损伤是不可逆性的,所以控制药物中硫化物含量有其必要性。《中国药典》1985 年版开始收载硫化物检查法。目前,仅《中国药典》2015 年版收载了硫化物检查法,而国外药典如《美国药典》39 版、《欧洲药典》9.0 版、《英国药典》2016 版、《日本药局方》16 版等均未收载。

除了药典收载的方法外,常用的硫化物检测方法还有很多,如亚甲蓝分光光度法、碘量法等,但大多用于水中硫化物的测定,而且在应用中显示出不同的特点和适用范围。如:碘量法适用于测定 1 mg/L 以上浓度的硫化物,而对二甲氨基苯胺光度法可用于测定 0.04~0.8 mg/L 的硫化物;分光光度法(包括荧光分光光度法、流动注射光度法、离子浮选光度法、气态紫外光度法、间接光度法等)测定 S^{2-} 的范围一般在 0.01~0.8 ng/ml 之间;电化学法(包括一般极谱法、微分脉冲极谱法、示波极谱、溶出伏安法、催化库仑法、电位滴定、流动注射 - 离子选择性电极法、等速电泳等)测定范围较宽,灵敏度高,检测上下限分别为 2×10^{-3} mol/L 和 1.0×10^{-6} mol/L;原子吸收光度法测定硫化物实际上都是间接法,即利用 S^{2-} 与一定量过量的 Cu^{2+}、Ag^{+}、Cd^{2+}、Hg^{2+} 等金属离子形成难溶的金属硫化物,然后用 AAS 或冷原子吸收法测定剩余的金属离子,求得 S^{2-} 的含量;其他测定方法还包括化学发光、离子色谱、S_2 分子发射光谱等,这些方法的灵敏度较高,一般在纳克级水平,有的检测限可达皮克级水平[1-4]。

2　检测技术与方法

2.1　基本原理

硫化物检查法原理是利用硫化物与盐酸作用生成挥发性的硫化氢气体(H_2S),遇醋酸铅试纸作用生成灰色或黑色的硫化铅"硫斑"。将供试品溶液与标准品溶液在同一条件下所显硫斑的颜色深浅进行比较,以控制供试品中含硫的限度。

$$S^{2-}+2HCl \longrightarrow 2Cl^- + H_2S \uparrow$$

$$H_2S + Pb(CH_3COO)_2 \longrightarrow PbS \downarrow (黑色) + 2CH_3COOH$$

2.2　方法详解

2.2.1　仪器与试剂

(1) 仪器装置　照通则 0822 砷盐检查法项下第一法的仪器装置。但在测试时,导气管 C 中不装入醋酸铅棉花,并将旋塞 D 的顶端平面上的溴化汞试纸改用醋酸铅试纸。具体如图 6-1。

A 为 100 ml 标准磨口锥形瓶;B 为中空的标准磨口塞,上连导气管 C(外径 8.0 mm,内径 6.0 mm),全长约 180 mm;D 为具孔的有机玻璃旋塞,其上部为圆形平面,中央有一圆孔,孔径与导气管 C 的内径一致,其下部孔径与导气管 C 的外径相适应,将导气管 C 的顶端套入旋塞下部孔内,并使管壁与旋塞的圆孔适相吻合。黏合固定,E 为中央具有圆孔(孔径 6.0 mm)的有机玻璃旋塞盖,与 D 紧密吻合。

(2) 试剂、滴定液、指示液等 硫化钠、盐酸、乙醇(供试品为油状液时使用)、碘滴定液 (0.05 mol/L)、硫代硫酸钠滴定液 (0.1 mol/L)、淀粉指示液、醋酸铅试纸。

2.2.2 操作方法

(1) 标准硫化钠溶液的制备 取硫化钠约 1.0 g,加水溶解成 200 ml,摇匀。精密量取 50 ml,置碘瓶中,精密加碘滴定液 (0.05 mol/L)25 ml 与盐酸 2 ml,摇匀,用硫代硫酸钠滴定液 (0.1 mol/L) 滴定,至近终点时,加淀粉指示液 2 ml,继续滴定至蓝色消失,并将滴定的结果用空白试验校正。每 1 ml 的碘滴定液 (0.05 mol/L) 相当于 1.603 mg 的 S。根据上述测定结果,量取剩余的原溶液适量,用水精密稀释成每 1 ml 中含 5 μg 的 S,即得。

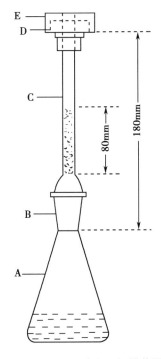

图 6-1　硫化物检查法仪器装置

本液须临用前配制。

(2) 标准硫斑的制备 精密量取标准硫化钠溶液 1 ml,置 A 瓶中,加水 10 ml 与稀盐酸 10 ml,迅即照上法装妥的导气管 C 密塞于 A 瓶上,摇匀,并将 A 瓶置 80~90℃水浴中加热 10 分钟,取出醋酸铅试纸,即得。

(3) 检查法 除另有规定外,取各品种项下规定量的供试品,置 A 瓶中,加水(如供试品为油状液,改用乙醇)10 ml 与稀盐酸 10 ml,迅即照上法装妥的导气管 C 密塞于 A 瓶上,摇匀,并将 A 瓶置 80~90℃水浴中加热 10 分钟,取出醋酸铅试纸,将生成的硫斑与上述标准硫斑比较,颜色不得更深。

2.3　检测方法的特点及适用性

本法主要利用硫化物与盐酸作用生成挥发性的 H_2S,H_2S 遇醋酸铅试纸作用生成黑色的硫化铅硫斑的原理,比较供试品溶液与标准品溶液在同一条件下所显硫斑的颜色深浅,即可判断供试品所含硫化物是否超过限度,方法简便,可操作性强,具有较广泛的适用性。

3　操作要点及注意事项

(1) 仪器装置同砷盐检查项下第一法,但导气管不得装入醋酸铅棉花,以免醋酸铅与硫化氢作用生成硫化铅而除去,得不到硫斑。

(2) 配制标准硫化钠溶液,应先测定硫化钠的含硫量,再用水准确稀释成每 1 ml 相当于 5 μg S 的溶液。

(3) 本法需在 80~90℃加热,以使反应完全,显出准确深度的硫斑,但应控制温度不宜过高,以免 H_2S 产生剧烈而逃逸,影响测定结果。

参考文献

[1] 王莉红,汤福隆,胡岭.近十年水中硫化物测定方法的进展[J].上海环境科学,1997,16(3):41-45.

[2] 朱金安,陈云祥.水中硫化物测定方法的研究[J].化工环保,2000,20(1):39-43,31.

[3] 唐杰,黄德乾,徐博磊,等.环境水样中硫化物的分析方法研究进展[J].环境监测管理与技术,2011,23(4):12-17.

[4] 高敏,于法标,陈令新.检测硫化氢分子的荧光探针[J].化学进展,2014,26(6):1065-1078.

起草人:魏立平(中央军委后勤保障部卫生局药品仪器检验所)

审核人:姜雄平(中央军委后勤保障部卫生局药品仪器检验所)

第四节 硒检查法(通则0804)

1 概述

硒检查法系用于检查某些药物在生产工艺中未能除尽的微量硒杂质的一种限度检查方法。根据2000年制订的《中国居民膳食营养素参考摄入量》,18岁以上者的推荐摄入量为50 μg/d,适宜摄入量为50~250 μg/d,可耐受最高摄入量为400 μg/d。摄入过量的硒可导致中毒,出现皮肤痛觉迟钝、四肢麻木、头昏眼花、食欲不振、脱发、脱甲等。《中国药典》1977年版收载了微量硒测定法,系利用亚硒酸在pH 4以下与二氨基联苯胺的显色反应来测定微量硒,《中国药典》1985年版开始收载硒检查法。目前,除《中国药典》2015年版和《美国药典》39版[1]收载了硒检查法外,其余国外药典如《欧洲药典》9.0版、《英国药典》2016版、《日本药局方》16版等均未收载。

除药典法外,测定硒常用的方法还有长光路光度法、分光光度法、石墨炉原子吸收光谱法,以及色谱法、氢化物原子荧光光谱、分子光谱法、电化学法、催化动力学法、气相色谱法、电感耦合等离子体-质谱法等[2-6]。谢沐风等利用β-环糊精和十二烷基硫酸钠在水溶液中形成包合物的性质,实现了直接、快速、简捷地检测微量元素硒,并且具有无需萃取、协同增敏等优点[7]。郭幼梅等对药典中的硒检查法进行了改进[8]。

相较而言,药典法虽简便实用,但也存在着一些不容忽视的问题,如取样量大,相对密度大的挥发油易于沉在水层内,甚至沉于接受器底部:挥发油类熔点较高,在常温下会凝固,馏出的挥发油会附着于测定器的内壁上等,这些情况均不能将挥发油完全收集于油层中,致使影响读数,导致分析结果偏低。为此,人们积极地进行了各种有益的探索,如对药材进行适当的处理,改进测定仪器等,但有待进一步改进。

2 检测技术与方法

2.1 基本原理

本法原理为采用氧瓶燃烧法将供试品经燃烧分解,使结合在骨架上或被吸附的微量硒成为硒的氧化物,利用盐酸羟胺,将Se^{6+}还原为Se^{4+},在pH 2.0 ± 0.2的条件下与二氨基萘作用,生成4,5-苯并苯硒二唑,用环己烷提取后,照紫外-可见分光光度法,在378 nm处测定其吸光度,并与硒对照溶液同法测得的吸光度相比较。

2.2 方法详解

2.2.1 仪器与试剂

(1) 仪器装置 1000 ml的燃烧瓶(图6-2);紫外-可见分光光度计。

（2）试药与试液　①亚硒酸钠（分析纯，亚硒酸钠易风化，使用前应按〔附〕项下所附方法测定含量）；②盐酸羟胺溶液（1→2）（取盐酸羟胺 10 g，加水溶解使成 20 ml，即得。本液应临用新制）；③二氨基萘试液（取 2,3-二氨基萘 0.10 g 与盐酸羟胺 0.50 g，加 0.1 mol/L 盐酸溶液 100 ml，必要时加热使溶解，放冷，滤过，即得。本液应临用新制，避光保存）；④氨试液；⑤环己烷；⑥无水硫酸钠；⑦此外，测定亚硒酸钠的含量还需：碘化钾；盐酸溶液（1→2）；硫代硫酸钠滴定液（0.1 mol/L），淀粉指示液等。

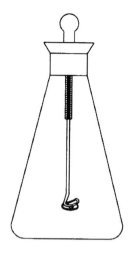

图 6-2　燃烧瓶（1000 ml）

2.2.2　操作方法

（1）**标准硒溶液的制备**　取已知含量的亚硒酸钠适量，精密称定，加硝酸溶液（1→30）制成每 1 ml 中含硒 1.00 mg 的溶液；精密量取 5 ml 置 250 ml 量瓶中，加水稀释至刻度，摇匀后，再精密量取 5 ml，置 100 ml 量瓶中，加水稀释至刻度，摇匀，即得（每 1 ml 相当于 1 μg 的 Se）。

（2）**硒对照溶液的制备**　精密量取标准硒溶液 5 ml，置 100 ml 烧杯中，加硝酸溶液（1→30）25 ml 和水 10 ml，摇匀，即得。

（3）**供试品溶液的制备**　除另有规定外，取各品种项下规定量的供试品，照氧瓶燃烧法，用 1000 ml 的燃烧瓶，以硝酸溶液（1→30）25 ml 为吸收液，进行有机破坏后，将吸收液移置 100 ml 烧杯中，用水 15 ml 分次冲洗燃烧瓶及铂丝，洗液并入吸收液中，即得。

（4）**检查法**　将上述硒对照溶液与供试品溶液分别用氨试液调节 pH 值至 2.0±0.2 后，转移至分液漏斗中，用水少量分次洗涤烧杯，洗液并入分液漏斗中，使成 60 ml，各加盐酸羟胺溶液（1→2）1 ml，摇匀后，立即精密加二氨基萘试液 5 ml，摇匀，室温放置 100 分钟，精密加环己烷 5 ml，强烈振摇 2 分钟，静置分层，弃去水层，环己烷层用无水硫酸钠脱水后，照紫外-可见分光光度法，在 378 nm 的波长处分别测定吸光度。供试品溶液的吸光度不得大于硒对照溶液的吸光度。

〔附〕**亚硒酸钠含量测定法**　取亚硒酸钠约 0.1 g，精密称定，置碘瓶中，加水 50 ml、碘化钾 3 g 与盐酸溶液（1→2）10 ml，密塞，放置 5 分钟，再加水 50 ml，用硫代硫酸钠滴定液（0.1 mol/L）滴定，至溶液由红棕色至橙红色，加淀粉指示液 2 ml，继续滴定至溶液由蓝色至紫红色。每 1 ml 硫代硫酸钠滴定液（0.1 mol/L）相当于 4.324 mg 的 Na_2SeO_3 或 1.974 mg 的 Se。

2.3　检测方法的特点及适用性

本法将供试品中的微量硒经一系列氧化、还原及衍生化反应后，在 378 nm 处测定吸光度，并与硒对照溶液同法测得的吸光度相比较，判断供试品所含硒是否超过限度。方法使用仪器设备简单，操作稍显复杂，但仍不失为一种具有较广泛适用性的限度检查法。

3　操作要点及注意事项

（1）本检查法中供试品取用量较大，一般为 0.05~0.1 g，燃烧瓶中应注意保证氧气充足，使燃烧完全（应无灰色、黑色颗粒），否则测定结果偏低。

（2）实验证明吸光度随显色剂二氨基萘试液配制后放置时间的延长而降低，且精度亦差，故显色剂二氨基萘试液必须临用新制。此外，盐酸羟胺溶液（1→2）也应临用新制。

(3)萃取的最佳酸度为 pH 2.0 ± 0.2,并以 pH 2.0 测得的吸光度为高,故应严格控制溶液的 pH 值。调整对照品与供试品溶液的 pH 值使完全一致,以保证测定结果的准确度。

(4)显色时间必须保证放置 100 分钟,否则反应不完全致使吸光度偏低。

4 国内外相关技术方法对比

目前,仅《中国药典》2015 年版和《美国药典》39 版收载了硒检查法(表 6-3)。

表 6-3 国内外药典硒检查法对比

药典名称及版本	装置	测定方法(不同点)
ChP 2015	燃烧瓶 紫外 - 可见分光光度计	**硒对照溶液的制备** 精密称取已知含量的**亚硒酸钠**,溶解并稀释制得 **供试品溶液的制备** 照氧瓶燃烧法,进行有机破坏后,将吸收液移置 100 ml 烧杯中,用水 15 ml 分次冲洗燃烧瓶及铂丝,洗液并入吸收液中,即得 **检查法** 将硒对照溶液与供试品溶液经处理后,**环己烷层用无水硫酸钠脱水**,在 378 nm 的波长处分别测定吸光度。供试品溶液的吸光度不得大于硒对照溶液的吸光度
USP 39-NF 34	燃烧瓶 紫外 - 可见分光光度计	**硒对照溶液的制备** 精密量取**金属硒** 40 mg,**加稀硝酸**溶解并用水稀释制得 **供试品溶液的制备** 照氧瓶燃烧法操作,进行有机破坏后,用约水 30 ml 分次冲洗瓶塞、瓶壁及铂丝,洗液并入 150 ml 烧杯中,**缓慢加热至沸,保持沸腾 10 分钟**,放冷至室温,即得 **检查法** 分别取硒对照溶液、供试品溶液和**空白对照溶液**〔含 25 ml 硝酸溶液(1 → 30)和 25 ml 水〕,经处理后,**环己烷层离心脱水**,在 380 nm 附近的最大吸收波长处分别测定吸光度,以空白对照溶液的环己烷提取物作参比。比较吸光度:200 mg 取样量供试品溶液的吸光度不得大于硒对照溶液的吸光度,或 100 mg 取样量供试品溶液的吸光度不得大于硒对照溶液吸光度的 1/2

参考文献

［1］USP 39-NF 34［S］. M. Nitrogen determination.

［2］杨莉丽,张德强,高英,等 . 氢化物发生 - 原子荧光光谱法测定中草药中的硒［J］. 光谱学与光谱分析,2003,23(2):162-164.

［3］徐永新,雒昆利 . 氢化物发生 - 原子荧光光谱法对水中总硒含量测试方法改进研究［J］. 光谱学与光谱分析,2012,32(2):532-536.

［4］徐暄,王玉凤,孙其文 . 食品中硒检测技术研究进展［J］. 理化检验 - 化学分册,2012,48(3):364-367.

［5］陈大伟,石金娥,王悦宏,等 . 硒的痕量分析方法研究与应用进展［J］. 冶金分析,2008,28(4):31-38.

［6］陈永波,薛仁梅,马作江,等 . 硒的检测技术研究进展［J］. 氨基酸和生物资源,2010,32(2):41-44.

［7］谢沐风,张家林,李好枝,等 . 利用包合物紫外法进行硒的限量检查［J］. 沈阳药科大学学报,1998,15(4):264-267.

［8］郭幼梅,梁建英,周弘 . 硒检查法的改进［J］. 中国药事,1994,8(3):164-165.

起草人:魏立平(中央军委后勤保障部卫生局药品仪器检验所)

审核人:姜雄平(中央军委后勤保障部卫生局药品仪器检验所)

第五节 氟检查法（通则0805）

1 概述

氟检查法是检测含氟药物中氟含量的方法，作为含氟药物的氟含量检查控制。《中国药典》1990年版开始收载氟检查法，1995年版、2000年版、2005年版、2010年版等各版二部附录中均有收载，2015年版通则中延续收载，并在各品种项下规定了具体限度。国外药典《欧洲药典》[1]《英国药典》[2]《日本药局方》[3]等也均收载氟检查法。

2 氟检查技术与方法

2.1 基本原理

《中国药典》氟检查法的基本原理是[4]：有机氟化物经氧瓶燃烧法燃烧分解为无机氟化物后，在pH 4.3时（醋酸-醋酸钠缓冲液），氟与茜素氟蓝和Ce^{3+}以摩尔比1∶1∶1结合成蓝紫色的螯合物，氟对照溶液经同法处理后，在610 nm的波长处进行比色测定。具体反应方程式如下：

有机氟化物 $\xrightarrow[\text{水吸收}]{\text{氧瓶燃烧}}$ F^-

F^- + （茜素氟蓝）$CH_2N\begin{smallmatrix}CH_2COOH\\CH_2COOH\end{smallmatrix}$ + Ce^{3+} $\xrightarrow{pH4.3}$ （蓝紫色）

2.2 方法详解

氟对照溶液的制备 精密称取经105℃干燥1小时的氟化钠22.1 mg，置100 ml量瓶中，加水溶解并稀释至刻度，摇匀；精密量取20 ml，置另一100 ml量瓶中，加水稀释至刻度，摇匀，即得（每1 ml相当于20 μg的F）。

供试品溶液的制备 取供试品适量（约相当于含氟2.0 mg），精密称定，照氧瓶燃烧法（通则0703）进行有机破坏，用水20 ml为吸收液，俟吸收完全后，再振摇2~3分钟，用少量水冲洗瓶塞及铂丝，合并洗液及吸收液，置100 ml量瓶中，加水稀释至刻度，摇匀，即得。

检查法 精密量取对照溶液与供试品溶液各2 ml，分别置50 ml量瓶中，各加茜素氟蓝试液10 ml，摇匀，再加12%醋酸钠的稀醋酸溶液3.0 ml与硝酸亚铈试液10 ml，加水稀释至刻度，摇匀，在暗处放置1小时，照紫外-可见分光光度法（通则0401），置吸收池中，在610 nm的波长处分别测定吸光度，计算，即得。

3 操作要点及注意事项

(1) 应确保供试品在氧瓶中燃烧分解完全,燃烧后应无灰色、黑色颗粒。

(2) 实验中应有防护措施,如佩戴防护眼罩、眼镜等。

(3) 试剂加入顺序对测定吸光度有影响,必须按标准中规定的顺序准确加入。

(4) 12% 醋酸钠的稀醋酸溶液过量可能导致使吸光度偏低,应准确加入。

(5) 显色试剂加入后的放置时间对吸光度有影响,对照溶液和供试品溶液加入显色剂后暗处放置的时间应一致。

(6) 茜素氟蓝试液放置过久,可能导致灵敏度降低,建议现用现配。

(7) 测定中需进行空白试剂校正。

4 各国药典方法的比较

《中国药典》2015 年版与《欧洲药典》8.5 版、《英国药典》2016 版、《日本药局方》16 版等药典铵盐检查法对比情况见表 6-4。

表 6-4 ChP 与 USP、BP、JP 氟检查法对比情况

药典	检查方法
ChP 2015	有机氟化物经氧瓶燃烧法吸收转化为无机氟离子,氟离子与茜素氟蓝 - 硝酸亚铈螯合,紫外 - 可见分光光度法 610 nm 测定
EP 8.5[1]	用类似于半微量凯氏定氮法所用装置,经湿法消解蒸馏制备供试品溶液

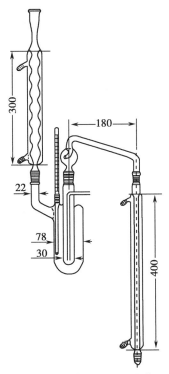

图 《欧洲药典》氟检查实验装置图

单位:mm

续表

药典	检查方法
EP 8.5[1]	**溶液制备：** 取规定量的供试品，置装置内管中，加 0.1 g 酸洗后沙粒、20 ml 硫酸 - 水等体积混合物，146℃条件下对内管套管（含四氯乙烷）进行加热，开启蒸汽发生器进行加热蒸馏，用含 0.1 mol/L 氢氧化钠溶液 0.3 ml 和酚酞试液 0.1 ml 的水在碱性条件下接受馏出液，用水将馏出液稀释定容至 100 ml。同法制备氟标准溶液
BP 2016[2]	**测定法：** 取供试品溶液和氟标准溶液各 20 ml，加茜素氟蓝试液 5 ml，放置 20 分钟，供试管所显颜色不得深于标准管
JP 16[3]	有机氟化物经氧瓶燃烧法吸收转化为无机氟离子，氟离子与茜素氟蓝 - 硝酸亚铈螯合，紫外 - 可见分光光度法 600 nm 测定

参考文献

［1］EP 8.5［S］. Methods of analysis，2.4.5 Fluorides.

［2］BP 2016［S］. Ph.Eur.method 2.4.5.Fluorides.

［3］JP 16［S］. General Tests，1.09 Qualitative Tests，Fluoride.

［4］刘文英. 药物分析(第四版)［M］. 北京：人民卫生出版社，1998：10.

起草人：武向锋(中央军委后勤保障部卫生局药品仪器检验所)

审核人：姜雄平(中央军委后勤保障部卫生局药品仪器检验所)

第六节　氰化物检查法 (通则 0806)

1　概述

氰化物是一种剧毒物质,在个别药品或其制剂中,由于所用的原料、生产过程的副产物或贮存期间的分解等原因,可能引入痕量的氰化物。《中国药典》2015 年版通则在上一版《中国药典》原有两种检查方法的基础上,新增了第三法,该法采用标准曲线法,能够更加准确地测定氰化物的含量;以及用溴化氢取代剧毒的氰化钾配制对照工作液,毒性降低。《美国药典》39 版、《英国药典》2016 版、《欧洲药典》8.5 版和《日本药局方》16 版未见该检查法相关检测技术和检测方法。

2　检测技术与方法

以下方法应根据品种项下的规定选用。

2.1　第一法

2.1.1　基本原理

本法是在微酸性条件下产生的氢氰酸与碱性硫酸亚铁作用生成亚铁氰化物,再与三氯化铁反应生成普鲁士蓝,检出量约为 5 μg 的 CN[1]。

2.1.2　仪器装备

照砷盐检查法(通则 0822)项下第一法(古蔡氏法)的仪器装置。如图 6-3。A 为 100 ml 标准磨口锥形瓶;B 为中空的标准磨口塞,上连导气管 C(外径 8.0 mm,内径 6.0 mm),全长约 180 mm;D 为具孔的有机玻璃旋塞,其上部为圆形平面,中央有一圆孔,孔径与导气管 C 的内径一致,其下部孔径与导气管 C 的外径相适应,将导气管 C 的顶端套入旋塞下部孔内,并使管壁与旋塞的圆孔相吻合,黏合固定;E 为中央具有圆孔(孔径 6.0 mm)的有机玻璃旋塞盖,与 D 紧密吻合。

但在使用时,导气管 C 中不装醋酸铅棉花,并将旋塞 D 的顶端平面上的溴化汞试纸改用碱性硫酸亚铁试纸(临用前,取滤纸片,加硫酸亚铁试纸与氢氧化钠试纸各 1 滴,使湿透,即得)。

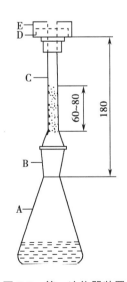

图 6-3　第一法仪器装置
单位:mm

2.1.3　检查法

除另有规定外,取各品种项下规定量的供试品,置 A 瓶中,加水 10 ml 与 10% 酒石酸溶液 3 ml,迅速将照上法装妥的导气管 C 密塞于 A 瓶上,摇匀,小火加热,微沸 1 分钟。取下碱性硫酸亚铁试纸,加三氯化铁试液与盐酸各 1 滴,15 分钟内不得显绿色或蓝色。

2.1.4 方法详解

仪器装置同砷盐检查法第一法的仪器装置,但导气管 C 中不装醋酸铅棉花,并在旋塞 D 的顶端平面上改放一片碱性硫酸亚铁试纸。除另有规定外,取该品种项下规定量的供试品置 A 瓶中,加水 10 ml 与 10% 酒石酸溶液 3 ml,迅速将仪器装置的导管 C 密塞于 A 瓶上,摇匀,小心加热,微沸 1 分钟。取下碱性硫酸亚铁试纸,立即加三氯化铁试液与盐酸各 1 滴,15 分钟内不得显绿色或蓝色。

2.1.5 操作要点及注意事项

(1) 本试验所用仪器装置的连接处应严密,以免氢氰酸外逸,影响结果。

(2) 操作中,"小心加热,微沸 1 分钟"十分重要,应严格遵守,以保证氢氰酸的逸出,使与碱性硫酸亚铁反应,提高检测灵敏度。

(3) 必要时,可取氰化物(CN)5 μg 作阳性对照。

2.2 第二法

2.2.1 基本原理

本法是基于药物中痕量的氰化物经水解形成挥发性的氢氰酸,于密闭容器中扩散进入三硝基苯酚锂试液中,生成红色的异红紫酸盐,照紫外 - 可见分光光度法,在 500 nm 的波长处测定吸光度,与规定量的标准氰化钾溶液同样操作测得的吸光度比较;最低检出量为 0.5 μg 的 CN。

2.2.2 仪器装置

如图 6-4。A 为 200 ml 大口具塞锥形瓶;B 为 5 ml 的烧杯,其口径大小应能置于 A 瓶中,如无适用的 5 ml 烧杯,可割取 10 ml 安瓿的下部代用。

2.2.3 标准氰化钾溶液的制备

取氰化钾 25 mg,紧密称定,置 100 ml 量瓶中,加水溶解并稀释至刻度,摇匀。临用前,精密量取 5 ml,置 250 ml 量瓶中,加水稀释至刻度,摇匀,即得(每 1 ml 相当于 2 μg 的 CN)。

本液需临用前配制。

2.3 检查法

除另有规定外,取各品种项下规定量的供试品,置 A 瓶中,加水至 5 ml,

图 6-4 第二法仪器装置

摇匀,立即将精密加有三硝基苯酚锂试液 1 ml 的 B 杯置入 A 瓶中,密塞,在暗处放置过夜;取出 B 杯,精密加水 2 ml 于 B 杯中,混匀,照通则 0401 紫外 - 可见分光光度法,在 500 nm 的波长处测定吸光度,与该品种项下规定的标准氰化钾溶液加水至 5 ml 按同法操作所得的吸光度相比较,不得更大。

2.4 方法详解

三硝基苯酚锂试液的配制 取碳酸锂 0.25 g 与三硝基苯酚 0.50 g,加沸水 80 ml 使溶解,放冷,加水使成 100 ml,即得。

标准氰化钾溶液的配制 精密称取于五氧化二磷减压干燥器中干燥 4 小时的氰化钾 25 mg,置 100 ml 量瓶中,加水溶解并稀释至刻度,摇匀;临用时,精密量取 5 ml(采用橡皮球吸液的移液管,严禁口吸),置 250 ml 量瓶中,加水稀释至刻度,摇匀,即得(每 1 ml 相当于 2 μg 的 CN)。本液须临用新制。

除另有规定外,取该品种项下规定量的供试品,置 A 瓶中,加水溶解成 5 ml;如为液体供试品,则加水至 5 ml;摇匀,立即将精密加有三硝基苯酚锂试液 1 ml 的 B 杯置入 A 瓶中,密塞,在暗处放置过夜。取出 B 杯,精密加水 2 ml 于 B 杯中,混匀,照紫外 - 可见分光光度法,在 500 nm 的波长处测定吸光度;与该品种项下规定量的标准氰化钾溶液加水至 5 ml,按同法操作所测得的吸光度相比较,不得更大。

2.5　操作要点及注意事项

(1) 温度对氢氰酸的扩散有影响,室温放置即可,但以 25℃ 为最佳。放置过夜一般为放置约 15 小时。

(2) 氰化钾应密封保存。由于氰化钾受潮遇二氧化碳后易引起分解,影响配制 "标准氰化钾溶液" 的浓度,必要时可用下法测定含量后配制:取置五氧化二磷减压干燥器中干燥 4 小时的氰化钾约 100 mg,精密称定,加水 100 ml,振摇使溶解,加碘化钾试液与氨试液各 2 ml,用硝酸银滴定液(0.1 mol/L)缓缓滴定,至溶液显出的黄白色浑浊不消失,即得。每 1 ml 的硝酸银滴定液 (0.1 mol/L) 相当于 13.01 mg 的 KCN 或 5.204 mg 的 CN。

(3) 氰化钾水溶液长期放置后会水解生成 NH_3 与 HCOOK,因此,标准氰化钾溶液必须临用时新鲜配制。

(4) 氰化钾毒性极大,应按剧毒药取用与保管。废弃的氰化钾溶液不得直接倒入下水道中,应加入过量的硫酸亚铁处理(在加入氢氧化钠试液少许后,如出现污绿色的氢氧化亚铁沉淀,表示硫酸亚铁已过量)后,方可倒掉。

3　第三法

3.1　基本原理

在酸性条件下溴化氰与吡啶联苯胺发生显色反应,溴化氰将吡啶氧化成戊烯二醛,再与联苯胺缩合,生成一个深颜色的体系。采用紫外 - 可见分光光度法测定 Hib 多糖衍生物中溴化氰的含量[2]。

3.2　试剂

(1) 60% 的吡啶溶液　量取吡啶 30 ml,加水 20 ml,摇匀,即得。

(2) 2% 盐酸溶液　量取盐酸 0.5 ml,加水 9.5 ml,摇匀,即得。

(3) 吡啶联苯胺溶液　取联苯胺 0.5 g,精密称定,加 60% 吡啶溶液 50 ml 使溶解,再加入 2% 盐酸溶液 10 ml,摇匀,即得。临用前配制。

3.3　对照溶液的制备

(1) 0.1 mg/ml 溴化氰对照贮备液　取溴化氰 10 mg,精密称定,加乙腈适量使溶解,加水稀释至 100 ml,摇匀,即得。临用前配制。

(2) 溴化氰对照工作液(500 ng/ml)　精密量取溴化氰对照贮备液 1 ml,加水稀释至 200 ml,摇匀,即得。

3.4　供试品溶液的制备

取多糖衍生物适量,配制成 10 mg/ml 的溶液,即得。

3.5 测定法

量取吡啶联苯胺溶液 2.0 ml，加水 2.0 ml，混匀，20℃以下、暗处放置 15 分钟后，在波长 520 nm 处测定吸光度，作为空白对照。

量取供试品溶液 2.0 ml，加吡啶联苯胺溶液 2.0 ml，混匀，20℃以下、暗处放置 15 分钟后，在波长 520 nm 处测定吸光度。

分别量取溴化氰对照工作液 0.1 ml、0.2 ml、0.4 ml、0.6 ml、0.8 ml、1.0 ml 于试管中，每管依次加入 1.9 ml、1.8 ml、1.6 ml、1.4 ml、1.2 ml、1.0 ml，加入吡啶联苯胺溶液 2.0 ml，混匀，20℃以下、暗处放置 15 分钟后，在波长 520 nm 处测定吸光度。

3.6 结果计算

以对照工作液中溴化氰的含量（ng/ml）对其相应的吸光度做线性回归，求得线性回归方程，将供试品溶液的吸光度代入线性回归方程，求得供试品溶液中溴化氰的含量 B（ng/ml）。

$$供试品中溴化氰的含量（ng/mg）= \frac{B}{20}$$

式中：B 为供试品溶液中溴化氰的含量，ng/ml；

　　20 为供试品溶液中多糖衍生物的含量，mg/ml。

参考文献

[1] GB/T 13084-2006.中华人民共和国国家标准.饲料中氰化物的测定[S].

[2] 何书美.氰化物光谱测定法近十年进展[J].河北大学学报，1996,4:104-111.

起草人：曹　红（中央军委后勤保障部卫生局药品仪器检验所）

审核人：姜雄平（中央军委后勤保障部卫生局药品仪器检验所）

第七节 铁盐检查法（通则0807）

1 概述

铁盐检查法是检测药物中残存无机铁盐的方法，在药物的合成中，铁盐通常作为催化剂参与药物合成，其在成品中可能存在微量残留，此外，铁盐残留也可由合成器皿和不锈钢管道等引入。微量的铁盐对人无危害，但残留铁盐说明含铁催化剂未去除干净，或钢铁制容器或管道被腐蚀有铁溶出，应对其残留量进行质量控制。

铁盐检查法最早收载于《中国药典》1963年版，《中国药典》1977年版至《中国药典》2015年版等各版药典均有收载，并在各品种项下规定了具体限度。《美国药典》39版[1]、《日本药局方》16版[2]、《欧洲药典》8.5版[3]和《英国药典》2016版[4]等也均收载了铁盐检查法。

2 铁盐检测技术与方法

2.1 基本原理

《中国药典》采用硫氰酸盐法检查药物中的铁盐杂质，其基本原理为铁盐在盐酸酸性溶液中与硫氰酸铵生成红色可溶性硫氰酸铁配位离子，与一定量标准铁溶液用同法处理后所显的颜色进行比较。

$$Fe^{3+}+6SCN^- \xrightarrow{\text{H}^+} [Fe(SCN)_6]^{3-}(红色)$$

2.2 方法详解

除另有规定外，取各品种项下规定量的供试品，加水溶解使成25ml，移置50ml纳氏比色管中，加稀盐酸4ml与过硫酸铵50mg，用水稀释使成35ml后，加30%硫氰酸铵溶液3ml，再加水适量稀释成50ml，摇匀；如显色，立即与标准铁溶液一定量制成的对照溶液（取该品种项下规定量的标准铁溶液，置50ml纳氏比色管中，加水使成25ml，加稀盐酸4ml与过硫酸铵50mg，用水稀释使成35ml，加30%硫氰酸铵溶液3ml，再加水适量稀释成50ml，摇匀）比较，即得。

如供试管与对照管色调不一致时，可分别移至分液漏斗中，各加正丁醇20ml提取，俟分层后，将正丁醇层移置50ml纳氏比色管中，再用正丁醇稀释至25ml，比较，即得。

标准铁溶液的制备 称取硫酸铁铵[FeNH$_4$(SO$_4$)$_2$·12H$_2$O]0.863g，置1000ml量瓶中，加水溶解后，加硫酸2.5ml，用水稀释至刻度，摇匀，作为贮备液。

临用前，精密量取贮备液10ml，置100ml量瓶中，加水稀释至刻度，摇匀，即得（每1ml相当于10μg的Fe）。

3 操作要点及注意事项

（1）中性或碱性溶液中，Fe^{3+} 可水解生成棕色水合羟基铁离子或红色氢氧化铁沉淀，故反应需在酸性溶液中进行；硝酸中可能含有亚硝酸，能与 SCN^- 作用生成红色化合物，在稀盐酸的微酸性溶液中，既可防止 Fe^{3+} 的水解，又可避免弱酸如醋酸盐、磷酸盐、砷酸盐等干扰。通常以 50 ml 内加稀盐酸 4 ml 生成的淡红色最为显著。

（2）温度和光线影响颜色的稳定性。温度越高，褪色越快，测定时应注意供试液与标准液实验条件一致，以减少误差。光线促使硫氰酸铁还原或分解褪色，褪色程度与光照时间成正比，为降低褪色现象，加入氧化剂过硫酸铵以氧化供试品中的 Fe^{2+}，同时避免光线促使硫氰酸铁还原或分解褪色。因铁盐与硫氰酸根离子的反应为可逆反应，反应中通常需加入过量的硫氰酸铵，以增加生成的配位离子的稳定性，提高反应灵敏度，消除氯化物等与铁盐生成配位化合物所引起的干扰。

（3）本法用硫酸铁铵［$FeNH_4(SO_4)_2 \cdot 12H_2O$］配制标准铁溶液，为防止硫酸铁铵水解，配制标准铁贮备液时，可加入 2.5 ml 硫酸防止铁盐水解。标准铁溶液每 1 ml 相当于 10 μg 的 Fe^{3+}。本法以在 50 ml 溶液中，含 10~50 μg Fe^{3+} 为宜，相当于标准铁溶液 1~5 ml。在此范围内，肉眼观察，显色梯度明显，易于区别。

（4）当供试溶液管与对照溶液管色调不一致，或所呈硫氰酸铁的颜色较浅不便比较时，可分别移入分液漏斗中，加正丁醇提取，分取正丁醇层比色。因硫氰酸铁配位离子在正丁醇等有机溶剂中的溶解度大，经萃取后比色，不仅能增加颜色深度，还能排除某些干扰物质的影响。

（5）某些具环状结构或不溶于水的有机药物，在实验条件下不溶解或对检查有干扰，需经炽灼破坏，使铁盐成三氧化二铁留于残渣中，处理后再依法检查。如盐酸普鲁卡因、呋喃唑酮、泛影酸、羧丙纤维素等。

（6）硫氰酸根与高汞、锌、锑等金属离子形成配合物降低硫氰酸铁络离子的颜色深度，与银、亚汞、铜、钴、铋、铬等离子产生有色沉淀，许多阴离子如氟化物、砷酸盐、枸橼酸盐、磷酸盐、酒石酸盐与高铁离子形成配合物，使红色消褪。此外，硫离子、亚硫酸根、硫酸盐、亚硝酸、碘离子、氯化物等也对测定有不同程度的干扰。

4 各国药典方法的比较

《中国药典》2015 年版与《美国药典》39 版、《日本药局方》16 版、《欧洲药典》8.5 版和《英国药典》2016 版铁盐检查法对比情况见表 6-5。

表 6-5 国内外药典铁盐检查法对比情况

检查方法	
ChP 2015	酸性溶液中，硫氰酸铵配位显色法
USP 39[1]	酸性溶液中，硫氰酸铵配位显色法（与 ChP 基本一致）
JP 16[2]	供试品用适当溶剂（稀盐酸、pH 4.5 醋酸盐缓冲液）溶解或经炽灼处理后加 pH 4.5 醋酸盐缓冲液溶解，同时平行制备对照液
	方法 A：供试品液与对照液分别加抗坏血酸还原 Fe^{3+} 为 Fe^{2+} 后，加 α, α'-联吡啶试液螯合显色，比较供试液与对照液颜色差异
	方法 B：供试品液与对照液分别加抗坏血酸还原 Fe^{3+} 为 Fe^{2+} 后，加 α, α'-联吡啶试液、三硝基苯酚试液螯合显色，用 1,2-二氯乙烷萃取，比较萃取液颜色差异

续表

检查方法
EP 8.5[3] 用水或指定溶剂溶解供试品,加枸橼酸溶液和巯基乙酸适量,混匀后加氨试液调节碱性,稀释至规定体积,同时平行制备对照液,比较供试液与对照液颜色差异
BP 2016[4] 同EP检查方法

参考文献

[1] USP 39-NF 34 [S]. Limit Tests<241>IRON.

[2] JP 16 [S]. General Tests,1.10.Iron Limit Tests.

[3] EP 8.5 [S]. Methods of analysis,2.4.9. iron.

[4] BP 2016 [S]. Ph.Eur.method 2.4.9. iron.

起草人:武向锋(中央军委后勤保障部卫生局药品仪器检验所)

审核人:姜雄平(中央军委后勤保障部卫生局药品仪器检验所)

第八节　铵盐检查法（通则 0808）

1　概述

铵盐检查法是检测某些药品中微量铵盐的一种限度检查方法。《中国药典》1995 年版开始收载铵盐检查法，《中国药典》2000 年版至《中国药典》2015 年版等各版药典均延续收载，并在各品种项下规定了具体限度。《日本药局方》16 版[1]《欧洲药典》8.5 版[2]和《英国药典》2016 版[3]等也均收载了铵盐检查法。

2　铵盐检测技术与方法

2.1　基本原理[4]

供试品中的铵盐在氧化镁作用下，经水蒸气蒸馏导出氨气，氨在碱性溶液中与碱性碘化汞钾试液反应，生成红棕色沉淀，与一定量标准氯化铵溶液同法制得的对照液进行颜色比较。具体反应方程式如下：

$$Hg^{2+}+2KI \longrightarrow 2K^{+}+HgI_{2}\downarrow（猩红色）$$

$$HgI_{2}+2KI（过量）\longrightarrow 2K^{+}+HgI_{4}^{2-}（溶解）$$

$$NH_{3}+2\left[HgI_{4}\right]^{2-}+2OH^{-} \longrightarrow \begin{bmatrix} O\begin{matrix} Hg \\ Hg \end{matrix}NH_{2} \end{bmatrix} I\downarrow（红棕色）+6I^{-}+HI+H_{2}O$$

2.2　方法详解

除另有规定外，取各品种项下规定量的供试品，置蒸馏瓶中，加无氨蒸馏水 200 ml，加氧化镁 1 g，加热蒸馏，馏出液导入加有稀盐酸 1 滴与无氨蒸馏水 5 ml 的 50 ml 纳氏比色管中，俟馏出液达 40 ml 时，停止蒸馏，加氢氧化钠试液 5 滴，加无氨蒸馏水至 50 ml，加碱性碘化汞钾试液 2 ml，摇匀，放置 15 分钟，如显色，与标准氯化铵溶液 2 ml 按上述方法制成的对照液比较，即得。

标准氯化铵溶液的制备　称取氯化铵 29.7 mg，置 1000 ml 量瓶中，加水适量使溶解并稀释至刻度，摇匀，即得（每 1 ml 相当于 10 μg 的 NH_4）。

3　操作要点及注意事项

（1）在整个实验中，一定要使用无氨蒸馏水。

（2）所用器具应事先用无氨蒸馏水冲洗。

（3）停止蒸馏前，将冷凝管尖端提出液面（避免溶液倒吸），用少量无氨蒸馏水淋洗并停止蒸馏。

（4）在实验过程中应注意空气中氨气的干扰。

（5）将供试液与对照液同置白色背景上，自上而下观察，比较颜色。

（6）若碱性碘化汞钾试液放置时间过长，使用前应进行检查，方法为：取碱性碘化汞钾试液 2 ml，加入到标准氯化铵溶液 5 ml 与无氨水 45 ml 的混合溶液中，应即时显黄棕色。

4　各国药典方法的比较

《中国药典》2015 年版与《日本药局方》16 版、《欧洲药典》8.5 版和《英国药典》2016 版铵盐检查法对比情况见表 6-6。

表 6-6　国内外药典铵盐检查法对比情况

	检查方法
ChP 2015	碱性碘化汞钾试液显色法
JP 16[1]	**溶液制备：**取规定量的供试品，置蒸馏瓶中，加水 140 ml，加氧化镁 2 g，以 0.5% 硼酸溶液 20 ml 为吸收液，加热蒸馏，俟馏出液达 60 ml 时，将冷凝管尖端提出液面，用少量水淋洗并停止蒸馏，加水至 100 ml，作为供试液；同法制备铵标准溶液 **测定法：**取供试液与铵标准溶液各 30 ml，分别置纳氏比色管中，加苯酚 - 亚硝酰铁氰化钠试液 6.0 ml，混匀，加次氯酸钠 - 氢氧化钠试液 4.0 ml，加水至 50 ml，混匀，放置 60 分钟，置白色背景上，自上而下或横向观察，比较两管间颜色差异，供试管所显颜色不得深于标准管
EP 8.5[2]	非特殊指定，一般用方法 A 开展检查 **方法 A：**取规定量的供试品，用水溶解稀释至 14 ml，添加稀氢氧化钠溶液使呈碱性，加水至 15 ml；同法配制铵标准液。分别于供试品液和铵标准溶液中加碱性碘化汞钾试液 0.3 ml，密塞，5 分钟后观察比较两管间的颜色差异 **方法 B：**取规定量的供试品，置 25 ml 具塞管中，用水 1 ml 使溶解或分散，加 0.3 g 氧化镁；同法配制铵标准管。分别于供试品管和铵标准管中放置 5 mm^2 银锰试纸 1 片，立即用聚乙烯瓶塞密塞，水封，涡旋振摇，40℃放置 30 分钟。供试管银锰试纸所显灰色不得深于标准管
BP 2016[3]	同 EP 检查方法

参考文献

［1］JP 16［S］. General Tests，1.02. Ammonium Limit Test.

［2］EP 8.5［S］. Methods of analysis，2.4.1. ammonium.

［3］BP 2016［S］. method of analysis，2.4.1.ammonium.

［4］刘文英. 药物分析(第四版)［M］. 北京：人民卫生出版社，1998：13.

起草人：武向锋（中央军委后勤保障部卫生局药品仪器检验所）

审核人：姜雄平（中央军委后勤保障部卫生局药品仪器检验所）

第九节 重金属检查法(通则0821)

1 概述

重金属是指在规定实验条件下能与硫代乙酰胺或硫化钠作用显色的金属杂质,如银、铅、汞、铜、镉、铋、锑、锡、砷、锌、钴与镍等。铅是药品中较易引入的重金属元素,铅易蓄积中毒,故本法以铅作为重金属的代表。

重金属检查法最早收载于《中国药典》1953年版,选用硫化氢作为显色剂,之后不断改进完善。《中国药典》1963年版增加了供试品经有机破坏后再检查重金属的方法(第二法)。《中国药典》1977年版增加了硫化钠法,并将检查方法正式划分为三种方法。《中国药典》1990年版第一法中选用无恶臭、浓度易控制的硫代乙酰胺代替硫化氢作为显色剂;增加了微孔滤膜过滤法(第四法),用于重金属限量较低的样品。《中国药典》2010年版第一法中在标准管(甲管)、供试品管(乙管)基础上增加了监测管(丙管);删去了微孔滤膜过滤法(第四法)。《中国药典》2015年版重金属检查法延续了《中国药典》2010年版的三种方法。其中第一法和第二法均采用硫代乙酰胺与铅反应,区别在于第二法的样品需要进行有机破坏;第三法采用硫化钠与铅反应,适用于不溶于稀酸或遇酸会生成沉淀的样品。检查时,应根据各品种项下规定的方法或药品性质进行选用[1]。

2 检测技术与方法

2.1 基本原理

均是利用重金属离子与显色剂反应生成不溶性的重金属硫化物微粒,比较供试品溶液和标准铅溶液生成的重金属硫化物微粒均匀混悬在溶液中所呈现的颜色深浅,判断供试品中重金属的限量是否符合规定。

硫代乙酰胺与铅反应式为:

$$CH_2CSNH_2+H_2O \xrightarrow{pH\,3.5} CH_3CONH_2+H_2S$$
$$Pb^{2+}+H_2S \xrightarrow{pH\,3.5} PbS\downarrow+2H^+$$

硫化钠与铅反应式为:

$$S^{2-}+Pb^{2+} \xrightarrow{NaOH} PbS\downarrow$$

2.2 技术详解

2.2.1 仪器与试药

硫代乙酰胺试液、硫化钠试液、醋酸盐缓冲液(pH 3.5)、氢氧化钠试液、维生素C等均应符合《中国药典》2015 年版通则 8000 的规定。

2.2.2 第一法

取 25 ml 纳氏比色管三支,甲管中加标准铅溶液一定量与醋酸盐缓冲液(pH 3.5)2 ml 后,加水或各品种项下规定的溶剂稀释成 25 ml;乙管中加入按各品种项下规定的方法制成的供试品溶液 25 ml,丙管中加入与乙管相同重量的供试品,加配制供试品溶液的溶剂适量使溶解,再加与甲管相同量的标准铅溶液与醋酸盐缓冲液(pH 3.5)2 ml 后,用溶剂稀释成 25 ml。

甲、乙、丙三管中分别加硫代乙酰胺试液各 2 ml,摇匀,放置 2 分钟,同置白纸上,自上向下透视,当丙管中显出的颜色不浅于甲管时,乙管中显示的颜色与甲管比较,不得更深。如丙管中显出的颜色浅于甲管,应取样按第二法重新检查。

2.2.3 第二法

取各品种项下规定量的供试品,按炽灼残渣检查法(通则 0841)进行炽灼处理,然后取遗留的残渣;或直接取炽灼残渣项下遗留的残渣;如供试品为溶液,则取各品种项下规定量的溶液,蒸发至干,再按上述方法处理后取遗留的残渣。

上述残渣,加硝酸 0.5 ml,蒸干,至氧化氮蒸气除尽后(或取供试品一定量,缓缓炽灼至完全炭化,放冷,加硫酸 0.5~1 ml,使恰湿润,用低温加热至硫酸除尽后,加硝酸 0.5 ml,蒸干,至氧化氮蒸气除尽后,放冷,在 500~600℃炽灼使完全灰化),放冷,加盐酸 2 ml,置水浴上蒸干后加水 15 ml,滴加氨试液至对酚酞指示液显微粉红色,再加醋酸盐缓冲液(pH 3.5)2 ml,微热溶解后,移置纳氏比色管中,加水稀释成 25 ml,作为乙管;另取配制供试品溶液的试剂,置瓷皿中蒸干后,加醋酸盐缓冲液(pH 3.5)2 ml 与水 15 ml,微热溶解后,移置纳氏比色管中,加标准铅溶液一定量,再用水稀释成 25 ml,作为甲管。

甲、乙两管中分别加硫代乙酰胺试液各 2 ml,摇匀,放置 2 分钟,同置白纸上,自上向下透视,乙管中显出的颜色与甲管比较,不得更深。

2.2.4 第三法

取供试品适量,加氢氧化钠试液 5 ml 与水 20 ml 溶解后,置纳氏比色管中,加硫化钠试液 5 滴,摇匀,与一定量的标准铅溶液同样处理后的颜色比较,不得更深。

3 操作要点及注意事项

3.1 第一法

(1) 选择纳氏比色管时注意选择外表面无划痕,色泽一致,无瑕疵,管内径和刻度线高度均匀一致的玻璃比色管进行实验。

(2) 制备标准铅溶液时可先用硝酸铅(105℃干燥至恒重)配制成贮备液,也可购买具资质计量机构提供的标准品贮备溶液。临用前取适量贮备液再用水稀释成每 1 ml 含 10 μg 的 Pb 溶液,限当日使用,所用玻璃容器均不得含铅。

(3) 若供试品溶液带颜色,应在加硫代乙酰胺试液前,在甲管中滴加少量的稀焦糖溶液或其他无干扰的有色溶液,使之与乙管、丙管一致;如在甲管中滴加稀焦糖溶液或其他无干扰的有色溶液,仍不能使颜色一致时,应取样按第二法检查。稀焦糖溶液制备方法是取蔗糖或葡萄糖适量,置瓷坩埚中,在玻璃棒不断搅拌下,加热至呈棕色糊状,放冷,用水溶解而成。

（4）硫代乙酰胺试液与重金属反应效率受溶液的 pH 值、硫代乙酰胺试液加入量、显色时间等因素的影响。本法选用条件经长期试验验证，是最有利于显色反应进行、呈色最深的条件。故配制醋酸盐缓冲液（pH 3.5）时，pH 值应精确控制，硫代乙酰胺试液应精密加入，显色时间应控制在 2 分钟。

（5）为便于目视比色，标准铅溶液用量以 2.0 ml（相当于 20 μg 的 Pb）为宜，在检查时，如供试品取样量与标准铅溶液的取用量均未指明时，常以标准铅溶液为 2.0 ml 来计算供试品的取样量，并进行试验。

（6）供试品中如含有高铁盐，在弱酸性溶液中会使硫代乙酰胺水解生成的硫化氢氧化析出乳硫，产生浑浊，影响检查，可在甲、乙、丙三管中分别加入相同量的维生素 C 0.5~1.0 g，将高铁离子还原为亚铁离子消除干扰。

（7）供试品如自身为重金属的盐，如枸橼酸铁铵、右旋糖酐铁等，须先将供试品本身的金属离子除去，再进行检查。

（8）供试品如自身可与显色剂生成不溶性硫化物，如硫酸锌和葡萄糖酸锑钠等，可加入掩蔽剂以避免干扰。

（9）配制供试品溶液时，如使用盐酸超过 1 ml，氨试液超过 2 ml，或加入其他试剂进行处理者，为了消除盐酸或其他试剂可能夹杂的重金属，除另有规定外，甲管溶液应取同样量试液蒸干后，依法检查。

（10）在检查时，标准管（甲管）、供试品管（乙管）与监测管（丙管）应平行操作，同时按顺序加入试剂，试剂加入量、操作条件等应一致。

3.2 第二法

（1）本法所用炽灼温度必须控制在 500~600℃，以避免高温炽灼造成的重金属损失。

（2）残渣加硝酸蒸干，务必使氧化氮蒸气除尽，否则会使硫代乙酰胺水解生成的硫化氢氧化而析出乳硫，影响检查。

（3）硝酸处理并蒸干后残渣需加盐酸处理，使重金属转化为氯化物，应在水浴上蒸干以赶除多余的盐酸，避免影响溶液的 pH 值。

3.3 第三法

硫化钠试液对玻璃有一定的腐蚀性，而且久置后会产生絮状物。应临用新配。

4 相关检测方法对比

《英国药典》2015 版重金属检查法收载了八种方法，均为比色法。由于重金属在不同药物中存在形式不同，采用了不同的样品处理方法。其中 A 法与《中国药典》2015 年版第一法类似，区别在于其直接在标准铅对照溶液中加入一定量的供试品溶液以保证与供试品溶液在相同条件下显色，未引入监测管（丙管）；C 法、D 法与《中国药典》2015 年版第二法类似，规定在供试品中加入硫酸镁的硫酸溶液或氧化镁，在 800℃下进行有机破坏，取残渣检查；E 法与《中国药典》2005 年版第四法类似（《中国药典》2015 年版已删去）。《日本药局方》16 版有四种检查方法。方法一为直接取供试品用水溶解，加 2 ml 稀醋酸后，滴加硫化钠试液，比较颜色；其余三种方法为用干法或湿法有机破坏样品后再测定。《美国药典》38 版已将原通则 <231> 中比色法测定重金属总量的项目删除，用新通则 <232> "元素杂质 - 限度"和通则 <233> "元素杂质 - 方法"取代。

5 检测技术的发展

本法简单快捷,所需仪器装置简单便宜,测试成本低,可以较快得到测试结果,适用于要求较简单,重金属以铅为主的药物。但缺乏特异性、灵敏性和准确性,存在主观目测颜色误差,随着元素技术的发展,已逐渐被仪器法替代,如原子吸收分光光度法(AAS)、电感耦合等离子体原子发射光谱法(ICP-AES法或ICP-OES法)和电感耦合等离子体质谱法(ICP-MS法)等[2,3]。由于本法所得结果为样品中各元素杂质的总量,不能对单个元素杂质进行定量分析,现基本用于纯品的杂质检查或其他不需要太精确定量的检查。

参考文献

[1] 中国药品生物制品检定所.中国药品检验标准操作规范[M].北京:中国医药科技出版社,2010:212-216.

[2] 姚秀兰,王爱平.中药重金属测试方法的分析及建议[J].微量元素与健康研究,2012,29(2):25-27.

[3] 张慧敏,余灵芝,陈旭,等.《美国药典》新通则<232>和<233>元素杂质控制新标准和方法介绍及其对医药界的影响[J].中国药房,2014,25(17):1601-1604.

起草人:程益清 夏 晶(上海市食品药品检验所)

审核人:季 申(上海市食品药品检验所)

第十节 砷盐检查法(通则 0822)

1 概述

本法主要适用于药品中微量砷的限量检查。《中国药典》2015 年版采用第一法(古蔡氏法)和第二法(二乙基二硫代氨基甲酸银法)。其中,第一法可检查药品中砷的限量,第二法还可以用作砷的含量测定。

《中国药典》1953 年版即收载砷盐检查法,最早仅收载古蔡氏法,《中国药典》1990 年版增加了二乙基二硫代氨基甲酸银法。现行《美国药典》《欧洲药典》《英国药典》《日本药局方》均有收载砷盐检查法,各国收载的方法大同小异。《欧洲药典》和《英国药典》仅收载古蔡氏法,《美国药典》及《日本药局方》仅收载二乙基二硫代氨基甲酸银法。

2 检测技术与方法

2.1 基本原理

2.1.1 砷斑及胶态银产生的原理

均是利用金属锌与酸作用产生新生态的氢,与药品中的微量亚砷酸盐反应生成具挥发性的砷化氢。第一法(古蔡氏法)通过砷化氢遇溴化汞试纸产生黄色至棕色的砷斑,与同条件下一定量标准砷溶液所产生的砷斑比较,以判定砷盐的限量。第二法(二乙基二硫代氨基甲酸银)采用二乙基二硫代氨基甲酸银溶液吸收砷化氢,使之还原生成红色胶态银,与同条件下一定量标准砷溶液所产生的红色胶态银用目视比色法或在 510 nm 波长处测定吸光度,进行比较,以判定砷盐的限量或含量。

砷化氢产生反应式为:

$$AsO_3^{3-}+3Zn+9H^+ \longrightarrow AsH_3\uparrow+3Zn^{2+}+3H2O$$

$$As^{3+}+3Zn+3H^+ \longrightarrow AsH_3\uparrow+3Zn^{2+}$$

砷斑产生反应式为:

$$AsH_3+2HgBr_2 \longrightarrow 2HBr+AsH(HgBr)_2(黄色)$$

$$AsH_3+3HgBr_2 \longrightarrow 3HBr+As(HgBr)_3(棕色)$$

胶态银产生反应式为:

二乙基二硫代氨基甲酸银
(简称Ag-DDC)

二乙基二硫代氨基甲酸
(简称HDDC)

2.1.2 砷酸盐的转化与测定

古蔡氏法和二乙基二硫代氨基甲酸银法均较适合亚砷酸的测定,砷酸盐中五价砷在酸性溶液中也能被金属锌还原为砷化氢,但反应速度较慢。要准确测定供试品中砷酸盐,需先以碘化钾和氯化亚锡为还原剂,使五价砷还原为三价砷,同时生成碘,反应式如下:

$$AsO_4^{3-}+2I^-+2H^+ \longrightarrow AsO_3^{3-}+I_2+H_2O$$

$$AsO_4^{3-}+Sn^{2+}+2H^+ \longrightarrow AsO_3^{3-}+Sn^{4+}+H_2O$$

氧化生成的碘又可被氯化亚锡还原为碘离子。

$$I_2+Sn^{2+} \longrightarrow 2I^-+Sn^{4+}$$

溶液中的碘离子,与反应产生的锌离子形成配离子(ZnI_4^{2-}),使生成砷化氢的反应不断进行。

另外本法所用氯化亚锡还可有效地抑制反应过程中可能存在的锑干扰,防止锑化氢与溴化汞试纸作用生成锑斑或与二乙基二硫代氨基甲酸银试液反应,干扰砷盐的检查,还可与锌作用,在锌粒表面形成锌锡齐,起去极化作用,从而使氢气均匀连续地发生。

2.2 技术详解

2.2.1 仪器与试药

(1) 所有试药均应满足痕量元素分析的使用要求,所用仪器和试液等照本法检查,均不应生成砷斑,或至多生成可与砷斑区分的斑痕。

(2) 碘化钾试液、酸性氯化亚锡试液、乙醇制溴化汞试液、二乙基二硫代氨基甲酸银试液等均应符合通则 8000 的规定。

(3) 本法所用锌粒应无砷,以能通过一号筛的细粒为宜,如使用的锌粒较大时,用量应酌情增加,反应时间亦应延长为 1 小时。

(4) 醋酸铅棉花系取脱脂棉 1.0 g,浸入醋酸铅试液与水的等容混合液 12 ml 中,湿透后,挤压除去过多的溶液,并使之疏松,在 100℃ 以下干燥后,贮于玻璃塞瓶中备用。

(5) 溴化汞试纸的制备应取质地较疏松的中速定量滤纸条浸入乙醇制溴化汞试液中,1 小时后取出,在暗处干燥,即得。本试纸宜置棕色磨口玻璃瓶内保存。

2.2.2 标准砷溶液

1 mol 三氧化二砷(As_2O_3)质量为 197.82 g,含砷(As)$2×74.92$ g。称取三氧化二砷 0.132 g 溶于 1000 ml 溶液中配成的贮备液,每 1 ml 含 As 量为:

$$\frac{2×74.92×0.132×1000}{197.8×1000}=0.1 \text{ mg}$$

贮备液依法稀释后所得标准砷溶液,每 1 ml 含 As 量为:

$$\frac{0.1×10}{1000}=0.001 \text{ mg}=1 \text{ μg}$$

制备标准砷斑或标准砷对照液,应与供试品检查同时进行。

2.2.3 样品的有机破坏

对于环状结构的有机药物,因砷与杂环分子可能以共价键结合,需先进行有机破坏,否则检出结果偏低或难以检出。一般情况下应按各品种项下规定的方法处理,常用的方法有碱破坏法即石灰法:在碱性情况下,供试品中有机砷经高温灼烧转变成不挥发性的无机砷。某些含钠盐药物不能使用石灰法,大量钠盐可导致有机砷破坏不完全,如"对氨基水杨酸钠",此时应改以无水碳酸钠处理[1]。

3 操作要点及注意事项

3.1 操作要点

(1) 醋酸铅棉花应选用洁净、质量优良的脱脂棉,按要求制备成疏松状,装管时用量应适当,填充的松紧度应适宜,既可除去硫化物的干扰,又可使砷化氢以适宜速度通过导气管。

(2) 为了防止砷化氢气体泄漏,加入锌粒时应快速,并立即将导气管 C 密塞于 A 瓶上。

(3) 第一法中所呈砷斑不稳定,在反应中应尽可能保持干燥及避免强光,反应完毕后应立即与标准砷斑比较。

(4) 第二法中使用了三氯甲烷做稀释溶剂,比色法或在 510 nm 波长处测定时应注意试验防护,并尽可能在较短时间完成测定。

(5) 有机药物中,因砷与杂环分子可能以共价键结合,需先行有机破坏,否则检出结果偏低或难以检出。有机破坏时,所用试剂的含砷量如超过 1 μg,除另有规定外,应取同量的试剂加入砷标准液一定量,按供试品同样处理,制备标准砷斑,再与供试品所生成砷斑的颜色比较[2]。

3.2 注意事项

(1) 新购置的仪器装置,在使用前应检查是否符合要求。可将所使用的仪器装置依法制备标准砷斑或胶态银,应呈色一致。同一套仪器应能辨别出标准砷溶液 1.5 ml 与 2.0 ml 所呈砷斑或胶态银的深浅。

(2) 溴化汞试纸与砷化氢作用较氯化汞试纸灵敏,其灵敏度为 1 μg(以 As_2O_3 计),但所呈砷斑不稳定。在反应中尽可能保持干燥及避免强光,反应完毕后应立即与标准砷斑比较。制备溴化汞试纸的滤纸,采用一般定性滤纸即可,若用定量滤纸,以中速为宜。

(3) 各供试品中规定含砷限量不同,采用改变供试品取用量的方法来适应要求,而不是采用改变标准砷溶液取量的办法。因标准砷斑过深或过浅都会影响比色的准确性。

例如:药典规定某药品含砷量不得超过百万分之一,则应取供试品 2.0 g 与标准砷斑比较,而不是取供试品 1.0 g 与标准砷溶液 1 ml 所产生的砷斑进行比较。

(4) 第二法中,为使反应定量进行,二乙基二硫代氨基甲酸银试液需含一定量的有机碱。《美国药典》和《日本药局方》均采用二乙基二硫代氨基甲酸银 - 吡啶试液作吸收液,但吡啶恶臭对操作者有害。《中国药典》2015 年版使用 0.25% 二乙基二硫代氨基甲酸银的含 1.8% 三乙胺 - 三氯甲烷试液为吸收液,呈色稳定性及试剂稳定性均好,低毒、无臭、便于定量测定,并且该试液与砷化氢产生的颜色在 510 nm 波长处有最大吸收[3]。

(5) 第二法中,由于砷化氢气体导入盛有准确 5 ml 二乙基二硫代氨基甲酸银试液中,在 25~40℃ 水浴中反应 45 分钟后,有部分三氯甲烷挥发损失,故在比色前应添加三氯甲烷至 5 ml,混匀后,置白色背景上,从 D 管的上方向下观察,以增加液层厚度,便于判断结果。此外,因 Ag-DDC 试液呈浅黄绿色,应考虑背景补偿,故测吸光度时以吸收液作空白溶液。

(6) 由于氢气的发生速度与溶液的酸度,锌粒的粒度与用量及反应温度等有关,而氢气发生的速度过缓或过于剧烈,都将影响砷化氢的逸出速度,使砷斑的色泽和清晰程度受影响难于判定检查结果。所以不同品种应严格按照供试液酸浓度 2 mol/L、碘化钾浓度 2.5%、氯化亚锡浓度 0.3% 配置,其他反应条件也应严格按照药典规定操作。

4 相关检测方法对比

其他的砷盐检查法还有契列氏法和白田道夫法[4]。契列氏法收载于《英国药典》1993 年版,即样品在盐酸溶液中,用次亚磷酸将砷化物还原成游离砷,使溶液显棕色,与一定量的标准砷溶液用同样的方法处理所显颜色比较以测出砷的限量。由于该法灵敏度低,目前各大药典均未收载。白田道夫法在《中国药典》2015 年版二部各论中有部分应用,例如葡萄糖酸锑钠中砷盐的检查,其原理是利用氯化亚锡在盐酸中能将砷化物还原成游离砷,使溶液显棕色或褐色,与一定的标准砷溶液用同一方法处理所生成的颜色比以测出砷的限量,适用于某些含锑的药品及制剂。

5 检测技术的发展

本法简单快捷,所需仪器装置简单便宜,测试成本低,可以较快得到测试结果,但缺乏灵敏性和准确性,存在主观目测颜色误差,适用于不需要太精确定量的药物,如需准确进行砷元素的定量检测,可使用原子吸收分光光度法(AAS)、电感耦合等离子体原子发射光谱法(ICP-AES 法或 ICP-OES 法)和电感耦合等离子体质谱法(ICP-MS 法)等。

参考文献

[1] 王丽琴. 药品中砷盐检查方法的探讨[J]. 天津药学,1998,10(2):92-94.

[2] 中国药品生物制品检定所. 中国药品检验标准操作规范[M]. 北京:中国医药科技出版社,2010:216-220.

[3] 杨胜华. 药物中砷盐检测方法的研究[J]. 华西药学杂志,1988,3(2):104.

[4] 杭太俊,于治国,范国荣,等. 药物分析(第7版)[M]. 北京:人民卫生出版社,2011:124-125.

起草人:陈 虹 夏 晶(上海市食品药品检验所)

审核人:季 申(上海市食品药品检验所)

第十一节 干燥失重测定法（通则 0831）

1 概述

药品的干燥失重系指待测药品在规定的条件下经干燥后所减失重量,通常以百分率表示。减失的组分主要为待测药品在规定条件下失去的水分,也包括其他可挥发性物质如溶剂化成分或残留溶剂等。

药品中水分可分为结晶水和附着水。药物水分测定的准确与否直接影响其化学结构判定和含量测定结果。药品中水分含量的多少,对药品的含量、稳定性、理化性质和药理作用等均有影响。药品中其他挥发性物质对药品质量的影响较为复杂,应视其他挥发性成分的物理、化学或生物学特性如药理、毒理作用来评价。例如,中药中某些挥发性物质可能是具有一定功效的成分,化学药品中挥发性物质如残留溶剂等则是作为杂质应进行控制的。因此,对药品中的水分及其他挥发性物质进行检查并控制其限度非常重要。

《美国药典》38 版、《英国药典》2015 版和《日本药局方》16 版均收载有干燥失重法通则或附录[1-3]。《中国药典》2010 年版一、二、三各部附录均收载干燥失重测定法,其技术原理、操作方法等基本一致,2015 年版整合修订为通则 0831 干燥失重测定法。

2 原理

干燥失重测定法的原理较为简单,即在常压或减压状态下,经加热或常温干燥一定时间,使药品中的挥发性物质如水分、其他可挥发性物质等挥发,测量干燥前后供试(药)品的恒定重量,即可计算出供试品的减失重量百分率(%)。

3 测定法及其适用性

干燥失重法主要适用于固体药品如化学原料药及制剂,中药材及中成药和少数生物制品等,不适用于液体药品;可分为常压干燥法和减压干燥法两种,减压干燥法又可分为室温减压干燥法和恒温减压干燥法。

具体测定法可参见《中国药典》2015 年版通则 0831。

3.1 常压干燥法

是干燥失重法中较为常用的一种,适用于对热较稳定的供试品,在常压下,供试品置恒定温度(常为105℃)干燥箱内干燥至恒重或至规定的时间,所以又称为常压加热干燥法或常压恒温干燥法,俗称烘干法。除另有规定外,恒重系指供试品连续两次干燥后称重的差异在 0.3 mg 以下的重量,干燥至恒重的第二次及以后各次称重均应在规定条件下继续干燥 1 小时后进行。

熔点低的供试品,可采用较低的温度干燥;结晶水较难去除的供试品在不致分解的前提下,可采用更高的温度加热干燥,如枸橼酸钠含结晶水,规定在 180℃ 干燥至恒重;对于易分解的供试品,如不能耐受长时间加热,应采用定时干燥,如卡马西平是在 105℃ 干燥 2 小时。采用定时干燥的供试品,不做恒重要求,测定在规定温度和规定时间干燥后的减失重量即可。

3.2 室温减压干燥法

在室温条件下,供试品置干燥器(多为玻璃干燥器)中减压干燥,故常称为干燥器减压干燥法,适用于熔点较低,加热易分解或升华的供试品,减压有助于除去水分或其他可挥发性物质。供试品置干燥器内,在减压条件下,利用干燥器内贮放的干燥剂、吸收供试品中的水分,干燥至恒重或干燥一定时间。如布洛芬熔点为 74.5~77.5℃,在五氧化二磷干燥器中减压干燥至恒重。肾上腺素在五氧化二磷干燥器中减压干燥 18 小时。常用的干燥剂有硅胶、无水氯化钙或五氧化二磷等。

3.3 恒温减压干燥法

供试品在减压干燥箱中按规定的温度减压干燥至恒重或至规定的时间,即减压加热干燥法,适用于熔点较低、对热较不稳定(能耐受一定温度)或水分较难除尽的供试品,在减压条件下,可降低干燥温度和缩短干燥时间。当各品种项下未规定温度时,应采用室温条件进行减压干燥;当各品种项下规定温度时,采用规定的温度进行减压干燥。如供试品长时间加热易分解,则可采用定时恒温减压干燥,如地高辛,规定在 105℃减压干燥 1 小时。采用定时干燥的供试品,不做恒重要求,测定在规定温度减压干燥规定时间后的减失重量即可。

在制定药品标准时,应根据待测试药物的性质进行质量研究,根据实验数据或考察结果,确定采用上述何种方法以及具体加热温度和时间。

必须注意:通则 0832 干燥失重测定法与水分测定法的异同点。干燥失重法可能测定的仅是药品中的水分或其他挥发性物质,也可能是既含有水分又包括其他挥发性物质。此外,尽管干燥失重法通常用于测定水分,但其测定的仅是在规定条件下药品中可挥发的水分,不能测定所有各种形态的水分如某些结晶水。测定水分时,干燥失重法测定的结果与其他水分测定法所得结果可有差异,因为不同方法测定的并不一定是同一成分。

《中国药典》2015 年版通则 0832 收载了 5 种测定水分的方法,其中第二法(烘干法)和第三法(减压干燥法)的原理、操作方法和通则 0831 干燥失重法相同,但是其内涵不同。除第二法和第三法外,水分测定法中第一法、第四法和第五法适用于水分作为药品中唯一挥发性成分的供试品,或者说这些方法只测定药品中水分。欲见其详,请参见通则 0832 水分测定法应用指南。

《中国药典》2015 年版一部仅 26 个品种设有干燥失重检查项,但是,在约 500 个水分检查项中,采用通则 0832 水分测定法第二法(烘干法)和第三法(减压干燥法)实例总数约 414 个,从原理、操作方法来讲,烘干法和减压干燥法其实质就是干燥失重法,由此可见,干燥失重法在中药水分测定中所占有重要地位。

二部直接标明采用干燥失重法的品种约 700 个,采用通则 0832 水分测定法的品种约 303 个。这是因为对于化学药品,干燥失重和水分测定的目的是不同的,尽管品种项下的干燥失重测定的可能仅是或主要是药品中的水分。

三部仅有 1 个品种设有干燥失重法检查项,采用通则 0832 水分测定法的品种虽约 40 个,但多数品种没有规定具体采用何种水分测定法,无法简单评估干燥失重法在生物制品中的应用情况。

然而仅根据一部和二部品种项下应用实例,已经证明干燥失重法在药品标准中的重要作用。

4 仪器、用具和试剂

4.1 仪器和用具

(1) 称量瓶,用于供试品的置放和称量,常为单层玻璃盖扁形称量瓶。

(2) 普通恒温干燥箱(烘箱),控温精度 ±1℃,用于常压干燥法。

(3) 恒温减压干燥箱,用于室温或恒温减压干燥法。

(4) (玻璃)减压干燥器,主要用于室温减压干燥。

(5) 普通玻璃干燥器,用于平衡干燥后的称量瓶温度。

(6) 真空泵,用于减压干燥器或恒温减压干燥箱的真空减压。

(7) 分析天平,感量应不低于 0.1 mg。

除经常使用的减压(真空)干燥器外,还有减压(真空)干燥枪或者其他减压(真空)干燥设备。无论是常压恒温干燥箱(烘箱)还是减压恒温干燥箱,干燥箱的温度示值精度应符合相应的计量要求。

4.2 试剂(干燥剂)

(1) 五氧化二磷 吸水效力、吸水容量和吸水速度均较好,为减压干燥中常用的干燥剂。使用时,五氧化二磷应呈粉末状,如表面呈结皮现象或出现液滴时,应进行更换。五氧化二磷具有腐蚀性,操作时应注意防护,切勿入口或触目。

(2) 无水氯化钙 吸水效力较差,吸水容量及吸水速度低于五氧化二磷,为玻璃干燥器中常用的干燥剂。由于无水氯化钙吸水后生成的水合物不十分稳定,温度升高时能释放出水分,因此样品在较高的温度下干燥后,如在置有氯化钙的干燥器中放冷,往往不易恒重,此时,建议使用其他干燥剂。

(3) 硅胶 硅胶的效力仅次于五氧化二磷,为干燥器中常用的干燥剂。变色硅胶是加有氯化钴的硅胶,吸水后,生成含 2 分子结晶水的氯化钴而呈红色,即应更换;吸水后,经 140℃干燥后转变为无水氯化钴而呈蓝色,可继续使用。干燥时的温度不可超过 140℃,以免裂成粉末而破坏毛细孔,影响吸水作用。

干燥剂应及时更换,使其保持在有效状态。

5 注意事项

(1) 供试品在未达规定的干燥温度即融化时,表面结成一层薄膜,使其含有的水分不易继续挥发,除另有规定外,应先将供试品在低于熔化温度 5~10℃的温度下干燥至大部分水分除去后,再按规定条件干燥。生物制品应先将供试品于较低的温度下干燥至大部分水分除去后,再按规定条件干燥。遇上述情况,应在品种项下明确规定干燥条件。如硫代硫酸钠,规定先在 40~50℃,渐次升高温度至 105℃并干燥至恒重。

(2) 为防止干燥箱加热温度的冲高现象等情况,特别是对于干燥温度较低或干燥时间有明确要求的供试品,宜等干燥箱温度恒定后再放入待干燥的供试品,规定条件进行干燥,同时记录干燥开始的时间。

(3) 使用玻璃干燥器减压时,宜先用较厚的布包裹干燥器或加适宜的外套,再行减压干燥,以防破碎。

(4) 减压干燥时,除另有规定外,压力应在 2.67 kPa(20 mmHg)以下。为使水分及挥发性物质易于挥散,样品应平铺于扁形称量瓶中,其厚度不超过 5 mm,如为疏松物质,厚度不超过 10 mm。如为大颗粒结晶,应研细至粒度约 2 mm。放入干燥器(箱)干燥时,应将瓶盖取下,置称量瓶旁,或将瓶盖半开进行干燥。取出时,须先将瓶盖盖好,置干燥器中放冷至室温,然后称重。并宜选用单层玻璃盖的称量瓶,如所用玻璃盖为双层中空,减压时,勿将瓶盖放入减压干燥箱(器)内,应放在另一普通的干燥器内。因减压干燥箱(器)内为负压,开启前应注意缓慢打开进气阀,使干燥空气缓慢进入,以避免气流吹散干燥器内的样品。

(5) 当供试品具有引湿性,并且干燥失重的数据用于含量测定计算时,宜将含量测定与干燥失重的取样放在同一时间进行。

(6) 含糖颗粒剂一般在 80℃减压干燥。测定胶囊或片剂时,取样量可参考《美国药典》38 版规定[1]:如为胶囊,应至少取 4 粒胶囊的内容物,混匀后取样;如为片剂,应至少取 4 片,研细混匀后取样。

(7) 多份供试品平行测定时,应用适宜的方法先对称量瓶(包括瓶盖)编码标记;称量瓶放入干燥箱(器)内的位置以及取出放冷、称重的顺序应一致。

(8) 注意环境温湿度的控制。干燥器内温度应准确、稳定、分布均匀,将有供试品的称量瓶应尽可能置于温度计附近,以免引入温度测量误差。

(9) 详细记录干燥时的温度、压力、干燥剂的种类、干燥与放冷至室温的时间,称量及恒重的数据(应准确至 0.1 mg)、计算和结果(平行实验取平均值)等。

6　展望

随着科学和技术进步,出现了一些新的干燥失重法,如采用热重分析法用于贵重药品或在空气中易氧化的药品的干燥失重测量,当使用热重法时还需要用到高精度如百万分之一的电子天平。

传统的干燥失重法本身也在不断发展中。如《美国药典》38 版允许使用直径为 225 μm ± 25 μm 的毛细管塞称量瓶[1],使用这种称量瓶可有效避免强引湿性的供试品在称量过程吸湿而引入的测定误差。

加热干燥方式也在不断改进,除加热干燥外,另有红外干燥和微波干燥方式。例如为解决测量准确性与测量速度之间的矛盾,可将红外干燥箱和电子天平相结合,设计成一种新型快速干燥失重测量仪器。而采用微波干燥法,可避免干燥过程中药品炭化、爆裂等现象,提高干燥速度,解决传统失重法耗电费时的问题等。

尽管测定药品中的水分可用水分测定法,测定其他可挥发性物质可用色谱法如气相色谱法等方法,但是,由于准确、可靠、简便,干燥失重法作为测定药品在规定的条件下干燥失去的水分或其他可挥发性物质方法,已经并将长期在各国药品标准中广泛使用。

参考文献

［1］USP 38-NF 33［S］. M. Loss on drying.

［2］BP 2015［S］. M. Determination of loss on drying.

［3］JP 16［S］. M. Loss on drying test.

起草人：王　玉　陈民辉（江苏省食品药品监督检验研究院）

审核人：张启明（中国食品药品检定研究院）

第十二节　水分测定法(通则 0832)

1　概述

水分测定法是药品质量标准中的常规检查项目。药品中的水分包括结晶水和吸附水,水分含量的多少,对药品的稳定性、理化性质及药效作用等均有影响,控制药品的水分可预防药品吸潮、霉变、水解、氧化等。因此,有必要对药品中的水分进行检查并控制其限度。目前世界各国药典均收载有水分测定法通则或附录,但收载的具体方法和名称各有不同。如《美国药典》38 版[1]通则 <921> 水分测定法收载了滴定法(包括直接滴定法、剩余滴定法和库仑滴定法)、甲苯法和重量法(即干燥失重法);《英国药典》2015 版[2]附录Ⅸ C(2.5.12)水分测定法收载了滴定法、甲苯法和库仑法等;《日本药局方》16 版[3]通则 <2.48> 收载了费休氏法(包括容量滴定法和库仑滴定法)。

《中国药典》2010 年版[4]一部附录Ⅸ H 收载了烘干法、甲苯法、减压干燥法、气相色谱法;二部附录Ⅷ M 收载了费休氏法(包括容量滴定法和库仑滴定法)和甲苯法;三部附录Ⅶ D 收载了费休氏法和甲苯法。《中国药典》2015 年版整合了 2010 年版一部、二部和三部附录的水分测定法,在通则 0832 项下收载了第一法费休氏法,又分为容量滴定法和库仑滴定法,第二法烘干法,第三法减压干燥法,第四法甲苯法和第五法气相色谱法。

2　方法原理和实验操作

根据待测供试品特性差异,水分在供试品中的存在形态和含水量多少不同,以及供试品取样量大小等要求不同,通则 0832 收载的具体方法有不同的适用性。分述如下:

2.1　第一法(费休氏法)

卡尔·费休法是卡尔·费休(Karl Fischer)在 1935 年提出的测定水分的分析方法[5],简称费休氏法;因又简称为卡氏法,所用的试剂则简称为卡氏试剂。费休氏法是水分测定的各类理化方法中,对水最为专一、最为准确的方法。虽然属于经典方法,经过不断的改进,提高了准确度,扩大了测量范围,已被列为许多物质中水分测定的标准方法。

2.1.1　容量滴定法

原理　利用碘将二氧化硫氧化为三氧化硫时,需要一定量的水分参加反应,由消耗碘的量可计算水分的含量。反应方程式如下:

$$I_2 + SO_2 + H_2O \rightleftharpoons 2HI + SO_3$$

由于上述反应是可逆的,为了使反应向右进行完全,达到定量反应的要求,必须加入碱性物质将生成

的酸吸收。早期常用的碱性物质为吡啶,无水吡啶能定量地吸收上式反应所生成的 HI 和 SO₃,形成氢碘吡啶及硫酸酐吡啶:

$$I_2+SO_2+3 \bigodot N+H_2O \longrightarrow 2 \bigodot N \begin{smallmatrix} H \\ I \end{smallmatrix} + \bigodot N \begin{smallmatrix} SO_2 \\ O \end{smallmatrix}$$

但硫酸酐吡啶不稳定,必须加无水甲醇,使之转变成稳定的甲基硫酸氢吡啶。

$$\bigodot N \begin{smallmatrix} SO_2 \\ O \end{smallmatrix} +CH_3OH \longrightarrow \bigodot N \begin{smallmatrix} H \\ SO_4CH_3 \end{smallmatrix}$$

滴定的总反应为:

$$I_2+SO_2+3 \bigodot N+CH_3OH+H_2O \longrightarrow 2 \bigodot N \begin{smallmatrix} H \\ I \end{smallmatrix} + \bigodot N \begin{smallmatrix} H \\ SO_2CH_3 \end{smallmatrix}$$

由反应式可知,每 1 摩尔水和 1 摩尔碘,1 摩尔二氧化硫,3 摩尔吡啶和 1 摩尔甲醇的反应。

由此可见,甲醇不仅作为溶剂,还直接参与反应。在醇溶液中碘和水之间反应的化学计量比为 1:1。

然而,吡啶的毒性很强,是强致癌物质且有强烈的恶臭。实际上吡啶不直接参加反应,只起着调节 pH 值和缓冲剂的作用,完全可以用其他的有机碱替代。1984 年 E. Scholz[6]发现可用咪唑取代有毒、有刺激性气味的吡啶,这可有效保护工作人员的健康、改善生活环境,且咪唑反应速度更快,有较快的反应动力学。由于咪唑的 pH 缓冲空间更大,因此滴定结果更准确。试剂中甲醇有较强的毒性,对人的神经系统和血液系统影响最大,它经消化道、呼吸道或皮肤摄入都会产生毒性反应,甲醇蒸气还能损害人的呼吸道黏膜和视力。考虑到甲醇的毒性以及对试剂的化学稳定性,E. Scholz 研究发现乙醇等低毒性试剂能取代甲醇,改善试剂的稳定性。碱性物质的卡氏反应通式如下:

$$ROH+SO_2+RN \longrightarrow (RNH) \cdot SO_3R$$
$$(RNH) \cdot SO_3R+I_2+H_2O \longrightarrow (RHN) \cdot SO_4R+2(RNH)I$$

现在常用的卡氏试剂分为两种:无吡啶型和含吡啶型的试剂;典型的醇化剂是甲醇或二甘醇乙醚,常用的碱化剂是吡啶和咪唑。卡氏试剂在使用过程中,随着时间的推移,滴定度越来越小,这是因为卡氏试剂受空气中水的影响。经过相应的对比实验发现,与含吡啶的试剂相比,无吡啶卡氏试剂稳定性相对要好一些,使用时间较长。

因此,选择使用无吡啶卡氏试剂较为合适。但实际上,任何卡氏试剂在使用的过程中均存在失效的问题。当每次测定的结果很难平行,或无法对测定结果作出正确的判断时,需重新更换新的卡氏试剂。

仪器装置 容量滴定法常采用容量法卡尔费休水分仪测定,也可用滴定管滴定,由溶液颜色变化来判断终点。容量法卡尔费休水分仪通常采用一键式的操作用户界面,具有操作简单、安全可靠的特点,适用于常规水分含量的测定。高级的容量法卡尔费休水分仪可快速而精确地测定 10 ppm 到 100% 水分含量的样品,还可与自动卡氏干燥炉结合使用,打造全自动化的测定系统。

测定法 供试品通常以无水甲醇为溶剂溶解,若有些药品不溶于甲醇,可选择其他非水溶剂或使用非水混合溶剂或加入咪唑等碱化剂使之溶解,将水分释放出来。例如,克拉霉素及其颗粒水分测定以 10% 咪唑无水甲醇作为溶剂;又如大豆油(供注射用)以无水甲醇 - 癸醇(1:1)混合液,叶酸以三氯甲烷 - 无水甲醇(4:1)混合液作为溶剂等等。《中国药典》规定采用容量滴定法测定水分时,滴定终点可用目视法或仪器法判定。目视法常用于滴定管直接滴定时,通过观察滴定过程中随卡氏试液的加入,溶液颜色由浅黄色变为红棕色来确定终点;仪器法主要采用双伏安法指示,在电化学术语中也称为"双电位分析法"。根据样品的不同性质,仪器法可以提供延迟时间、绝对漂移停止、相对漂移停止、最大时间和最小时间五种终止参数。

如果采用目视法,需要进行溶剂平行空白试验;如果采用仪器法,仪器会自动扣除溶剂背景消耗和环境影响,所以无需进行空白试验。

若供试品引湿性较强或毒性较大,需密封(宜在通干燥惰性气体的手套操作箱中)操作。

适用性 本法主要用于化学药品,适用范围广,可以测定药品中的游离水和结合水如晶体的表面水和结晶水,还特别适用于遇热易破坏或引湿性较强或毒性较大的化学药品(如注射用盐酸表柔比星等)。

2.1.2 库仑滴定法

原理 本法仍以卡尔·费休氏(Karl Fischer)反应为基础,采用通则0701永停滴定法测定水分。与容量滴定法相比,库仑滴定法中碘不是从滴定管加入,而是由含有碘离子的阳极电解液电解产生。一旦所有的水被滴定完全,阳极电解液中就会出现少量过量的碘,使铂电极极化而停止碘的产生。根据法拉第定律,产生的碘的量与通过的电量成正比,因此可以用测量滴定过程中流过的总电量的方法测定水分总量。

仪器装置 库仑滴定法常采用库仑法卡尔费休水分仪测定,其包含有隔膜和无隔膜两种电解电极,适用于微量水分测定。常用库仑法卡尔费休水分仪有梅特勒-托利多和瑞士万通等国外公司的产品,高级的库仑法卡尔费休水分仪可快速而精确地测定1 ppm以上水分含量的样品,还可与自动卡氏干燥炉结合使用,打造全自动化的测定系统。

库仑法卡氏试液 本法所用的卡氏试剂,应按库仑水分滴定仪的要求配制或采购,但无需标定。

测定法 精密量取供试品适量(含水量为0.5~5 mg)或预先采用精密称定的甲醇等溶剂溶解供试品后,再迅速转移至阳极电解液中,用库仑法卡尔费休水分仪直接测定,以仪器法(详细内容参见容量滴定法)指示终点。

适用性 本法主要用于测定含微量水分(0.0001%~0.1%)的物质,特别适用于测定化学惰性物质如烃类、醇类和酯类(例如:氢化大豆油、正丁醇、乙酸乙酯等)中的水分,也适用于注射用艾司奥美拉唑钠等药品的水分测定。

费休氏法之所以获得如此广泛的应用,归因于以下优点:①准确度和精密度高;②对水选择性强;③样品用量少;④样品制备简单;⑤分析时间短;⑥定量范围宽(1 ppm-100%);⑦适用对象多:固体、液体和气体;⑧不易受其他挥发性物质干扰;⑨易于自动化;⑩良好的线性关系。主要缺点是:①水分应能溶于甲醇等非水溶剂中,许多物质如中药中水分释放缓慢或困难,需要采用另外方法使水能与卡氏试剂反应;②许多物质如碳酸盐、氢氧化物、强氧化物、某些醛酮或强酸等其他消耗碘的物质可能与卡氏试剂产生副反应,干扰水分测定。

费休氏法在《中国药典》2015年版各部(中药、化学和生物制品)中的应用差别很大,基于中药成分复杂或可能存在的干扰,费休氏法在一部中未见有应用实例;在二部品种项下,采用费休氏法测定水分的品种多达302个,其中明确采用第一法2(库仑法)约10个,比在2010年版中占比率有所增加,表明费休氏法主要采用第一法1(容量滴定法);在三部品种项下,有水分测定项的品种约40个,但除少数品种明确用费休氏法外,多数品种并没有规定采用何种方法测定水分。

2.2 第二法(烘干法)

原理 本法基于热重力原理,测定物质加热前后的质量改变量。即通过热力手段对样品加热,样品中的水分经加热而挥发,样品的质量减少,通过精确测量加热前后样品的质量值,从而得出样品中水分含量的相对值。

仪器装置 本法主要仪器是干燥箱(烘箱)和分析天平。分析天平精度为 0.001 g 及以上;烘箱应有精准的温控装置,使用温度计精度应高于 ±2℃。烘箱按外形可分为:卧式烘箱和立式烘箱两种。加热方式分为燃油加热、燃气加热、电加热等,电加热烘箱最为常用。

测定法 详见《中国药典》2015 年版四部通则 0832。

适用性 本法适用于不含或含少量挥发性成分的中药(如人参、三百草等)的水分测定。

2.3 第三法(减压干燥法)

原理 利用低压下水的沸点降低的原理,将取样后的称量皿置于真空干燥箱中,在选定的真空度于一定干燥温度下加热至恒量。

仪器装置 本法主要仪器是减压干燥器和分析天平。分析天平精度为 0.001 g 及以上;常用减压干燥器有减压箱式干燥器、圆形减压干燥器、减压带式干燥器等。水分测定时,通常以五氧化二磷作干燥剂。

测定法 详见《中国药典》2015 年版四部通则 0832。

适用性 本法适用于含有挥发性成分的贵重药品,也适用于其他在高温下易分解、变质药品(如蜂胶等)。中药测定用的供试品,一般先破碎并需通过二号筛。

《中国药典》2015 年版一部各品种项下有约 500 个水分检查项,采用通则 0832 水分测定法第二法(烘干法)和第三法(减压干燥法)实例总数约有 414 个,其中绝大多数是常压干燥法(约 403 个),少数是减压干燥法(约 11 个)。因此,大多数中药是采用烘干法或减压干燥法测定水分的,约占全部水分检查项的80% 之多。应注意的是,烘干法或减压干燥法测定的可能仅是水分或主要是水分,但或多或少地会有一定量的其他挥发性成分。在其他挥发性成分的量相对于水分量忽略不计,无法也无必要区分出其他挥发性成分的量时,采用烘干法或减压干燥法测定中药中水分也许是最为简便、最为可靠的方法之一。

二部各品种的水分测定法并不涉及第二法(烘干法)和第三法(减压干燥法),尽管二部中干燥失重的品种约有 700 个,且测定的可能主要就是药品中的水分,但是干燥失重和水分测定的内涵不同。对于化学药品,除测定目的不同外,干燥失重法和水分测定法的具体操作要也不相同(详见表 6-7)。

表 6-7　烘干法、减压干燥法与干燥失重法的比较

干燥方法	连续两次称重差	压力	干燥剂
烘干法	不超过 5 mg	常压	无
减压干燥法	称重一次即可	2.67 kPa(20 mmHg)以下	五氧化二磷、无水氯化钙
干燥失重法	不超过 0.3 mg	常压或 2.67 kPa(20 mmHg)以下	五氧化二磷、无水氯化钙或硅胶

在三部品种项下,采用通则 0832 水分测定法的品种虽约有 40 个,多数品种没有规定采用何种方法,所以无法确定烘干法或减压干燥法在生物制品中的应用情况。

2.4 第四法(甲苯法)

原理 主要是利用水与甲苯的沸点不同、密度不同且相互不溶等物理性质,将供试品与甲苯混合蒸馏,水、挥发性成分可随甲苯一同馏出。水与甲苯不相混溶,收集于水分测定管下层,而挥发性成分溶于甲苯,并与其一同收集于水分测定管上层,水与挥发性成分完全分离。根据水在一定温度时的相对密度

和水分测定管水的体积读数,可计算或直接读取供试品的含水量(g)。

仪器装置 如图 6-5。A 为 500 ml 的短颈圆底烧瓶;B 为水分测定管;C 为直形冷凝管,外管长 40 cm。使用前,全部仪器应清洁,并置烘箱中烘干。

测定法 详见《中国药典》2015 年版通则 0832。

适用性 本法适用于含挥发性成分且成分复杂的药品,主要用于中药水分测定,在《中国药典》2015 年版一部中有应用实例数 71 个;很少用于化学药,目前仅有 1 个化学药品(软皂)采用此法测定水分。

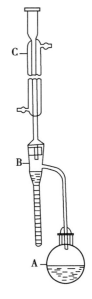

图 6-5 甲苯法仪器装置

2.5 第五法(气相色谱法)

原理 利用水蒸气与乙醇在流动相(载气)和固定相间分配系数不同而分离。

仪器装置 气相色谱仪主要由载气系统、进样系统、分离系统、检测系统、温度控制系统、信号记录或微机数据处理系统组成。通常采用多孔高聚物类色谱柱(如 GDX 系列与 Porapak 系列的填充柱,PLOTQ 类型的毛细管色谱柱等);检测器为热导检测器(TCD)。

测定法 详见《中国药典》2015 年版通则 0832。

适用性 本法适用于气体样品、易挥发或可转化为易挥发物质的液体和固体的水分测定,不适用难挥发和热不稳定的物质。本法在生化药品如多肽药品中有所应用外,不用于一般化学药品的水分测定;但可用于某些中药(如辛夷等)的水分测定,在《中国药典》2015 年版一部中有应用实例 1 个。

3 注意事项

(1) 所用仪器应干燥,并能避免空气中水分的侵入。

(2) 测定操作宜在干燥处进行。

(3) 卡氏试液应遮光,密封,置阴凉干燥处保存。临用前应标定浓度。

(4) 卡氏试液对人体的危害很大,操作时应在良好的通风条件下进行。尤其是在换试剂时,要注意排风,以防止有害气体吸入体内,并戴上防护眼镜与乳胶手套,避免有害试剂溅洒到眼睛和手上,一旦发生试剂溅洒到眼睛和手上要立即用流动水冲洗,严重者即送医院治疗。

(5) 卡氏水分仪的电极使用一段时期以后必须清洗。

(6) 卡氏水分仪的废液瓶中废液超过一半时要及时清除。

(7) 称量引湿性较强或毒性较大的供试品应在通干燥惰性气体的手套操作箱中操作。

(8) 卡氏滴定时需考虑多种因素以确保正确的结果。如:环境水分、工作介质阳极电解液、样品的 pH 值、样品和费休氏试剂间的副反应等。

(9) 减压干燥时,以氧化二磷和无水氯化钙为干燥剂时,干燥剂应及时更换。

(10) 甲苯法中甲苯须先加水少量充分振摇后放置,将水层分离弃去,经蒸馏后使用。

(11) 采用甲苯法测中药的水分时,供试品一般先破碎成直径不超过 3 mm 的颗粒或碎片;直径和长度在 3 mm 以下的可不破碎。

(12) 采用减压干燥法测中药的水分时,供试品需通过二号筛。

(13) 气相色谱法中对照溶液与供试品溶液的配制须用新开启的同一瓶无水乙醇。

4 展望

目前《中国药典》2015 年版通则 0832 中收载的上述 5 种水分测定法各有优劣,适用性也有所差异。其中,卡尔费休氏水分测定法由于具有重复性好、准确度高、适用范围广等特点,能最大限度地保证分析结果的准确性,因而受到社会各界的认可,现已成为国际上通用的经典水分测定法。烘干法由于操作简单等特点,广泛应用于中药多数品种的水分测定。减压干燥法为烘干法的补充,主要用于热敏性药物的水分测定。《中国药典》2015 年版二部收载了一个新的水分测定法,即露点法。露点法常用于气体中微量水分的测定,操作简便,测定结果满足要求,但此法干扰较多,部分易冷气体在浓度较高时会比水蒸气先结露产生干扰。目前,仅用于二氧化碳的水分测定。除此之外,还有热重法[7]、微波法[8]、红外吸收光谱法[9]等方法在国内外药品标准已有一定的应用。热重法是在程序控制温度下,测量物质质量与温度关系的一种技术,可分为等温热重法和非等温热重法两种类型;热重法具有简便、快速、准确、样品用量少等优点,《美国药典》38 版已将此法用于甲磺酸溴隐亭、盐酸阿米洛利、亚胺培南等药品的水分测定。微波水分测定法利用微波场干燥样品,当微波通过含水样品时,因水分引起的能量损耗远远大于干物质引起的损耗,因此测定微波能量的损耗就可以求出样品含水量。该法具有测量时间短,操作方便,准确度高,适用范围广等特点,目前主要应用于粮食、木材、石油等产品的水分测定,这将为药品中水分测定提供新的解决方案。红外光谱法是根据水分对某一波长红外光的吸收程度与其在样品中含量存在一定的关系测定水分的方法,也有一定的应用前景。随着科技的进步与发展,将会有更多的新型水分测定法出现,为药品的水分测定提供新的选择,扩展水分测定的应用范围。

参考文献

[1] USP 38-NF33, M. Water determination, 688-692.

[2] BP 2015, M. Determination of water, A307-309.

[3] JP 16, M. Water determination (Karl Fischer method), 58-61.

[4] 国家药典委员会. 中华人民共和国药典(二部)[M]. 北京:中国医药科技出版社, 2010.

[5] Fischer, Karl. Neues Verfahren zur maßanalytischen Bestimmung des Wassergehaltes von Flüssigkeiten und festen Körpern. Angew [J]. Chem. 1935, 48(26):394-396.

[6] Scholz E. Karl Fischer titration determination of water, Chemical Lab. Practice [J]. New York:Springer-Verlag Berlin Heidelarg, 1984:15.

[7] 刘文峰, 林木良. 热重法在药品水分测定上的应用研究[J]. 广东化工, 2003, (2):1-3.

[8] 曹玉华, 杨慧萍, 王永向. 微波法测定油料水分和脂肪含量的研究[J]. 粮食储藏, 2011, 40(2):41-43.

[9] 张慧, 乙小娟, 周璐. 用红外水分测定仪快速测定食品中的水分[J]. 食品科学, 2006, 27:174-176.

起草人:张锦琳　王　玉(江苏省食品药品监督检验研究院)

审核人:张启明(中国食品药品检定研究院)

第十三节 炽灼残渣检查法（通则0841）

1 概述

炽灼残渣系指将有机药物经加热灼烧至完全炭化或无机药物加热分解后，再加适量硫酸湿润，于700~800℃高温炽灼至灰化完全后遗留的无机杂质（多为金属的氧化物或硫酸盐）[1]。美国、欧洲、日本等药典均收载炽灼残渣项，其中《欧洲药典》称为硫酸灰分。

2 检测技术与方法

2.1 基本原理

本法系有机药物经炭化或无机药物加热分解后，加硫酸湿润，先低温再高温炽灼，使完全灰化，有机物分解挥发，残留的非挥发性无机杂质（多为金属的氧化物或无机盐类）成为硫酸盐，经称重，计算，判断是否符合限度规定。

2.2 方法详解[2]

2.2.1 空坩埚恒重

取洁净坩埚置高温炉内，将坩埚盖斜盖于坩埚上，经加热至700~800℃炽灼约30分钟，停止加热，待高温炉冷却至300℃，取出坩埚，置适宜的干燥器内，盖好坩埚盖，放冷至室温（一般约需60分钟），精密称定坩埚重量（准确至0.1 mg）。再以同样条件重复操作，直至恒重，备用。

2.2.2 称样

取供试品1.0~2.0 g或各品种项下规定的重量，置已炽灼至恒重的坩埚中，精密称定。

2.2.3 炭化

将盛有供试品的坩埚置加热设备（电炉、电热板或其他类似设备）上缓缓灼烧（应避免供试品受热骤然膨胀或燃烧而逸出），至供试品全部炭化，并不再冒烟，放冷至室温（以上操作应在通风柜内进行）。

2.2.4 灰化

除另有规定外，滴加硫酸0.5~1 ml，使炭化物全部湿润，继续在加热设备上加热至硫酸蒸气除尽，白烟完全消失（以上操作应在通风柜内进行）。将坩埚置高温炉内，坩埚盖斜盖于坩埚上，在700~800℃炽灼约60分钟，使供试品完全灰化。

2.2.5 恒重

按方法详解2.2.1自"停止加热，待高温炉……"起，依法操作，直至恒重。

2.2.6 计算

$$炽灼残渣 \% = \frac{残渣及坩埚重量 - 空坩埚重量}{供试品重量} \times 100\%$$

2.3 方法特点及适用性

本法适用于检查药品中所引入的无机杂质。

3 操作要点及注意事项[2]

(1) 炭化和灰化的前一段操作应在通风柜内进行。供试品应先缓缓加热至完全炭化(不产生烟雾),放冷,加硫酸后,先低温加热,以避免温度过高时易使供试品飞溅,影响测定结果。供试品放入高温炉前,务必完全炭化并除尽硫酸蒸气。

(2) 供试品的取用量应根据炽灼残渣限度和称量误差决定。供试品取用量过大,增加炭化和灰化时间,取用量少,炽灼残渣量少,称量误差加大。一般应使炽灼残渣的量为 1~2 mg。药品的炽灼残渣限度一般为 0.1%~0.2%,故供试品取用量多为 1.0~2.0 g。炽灼残渣限度较高或较低的药品,可酌情减少或增加供试品的取用量。

(3) 坩埚应编码标记,盖子与坩埚应编码一致。从高温炉中取出时的温度、次序、在干燥器内的冷却时间及称量顺序均应一致;同一干燥器内放置的坩埚一般不超过 4 个,否则不易达到恒重。

(4) 坩埚放冷后干燥器内易形成负压,应小心开启,以免吹散坩埚内的轻质残渣。

(5) 重金属于 700~800℃炽灼,易挥发,影响测定结果,若需将炽灼残渣留作重金属检查时,温度必须控制在 500~600℃。

(6) 如供试品分子结构中含有碱金属或氟元素时,可腐蚀瓷坩埚或石英坩埚,应使用铂坩埚。在高温条件下夹取热铂坩埚时,宜用钳头包有铂层的坩埚钳。

(7) 开关炉门时,应注意勿损坏高质耐火绝缘层。

4 国内外相关技术方法对比[3-5]

美国、欧洲、日本等药典的炽灼残渣检查方法与《中国药典》的区别最主要的是炽灼温度和实验结束的条件。《中国药典》根据遗留残渣是否做重金属检查设置不同炽灼温度,而国外药典采用统一的温度;国外药典只要炽灼后第一次称量的结果符合限度规定,即可结束实验,若不符合规定再继续炽灼至遗留残渣偏差不超过 0.5 mg 或符合限度规定,而《中国药典》必须炽灼至恒重(偏差不超过 0.3 mg)。

国内外药典对炽灼残渣检查方法的比较见表 6-8。

表 6-8　国内外药典对炽灼残渣检查方法的比较

药典	硫酸加入量	加硫酸后炽灼温度	实验结束条件
ChP 2015	0.5~1 ml	700~800℃（如需将残渣留作重金属检查,则炽灼温度 500~600℃ ）	炽灼使完全灰化,移至干燥器内,放冷,精密称定,再炽灼至恒重

续表

药典	硫酸加入量	加硫酸后炽灼温度	实验结束条件
USP 38、JP 16、EP 8.0	少量(通常 1 ml)	600℃ ± 50℃	炽灼使完全灰化,移至干燥器内,放冷,精密称定,计算遗留残渣量。若不符合规定,再重复炽灼 30 分钟直至遗留残渣偏差不超过 0.5 mg 或符合限度规定

参考文献

[1] 中华人民共和国卫生部药典委员会. 药典注释(中华人民共和国药典 1990 年版二部)[M]. 北京:化学工业出版社,1993.
[2] 中国药品生物制品检定所. 中国药品检验标准操作规范[M]. 北京:中国医药科技出版社,2010.
[3] USP 38[S].〈206〉Aluminum. 260.
[4] EP 8.0[S]. 678.
[5] JP 16[S]. Residue on Ignition Test. 56.

起草人:严全鸿(广东省药品检验所)

审核人:罗卓雅(广东省药品检验所)

第十四节 易炭化物检查法（通则 0842）

1 概述

易炭化物检查法，除《中国药典》1963 年版未收载外，在历版《中国药典》中均有收载，是检查药物中夹杂有遇硫酸易炭化或易氧化而呈色的微量有机杂质的方法。这类杂质多为未知结构的化合物，用硫酸呈色的方法可以简便的控制它们的含量[1]。检查时，将一定量的供试品加入硫酸中溶解后，静置，产生的颜色与标准比色液（或比色用重铬酸钾溶液、比色用硫酸铜溶液或比色用氯化钴溶液配制的对照液）比较，以控制易炭化物限量。

2 检测技术与方法

2.1 原理

药物中所含的与硫酸易发生炭化作用或易氧化而呈色的有机杂质，遇硫酸后所显的颜色不得深于规定色号的标准比色液。

2.2 仪器与用具

2.2.1 具塞比色管
要求内径、标线刻度一致，玻璃无色，用前洗净，干燥。按该药品项下规定容量取用。

2.2.2 白色衬板

2.3 试药与试液

（1）硫酸 含 H_2SO_4 应为 94.5%~95.5%（g/g），要防止硫酸吸水改变浓度，必要时应标定。

（2）各种色调色号标准比色液，比色用重铬酸钾溶液，比色用硫酸铜溶液，比色用氯化钴溶液及高锰酸钾溶液（0.02 mol/L）均按药典规定配制。

2.4 操作要点及注意事项[2]

（1）比色管应干燥、洁净，如乙管中加硫酸后，在加入供试品之前已显色，应重新洗涤比色管，干燥后再使用。

（2）供试品如为固体，应先研成细粉。

（3）乙管必须先加硫酸而后再加供试品，以防供试品黏结在管底，不易溶解完全。

（4）必须分次向乙管缓缓加入供试品，边加边振摇，使溶解完全，避免因一次加入量过多而导致供试品结成团，被硫酸炭化液包裹后溶解很困难。

（5）如《中国药典》规定需加热才能溶解时，可取供试品与硫酸混合均匀，加热溶解后，放冷至室温，再移至比色管中；加热条件应严格按《中国药典》规定。

（6）供试品液与标准比色液的比色管的高度应相似，以免观察结果不准确。

（7）易炭化物与硫酸呈现的颜色，与硫酸浓度、温度和放置时间有关，操作中应对实验条件严格控制。

3　国内外相关技术方法对比

《美国药典》39 版和《日本药局方》16 改正版均收载有易炭化物，操作方法和结果判定和中国药典基本一致。

参考文献

［1］杭太俊.药物分析(第 7 版)［M］.北京:人民卫生出版社,2011.

［2］中国药品生物制品检定所,中国药品检验总所.中国药品检验标准操作规范(2010 年版)［M］.北京:中国医药科技出版社,2010.

起草人:赵敬丹　秦　峰(上海市食品药品检验所)

审核人:刘　浩　杨美成(上海市食品药品检验所)

第十五节 残留溶剂测定法 (通则0861)

1 概述

药物中的残留溶剂系指在原料药或辅料的生产中,以及在制剂制备过程中使用过,但在工艺过程中未能完全去除的有机溶剂。在原料药合成中选择适宜的溶剂是合成过程中必不可少的关键因素,其可以提高产量或决定药物的性质,如晶型、纯度、溶解速率等。残留溶剂是药品中的一类重要杂质,其具有毒性或致癌性,水平高于安全值时,会对人体或环境产生危害[1],因此对药品中残留溶剂的检测是药品质量控制的重要内容之一。目前各国药典均遵循ICH发布的残留溶剂指导原则要求,对四大类69种残留溶剂进行控制。测定方法主要为顶空毛细管气相色谱法。

2 检测技术与方法

2.1 残留溶剂分析方法的沿革

早期用来测定药品中残留溶剂的最简单方法是干燥失重法。即在加热过程中利用样品的减失重来表征残留溶剂的含量。这种方法最大的缺点就是非专属性,多种溶剂混合在一起,只能得到所有残留溶剂的总量而无法对其定性鉴别,且药品中的水分也会干扰测定结果。经典的干燥失重测定法需要数克样品才能达到0.1%的检出限[2-4],如果使用热重测定法(TGA),使用几毫克的样品就能达到0.01%的检出限[5]。

分光光度法通常利用特定溶剂与特定化学试剂的反应测定药品中的残留溶剂,虽然专属性尚可,但通常检测灵敏度较低。如我国早期的生物制品规程中,对生物制品中氯仿的残留量采用紫外可见分光光度法进行测定[6],但在上述检验为阴性的甲型肝炎减毒活疫苗产品中,采用气相色谱-红外光谱联用技术仍能检测到三氯甲烷。也可以利用波谱学技术直接分析样品中的残留溶剂。Osawa和Aiba[7]用红外光谱法通过图谱中溶剂的特征峰测定聚合物样品中四氢呋喃、二氯苯和二氯甲烷的残留量。Avdovich等[8]用核磁共振光谱测定可卡因样品中残留的苯、甲苯、丙酮和乙醚,在测定中还发现了以前在可卡因样品中没能检测到的二氯甲烷和乙酸乙酯,但苯的定量限大约只有0.0001%,检测灵敏度达不到ICH规定的要求。Jones[9]等建立了ICH规定的所有残留溶剂的核磁共振光谱氢谱和碳谱化学位移数据库,这个数据库可以帮助快速鉴别和定量残留溶剂。

波谱学方法由于缺乏专属性或灵敏度低,目前已经基本被气相色谱法所取代。气相色谱法具有良好的分离能力和高灵敏度,特别适合于药品中残留溶剂等复杂样品的分析。随着气相色谱技术的发展,毛细管色谱柱已逐步代替分离效率较低的填充柱;FID检测器是应用最广泛的检测器,其检测灵敏度高、线性范围宽、耐用、操作简单、重现性好,尤其适用于残留溶剂等微量有机化合物的分析[10]。Witschi等统计,

80% 的文献使用 FID 检测器测定残留溶剂[11]。

2.2 气相色谱法分析残留溶剂的原理及特点

根据样品前处理和进入气相色谱的方式,可以将气相色谱分为三类:直接进样气相色谱、顶空气相色谱和固相微萃取气相色谱。

2.2.1 直接进样气相色谱法

直接进样方法是最早应用于气相色谱分析的进样技术,方法比较简单、可靠,仅需要使用自动进样器,不需要其他装置。通常,将待测药品溶解于一种溶剂中,或者用一种溶剂提取,然后将这种溶剂注入气相色谱进行分析。溶解和提取样品的溶剂通常包括水、二甲基甲酰胺(DMF)、二甲基亚砜(DMSO)等。以水为溶剂时采用 FID 检测没有溶剂峰;DMF 和 DMSO 等高沸点溶剂的出峰时间比一般残留溶剂的出峰时间要长,不会干扰残留溶剂的测定。但直接进样法的最大缺点是样品本身及样品中含有的不挥发性组分也会被注入到气相色谱中,这些物质会污染进样口、色谱柱,缩短色谱柱的使用寿命。另外一个缺点是样品基质同时被注入到气相色谱中,在下一次进样前必须使用较高的柱温把这些物质从色谱柱中赶出来,这样就延长了整个分析过程的时间。近年来采用直接进样法测定残留溶剂的使用频率呈明显下降趋势[11-12];目前在药典中仅作为顶空进样法的补充方法,专门用于测定样品中不适合顶空分析的 DMF 和 DMSO 等高沸点溶剂。

2.2.2 顶空进样气相色谱法

顶空气相色谱法(HS-GC)是分析复杂样品中挥发性组分的理想方法,是顶空分析与气相色谱法的结合。

顶空分析可以分为静态顶空和动态顶空两种。动态顶空又称为吹扫 - 捕集,目前主要用于水污染物的检测等,在药物残留溶剂分析中尚较少应用。静态顶空分析是一种用气体对液体或固体样品中的挥发性组分进行萃取的预处理方法,与其他预处理方法相比,顶空分析更加简便,干净,快速,不需要使用大量的有机溶剂且易于实现仪器自动化。顶空气相色谱法的原理基于 Dalton 定律、Raoult 定律和 Henry 定律[13]。将含有挥发性组分的样品置于密闭系统中,在一定温度下使样品中的挥发性组分在气 - 液或气 - 固两相甚至气 - 液 - 固三相中的分配达到平衡,然后取凝聚相上端的气体送入气相色谱仪进行分析,即可间接测定样品中的挥发性组分。

目前各国药典推荐使用的检测药品中残留溶剂的首选方法是静态顶空气相色谱法。静态顶空法可以克服直接进样法的主要缺点,药品本身不进入气相色谱,只有易挥发的残留溶剂等杂质进入气相色谱进行分析,是药品残留溶剂测定中应用最为广泛的技术[14-18]。HS-GC 测定中,对易溶于水的药物,水是最佳的溶剂;对微溶于水或不溶于水的药物,常用 N,N- 二甲基甲酰胺(DMF)、N,N- 二甲基乙酰胺(DMA)或二甲亚砜(DMSO)作为溶剂。Camarasu 考察了上述三种溶剂单独使用及与水以 1:1 比例混合使用时测定甲醇、乙醇、乙酸乙酯、DMF 的差异:发现除乙酸乙酯外,不同的溶剂体系对甲醇、乙醇和 DMF 的检出量有极大的差异,即不同的溶剂体系对残留溶剂的测定有较大的影响[13]。用静态顶空气相色谱法测定 13 种分属于 ICH 规定的第一类、第二类和第三类有机溶剂在不溶于水的药物中的残留量,采用不同极性的 Rtx624 柱和 DB-624 柱,考察样品体积和作为溶剂的高沸点有机溶剂中水分的含量对方法灵敏度的影响:结果表明,在溶剂介质允许的情况下,增大样品浓度使得溶液上方的体积减小(0.1~0.3 ml),方法灵敏度明显提高;高沸点有机溶剂的含水量高于 7% 时,方法的灵敏度将显著提高,但可使得某些残留溶剂的方法回收率偏高至 115%,造成检测结果偏高[13]。

静态顶空法的主要缺点是灵敏度稍低。分配系数(Partition Coefficient,K)是影响顶空灵敏度的主要因素之一,其表征平衡状态下组分在气液两相的浓度比。分配系数小(K<10~100)的组分更易于分配到气相中,更适合顶空分析。研究表明在以水为溶剂的系统中,利用盐析效应、调节 pH 值或提高样品的平衡温度等方法可以提高静态顶空的灵敏度[19-25]。静态顶空法测定残留溶剂的另外一个困扰是基质效应,即由于对照品溶液和供试品溶液组成的差异,使得顶空分析时使得待测挥发性组分在气液两相间的分配系数不同,进而引起定量误差[26]。由顶空分析的原理可知,在给定的平衡体系中,待测组分在顶空气体中的浓度除了与其自身的性质有关外,还与样品中其他组分的性质有关。当待测组分与样品基质间存在强烈的相互作用时,采用标准加入法定量,使得对照品溶液与供试品溶液具有相似的基质,可以消除基质效应保证定量结果的准确性。此外,在供试品中加入饱和浓度的无机盐也可以减少基质效应。无机盐离子在溶液中分散包围在待测挥发性组分周围,减少了挥发性组分与基质分子间的相互作用,进而减少基质效应对定量准确性的影响。此方法还可提高静态顶空的灵敏度。另外,秦立等系统的考察了顶空气相色谱法测定药品中残留溶剂的影响因素,对残留溶剂测定中常出现的共出峰干扰和热降解干扰等问题,针对性的给出了解决方案[19]。

2.2.3 固相微萃取技术(SPME)

固相微萃取技术是加拿大 Waterloo 大学 Pawliszyn 研究小组 1989 年首创,美国 Supelco 公司于 1993 年推出了商品化的 SPME 装置,在分析化学领域引起极大的反响。固相微萃取的优点包括:灵敏度高,不用或者少用溶剂,操作简单,易于实现自动化。固相微萃取主要针对有机物进行分析,根据有机物与溶剂之间“相似者相溶”的原则,首先利用石英纤维表面色谱固定相对分析组分的吸附作用,将组分从试样基质中萃取出来,并逐渐富集,完成试样的前处理过程;在进样过程中,利用高温将吸附的组分从固定相中解吸下来并直接进入气相色谱进行分析。SPME 的应用随着其商品装置的发展而增加。在 1998 年瓦里安公司提供了 SPME 自动进样器[27],其 SPME 纤维容易清洗并且在热解析后能够重新使用,使其更适应于药品残留溶剂的常规分析。

顶空固相微萃取方法使纤维涂层不被样品中的高分子量物质和其他不挥发性干扰物质污染[28]。研究表明,对极性残留溶剂,顶空固相微萃取比直接固相微萃取的灵敏度更高[29]。Camarasu 等深入比较了两种固相微萃取进样技术和顶空分析技术[27],发现气密固相微萃取技术的灵敏度最高;其对挥发性残留溶剂的检出限要比静态顶空的检出限低大约两个数量级。

2.3 残留溶剂测定法

2.3.1 第一法 毛细管柱顶空进样等温法

当需要检查的有机溶剂数量不多,并极性差异较小时,可采用此法。

色谱条件 柱温应根据待测溶剂及配制供试液的溶剂的沸点决定。为避免溶剂在柱内凝结,提高保留的重现性,柱温不宜太低,通常在 40~100℃间适当选定;常以氮气为载气,线速度约为 35 cm/s;以水为溶剂时顶空瓶加热温度为 70~85℃,顶空瓶加热时间 30~60 分钟;进样口温度为 150~200℃;如采用 FID 检测器,温度为 250℃。

测定法 取对照品溶液和供试品溶液,分别连续进样不少于 2 次,测定待测峰的峰面积。由于静态顶空进样抽取的是处于气液平衡的顶空气,所以每个顶空瓶只能进样 1 次。

2.3.2 第二法 毛细管柱顶空进样系统程序升温法

当需要检查的有机溶剂数量较多并极性差异较大时,可采用此法。

色谱条件 40℃维持 8 分钟,再以 8℃/min 的速度升至 120℃,维持 10 分钟;以氮气为载气,流速为 2.0 ml/min;以水为溶剂时顶空瓶温度 70~85℃,顶空时间 30~60 分钟;进样口温度为 200℃;如采用
FID 检测器,温度为 250℃。

具体到某个药品中的残留溶剂检查时,可根据该品种项下的残留溶剂组成调整程序升温程序

测定法　取对照品溶液和供试品溶液,分别连续进样不少于 2 次,测定待测峰的峰面积。

对 52 种有机溶剂分析的色谱图见图 6-6[30]。

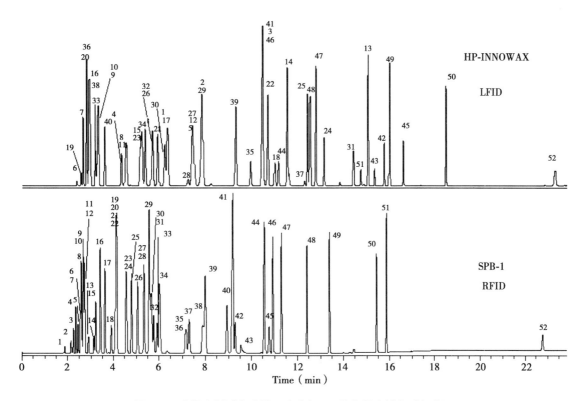

图 6-6　残留溶剂测定法第二法分析 52 种残留溶剂典型色谱图

1. 甲醇;2. 乙醇;3. 乙腈;4. 丙酮;5. 异丙醇;6. 正戊烷;7. 乙醚;8. 甲酸乙酯;9. 二甲氧基甲烷;10. 1,1 二氯乙烯;11. 乙
酸甲酯;12. 二氯甲烷;13. 硝基甲烷;14. 正丙醇;15. 1,2 二氯乙烯;16. 叔丁基甲醚;17. 丁酮;18. 仲丁醇;19. 正己烷;
20. 异丙醚;21. 乙酸乙酯;22. 三氯甲烷;23. 四氢呋喃;24. 异丁醇;25. 1,2- 二氯乙烷;26. 1,1,1- 三氯乙烷;27. 甲基异丙
基酮;28. 1,2- 二甲氧基乙烷;29. 苯;30. 乙酸异丙酯;31. 正丁醇;32. 四氯化碳;33. 环己烷;34. 甲基四氢呋喃;35. 三氯乙
烯;36. 异辛烷;37. 二氧六环;38. 正庚烷;39. 乙酸丙酯;40. 甲基环己烷;41. 甲基异丁基酮;42. 3- 甲基 -1- 丁醇;43. 吡啶;
44. 甲苯;45. 正戊醇;46. 乙酸异丁酯;47. 甲基丁基酮;48. 乙酸丁酯;49. 氯苯;50. 甲氧基苯;51. 异丙基苯;52. 四氢化萘。

以每种溶剂在两个系统上的相对调整保留时间(RART)作图,每种溶剂的误差范围形成一个长方形,
在长方形范围内出现的点可能是这种有机溶剂(图 6-7[30])。其中 1,1- 二氯乙烯和二甲氧基甲烷、1,2-
二甲氧基乙烷和甲基异丙基酮、3- 甲基 -1- 丁醇和吡啶所形成的长方形部分重叠在一起,1,1- 二氯乙烯
和二甲氧基甲烷在两个色谱系统上的保留时间(t_R)都非常接近,无法直接定性,需要应用确证知识库进
一步鉴别;1,2- 二甲氧基乙烷和甲基异丙基酮在极性 HP-INNOWAX 系统上可以分离,可以在此系统中
使用有机溶剂对照品进行验证;3- 甲基 -1- 丁醇和吡啶只是在误差范围内有小部分重叠,因此在两个系
统上配合有机溶剂对照品都可以对其定性。

2.3.3　第三法　溶液直接进样法

主要适用于企业对生产工艺中特定的残留溶剂的控制,可采用填充柱,亦可采用适宜极性的毛细管
柱。不应采用酸或碱作为溶剂。

测定法　取对照品溶液和供试品溶液,分别连续进样 2~3 次,每次 1~2 μl,测定待测峰的峰面积。

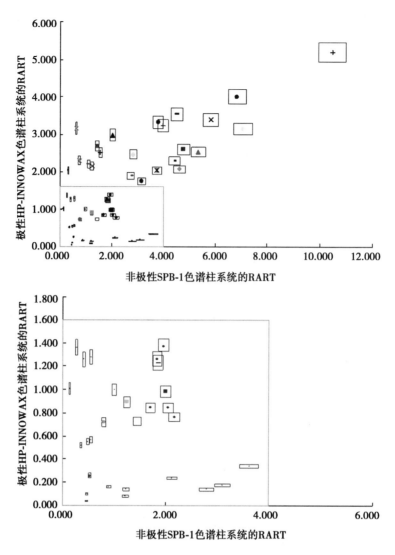

图 6-7　残留溶剂测定法第二法中 52 种有机溶剂 RART 值的分布范围

2.3.4　控制方法

2.3.4.1　限度检查

除另有规定外,按各品种项下规定的供试溶液浓度测定。以内标法测定时,供试品溶液所得被测溶剂峰面积与内标峰面积之比不得大于对照品溶液的相应比值。以外标法测定时,供试品溶液所得被测溶剂峰面积不得大于对照溶液的相应峰面积。以标准加入法测定时,供试品溶液所得被测溶剂峰面积与内标峰面积之比不得大于对照品溶液相应色谱峰面积在扣除供试品溶液峰面积后与内标峰面积的比值。

2.3.4.2　定量测定

一般可按内标法或外标法计算残留溶剂的量;如存在基质效应,则应采用标准加入法计算残留溶剂的量。

2.3.5　标准加入法测定的标准操作规程(sop)操作

标准加入法操作比较繁琐,目前尚未作为常规的测定方法。常规分析中更习惯于用内标法进行检测。虽然理论上基质效应通过影响待测物或内标,使得测定结果偏高或偏低的概率相同,但通常只有当定量结果超出规定限度时,才考虑是否存在基质效应的影响(即基质效应是否使得待测物在顶空气体中的浓度增加,或是否使得内标物在顶空气体中的浓度降低)。因此利用标准加入法确证/校准残留溶剂测定中的基质效应影响时,应兼顾常规内标法的检测习惯。较理想的实验步骤如下:

(1) 内标溶液的制备 先用溶剂介质制备 2 倍规定浓度的内标储备液备用;使用时再与溶剂介质 1:1 混合,而不宜直接根据测定要求,用溶解介质一步制成内标溶液。

(2) 对照品溶液的制备 残留溶剂测定过程中,混合对照品溶液的制备比较繁琐。为能同时满足内标法及标准加入法的需要,不宜直接按内标法测定的要求,用溶解介质一步制成对照品混合溶液,而应首先制备 2 倍规定浓度的混合对照品储备液备用;内标法测定时,与内标溶液 1:1 混合后即可使用。

(3) 测定溶液的制备 用溶剂介质 - 内标储备溶液(1:1)的混合溶液溶解供试品,作为供试品溶液(与内标法测定用的供试品溶液相同);用混合对照品储备液 - 内标储备溶液(1:1)的混合溶液溶解供试品,作为标准加入法测定用对照品溶液。

(4) 测定结果计算 由于供试品溶液和标准加入法测定的对照品溶液的校正因子相同,即:

$$\frac{Ais}{Ax} = \frac{Cx + \Delta Cx}{Cx} \tag{6-1}$$

则待测组分的浓度 Cx 可通过如下公式计算:

$$Cx = \frac{\Delta Cx}{(Ais/Ax) - 1} \tag{6-2}$$

式中,Cx 为供试品中组分 X 的浓度;Ax 为供试品中组分 X 的色谱峰面积,由检测供试品溶液获得;ΔCx 为所加入的已知浓度的待测组分对照品,即该组分在对照品溶液中的浓度;Ais 为加入对照品后组分 X 的色谱峰面积,由检测标准加入法测定用对照品溶液获得。

2.3.6 具体样品检测方法的建立

理想的残留溶剂检测过程如图 6-8 所示,整个过程可分为 4 个阶段:①测定方法的初步选择;②方法的考察与优化;③定量测定;④结果判断。

2.3.6.1 测定方法的初步选择

在此步骤,首先应根据产品的工艺流程确定检测的对象;再依据待测药品的溶解性选择适宜的溶剂系统,制备供试品溶液;根据药物的结构及供试品溶液的特点确定顶空条件。

选择色谱系统是残留溶剂测定的关键。当检测对象确定后,可以参考药典通则 0861 中的表 2 和表 3 初步确定分离条件,并选择适宜的内标;如果检测对象相对简单,首先选择等温系统测定。如果要建立中国药典各论项下具体品种的残留溶剂检测方法,该方法应能满足所有企业产品的检测需要(如甲企业生产中使用了 A、B 两种溶剂,乙企业使用了 C、D 另两种溶剂,则各论项下的方法应同时满足测定 A、B、C、D 四种溶剂的要求)。

2.3.6.2 测定方法的考察与优化

根据检测对象,首先选用对照品溶液(含内标),考察色谱系统是否能满足系统适应性实验的要求。对顶空进样毛细管柱气相色谱系统,通常要求①以待测物的色谱峰计算,毛细管色谱柱的理论板数均应大于 5000;②色谱图中待测物色谱峰与其相邻的色谱峰的分离度均应大于 1.5;③以内标法测定时,对照品溶液连续进样 5 次,所得待测物与内标物峰面积之比的相对标准偏差(RSD)应不大于 5%。如果不能达到上述要求,根据情况对柱温、流速等进行适当的调整,或更换色谱柱使其符合规定。当色谱系统满足系统适应性实验要求后,还应进一步使用供试品溶液考察是否有其他色谱峰干扰测定。

调节诸色谱峰的分离度时,可根据柱温(T)与容量因子(k')的关系(公式 6-3)及容量因子与分离度(R)的关系(公式 6-4),对柱温进行优化,使最难分离物质对的分离度不小于 1.5。

$$\ln k' = \frac{a}{T} + b \tag{6-3}$$

415

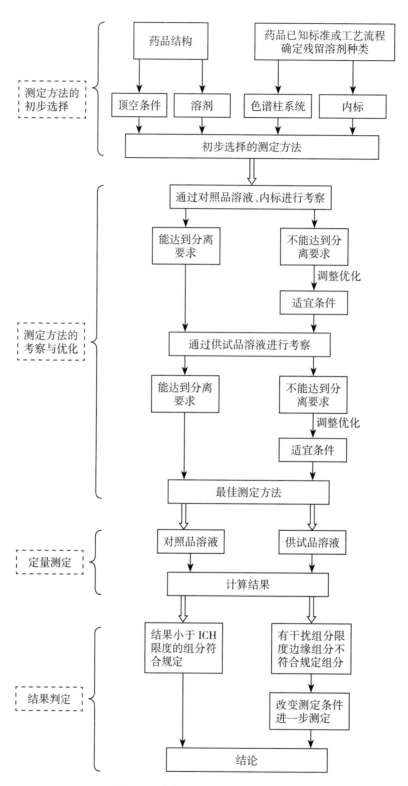

图 6-8 残留溶剂测定的推荐流程

$$R = \frac{2t_0\left(k'_{h+1}-k'_h\right)}{W_{1/2(h+1)}+W_{1/2(h)}}$$ (6-4)

式中　k' 为容量因子;

　　　a 为色谱柱相关参数;

　　　b 为热力学常数;

　　　T 为柱温;

　　　R 为分离度;

　　　W 为半高峰宽。

2.3.6.3　定量测定

残留溶剂测定虽属限度实验,当检测结果高于方法定量限时,应报告实际检测值,当检测结果为边缘值时,测定结果的准确性更为重要。

当采用顶空色谱系统测定时,供试品与对照品处于不完全相同的基质中,故对边缘结果应考虑气液平衡过程中的基质效应。通常标准加入法可以消除供试品溶液基质与对照品溶液基质不同所致的基质效应的影响,故常采用标准加入法验证定量方法的准确性。当标准加入法与其他定量方法的结果不一致时,应根据标准加入法的结果判定结果。

残留溶剂分析通常属于微量或痕量分析,测定误差与其残留量的水平有关,实际操作时可参考《中国药典》2015 年版四部通则 9101 对精密度的数据要求。

2.3.6.4　结果判定

当测定的有机溶剂残留量超出限度时,应进一步排除是否有共出峰干扰作用的存在。根据目前的色谱理论,不同的物质对在极性不同的色谱系统中的保留行为应具有差别,因此通常采用在另一种极性相反的色谱柱系统中对相同样品进行再测定,比较不同色谱系统中测定结果的方法。如二者结果一致,则可以排除测定中有共出峰的干扰;如二者结果不一致,则表明测定中有共出峰的干扰。

如对吡柔比星中正己烷[27]的测定,两支不同的色谱柱的测定结果相差约 10 倍(表 6-9)。中极性 DB-624 柱上测得的正己烷残留量约为 5%,远超出限度(0.5%);但更换非极性 SPB-1 柱再次测定时,正己烷残留量约为 0.6%。比较两个柱系统的色谱图可知,吡柔比星中有未知物在 DB-624 柱与正己烷共出峰导致检出量偏高。故 SPB-1 柱的测定结果较为可靠。

表 6-9　不同色谱柱测定吡柔比星中正己烷残留量比较

色谱柱	样品批号		
	PS-117	PS-118	PS-119
DB-624 柱	5.449%	6.209%	4.794%
SPB-1 柱	0.569%	0.631%	0.579%

2.3.6.5　其他注意事项

由于相同的药品在不同的生产过程中可以使用不同的有机挥发性化合物,虽然在起草具体各论时已经尽可能的考虑了不同的生产工艺,但实际检测中仍可能检测出各论中未规定的溶剂,此时如果检出溶剂超出了《中国药典》2015 年版通则 0861 中的限度,该样品仍为不符合规定。

对实验中发现的未知色谱峰,通常可按以下步骤确定残留溶剂种类:

(1)初步判断　采用程序升温法,在非极性和极性两种柱系统条件下,按推荐的程序升温条件测定;

计算未知色谱峰与丁酮的相对保留时间并与通则 0861 附表 3 中诸溶剂的相对保留时间比较,与该相对保留时间接近的溶剂即被认为可能是该未知色谱峰;当某溶剂在 2 种色谱柱系统条件下均被认为可能是该未知色谱峰,则可初步判断出该未知色谱峰。

(2)确定 根据初步判断结果,选择适当的等温色谱系统,在推荐的等温条件下测定;将测得的色谱峰的相对保留时间与通则 0861 附表 2 中的相对保留时间比较,确定药物中残留溶剂的种类。

(3)验证 在上述等温色谱系统中,通过标准加入法,进一步验证确定的药物中残留溶剂种类的正确性。

(4)必要时,采用气相-质谱联用或气相-红外光谱联用技术进一步确证。

如对头孢唑林钠中未知残留溶剂的鉴定:分别在 SPB-1 柱和 HP-FFAP 柱程升条件下测定头孢唑林钠中的色谱图,其测得的色谱峰与通则 0861 附表 3 中数据的比较见表 6-10 和表 6-11。由于仅异丙醇在两个色谱系统中均被鉴别,故初步判断头孢唑林钠中的未知残留溶剂可能是异丙醇。在等温条件下与异丙醇对照品比较,可以确定头孢唑林钠中的未知残留溶剂是异丙醇。

表 6-10 头孢唑林钠 HP-FFAP 柱程升实验结果

峰号	t_R(min)	峰面积	RRT	附录表 3 中数据	可能的残留溶剂
1	1.239	1.1	0.629	0.63	正己烷
2	1.399	1	0.710	0.711	二甲氧基甲烷
3	1.554	2.1	0.789	无相应数据	
4	1.604	1.3	0.814	0.816	丙酮
5	2.067	190.7	1.049	1.052	异丙醇
6	2.907	1.9	1.476	1.48	乙腈
7	3.297	1	1.674	无相应数据	
8	4.22	2.8	2.142	2.102	异丁醇
9	9.854	1.5	5.002	无相应数据	
10	11.51	4.5	5.843	5.536	甲氧基苯
丁酮	1.97				

表 6-11 头孢唑林钠 SPB-1 柱程升实验结果

峰号	t_R(min)	峰面积	RRT	附录表 3 中数据	可能的残留溶剂
1	1.842	1.24	0.408	无相应数据	
2	2.052	3.55	0.455	0.453	甲醇
3	2.71	1.92	0.601	无相应数据	
4	2.841	192.79	0.630	0.628	异丙醇
5	5.246	1.46	1.163	1.169	异丙醚
6	10.039	9.39	2.226	无相应数据	
7	11.803	3.66	2.617	2.617	甲苯
8	14.142	17.73	3.136	3.152	氯苯
9	16.171	13.4	3.586	无相应数据	
10	18.544	64.79	4.112	无相应数据	
丁酮	4.51				

3　残留溶剂测定的注意事项及影响因素

3.1　注意事项

3.1.1　顶空条件的选择

应根据供试品中残留溶剂的沸点选择顶空温度。对沸点较高的残留溶剂,通常选择较高的顶空温度;但此时应兼顾供试品的热分解特性,尽量避免供试品产生的挥发性热分解产物对测定的干扰。顶空平衡时间一般为 30~45 分钟,以保证供试品溶液的气 - 液两相有足够的时间达到平衡。顶空时间通常不宜过长,如超过 60 分钟,可能引起顶空瓶的气密性变差,导致定量准确性的降低。对于有传输管的顶空进样器,传输管温度应适当,通常比进样针温度高 10℃左右。对照品溶液与供试品溶液必须使用相同的顶空条件。

3.1.2　定量方法的验证

当采用顶空色谱系统测定时,供试品与对照品处于不完全相同的基质中,故应考虑气液平衡过程中的基质效应。由于标准加入法可以消除供试品溶液基质与对照品溶液基质不同所致的基质效应的影响,故通常采用标准加入法验证定量方法的准确性。当标准加入法与其他定量方法的结果不一致时,应以标准加入法的结果为准。

3.1.3　含氮碱性化合物的测定

普通气相色谱的不锈钢管路、进样器的衬管等对有机胺等含氮碱性化合物具有较强的吸附作用,致使其检出灵敏度降低。当采用顶空进行系统测定此类化合物时,应采用惰性的硅钢材料或镍钢材料管路;或采用溶液直接进样法测定。供试品溶液应不呈酸性,以免待测物与酸反应后不易汽化。通常采用弱极性的色谱柱或填料经碱处理过的色谱柱分析含氮碱性化合物,如果采用胺分析专用柱进行分析,效果更好。对不宜采用气相色谱法测定含氮碱性化合物,可采用其他方法如离子色谱法等测定。

3.1.4　检测器的选择

对含卤素元素的残留溶剂如三氯甲烷等,采用 ECD 检测器,易得到高的灵敏度。

3.2　残留溶剂测定的影响因素

3.2.1　共出峰干扰

在同一色谱条件下具有相同保留值的不同物质称为共出峰物质。两个不同的物质在性能不同的两支或多支色谱柱上具有完全相同保留值的概率很小。因此用两支不同性能的色谱柱可以排除共出峰干扰。

为保证实验结果的准确性,实验中通常需对有机溶剂残留量超出限度规定的药品进行共出峰干扰考察。最常用的方法是在两支极性不同的色谱柱建立的色谱系统中分别测定其残留量。如果两个色谱系统得出的测定结果一致,则表明其中没有共出峰的干扰,测定结果是可信的;如果两个色谱系统得出的测定结果不一致,则表明检出量较高的色谱系统中可能存在共出峰干扰,使测定结果偏高。必要时可以用 GC-MS、GC-FTIR 等联用技术进行进一步的确证。

3.2.2　热降解干扰

在顶空气相色谱法中,对于热不稳定的样品,在顶空条件下发生热降解且降解产物恰好是某种有机溶剂,将导致把降解产物当作目标残留溶剂的错误测定结果。所以用顶空气相色谱法测定药品残留溶剂时必须注意药品的热稳定性。分子结构中有烷氧基的药品顶空过程中可能热降解产生相应的醇,为防止烷氧基在顶空过程中的热降解,顶空温度通常不应超过 70℃。

考察药品是否在顶空条件下发生热降解反应的方法通常是分别用较低和较高的顶空温度分析样品,比较色谱图及测定结果。如果较高顶空温度下有机溶剂的检出量明显增高,所得色谱峰数目增多,则表明药品在高顶空温度下发生热降解,应使用较低的顶空温度测定该药品中残留溶剂。当需要确定某药品未在顶空条件下降解产生干扰某种残留溶剂测定的物质时,可以用已知不含有该残留溶剂的同种药品作为对照药品,在相同条件下测定。如果在所用的顶空条件下对照药品未检出该种残留溶剂,则表明药品在此顶空条件下不会产生干扰该种残留溶剂测定的物质。

3.2.3 基质效应干扰

基质效应是指顶空分析时由于对照品溶液和供试品溶液的组成不同,使待测挥发性组分在气液两相间的分配系数不同而引起的定量误差。当药品中存在明显的基质效应时,不能仅用有机溶剂的标准品配制对照品溶液,应该加入与样品相同或相似的基质。为了保持标样和实际样品基质的一致性,顶空气相色谱法常用标准加入法定量。实际应用中还有一些减少基质效应的方法,如盐析作用、在有机溶液中加入水等。

3.2.4 药品溶解性及溶剂介质的影响

3.2.4.1 溶剂介质选择的一般原则

当药品可溶于水时,首选水作为溶剂,当药品不溶于水而可溶于酸或碱溶液时,可以用一定浓度的无机酸或碱溶液作溶剂,但此时需注意酸或碱溶液是否对残留溶剂的测定结果有影响。当药品只能溶于有机溶剂时应选择高沸点的有机溶剂。

3.2.4.2 药品溶解性对残留溶剂测定的影响

当药品不溶于所用溶剂时,对于直接进样,样品不均匀,对于顶空进样,样品被包裹在小颗粒中或吸附在小颗粒表面,测定结果偏低且精密度差,当药品能溶于所用的溶剂时,测定结果的精密度好。

3.2.4.3 待测溶剂的溶解性对测定的影响

药品中残留溶剂的溶解性通常不是影响其残留量测定结果的主要因素,但不正确的对照品溶液制备方法可能导致实验误差。对不能与溶解介质互溶的有机溶剂,采用助溶剂帮助其迅速在溶解介质中分散是正确的对照品溶液制备方法。

3.2.4.4 溶剂介质对测定结果的影响

方法建立后应该用回收率实验考察方法的准确性,当方法的回收率超出 80%~120% 时,提示溶解介质不宜作为该药品残留溶剂测定的溶剂,应改换其他介质重新实验。当回收率在可接受范围时,用标准加入法可以获得比内标法更准确的测定结果,反之,如果方法的回收率太差,则采用标准加入法也不可能得到准确结果。

4 国内外相关技术方法对比

4.1 ICH 残留溶剂指导原则(Q3C R4)

1994 年,人用药品注册技术要求国际协调会(ICH)着手编撰关于残留溶剂的指导原则。1995 年 5 月 2 日,美国 FDA 在"联邦注册"上公布了题为"杂质:残留溶剂(Q3C)"的指导原则(草案),这是在 ICH 起草的指导原则基础上修订的。在同年 6 月 16 日前广泛收集有关各方面的意见,经修改后,残留溶剂指导原则在 1997 年 7 月 17 日报送至 ICH 程序委员会,由欧盟、日本、美国三方管理机构签字认可,于 1997

年 12 月 24 日起正式生效。

该指导原则的范围包括原料药、赋形剂或制剂中所含的残留溶剂,根据残留溶剂的危害程度,将残留溶剂分为四大类,并对第一、二、三类残留溶剂规定了限度,推荐采用的检测方法为色谱方法,若仅存在第三类溶剂,可用非专属性的方法如干燥失重来检查。现各国药典中,对于残留溶剂的定义、分类、限度及表示方法均遵循此指导原则,各国药典的质控方法在设计理念上存在差异。

4.2 中国药典残留溶剂控制方法与国外药典设计理念的差异[31]

目前《美国药典》与《欧洲药典》的残留溶剂检测方法基本相同。以《美国药典》38 版方法为代表,分析国内外药典残留溶剂控制方法设计理念的差异。

《美国药典》37 版对药品中的残留溶剂采用按第一、二类残留溶剂和第三类残留溶剂分别控制的策略。具体设计理念概括于图 6-9。对第一、二类残留溶剂的分析主要分为三个步骤。步骤 A 为采用中等极性色谱柱(G43)分别对第一类残留溶剂标准溶液、第二类残留溶剂标准溶液和供试品溶液进行分析,

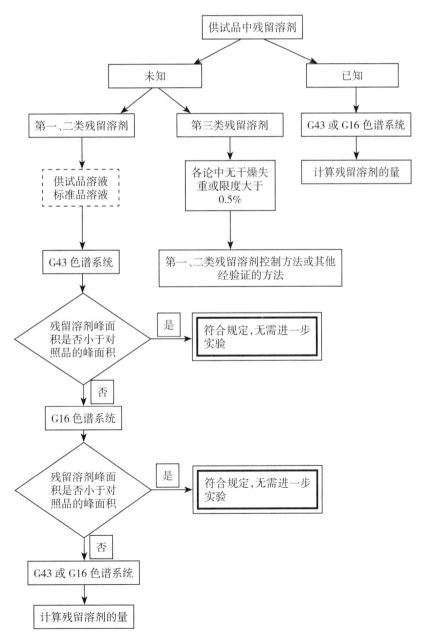

图 6-9 《美国药典》残留溶剂分析理念示意图

421

比较供试品中残留溶剂峰面积是否小于标准溶液峰面积,如果小于则符合规定,如果大于则需进行步骤 B 的测定。在步骤 B 中,采用极性色谱柱(G16)分别对第一类残留溶剂标准溶液、第二类残留溶剂标准溶液和供试品溶液进行分析,同样比较供试品中残留溶剂峰面积是否小于标准溶液峰面积,如果小于则符合规定,如果大于则需进行步骤 C 的测定,对具体残留溶剂进行定量分析。而在步骤 C 中仍然是推荐使用步骤 A 中的中等极性色谱系统方法,如果中等极性色谱系统分离效果无法达到要求,则也可采用步骤 B 中的极性色谱系统。步骤 A 和步骤 B 分别采用不同极性的色谱柱,一方面是利用两种不同极性对残留溶剂分离的互补性,对于一种色谱柱上不能分离的残留溶剂采用另一种色谱柱使之达到分离;另一方面是为了避免供试品中共出峰对待测残留溶剂的干扰。在步骤 C 中采用标准加入法对步骤 A 和步骤 B 中均不符合规定的供试品中的残留溶剂进行定量分析。对于第三类残留溶剂的控制,如果供试品个论中没有干燥失重检查项或者个论中第三类溶剂的限度大于 0.5%,则此第三类溶剂应进行定性和定量分析,可采用第一、二类残留溶剂的控制方法或采用经验证的其他方法。而对于供试品中已知的残留溶剂,直接采用步骤 C 进行定量分析。

通则中仅对第一、二类残留溶剂规定了详细的分析方法,对第三类残留溶剂则没有给出系统的鉴别和分析方法(第三类残留溶剂在 G43 和 G16 色谱系统中的分离效果未经过验证)。

《中国药典》2015 年版通则 0861 残留溶剂分析方法,可直接用于对 52 种残留溶剂进行分析,包括了 ICH 规定的全部的第一、二类残留溶剂和适合进行顶空分析的第三、四类残留溶剂。具体设计理念概括于图 6-10。采用相对调整保留时间作为各残留溶剂的定性指标,利用极性相反的两种色谱柱(非极性:SPB-1;极性:HP-INNOWAX)对残留溶剂分离的互补性,使得大部分四类残留溶剂在双柱的色谱系统中能够得到有效的鉴别。分别用两种色谱柱对残留溶剂进行分析,计算两种色谱柱上各残留溶剂的相对调整保留时间,形成残留溶剂定性鉴别的知识库。待测残留溶剂在两种色谱柱上的相对调整保留时间均与知识库中数据匹配,才能确定为知识库中的残留溶剂。且在一种色谱系统中无法基线分离的两种或多种残留溶剂,可在另一个色谱系统中达到有效的分离。

由上述示意图可见,为在实验中获得准确的检测结果并排除未知成分对残留溶剂测定的干扰,《美国药典》37 版和《中国药典》均采用两个极性不同的色谱系统对检测到的残留溶剂峰进行鉴别。一方面利用不同极性色谱柱的分离互补性,对在一种色谱柱上不能有效分离的溶剂采用互补色谱柱使之达到分离;另一方面又可避免供试品中的共出峰对残留溶剂测定的干扰。《美国药典》37 版中的互补色谱系统采用中等极性色谱柱(G43)和极性色谱柱(G16);首先采用 G43 系统进行分析,当无法鉴别或结果超出限度时再采用 G16 系统进行分析。《中国药典》中的互补色谱系统采用极性相差较大、具有更好互补作用的非极性色谱系统和极性色谱系统,且没有规定两个色谱系统的使用顺序,实验者可根据自己的习惯选择第一色谱系统,且也仅当实验者认为可能有某种因素干扰测定结果时,才选择另一色谱系统进行确证;当供试品中的分析对象明确时,由于数据库中已经给出不同溶剂的保留值,实验者亦可根据数据库提供的 RART 值选择适宜的分离系统。

《美国药典》37 版对残留溶剂的定量提供了多种方法。对于未知的第一、二类残留溶剂,首先在两个色谱系统中与混合对照品溶液的峰面积进行比较,如小于相应对照品的峰面积,则认为该溶剂的残留量符合规定,如在两个色谱系统均大于相应对照品的峰面积,再采用标准加入法排除基质干扰,进行准确定量。对于已知的第一、二类残留溶剂,直接采用标准加入法进行定量分析。而对第三、四类溶剂没有提供具体的色谱分析方法,可采用干燥失重法对第三类残留溶剂进行控制。《中国药典》残留溶剂检查法也是针对样品中残留溶剂未知的情况设计的。对残留溶剂种类已明确的具体品种,则在各论中规定具体的

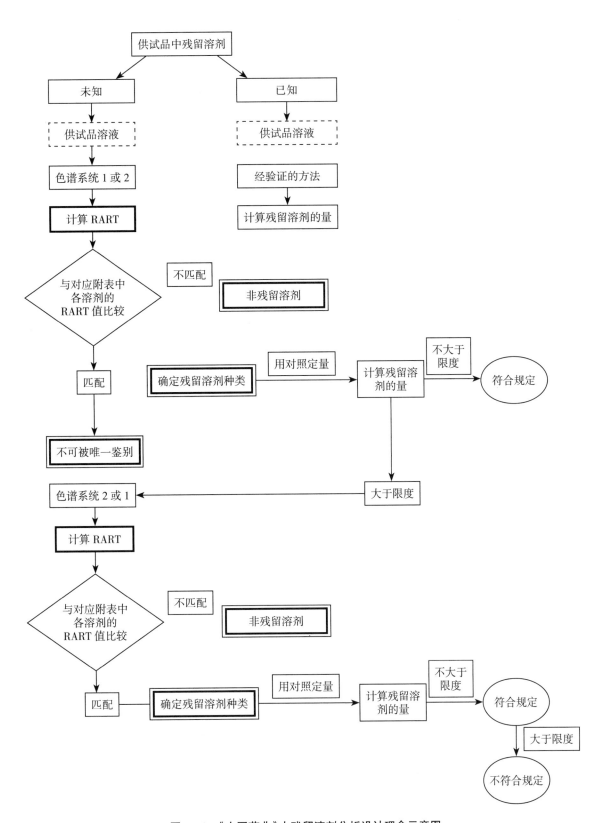

图 6-10 《中国药典》中残留溶剂分析设计理念示意图

检测方法。由于《中国药典》中的互补色谱系统对常见的4类52种溶剂的分析效果已进行过充分的验证，故当残留溶剂的种类确定后，就可以直接选用相应的对照定量；但在选择定量方式（外标法、内标法和标准加入法）方面，《中国药典》仅在附注中对诸定量方式的特点进行了评述，而未明确要求必须采用标准加入法定量。

4.3 中国药典残留溶剂控制方法新理念[32]

在建立药典各论项下具体品种的残留溶剂检测方法时，一方面由于国内同一品种存在诸多的生产企业，不同企业生产中又可能使用不同的溶剂，使得建立各论项下残留溶剂检测方法的难度增加。另一方面，同类样品可能具有相似的合成工艺，如头孢呋辛钠、头孢哌酮钠、头孢噻肟钠、头孢西丁钠和头孢曲松钠等头孢菌素的合成工艺相似，在建立各品种的残留溶剂检查方法时，发现样品中的残留溶剂种类具有极大的相似性。为此，提出了按残留溶剂种类建立残留溶剂测定方法的新理念。建立相同的方法测定上述5种头孢菌素中的残留溶剂。该理念的特点可概况为：

（1）首先顶空进样供试品溶液，记录色谱图，色谱图中如有色谱峰出现，计算色谱峰的相对调整保留时间（RART）。

（2）根据RART值确定供试品中的残留溶剂种类；再配制相应的对照品溶液，计算供试品中残留溶剂的含量。

所建立的5种头孢菌素残留溶剂测定方法已在《中国药典》2015年版头孢呋辛钠、头孢哌酮钠、头孢噻肟钠、头孢西丁钠和头孢曲松钠各论中收载，以此说明按类建立残留溶剂测定方法的一般步骤。

4.3.1 确定残留溶剂的种类

采用《中国药典》残留溶剂测定法第二法，分别利用HP-INNOWAX（30.0 m×0.32 mm×0.5 μm）和SPB-1（30 m×0.32 mm×1 μm）毛细管柱；进样口温度200℃；氮气为载气，流速：4.0 ml/min，分流进样，分流比10∶1；柱温：40℃维持8分钟，以8℃/min升至120℃，维持10分钟；氢火焰离子化检测器（FID）温度：250℃；顶空温度：80℃，顶空时间30分钟，进样针温度90℃。对上述5种头孢菌素中的残留溶剂进行定性，结合同类样品不同生产工艺的企业标准中要求控制的残留溶剂确定了需要控制的11种残留溶剂（甲醇、乙醇、丙酮、异丙醇、正丙醇、正丁醇、二氯甲烷、乙酸乙酯、甲基异丁基酮、四氢呋喃和环己烷）。虽然不同品种中实际需要控制的残留溶剂种类略有差异，但上述11种溶剂可满足对不同头孢菌素残留溶剂控制的需要。

4.3.2 建立残留溶剂测定方法

4.3.2.1 色谱柱的选择

含甲氧基的药品在顶空过程中易热解产生甲醇，顶空温度不宜超过100℃。经实验比较，70℃的顶空温度比较合适头孢类样品的分析。故参考《中国药典》2015年版通则0861，以丁酮作为内标，用SPB-1色谱柱建立对上述11种残留溶剂的分析方法。

分别采用3种不同规格的SPB-1毛细管柱（30 m×0.32 mm×0.25 μm；30 m×0.32 mm×1.00 μm；30 m×0.25 mm×1.00 μm）对上述12种溶剂进行分析，比较分离结果。3种不同型号的SPB-1色谱柱得到的色谱图如图6-11所示，从图中可以看出30 m×0.32 mm×0.25 μm色谱柱对第10和11个色谱峰（正丁醇和环己烷）不能达到基线分离，而其他两种规格的SPB-1色谱柱均可在等温条件下实现对这12种有机溶剂的较好分离。同时也可以发现，在此色谱系统中，丙酮和异丙醇是最难分离物质对，以此为指标进行系统适用性实验可以保证方法的有效性。

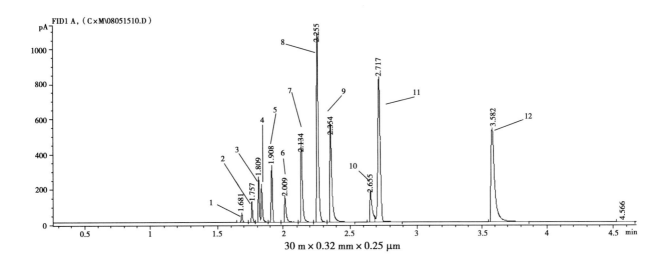

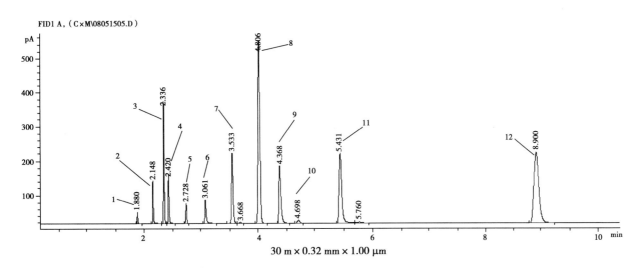

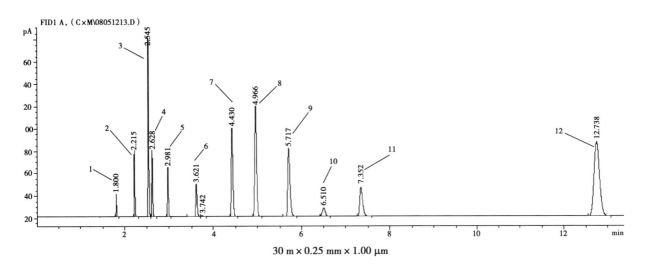

图6-11 3种不同规格的SPB-1色谱柱对这12种有机溶剂的分离效果比较

(1.甲醇;2.乙醇;3.丙酮;4.异丙醇;5.二氯甲烷;6.正丙醇;7.丁酮;8.乙酸乙酯;9.四氢呋喃;10.正丁醇;11.环己烷;12.甲基异丁基酮)

同时尝试使用 DB-624 色谱柱对上述 12 种溶剂进行分析,发现必须采用程序升温的方法才能实现对上述 12 种溶剂的分离。因此,最终确定采用涂膜厚度为 1.00 μm 的 SPB-1 色谱柱在等温条件下分离上述 12 种溶剂。

4.3.2.2 挥发性杂质对测定的干扰

实验中发现部分样品中存在其他挥发性杂质。为此需进一步验证其是否干扰测定。选择 2 个企业的在气相色谱图中挥发性杂质峰较多的头孢呋辛钠样品,各称取约 0.2 g 样品,用 1 ml 混合对照溶液溶解测定,观测其挥发性成分是否干扰残留溶剂的测定(图 6-12)。从色谱图中可以看出,样品中的其他挥发性杂质不影响残留溶剂的测定。

4.3.2.3 定量方法的确定

在实验过程中发现,内标丁酮在部分样品中的色谱峰面积较在空白水溶液中的色谱峰面积有所减少,说明存在基质效应。进一步的实验证明不同品种、不同厂家的样品的基质效应不同。以头孢西丁钠为例:在空白水溶液中丁酮(浓度约为 0.2 mg/ml)色谱峰的峰面积为 477.8;在企业 1 和企业 2 的样品中丁酮的色谱峰面积相近,分别为 383.4 和 380.3,在企业 3 的样品中丁酮的色谱峰面积为 356.7;存在明显的基质效应。如果采用内标法定量,将导致较大的误差。用正己烷替代丁酮作为内标也存在类似现象,因此选用标准加入法进行定量,以消除基质效应的影响。

4.3.2.4 头孢类抗生素残留溶剂测定方法

在上述实验的基础上建立了头孢类抗生素残留溶剂测定方法。

色谱条件与系统适用性试验　采用 SPB-1 毛细管柱(30 m × 0.25 mm × 1.00 μm 或 30 m × 0.32 mm × 1.00 μm),柱温 40℃,维持 15 分钟。氢火焰离子化检测器(FID),检测器温度为 250℃,进样口温度为 200℃,顶空温度为 70℃,顶空时间为 30 分钟,进样针温度为 80℃,传输线温度为 90℃,载气为氮气,流速为每分钟 2.0 ml,分流比为 10∶1。取系统适应性溶液顶空进样,按丙酮、异丙醇和丁酮(内标)顺序出峰,丙酮和异丙醇峰间的分离度应符合规定。

内标溶液的配制　称取丁酮适量,用适当的溶剂稀释成每 1 ml 中约含 200 μg 的溶液,作为内标溶液。

系统适应性溶液的配制　分别称取丙酮和异丙醇适量,用内标溶液稀释成每 1 ml 中约含丙酮 500 μg、异丙醇 500 μg 的溶液;量取 1.0 ml 置顶空瓶中,密封瓶口,作为系统适应性溶液。

供试品溶液的配制　取供试品约 1.0 g,精密称定,置 10 ml 容量瓶中,加入内标溶液使溶解并稀释至刻度,作为供试品储液。精密量取供试品储备液 1.0 ml 置顶空瓶中,再精密量取内标溶液 1.0 ml 置于同一顶空瓶中,密封瓶口,作为供试品溶液。

对照品溶液的配制　根据实验确定的具体检测对象,配制对照品溶液。分别精密称取溶剂对照品适量,用内标溶液定量稀释成对照品储备液,每 1 ml 中含各溶剂的量分别为甲醇、环己烷 0.3 mg,乙醇、丙酮、异丙醇、正丙醇、正丁醇、乙酸乙酯、甲基异丁基酮 0.5 mg、二氯甲烷 60 μg、四氢呋喃 70 μg;分别精密量取对照品储备液和供试品储备液各 1.0 ml,置 10 ml 顶空瓶中,密封瓶口,作为对照品溶液。

测定法　首先顶空进样甲烷气体,记录甲烷的保留时间作为色谱系统的死时间(t_0);再顶空进样供试品溶液,记录色谱图,色谱图中如有色谱峰出现,按下式计算供试品溶液色谱图中诸色谱峰的保留时间(t_R)相对于丁酮保留时间($t_{R(丁酮)}$)的相对调整保留时间(RART)。

将得到的 RART 值与表 6-12 中的 RART 值比较,确定供试品中的残留溶剂种类;再配制相应的对照品溶液,顶空进样对照品溶液,记录色谱图,按标准加入法以峰面积计算供试品中各残留溶剂的含量。各残留溶剂含量应符合规定。

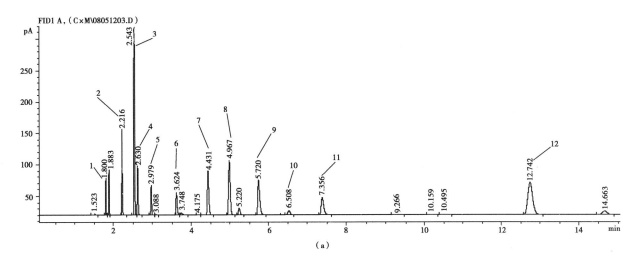

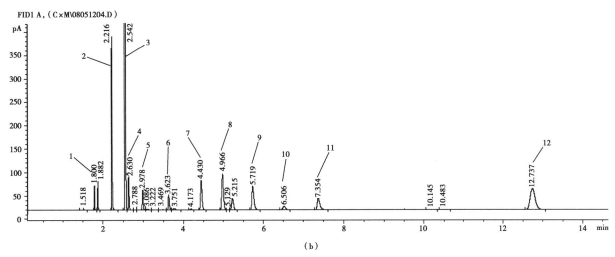

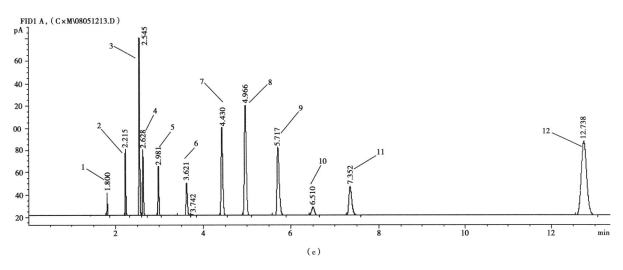

图 6-12　样品中挥发性杂质对残留溶剂测定的影响(a,b),2 个挥发性杂质较多的样品;(c),混合对照品溶液

(1.甲醇;2.乙醇;3.丙酮;4.异丙醇;5.二氯甲烷;6.正丙醇;7.丁酮;8.乙酸乙酯;9.四氢呋喃;10.正丁醇;11.环己烷;12.甲基异丁基酮)

4.3.3 方法验证

分别精密称取上述 11 种溶剂适量,分别置 25 ml 量瓶中,加内标溶液至刻度,摇匀,得到标准储备液。精密吸取标准储备液 0.2,0.6,1.0,1.2,1.6 ml 置 10 ml 量瓶,加内标溶液至刻度,摇匀,即得到系列标准溶液 I~V。分别精密量取标准溶液 I~V 各 1.0 ml 至 10 ml 顶空瓶中,所测定的诸溶剂浓度与峰面积的线性关系及最低检出限见表 6-12。

表 6-12 浓度线性方程(Y=aX+b)、线性范围及检出限

出峰顺序	溶剂名称	RART	a	b	r^2	线性范围(μg/ml)	检出限(μg/ml)
1	甲醇	0.126	0.4438	−0.1438	0.9992	2.7-21.6	0.135
2	乙醇	0.268	0.4823	0.107	0.9988	9.2-73.6	0.21
3	丙酮	0.368	1.4112	−0.82	0.9977	4.45-35.6	0.044
4	异丙醇	0.411	0.7383	−1.6165	0.9987	8.2-65.6	0.82
5	二氯甲烷	0.572	0.1434	−0.7013	0.994	7.16-35.8	0.358
6	正丙醇	0.748	0.8778	−2.7236	0.9982	8.6-68.8	0.86
7	丁酮	1.000	2.641	−2.84	0.9973	7.8-62.4	0.078
8	乙酸乙酯	1.250	2.7258	−2.6562	0.9996	6.65-53.2	0.11
9	四氢呋喃	1.439	3.8211	−3.69	0.9974	6.65-53.2	0.066
10	正丁醇	2.019	1.578	−5.0932	0.9992	7.85-62.8	0.392
11	环己烷	2.150	3.0471	−29.932	0.9963	17.6-77	0.55
12	甲基异丁基酮	3.851	3.5833	−6.8217	0.9945	4.85-38.8	0.97

* RRT=$[t_R-t_0]/[t_{R(丁酮)}-t_0]$,$t_0$ 为以甲烷测定色谱系统死时间。

对各有机溶剂 RART 的精密度进行考察。①一天内三次测定计算日内精密度;②连续三天测定计算日间精密度。日内精密度(RSD)均小于 1%;日间精密度除甲醇外小于 1%,甲醇的日间精密度小于 3%。对 RART 的粗放性进行考察,控制载气的流速 ±5% 范围内变化,即分别在流速为 1.9、2.0 和 2.1 ml/min 的条件下测定,三个不同流速下的 RART 的 RSD 均小于 4%。采用不同公司的气相色谱仪测定,3 台仪器中的 RSD 均小于 5%,但甲醇为 5.590%。对色谱峰面积的精密度进行考察,日内、日间精密度(RSD)均小于 5%。

5 残留溶剂分析方法的新进展

5.1 快速分离

Wittrig 和 Dorman[33]等采用流量 - 调节技术,即在串联色谱柱的接头处通过程序调节载气的压力:在色谱柱接头处插入一个低死体积的阀门,并将其与载气相连或者使其高于气相色谱的进样压力。当阀门打开时,第一个色谱柱中的载气停止而第二个色谱柱的载气被加速。所采用的串联柱系统包括一根固定相为聚乙二醇和一个固定相为三氟丙基 / 甲基聚硅氧烷的色谱柱,这两根色谱柱通过停止 - 流量模式来改善或者"调节"分离。阀门在分离过程中间歇地打开 2~8 秒,以使难分离的物质得到分离。采用此

方法在一次气相色谱分析中可实现对 ICH 规定的一类和二类共 36 种残留溶剂成功进行分离,快速的程序升温程序使整个分析时间只有 12 分钟。

Flash GC 技术也可在短时间内分离多种残留溶剂[34],利用金属的电阻值加热并调节毛细管色谱柱温来达到快速分离待测物的目的。其原理是当有电流通过时,金属的温度会升高,金属的电阻值也随之升高;金属的温度可以通过对其电阻值的测定来得到,并且可以通过对电流的控制调节金属的温度。Thermo orion 的 EZ Flash TM 技术,就是将一根标准的色谱柱插入到一个金属的鞘中,通过金属鞘来控制色谱柱的柱温,由于减小了加热器的传质损耗,使得 EZ Flash TM 毛细管柱的升温和降温速度大大提高。

5.2　快速定性

Liu 和 Hu[35]应用气相色谱 - 质谱联用(GC-MS)和气相色谱 - 傅里叶红外光谱联用(GC-FTIR)建立了对药品中残留溶剂进行准确定性的知识库。以 ICH 规定的 60 种残留溶剂为研究对象,分别建立了标准质谱库、检出限浓度的质谱库、标准红外光谱库和检出限浓度的红外光谱库。这 4 个图谱库组成了残留溶剂定性知识库,应用这个知识库,不需使用有机溶剂对照品就可以解决残留溶剂定性的问题。质谱和红外光谱互为补充,相互验证,如果质谱和红外的定性结果相同,进一步增加了定性的准确性。

Perez Pavon[36]等应用顶空进样技术和快速气相色谱 - 质谱联用建立了 20 种残留溶剂的低分离度色谱图,应用低分离度色谱图的保留时间与相应溶剂的质核比组成的模板,可以鉴别药品中的残留溶剂。

5.3　进样方法

Brault[37]等介绍了一种全挥发技术,可以直接用于固体样品残留溶剂的测定。这种方法可以用于不溶性样品的残留溶剂测定,并且可以克服基质效应。测定供试品时将几毫克固体样品密封在顶空瓶中,在高于样品熔点 20℃的温度下加热;测定对照品时,将几微升对照品溶液加入到顶空瓶中,在相同的温度下加热。Brault 等通过对 ICH 规定的 9 种溶剂的测定对方法进行了评价,结果表明线性、准确性、精密度和灵敏度都满足残留溶剂测定的要求。

参考文献

[1] 周海钧.药品注册的国际技术要求[M].北京:人民卫生出版社,2006.

[2] Newan J,Nunn C J. Solvent retention in organic coatings[J]. Prog Org Coatings,1975,3:221-243.

[3] Benoit J P,Courteille F,Thies C,A physicochemical study of the morphology of progesterone-loaded poly(D,L-lactide) microspheres[J]. Int J Pharm,1986,29:95-105.

[4] Dubernet C,Rouland J C,Benoit J P. Comparative study of two ethylcellulose forms(raw material and microspheres)carried out through thermal analysis[J]. Int J Pharm. 1990,64:99-107.

[5] Guimbard J P,Besson J,Beaufort S,et al. Evaluation des solvant residuels[J]. S. T. P. Pharma. Pratiques 1991,1:272-277.

[6] Pharmacopoeia of the People's Republic of China[S].2005ed. Part Ⅲ. Beijing:Chemical Industry Press,2005.

[7] Osawa Z,Aiba M. Effect of residual solvent on the photodegradation of poly(vinyl chloride)[J]. Poly Photochem,1982,2: 339-348.

[8] Avdovich H W,Lebelle M J,Savard C,et al. Nuclear magnetic resonance identification of solvent residue in cocaine[J]. Forensic Sci Int,1991,49:225-235.

[9] Jones I C,Sharman G J,Pidgeon J. Spectral assignments and reference data[J]. Magn Reson Chem,2005,43:497-509.

[10] Westmorland D G,Rhodes G R. Analytical techniques for trace organic compounds Ⅱ:Detectors for gas chromatography[J].

Pure Appl Chem,1989,61:1148-1160.

[11] Witschi C,Doelker E. Residual solvents in pharmaceutical products:acceptable limits,influences on physicochemical properties,analytical methods and documented values[J]. Eur J Pharm Biopharm,1997,43:215-242.

[12] B'Hymer C. Residual solvent testing:a review of gas-chromatographic and alternative techniques[J]. Pharm Res,2003,20:337-344.

[13] Camarasu C C. Residual solvents determination in drug products by static headspace-gas chromatography[J]. Chromatographia,2002,Vol.56 Supplement:s137-s143.

[14] Russo M V. Static headspace gas chromatography of residual solvents in pharmaceutical products[J]. Chromatographia,1994,39:645-648.

[15] Natishan T K,Wu Y,Residual solvents determination in the antibiotic L-749,345 by static headspace gas chromatography[J]. J Chromatogr A,1998,800:275-281.

[16] Iosefzon-Kuyavskaya B,Quality control in residual solvent analysis:the static headspace gas chromatographic method[J]. Accred Qual Assur,1999,4:240-246.

[17] Naddaf A,Balla J. Improved sensitivity of headspace gas chromatography for organic aromatic compounds[J]. Chromatographia,2000,51:s283-s287.

[18] Otero R,Carrera G,Dulsat J F,et al. Static headspace gas chromatographic method for quantitative determination of residual solvents in pharmaceutical drug substances according to European Pharmacopoeia requirements[J]. J Chromatogr A,2004,1057:193-201.

[19] Nunez A J,Gonzalez L F,Janak J.Pre-concentration of headspace volatiles for trace organic analysis by gas chromatography[J]. J Chromatogr,1984,300:127-162.

[20] romatogr 1979,165:141-165.

[21] Vitenberg AG. Methods of equilibrium concentration for the gas chromatographic determination of trace volatiles[J]. J Chromatogr,1991,556:1-24.

[22] Poole C F,Schuette S A . Isolation and concentration techniques for capillary column gas chromatographic analysis[J]. J High Resolut Chromatogr,1983,6:526-549.

[23] Barnes R L,Adamovics J A. Chromatographic Analysis of Pharmaceuticals[M]. Marcel Dekker,New York,1990,149-165.

[24] Hachenberg H,Schmidt A P. Gas Chromatographic Headspace Analysis[M].Rheine,Heyden,1977.

[25] Kidd W C. Evaluation of the proposed automated headspace method for organic volatile impurities[J]. Pharm. For,1993,19:5063-5066.

[26] 秦立,胡昌勤,刘文英. 顶空气相色谱法测定药品中残留溶剂的影响因素考察[J]. 药物分析杂志,2005,25(7):823-826.

[27] Camarasu C C,Meqei-Szuts M,Varga G B. Residual solvents in pharmaceutical products by GC-MS and GC-MS-SPME[J]. J. Pharm Biomed,1998,18:623-638.

[28] Lord H,Pawliszyn J. Evolution of solid-phase microextraction technology[J]. J Chromatogr A,2000,885:153-193.

[29] Camarasu C C. Headspace SPME method development for the analysis of volatile polar residual solvents by GC-MS[J]. J Pharm Biomed,2000,23:19-210.

[30] Liu Y,Hu C Q.Preliminary identification and quantification of residual solvents in pharmaceuticals using the parallel dual-column system[J]. J Chromatogr A,2007,1175:259.

[31] 崇小萌,胡昌勤,中美药典残留溶剂测定法设计理念差异的探讨[J]. 中国药学杂志,2014,49(21):35-40.

[32] 崇小萌,张宇,胡昌勤,头孢菌素类抗生素残留溶剂的测定[J]. 药物分析杂志,2010,30(6):1090-1095.

[33] Wittrig R E,Dorman F L,English C M,et al. High-speed analysis of residual solvents by flow-modulation gas chromatography.[J]. J Chromatogr A,2004,1027:75~82.

[34] Rocheleau M J,Titley M,Bolduc J. Measuring residual solvents in pharmaceutical samples using fast gas chromatography techniques[J]. J Chromatogr B,2004,805:77-86.

[35] Liu Y,Hu CQ. Establishment of a knowledge base for identification of residual solvents in pharmaceuticals[J]. Analytica Chimica Acta,2006,575:246-254.

[36] Perez Pavon J L,del Nogal Sanchez M,Garcia Pinto C,et al. Use of mass spectrometry methods as a strategy for detection and determination of residual solvents in pharmaceutical products[J].Anal Chem,2006,78:4901-4908.

[37] Brault A,Agasse V,Cardinael P,et al. The full evaporation technique:A promising alternative for residual solvents analysis in solid samples[J]. J Sep Sci,2005,28:380-386.

起草人:崇小萌(中国食品药品检定研究院)

审核人:胡昌勤(中国食品药品检定研究院)

第十六节　甲醇量检查法（通则 0871）

1　概述

甲醇量检查法（Determination of Methanol）系采用气相色谱法测定酒剂或酊剂等含乙醇制剂中甲醇的含量。《中国药典》自 2000 年版[1]一部开始收载该项目,采用填充柱气相色谱内标法测定中药酒剂中的甲醇量,限度为不得过 0.4 g/L;目前有些国家药典收载有甲醇测定法通则或附录,收载的具体方法和名称各有不同。《美国药典》38 版未收载专门检测甲醇量的通则,可按照其通则 <467> 残留溶剂（Residual solvents）检测甲醇残留量[2];《英国药典》2015 版[3]收载同时测定甲醇和 2- 丙醇的方法;《欧洲药典》8.8 版[4]收载的方法与英国药典一致;《日本药局方》16 版[5]通则 <1.12> 收载了甲醇量检查法。

《中国药典》2010 年版[6]一部附录Ⅸ T 收载了甲醇量检查法（包括第一法毛细管柱法和第二法填充柱法）;二部和三部附录均未收载甲醇量检查法。《中国药典》2015 年版在通则 0871 收载了甲醇量检查法（第一法毛细管柱法和第二法填充柱法）。

《中国药典》2015 年版收载的方法是基于 2010 年版的方法修订提高的,两者的区别在于:2015 年版药典推荐的色谱柱由 2010 年版的以聚乙二醇为固定液的毛细管柱改为以 6% 氰丙基苯基 -94% 二甲基聚硅氧烷为固定液的毛细管柱。这主要由于酒剂或酊剂等含乙醇制剂中含有大量的水,以聚乙二醇为固定液的毛细管柱对水的耐用性不如以 6% 氰丙基苯基 -94% 二甲基聚硅氧烷为固定液的毛细管柱,并且后者的分离度优于前者,因此选用以 6% 氰丙基苯基 -94% 二甲基聚硅氧烷为固定液的毛细管柱。

2　检测技术与方法

2.1　原理

待测样品经气化后,各组分被载气带入色谱柱（毛细管柱或填充柱）中,利用各组分在固定相与流动相（载气）间的分配系数不同而进行分离,然后依次进入氢火焰离子化检测器（FID）中检测,记录的色谱图经相应的色谱工作站处理,计算出样品中甲醇的含量。

2.2　技术详解

仪器　气相色谱仪应配置①氢火焰离子化检测器;②顶空进样器;③色谱工作站或积分仪;④自动进样器或手动进样所需的微量注射器;⑤氢气发生器、空气发生器或钢瓶装的相应助燃气;⑥载气:高纯氮气或氦气;⑦气相色谱柱:中等极性毛细管柱（如 DB-624,30.0 m×0.53 mm×3.0 μm 等毛细管柱）和 401 不锈钢柱 / 玻璃柱（填充柱）。

试药　甲醇、正丙醇选用色谱纯或分析纯试剂,实验用水选用不含有机挥发物的纯净水;供试品为酒剂或酊剂。

测定法　根据使用色谱柱的不同,本法又分为第一法(毛细管柱法)和第二法(填充柱法),测定法详见《中国药典》2015 年版四部通则 0871 甲醇量检查法。

结果和判定　毛细管柱顶空进样法平行进样的色谱峰面积的相对标准偏差不得大于 10%,填充柱液体进样法平行进样的色谱峰面积的相对标准偏差不得大于 5%。2 份供试品溶液平行测定结果的相对平均偏差不得大于 10%,否则应重新测定。根据测定结果的平均值来判定是否符合规定。除另有规定外,中药酒剂或口服酊剂中的甲醇量应不得过 0.05%(ml/ml)。

2.3　方法适用性

本法适用于含乙醇制剂如酊剂或酒剂中甲醇量的测定,区别于有机残留溶剂测定法中甲醇残留量的方法。根据使用色谱柱的不同,本法分为第一法(毛细管柱法)和第二法(填充柱),第二法是较早期使用的方法,但与第一法没有本质上的区别。建议使用第一法,对于个别品种或仅在无法使用毛细管柱的色谱仪时,可以使用第二法。

3　注意事项

(1) 采用填充柱法测定时,不含内标物质的供试品溶液色谱图中,在与内标物质峰相应的位置处不得出现干扰峰。如有干扰,可对色谱条件进行适当调整(如采取程序升温的方法使干扰组分快速流出色谱柱)以消除其对测定结果的影响;若调整色谱条件仍不能解决时,可改用外标法测定。

(2) 研究发现,毛细管柱直接进样测定时,甲醇色谱峰峰形差且容易与前后色谱峰叠在一起。因为中药酒剂或酊剂大多成分复杂,含有较多的挥发性成分,这些挥发性成分的量远大于甲醇的量,直接进样会干扰甲醇的测定,顶空进样可减少这些挥发性成分的进样,最大限度地消除这些干扰,更适于酒剂或酊剂中甲醇量的测定。

(3) 采用顶空进样法测定时,轧盖后的顶空瓶一经加热采样后即不允许再次使用,否则对测定结果带来较大影响。

(4) 中药酒剂及酊剂中甲醇的含量非常低,为微量甚至痕量级,乙醇量则较高、为常量级;填充柱液体直接进样,乙醇的存在对甲醇量的测定影响不甚明显,可以采用正丙醇作为内标。毛管柱顶空进样时,大量乙醇的存在对正丙醇色谱峰有干扰,因此顶空进样时采用外标法。

(5) 关于色谱柱:①毛细管柱:考察极性色谱柱(如 HP-INNOWAX 柱)和中等极性色谱柱(如 DB-624 柱)的准确度、精密度、线性与范围、检测限、定量限、重复性等,结果基本一致,但待测溶液含有较大比例的水,极性毛细管柱对水的耐用性不如中等极性毛细管柱,多次进样后,极性色谱柱甲醇峰形明显变差;中等极性色谱柱的甲醇峰形改变不大,且甲醇色谱峰与其他色谱峰的分离度优于极性色谱柱系统下的分离度;因此选择中等极性毛细管柱。②填充柱:柱材料、内径、长度均无特殊规定;载体为二乙烯苯 - 乙基乙烯苯型高分子多孔小球,60~80 目或 80~100 目均可选用,装柱前应过筛,选粒径相近部分。商品型号国内有 401~403 有机担体,国外有 Porapak Q、R 等,均可使用。一般可选用 2 米长的不锈钢柱或玻璃柱。

4　展望

　　本法已在多版中国药典中收载并得到一定的应用,经过不断的修订,测定方法日臻完善。随着高性能气相色谱毛细管柱的应用不断普及,早期收载的填充柱法已作为第二法,这是因为填充柱法的灵敏度、分离效果、精密度都无法与第一法毛细管法相比,使填充柱法的应用逐渐减少,且不少的供应商已停止气相色谱填充柱的批量生产。考虑不同地域经济发展的不平衡,不同药品生产企业、不同检验机构的仪器设备配置情况的差异,《中国药典》2015 年版中仍收载了填充柱法。但是,在不久的将来,《中国药典》也许将不再收载填充柱法。

参考文献

[1] 国家药典委员会 . 中华人民共和国药典［ M ］. 北京 : 化学工业出版社, 2000.

[2] USP 38-NF 33 ［ S ］. M. Residual solvents, 309.

[3] BP 2015 ［ S ］. M. Determination of Methanol and 2-Propanol, 286.

[4] EP 8.0 ［ S ］. M. Test for Methanol and 2-Propanol, 304.

[5] JP 16 ［ S ］. M. Methanol Test, 39.

[6] 国家药典委员会 . 中华人民共和国药典［ M ］. 北京 : 中国医药科技出版社, 2010.

起草人 : 芦　丽　王　玉(江苏省食品药品监督检验研究院)

审核人 : 张启明(中国食品药品检定研究院)

第十七节 合成多肽中的醋酸测定法（通则 0872）

1 概述

合成多肽中的醋酸测定法是指采用液相色谱法测定合成多肽中的醋酸或醋酸盐的含量。多肽类化合物是一类重要的生物活性分子。自从 1953 年人工合成第一个有生物活性的多肽（缩宫素）以后，20 世纪 70 年代后随着生物技术在生命科学领域的应用和多肽固相合成技术及高效液相色谱（HPLC）纯化、分析技术等的发展，合成多肽药物的开发也成为药物研究中的一个活跃领域[1]。现在全球已上市的合成多肽类药物有 60 多种[2]。

合成多肽药物是指采用化学合成方法制备的多肽类药物。化学合成已经成为多肽类药物的主流生产方式，并具有过程易控制、安全性比较高等特点。液相和固相合成工艺是多肽化学合成的两种主要合成工艺[3]。出于工艺生产要求和需要，醋酸在该类药物的合成工艺中主要有两种作用。第一种主要是在最后的工艺中常用醋酸在室温下除去保护基，纯化过程中用含醋酸的流动相进行洗脱，因此终产品中常含有一定量的醋酸[4]；第二种主要是多肽合成工艺中需要将其制成醋酸盐，因此一部分醋酸与游离氨基结合成醋酸盐，以免游离氨基氧化质变，另一部分醋酸未与游离氨基结合，作为残余醋酸存在。因此，通过控制原料药中醋酸的含量，一方面可以检验其氨基是否成盐，保证原料药的质量；另一方面，同时保证制剂的用药安全，以免残余的醋酸对皮肤、黏膜等造成刺激性伤害。由于在计算多肽类原料药的含量和比旋度时均需扣除醋酸含量，因此，准确测定该类药物的醋酸含量十分重要。

各国药典中，最早收载合成多肽中的醋酸测定法并用于实际药品检测的是欧洲药典和英国药典。《欧洲药典》3.0 版在 2001 年的增补本中第一次收录了该方法，《英国药典》2001 年首次在附录中收录了合成多肽中的醋酸测定法。2008 年《美国药典》31 版增列通则 <503>Acetic acid in peptides，开始收载多肽中醋酸的测定方法。《中国药典》2010 年版首次在附录中收载了合成多肽中的醋酸测定法，并在《中国药典》2010 年版增补本中对部分内容进行了修订。《中国药典》2015 年版通则将该方法列入限量检查法。

2 检测技术与方法

2.1 基本原理

合成多肽中醋酸测定法的原理是依据醋酸在 210 nm 波长处的末端吸收与其浓度成正比，因此，以冰醋酸为外标，制备醋酸对照溶液。通过醋酸峰面积与其浓度的对应关系来计算供试品中的醋酸含量。

2.2 方法详解

2.2.1 检测波长的选择

因为醋酸在 190~400 nm 的波长范围内无特征的最大吸收峰,为使吸收度尽可能大,选择了末端吸收 210 nm 作为检测波长对于不同合成多肽原料药中醋酸测定的方法开发,应考察合成多肽中存在的杂质和降解产物在此波长处是否干扰测定。

2.2.2 对照品的选择

测定法选用冰醋酸作为对照品,冰醋酸是无色的吸湿性固体,凝固点低于 20℃,凝固后为无色晶体,其水溶液呈弱酸性且腐蚀性强,蒸汽对眼和鼻有刺激性作用,而且不易准确称量。与冰醋酸对照品有所不同,醋酸钠作为对照品既可以消除腐蚀性气体对人体的危害,又能够准确称量使测定结果更准确可靠。因此很多文献采用醋酸钠作为对照品进行醋酸含量测定[5,6],美国药典通则中也增加了采用醋酸钠作为对照品的规定[7]。需要注意的是,采用醋酸钠作为对照品要关注其组成中是否含有结晶水,如含有结晶水应在计算时予以扣除。

2.3 检测技术的应用

国内外药典收载的合成多肽类药物已经有 30 多种[2]。《中国药典》2015 年版二部共收载了 9 种合成多肽原料药及其相关的 14 种制剂。收载的 9 种原料药分别是鲑降钙素、醋酸去氨加压素、醋酸丙氨瑞林、五肽胃泌素、生长抑素、醋酸奥曲肽、胸腺法新、醋酸曲普瑞林和胸腺五肽。

9 种原料药中除五肽胃泌素未检查醋酸外,其余 8 种均设定醋酸检查项,限度各有不同。除醋酸曲普瑞林外的其余 7 种合成多肽原料药均采用通则中检查方法进行醋酸检查。醋酸曲普瑞林醋酸检查项下的方法虽然注明按照通则中的合成多肽中的醋酸测定法试验,同样采用高效液相色谱法,但色谱分离是基于离子交换的原理,分析方法采用的色谱柱(阴离子交换柱)、流动相(碳酸钠和碳酸氢钠的混合液)及检测器(电导检测器)均与通则有所不同。

2.4 检验方法的适用性确认和研究

在品种各论中没有具体规定的情况下,优先选用本方法进行合成多肽中的醋酸测定,其他合成多肽类药物在进行醋酸测定方法开发时,应根据限度要求对供试品溶液的浓度、稀释液的组成等进行考察。

3 操作要点及注意事项

3.1 对照品溶液的制备

目前还没有冰醋酸对照品销售,尽管大多数分析纯级别的冰醋酸含量大于 99.5%,为防止其他具有紫外吸收杂质的干扰,保证测定结果的准确,尽量选用色谱纯级别的试剂作为对照品。冰醋酸极易挥发,不易精确称量,可先在容量瓶中放少量水,精密称定,再加入醋酸,盖紧塞子,摇匀,精密称定,两次称重结果相减即为对照品加入量。由于醋酸溶液也具有挥发性,为保证测量准确性,建议对照溶液临用新制。一般对照溶液中醋酸浓度为 0.1 mg/ml,可随供试品中醋酸的含量作适度调整。

3.2　供试品溶液的制备

由于供试品中醋酸含量因品种不同而有所不同,故应根据各品种醋酸含量限度确定取样量。供试品取样量应保证供试品溶液中醋酸的浓度与醋酸对照溶液的浓度基本一致。合成多肽原料药在品种各论中对样品的稀释液都进行了详细的规定,较多品种选用流动相 A-甲醇(95∶5)作为稀释液。

3.3　系统适用性试验要求

为保证测定的准确性,系统适用性试验要求中除醋酸峰的理论板数应不低于 2000,醋酸峰的保留时间在 3~4 分钟外,还应满足主峰面积的相对标准偏差(RSD)不大于 5%(n=6)。

4　国内外相关技术方法对比

《中国药典》2015 年版四部通则 0872 合成多肽中的醋酸测定法与国际主流药典技术情况的比较见下表。《中国药典》收载的方法与《欧洲药典》通则中收载的合成多肽中的醋酸测定(2.5.34),以及《美国药典》收载的多肽中的醋酸测定法 1<503> 基本一致。值得一提的是,《美国药典》在刚刚颁布的 39 版中增订了多肽中的醋酸测定法 2<503> 和多肽中的三氟醋酸测定法 <503.1>。多肽中的醋酸测定方法 2克服了方法 1 中冰醋酸对照品容易挥发不易准确称量的缺点,采用三水合醋酸钠作为对照品,流动相及洗脱方法采用多肽中三氟醋酸测定法 <503.1> 项下方法。

表 6-13　中国药典醋酸测定法与国外药典情况比较

项目	ChP 2015 年版 四部通则(0872)	EP 8.0 版通则 (2.5.34)	USP 39 版 通则(503)方法 1	USP 39 版 通则(503)方法 2
对照品	冰醋酸	冰醋酸	冰醋酸	三水合醋酸钠
流动相 A	pH 3.0 的磷酸溶液	pH 3.0 的磷酸溶液	pH 3.0 的磷酸溶液	pH 2.5 的磷酸铵溶液
流动相 B	甲醇	甲醇	甲醇	乙腈-水(50∶50)
样品稀释液	见各品种项下,一般为 流动相 A-甲醇(95∶5)	见各品种项下,一般为 流动相 A-甲醇(95∶5)	见各品种项下,一般为 流动相 A-甲醇(95∶5)	0.5% 的磷酸溶液
色谱柱	C18(250 mm 4.6 mm,5 μm)	C18(250 mm 4.6 mm,5 μm)	C18(250 mm 4.6 mm,5 μm)	C18(250 mm 4.6 mm,5 μm)
流速	1.2 ml/min	1.2 ml/min	1.2 ml/min	1.5 ml/min
检测波长	210 nm	210 nm	210 nm	210 nm
系统适用性 试验要求	醋酸峰理论板数应不 低于 2000,保留时间应 3~4 min	保留时间应 3~4 min	主峰面积 RSD 应不大于 5%,保留时间应 3~4 min	主峰面积 RSD 应不大于 5%

5　检测技术的发展

随着色谱技术的发展与广泛应用,除液相色谱法外,还有毛细管气相色谱法[8,9]法和离子色谱法[10]用于合成多肽中醋酸测定的文献报道。与通则 0872 中的方法相比,毛细管气相色谱法具有灵敏度高,样品用量小的优点。离子色谱法不需使用有机溶剂,分离时间短(约 10 分钟),具有环保、快速、干扰小等优点。这些方法都可作为合成多肽中醋酸含量测定法的重要补充。

参考文献

［1］国家食品药品监督管理局.合成多肽药物药学研究技术指导原则［S］,2007.

［2］田文静,任雪,廖海明,等.多肽类药物质量控制研究进展［J］.药物分析杂志,2013,33(7):1115-1119.

［3］王鹏.合成多肽药物的合成工艺中关键问题分析［J］.中国新药杂志,2010,19(2):102-105.

［4］李良铸,李明晔.最新生化药物制备技术［M］.北京:中国医药科技出版社,2001.

［5］黄萍,杨秀丽.高效液相色谱法测定醋酸奥曲肽中醋酸的含量［J］.中国药师,2009,12(6):763-765.

［6］高春,高恒莹,姚瑛,等.高效液相色谱法测定醋酸奥曲肽中醋酸含量［J］.中国生化药物杂志,2004,25(4):237-238.

［7］USP 39-NF34［S］. Acetic acid in peptides,357-359.

［8］田力杰,方颖.毛细管气相色谱法测定人工合成鲑鱼降钙素中醋酸的含量［J］.中国医院药学杂志,1999,19(8):463-465.

［9］周晖,王东凯.气相色谱法对自制生长抑素中醋酸含量的测定［J］.中国医科大学学报,2004,33(3):280-281.

［10］邓锋,林向华.离子色谱法测定合成多肽药物中醋酸的含量［J］.中国当代医药,2014,21(22):56-58.

起草人:任丽萍(中国食品药品检定研究院)

审核人:范慧红(中国食品药品检定研究院)

第十八节 2-乙基己酸测定法（通则0873）

1 概述

2-乙基己酸（异辛酸，2-ethylexanoic acid）在β-内酰胺类抗生素的合成过程中，被作为钠离子、钾离子或镁离子的载体参与合成过程，因此其在成品中会有微量的残留。2-乙基己酸对环境和人体均有一定危害，《中国药典》从2010年版起，对其残留量进行控制。

目前，《中国药典》2015年版，《欧洲药典》8.0版均要求对2-乙基己酸进行检测，并在各品种项下规定了限度，限度范围为0.3%~0.8%。

2 《中国药典》2-乙基己酸测定法特点

《中国药典》2010年版增订2-乙基己酸测定法时，主要参考《英国药典》2008版收载的2-乙基己酸测定方法，采用气相色谱法，火焰离子检测器；内标物为3-环己丙酸，以环己烷为溶剂。由于《英国药典》中采用广口硅化柱（固定相为高分子macrogol 20000，固定液为2-氮对苯二酸酯），考虑这种色谱柱国内市场不常见，因此选择与其极性相似国内较为常用的色谱柱进行了方法学研究。色谱柱1为强极性改性聚乙二醇的HP-FFAP柱（30 m × 0.25 mm × 0.25 μm）；色谱柱2为极性聚乙二醇的RTX-*wax*柱（30 m × 0.32 mm × 0.3 μm），经比较最后确定HP-FFAP（改良的聚乙二醇色谱柱）柱较为适宜（图6-13）。

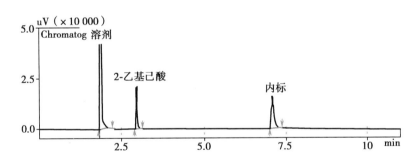

图6-13 HP-FFAP柱对2-乙基己酸的测定

2.1 柱温的选择

《英国药典》2008版中采用程序升温法，考虑到当样品中2-乙基己酸含量较小时，程序升温导致的基线漂移可能会影响其测定的准确性，《中国药典》采用了等温法。柱温120℃时2-乙基己酸峰形对称性较差（图6-14）；170℃时主峰与溶剂峰的分离不完全（图6-15），而柱温为150℃时主峰对称性较好，与溶剂峰及内标物峰分离完全，能够满足对2-乙基己酸的定量测定要求。因此最终柱温选择150℃。

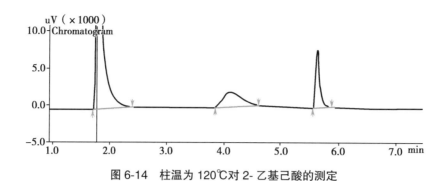

图 6-14　柱温为 120℃对 2- 乙基己酸的测定

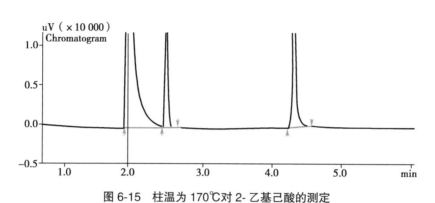

图 6-15　柱温为 170℃对 2- 乙基己酸的测定

在信噪比约为 3（S/N≈3）时，2- 乙基己酸的检出限为 9.41 ng；在信噪比约为 10（S/N≈10）时，2- 乙基己酸的检出限为 28.23 ng。三个浓度的平均回收率（RSD）为 1.3%。

3　各国药典方法的比较

《中国药典》2015 年版及《欧洲药典》8.0 版均对部分 β- 内酰胺类抗生素及 β- 内酰胺酶抑制剂进行 2- 乙基己酸的检测，推荐采用气相色谱法，选用极性色谱柱，氢火焰离子化检测器，内标法进行定量（内标为 3- 环己基丙酸）。但《中国药典》2015 年版采用 150℃等温测定，而《欧洲药典》8.0 版则采用程序升温的方法。虽然等温方法内标物 3- 环己基丙酸色谱峰的理论塔板数较程序升温法的理论塔板数低一个数量级，但仍能满足系统适用性要求。2- 乙基己酸色谱峰在两个实验条件下理论塔板数及峰形基本一致，定量结果也基本一致，可以认为这两种方法对于 2- 乙基己酸的测定没有差异。

《美国药典》38 版中没有专门的 2- 乙基己酸的检测，只是在克拉维酸钾一个品种项下规定了 2- 乙基己酸的检测，方法与《欧洲药典》8.0 版相同。

起草人：崇小萌（中国食品药品检定研究院）

审核人：胡昌勤（中国食品药品检定研究院）

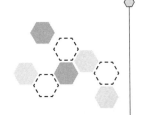

第七章

特性检查法（通则 0900）

第一节　溶液颜色检查法（通则 0901）

1　概述

溶液颜色检查法是控制原料及注射剂、口服溶液、滴眼液和滴耳液等制剂中有色杂质限量的方法。药品的颜色与药品本身的性质、纯度、杂质的含量有着密切的关系。药品颜色通常来源于三个方面：第一，药物本身的化学结构，有颜色的药物化学结构式中一般具有不饱和碳链和不饱和碳环的共轭体系，颜色深浅与 N、S、O 等原子的种类及数目相关；第二，制备工艺中有色杂质的引入；第三，药物本身不稳定降解所致，由于氧化、水解、络合、聚合等原因使药物颜色加深。药品颜色的变化是药品内在质量改变最直观的表现，往往意味着降解物的产生、增加，纯度或主成分含量的降低等。溶液颜色的检查可以简易、直观、快速地判断药品中有色杂质的量，并与通常采用的 HPLC 法测定有关物质相结合，可以从两个不同的角度来控制药品质量，两者可互相补充，不能相互替代。

《中国药典》1953 年版至 1985 年版在品种项下有溶液颜色的检查，在附录中也规定了标准比色液的制备方法，并且均采用目视比色法测定溶液颜色。《中国药典》1990 年版附录正式收载"溶液颜色检查法"，包括两种检查方法，第一法是目视比色法，第二法是分光光度法。《中国药典》1995 年版的 1998 年增补本中增加了第三法色差计法。《中国药典》2000 年版收载三种检查方法。《中国药典》2005 年版中除同样收载三种检查方法外，还增加了品种中规定的"无色或几乎无色"的定义。"无色"系指供试品溶液的颜色相同于所用溶剂，"几乎无色"系指供试品溶液的颜色浅于用水稀释 1 倍的相应色调 1 号标准比色液，同时在文字方面对方法的具体描述内容进行了规范。2010 年版药典沿用了 2005 年版药典附录溶液颜色检查法中收载的三种检查方法。

《中国药典》2015 年版[1]收载三种检查方法，第一法是目视比色法，第二法是分光光度法，第三法色差计法，新增加了一个色调标准贮备液（绿黄色）的配制方法，增加了各色调 0.5 号标准比色液的配制方法，并规定"无色"系指供试品溶液的颜色相同于水或所用溶剂，"几乎无色"系指供试品溶液的颜色不深于相应色调 0.5 号标准比色液，其他内容没有变化。

2　检测技术与方法

2.1　目视法

2.1.1　概述　目前各国药典所用的标准比色液从色调到色号各不相同，其中《美国药典》38 版[2]、《英国药典》2015 年版[3]、《欧洲药典》8.0 版[4]和《日本药局方》16 版[5]中基准比色液一致，均为红（氯化钴）、黄（氯化铁）、蓝（硫酸铜）三种色调，三种色调基准比色液的制备方法也相同；中国药典的蓝色和红色基准比色液与国外药典相同,但重铬酸钾基准比色液的颜色与国外药典不同,介于红色和黄色之间。由于基准比色液不同所致的颜色差异,使国外药品颜色标准与国内颜色标准间难以直接比较。美国药典比色液A~T共20个色级(包括不同的色调和色级)。英国药典比色液共有5个色调,每个色调有7~9个色级,色号越小颜色越深。

《中国药典》1953年版规定了比色用三氯化铁液、比色用硫酸铜液、比色用氯化钴液和标准比色液1~20号(包括不同的色调和色级);1963年版药典规定的比色用溶液与1953年版药典相同。1977年版药典增加比色用重铬酸钾液,并采用比色用重铬酸钾液、比色用硫酸铜液和比色用氯化钴液配制黄绿色、黄色、橙黄色、橙红色、微红色共五种色调贮备液,每种色调配制成1~10号标准比色液;1985年版药典仅将微红色调调整为棕红色调。

1990年版药典附录正式收载了溶液颜色检查法,标准比色液的制备方法与前一版药典相同,但将前两版药典中已经不使用的比色用三氯化铁液删除。1995年版至2010年版药典与1990年版药典相同,标准比色液由比色用重铬酸钾液(黄色)、比色用硫酸铜液(蓝色)、比色用氯化钴液(红色)三种基准溶液,按规定比例配制成黄绿色、黄色、橙黄色、橙红色、棕红色共五种色调的贮备液,各色调按规定配制成1~10号标准比色液共计50种,色号越大颜色越深。该系列标准比色液能适用于绝大多数制剂及原料的溶液颜色检查,但不适合个别品种如沙星类抗生素药物的溶液颜色检查。因沙星类抗生素药物溶液颜色的色调与标准比色液存在一定差异,偏色调情况增加了结果判定的难度,有时甚至无法判定,需要改用第三法色差计法测定,并将其测定结果作为判定依据。由于《中国药典》的黄绿色标准比色液略偏黄色,与《英国药典》中的绿黄色存在一定差异,因此《中国药典》2015年版增加了绿黄色色调。使用《中国药典》的三种比色用基准液制备的绿黄色标准比色液,相当于《英国药典》的绿黄色色调系列。《中国药典》2015年版现有绿黄色、黄绿色、黄色、橙黄色、橙红色、棕红色共六种色调的贮备液,各色调按规定配制成0.5~10号标准比色液共计66种,色号越大颜色越深。

2.1.2 测定法 原料和注射用粉针:取一定量的供试品,加适宜溶剂溶解,置纳氏比色管中,加溶剂稀释至10 ml,溶液呈现的颜色,与规定色调色号的标准比色液比较,不得更深。

注射液、滴眼液和滴耳液:取原液,置纳氏比色管中,溶液呈现的颜色,与规定色调色号的标准比色液比较,不得更深。

2.1.3 标准贮备液的制备与标定

2.1.3.1 比色用重铬酸钾液的制备

精密称取已于120℃干燥至恒重的重铬酸钾(基准品)0.4000 g,加水溶解并定量稀释至500 ml即得。本法配制不需标定,较简便。

2.1.3.2 比色用硫酸铜液的配制

称取硫酸铜32.5 g,加适量的盐酸溶液(1→40)使溶解制成500 ml。精密量取10 ml,采用氧化还原间接碘量法测定其含量。然后,根据测定结果,在剩余的原溶液中加适量盐酸溶液(1→40)使每1 ml溶液中恰含62.4 mg的$CuSO_4 \cdot 5H_2O$,即得。

$$硫酸铜含量 = \frac{MV \times 62.4}{0.1 \times 10}(mg/ml) \tag{7-1}$$

式中 M——硫代硫酸钠溶液浓度,mol/L;

V——硫代硫酸钠溶液体积,ml。

本法基于铜盐(Ⅱ)在醋酸酸性溶液中,氧化碘离子生成碘,并生成碘化亚铜沉淀。以硫代硫酸钠标准液滴定生成的碘,计算硫酸铜的含量。

$$2Cu^{2+}+4I^- \longrightarrow 2CuI \downarrow +I_2$$

$$I_2+2S_2O_3^{2-} \longrightarrow 2I^-+S_4O_6^{2-}$$

为防止铜盐水解,故用盐酸溶液(1→40)为溶剂。反应中有碘化亚铜沉淀产生,滴定中应充分振摇。本法操作简便,准确可靠。

2.1.3.3 比色用氯化钴溶液的配制

称取氯化钴 32.5 g,加适量盐酸溶液(1→40)使溶解,稀释成 500 ml,精密量取 2 ml,用配位滴定法测定含量。然后,根据测定结果,在剩余的原溶液中加入适量盐酸溶液(1→40)使每 1 ml 溶液中含 59.5 mg 的 $CoCl_2 \cdot 6H_2O$,即得。

$$氯化钴含量 = \frac{MV \times 11.9}{0.05 \times 2} \text{(mg/ml)} \tag{7-2}$$

式中　M——乙二胺四乙酸二钠溶液浓度,mol/L;

　　　V——乙二胺四乙酸二钠溶液体积,ml。

本法基于亚钴(Ⅱ)盐在 pH 6 醋酸 - 醋酸钠缓冲液中与乙二胺四乙酸二钠反应生成稳定配位化合物。亚钴盐与二甲酚橙的配位化合物的稳定常数小于亚钴盐与乙二胺四乙酸二钠的配位化合物,故以二甲酚橙为指示剂。加热至 60℃是为了促进反应。

为防止亚钴盐水解,故采用盐酸溶液(1→40)为溶剂。本法操作简便,终点突跃明显,准确度与精密度均很好。

为方便操作,也可以选择市售标准比色液进行测定。

另外当药品溶液的色调超出药典通则收载的 6 种色调范围时,可在药品标准中单独描述对照液的配制方法,但应尽量使用药典通则所规定的三种比色用溶液配制。

2.1.4 注意事项

2.1.4.1 操作注意事项

(1) 本法操作中应注意遵守平行原则,须采用与标准比色液同质的比色管,对比时应与标准比色液的体积相同。观察方式规定有两种,一种是在白色背景上自上而下透视,适于色泽较浅时采用,另一种是在白色背景前平视观察,适于色泽较深时采用[6]。

(2) 白色背景要求不反光,一般用白纸或白布。

(3) 所用比色管应洁净、干燥,洗涤时不能用硬物洗刷,应用洗液浸泡,然后冲洗、避免表面粗糙。

(4) 检查时光线应明亮,光强度应能保证使各相邻色号的标准液清晰分辨。

(5) 溶液呈现的色调介于两种标准比色液之间使目视难于判定的品种,应选用色差计测定其溶液的颜色,限度规定为两种色调相应色号标准比色液与水的色差值的平均值。

(6) 部分药物配制成溶液后随放置时间的延长颜色加深,应临用现配。

2.1.4.2 质量标准建立颜色检查项注意事项

(1) 进行本项检查时,制备供试品溶液的溶剂首选水。但由于溶解度或稳定性等原因使得水不适用时,也可改用其他适宜溶剂。

(2) 供试品溶液的浓度应设计为当该药品处于合格边缘时,供试品溶液的颜色应不太深,一般应浅于相应色调标准比色液的 7 号。因为在深色区,人眼对颜色变化的分辨能力远低于浅色区。

(3) 溶液颜色稳定性较差、对温度或时间敏感的品种应在经过考察后,在质量标准中标明适宜的测定温度和时间范围。

(4) 要注意性状描述应与溶液颜色检查的规定相匹配。

2.2 紫外 - 可见分光光度法

2.2.1 概述

本法通过测定药品在某一波长处的吸光度来控制样品溶液的颜色。由于药品颜色往往不是单一波长所能表现的,所以在单一波长处的吸光度不能完全反映药品颜色的全部特征,紫外 - 可见分光光度法适用于检查药品中特定的有色杂质。本法系取一定量的供试品加水或其他适宜溶剂使溶解,必要时滤过,除去不溶性杂质,避免干扰吸光度测定,滤液照紫外 - 可见分光光度法在规定波长处测定吸光度,吸光度不得超过规定值。本法因测定的吸光度值一般较小,准确度略差。

2.2.2 对六种色调贮备液及标准比色液可见区吸收光谱的考察

见图 7-1。从 6 种色调贮备液吸收图谱得知,在可见光区都有最大吸收。

2.2.3 标准比色液的吸光度测定

按 2015 年版药典配制各色调 1~10 号比色液,于各色调最大吸收波长处,测定各色号比色液的吸光度。实验结果表明:各色号间梯度明显,比色液贮备液的量与吸光度间线性关系良好(见表 7-1),表明有色溶液在一定波长处测定吸光度的大小与含有色物质量的多少成正比。故在一定波长处测定吸光度可以控制药品中有色杂质限量。

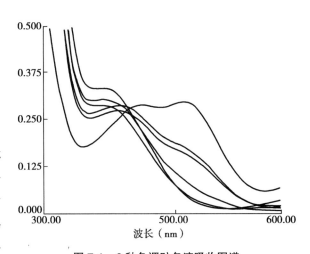

图 7-1 6 种色调贮备液吸收图谱

表 7-1 标准比色液的吸光度测定

色号	色调及测定波长,nm						
	黄绿	黄	橙黄	橙红	棕红		绿黄
	430	435	445	450	465	505	430
1	0.014	0.015	0.016	0.014	0.015	0.014	0.018
2	0.027	0.029	0.032	0.028	0.029	0.029	0.037
3	0.041	0.045	0.051	0.044	0.044	0.045	0.053
4	0.055	0.059	0.064	0.058	0.058	0.060	0.070
5	0.069	0.074	0.077	0.074	0.073	0.074	0.088
6	0.083	0.089	0.091	0.090	0.087	0.089	0.104
7	0.126	0.134	0.131	0.130	0.129	0.133	0.154
8	0.169	0.178	0.171	0.175	0.171	0.177	0.204
9	0.212	0.224	0.210	0.220	0.213	0.220	0.254
相关系数 r	0.9999	0.9999	0.9999	0.9999	0.9999	0.9999	0.9999

2.2.4 注意事项

(1) 使用的吸收池必须清洗干净。必须使用配对的吸收池盛装样品、参比或空白溶液。

（2）取吸收池时手指拿毛玻璃面的两侧。装盛样品溶液的量约为池体积的 4/5。

（3）使用挥发性溶液时应加盖,透光面要用擦镜纸由上而下擦拭干净,检视应无残留溶剂。

（4）为防止溶剂挥发后溶质残留在池子的透光面,可先用醮有空白溶剂的擦镜纸擦拭,然后再用干擦镜纸拭净。

（5）吸收池放入样品室时应注意每次放入方向相同。使用后用溶剂及水冲洗干净,晾干防尘保存。

（6）部分药物配制成溶液后随放置时间的延长颜色加深,应临用现配。

2.3 色差计法

2.3.1 概述

本法是通过色差计直接测定药品溶液的透射三刺激值,对其颜色进行定量表述和分析的方法。当供试品管呈现的颜色与对照管的颜色深浅非常接近,目视法难以准确判断时,或者供试品与标准比色液色调不一致时,应使用本法测定,并将其测定结果作为判定依据。判定方法是直接将标准比色液和供试品溶液的三刺激值(或色品坐标值)进行比较,或通过标准比色液和供试品溶液分别与水的色差值进行比较。

国际照明委员会(CIE)自 1931 年起即制订发布了一套标准色度系统。我国从 70 年代开始有规模的发展现代颜色科学。国内其他行业如造纸、纺织、印刷等行业,早已使用白度计、色度计等原理相同的类似仪器。《美国药典》自 20 版起率先收载了利用色差值测定药品溶液颜色的方法,并就一般性原理做了详细叙述。其他一些国家的药品生产企业质量标准中也使用类似仪器、方法测定药品溶液的颜色[7]。

2.3.2 原理

色差计是根据现代色度学的基本理论设计而成的。生理解剖学和细胞学研究证明:在人眼视网膜中有三种锥状细胞只能分别对可见光中的 455 nm ± 3 nm、530 nm ± 3 nm、625 nm ± 3 nm 波长的辐射起反应,由这种反应引起的刺激值,就在 CIE 色度学中叫作三刺激值。从物理概念而言,白色是一切颜色的基础,它可以被分解成红、绿、蓝三原色,若把三原色按等量集合,则又可复原为白色。颜色具有三种基本属性:明度、色调和饱和度,用一个三维空间的枣型立体图可以把这三种特性形象地表示出来。在这一颜色立体空间中,竖轴代表颜色的明度,顶端为白,底端为黑,中间为由白至黑各种灰色的过渡。水平面圆表示色调(红、橙、黄、绿、青、蓝、紫等),从圆周至圆心过渡表示颜色饱和度逐渐降低。国际照明委员会于 1976 年推荐了 L*a*b* 均匀色空间,该色空间由直角坐标 L*、a*、b* 构成,在立体三维坐标的任一点都代表一种颜色,两点之间的几何距离代表两种颜色之间的色差,用 $\Delta Eab*$ 表示,相等的距离代表相同的色差。根据色度学原理设计的色差计,可通过光学模拟方式来完成对物体颜色三刺激值的测定,给出其三维坐标 L*a*b* 值和色差 $\Delta Eab*$ 值以及其他色度学参数,包括白度、彩度、色调角等等。

药典的色差计法选择色差 $\Delta E*$ 为指标判断药品颜色,一则因为它代表两个颜色之间的差异,是颜色的综合参数;二则因为药品溶液的颜色通常越接近水的颜色(无色),则其质量就越好,也即药品颜色与水的颜色差异(即色差值)越小越好。因此,通过分别测定样品溶液与水的色差值 $\Delta E*(T)$ 及相应标准比色液对水的色差值 $\Delta E*(S)$ 来判断药品颜色的合格与否,如果 $\Delta E*(T) \leqslant \Delta E*(S)$,则样品合格,反之则不合格。

色差计由照明、探测及读数处理系统三大部分所组成。照明系统多为白炽光源,也有用微型脉冲氙灯的;探测器多为硒(硅)光电池、硅光电二级管或光电管,并配以拟合人眼色觉特性的滤光器;读数系统多为数字显示表;其输出结果除三刺激值外,还有根据CIE(国际照明委员会)表色系统自动计算而得的各种色度学参数(可根据需要进行选定)。

色差计在使用前应根据中华人民共和国国家技术监督局颁布的测色色差计检定规程JJG595-89的规定进行检定。仪器首先应符合照度条件,它决定着仪器测色准确度的高低,为减少测色误差,仪器一般配备有专用工作白板、色板或其他基准物质以校正仪器,检定项目除准确度外,还有重复性等。

2.3.3 测定法

测定时首先用水对仪器进行校准,并把水作为第一份样品进行测定,仪器将给出水的颜色值,接着依次取按各品种项下规定的方法配制的供试品溶液和标准比色液,分别进行测定,仪器不仅可测出两种溶液的颜色值,还给出供试品溶液和标准比色液分别对水的色差值,如供试品溶液与水的色差值不超过标准比色液与水的色差值,则判定为符合规定,反之则判定为不符合规定。

2.3.4 注意事项

(1)测定池应洁净透明,可用洗液浸泡清洗。

(2)水的三刺激值为X=94.81,Y=100.00,Z=107.32。如果测定后水的三刺激值中任一值与标准值的偏差大于1.5,则应重新校准仪器。

(3)供试品溶液配制后应立即测定,如溶液中含有气泡,可短时超声去除后再进行测定。

(4)本法只适用于测定澄清溶液的颜色,如供试品溶液浑浊,则影响颜色测定的结果。

3　各国药典溶液颜色检查法比较和展望

3.1　各国药典溶液颜色检查法比较

除中国药典外,国外主要药典也都收载了溶液颜色检查法。

《美国药典》38版收载了两种颜色测定法,一种是目视比色法,一种是仪器测定法(比色计法),通则名称为"Color and Achronicity"和"Color-Intrumental Measurement"。《美国药典》采用比色用三氯化铁液、比色用硫酸铜液、比色用氯化钴液作为基准比色液,配制标准比色液共A至T 20个色号,色调各有差异,且未按深浅序列。《美国药典》设有目视比色法和仪器比色法,其中仪器法采用色差值法。

《日本药局方》16版收载颜色测定法,附录名称为"Matching Fluids for Color",基准比色用溶液及标准比色液均与美国药典相同,配制标准比色液共A至T 20个色号,只采用目视比色法,无仪器测定法。

《英国药典》2015版和《欧洲药典》8.0版均收载颜色测定法,方法相同,附录名称为"Color of Solution",只有目视比色法,无仪器测定法。《英国药典》采用水平方向或自上向下透视的方式,在白色背景下目视检查。《英国药典》基准比色用溶液与《美国药典》相同,使用三种基准液配制5个色调或色系标准比色液系列,即棕色(B)、棕黄色(BY)、黄色(Y)、绿黄色(GY)和红色(R),其中棕色有9个色号,其他颜色均为7个色号,色号越小颜色越深。《英国药典》规定溶液与水或所用溶剂相比颜色相同,或者浅于标准比色液B9,则可判定溶液为无色。

《英国药典》的红色(R)和棕色(B)系列与《中国药典》色系不接近,无法比较颜色差异;《英国药典》的黄色(Y)和棕黄色(BY)系列分别与中国药典黄色(Y)和棕色(OY)系列颜色比较接近;《英国药典》的绿黄色(GY)与《中国药典》黄绿色(YG)虽然接近,但还是存在一定的差异。《中国药典》的黄绿色标准比色液略偏黄色,导致一些品种无法直接比较,如沙星类注射液和粉针,溶液有偏色调情况出现,因此

《中国药典》2015 年版增加了绿黄色(GY)色调。使用《中国药典》的基准液调制,相当于《英国药典》的绿黄色色调系列,两国药典绿黄色色调色差值比较结果见表 7-2。

表 7-2 《中国药典》和《英国药典》绿黄色色调色差值比较

ChP 色号	ΔE*	BP 色号	ΔE*
GY1	1.87	GY7	1.68
GY2	3.79	GY6	3.44
GY3	5.70	GY5	6.13
GY4	7.49		
GY5	9.25	GY4	9.62
GY6	11.11		
GY7	16.29	GY3	14.79
GY8	21.33	GY2	23.01
GY9	26.18		
GY10	33.88	GY1	33.15

《中国药典》的 GY1 相当于《英国药典》的 GY7,《中国药典》的 GY10 相当于《英国药典》的 GY1。《中国药典》的绿黄色标准比色液能够涵盖《英国药典》的绿黄色色调系列,既解决国内偏色调问题,同时也与《英国药典》的绿黄色色调号相当,便于判定色调。

3.2 展望

目视法是目前应用最为广泛的方法,简便、直接。紫外分光光度法可在一定波长处测定吸光度控制药品中有色杂质限量。色差计法最基本的应用就是替代目视法测定药品溶液的颜色,结果更准确、更精密、更易于判定。使用色差计法进行测定是药品溶液颜色检查方法的一个进步,它使得这项检查更具科学性和准确性,同时仪器的量化测定结果也相对客观,可避免目视检验主观误差,所以药典中规定以色差计法测定的结果来作为最后的判定依据。药品溶液的颜色千差万别,但标准比色液的数目却是有限的,药典中有多种药品与现有的标准比色液存在明显的色差,需要摸索专用的比色液,利用色差计,就可以根据它们的颜色参数方便地订出它的限度。

参考文献

[1] 国家药典委员会. 中华人民共和国药典[M]. 北京:中国医药科技出版社, 2015.

[2] USP 38-NF 33 [S]. Physical Tests<631>Color and Achromicity, 434-435.

[3] BP 2015 [S]. Degree of coloration of liquids, 236-237.

[4] EP 8.0 [S]. Degree of coloration of liquids, 22-24.

[5] JP 16 [S]. Matching Fluids for Color, 166-167.

[6] 中国食品药品检定研究院. 中国药品检验标准操作规范(2010 年版)[M]. 北京:中国医药科技出版社, 2010.

[7] 王承芬,庞青云,李慧芬,等. 仪器法测量药品颜色[J]. 药物分析杂志,1995,15(4)61-64.

起草人:王俊秋　刘海涛(北京市药品检验所)

审核人:赵　明(北京市药品检验所)

第二节 澄清度检查法(通则0902)

1 概述

澄清度检查法系将药品溶液与规定的浊度标准液相比较,用以检查溶液的澄清程度,是利用药物与杂质在特定溶剂中溶解性能的差异而设计的检测项目,主要用于原料药与注射剂的质量控制。《中国药典》2015年版[1]澄清度检查法包含第一法(目测法)和第二法(浊度仪法),除另有规定外,应采用第一法进行检测,当第一法无法准确判断两者的澄清度差异时,改用第二法进行测定并以其测定结果进行判定。浊度仪法在引入药品检验领域前主要用于水质分析中的水浊度测定。国外关于浊度仪的最早报道来源于1973年Kerny P发表的文献[2],国内的最早报道来源于1975年沈博文发表的文献[3]。

《中国药典》1990年版首次收载澄清度检查法,至《中国药典》2010年版附录中均收载了澄清度检查法,且内容基本一致。2000年版增加了浊度标准原液在550 nm测定吸光度的要求,并且原液的使用时间由24小时修订为48小时,同时对硫酸肼增加了"105℃干燥至恒重"的要求;2010年版增加了"几乎澄清"的概念描述。《中国药典》2015年版增订了第二法浊度仪法。

《欧洲药典》4.0版(2002年)附录开始收载的液体澄清度和浊度级别检查法仅包含了目视法,自5.0版(2005年)起该检查法中增订了仪器法。《欧洲药典》8.0版[4](2015年)收载的检测方法与5.0版一致,未作变更,其收载的仪器法有三种测定模式,即透射光式、散射光式和透射光-散射光比较测量模式(比率浊度模式)。《英国药典》2003年版收载的溶液澄清度检查法仅包含了目视法,自2005年版开始,该检查法中增订了仪器法,方法与《欧洲药典》相同,至2015年版方法未作变更。《美国药典》38版附录中未收载明确的澄清度检查法,仅收载了溶液溶解完全性检查法和注射剂项下的复溶溶液澄清度和溶解完全性检查法。方法均是将测定溶液与所用溶剂进行澄清度目视比对,测定溶液的浊度应不浓于所用溶剂的澄清度。《日本药局方》16版未收载相关检查方法。

2 检测技术与方法

2.1 基本原理

浊度是一种光学效应,是光线与溶液中的悬浮颗粒相互作用的结果,它表征光线透过水层时受到障碍的程度。

第一法目视法是在室温条件下,将供试品溶液和等量的浊度标准液分别置于配对的比浊用玻璃管中,在暗室内垂直同置于伞棚灯下,照度为1000 lx,从水平方向观察、比较。

浊度是光线在水溶液中的透射或散射一种水质的物理参数。第二法浊度仪法是通过测定该物理参数来反映液体里含有的悬浮物程度。浊度仪并不直接测量这些悬浮物,浊度仪测量的是液体样品中透射光的量或散射光的量,透射光强度越小或散射光强度越大,表征样品的浊度越大。浊度值是样品中存在的所有物质作用的结果。

浊度计是测定样品浊度的装置,有透射光式、散射光式和透射散射光式等,统称为光学式浊度计。其原理是当光源照射到液面上,入射光强、透射光强、散射光强相互之间的比值和样品浊度之间存在一定的相互关系,通过测定透射光强、散射光强和入射光强,或透射光强和散射光强的比值测定样品的浊度。

《中国药典》2015 年版四部澄清度检查法增订的浊度仪法采用散射光式浊度仪,下面重点对散射光浊度法的原理进行介绍。

光束射入样品时,由于样品中的浊度物质使光产生散射,通过测量与入射光垂直方向的散射光强度,即可以测量出样品中的浊度,与入射光成 90° 方向散射光强度符合雷莱公式[5,6]:

$$I = \frac{KNV^2}{\lambda^4} I_0 \tag{7-3}$$

式中 I 为散射光强度,单位 cd;I_0 为入射光强度,单位 cd;K 为系数;N 为单位容积内的微粒数,单位 NA;V 是微粒体积,单位 L·mol^{-1};λ 为入射光波长,单位 nm。在一定条件下,系数 K 与单位容积微粒的总数成正比,即与浊度成正比,则符合以下公式:

$$I = K'TI_0 \tag{7-4}$$

式中 K' 为另一系数;T 为样品浊度,单位 NTU。在入射光强度 I_0 不变的情况下,散射光强度 I 与浊度值成正比,浊度测量转化为散射光强度的测量。

对于低浊度的水样,光对微粒的散射作用更加明显,并且在范围内散射光曲线线性较透射光好,散射光式浊度测量法在低浊度测量时具有较高的准确度和灵敏度[7]。在散射光浊度测定中,当液体的浊度超过一定界限时,会发生多次散射现象,使散射光强度迅速下降,这时散射光强度已不能正确反映样品的浊度值,因此散射光浊度测定法主要用于低、中浊度样品的测定(浊度值为 100 NTU 以下的样品)[8]。

2.2 方法详解

(1) 采用 105℃ 干燥至恒重的硫酸肼和乌洛托品按照药典通则描述的方法进行浊度标准贮备液的制备,在配制好后应及时标注配制日期,有效期为 2 个月。

(2) 用浊度标准贮备液配制好的浊度标准原液应及时在 550 nm 波长处进行吸光度的测定,应在 0.12~0.15 范围内,有效期为 48 小时。采用浊度标准原液及水按照药典通则描述制备 0.5、1、2、3 和 4 号浊度标准液。

(3) 目视法进行澄清度检查时伞棚灯照度应为 1000 lx,偏低或偏高的照度均会造成对澄清度检查的干扰。

(4) 浊度仪应按照不同品牌仪器说明书的要求定期进行校准。由于药典通则中浊度标准液的浊度测定最大值约为 40 NTU,2 号浊度标准液的浊度值约为 6 NTU,当仪器说明书中的校准说明允许不进行高浊度值的校准时,可以不进行过高浊度值的校准。

2.3 方法特点及适用性

(1) 澄清度检查法第一法目视法由于操作简便快捷可作为首选方法,同时该方法可以进行有色供试品溶液的浊度判断。

（2）对于无色供试品溶液,当目视法无法准确判断其浊度是否符合标准规定时,或多人观测存在差异时,应采用第二法浊度仪法进行检测判断。

（3）第二法浊度仪法仅适用于无色供试品溶液浊度的测定,有色溶液由于色系和色号的不同会造成浊度值无规律的偏差,无法与标准浊度液的浊度值进行比较判断。

3　操作要点及注意事项

（1）除另有规定外,按各品种项下规定的浓度要求,在室温条件下用水或适宜溶剂配制一定浓度的供试品溶液,一般采用振摇方式处理,确保供试品溶解完全。同时平行配制相应的浊度标准液,供试品溶解后应立即检视。

（2）第一法目视法进行澄清度检查时,比浊用玻璃管应无磨损,应加强对伞棚灯照度的控制。

（3）采用第二法浊度仪法进行测定时,供试品溶液应摇匀且不得有气泡,如有气泡应静置或适当超声去除气泡,减少气泡对测定的干扰。当存在气泡时会造成测定的浊度值偏高。

（4）不同品牌浊度仪的校准液均有一定的有效期,应及时关注并定期更换校准液,采用过期校准液会导致仪器校准时无法通过或测定误差增大。

（5）应定期(一般每月1次)采用0.5号至4号浊度标准液进行浊度仪线性和重复性考察,均应符合药典通则的要求。如不符合相关要求,在确认所配制的浊度标准液无误时,应及时进行仪器的维修或更换。

4　国内外相关技术方法对比

《欧洲药典》5.0版和《英国药典》2005版最早收录了澄清度检查法中的仪器法,其收录的仪器法介绍了三种测定模式的仪器,即透射光式、散射光式和透射光-散射光比较测量模式。目前,国内现有的常规仪器均采用散射光式原理,适用于无色溶液的浊度值测定;国内目前尚没有透射光式和透射光-散射光比较测量模式的仪器;国外有同时具备上述三种测定模式的仪器。采用进口仪器设备对三种测量模式进行了考察,结果透射光式仪器仅适用于测定高浊度的溶液,已超出药典所规定的最浓浊度标准液的浊度值;采用透射光-散射光比较测量模式仪器测定时,不同的色系对浊度值测定存在不同的影响,故还不能采用此种方法消除溶液的颜色对浊度测定的干扰;散射光式仪器比较适用于无色药物溶液的浊度测定,该法也适用于药典中规定的各种标准浊度液的测定,故《中国药典》2015年版只增订了散射光式仪器测定法。

《美国药典》38版和《日本药局方》16版均未收载澄清度检查法,《英国药典》2015年版与《欧洲药典》8.0收载方法相同。《中国药典》2015年版与《欧洲药典》8.0版方法比较详见表7-3。

《中国药典》2015年四部首次收载浊度仪法进行药品的澄清度检查,与欧洲药典测定方法基本一致,开启了国内浊度仪应用的新领域,随着科学技术的发展,有望逐步解决有色溶液浊度值的测定。

表7-3　澄清度检查法两国药典比对表

	ChP 2015	EP 8.0
第一法目视法	收载	收载
浊度贮备液配制方法	一致	一致

续表

	ChP 2015	EP 8.0
浊度标准液	0.5,1,2,3,4 号标准液	Ⅰ,Ⅱ,Ⅲ,Ⅳ 号标准液(对应 ChP 2015 1,2,3,4 号标准液)
观察方式	在暗室垂直同置于伞棚灯	黑色背景下垂直观察
观察光源要求	照度为 1000 lx	扩散日光可明显的区分水和Ⅰ号浊度标准液以及Ⅰ号浊度标准液和Ⅱ号浊度标准液
澄清的判断	与所用溶剂相同或不超过 0.5 号浊度标准液	与水或所用溶剂相同,或不超过Ⅰ号浊度标准液
几乎澄清判断	介于 0.5 号至 1 号浊度标准液之间	无
第二法仪器法	收载	收载
检测方式	散射光式	透射光式、散射光式和透射光 - 散射光比较测量模式

参考文献

[1] 国家药典委员会.中华人民共和国药典[M].北京:中国医药科技出版社,2015.

[2] Kerny P,Tabillon M,Villard J,Bravard JP.Methods of examination of the clearness and the degree of opalescence of colorless liquids and solutions.Ann Pharm Fr[J].1973 Feb;31(2):91-102.

[3] 沈博文.散射光式浊度连续测定仪[J].环境保护,1975.5.18:35-36.

[4] EP 8.0[S].Clarity and degree of opalescence of liguids,21-22.

[5] 左辉.浊度的检测原理与方法[J].中国计量,2012,4:86-88.

[6] 尹丽梅.浊度计测量机理及电路分析[J].中国石油和化工标准与质量,2012,33(10):87.

[7] 王丽.散射式水下浊度测量方法的研究[J].理论与方法,2012,31(9):27-29.

[8] 洪治,陆祖康,叶子.表面散射浊度测量研究[J].仪器仪表学报,2008,21(4):349-351.

起草人:李文东(北京市药品检验所)

审核人:赵　明(北京市药品检验所)

第三节　不溶性微粒检查法(通则0903)

1　概述

不溶性微粒系指可流动的、随机存在于静脉注射用药物中不溶于水的微小颗粒。不溶性微粒是外来物质,粒径一般在2~50 μm之间,肉眼难以看见,主要包括钙、硅等无机微粒,或是炭黑、纤维、细菌、霉菌、芽孢和结晶体、玻璃屑,以及塑料微粒、橡胶微粒等,是由药品生产、储存、运输和临床使用等过程的污染,以及药物配伍时的物理或化学性质变化而产生,其粒径超过一定大小,或数量超过一定限度,就不能在体内被代谢,会对人体产生一些危害,如形成肉芽肿、产生局部组织栓塞坏死、静脉炎、肿瘤或肿瘤样反应[1],严重时甚至还可引起变态反应危及生命,因此有必要对其进行检查并严格控制。

自1962年澳大利亚人首次在静脉输液中发现微粒,1966年美国华盛顿召开的"安全大输液研讨会"上公开提出静脉输液的不溶性微粒问题后,注射剂中的不溶性微粒开始引起了医药界的广泛关注,各国药典均陆续开始收载不溶性微粒检查法。

《英国药典》最早于1973年第12版附录开始收载不溶性微粒限度试验法(limit test for particulate matter),检查方法为电阻法,1993年版提出如电阻法的仪器不能够解决问题时,也可以采用光阻法仪器进行检查。1998年版修订为光阻法,原附录名改为微粒污染检查(particulate contamination:sub-visible particles)一直沿用至今,2000年版增加对小容量注射液的测定,2002年版增加显微计数为第二法。《美国药典》于1975年第19版第一增补本提出对100 ml以上大容量注射液进行不溶性微粒检查(particulate matter in injections),采用显微镜和测微尺进行微粒大小的测量并计数。第23版在原有显微计数的基础上增加了光阻法,并增订小容量注射液及无菌粉针剂的不溶性微粒检查。《日本药局方》自1980年开始收载不溶性微粒检查,方法采用显微计数法,1995年引入光阻法并作为首选方法,方法、限度与《美国药典》相同。目前现行版《美国药典》(USP 38)[2]通则<788>、《英国药典》2017版[3]附录XII A、《欧洲药典》8.0版[4]附录2.9.19、《日本药局方》16版[5]通则<6.07>收载的不溶性微粒检查法均规定光阻法为第一法,显微计数法为第二法。一般先采用光阻法,当光阻法测定结果不符合规定或供试品不适用于光阻法测定时,采用显微计数法。考虑到仪器分析的相对性和对仪器校正的复杂性,各国药典均以显微计数法的测定结果为最终判定依据。

《中国药典》附录自1985年版开始收载显微计数法测定100 ml以上大容量注射液中的不溶性微粒。2000年版增订光阻法,2005年版增加对100 ml以下小剂量注射剂的检测,并将光阻法修订为第一法,显微计数法为第二法。2015年版通则0903不溶性微粒检查法除文字稍作调整外其余均无变化,结果判定与美、英、欧、日基本一致,用以检查静脉用注射剂(溶液型注射液、注射用无菌粉末、注射用浓溶液)及供静脉注射用无菌原料药中不溶性微粒的大小及数量。历版《中国药典》注射剂中微粒检查法主要变化见表7-4。

表 7-4　历版《中国药典》不溶性微粒检查法沿革

出版年份	限定及变化
1977	仅规定采用灯检法进行澄明度检查,检查 50 μm 以上的粒子
1985	采用显微计数法对 100 ml 以上大容量注射剂进行不溶性微粒检查,规定每 1 ml 输液中 10 μm 及以上的微粒不超过 50 粒,25 μm 及以上的微粒不超过 5 粒
1990	方法不变,规定每 1 ml 输液中 10 μm 及以上的微粒不超过 20 粒,25 μm 及以上的微粒不超过 2 粒
1995	未作改变
2000	增加光阻法
2005	增加对 100 ml 以下静脉注射液、静脉注射用无菌粉末、注射用浓溶液的限定
2010	增加对供注射用无菌原料药的限定
2015	未作改变

2　方法原理和实验操作

2.1　光阻法

2.1.1　测定原理

当液体中的微粒通过一窄细的检测通道时,与液体流向垂直的入射光被微粒阻挡而减弱,使得由传感器输出的信号降低,这种信号变化与微粒的截面积大小相关,图 7-2 为光阻法的原理示意图。

2.1.2　仪器和检查用水

通常包括取样器、传感器和数据处理器三部分。测量粒径范围为 2~100 μm,检测微粒浓度为 0~10 000 个 /ml。

《中国药典》2015 年版通则规定仪器使用前应对取样体积、微粒计数、传感器分辨率进行校准,具体方

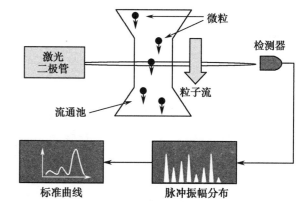

图 7-2　光阻法原理示意图

法和要求在药典通则 0903 中均有详细规定,若测定结果不符合规定,应重新调试仪器后再次进行校准,符合规定后仪器方可使用。校准周期应不超过 6 个月。如所使用仪器附有自检功能,亦可进行自检。

《美国药典》38 版除对仪器的取样体积、微粒计数、传感器分辨率进行校准外,还进行样品流速、微粒体积响应曲线的校准;《日本药局方》16 版在此基础上还增加了阈值准确度的校准,但规定每年至少校准 1 次。

不溶性微粒测定仪生产厂家很多,有进口也有国产的仪器,国产的仪器已能满足检测要求。

操作一般在洁净工作台,或符合要求的洁净实验室中进行,以确保无外来微粒引入,供试品溶液不被污染。实验所用的玻璃仪器和其他所有用品均应洁净、无微粒。所用的微粒检查用水(或其他适宜溶剂)在每次使用前均需用 1.0 μm 或以下的微孔滤膜滤过,经检查符合以下要求后方可使用。各国药典对微粒检查用水的要求基本相同,《中国药典》略严,具体见表 7-5。

表 7-5 各国药典对微粒检查用水的要求比较

		光阻法	显微计数法
ChP 2015	取样量	50 ml	50 ml
	≥10 μm 的不溶性微粒数	≤10 粒/10 ml	≤20 粒
	≥25 μm 的不溶性微粒数	≤2 粒/10 ml	≤5 粒
USP 38、	取样量	5 份，每份 5 ml	50 ml
BP 2017、	≥10 μm 的不溶性微粒数	≤25 粒	≤20 粒
JP 16	≥25 μm 的不溶性微粒数	—	≤5 粒

2.1.3 检查法

静脉用注射液、注射用浓溶液、静脉注射用无菌粉末的取样量均不少于 4 个，供注射用无菌原料药取相当于单个制剂的最大规格量 4 份。测定前，均需用水将容器外壁洗净，静脉用注射液或注射用浓溶液需将供试品小心翻转 20 次，使溶液混合均匀。供试品溶液置于取样器上之前，均需静置 2 分钟或适当时间进行脱气泡，置搅拌器上搅拌时应避免产生气泡。《美国药典》《英国药典》《日本药局方》除了翻转次数略有差别外，其他基本与《中国药典》相同。

（1）标示装量为 25 ml 或 25 ml 以上的静脉用注射液或注射用浓溶液 供试品溶液测定至少 3 次，每次取样应不少于 5 ml，至少取 3 个供试品，每个供试品第一次数据不计，取后续测定结果的平均值计算。

（2）标示装量为 25 ml 以下的静脉用注射液或注射用浓溶液 由仪器直接抽取适量供试品溶液，测定至少 4 个供试品，第一个供试品的数据不计，取后续测定结果的平均值计算。也可在层流净化台上合并至少 4 个供试品的内容物（使总体积不少于 25 ml），测定至少 4 次，每次取样应不少于 5 ml。第一次数据不计，取后续测定结果的平均值，根据取样体积与每个容器的标示装量体积，计算每个容器所含的微粒数。

（3）静脉注射用无菌粉末及供注射用无菌原料药 取供试品（或原料适量），精密加入适量微粒检查用水（或适宜的溶剂），使内容物溶解后，按"标示装量为 25 ml 以下的静脉用注射液或注射用浓溶液"中的方法测定并计算每个容器（每份）所含的微粒数。

结果判定见表 7-6。

光阻法不适用于澄清度较低、易析出结晶或者黏度较大的制剂，如乳液、胶体、脂质体、混悬液等；同时，对进入传感器时容易产生气泡的注射剂（如碳酸盐缓冲液制成的制剂），也需要采用显微计数法测定。当被测样品黏度特别高，两种方法都无法测定时，可采用适宜的溶剂进行定量稀释，降低黏度后测定。

影响测定结果的因素很多，如环境、检品取样方式、仪器设备、安瓿质量、样品性质（如黏度）、样品稀释倍数等，测定过程中应充分考虑。

2.2 显微计数法

2.2.1 测定原理

将一定体积的供试液滤过，使所含不溶性微粒截留在微孔滤膜上，在 100 倍显微镜下，用经标定的目镜测微尺分别测定其最长直径在 10 μm 及以上（≥10 μm）和 25 μm 及以上（≥25 μm）的微粒，根据过滤面积上的微粒总数，计算出被检供试液每 1 ml（或每个容器/份）中含不溶性微粒的数量。

2.2.2 仪器和检查用水

通常包括洁净工作台、显微镜、微孔滤膜及其滤器、平皿等。

最理想的操作条件是在两个靠得很近的单向气流工作台中进行操作,湿的层流罩专用于过滤操作,干的层流操作工作台专用于显微镜检查,两个工作台的气流方向均为由里向外,高效空气过滤器的孔径为 0.45 μm。

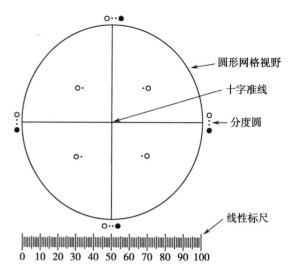

图 7-3 目镜测微尺圆形镜片示意图

显微镜采用可放大 100 倍的双筒大视野显微镜,附有光线投射角度、光强度均可调节的照明装置,目镜内附标定的测微尺(每格 5~10 μm)。坐标轴前后、左右移动范围均应大于 30 mm。《美国药典》38 版、《英国药典》2017 版、《日本药局方》16 版均给出了目镜测微尺的圆形镜片示意图(图 7-3),整个圆形镜片被交叉线分成 4 小块,上有直径为 10 μm 和 25 μm 的透明和黑色的标准粒子,放大倍数为 100 倍,圆形玻璃每一小格的长度为 10 μm。

微孔滤膜一面应印有间隔 3 mm 的格栅,孔径为 0.45 μm,直径 25 mm 或 13 mm。使用前需检查膜上的微粒,其中 10 μm 及以上的微粒应在 5 粒以下,不得有 25 μm 及以上的微粒,如不符合上述要求,可用微粒检查用水冲洗滤膜,重新检查符合要求后方可使用。

检查用水同前要求。

2.2.3 检查法

与光阻法相同,测定前需在洁净工作台上用微粒检查用水或其他适宜的溶剂反复冲洗滤器、滤膜,备用。静脉用注射液、注射用浓溶液、静脉注射用无菌粉末的取样量均不少于 4 个,供注射用无菌原料药取相当于单个制剂的最大规格量 4 份。测定前,均需用水将容器外壁洗净,静脉用注射液或注射用浓溶液需将供试品小心翻转 20 次,使溶液混合均匀。

标示装量为 25 ml 或 25 ml 以上的静脉用注射液或注射用浓溶液,取供试品溶液 25 ml;标示装量为 25 ml 以下的静脉用注射液或注射用浓溶液取每个容器中的全部溶液,分别注入滤膜直径为 25 mm/13 mm 的滤器中抽滤近干,再注入微粒检查用水 25 ml,洗涤并抽滤至滤膜近干,将滤膜置 100 倍下进行显微测量,分别测定有效滤过面积上最长粒径大于 10 μm 和 25 μm 的微粒数。测定至少 3 个供试品,计算测定结果的平均值。静脉注射用无菌粉末及供注射用无菌原料药按光阻法制备供试品溶液后同上操作测定即可。

结果判定见表 7-6。

表 7-6 不溶性微粒结果判定

	方法 1:光阻法		方法 2:显微计数法	
	≥10 μm	≥25 μm	≥10 μm	≥25 μm
小容量静脉用注射液(标示装量 <100 ml)、静脉注射用无菌粉末、注射用浓溶液	≤6000 粒 / 每个容器(份)	≤600 粒 / 每个容器(份)	≤3000 粒 / 每个容器(份)	≤300 粒 / 每个容器(份)
大容量静脉用注射液(标示装量 ≥ 100 ml)	≤25 粒 /ml	≤3 粒 /ml	≤12 粒 /ml	≤2 粒 /ml

2.3 两种测定方法的比较

显微计数法采用目测计数,智能化程度较低,计数时很大程度上依赖于操作员的判断,带有一定的主观性,重复性较差。但该方法直接将膜上的微粒与标定的测微尺进行比较,较为直观,结果准确度较光阻法高。对于光阻法无法测定的乳剂、胶体、脂质体等供试品可以直接进行测量,适用性较广。

光阻法作为自动化、智能化程度高的仪器分析方法,具有操作简单、快速、灵敏、取样体积准确、重复性高等优点,是目前检测不溶性微粒的主要方法。但该方法在测定过程中受取样方式、样品颜色、黏度、气泡等诸多因素影响,如凡是对于显微可见的固体微粒、气泡和液体微粒都被计数,可能造成测定值较实际值偏高,准确度受到影响。同时,光阻法测定时将所有的微粒模拟成球形,当微粒的形状与球形有差异时,测定结果也会出现偏差。因此,各国药典虽然将光阻法作为首选方法,但仍保留了显微计数法作为仲裁方法,以保证测定结果的准确性。

3 注意事项

(1) 为确保检查结果具有统计学意义,应在统计学基础上制订取样计划,使检品量满足统计学的要求。《中国药典》2015 年版通则中规定的为最低取样量。

(2) 为确保玻璃仪器和其他所需用品洁净无微粒,使用前需小心清洗,先用温热的清洁剂清洁,再用大量的水冲洗除去残留的清洁剂,试验前再用微粒检查用水按从上至下、从外至内的顺序进行冲洗。

(3) 采用光阻法测定注射用浓溶液,如黏度太大不便直接测定时,可经适当稀释后,依法测定。

(4) 光阻法除了不适用于黏度过高、进入传感器时容易产生气泡的制剂,对于一些溶解性差的样品,在管道中与水相混时可能会在局部析出沉淀,这不仅会使检查结果偏高,也可能造成管路堵塞,出现该种情况时应考虑采用显微计数法。

(5) 光阻法是检测透明液体中与液体折光系数不同的微粒杂质,如果介质不透明,将导致光束无法穿过,检测无法进行。对于此类液体,只有用适宜的溶剂进行稀释达到透明后方可采用光阻法进行检测,否则应考虑采用显微计数法测定。

(6) 采用光阻法测定小容量静脉用注射液、注射用浓溶液或静脉注射用无菌粉末时,可以采用直接取样法测定,也可以采用多支内容物合并法测定。直接取样法可考察多支样品检查结果的重现性,体现各容器间的差异,但在测定过程中应尽量保持操作一致性(如容器翻转次数、取样方式、除气泡方式、搅拌速度等),以确保测定结果的可靠性。当采用合并法取样时,小心打开安瓿,若需采用砂轮割锯安瓿时,应尽量减少划痕的长度和力度,掰开前用水充分清洗,安瓿打开后,建议采用干净注射器抽取转移的方法以减少瓶口微粒的干扰。

(7) 受检测仪器取样结构的限制,光阻法微粒检测仪取样头一般为一定长度的不锈钢中空圆管,具有一定的"死体积",因此每个供试品应依法测定至少 3 次,必须弃去第一次测定数据,取后续测定数据的平均值作为测定结果。

(8) 显微计数法进行微观粒子计数时,不需对看起来很小或表面凹凸不平呈胶状或膜状的无定形、半流体及形态模糊的物质、膜上的污点进行计数,此时需借助光阻法进行辅助测试。

(9) 显微计数法进行微观粒子计数时,各种形状的微粒应以实测到的最长粒径计算,重叠微粒和聚合胶体微粒均以单个微粒计数;结晶析出不属于检测范围,不应参与计算。

（10）显微计数法测定前，需认证操作环境、实验用具是否符合要求，必要时需进行空白试验，但空白试验所得数据不必在供试品检查结果中予以扣除。

4 展望

各国药典对微粒的监控越来越严格，但到目前为止仍然仅对 10 μm 和 25 μm 以上的微粒进行控制，对 10 μm 以下的微粒未作任何限量的规定。对人体来说，只有 2 μm 以下的微粒才有可能参加与肾交换排出体外，直径 2~10 μm 的微粒会残留在体内无法排出。而人体很多部位如脑、肾、眼、肺等毛细血管最小的仅有 4~7 μm，婴幼儿的更细，2~10 μm 的粒子对人体存在长期的、潜在的危害[6]。因此，随着科技的进步与发展，希望在不远的将来出现更多新型的不溶性微粒检查法，扩展微粒测定的应用范围。

参考文献

[1] 唐素芳.静脉注射液中不溶性微粒的来源、危害及预防措施[J].天津药学，2008，20(5):65.

[2] USP 38/NF33[S].General Chapters. 2015.

[3] BP 2017[S].Appendix. 2017.

[4] EP 8.0[S].Appendix. 2014.

[5] JP 16[S]. 2011.

[6] 黄佳,白彩珍,山广志,等.《中国药典》对注射剂中不溶性微粒的监控改革及防控微粒污染的措施[J].药品评价，2010，7(16):18.

起草人：曹　玲　陆益红(江苏省食品药品监督检验研究院)

审核人：王　玉(江苏省食品药品监督检验研究院)

张启明(中国食品药品检定研究院)

第四节 可见异物检查法（通则 0904）

1 概述

可见异物是存在于注射剂、眼用液体制剂和无菌原料中可目视检出的不溶性物质，既可由外源污染产生，如金属屑、玻璃屑、纤毛、块状物等；也可由内源产生，如药品中存在或产生的不溶物、析出的沉淀物、结晶等。可见异物不仅直接关系到患者的用药安全，也可间接反映出药品是否严格按照药品生产质量管理规范（GMP）的要求生产，产品的处方、工艺和药包材的选择是否合理，剂型的选择是否得当，因此对可见异物进行严格控制很有必要。

《中国药典》自 1953 年版起，在附录注射剂通则项下设有"注射液的澄明度"检查项，规定在适当的光源下检测，不得有容易见到的浑浊或不溶物；1963 年版~1990 年版无变化，但对光源和伞棚式装置进行了规定，检查方法也进行了细化。

《卫生部药品标准》二部第二册（1993 年）收录了《澄明度检查细则和判断标准》，对检查用光源、装置、方法和判定标准都比以前更细致明确，规定小规格注射液（50 ml 以下）取 200 支进行检查，大规格注射液取 20 支检查，新生产的产品不合格率不得过 5.0%，贮存期产品不合格率不得过 7.5%。

《中国药典》1995 年版和 2000 年版附录在注射剂通则项下设"注射液的澄明度"检查项，均采用《卫生部药品标准》二部第二册（1993 年）收载的标准。

《中国药典》2005 年版将"注射液的澄明度"检查项以"可见异物检查法"名称收入附录，考虑到市场监督检查时取 200 支用量过大，故将所有注射液检查用量统一为 20 支（瓶），并且不再规定新生产产品的不合格率，将不合格率统一规定为不得过 5.0%。附录收载灯检法和光散射法两种方法，其中光散射法为新增方法，采用仪器法测定。

《中国药典》2005 年版和 2010 年版各有三部，其中一部和二部附录"可见异物检查法"方法相同，三部依据生物制品的特点，判定标准描述与其他两部略有不同。《中国药典》2015 年版[1]对上版药典收载的检查方法进行了整合，具体操作方法和判断标准进行了适当修订。

《中国药典》规定，可见异物是指在规定条件下目视可以观测到的不溶性物质，其粒径或长度通常大于 50 μm；不溶性微粒检查主要控制溶液中存在的在可见异物检查时肉眼不可见的小于 50 μm 的不溶性物质。两项检查对不溶性物质的测量范围相互衔接，根据药品中不溶性物质的颗粒大小，分别从宏观和微观进行必要的检查，共同构成一个完善的对不溶性物质的质量控质体系。

《美国药典》38 版[2]通则中设有可见微粒的检查项，《欧洲药典》8.0 版[3]、《英国药典》2015 年版[4]和《日本药局方》16 版[5]均设有注射剂中污染物或外来物质的检查，各国药典均采用灯检法的装置检测。

2 检测技术与方法

2.1 基本原理

可见异物系指存在于注射剂、眼用液体制剂及无菌原料药中在规定条件下目视或用仪器均可以观测到的不溶性物质,其粒径或长度通常大于 50 μm。方法有灯检法(目视法)和光散射法(仪器法)两种,当灯检法难于判定时可采用光散射法进行测定。

可见异物又分为明显可见异物和微细可见异物。明显可见异物是指金属屑、玻璃屑、长度超过 2 mm 的纤维、最大粒径超过 2 mm 的块状物,以及静置一定时间后轻轻旋转时肉眼可见的烟雾状微粒沉积物、无法计数的微粒群或摇不散的沉淀,以及在规定时间内较难计数的蛋白质絮状物等。微细可见异物是指点状物、2 mm 以下的短纤维和块状物,生化药品或生物制品还包括半透明的小于约 1 mm 的细小蛋白质絮状物或蛋白质颗粒等。

2.1.1 灯检法原理

灯检法是在合适的光源照度下检查注射剂、眼用液体制剂和无菌原料中是否存在不得检出的明显可见异物或超出规定量的微细可见异物。不反光的黑色背景用于检查无色或白色异物;不反光的白色背景用于检查有色异物。

不同的光照度适用于检查不同的样品, 1000~1500 lx 适用于无色注射液或滴眼液;2000~3000 lx 适用于透明塑料容器或有色注射液或滴眼液,4000 lx 适用于混悬型注射液和滴眼液中色块、纤毛等外来污染物的检查。

2.1.2 光散射法原理

本方法通过对溶液中不溶性物质引起的光散射能量的测量,并与规定的阈值比较,以检查可见异物。

当样品溶液通过一束单色激光照射时,溶液中存在的不溶性物质使入射光发生散射,散射的能量与不溶性物质的大小有关。不溶性物质的光散射能量可通过被采集的图像进行分析。设不溶性物质的光散射能量为 E,经过光电信号转换,即可用摄像机采集到一个锥体高度为 H,直径为 D 的相应立体图像。散射能量 E 为 D 和 H 的一个单调函数,即 $E=f(D,H)$。同时,假设不溶性物质的光散射强度为 q,摄像曝光时间为 T,则又有 $E=g(q,T)$。由此可以得出图像中的 D 与 q、T 之间的关系为 $D=w(q,T)$,也为一个单调函数关系。在测定图像中的 D 值后,即可根据函数曲线计算出不溶性物质的光散射能量。

仪器由旋瓶装置、激光光源、图像采集器、数据处理系统和终端显示系统组成,并配有自动上瓶和下瓶装置。

供试品通过上瓶装置被送至旋瓶装置,旋瓶装置应能使供试品沿垂直中轴线高速旋转一定时间后迅速停止,同时激光光源发出的均匀激光束照射在供试品上;当药液涡流基本消失,瓶内药液因惯性继续旋转,图像采集器在特定角度对旋转药液中悬浮的不溶性物质引起的散射光能量进行连续摄像,采集图像不少于 75 幅;数据处理系统对采集的序列图像进行处理,然后根据预先设定的阈值自动判定是否存在超过一定大小(阈值)的不溶性物质,或在终端显示器上显示图像供人工判定,同时记录检测结果,指令下瓶装置自动分检合格与不合格供试品。

仪器应具备自动校准功能,在检测供试品前可采用标准粒子进行校准。除另有规定外,分别用粒径为 40 μm 和 60 μm 的标准粒子溶液对仪器进行标定。根据标定结果得到曲线方程并计算出与粒径

50 μm 相对应的检测像素值。国内已经自主研发出了进行可见异物检查的光散射法仪器,目前已经有第二代仪器设备,对部分性能及操作进行了改进提高。

2.2　方法详解

注射液或眼用液体制剂除去容器标签,擦净容器外壁,必要时将药液转移至洁净透明的适宜容器内进行检查。注射用无菌粉末或无菌原料药取样后采用适宜的溶剂和适当的方法先将样品溶解再进行检查。适宜的溶剂为药品各论项下规定的溶剂、药品包装配带的专用溶剂,或采用药品使用说明书中所规定的溶剂,溶剂量应确保药物溶解完全。除药品各论项下有规定的方法,或采用制剂使用说明书中注明的临床使用的前处理方式,通常采用振摇方式进行溶解。一般采用灯检法进行检查,当灯检法难于判定时可采用光散射法进行检查。

2.3　各检测方法的特点及适用性

灯检法简便易行为常用检查方法,不适用的品种为用深色透明容器或液体色泽较深(一般深于各标准比色液 7 号)的品种。灯检法不适用的品种可选用光散射法检查;光散射法不适用的品种为混悬型注射液、乳状液型注射液和滴眼液。

2.4　判定标准

可见异物检查法在《中国药典》2010 年版第一、二、三部附录中均有收载,其中一、二部内容相同,三部附录可见异物的检查方法和限度规定与一、二部存在一定差异。《中国药典》2015 年版通则可见异物检查,对各部的判定标准进行了整合与修订,除规定供试品均不得检出明显可见异物外,用表格的形式明确了各类供试品微细可见异物的判定标准。即将注射液和滴眼液按生物制品和非生物制品分为两类,非生物制品的注射液又分为静脉用和非静脉用两类;将无菌原料和注射用无菌粉末按照生物制品和非生物制品先分为两大类,生物制品再按复溶体积以 50 ml 及 50 ml 以上和 50 ml 以下分类,非生物制品再按冻干品和非冻干品进行分类。各类分别设置判断标准,详见《中国药典》2015 年版通则 0904 中的表 1、表 2 和表 3。

3　操作要点及注意事项

3.1　第一法(灯检法)

3.1.1　供试品的制备

(1) 供试品可以直接检查时,应除去瓶上的标签或影响检查的字迹。供试品溶液的容器不适于检测时(如:不透明、不规则形状容器等),需转移至专用玻璃容器中,该操作应在 100 级的洁净环境(如:层流净化台)中操作,并应在避光室内或暗处进行。所使用的专用玻璃容器应洁净透明避免污染,否则会对供试品检验结果的判定造成影响。

(2) 对于振摇或晃动后极易产生气泡且不易消失的供试品,特别是人血白蛋白和人免疫球蛋白制品来说,应放置一定时间直至气泡消失再进行检查。

(3) 生物制品普遍对氧化和温度的敏感性较高,相当数量的生物制品注射用粉针需要真空处理,因此,应在供试品溶解时,破其真空后检查;另外,生物制品同时需要低温运输和贮藏,故应将供试品和其专用溶剂的温度平衡至规定的复溶温度,再进行溶解。

(4) 有些供试品的溶解对温度较为敏感,可以使用 30℃的不溶性微粒检查用水(药典凡例中规定的室温温度为 10~30℃)进行溶解,以免因为溶解不完全造成对供试品检查结果的误判。另外,应确保制备供试品溶液所使用的溶剂量能使药物完全溶解。

(5) 配带有专用溶剂的注射用无菌制剂,应先将专用溶剂按照注射液要求检查并符合注射液的规定后,再用其溶解注射用无菌制剂。

(6) 当检查无菌原料药时,需注意取样量应为制剂项下最大规格量,并平行 5 份;称取操作应在 100 级的洁净环境(如:层流净化台)中进行,注意所用的称样勺应经适当处理避免将外来的可见异物带入供试品中。

3.1.2 检查法

按配制后样品溶液性状和容器调节灯检法伞棚的照度。在检查时,应手持容器颈部轻轻旋转(应以腕关节为原点旋转)和翻转容器(应避免产生气泡)使药液中可能存在的可见异物悬浮。注意一般气泡是向上走的且速度较快,但对于略黏稠的液体来说,气泡会停止不动或向上走得很慢,在这种情况下,应注意区别气泡和可见异物。

供试品装量每支(瓶)在 10 ml 及 10 ml 以下的,每次检查可手持 2 支(瓶);50 ml 或 50 ml 以上的大容量注射液按直、横、倒三步法旋转检视。分别在黑色和白色背景下目视检查,重复观察,总检查时限为 20 秒。

3.2 第二法(光散射法)

本法适用于安瓿 1~20 ml 或西林瓶 1~30 ml 的样品;不适用于易产生气泡且气泡不易消除的供试品,如高分子溶液等。

3.2.1 供试品的制备

供试品溶液应为目视透明溶液。气泡对检测准确度有很大的影响,供试品溶液检测前必须无气泡且液体都处于容器下部。应除去供试品瓶上的标签或影响检查的字迹,擦净污渍,外壁必须干燥,否则容易污染摄像头及其他光学部件造成检测准确度大幅下降。

3.2.2 仪器校准

一般情况下,按照仪器检定规程一年校准一次;如果仪器移动后,需重新进行校准。

3.2.3 测定操作

(1) 上瓶时,手尽量放在瓶的上部,避开检测部分(液体部分);将样品瓶放入进瓶仓后,调节遮光位置使遮光位置的参数为液面以下 10~20 个单位;出瓶时应按顺序单支取出,避免样品瓶在仪器内部破碎,影响仪器的正常运行。

(2) 如果仪器在运行过程中出现异常情况,应按复位键,若按复位键无效,则应立即断电。

(3) 仪器调取运行程序时,可能时间较长,在此期间请勿重复操作,以免运行程序出现错误。

4 国内外药典对比

《日本药局方》16 版附录 6.06 注射剂通则中设"外来不溶性物质"检查法,方法为灯检法;《英国药典》

2015 年版附录 XⅢ 和《欧洲药典》8.0 版附录(2.9.20)设外来污染物检查法,列有"A 不可见微粒检查法和 B 可见微粒检查",其中可见微粒检查的方法为灯检法;《美国药典》38 版附录 <788> 设"注射剂的可见微粒"检查,方法为灯检法。各国药典在灯检法装置中的光照度和观察时间有所不同,详见表 7-7。

表 7-7 各国药典的对比

标准	灯检法(光照度)	检查时间	适用样品
ChP 2015	1000~1500 lx	重复观察时间不超过 20 秒	无色透明容器包装的无色供试品溶液
	2000~3000 lx		有色溶液、透明塑料容器包装或用棕色透明容器包装
	4000 lx		混悬型供试品或乳状液
JP 16	1000 lx	未规定	普通注射液
	8000~10 000 lx		未标明透明或不透明的塑料容器
BP 2015 和 EP 8.0	2000~3750 lx	未规定	未注明适用类型
USP 38	2000~3750 lx	每支在白色和黑色背景下均约 5 秒	无色透明容器包装的无色供试品溶液或有色溶液,规定可根据样品调整光照度

从表 7-7 可见,国外各药典检查法中均只有灯检法,但光照度有所不同,其中《日本药局方》16 版对未标明透明或不透明的塑料容器的光照度要求最高,达 8000~10 000 lx,《中国药典》2015 年版检查时间最长,为不超过 20 秒。《中国药典》列有灯检法和光散射法两个方法。

目前,一些国外企业采用仪器法在线检测可见异物,相对于人工检测更准确和快捷,但由于在线检测仪器一般不能反转容器瓶,易造成附着在瓶塞上的可见异物漏检。

参考文献

[1] 国家药典委员会. 中华人民共和国药典[M].北京:中国医药科技出版社. 2015.

[2] USP 38-NF33 [S]. <788>Particulate Matter in Injections,550-553.

[3] EP 8.0 [S]. Particulate contamination:visible particles,323.

[4] BP 2015 [S]. Particulate contamination:visible particles,395.

[5] JP 16 [S]. Insoluble Particulate Matter Test for Injections,131-134.

起草人:王俊秋　张洁萍(北京市药品检验所)

审核人:赵　明(北京市药品检验所)

第五节 崩解时限检查法(通则 0921)

1 概述

崩解时限检查法是一项重要的常规检测方法,是对片剂和胶囊剂等口服固体制剂质量监控的重要手段[1]。

1.1 崩解时限检查法的产生

1926 年《巴西药典》曾提出有关片剂崩解时限问题,1930 年《比利时药典》规定了用振摇法测定片剂崩解度,以后瑞士(1934)、芬兰(1937)、苏联(1937)、埃及(1953)、日本(药局方第六改正)以及中国(1953)等国家药典相继采用此法[2]。

1.2 崩解时限检查方法与仪器的发展

1.2.1 手工法

手工法是最早的崩解时限检查法,此法仪器装置构造简单,操作方便[3],但振摇的振幅和频率难以维持一致,只能根据试验者经验判断片剂崩解的时间。《中国药典》仅 1953 年版采用此法[4]。

1.2.2 吊篮式崩解仪

吊篮式崩解仪在 1946 年由 Gershberg 等提出[5]。《中国药典》1953 年版增补本已开始采用单管型吊篮式崩解仪[3],《美国药典》14 版最早开始采用六管型吊篮式崩解仪[6],装置如图 7-4 所示,中国药典 1985 年版开始采用六管型吊篮式崩解仪[7],沿用至今。

1.2.3 介质流动的崩解仪

这类崩解仪是将药品置于带孔挡板或筛网中,依靠介质的连续流动使药品变软和崩解,如 Filleborn 设计的崩解仪[8],通常被称为人工胃。此类崩解仪常用于研究目的,实际药品检验工作中应用较少。

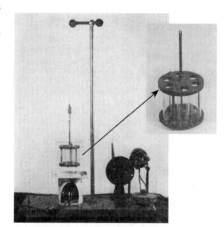

图 7-4 Stoll-Gershberg 设计的吊篮式崩解仪

1.3 历版《中国药典》崩解时限检查法

1953 年版药典仅对普通内服或外用的机压片的崩解时限做了规定,随着药物制剂技术的发展,各种有特殊功能新剂型,如泡腾片、结肠定位肠溶片、舌下片、口崩片和滴丸剂等被广泛应用,《中国药典》规定检查崩解时限的剂型不断增加。2015 年版药典规定了片剂(包括口服普通片、薄膜衣片、糖衣片、肠溶衣片、肠溶片、含片、舌下片、可溶片、泡腾片及口崩片)、胶囊剂(包括硬胶囊剂、软胶囊剂和肠溶胶囊剂)以及滴丸剂的崩解时限检查。此外,随着对各种剂型的深入认识,《中国药典》对一些剂型的崩解时限规定也在不断完善。如对含片崩解时限的规定,2005 年版药典规定化药含片应在 30 分钟全部崩解或溶化,根据含片的作用方式和特点,2010 年版药典改为不应在 10 分钟内全部崩解或溶化。2015 年版药典开始检查中药含片的崩解时限。

2 检测方法

2.1 基本原理

片剂口服后,需经崩散、溶解,才能为机体吸收而达到治疗目的;胶囊剂的崩解是药物溶出及被人体吸收的前提,而囊壳常因所用囊材的质量,久贮或与药物接触等原因,影响溶胀或崩解;滴丸剂中不含有崩解剂,故在水中不是崩解而是逐渐溶散,且基质的种类与滴丸剂的溶解性能有密切关系,为控制产品质量,保证疗效,规定检查本项目[9]。

2.2 方法详解

2.2.1 仪器与用具

崩解仪见 2015 年版药典通则 0921[1]、烧杯(1 L)、温度计(分度值 1℃)。

2.2.2 试药与试液

人工胃液:取稀盐酸 16.4 ml,加水 800 ml 与胃蛋白酶 10 g,摇匀后,加水稀释成 1000 ml,即得,临用现制。

人工肠液:即磷酸盐缓冲液(含胰酶)(pH 6.8)见《中国药典》2015 年版通则 8004,临用现制。

2.2.3 操作方法

实验操作关键技术点、正确操作方法及方法解析见表 7-8。

表 7-8 操作方法解析

序号	操作技术关键点	操作方法	方法解析
1	仪器调试	将吊篮通过上端的不锈钢轴悬挂于金属支架上,浸入 1000 ml 烧杯中,并调节吊篮位置使其下降时筛网距烧杯底 25 mm	应选用合适规格的 1000 ml 烧杯以满足药典的要求,并定期对仪器进行检定/校准
2	介质用量	调节液面高度使吊篮上升时筛网在液面下 15 mm 处	对介质的体积 2015 年版药典未作规定,应调节液面高度使吊篮上升时筛网在液面下 15 mm 处,且吊篮下降时液面不应没过吊篮上表面
3	温度控制	37℃±1℃	应使用校准过的温度计监控实验前后及过程中水浴和介质的温度,控制在 37℃±1℃范围内
4	挡板	除另有规定外,中药片剂和胶囊剂加挡板;化药片剂不加挡板;化药胶囊剂如漂浮于液面,可加挡板;滴丸剂不加挡板	如供试品黏附挡板,应另取 6 片(粒),不加挡板检查
5	特殊剂型	泡腾片 口崩片	泡腾片不使用崩解仪,水温为 20℃±5℃;口崩片采用专用崩解仪

续表

序号	操作技术关键点	操作方法	方法解析
6	结果判定	各供试品应在规定条件下全部崩解溶散或成碎粒,除不溶性包衣材料或破碎的胶囊壳外,应全部通过筛网。除另有规定外,如有 1 片(粒)不能完全崩解,应另取 6 片(粒)复试,均应符合规定	如有少量不能通过筛网,但已软化或轻质上漂且无硬心者,可作符合规定论。如肠溶制剂在盐酸溶液(9 → 1000)中检查或结肠定位肠溶制剂在盐酸溶液(9 → 1000)及 pH 6.8 以下的磷酸盐缓冲液中检查中发现裂缝、崩解或软化,即判为不符合规定;肠溶制剂在磷酸盐缓冲液(pH 6.8)中检查或结肠定位肠溶制剂在 pH 7.5~8.0 的磷酸盐缓冲液中检查,如有 1 片(粒)不能完全崩解,应另取 6 片(粒)复试,均应符合规定
7	记录	应包括仪器型号、制剂类型、测试条件、介质配制、崩解或溶散时间及现象,肠溶制剂应记录在盐酸溶液中有无裂缝、崩解或软化现象等	初试不符合规定者,应记录不符合规定的片(粒)数及现象、复试结果等

3 操作要点及注意事项

(1) 测试前,应调整仪器使升降的金属支架上下移动距离为 55 mm ± 2 mm,往返频率为每分钟 30~32 次后方可进行测定。

(2) 在测试过程中,烧杯内的水温(或介质温度)应保持在 37℃ ± 1℃,每次检查应使用校准过温度计监测介质的温度。

(3) 每测试一次后,应清洗吊篮的玻璃内壁及筛网、挡板等,并重新更换水或规定的介质。

(4) 严禁在水箱不盛水的情况下开启加热开关。

(5) 仪器用完后,应关闭电源。较长时间不用时,应拔下电源。

(6) 仪器检定 / 校准后每 6 个月检测一次,满足(1)项要求后方可使用。

4 国内外相关技术方法对比

4.1 仪器装置

各国药典均采用升降式崩解仪,主要结构为一能升降的金属支架与下端镶有筛网的吊篮,并附有挡板。使用的容器均为 1000 ml 的烧杯,升降的金属支架上下移动距离为 55 mm ± 2 mm,吊篮下降时筛网距烧杯底 25 mm,吊篮上升时筛网在液面下 15 mm 处。挡板比重均为 1.18~1.20。各国药典崩解仪主要参数对比见表 7-9。与其他国家药典相比,《中国药典》2015 年版对崩解仪的要求更加严格,如温度的控制,《中国药典》规定为 37℃ ± 1℃,其他国家规定为 37℃ ± 2℃;吊篮每分钟升降的次数,《中国药典》规定为 30~32 次,其他国家规定为 29~32 次。中国药典 2015 年版的筛网内径有两种规格,2.0 mm 和 0.42 mm,其中 0.42 mm 内径的筛网用于滴丸剂崩解时限的检查。《英国药典》2013 版和《欧洲药典》8.0 版有两种规格的吊篮和挡板[10,11],一种专用于长度大于 18 mm 的片剂和胶囊剂。其他主要参数各国药

表 7-9 各国药典崩解仪主要参数对比

药典 / 装置	ChP 2015	USP 38	BP 2013 18 mm 以下①	BP 2013 18 mm 以上②	EP 8.0 18 mm 以下①	EP 8.0 18 mm 以上②	JP 16
烧杯　高(mm)	/			138~160			
烧杯　内径(mm)	/			97~115			
温度(℃)	37±1			37±2			
升降次数/min	30~32			29~32			
玻璃管　长(mm)				77.5±2.5			
玻璃管　内径(mm)	21.5	21.85±1.15	21.85±1.15	33.0±0.5	21.85±1.15	33.0±0.5	21.85±1.15
壁厚(mm)	2	1.9±0.9	1.9±0.9	2.5±0.5	1.9±0.9	2.5±0.5	1.9±0.9
筛网　筛孔内径(mm)	2/0.42	1.8~2.2	1.8~2.2	1.8~2.2	1.8~2.2	1.8~2.2	1.8~2.2
金属丝直径(mm)	/	0.615±0.045	0.615±0.045	0.63±0.03	0.615±0.045	0.63±0.03	0.615±0.045
挡板　直径(mm)	20.7±0.15	20.7±0.15	20.7±0.15	31.4±0.13	20.7±0.15	31.4±0.13	20.7±0.15
厚(mm)	9.5±0.15	9.5±0.15	9.5±0.15	15.3±0.15	9.5±0.15	15.3±0.15	9.5±0.15
孔数	5	5	5	7	5	7	5
孔径(mm)	2	2±0.1	2±0.1	3.15±0.1	2±0.1	3.15±0.1	2±0.1
孔距中心(mm)	6	6±0.2	6±0.2	4.2	6±0.2	4.2	6±0.2

注：①表示长度在18 mm 以下的片剂或胶囊剂；②表示长度在18 mm 以上的片剂或胶囊剂。

典规定基本相同。此外,《日本药局方》16 版还收载了用于肠溶颗粒和含肠溶颗粒的胶囊剂崩解时限检查的附属装置[12]。《中国药典》2015 年版还收载了用于口崩片崩解时限检查的专用仪器。

4.2 剂型

各国药典均规定检查片剂和胶囊剂的崩解时限,此外,《中国药典》还规定检查滴丸剂的崩解时限,《日本药局方》规定检查的剂型还有颗粒剂、干糖浆剂和丸剂。

4.3 结果与判定

各国药典在结果与判定项下有以下相同规定:对 6 片(粒)供试品均能在规定时限内全部崩解,即判为符合规定,如有少量不能通过筛网,但已软化或轻质上浮无硬心者,可做符合规定;如有 2 片(粒)或 2 片(粒)以上不能完全崩解,即判为不符合规定。对有 1 片(粒)不能完全崩解的情况,各国药典的规定对比如表 7-10。

表 7-10 各国药典对复试的规定对比

药典		复试
ChP 2015		如有 1 片(粒)不符合规定,应另取 6 片(粒)复试,均应符合规定
EP 8.0 BP 2013	长度小于 18 mm 的片剂或胶囊剂	如有 1 或 2 片(粒)不符合规定,应另取 12 片(粒)复试,18 片(粒)中应有不少于 16 片(粒)符合规定
	长度大于 18 mm 的片剂或胶囊剂	不复试
USP 38		如有 1 或 2 片(粒)不符合规定,应另取 12 片(粒)复试,18 片(粒)中应有不少于 16 片(粒)符合规定
JP 16	非肠溶制剂	如有 1 或 2 片(粒)不符合规定,应另取 12 片(粒)复试,18 片(粒)中应有不少于 16 片(粒)符合规定
	肠溶片和胶囊	如在第一种介质中有 1 或 2 片(粒)崩解,应另取 12 片(粒)复试,18 片(粒)中应有不少于 16 片(粒)不崩解。第二种介质中,初试 6 片(粒)不能全部崩解即判为不符合规定
	肠溶颗粒与含肠溶颗粒的胶囊	不复试

5 国际机构发布的技术指南

5.1 ICH 发布的技术指南

2010 年 9 月发布的技术指南《ICH 对各国药典执行情况的评价和建议——附录 5 崩解时限检查法》中关于崩解时限内容简述如下[13]。

在 ICH 协调地区内,对片剂和胶囊剂的崩解时限检查,《欧洲药典》2.9.1. Disintegration of Tablets and Capsules,《日本药局方》6.09 Disintegration Test 和《美国药典》<701> Disintegration 收载的检查法在除下列规定条件外是可替换的:

(1)长度在 18 mm 以上的片剂和胶囊剂,需与普通片剂和胶囊剂使用不同装置检查,故该类剂型的崩解时限检查在三个地区是不可替换的。

（2）在各国药典中规定的缓释剂型和肠溶剂型的崩解时限检查法是不可替换的。

（3）品种项下规定的参数，如崩解介质的种类与是否使用挡板等，应在申报资料中详细说明。

检查条件和限度不是 ICH 指导原则的协调范围，应在申报材料中详细说明。

FDA 可能要求申报单位证明所用方法对申报品种的适用性。

在欧盟地区，《欧洲药典》具有强制适用性。在符合《欧洲药典》规定的前提下，若符合 ICH 指南推荐的可相互替换的条件，在上市许可申请、变更申请中，也可参考《美国药典》或《日本药局方》。

5.2　FDA 发布的技术指南

2008 年 12 月 FDA[14]发布了关于口崩片的技术指南，该指南推荐的口崩片的定义为：口崩片系指在口腔内能够迅速崩解的固体口服制剂，使用 USP 崩解时限检查法或其他可通用的方法测定，其体外崩解时间应不大于 30 秒。FDA 推荐使用 USP 崩解时限检查法，如采用其他方法，应证明其与 USP 方法的等同性。

6　展望

崩解仪将进一步提高自动化、智能化水平，向着自动判断崩解终点、自动计时打印的一体化方向发展。《欧洲药典》和《美国药典》已经允许使用有自动检测功能的挡板，但这种技术必须在检查时使用特制的挡板，只能用于可使用挡板的品种，应用受到限制。随着新技术的飞速发展，具有自动检测崩解过程功能的崩解仪将被更广泛的应用。随着药品新型制剂种类的增多，与其相适应的崩解检查方法及仪器也将更加完善。崩解仪的制造工艺、装配工艺和元器件的可靠性也将逐渐提高[15]。

全部崩解不代表药物中有效成分的完全溶解，与崩解时限检查相比，溶出度或释放度检查对体内生物利用度的预测更加可靠，因此，溶出度和释放度将逐步代替一些品种的崩解时限检查。2015 年版药典规定，除另有规定外，化药肠溶片剂和化药肠溶胶囊剂检查释放度，不再进行崩解时限检查。崩解时限检查操作简便，对于含有生理范围内溶解性很好的原料药制成的药物制剂，一般的崩解时限检查就足够了，当崩解与溶出度有很好的相关性时，崩解时限检查更合适。此外，对复方制剂，中药制剂等成分复杂的药物制剂，崩解时限检查的地位仍是无法替代的。

参考文献

［1］国家药典委员会 . 中华人民共和国药典［M］. 北京：中国医药科技出版社，2015.

［2］全国针剂、片剂、安瓿玻璃生产技术交流会议资料汇编之五：常用药检仪器，1956：125.

［3］忻丁烯 . 各国药典片剂崩解时限测定方法的比较［J］. 中成药研究，1985，（4）：1-3.

［4］中华人民共和国卫生部药典委员会 . 中华人民共和国药典 1953 年版 .

［5］Solomon Gershberg，Ferdinand D. Stoll Apparatus for tablet disintegration，and for shaking-out extractions［J］. Journal of the American Pharmaceutical Association，1946，35（9）：284-287.

［6］USP 14［S］. Appendix.

［7］中华人民共和国卫生部药典委员会 . 中华人民共和国药典 1985 年版 .

［8］庞荣德 . 片剂崩解度的测定方法与仪器［J］. 药学通报，1964，10（2）：64-67.

［9］中国药品生物制品检定所 . 中国药品检验标准操作规范［M］. 北京：中国医药科技出版社，2010：270.

［10］BP 2016［S］. Appendix XIIA Disintegration of Tablets and Capsules：V-346.

［11］EP 9.0［S］. 2.9.1. Disintegration of suppositories and pessaries：299.

［12］JP 16［S］. General Tests / 6.09 Disintegration Test：155.

［13］ICH Evaluation and Recommendation of Pharmacopoeial Texts for Use in the ICH Rgions on Disintegration Test General Chapter，2008：9.

［14］U.S. Department of Health and Human Services Food and Drug Administration Center for Drug Evaluation and Research（CDER）Guidance for Industry Orally Disintegrating Tablets，2008：12.

［15］高玉成，田大琴 . ZB-1 型智能崩解仪的设计［J］. 药物分析杂志，1994，14（2）：61-62.

起草人：王凌波（黑龙江省食品药品检验检测所）

审核人：笔雪艳（黑龙江省食品药品检验检测所）

第六节 融变时限检查法(通则0922)

1 概述

融变时限是栓剂和阴道片质量控制的重要项目[1]。融变时限检查法是崩解时限检查法衍生出来一种方法。《中国药典》1985年版和1990年版中融变时限检查法规定为:照片剂崩解时限项下的装置和方法(各加挡板一块)检查[2,3],融变时限检查法起初的仪器装置和方法与崩解时限检查法相同。

《中国药典》从1985年版开始收载融变时限检查法,1985年版和1990年版检查的剂型只有栓剂[2,3],1995年版以后,增加了阴道片的融变时限规定。各版药典对融变时限结果判定基本一致,2005年版以后,只有文字上的完善,如将"不合格"修订为"不符合规定"。

《中国药典》1985年版和1990年版规定的融变时限检查装置与崩解时限检查装置相同。1995年版药典开始采用专用的融变时限测定仪,沿用至今[4]。《英国药典》和《欧洲药典》的实验装置与《中国药典》规定的融变时限测定仪相同,但检查时,对水温的要求不同,《中国药典》的规定更加严格,规定水温为37℃±0.5℃,《英国药典》和《欧洲药典》规定水温为36~37℃[5,6]。我国历版药典对各剂型融变时限的规定见表7-11。

表7-11 历版药典对各剂型融变时限的规定

药典版次	剂型	仪器	融变时限
1985~1990年版	栓剂	崩解仪	脂肪性基质30分钟内全部融化或软化变形,水溶性基质的栓剂应在60分钟内全部溶解
1995~2015年版	栓剂	融变仪	除另有规定外,脂肪性基质的栓剂3粒均应在30分钟内全部融化、软化或触压时无硬心;水溶性基质的栓剂3粒均应在60分钟内全部溶解。如有1粒不符合规定,应另取3粒复试,均应符合规定
	阴道片		除另有规定外,阴道片3片,均应在30分钟内全部融化或崩解成碎粒并通过开孔金属圆盘或仅残留少量无固体硬心的软性团块。如有1片不符合规定,应另取3片复试,均应符合规定

2 检测方法

2.1 基本原理

融变时限测定仪模拟人体直肠的温度,测定该温度条件下栓剂融化、软化或溶散现象,以预测栓剂给药后的融变情况,保证药物能按预期释放出来,发挥药效。

2.2 方法详解

2.2.1 仪器与用具

仪器 2015 版药典四部通则 0922[4]、烧杯(5 L)、温度计(分度值 0.5℃)。

2.2.2 操作方法

实验操作关键技术点、正确操作方法及方法解析见表 7-12。

表 7-12 操作方法解析

序号	操作技术关键点	操作方法	方法解析
1	仪器调试	取供试品 3 粒,在室温放置 1 小时后,分别放在 3 个金属架的下层圆板上,装入各自套筒内。用挂钩固定后,垂直浸入盛有不少于 4 L 的 37.0℃ ±0.5℃水的烧杯中,其上端位置应在水面下 90 mm 处,烧杯中装有一转动器(翻转架),每隔 10 分钟在溶液中翻转该装置 1 次	应取在室温下放置 1 小时后的供试品,以防冷藏等因素对实验结果的影响。测试栓剂时,套筒上端位置应在水面下 90 mm 处;测试阴道片时,应将金属架挂钩的钩端向下,倒置于容器内,使供试品的片面仅能与水层相接触,而不能全部浸没在水层中
2	介质	融变时限检查均采用水为介质,每粒供试品测试用介质量不少于 4 L	按要求以水量调节液面高度
3	温度控制	37.0℃ ±0.5℃	温度是影响融变时限的测定结果的关键因素,测定时应将温度控制在 37.0℃ ±0.5℃,应用检定过的温度计对仪器的温度控制进行校准
4	结果判定	脂肪性基质的栓剂 3 粒均应在 30 分钟内全部融化、软化或触压时无硬心;水溶性基质的栓剂 3 粒均应在 60 分钟内全部溶解	脂肪性基质栓剂:应在 30 分钟内全部融化、软化或触压时无硬心者;水溶性基质的栓剂应在 60 分钟内全部溶解 阴道片:能在规定时间内全部溶化或崩解溶散并通过金属圆板的圆孔或仅残留少量无固体硬心的软性团块者均判为符合规定
5	记录	记录仪器型号,融变时间和现象	初试不符合规定者,应记录不符合规定的粒数和现象、复试结果等

3 操作要点及注意事项

(1) 在测试过程中,烧杯内的水温应保持在 37.0℃ ±0.5℃。

(2) 测试栓剂时,在放入供试品后,金属架上的挂钩必须紧密固定住透明套筒的上端,应注意防止挂钩松动和脱落。

(3) 测试阴道片时,覆盖在上层金属圆板的水层应恰当,使供试品的片面仅能与水层相接触,而不能全部浸没在水层中。

(4) 严禁在水箱不盛水的情况下开启加热开关。

(5) 仪器用完后,应关闭电源。较长时间不用时,应拔下电源。

(6) 每测试一次后,应清洗金属架及透明套筒,并重新更换介质。

(7) 栓剂基质与限度直接相关,实验前应首先明确样品中基质的类型,以确定融变时限的限度。常用的脂肪性基质有:可可豆脂、半合成甘油脂肪酸酯类(如半合成椰子油脂、半合成山苍子油脂、半合成棕榈油脂、半合成脂肪酸酯和混合脂肪酸甘油酯、硬脂酸丙二醇酯等)、香果脂、乌柏油和氢化油等;水溶性基质有:甘油明胶、聚乙二醇、聚山梨酯 -61、硬脂酸聚烃氧(40)酯、水溶性壳聚糖和泊洛沙姆等[7]。

4　国内外相关技术方法对比

《欧洲药典》8.0 版和《英国药典》2013 版收载了栓剂与阴道片的融变时限检查法,使用的仪器装置和检查法与《中国药典》2015 年版相同。《欧洲药典》8.0 版未对限度做统一规定。《英国药典》2013 版对一般栓剂的规定与《中国药典》相同,但另规定直肠用胶囊与阴道用胶囊剂应在 30 分钟内崩解。

5　展望

栓剂通过腔道给药,具有特殊的实用价值,基质作为栓剂的重要组成部分,对药物的释放和吸收具有重要影响,与药物的生物利用度和疗效有密切联系,随着制剂技术和辅料研究的深入,将有更多的优良栓剂基质被研发出来,速释、缓释和控释栓剂等新型栓剂的品种数量将不断增多,因此,融变时限检查法也将顺应栓剂的发展趋势产生新的变化。

融变时限仪将向自动化、智能化方向发展。早期融变时限测定仪只能手动翻转,温控精度为 ±0.5℃,发展至今,已可以设定程序自动翻转机头,温控精度可达 ±0.3℃。今后还将有更加自动化、智能化的融变时限测定仪被开发出来,如具有自动调节水温、液面高度,自动更换介质,多批次样品连续自动测定等新功能的融变时限测定仪。

参考文献

[1] 中国药品生物制品检定所 . 中国药品检验标准操作规范[M]. 北京:中国医药科技出版社,2010:270.

[2] 中华人民共和国卫生部药典委员会 . 中华人民共和国药典(二部)[M]. 北京:1985:附录 7.

[3] 中华人民共和国卫生部药典委员会 . 中华人民共和国药典(二部)[M]. 北京:1990:附录 7.

[4] 国家药典委员会 . 中华人民共和国药典四部[M]. 北京:中国医药科技出版社,2015.

[5] EP 9.0 [S]. 2.9.2. Disintegration of suppositories and pessaries:301.

[6] BP 2016 [S]. Appendix XII A Disintegration Test for Suppositories and Pessaries:V-349.

[7] 陈惠红 . 栓剂基质研究进展[J]. 中国药业,2009,18(4):59-60.

起草人:王凌波(黑龙江省食品药品检验检测所)

审核人:李慧勇(黑龙江省食品药品检验检测所)

第七节 溶出度与释放度测定法(通则0931)

溶出度系指活性药物从片剂、胶囊剂或颗粒剂等普通制剂在规定条件下溶出的速率和程度,在缓释制剂、控释制剂、肠溶制剂及透皮贴剂等制剂中也称释放度。它是评价药物制剂质量的一个重要指标,用规定的仪器装置,在规定的温度、介质、搅拌速率等条件下,对制剂进行药物溶出速率试验,用以监测产品的生产工艺,以达到控制产品质量的目的。《中国药典》2015年版通则溶出度与释放度测定法中收载的试验方法(仪器装置),从第一法到第五法依次为篮法、桨法、小杯法、桨碟法和转筒法。其中,篮法、桨法和小杯法等主要适用于固体口服制剂,桨碟法和转筒法主要适用于透皮贴剂。

除另有规定外,凡检查溶出度和释放度的制剂,不再进行崩解时限的检查。

1 基本原理

溶出度测定原理可用传统的 Noyes-Whitney 方程(1897)来表示[1],此方程于1978年由 Vmdenvord 和 Cadwallader 修改为[2]:

$$dw/dt = KS(C_{sat} - C_{sol}) \tag{7-5}$$

式中:dw/dt 为溶出速率;

K 为溶出速率常数;

S 为固体药物表面积;

C_{sat} 为饱和溶液的浓度;

C_{sol} 为任一时间溶液浓度。

该公式表明,溶出介质的量应超过使药物饱和的介质所需要的量,至少使用药物饱和时用量的5~10倍,这样便能接近溶出的最佳条件(漏槽条件)。因此,溶出的最佳条件就成为试验中需要控制的主要参数之一,即需使 $C_{sat} \gg C_{sol}$。

2 溶出度和释放度试验方法简介

各国药典中所收载的不同溶出度和释放度试验方法,主要是指溶出度试验装置的不同。溶出度试验装置的设计,主要有两种基本技术原理:搅拌法和流通法。搅拌法是将样品置于装有固定体积溶出介质的容器中,通过搅拌装置实现对溶出杯中的介质机械搅动。流通法是将样品置于流通池中,使规定的溶出介质以一定流速通过流通池。

2.1 溶出度试验装置简要介绍

2.1.1 篮法和桨法

是目前最常用的法定溶出方法,具有装置简单、耐用及标准化的特点,在全球范围内被广泛使用。

《中国药典》收载的第三法——小杯法可视为桨法,适用于低剂量规格固体制剂的溶出试验,主要为满足紫外 - 可见分光光度法检测灵敏度的要求。

2.1.2 流池法

是将样品置于圆柱形小室中,溶出介质在泵的推动下通过样品池使该药物溶出。可根据需要采用开放系统或闭合系统。流池法可以方便地更换溶出介质或调整 pH 值。除仪器系统比较复杂不能进行多批次的全自动操作外,该方法几乎适用于所有的固体制剂或埋植制剂。

2.1.3 桨碟法

其基本装置与桨法一致,只是在试验中需要增加一个释药装置。该方法适用于透皮制剂的溶出(释放)试验。《中国药典》2015 年版收载有两个桨碟,增加了与美国药典中尺寸一致的小碟;保留了 2010 年版中收载的大桨碟。

2.1.4 往复筒法

该仪器装置采用两端装有筛网的透明中空圆筒。将样品置于往复筒中并将两端筛网紧固后,往复筒在置于水浴中并内装有溶出介质的玻璃管中上下往复运动。透过筛网流经往复筒的溶出介质,在药品的溶出过程中提供了液 - 固界面的剪切力。为部分模拟人体胃肠道环境,可用装有不同 pH 值介质的一系列玻璃管作为溶出杯。该方法的优点是介质的更换可方便地实现自动化,可用于肠溶制剂或缓控释制剂等调释固体制剂。

2.1.5 转筒法

提供了又一种进行透皮贴剂溶出度试验的装置。溶出杯及其装置与篮法所用溶出杯相同,只是将篮换成不锈钢筒作为搅拌装置,该方法已被国外主要药典收载。溶出杯中介质的温度保持在 32℃ ± 0.5℃,制剂置于转筒上,释放面朝外,转筒置于离溶出杯底部 25 mm ± 2 mm 处。

2.1.6 往复架法

除将往复筒更换为往复架外,其他基本装置与往复筒法一致。多套样品支架除用于透皮贴剂释放度的测定外,还适用于其他剂型。

2.2 国内外主要药典溶出度和释放度试验方法收载情况

上述介绍的溶出度测定方法均已收载于《中国药典》或国外药典。目前,《中国药典》2015 年版溶出度和释放度测定法与国际上主要的药典《美国药典》《欧洲药典》《日本药局方》尤其是经 PDG 协调后所收载的文本存在一定的差异。

2.2.1 《中国药典》溶出度和释放度试验方法收载情况

《中国药典》1985 年版附录首次收载溶出度测定法,收载有篮法、桨法以及与流池法原理相同的溶出装置,但该装置未给出具体的名称,为便于比较,本文称之为"类流池法"。《中国药典》1990 年版,在溶出度测定法项下仅收载篮法和桨法两种方法。《中国药典》1995 年版,在溶出度测定法项下增加了对小杯法的收载;附录中增订了释放度测定法,释放度测定所采用方法照溶出度测定法项下。《中国药典》2000年版,在释放度测定法项下增加了对桨碟法的收载,用于透皮贴剂的释放度测定。与《中国药典》2000 年版相比,《中国药典》2005 年版和 2010 年版溶出度测定法和释放度测定法所收载的方法未作变更。《中国药典》2015 年版,通则中将溶出度测定法和释放度测定法合并为溶出度和释放度测定法;并增加了对转筒法的收载,用于透皮贴剂的释放度测定。

2.2.2　国外主要药典溶出度和释放度试验方法收载情况

1989 年,美国药典委员会、欧洲药典秘书处(European Pharmacopoeia Secretariat,欧洲药品质量管理局的前身)以及日本药典委员会成立了药典协调组织(PDG)。该组织致力于《美国药典》《欧洲药典》《日本药局方》中辅料和药典附录的协调工作。2004 年 6 月,PDG 成员签署了关于三方药典附录溶出度测定法的文件,签署的文本包括协调一致部分和未达成一致部分(注:按照 PDG 的协议,如果一方药典根据其区域的法规要求需对协调后的文本做一定的补充,拟补充的未达成一致的文本需递交给另外两方,征得同意后可写入该方药典收载的文本中,但须注明该部分不在协调文本之列)。2006 年 4 月起,PDG 成员均开始执行协调后的溶出度附录。

PDG 组织协调前,《美国药典》《欧洲药典》《日本药局方》三方药典溶出度 / 释放度测定法附录的文本差异较大。《日本药局方》14 版只有溶出度测定法而无释放度测定法的附录标题,《欧洲药典》5.0 版(2005 年)仅糖胶片采用释放度测定法的表述(我国并不认可糖胶片剂型),仅《美国药典》28 版(2005 年)将缓释制剂、肠溶制剂及透皮贴剂等列入释放度测定法。各药典收载方法的比较如表 7-13 所示。

表 7-13　协调前国外主要药典附录"溶出度 / 释放度测定法"方法比较

		EP 5.0(2005)	JP 14(2001 年)	USP 28(2005 年)
溶出度	篮法	+	+	+
	桨法	+	+	+
	流池法	+	+	
	桨碟法	+		
	小杯法			
	转筒法	+		
	提取池法 (改进的桨碟法)	+		
释放度	篮法			+
	桨法			+
	往复筒法			+
	流池法			+
	桨碟法			+
	转筒法			+
	支架法			+
	糖胶片释放度仪[1]	+		

注:[1]EP 5.0 附录中仅该项下有"药物释放"的概念。

经 PDG 组织协调后的文本只采用溶出度测定法的表述方式,该溶出度测定法适用于包括缓释制剂和肠溶制剂等在内的口服制剂。除收载协调后的文本外,《日本药局方》15 版(2006 年)无其他相关内容,《欧洲药典》6.0 版(2008 年)中透皮贴剂、糖胶片及亲脂性固体制剂均采用溶出度测定法的表述,仅《美国药典》31 版(2008 年)将透皮贴剂等的相关内容仍保留在释放度测定法项下。各现行药典收载方法的比较如表 7-14 所示。与 2006 年经 PDG 协调后各自采用的方法相比,《日本药局方》16 版、《欧洲药典》8.0 版和《美国药典》39 版收载的溶出度和释放度测定方法未作变更。

表 7-14　协调后主要药典附录"溶出度 / 释放度测定法"方法比较

		协调的方法	EP 6.0(2008 年)/ EP 8.0(2015 年)	JP 15(2006 年)/ JP 16(2011 年)	USP 31(2008 年)/ USP 39(2016 年)
溶出度	篮法	+	+	+	+
	桨法	+	+	+	+
	往复筒法		+		+
	流池法	+	+	+	+
	桨碟法		+		
	小杯法				
	转筒法		+		
	提取池法 (改进的桨碟法)		+		
	改进型流池法		+		
	糖胶片溶出仪 [1]		+		
释放度	桨碟法				+
	转筒法				+
	支架法				+

注:[1]EP 6.0 附录该项下"药物释放"的表述改为"药物溶出"。

3　仪器与材料

3.1　溶出度仪

3.1.1　仪器的组成

药物溶出度仪一般由机座、电机及传动机构、水浴箱、温度传感器和溶出度试验装置组成,详见《中国药典》2015 年版通则 0931。

3.1.2　仪器的装置与使用

按仪器使用说明书及《中国药典》对溶出度仪的规定进行安装与使用。

3.1.3　仪器的适用性及性能确认试验

为使药物的溶出度测定结果准确、可靠,应对新安装的溶出度仪按溶出度标准片说明书进行性能确认试验,对已使用过的仪器也应定期(或在出现异常情况时)进行性能确认试验。

3.1.4　仪器的调试

(1) 检查仪器水平及转动轴的垂直度与偏心度　使用水平仪检查仪器是否处于水平状态;转轴的垂直程度应与容器中心线相吻合,用直角三角板检查转动轴与溶出杯平面的垂直度;检查转篮旋转时与溶出杯的垂直轴在任一点的偏离均不得大于 2 mm,检查转篮旋转时摆动幅度不得偏离轴心的 ±1.0 mm;

或检查桨杆旋转时与溶出杯的垂直轴在任一点的偏离均不得大于 2 mm,或检查搅拌桨旋转时 A、B 两点的摆动幅度不得大于 0.5 mm。

(2) 篮轴运转时整套装置应保持平稳,均不能产生明显的晃动或振动(包括仪器装置所放置的环境)。

(3) 转速与允差范围　检测仪器的实际转速与其仪器的电子显示的数据是否一致,稳速误差不得超过 ±4%。

3.2　取样器

注射器(5 ml、10 ml、15 ml、20 ml 等合适的注射器)及取样针头。

3.3　过滤器

一般常用滤头及滤膜(不同规格,孔径不得大于 0.8 μm)。

3.4　溶出量测定仪器

通常为紫外 - 可见分光光度计或高效液相色谱仪。当采用原位光纤实时测定时,辅料的干扰应可以忽略,或可以通过设定参比波长等方法消除;原位光纤实时测定主要适用于溶出曲线和缓释制剂溶出度的测定。

4　操作方法

4.1　溶出度测定前的准备

(1) 测定前,应对仪器装置进行必要的调试,第一法使转篮底部距溶出杯的内底部 25 mm ± 2 mm;第二法使桨叶底部距溶出杯的内底部 25 mm ± 2 mm;第三法使桨叶底部距溶出杯的内底部 15 mm ± 2 mm;第四法,桨、溶出杯按第二法,根据品种正文的要求,溶出杯中放入相应尺寸的用于放置贴片的不锈钢网碟;第五法,溶出杯按第二法,但桨另用不锈钢转筒装置替代。

(2) 溶出介质的制备　溶出介质要求经脱气处理。脱气方法:取溶出介质,在缓慢搅拌下加热至约 41℃,并在真空条件下不断搅拌 5 分钟以上;或采用煮沸、超声、抽滤等其他有效的除气方法。如果溶出介质为缓冲液,当需要调节 pH 值时,一般调节 pH 值至规定 pH 值 ±0.05 之内。若溶出介质中需添加表面活性剂,可不进行脱气处理操作。根据《中国药典》2015 年版的要求,除另有规定外,介质室温下体积为 900 ml。

(3) 将该品种项下所规定的溶出介质按规定量置于溶出杯中,开启仪器的预制温度,一般应根据室温情况,可稍高于 37℃,以使溶出杯中溶出介质的温度保持在 37℃ ± 0.5℃,并应使用 0.1 分度的温度计,逐一在溶出杯中测量,六个溶出杯之间的差异应在 0.5℃之内。为模拟局部外用的实际使用情况,透支贴剂的试验温度应保持在 32℃ ± 0.5℃。

(4) 对滤过和滤材的要求

① 对滤过的要求:从每个溶出杯内取出规定体积的溶液,应立即用适当的微孔滤膜滤过,自取样至滤过应在 30 秒内完成,滤液应澄清。

② 对滤材的要求:所用滤器和滤膜均应是惰性的,不能明显吸附溶液中的有效成分,亦不能含有能被溶出介质提取的物质而使规定的分析方法受到干扰。

③ 滤膜吸附的检查:实验前,必须进行干扰试验,方法如下:用对照品溶液按规定的方法测定吸光度或响应值,然后用滤膜滤过后再测定吸光度或响应值,滤膜吸附应在 2% 以下,如果滤膜的吸附较大,可以将滤膜在水中煮沸 1 小时以上,如果吸附仍很大,应改用其他滤膜或滤材。必要时可将微孔滤膜滤过改为离心操作,取上清液测定。

(5) 空胶囊的干扰试验　进行胶囊剂溶出度检查时,应取 6 粒胶囊,尽可能完全地除尽内容物(起草质量标准时最好是用未使用的同批号胶囊壳),置同一容器中用该品种项下规定体积的溶出介质溶解空胶囊壳,并按规定的分析方法测定,作必要的校正。如校正值不大于标示量的 2%,可忽略不计;如校正值低于标示量的 25%,可进行校正;如校正值大于标示量的 25%,试验无效。

4.2　试验操作注意事项

(1) 在达到该品种规定的溶出时间时,应在仪器开动的情况下取样。自 6 杯中完成取样,时间应在 1 分钟以内。对于取样位置的规定,中国药典不同版次有变化,《中国药典》2015 年版与《美国药典》和《欧洲药典》的要求也不一致,应加以注意。

(2) 实验结束后,应用水冲洗篮轴、篮体或搅拌桨。转篮必要时可用水或其他溶剂超声处理、洗净。

(3) 在多次取样时,所量取溶出介质的体积之和应在溶出介质的 1% 之内,如超过总体积的 1% 时,应及时补充相同体积相同温度的溶出介质,或在计算时加以校正。

(4) 由于 0.1 mol/L 盐酸溶液对转篮与搅拌桨可能有一定的腐蚀作用,尤其当采用低波长的紫外 - 可见分光光度法时易产生干扰,应加以注意。

(5) 沉降篮的使用要求　加沉降篮的目的是为了防止被测样品上浮或贴壁,致使溶出液的浓度不均匀,或因贴壁致使部分样品的活性成分难以溶出,根据《中国药典》2015 年版的要求,在品种各论中规定要求使用沉降篮时,应使用沉降篮;品种项下未规定使用沉降篮时,如胶囊剂浮于液面,可用一小段耐腐蚀的细金属丝轻绕于胶囊外壳。

(6) 测定时,除另有规定外,每个溶出杯中只允许投入供试品 1 片(粒、袋),不得多投。并应注意投入杯底中心位置。

(7) 对无化学对照品的多组分药物的溶出度检查　某些药品如乙酰螺旋霉素、红霉素、吉他霉素、庆大霉素等多组分抗生素仅有微生物效价标准品,而无化学对照品,采用自身对照法可以有效地对这类多组分药物进行溶出度检查。具体操作为:取供试品 10 片(粒、袋),精密称定,研细,精密称取适量(约相当于平均片重或平均装量),按各品种项下规定的浓度直接溶解稀释,过滤,作为溶出度测定的自身对照溶液,自身对照溶液主药的含量从所称取供试品的量及稀释倍数计算得到,其中平均片重或平均装量的供试品的主药含量以 100% 标示量计。

(8) 除另有规定外,颗粒剂或干混悬剂的投样应在溶出介质表面分散投样,避免集中投样。

(9) 对于肠溶制剂,缓冲液中释放量测定中,应注意介质 pH 值的准确性,必须按规定调节至 6.8 ± 0.05;如采用第二法,在更换溶剂时应在尽量短的时间内完成,避免时间过长而使样品表面干燥而影响在缓冲液中的释放。

5　结果判定

目前,对于溶出度和释放度测定的结果判定,《中国药典》与《美国药典》《欧洲药典》《日本药局方》

经 PDG 协调后的要求存在一定差异。在实际工作中,尤其是进口药品复核或检验工作中,应注意甄别各品种项下溶出度测定结果判定的具体要求。以下主要就《中国药典》对溶出度和释放度的结果判定进行介绍,并简要介绍《中国药典》与《美国药典》《欧洲药典》《日本药局方》经 PDG 协调后的结果判定上的异同。

5.1 普通制剂的结果判定

5.1.1 《中国药典》的结果判定

对于普通制剂,除另有规定外,应符合《中国药典》2015 年版四部通则 0931 溶出度和释放度测定法项下的规定,具体判断方法如下。

符合下述条件之一者,可判为符合规定:

(1) 6 片(粒、袋)中,每片(粒、袋)的溶出量按标示量计算,均不低于规定限度(Q)。

(2) 6 片(粒、袋)中有 1~2 片(粒、袋)低于规定限度 Q,但不低于 $Q-10\%$,且其平均溶出量不低于规定限度 Q。

(3) 6 片(粒、袋)中有 1~2 片(粒、袋)低于规定限度 Q,其中仅有 1 片(粒、袋)低于 $Q-10\%$,且不低于 $Q-20\%$,且其平均溶出量不低于规定限度 Q 时,应另取 6 片(粒、袋)复试;初、复试的 12 片(粒、袋)中有 1~3 片(粒、袋)低于规定限度 Q,其中仅有 1 片(粒、袋)低于 $Q-10\%$,且不低于 $Q-20\%$,且其平均溶出量不低于规定限度 Q。

除另有规定外,判为不符合规定者,举例如下。

(1) 6 片(粒、袋)中有 1 片(粒、袋)低于 $Q-20\%$。

(2) 6 片(粒、袋)中有 2 片(粒、袋)低于 $Q-10\%$。

(3) 6 片(粒、袋)中有 3 片(粒、袋)低于规定限度 Q。

(4) 6 片(粒、袋)中平均溶出量低于规定限度 Q。

(5) 初、复试的 12 片(粒、袋)中有 4 片(粒、袋)低于规定限度 Q。

(6) 初、复试的 12 片(粒、袋)中有 2 片(粒、袋)低于 $Q-10\%$。

(7) 初、复试的 12 片(粒、袋)中有 1 片(粒、袋)低于 $Q-20\%$。

(8) 初、复试的 12 片(粒、袋)中平均溶出量低于规定限度(Q)。

以上结果判断中所示的 10%、20% 是指相对于标示量的百分率(%)。

5.1.2 《中国药典》与国外主要药典结果判定上的异同

对于溶出度测定的结果判断,《中国药典》与 USP/EP/JP 经 PDG 协调后的要求及《国际药典》存在一定差异,详见表 7-15。表中,Q 为各论项下规定的溶出限度,以标示量的百分率(%)表示。以下结果判定中所示的 5%、15%、25% 是指相对于标示量的百分率(%)。

表 7-15　常规(普通)制剂结果判断比较表

	ChP	USP/EP/JP(协调后)WHO 国际药典
第一阶段	(1) 6 片(粒、袋)中,每片(粒、袋)的溶出量按标示量计算,均应不低于规定限度(Q); (2) 6 片(粒、袋)中,如有 1~2 片(粒、袋)低于 Q,但不低于 $Q-10\%$,且其平均溶出量不低于 $Q\%$	(1) 6 片(粒、袋)中,每片(粒、袋)的溶出量均应不低于限度(Q)+5%

续表

	ChP	USP/EP/JP（协调后）WHO 国际药典
第二阶段	(3) 6 片（粒、袋）中，有 1~2 片（粒、袋）低于 Q，其中仅有 1 片（粒、袋）低于 $Q-10\%$，但不低于 $Q-20\%$，且其平均溶出量不低于 $Q\%$。可复试 另取 6 片（粒、袋）复试；初、复试的 12 片（粒、袋）中，有 1~3 片（粒、袋）低于 Q，其中仅有 1 片（粒、袋）低于 $Q-10\%$，但不低于 $Q-20\%$，且其平均溶出度不低于 $Q\%$	(2) 12 片（粒、袋）(S_1+S_2) 的平均溶出量不得低于 Q，且每片（粒、袋）均不得低于 $Q-15\%$
第三阶段		(3) 24 片（粒、袋）$(S_1+S_2+S_3)$ 的平均溶出量不得低于 Q，并不得有多于 2 片（粒、袋）低于 $Q-15\%$，且每片（粒、袋）均不得低于 $Q-25\%$

5.2 缓释制剂或控释制剂的结果判定

5.2.1 《中国药典》的要求

除另有规定外，符合下述条件之一者，可判为符合规定：

(1) 6 片（粒）中，每片（粒）每个时间点测得的释放量按标示量计算，均不超出规定范围；

(2) 6 片（粒）中，每个时间点测得的释放量，如有 1~2 片（粒）超出规定范围，但未超出规定范围 10%，且每个时间点测得的平均释放量未超出规定范围；

(3) 6 片（粒）中，每个时间点测得的释放量，如有 1~2 片（粒）超出规定范围，其中仅有 1 片（粒）超出规定范围 10%，但未超出规定范围 20%，且其平均释放量未超出规定范围，应另取 6 片（粒）复试；初、复试的 12 片（粒）中，每个时间点测得的释放量，如有 1~3 片（粒）超出规定范围，其中仅有 1 片（粒）超出规定范围 10%，但未超出规定范围 20%，且其平均释放量未超出规定范围。

除另有规定外，判为不符合规定者，举例如下：

(1) 6 片（粒）中，每个时间点测得的释放量，有 1 片超出规定范围 20%。

(2) 6 片（粒）中，每个时间点测得的释放量，有 2 片（粒）超出规定范围 10%。

(3) 6 片（粒）中，每个时间点测得的释放量，有 3 片（粒）超出规定范围。

(4) 6 片（粒）中，每个时间点测得的平均释放量有 1 个时间点超出规定范围。

(5) 初、复试的 12 片（粒）中，每个时间点测得的平均释放量有 4 片（粒）超出规定范围。

(6) 初、复试的 12 片（粒）中，每个时间点测得的释放量有 2 片（粒）超出规定范围 10%。

(7) 初、复试的 12 片（粒）中，每个时间点测得的释放量有 1 片（粒）超出规定范围 20%。

(8) 初、复试的 12 片（粒）中，每个时间点测得的平均释放量有 1 个时间点超出规定范围。

以上结果判断中所示超出规定范围的 10%、20% 是指相对于标示量的百分率（%），其中超出规定范围 10% 是指各时间点测得的释放量不低于低限的 10%（$Q-10\%$），或不超过高限的 10%（$Q+10\%$）；各时间点测得的释放量应包括最终时间测得的释放量。

5.2.2 USP/EP/JP 协调后的要求

USP/EP/JP 协调后的文本，具体如下。

除另有规定外，如果结果不满足表 7-16 第 1 阶段的要求，应继续下一阶段的试验，直至第 3 阶段；满足表 7-16 任一阶段的要求，则判为符合规定。以下结果判定中所示的 10%、20% 是指相对于标示量的百分率(%),其中超出规定范围10%(20%)是指:每个时间点测得的释放量不低于低限 −10%(20%),或不超过高限 +10%(20%);每个时间点测得的释放量应包括最终时间测得的释放量。

表 7-16 USP/EP/JP 协调后缓释制剂或控释制剂的结果判定要求

阶段	试验数量	判断标准
1	6	6 片(粒)中,每片(粒)在每个时间点测得的释放量均未超出规定范围
2	6	12 片(粒)(阶段 1+ 阶段 2)在每个时间点测得的平均释放量未超出规定范围,且每片(粒、袋)在每个时间点测得的释放量,均未超出规定范围的 10%
3	12	24 片(粒)(阶段 1+ 阶段 2+ 阶段 3)在每个时间点测得的平均释放量未超出规定范围;未多于 2 片(粒)在每个时间点测得的释放量超出规定范围的 10%,且每片(粒)在每个时间点测得的释放量均未超出规定范围的 20%

5.3 肠溶制剂的结果判定

5.3.1 《中国药典》的要求

对于肠溶制剂,酸中释放量和缓冲液中释放量控制着产品质量的两个方面,是实际试验中紧密联系着的两个阶段。关于肠溶制剂的结果判定,《中国药典》2015 年版溶出度与释放度测定法项下,酸中释放量仅规定了一次试验 6 片的结果判定标准,也就意味着一旦不合格,不予复试;缓冲液中释放量中规定了可另取 6 片复试的条件及复试的判定标准。除另有规定外,判为符合规定者,举例如下。

酸中释放量

(1) 6 片(粒)中的每片(粒)释放量均应不大于标示量的 10%。

(2) 6 片(粒)中有 1~2 片(粒)大于 10%,但其平均释放量不大于 10%。

缓冲液中释放量

(1) 6 片(粒)中的每片(粒)释放量按标示量计算应不低于规定限度(Q),除另有规定外,限度(Q)应为标示量的 70%。

(2) 6 片(粒)中仅有 1~2 片(粒)低于规定限度,但不低于 Q−10%,且其平均释放量不低于规定限度。

(3) 6 片(粒)中如有 1~2 片(粒)低于规定限度 Q,其中仅有 1 片(粒)低于 Q−10%,但不低于 Q−20%,且其平均释放量不低于规定限度 Q 时,应另取 6 片(粒)复试;初、复试的 12 片(粒)中,如有 1~3 片(粒)低于规定限度 Q,其中仅有 1 片(粒)低于 Q−10%,但不低于 Q−20%,且其平均释放量不低于规定限度。

除另有规定外,判为不符合规定者,举例如下。

酸中释放量

(1) 6 片(粒)中有 3 片(粒)大于 10%。

(2) 6 片(粒)的平均释放量大于 10%。

(3) 6 片(粒)中有 1 片(粒)大于 20%。

缓冲液中释放量

(1) 6 片(粒)中有 1 片(粒)低于 Q−20%。

(2) 6 片(粒)中有 2 片(粒)低于 Q−10%。

(3) 6 片(粒)中有 3 片(粒)低于规定限度。

(4) 6 片(粒)的平均释放量低于规定限度。

(5) 初、复试的 12 片(粒)中有 4 片(粒)低于规定限度。

(6) 初、复试的 12 片(粒)中有 2 片(粒)低于 Q–10%。

(7) 初、复试的 12 片(粒)中有 1 片(粒)低于 Q–20%。

(8) 初、复试的 12 片(粒)的平均释放量低于规定限度。

以上结果判断中所示的 10%,20% 是指相对于标示量的百分率(%)。

5.3.2 USP/EP/JP 协调后的要求

USP/JP/EP 协调后的判定规则,WHO 国际药典也采用该规则:分别对酸中释放量和缓冲液中释放量采用三阶判定的方式,每一阶段均规定了的酸中释放量和缓冲液中释放量的限度,如果试验阶段酸中释放量或缓冲液中释放量试验结果不符合规定,应继续下一阶段的试验。USP/EP/JP 协调后的要求,具体如下。

酸中释放量

除另有规定外,如果酸中释放量不满足表 7-17 第 1 阶段或缓冲液中释放量不满足表 7-18 第 1 阶段的要求,应继续下一阶段的试验,直至第 3 阶段;任一阶段同时满足表 7-17 和表 7-18 的要求,则判为符合规定。以下结果判定中所示的 10%、25% 是指相对于标示量的百分率(%)。

表 7-17　USP/EP/JP 协调后肠溶制剂酸中释放量的结果判定要求

阶段	试验数量	判断标准
1	6	6 片(粒)中,每片(粒)释放量均不大于标示量的 10%
2	6	12 片(粒)(阶段 1+ 阶段 2)的平均释放量不大于标示量的 10%,且每片(粒)释放量均不大于标示量的 25%
3	12	24 片(粒)(阶段 1+ 阶段 2+ 阶段 3)的平均释放量不大于标示量的 10%,且每片(粒)释放量均不大于标示量的 25%

缓冲液中释放量

除另有规定外,如果酸中释放量不满足表 7-17 第 1 阶段或缓冲液中释放量不满足表 7-18 第 1 阶段的要求,应继续下一阶段的试验,直至第 3 阶段;任一阶段同时满足表 7-17 和表 7-18 的要求,则判为符合规定。Q 为酸中释放量和缓冲液中释放量的累积释放量,以标示量的百分率(%)表示。以下结果判定中所示的 5%、15%、25% 是指相对于标示量的百分率(%)。

表 7-18　USP/EP/JP 协调后肠溶制剂缓冲液中释放量的结果判定要求

阶段	试验数量	判断标准
1	6	6 片(粒)中,每片(粒)释放量均不低于限度(Q)+5%
2	6	12 片(粒)(阶段 1+ 阶段 2)的平均释放量不低于 Q,且每片(粒)均不低于 Q–15%
3	12	24 片(粒)(阶段 1+ 阶段 2+ 阶段 3)的平均释放量不低于 Q,并未有多于 2 片(粒)低于 Q–15%,且每片(粒)均不低于 Q–25%

5.4　透皮贴剂的结果判定

除另有规定外,同普通制剂项下。

参考文献

[1] Noyes, A, Whitney, W. The Rate of Solution of Solid Substances in Their Own Solutions" [J]. Journal of American Chemical Society, 1897, 19:930.

[2] Underwood, T, Cadwallader, D. Automated Potentiometric Procedure for Studying Dissolution Kinetics of Acidic Drugs under Sink Conditions" [J]. Journal of Pharmaceutical Sciences, 1978, 67:1163-1167.

起草人:庾莉菊　宁保明(中国食品药品检定研究院)

审核人:张启明(中国食品药品检定研究院)

第八节　含量均匀度检查法(通则 0941)

1　概述

含量均匀度简单而言就是指药物分布的均匀程度[1]。含量均匀度检查法是用于检查单剂量固体、半固体和非均相液体制剂含量符合标示量程度的检查方法。

由于生产工艺或操作等方面的原因[2],绝大多数的固体制剂、半固体制剂和非均相液体制剂的一批产品中的每一个产品之间存在或多或少的差别。正是由于这种差别的存在,使批产品的含量测定结果存在一定的片面性,也就是说,即使批产品含量测定结果符合标准规定,也可能在该批产品中存在大量的有效成分含量超出期望的单位产品(以下简称:单剂)。

一些情况下,可以通过检查产品的重量(或装量)差异控制批产品的均匀程度。但是当各种原辅料混合不均匀时,即使单剂的重量(或装量)相同,其含量也存在一定的差异。

绝大多数药物制剂的制备过程都包括将各种原辅料混合均匀的工艺过程。由于这个工艺过程不稳定或不完善,可能引起批产品中每个产品的主药含量差别较大。特别是当一个单剂中主成分或复方制剂中某个主成分绝对量较小或主成分在整个处方中所占比重较小时,主成分很难与其他成分及辅料混合均匀,从而会导致批产品的不均匀[1]。

近几十年来,单剂量所含有效成分仅数毫克或更少的制剂显著增多,其中也包括一部分急救药。虽然早在 20 世纪 20 年代 Baule 等就已推导出微量成分以异相分布于大量基质时的取样标准差公式,但直至 20 世纪 60 年代人们才意识到,对这样的制剂,仅靠控制重量(或装量)差异难以保证单位剂量的准确,特别是对于小剂量制剂的质量控制势在必行。1965 年,《美国药典》17 版首次规定了含量均匀度检查法(content uniformity test)[3,4]。此后,中、日、英等国也相继在本国药典中规定了含量均匀度检查法[5-8]。

各国药典中的含量均匀度检查法是在批产品中随机抽取少量样品,通过对所抽取样品的含量均匀度情况判定批产品是否符合规定的检查方法。该检查法的核心内容是抽样方案或抽样方案与抽样计划的组合。抽样方案是指抽取样品的数量和判定方法,抽样计划是指抽样方案和从一个抽样方案改变到另一个抽样方案的规则的组合[9]。

抽样方案总体上分为计数法、计量法和计数 - 计量混合法。所谓计数法是指仅将单位产品划分为合格或不合格,或者仅计算单位产品中不合格数[9]的抽验方案,在药品检验中就是从批产品中抽取一定数量的样本,逐个测定其含量,如果偏离参考值(标示量或测定值的平均值)某一限度(如 ±15%)的样本超过某一数目,则判定该批产品含量均匀度不合格。计量法是通过测量单位产品的质量特性值进行的检验[10],在药品检验中通常是根据样本的统计参数(如样本含量测定值的平均值和标准偏差)评价批产品的含量均匀度。当计数法与计量法联合使用时称为计数 - 计量混合法。在含量均匀度检查法的发展过程中人们逐渐认识到,根据样本中废品个数制定的计数型检查法与根据样本统计参数制定的计量型检查法相比,前者只看样本中1~2个含量超限的单剂,而置绝大多数单剂含量如何接近标示量的事实于不顾,信息量小,而后者是根据样本中全部单剂的含量,信息量大,所以计量型比计数型的效率更高[4,11,12]。同时计量法还有能减免检测方法随机误差对含量均匀度检查影响的优点[13]。

2 发展历程

2.1 国外药典

自1965年含量均匀度检查法载入《美国药典》17版至今,含量均匀度检查法已经有了巨大的发展。最初含量均匀度检查法仅适用片剂的7个品种[3],而现行的《美国药典》已扩大到片剂、胶囊剂、混悬剂、乳剂、栓剂、吸入剂和贴剂等近十个剂型的上千个品种[14]。

在《美国药典》17版之后,英国、日本、欧洲、澳大利亚等国家的药典和一些国家的有关标准,相继规定对含微量有效成分的制剂进行含量均匀度检查[3]。

各国药典含量均匀度检查法均经历了从计数法到计量法的发展历程,例如《美国药典》17~20版采用计数检查法,《美国药典》21版开始使用计数–计量混合型检查法。发展过程中,各国药典对产品的质量要求和检查方法趋于一致。特别是2005年后美、欧、英、日药典均采用了ICH(The International Conference on Harmonization of Technical Requirements for Registration of Pharmaceuticals for Human,即人用药品注册技术要求国际协调会议,以下简称ICH)协调后的抽样方案,简称ICH方法,即取供试品10片(个),照各品种项下规定方法,分别测定每片(个)含量,以标示量百分含量表示,即$x(x_1,x_2,x_3 \cdots x_{10})$。计算:求平均值$\bar{x}$、$|M-\bar{x}|$和标准偏差,即$S = \sqrt{\sum_{i=1}^{n} \frac{(x-\bar{x})^2}{n-1}}$。初试按下式判定:$|M-\bar{x}|$+2.4 S≤15.0时合格;否则复试。复试时,另取供试品20片(个),分别测定每片(个)含量,以标示量百分含量表示,即$x(x_{11},x_{12},x_{13} \cdots x_{30})$。与初试的10片(个)合并统计,即$x(x_1,x_2,x_3 \cdots x_{30})$。计算:求30片(个)的$\bar{x}$,$|M-\bar{x}|$和S。复试时,当条件①$|M-\bar{x}|$+2.0 S≤15.0;②$|M-x_i|$≤0.25 M,i=1,2,3,…30同时被满足时,判定批产品合格;否则判为不合格。M的取值见表7-19,与《中国药典》2015年版方法相比,ICH方法中M为变量是其重要特点。

表7-19 M在各种条件下的取值

适用情况	M的取值	条件
$T \leq 101.5$(T为目标值)	98.5	$\bar{x} \leq 98.5$
	$\bar{x}$	$98.5 \leq \bar{x} \leq 101.5$
	101.5	$\bar{x} \geq 101.5$
$T > 101.5$	98.5	$\bar{x} \leq 98.5$
	$\bar{x}$	$98.5 \leq \bar{x} \leq T$
	T	$\bar{x} \geq T$

形式上,ICH方法在初试阶段为计量法,复试阶段为计量–计数混合法。但经研究发现,复试阶段的计数条件(条件②)发生概率极低,可以忽略不计。所以ICH方法实际为计量法。

2.2 中国药典

《中国药典》自1985年版开始规定对片剂、胶囊剂、灭菌粉针、膜剂等剂型的25个品种进行含量均匀度检查[6],至 2015 年版已经扩大到几乎全部小剂量的固体制剂、半固体制剂和非均相液体制剂。

《中国药典》1985 年版含量均匀度检查法规定:取供试品 10 片(个),照各该药品项下规定的方法,分别测定含量,并求其平均值。每片(个)的含量与平均含量相比较,除另有规定外,含量差异大于 ±15% 的不得多于 1 片(个),并不得超过 20%。该方法与 BP(1980)含量均匀度检查法基本相同,属于典型的计数型抽样方案。

《中国药典》1990 年版对含量均匀度检查法进行了大幅度的修订,在国际上率先采用了计量型抽样方案,规定"取供试品 10 片(个),照各品种项下规定方法,分别测定每片(个)含量,以标示量的百分含量表示,即 x($x_1,x_2,x_3\cdots x_{10}$)。计算:求平均值 $\bar{x}$,标示量与均值之差的绝对值,即 A=$|100-\bar{x}|$ 和标准偏差,即 $S = \sqrt{\sum_{i=1}^{n} \frac{(x - \bar{x})^2}{n - 1}}$。初试按以下两式判定:A+1.80 S≤15.0 时,判定批产品合格;A+S>15.0 时,判定批产品不合格;如 A+1.80 S>15.0 且 A+S≤15.0 时复试。复试时,另取供试品 20 片(或个),分别测定每片(个)含量,并以标示量百分含量表示 x($x_{11},x_{12},x_{13}\cdots x_{30}$)。与初试的 10 片(个)合并统计,即 x($x_1,x_2,x_3\cdots x_{30}$)。计算:求 30 片的 $\bar{x}$,A 和 S。复试时,当 A+1.45 S≤15.0 时,判定批产品合格,否则判为不合格"。该方法一直沿用至 2010 年版,基本未修订。

2005 年之后,在美、欧、英、日等药典相继采用 ICH 方法的背景下,我国药典工作者也启动了含量均匀度修订工作,并在 2015 年版采用了新的抽样方案,该方案规定:取供试品 10 个,照各品种项下规定的方法,分别测定每一个单剂以标示量为 100 的相对含量 x_i,求其均值 $\bar{X}$ 和标准差 S 以及标示量与均值之差的绝对值 A。若 A+2.2 S≤L,则供试品的含量均匀度符合规定;若 A+S>L,则不符合规定;若 A+2.2 S>L,且 A+S≤L,则应另取供试品 20 个复试。根据初、复试结果,计算 30 个单剂的均值 $\bar{X}$、标准差 S 和标示量与均值之差的绝对值 A。再按下述公式计算并判定。当 A≤0.25 L 时,若 A^2+S^2≤0.25 L^2,则供试品的含量均匀度符合规定;若 A^2+S^2>0.25 L^2 则不符合规定。当 A>0.25 L 时,若 A+1.7 S≤L,则供试品的含量均匀度符合规定;若 A+1.7 S>L,则不符合规定。除另有规定外,L=15.0。

3 《中国药典》2015 年版与 ICH 方法的比较与评价

3.1 总体结构

《中国药典》2015 年版和 ICH 方法具有基本相同的总体结构,均采用相同的抽样方式,即二次抽样法。两种方法抽取的样本数相同,第一次抽样数均为 10 个单剂,第二次抽样均为 20 个单剂;第二次抽样后,均将第一次抽样结果和第二次抽样结果进行合并,以合并后的 30 个样本的总体结果计算和判定。

但两种方法在结构方面也不完全相同。在判定批产品不合格方面,《中国药典》与 ICH 方法有很大的大同之处。ICH 方法在"结论一"部分只会得到合格的结果,即当第一次抽取的样本"非常好"时,判定批产品合格;而所有不合格的结果均会在第二次抽样后才会得到。相比之下,《中国药典》在第一次抽

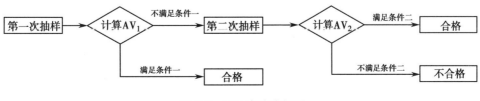

图 7-5 ICH 方法流程图

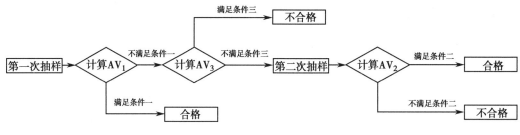

图 7-6 《中国药典》方法流程图

样之后,既可以得到合格结果,也可以得到不合格结果,即当第一次抽取的样本"非常好"时,判定批产品合格;当样本"非常差"时,判定产品不合格。两种方法的抽样流程可以用下面的框图描述。

《中国药典》在判断 AV_1 与第二次抽样之间插入了计算 A+S(即 AV_3)和判断 $AV_3>15.0$(条件三)是否能够被满足的过程。当批产品废品率较高时,第一次抽样所得到的 AV_3 可能很大,而足以满足条件三,从而在第一次抽样之后就可以得到不合格的结果。因此,这一过程的加入使《中国药典》方法的复试率显著下降,平均样本数也因此下降。

3.2 抽样方案的评价

如果想准确地评价某一批产品的含量均匀程度,最准确的方法是分别测定批产品中每一个单剂的含量,统计废品数。因为绝大多数含量测定方法会将供试品全部消耗,显然这样的方法是不可取的;面对一批产品包含上万乃至上百万个单剂,这样的方法也是无法实施的。所以含量均匀度检查方法是从一批产品中抽取一定数量的样本,通过所抽取样品的含量均匀度情况判定批产品是否符合规定的检查方法。由于抽出的样本数有限,这样给出的结论有一定的随机性和局限性,因此不能用对几批产品抽取有限个样本的方法来评价某种检查方法的准确率或合理与否。目前,一般采用蒙特卡洛(Monte Carlo)方法,即计算机模拟抽样方法,绘制抽样特性曲线(Operating characteristic curve,简称 OC 曲线),以评价含量均匀度检查法。

计算机模拟抽样法是用计算机模拟废品率不同、总体均值和总体标准差系统组合的批产品的随机抽取样本中单剂的测定值,其批产品数目可以大至百万计。再用计算机按该检查法判定各模拟随机抽取样本是否合格,并累加被判为合格的样本数,以求出该检查法对废品率不同的制剂的接受概率;必要时,累加需要进行二次抽样的检查次数,以求出该检查法的平均样本容量。最后绘制该检查法的 OC 曲线,以评价其效率和宽严程度。

评价一个检查法的效率和宽严程度可以根据其 OC 曲线的走向和平均样本容量。前者包括 OC 曲线上接受概率 0.50 时对应的废品率(即批允许废品率)和该曲线的陡度。OC 曲线陡度的大小常用争议区间定量地描述,即接受概率 0.95~0.10 对应的废品率范围,这个范围愈小,说明 OC 曲线的陡度愈大,检查方法愈准确。样本容量系指抽取样本的数量。平均样本容量是多次抽样样本容量的平均值。平均样本容量越小反应检查方法效率越高。

3.2.1 ICH 方法

采用蒙特卡洛法进行统计学特性分析,对判定结果进行数学统计并绘制 OC 曲线,其统计学特性参数见表 7-20,7-21 和图 7-7。

表 7-20 ICH 方法统计学特性参数(第 1 部分)(μ=90~110)

接受概率	0.95	0.50	0.10
废品率 %	1.8	5.4	11.6

表 7-21 ICH 方法统计学特性参数（第 2 部分）（μ=90~110）

批允许废品率 / %	复试率 /%	平均样本量 /n	争议区间 / %
5.4	66.6	23.3	9.8

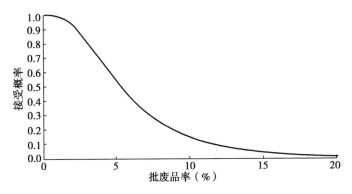

图 7-7 正态分布下的 ICH 方法 OC 曲线

相较于《美国药典》17~20 版和《美国药典》21~28 版，ICH 方法对产品提高了质量要求，同时方法的复试率和平均样本容量明显增加，即检验工作量和检验成本大幅增加。

表 7-22 不同方法统计学特性比较表

抽样方案	批允许废品率 /%	复试率 /%	平均样本容量	争议区间 /%
USP 17~20 版	8	14.8	13	19.8
USP 21~28 版	7	22.4	14.5	14.3
ICH 方法	5.4	66.6	23.3	9.8
ChP 1985	22	/	10	28.7
ChP 1990~2010	8.9	22.6	14.5	14.0
ChP 2015	5.0	66.8	23.4	9.5

注:表中部分数据来源于文献[15]。

ICH 方法对产品的质量要求明显严于在此期间执行的中国药典,但是经过进一步研究也发现了 ICH 方法的不足之处。采用蒙特卡洛法,用正态分布数据(μ=85~115)测试,分析总体均值(μ)与接受概率(Pa)的关系,如图 7-8 所示。

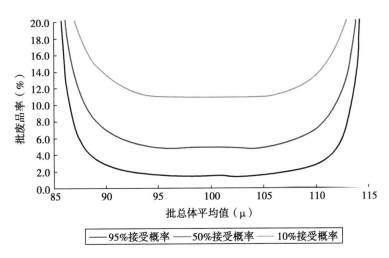

图 7-8 ICH 方法批总体平均值(μ)与批废品率之间关系的分析图

表 7-23 不同样本平均值范围 OC 曲线的特性参数（废品率，%）

接受概率	0.95	0.50	0.10
$\mu=95\sim105$	1.5	4.9	11.0
$\mu=90\sim110$	1.8	5.4	11.6
$\mu=88\sim112$	2.2	6.0	12.3

由以上分析数据可见，ICH 方法对不同均值 μ 的总体存在严重的"歧视"问题。即当 μ 小于 95.0 或 μ 大于 105.0 时，对产品的废品率要求迅速放宽。例如，当 $\mu=95.0$ 时，批允许废品率为 4.8%，当 $\mu=90.0$ 时，批允许废品率为 7.1%，放宽约 48%，说明该方案适用范围较窄。正因如此，我国在起草 2015 年版时最终未采用该方案。当 $\mu=95.0\sim105.0$ 时，ICH 方法的批允许废品率约为 5.0%，符合统计学的一般要求，应是其方法设计本意。因此在新方案设计过程中，将此作为设计目标。

3.2.2 《中国药典》2015 年版方法

《中国药典》2015 年版的统计学特性参数如表 7-24、7-25，OC 曲线和接受概率曲线见图 7-9、7-10。

表 7-24 ChP.2015 统计学特性参数（第 1 部分）

接受概率	0.95	0.50	0.10
废品率 /%	1.6	5.0	11.1

表 7-25 ChP.2015 统计学特性参数（第 2 部分）

批允许废品率 %	复试率 /%	平均样本容量 /n	争议区 /%
5.0	66.8	23.4	9.5

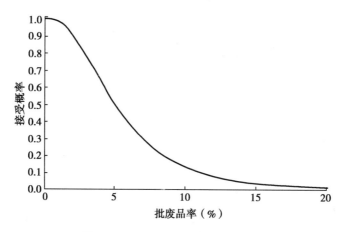

图 7-9 ChP.2015OC 曲线（L=15.0）

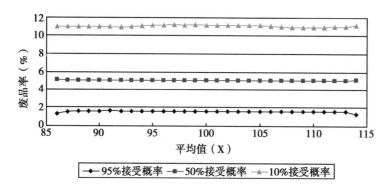

图 7-10 ChP.2015 接受概率曲线（L=15.0）

以上数据和曲线表明，《中国药典》2015版方法对产品批废品率的要求与ICH方案（μ=95.0~105.0）相当，并且有效解决了ICH方案对不同总体均值（μ）样本的"歧视"问题。

3.3 《中国药典》2015年版方法的优点及其不足

该方法属计量型检查法，除效率高外，还有以下优点：①结构比较合理，在初试阶段有不合格样品判定条件，提高对"非常差"样品的判定效率；②有效消除了抽样方案对不同均值的"歧视"效应；③本方案对历版药典有比较好的继承性，重要统计学参数均未改变，如仍以A值和S值作为统计量以及A值的计算公式未改变等，更有利于方法的应用和普及。

缺点：本方案为消除抽样方案对不同均值的"歧视"效应，在复试阶段增加了一段弧形判别线，使方案略显复杂化，但在计算机和应用程序大量存在的背景下，属于比较好解决的问题。

4　方法应用

《中国药典》2015年版通则含量均匀度检查法共收载了直接法和间接法两种方法。在品种各论中还收载了计数法和计数-计量混合法。

4.1　直接法

直接法是采用适当的方法直接测定每一个单剂以标示量为100的相对含量，并按照规定的抽样方案进行检查的方法，其关键点是有适当的方法能够直接测定每一个单剂的含量。本方法适用于绝大多数品种。

4.2　间接法

间接法指有适当方法进行批样品的含量测定，而没有适当的方法直接测定每一个单剂的含量，每一个单剂测定的响应值需要进行换算后，才能得到每一个单剂以标示量为100的相对含量，之后再按抽样方案进行计算和判定的方法。本法主要适用于品种规格较小，含量均匀度的供试品溶液达不到含量测定方法定量检验所需浓度要求的情况。例如：《中国药典》2015年版中的腺苷钴胺片，含量测定采用HPLC法，供试品浓度为0.1 mg/ml。本品规格为0.25 mg，规格较小。因此含量均匀度检查时，很难制备出足够量的浓度约为0.1 mg/ml的供试品溶液。该品种含量均匀度采用紫外分光光度法，测定每一片的响应值 Y_i，求其均值 $\bar{Y}$。另由含量测定法测得含量为 X_A，由 X_A 除以 $\bar{Y}$，得比例系数 $K（K=X_A/\bar{Y}）$，将上述诸响应值 Y_i 与K相乘，求得每一个单剂的含量 $X_i（X_i=KY_i）$，再按照直接法进行计算和判别。随着定量分析方法检测灵敏度的提高和仪器自动化程度的提高，间接法的应用有逐步减少的趋势。

4.3　计数法

例如：《中国药典》2015年版中注射用丝裂霉素含量均匀度检查项规定"取本品10瓶，照含量测定项下方法测得的每瓶含量与平均含量比较，差异过 ±15% 的不得多于1瓶，并不得超过 ±20%"。该方法与《中国药典》1985年版含量均匀度检查法相同，由表7-22的统计学特性数据可知，该方法对产品的质量控制水平远远落后于国内外行业的一般要求，在制订质量标准时一般应尽量避免使用。

4.4 计数 - 计量混合法

例如:胰激肽原酶肠溶片含量均匀度检查的统计方法规定"每片效价与10片的平均效价比较,大于平均效价 ±10% 的不得多于1片,且不得超过 ±15%,10片效价的相对标准偏差应不得大于6.0%"。该方法类似于《美国药典》21~28版的含量均匀度检查法,但严于该方法。该品种以10片的平均效价为参考值,所以主要控制的是总体的离散度,而对废品率的控制与总体的均值有关,未达到准确控制的目的。

5　操作要点和注意事项

(1) 本检查法只适用于单剂量包装的制剂,而且药品应有明确的规格。同时要求待测成分要有确定的含量范围,即有确定的上限和下限。因此,一些中药制剂只规定某一成分的下限时或上限时,不适用本检查法控制该成分的均一性。

(2) 均相制剂如内容物为均相的软胶囊,可用重量法进行均一性控制时,不适用本检查法。单组分的无菌分装原料药(不含辅料)或由冷冻干燥法制得的注射用无菌粉末,可以通过重量法进行均一性控制时,也不适用本检查法。

(3) 参照《欧洲药典》和《英国药典》,本检查法规定多种维生素或微量元素一般不适用本检查法。

(4) 本方法应采用随机的方式抽取样品,不能采用任何方式包括称重、观察外观等方式预先筛选样品。按规定的抽样方案进行初试和复试,在无确定证据证明实验无效的情况下,不能重试。

(5) 一般情况下,判别式中的 L=15.0。少数剂型或个别情况 L=20.0 或 25.0,在品种各论中应有明确规定。

(6) 绝大多数品种规定的含量限度的上下限的平均值(T)=100.0%,则 $A=|100-\bar{X}|$。少数品种 T>100.0%,若 $\bar{X}<100.0$,则 $A=100-\bar{X}$;若 $100.0\le\bar{X}\le T$,则 A=0;若 $\bar{X}>T$,则 $A=\bar{X}-T$。极少数品种 T<100.0%,应在各品种正文中规定 A 的计算方法。例如:《中国药典》2015年版中氨茶碱片中规定含无水茶碱应为氨茶碱标示量的74%~84%,该品种标准中规定 $A=|79-\bar{X}|$。

(7) 本检查法是通过测定和分析小样本来估计总体的分布情况,方法误差的主要来源为抽样的随机误差和测定误差。应尽量减小每一个单剂的测定误差,特别是减小系统性误差。各单剂的测定条件应尽可能保持一致。例如:采用紫外可见分光光度法测定时,所用溶剂需一次配够,当用量较大时,即使是同一批号的溶剂,也应混合均匀后使用。

(8) 由于 ICH 方法对于批样品总体均值 μ 存在严重的"歧视"效应,当 μ=95.0~105.0 时,《中国药典》2015年版与 ICH 方法的宽严程度相当;当超出此范围时,《中国药典》方法严于 ICH 方法。涉及以上两种方法分别验收的检验工作应予以特别注意。

6　展望

含量均匀度是单剂量药品的重要质量控制指标之一。随着分析仪器自动化程度的大幅度提升和普及,使检验成本大幅度降低,时间大幅度缩短,为普遍采用含量均匀度检查法提供了可能。目前,采用含量均匀度检查法的剂型和品种有增加的趋势。例如,内充非均相液体的软胶囊原则上都要检查含量均匀度;重量差异不能有效控制药品均匀性的都要检查含量均匀度。

由于重(装)量差异有采用计量法的趋势,未来含量均匀度和重(装)量差异可能会合并为计量均匀度,采用统一的抽样方案和统计学判定公式。

参考文献

[1] 奚念朱,顾学裘.药剂学(第二版)[M].北京:人民卫生出版社,1980.

[2] 安登魁.药物分析(第三版)[M].北京:人民卫生出版社,1980.

[3] 罗旭,王玺.药典注释(中华人民共和国药典 1990 年版二部)[M].北京:化学工业出版社,1993.

[4] 孙嘉奎.片剂含量均匀度试验的初步综述[J].沈阳药学院学报,1982,10:116.

[5] 张淑蓉.中国药典与美英日三国药典含量均匀度检查法的进展[J].中国药学杂志,1994,29(9):569-570.

[6] 中华人民共和国卫生部药典委员会.中华人民共和国药典 1985 年版(二部)[M].北京:人民卫生出版社,1985,附录 45.

[7] 日本公定书协会.第十改正日本药局方解说书[M].日本:广川书店,1981,B50-53.

[8] Medicines commission. British Pharmacopoeia 1980.Her majesty's Stationery office,1980,728.

[9] 中华人民共和国国家质量监督检验检疫总局,中国国家标准化管理委员会.计数抽样检验程序 第一部分:按接收质量限(AQL)检索的逐批检验抽样计划.中华人民共和国国家标准 GB/T2828.1-2012/ISO 2859-1:1999:4.

[10] 中华人民共和国国家质量监督检验检疫总局,中国国家标准化管理委员会.计量抽样检验程序 第 1 部分:按接收质量限(AQL)检索的对单一质量特性和单个 AQL 的逐批检验的一次抽样方案.中华人民共和国国家标准 GB/T6378.1-2008/ISO 3951-1:2005:1.

[11] 罗旭.评几个关于含量均匀度检查法的争论[J].中国药学杂志,1989,24(11):694-698.

[12] 王玺,钟大放,罗旭,等.日本药典XIII版含量均匀度检查法的统计特性分析[J].沈阳药科大学学报,1999,16(1)40-43,67.

[13] 罗旭,王玺,陶巧凤.减免随机性方法误差对含量均匀度检查的影响[J].药学学报,1989,24(9):697-701.

[14] The Unitend States Pharmacopeical Convention.The United States Pharmacopeia,38th Revision. The Unitend States Pharmacopeical Convention. 2014.

[15] 陶巧凤,赵昱,罗旭.《美国药典》29 版含量均匀度检查方法的统计特性分析[J].中国药学杂志,2007,42(12):932-934.

起草人:徐万魁　孙苓苓(辽宁省药品检验检测院)

毕开顺(沈阳药科大学)

审核人:张启明(中国食品药品检定研究院)

第九节　最低装量检查法（通则 0942）

1　概述

最低装量检查法自《中国药典》1995 年版起,在一部、二部中分别以附录ⅫC 和附录 X F 收载[1];自 2005 年版起,在三部以附录Ⅴ F 收载[2]。历经四次修订、补充、完善,最低装量检查法(以下简称本法)在 2015 年版整合修订为四部通则 0942。

2　原理和测定法

本法的测定原理较为简单。根据制剂的标示装量是以重量计还是以容量计,测定法可分为重量法和容量法。

2.1　重量法

标示装量以重量计者,依"重量法"进行最低装量检查,测定法详见《中国药典》2015 年版四部通则 0942。

测定法中的"除去外盖和标签",是为了除去在倾倒内容物过程中可能影响重量的因素。去除标签的方法通常有直撕、水浸泡、乙醇浸泡、电吹风加热等,需要检验者依标签粘贴类型确定。不干胶去除时残留在容器外壁的黏胶应清除干净,避免影响称重。

容器清洗原则是清洗溶剂不与容器发生反应,不影响容器重量。内容物倾出后,需要对容器进行破拆的剂型如乳膏剂、凝胶剂等,进行破拆操作时,应注意保留容器的每一部分。根据容器材质选择适宜的溶剂对容器进行清洗,通常采用水洗、无水乙醇荡洗、自然晾干的方式。容器外壁、容器内侧及容器破拆后的干燥方式应尽可能一致。

《中国药典》未对气雾剂容器破拆后的清洗干燥做明确规定,《美国药典》38 版 <755> 规定气雾剂按重量法检查,容器内壁用甲醇淋洗并干燥,容器、阀门及所有相关部分需在 100℃加热 5 分钟[3]。我国的气雾剂产品宜根据自身容器材质选择适宜的清洗及干燥方法。

2.2　容量法

标示装量以容量计者,依"容量法"进行最低装量检查,测定法详见《中国药典》2015 年版四部通则 0942。

"容量法"在历版中国药典中修订较多(表 7-26)。2005 年版一部取消了 50 ml 以下与 50 ml 以上装量检查量具的差别,均倾入量筒进行检查,接近临床实际使用方式。2010 年版一、二部明确了检查所用量筒的标化方式为"量入式",且"量具的大小应使待测体积至少占其额定体积的 40%"[4]。根据 JJG196-1990 常用玻璃量器计量检定规程[5],量筒最小规格为 5 ml,5 ml 量筒可完成 2 ml 及以上体积者的最低装量检查。对于 2 ml 以下者,因无法采用量筒进行检查,则改用注射器抽取后检查。

表 7-26　历版《中国药典》最低装量检查法容量法比较

版号	部数	50 ml 及 50 ml 以下者	50 ml 以上者	黏稠液体
1995	一部	干燥并预经标化的注射器抽尽	可倾入预经标化的干燥量筒中	倾出后,容器倒置 15 分钟,
	二部			尽量倾尽
2000	一部	干燥并预经标化的注射器(包		
	二部	括注射针头)抽尽		
2005	二部			
	三部			
2010	三部			
2005	一部	倾入经校正的干燥量筒中		容器倒置 15 分钟以上,倾尽
2010	一部	内容物转移至预经标化的干燥量入式量筒中(量具的大小应使待		倾出后,容器倒置 15 分钟,
	二部	测体积至少占其额定体积的 40%);2 ml 及以下者用预经标化的		尽量倾尽
		干燥的量入式注射器抽尽		
2015	四部			

2.3　记录与计算

(1)　检查中,应记录室温、标示装量、使用仪器及其规格、每个容器内容物读数(ml),或每个供试品重量及其自身空容器重量及每个容器装量。

(2)　以各容器装量之和除以容器数(5 或 3),计算得平均装量。

(3)　按标示装量计算出平均装量与每个容器装量相当于标示装量的百分率,《中国药典》自 2010 年版起,对限度判断的有效数字有明确规定,应取三位有效数字进行结果判断。

2.4　结果判定

(1)　每个容器的装量百分率不少于允许最低装量百分率,且平均装量百分率不少于标示装量百分率,判为符合规定。如仅有一个容器的装量不符合规定,则另取 5 个[50 g(ml)以上者 3 个]复试,复试结果全部符合规定,仍可判为符合规定。

(2)　初试结果的平均装量百分率少于标示装量百分率,或有一个以上容器的装量百分率不符合规定,或在复试中仍不能全部符合规定,均判为不符合规定。

3　仪器

分析天平,感量为 1 mg、10 mg 或 100 mg;量筒(量入式)规格 5、10、25、50、100、250 和 500 ml,定期检定合格,使用前洗净干燥;注射器(量入式,含 7 号针头)规格 1、2 ml,定期检定合格,使用前洗净干燥。

4　方法适用性

本法适用于检查的制剂有:标示装量为 50(g)ml 以上的注射液及注射用浓溶液,多剂量包装颗粒剂,多剂量包装眼用制剂,多剂量包装鼻用制剂,装量以重量标示的多剂量包装丸剂,软膏剂、乳膏剂,糊剂,非定量喷雾剂,非定量气雾剂,凝胶剂,多剂量包装的散剂,多剂量包装的糖浆剂,搽剂,涂剂,涂膜剂,酊剂,多剂量包装的口服溶液剂、口服混悬剂、口服乳剂和干混悬剂,多剂量耳用制剂,洗剂,冲洗剂,灌肠剂,多剂量灌装的合剂,煎膏剂,酒剂,露剂,流浸膏剂与浸膏剂。

5　国内外药典比较

《欧美药典》对大体积注射剂、多剂量制剂的装量控制与《中国药典》不太一样。

《欧洲药典》、《英国药典》均未收载最低装量检查法,对部分多剂量制剂如口服溶液、滴鼻剂、颗粒剂等按质量均一性[Mass Uniformity of Delivered Doses from Multidose Containers(《欧洲药典》2.9.27)][6]或Uniformity of Mass(《英国药典》Appendix XII C2)][7]检查,关注的是采用附在药品包装内的分装容器进行药品取用时,取用质量的均一程度。以分装容器量取的 20 个取用质量分别与平均取用质量比较,超出平均取用质量 10% 者不得多于 2 个,并不得有 1 个超出平均取用质量的 20%,类似于《中国药典》的装(重)量差异检查。

《美国药典》收载的可释放体积[deliverable volume<698>][8]、最低装量[minimum fill<755>]与《中国药典》的最低装量检查法在检查对象、检查法上有一些异同点,在制订和执行标准中可予以关注。

5.1　检查对象

《中国药典》最低装量检查法适用于固体、半固体和液体制剂,是对标示装量 50 g(ml)以上注射液和注射用浓溶液,以及多剂量包装制剂等的具体要求。

和《中国药典》不同,《美国药典》收载的最低装量[minimum fill<755>]检查对象以固体、半固体制剂为主,主要适用于检查标示装量少于 150 g(ml)的乳膏剂、胶剂、凝胶剂、软膏剂、糊剂、散剂以及气雾剂(包括加压或非加压局部用喷雾剂和加压定剂量的吸入剂)等制剂。

《美国药典》收载的可释放体积[deliverable volume<698>]检查对象以口服液体制剂或在使用前用规定体积的稀释剂稀释成液体的口服固体制剂为主。

从《美国药典》各论中可知,并非所有品种均需检查最低装量或可释放体积,只有少数品种进行规定,主要用于抗生素类,有的口服液也检查最低装量(如口服用氯化钾),从其检查法的规定来看应属于释放体积检查。

5.2　检查法

《中国药典》的最低装量检查法与《美国药典》的可释放体积、最低装量检查法相比,在样本量、重量法、容量法、限度范围、结果判定、复试量上均有一定差异,详见表 7-27。《美国药典》装量检查的样本量大于中国药典,限度范围要求似比中国药典宽,但在复试结果判断时,将初复试样本结果合并判断,对样本的一致性要求较高。中国药典复试结果仅依据复试样本的测定结果判断,样本代表性一般。

5.3　对仪器的要求

容量检查法时,《中国药典》明确规定:量具的大小应使待测体积至少占其额定体积的 40%,2 ml 及以下者用预经标化的干燥量入式注射器抽尽。

由于注射器的量入式标化国内尚无标准可循,且注射器读数较粗,有造成结果误判的可能性,尤其是对边缘产品的结果判定,可操作性有待商榷。建议采用下法解决:拟定质量标准时,单列最低装量检查项,明确装量检查法(如重量法)和合理的限度。例如,玻璃酸钠滴眼液(规格 0.4 ml∶1.2 mg)进口药品注册标准 JX20000092 中单独列出装量:"取本品 10 支,依法检查《中国药典》2000 年版二部附录Ⅹ F 重量法,平均装量不多于 0.56 g,每支装量不少于 0.4 g,超过 0.6 g 的不多于 1 支。"

2015 年版最低装量检查法增加了一条重要【附注】:"对于以容量计的小规格标示装量制剂,可改用重量法或按品种项下的规定方法检查"。这条附注正式提出了以容量计的小规格制剂可采用重量法测定装量的解决方案,是一项重要的进步。

表 7-27　中美药典最低装量检查法之异同点

标准名称	ChP 2015 最低装量检查法 (通则 0942)	USP 38 deliverable volume<698>	USP 38 minimum fill<755>
取样量	一般取 5 个;50 g(ml) 以上者取 3 个	均取 10 个	
重量法	用于标示装量以重量计者,也可用于以容量计的小规格标示装量制剂	用于标示装量以重量计或容量计者	用于标示装量以重量计者气雾剂用重量法,推荐甲醇冲洗,并在 100℃ 干燥 5 分钟
容量法	倾入预经标化的干燥量入式量筒,量具大小应使待测体积至少占其额定体积的 40%;黏稠液体倒置 15 分钟,尽量倾净。2 ml 以下者用预经标化的干燥量入式注射器抽取并测定	按照临床使用方式,将内容物缓慢倾倒入已量入式标化的量筒中,量筒体积不超过测试量的 2.5 倍,小心操作,避免产生气泡。除另有规定外,单剂量制剂倒置时间不超过 5 秒钟,多剂量制剂倒置时间不超过 10 分钟,待气泡逸出后读数	倾入适宜的已标化量筒,倒置使倾倒干净后测定
初试结果判定	注射液及注射用浓溶液:50 g(ml) 以上平均装量应不少于标示装量,每个容器应不少于标示装量的 97% 口服及外用固体、半固体、液体;黏稠液体:平均装量均应不少于标示装量;每个容量装量,20 g(ml) 以下,不少于标示装量的 93%;20 g(ml) 至 50 g(ml),不少于标示装量的 95%;50 g(ml) 以上,不少于标示装量的 97% 5 个(或 3 个)中若有 1 个不符合规定,则另取 5 个(或 3 个)复试	多剂量样品:10 个容器的平均装量应不低于标示装量的 100%;每个容器的装量均应不低于标示装量的 95%。如平均装量低于标示装量的 100%,但每个容器的装量均不低于标示装量的 95%,或平均装量不低于标示装量的 100%,仅 1 个容器的装量低于标示装量的 95%,但不低于标示装量的 90%,则另取 20 个进行复试 单剂量样品:10 个容器的平均装量应不低于标示装量的 100%;每个容器的装量均应在标示装量的 95%~110% 范围内。如平均装量低于标示装量的 100%,但每个容器的装量均在标示装量的 95%~110% 范围内,或平均装量不低于标示装量的 100%,仅 1 个容器的装量超出标示装量的 95%~110% 范围,但在标示装量的 90%~115% 范围内,则另取 20 个进行复试	小于或等于 60 ml(g) 者:10 个容器的平均装量应不低于标示装量的 100%;每个容器均不得少于标示装量的 90% 大于 60 ml(g) 少于 150 ml(g) 者:10 个容器的平均装量应不低于标示装量的 100%;每个容器均不得少于标示装量的 95% 如不符合规定:另取 20 个复试 气雾剂:10 个容器中每个容器的装量均不得少于标示装量。未提及复试条件

续表

标准名称	ChP 2015 最低装量检查法 （通则 0942）	USP 38 deliverable volume<698>	USP 38 minimum fill<755>
复试结果判定	5 个（或）3 个复试应全部符合规定	初复试样品共 30 个合并计算 多剂量样品:30 个容器的平均装量应不低于标示装量的 100%;装量低于标示装量的 95%,但不低于标示装量的 90% 的容器不得多于 1 个 单剂量样品:30 个容器的平均装量应不低于标示装量的 100%,装量超出标示装量的 95%~110% 范围,但在标示装量的 90%~115% 范围内的容器不得多于 1 个	初复试样品共 30 个合并计算 30 个容器的平均装量不得少于标示装量,超出上述限度的容器不得多于 1 个

6 注意事项

（1）开启瓶盖时,应注意避免损失。

（2）每个供试品的两次称量中,应注意编号顺序和容器的对号。

（3）所用注射器或量筒必须洁净、干燥并经定期检定;其最大刻度值应与供试品的标示装量一致,或使待测体积至少占其额定体积的 40%。

（4）供试品如为混悬液,应充分摇匀后再做装量检查。

（5）呈负压或真空状态的供试品,应在称重前释放真空,恢复常压后再做装量检查。

7 展望

作为控制制剂的灌装量和临床用药剂量,保证有效性的检查项目,本法简便、经济,但是在应用中存在一些问题,如用于低剂量制剂时,满足要求的仪器(量入式注射器)可获得性和可操作性的问题,本法与装量差异检查法对供试品取样量、判断标准不同而引入的矛盾,和技术本身有待进一步改进以及如何与国外药典的接轨等方面,需要在今后各版药典中不断地解决和完善。

参考文献

[1] 国家药典委员会. 中华人民共和国药典[M].北京:化学工业出版社,1995.

[2] 国家药典委员会. 中华人民共和国药典[M].北京:化学工业出版社,2005.

[3] USP 38-NF33[S]. M. Minimum fill,527-528.

[4] 国家药典委员会. 中华人民共和国药典[M].北京:中国医药科技出版社,2010.

[5] JJG196-2006. 中华人民共和国国家计量检定规程. 常用玻璃量器[S].

[6] EP 8.0[S]. M. Uniformity of mass of delivered doses from multidose containers,331.

[7] BP 2015[S]. M. Uniformity of weight(mass) of delivered doses from multidose containers,V-371.

[8] USP 38-NF33[S]. M. Deliverable volume,478-481.

起草人:石蓓佳　王　玉(江苏省食品药品监督检验研究院)

审核人:张启明(中国食品药品检定研究院)

第十节 吸入制剂微细粒子空气动力学特性测定法

（通则 0951）

1 概述

由于肺部特殊的生理结构,吸入制剂中的药物粒子需小于 5 μm 方可进入作用部位。随着吸入制剂在临床上广泛的应用,研究人员发现,药物粒径在吸入过程中会发生变化,应以动态粒径表示,其数值与处方中原始粒径(即静态粒径)不同,该变化与吸入气流、给药装置、吸入方式、制剂处方中其他成分的性质有关,即使药物粒径 100% 小于 5 μm,亦可能仅有 20%~30% 的动态粒径小于 5 μm,而能够到达肺部的量可能仅有 5%~30%(甚至更低)。因此,对吸入制剂中药物吸入行为的研究和吸入有效性的评价与其他制剂相比,是其主要特点。

许多从吸入制剂喷出的药物颗粒形状不规则,其密度或大于 1 或小于 1。这些粒子的空气动力学行为可以用空气动力学直径(aerodynamic diameter)表示,即与之有相同沉降速度时所对应的密度为 1(比如水)的球型体(sphere)的直径。

球形粒子的空气动力学直径 Da 可以表示为:

$$Da=D\cdot\sqrt{\rho} \tag{7--6}$$

其中 D 为粒子的物理直径,ρ 为比重,如相对于水的密度。

空气动力学粒径分布(Aerodynamic particle size distribution,APSD)通常用质量表示,将其对空气动力学粒径作累积分布图(cumulative distribution)。描述 APSD 常用的参数有质量中值空气动力学直径(mass median aerodynamic diameter,MMAD)、几何标准偏差(geometric standard deviation,GSD)、微细粒子分数(fine particle fraction,FPF)等。这些参数可以从理论上确定吸入制剂雾粒进入口中并能到达肺部的粒子的比例,并预测粒子在肺部最可能发生沉积的位点,对描述肺部药物的递送具有十分重要的意义。

吸入制剂发明于美国,但真正发展起来是在欧洲。《英国药典》和《欧洲药典》对吸入制剂的定义及相关要求均一致。1988 年《英国药典》首次将吸入制剂体外模拟试验(喷射沉积量,即有效药物量测定,Deposition of the Emitted)引入至吸入剂的质量控制中,采用双冲程液体碰撞试验装置(Twin impinger,TI,即《中国药典》2015 年版装置 1)进行测定;自 1999 年版将级联撞击器收载于《英国药典》中,收载的撞击器中有前述的 TI 装置[此版中更名为玻璃冲击器(Glass Impinge)]安德森级联撞击(AndersenCascade Impactor,ACI)和多层液体冲击器(Multistage Impinger,MSLI),用于测定吸入气雾剂及吸入喷雾剂的空气动力学粒径分布。自 2001 年版起,新增金属冲击器(Metal Impinger),且玻璃冲击器和金属冲击器除可用于测定吸入气雾剂和吸入粉雾剂外,还可用于测定吸入溶液(即供雾化器用的液体制剂)的微细粒子剂量。自 2005 年版起,新增新一代级联撞击器(NGI),同时不再收载金属撞击器。

2005 年以后的《英国药典》,对吸入剂的呼吸道模拟试验作了更为规范、全面的规定,测定名称由最

499

初 Deposition of the Emitted 改为 Aerodynamic Assessment of Fine Particles-Fine Particle Dose and Particle Size Distribution,即微细粒子的动态粒径分布。并从 2005~2015 年,《英国药典》一直收载 4 种装置,用于测定吸入制剂的 APSD/FPF,它们分别为双级液体冲击器(Twin Impinger,TI,《中国药典》2015 年版装置 1)、多级液体冲击器(Multistage Liquid Impinger,MSLI)、安德森级联撞击器(Andersen Cascade Impactor,ACI,《中国药典》2015 年版装置 2)和新一代撞击器(New Generation Impaction,NGI,《中国药典》2015 年版装置 3)。级联撞击器 ACI 和 NGI 可以在无须知道粒子的密度或形状的情况下根据空气动力学直径对粒子进行分类,是测定吸入制剂 APSD 常用的仪器。

《美国药典》自 23 版将级联撞击器收载于药典中,用于测定吸入气雾剂的粒径分布。收载的级联撞击器为 ACI,单级冲击器装置 2(Single-stage ImpactorApparatus2,即《中国药典》2015 年版装置 1)和单级撞击器装置 3(Single-stage Impactor Apparatus3)。自《美国药典》24 版起,新增多层液体撞击器(Multi-stage Liquid Impinger,MSLI)和马普尔 - 米勒撞击器(Marple-MillerImpactor),同时不再收载 23 版中的单级撞击器装置 2 和单级撞击器装置 3,采用 ACI 测定吸入气雾剂和吸入粉雾剂的空气动力学粒径分布,采用多层液体撞击器和 Marple-Miller Impactor 测定吸入粉雾剂的空气动力学粒径分布。自《美国药典》28 版起,新增 NGI,用于测定吸入气雾剂和吸入粉雾剂的空气动力学粒径分布。至《美国药典》38 版,收载的撞击种类无变更,但在 38 版中明确规定 ACI 和 NGI 测定吸入气雾剂及喷雾剂的空气动力学粒径分布时无需使用预分离器,而测定吸入粉雾剂时该两种撞击器需加装预分离器。

我国从 20 世纪 70 年代开始,即有吸入气雾剂上市,但对其质量控制方面的研究较少,无吸入药物量的检测指标。《中国药典》2000 年版二部附录,首次在制剂通则中明确定义吸入制剂(气雾剂、粉雾剂和喷雾剂),并将 88 年版英国药典中吸入剂有效药物量测定收入药典中,并对装置进行了国产化试制。《中国药典》2005 年版沿用了 2000 版药典中的测定装置和方法,测定名称由 "吸入剂有效药物量测定" 改为 "雾滴粒分布",但未收录可反映吸入制剂雾粒分布的 APSD 测定仪器(NGI 或 ACI)。

测定粒径的方法一般有级联撞击法、激光衍射法以及飞行时间光谱测定法[1]。由于级联撞击器可以直接对分布在不同空气动力学粒径范围的药物的绝对质量进行测定,因此被认为是用于测定吸入制剂粒径分布的首选方法。故《中国药典》中规定采用雾滴(粒)的空气动力学粒径分布来表示吸入制剂的雾滴(粒)分布。

《中国药典》2015 年版收载了三种级联撞击器,分别为双级冲击器(Twin Impinger,TI,装置 1)、安德森级联撞击器(Andersen Cascade Impactor,ACI,装置 2)和新一代撞击器(New Generation Impaction,NGI,装置 3)。装置 1 于《中国药典》2000 年版开始收载,装置 2 与装置 3 为 2015 版药典新增。

现行各国药典对吸入制剂微细粒子剂量评价的检测方法收载如下表:

项目	USP 38	EP 8.0	BP 2015
微细粒子剂量(双级冲击瓶法)	×	√	√
微细粒子剂量(新一代级联撞击器法)	√	√	√
微细粒子剂量(安德森级联撞击器法)	√	√	√

2 检测技术与方法

2.1 基本原理

吸入制剂给药时,雾粒多通过碰撞发生沉积,微细粒子剂量检查项即通过模拟肺部碰撞原理收集空气动力学直径小于 5 μm 的粒子在级联撞击器上沉积的药物量,用于评价吸入制剂给药时粒子或液滴的空气动力学粒径分布。

2.2　方法详解

2.2.1　测定装置 1- 双级冲击瓶

A:吸嘴适配器,连接吸入装置。

B:模拟喉部,由改进的 50 ml 圆底烧瓶制成,入口为 29/32 磨口管,出口为 24/29 磨口塞。

C:模拟颈部。

D:一级分布瓶,由 24/29 磨口 100 ml 圆底烧瓶制成,出口为 14/23 磨口管。

E:连接管,由 14 口磨口塞与 D 连接。

F:出口三通管,侧面出口为 14 口磨口塞,上端连接塑料螺帽(内含垫圈)使 E 与 F 密封,下端出口为 24/29 磨口塞。

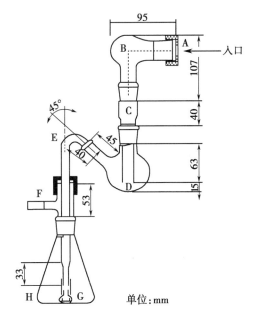

图 7-11　双级冲击瓶装置各部分名称与尺寸图

G:喷头,由聚丙烯材料制成,底部有 4 个直径为 1.85 mm ± 0.125 mm 的喷孔,喷孔中心有一直径为 2 mm,高度为 2 mm 的凸出物。

H:二级分布瓶,24/29 磨口 250 ml 锥形瓶。

玻璃仪器允许误差 ± 1 mm。

2.2.1.1　基本测定法

(1) 按照图 7-11,将 E 连接管与 F 螺口连接,装上喷头 G,装入二级分布瓶 H,使喷头 G 的凸起物与瓶底恰好相接触。

(2) 在第一级分布瓶 D 中,加入各品种项下规定的溶剂 7 ml 作为接收液,在第二级分布瓶 H 中加入各品种项下规定的溶剂 30 ml 作为接收液。

(3) 用铁夹固定二级分布瓶、一级分布瓶,并保持各部位紧密连接,整个装置应处在一个竖直的平面内,使 C 与 E 平行,保持装置稳定。

(4) 出口 F 与真空泵相接;调节装置入口处的气体流量为 60 ± 5 L/min。

(5) 取下流量计,仪器入口处装好适配器,并插入吸入装置,吸入装置嘴部必须与仪器喉部 B 水平轴平行(需保证样品吸嘴外缘与适配器的密封性)。该适配器因不同的装置而不同,目的是为保证在测定时,吸入装置与测定仪器时密封、不漏气。

(6) 根据各样品规定操作方法测定,操作完毕后保持 5 秒,关闭真空泵。

(7) 自上而下拆除装置并回收活性成分:用空白接收液清洗上述操作后的滤器、F 接口及导入下部锥形瓶的导管内、外壁及喷头 G 凸出物的表面,洗液与第二级分布瓶 H 中的接收液合并,定量稀释至一定体积后,按各品种项下的方法测定,所得结果除以测定揿次,即为微细粒子剂量,《中国药典》即采用该种计算方法。

(8) 在吸入制剂研究中,"微细粒子分数"是比较常见的另一种计算方法,是将(7)中"微细粒子剂量"的测定结果,与递送剂量(自吸嘴释出的药物量,相当于进入病人口腔中的药物量)相比。该种表示方式,在评价不同处方和吸入装置时更为常用。

(9) 将装置各部位采用合适溶剂迅速进行清洗,干燥,归回原位,备用。

2.2.1.2 吸入气雾剂

(1) 将适配器连接至喉部末端,驱动器插入后(深度约 10 mm),驱动器吸嘴端应在喉部 B 的水平轴线上,驱动器另一端应朝上,且需与装置处于同一垂直面上。

(2) 取供试品一罐,在 22℃±2℃至少放置 1 小时,充分振摇后,弃去数喷,洗净干燥备用。开启真空泵,振摇样品罐和驱动器组合 5 秒,将驱动器插入适配器,立即喷射 1 揿;取下样品罐和驱动器组合后,继续振摇 5 秒,重新插入适配器,喷射第 2 揿;除另有规定外,重复此过程,直至完成规定揿次。

(3) 在完成最后一次喷射后,取下驱动器和样品罐,计时,等待 5 秒,关闭真空泵,拆除装置。

2.2.1.3 吸入粉雾剂

(1) 胶囊型粉雾剂 取供试品胶囊 1 粒,置吸入装置内,除药品说明书另有规定外,用手指揿压装置两侧按钮,将胶囊两端刺破,开启真空泵,吸入装置经适宜吸嘴适配器与模拟喉部 B 呈水平紧密相接,10 秒钟后取下吸入器。除另有规定外,重复上述操作,共测定规定粒数胶囊,关闭真空泵,拆除装置。

(2) 多剂量粉雾剂 除药品说明书另有规定外,旋转或揿压装置,开启真空泵,吸入装置经适宜吸嘴适配器与装置模拟喉部 B 呈水平紧密相接,10 秒钟后取下吸入器。除另有规定外,重复上述操作,共测定 10 个剂量,关闭泵,拆除装置。

2.2.1.4 吸入喷雾剂

(1) 供雾化器用的吸入喷雾剂 除药品说明书另有规定外,取供试品 1 剂量,置雾化装置内,经适宜吸嘴适配器与装置模拟喉部 B 呈水平紧密相接。开启真空泵(装有合适孔径的滤纸)10 秒钟后,启动雾化装置使雾化,60 秒钟后关闭雾化装置,等待 5 秒钟后关闭泵,拆除装置。

(2) 多剂量定量吸入喷雾剂 取供试 1 瓶,吸入装置经适宜吸嘴适配器与装置模拟喉部 B 呈水平紧密相接。除另有规定外,按药品说明书中要求准备供试品,启动雾化装置喷射 1 个剂量,等待 5 秒钟后,再启动雾化装置,除另有规定外,重复上述操作,共测定 10 剂量。

2.2.1.5 结果判定

(1) 用空白接受液清洗上述操作后的 F 接口及导入下部锥形瓶的导管内、外壁及喷头,洗液与第二级分布瓶 H 中的接受液合并,定量稀释至一定体积后,按品种项下的方法测定,所得结果除以取样次数,即为微细粒子剂量。

(2) 对供雾化器用的吸入喷雾剂,用空白接受液清洗上述操作后的一级分布瓶 D 的内壁,洗液与第一级分布瓶 D 中的接受液合并,定量稀释至一定体积;用空白接受液清洗上述操作后泵前滤纸及与二级分布瓶 H 的连接部分、二级分布瓶 H 的内壁,洗液与第二级分布瓶 H 中的接受液合并,定量稀释至一定体积。按品种项下的方法分别测定上述两部分溶液中活性物质的量,所得结果与两部分所收集活性物质总量相比。

2.2.2 测定装置 2—安德森级联撞击器

2.2.2.1 基本测定法

(1) ACI 由 L 型连接管(俗称人工喉)、锥形颈、7~0 级及 F 层级组成,在 F 层级需放置合适滤纸(直径 81 mm)压入密封圈密封,再将收集盘与层级 7~0 依次从下往上组装(其中层级 0 和层级 1 下方收集盘中央有孔),加上锥形颈后锁紧,再组装人工喉,如图 7-12 所示。测定干粉吸入剂时,需在锥形颈上组装预分离器后再组装人工喉。

(2) 检查 O 形圈,确保装置的气密性,必要时可在接口处使用封口膜。

(3) 测定干粉吸入剂时,若流速≥60 L/min,需移去层级 0 和层级 7,并在顶部组装层级 0 和层级 1(其下方收集盘中央有孔)。

(4) 若测定气雾剂或吸入溶液,撞击器出口与真空泵相连,调节流速,使其达到规定流速;若测定干粉吸入剂,撞击器出口与流量控制器相连后,再与真空泵相连,调节流速,使其达到规定流速。

(5) 取下流量计,在人工喉另一端连接合适的测定用适配器,保证样品吸嘴与人工喉之间的密封性,同时使样品水平面与人工喉水平面保持平行,样品吸嘴的前平面与人工喉前平面保持平行。样品的放置方位与患者使用时相同。

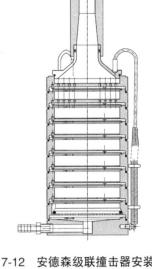

(6) 按样品使用方法操作,完成相应揿次,完毕后保持 5 秒,关闭真空泵。

(7) 拆除装置,并根据规定操作方法进行清洗,回收活性成分。

(8) 根据规定的分析方法测定各部分的活性成分。

图 7-12 安德森级联撞击器安装示意图

(9) 将人工喉、适配器、收集盘和各层级采用合适溶剂进行清洗,并迅速干燥,归回原位,备用。可用溶剂少量多次对人工喉和适配器进行冲洗,定容量器可采用量瓶。对于收集盘,可将收集盘放至 PVC 密封袋中,再加入定量溶剂,充分清洗并混匀后取药液测定;或将定量溶剂少量多次冲洗收集盘,清洗液收集至培养皿中,混匀后取药液测定。

2.2.2.2　吸入气雾剂

(1) 在最后一层放入合适的滤纸后,按图 7-12 逐级安装撞击器,应保证系统的气密性。将人工喉开口端与流量计相连,开启真空泵,调节气体流量使人工喉进口处的气体流速为 28.3 L/min(±5%)。取下流量计,在人工喉开口端安装合适的吸嘴适配器,插入气雾剂驱动器,驱动器吸嘴的端口应与人工喉管口平齐,放置方位应与实际使用方向一致。

(2) 根据各品种项下规定的方法,振摇驱动器和铝罐组合,插入立即喷射 1 次,取下驱动器和铝罐组合,振摇铝罐 5 秒钟,重新插入适配器,喷射第 2 次;重复此过程,直至完成规定揿次。在最后一次喷射后,等待 5 秒钟,关闭真空泵。在保证测定结果的准确度和精密度的前提下,喷射次数应尽可能少,通常不超过 10 次。

(3) 清洗撞击器,根据各品种项下规定的溶剂清洗吸嘴适配器和人工喉,并定量稀释至适当体积。用溶剂定量提取每一层级的内壁及相应收集板或滤纸上的药物并定量稀释至一定体积。

(4) 含量测定,根据各品种项下规定的分析方法,测定各溶液中的药量。计算每揿在各层的沉积量和每揿在人工喉、吸嘴适配器、阀门、驱动器的沉积量。从最后的收集部位(滤纸)开始,计算规定层级的累积质量,即微细粒子剂量。

2.2.2.3　吸入粉雾剂

(1) 在最后一层放入合适的滤纸,按图 7-12 逐级安装撞击器,吸入粉雾剂应在三角锥处安装预分离器,并保证系统的气密性。

(2) 根据产品特性,经验证后,可以省略预分离器。经验证后,在高流速下,第 6、7 级也可省略。

(3) 预分离器可以采用与收集板同样的方法涂层,也可以加适当的溶剂 10 ml。

(4) 除另有规定外,在人工喉进口气体流速为 Qout(出口流量)的条件下测试,Qout 为递送剂量均一性项下 4L 气体通过粉雾剂吸嘴和装置时的气体流速。

(5) 除另有规定外,按照各品种项下的要求,开启真空泵,关闭双向电磁阀,将粉雾剂的吸嘴与吸嘴适配器相连,保持水平,连接示意图见图 7-13。开启双向电磁阀至所需抽气时间 T(±5%)(递送剂量均一性项下的测试时间)抽吸粉末至装置中。重复抽吸过程直至完成规定吸次。最后一吸后,等待 T 秒钟,关闭真空泵。抽吸次数应尽可能少,通常不超过 10 次,抽吸的次数应能保证微细粒子剂量测定结果的准确度和精密度。

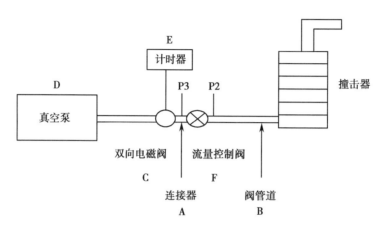

图 7-13　吸入粉雾剂测定装置连接示意图

(6) 拆除撞击器,小心取出滤纸。除另有规定外,用各品种项下规定的溶剂清洗吸嘴适配器、人工喉与预分离器,并定量稀释至适当体积;用溶剂定量提取每一层级的内壁及相应的收集板或滤纸上的药物并定量稀释至一定体积。

(7) 采用各品种项下规定的分析方法,测定各溶液中的药量。

2.2.2.3　判定与结果判断

根据溶液的分析结果,计算每吸在各层的沉积量与每吸在人工喉,吸嘴适配器与预分离器的沉积量。从最后的收集部位(滤纸)开始,计算规定层级的累积质量,即微细粒子剂量。

2.2.3　测定装置 3—新一代级联撞击器

2.2.3.1　基本测定法

(1) 安装:将干净、干燥或经涂层的收集盘放入装置的盘架相应位置中,将盘架放入 NGI 底盘。关闭撞击器,放下扶手,锁紧撞击器,使撞击器密封。撞击器锁紧和打开的状态见图 7-14 和图 7-15。

(2) 将人工喉插入撞击器入口处,测定干粉吸入剂时,将撞击器出口与流量控制器相连后,再与真空泵相连。测定吸入气雾剂时,将撞击器出口直接与真空泵相连。

(3) 测流速:将人工喉用流量计适配器与流量计相连。调节流速,使其达到规定流速的 ±5%。

(4) 测定:取下流量计,在人工喉开口端连接合适的适配器,保证吸入剂样品吸嘴与人工喉之间的密封性,同时使样品水平面与人工喉水平面保持平行,样品吸嘴的前平面与人工喉前平面保持平行。样品的放置方位与患者使用时相同。

(5) 根据样品规定测定方法喷射相应揿次,操作完毕后保持 5 秒,关闭真空泵。

(6) 拆除装置并收集活性成分:将人工喉与适配器和样品从撞击器上移去,升起扶手,打开撞击器,取出盘架及收集盘,并根据各品种项下规定的操作方法用溶剂少量多次进行清洗,收集各部位的活性成分并定容。

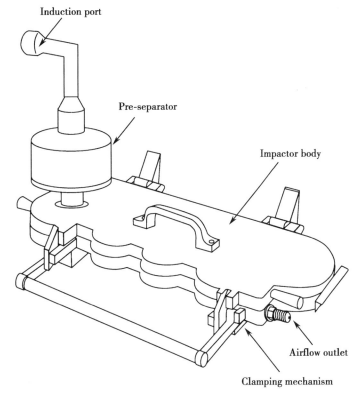

图 7-14 装置 3(安装了预分离器)

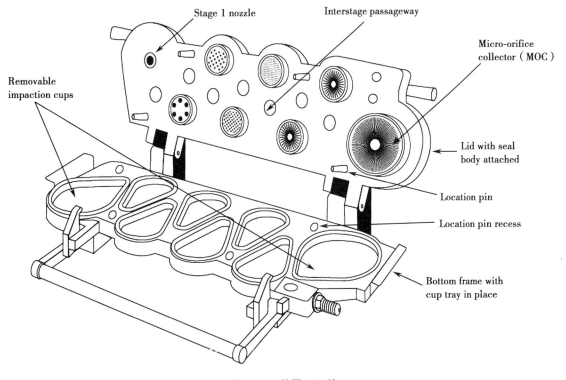

图 7-15 装置 3 组件

（7）定容方式可采用将定量溶剂加至收集盘中，充分清洗后直接取药液测定，或者将收集盘放至 PVC 密封袋中，再加入定量溶剂，充分清洗后取药液测定。

（8）按照各品种项下规定的分析方法测定各部位的活性成分含量。

（9）将（6）中各部件采用合适溶剂迅速清洗，干燥，放回原位，备用。

2.2.3.2　吸入气雾剂

（1）安装连接装置。将收集杯置于托盘内，将托盘安装于底部支架上，保证各收集杯对应底部支架相应位置。合上盖子，扳下手柄，将仪器密封。在撞击器入口端插入人工喉，将撞击器出口与真空泵相连，人工喉入口与流量计相连。

（2）调节流速。调节真空泵使人工喉进口的气体流速为 30 L/min（±5%）。

（3）样品测定。取下流量计，安装合适的吸嘴适配器。气雾剂驱动器插入后，驱动器的吸嘴端应在人工喉的水平轴线上，吸嘴的端口应与人工喉管口平齐。气雾剂的放置方向应与实际使用方向一致。除另有规定外，按照药品说明书操作。将铝罐插入驱动器上，振摇 5 秒钟，将驱动器插入吸嘴适配器内，立即喷射 1 次。取下驱动器后，振摇铝罐和驱动器组合 5 秒钟，重新插入吸嘴适配器上，喷射第 2 次；除另有规定外，重复此过程，直至完成规定揿次。在最后一次喷射后，计时，等待 5 秒钟，关闭真空泵。在保证测定结果的准确度和精密度前提下，喷射次数应尽可能少，通常不超过 10 次。

（4）清洗。取下驱动器和铝罐，拆除撞击器，取下人工喉和吸嘴适配器。除另有规定外，用各品种项下规定的溶剂清洗，并定量稀释至适当体积。松开手柄，打开撞击器，将托盘与收集板一同取下，分别定量收集每一收集杯内的药物并定量稀释至适当体积。

（5）计算。根据各品种项下规定的分析方法，计算各溶液中的药量。

2.2.3.3　吸入粉雾剂

（1）在测定装置中加装预分离器。若经实验验证不引起级间药物损失增加（>5%）或颗粒二次夹带，则可省略分离器。

（2）安装连接装置。将收集杯置于托盘内，将托盘安装于底部支架上，保证各收集杯对应底部支架相应位置。合上盖子，扳下手柄，将仪器密封。将预分离器嵌件组装至预分离器基座内，将预分离器基座安装到撞击器入口，在预分离器嵌件中心收集杯内加入各品种项下规定的溶剂 15 ml，安装预分离器主体，扣紧。在撞击器入口端或预分离器入口端插入人工喉（induction port），在人工喉的另一段连接流量计。

（3）调节流速。除另有规定外，在人工喉进口气体流速为 Qout 的条件下测试，Qout 为剂量均一性项下的气体流速。开启真空泵，调节流量控制阀使通过系统的稳定流量达到 Qout（±5%）。在测试流量下，控制阀前后的压力比（P3/P2）应小于或等于 0.5，即控制阀内形成临界气流（可更换更大功率的真空泵或重新测定流量）。关闭真空泵。

（4）样品测定。除另有规定外，按照药品说明书操作。开启真空泵，关闭双向电磁阀，将粉雾剂的吸嘴与适配器相连，保持水平，开启双向电磁阀至所需时间 T（±5%）（剂量均一性项下的测试时间），抽吸粉末至装置中。重复此过程直至完成规定吸数。在保证测定结果的准确度和精密度前提下，抽吸次数应尽可能少，一般不超过 10 次。

（5）清洗。拆除撞击器，取下人工喉和吸嘴适配器，除另有规定外，用各品种项下规定的溶剂清洗，并定量稀释至适当体积。小心取下预分离器，将预分离器内的溶液转移至适当体积的量瓶内，用适当体积的溶剂清洗预分离器，合并洗液，并用溶剂稀释至刻度。松开手柄，打开撞击器，将托盘与收集杯一同取下,分别定量收集每一收集杯内的药物并定量稀释至适当体积。

(6) 计算。采用各品种项下规定的分析方法,计算各溶液中的药量。

2.2.3.4　吸入溶液

(1) 为保证雾化气溶胶中的活性物质能被定量回收,除 MOC 外还应使用滤纸。滤纸置于 MOC 下,用于捕获最后粒径筛分层级未能收集的微细粒子。装置中无需加装预分离器。

(2) 预冷。将组装好的撞击器与人工喉放在冷却装置(Cooler)中,在 5℃的环境下预冷至少 90 分钟,从冷却装置中取出后 5 分钟内开始测定。

(3) 安装连接装置。按生产商规定的压力及流速,组装有驱动气流(通常为空气或氧气)或压缩机的雾化装置。需确保在压力条件下供气管路不会脱离雾化装置。按药品说明书,将一定体积的药品放入雾化装置中。从冷却装置中取出撞击器,连上人工喉,并将撞击器或外部滤纸装置的出口与真空泵连接。

(4) 调节流速。开启真空泵,将流量计与人工喉相连,调节流量阀使人工喉进口的气体流速为 15 L/min(±5%),取下流量计。

(5) 样品测定。按实际使用方向放置雾化装置,将吸嘴连接至人工喉,必要时使用吸嘴适配器保证连接气密性。开启驱动气流或压缩机,雾化预设定时间 T_0。关闭驱动气流或压缩机,将雾化装置和吸嘴适配器从人工喉上取下,关闭真空泵。

(6) 清洗。拆除撞击器,取下人工喉,除另有规定外,用各品种项下规定的溶剂清洗,并定量稀释。松开手柄,打开撞击器,将托盘与收集杯一同取下,分别定量收集每一收集杯内的药物并定量稀释至适当体积。

(7) 计算。采用各品种项下规定的分析方法,计算各溶液中的药量。

2.2.3.5　判定与结果判断

根据溶液的分析结果,计算每揿(吸)在各层的沉积量与每揿(吸)在人工喉、吸嘴适配器与预分离器的沉积量。从最后的收集部位(滤纸)开始,计算规定层级的累积质量,即微细粒子剂量。

2.3　各检测方法的特点及适用性

双级冲击瓶碰撞部位较少,仅模拟了喉部、支气管和肺部,所得到的数据也较少,仅能模拟评估空气动力学截止直径在 6.5 μm 以下粒子的质量,但测定简单,耗时短,可用于处方研究的重复性测定或者生产中的质量控制。安德森级联撞击器为八级撞击器,可将气溶胶分为 8 个粒径范围段,可用于评价吸入制剂的空气动力学粒径分布,尤适用于参比制剂和自制制剂进行有效性的体外比较,但其操作繁琐,收集药物、装置清洗和装置安装过程较为耗时。新一代级联撞击器在安德森级联撞击器的基础上进行了优化,将气溶胶分为 7 个粒径范围段,可以实现自动化,更易于收集药物,在装置安装方面也更加省时,较安德森级联撞击器更适合用于重复性测定。

3　操作要点及注意事项

3.1　双极冲击瓶

(1) 本装置属精密玻璃仪器装置,应轻拿轻放,谨防磕碰跌落;安装连接或拆卸本装置时应动作轻柔,不要用力过猛,以免造成人为损坏。

（2）拆除装置顺序应自上而下，使用和清洗 TI 时，需轻拿轻放。必须使用超声处理进行活性成分回收时，需控制超声功率和时间，尽量减少对 TI 部件的损坏。

（3）采用有机试剂作为样品的接收液时，需保证有良好的通风环境。

3.2　安德森级联撞击器

（1）使用时，层级（Stage）可能发生孔阻塞，需采用合适溶剂进行清洗并干燥。

（2）涂层可增加某些品种的药物回收率，需在方法建立时进行比较涂层和不涂层的差异，确定涂层的必要性。若需涂层，可将一定比例的乙醇溶液（可含聚山梨酯、甘油）均匀涂至收集盘内表面，待乙醇挥发后即可用于测定。

（3）撞击器上的 O 形圈不得加热烘干，当 O 形圈失去弹性或被磨损后，需更换新的 O 形圈。

（4）使用 ACI 时，需轻拿轻放；清洗收集盘时，切勿使用尖锐物划伤表面，也切勿撞击收集盘，以免损失其表面和造成凹陷，使用高压空气干燥需控制吹气压力。更换不同活性成分样品的测定，需对撞击器整体进行清洗。装置的任何部件清洗后均需迅速干燥，以免腐蚀。

（5）使用时不可用手接触撞击器内表面，以防油脂污染。

（6）该仪器勿置于潮湿、风吹日晒、雨淋之处，使用完毕需及时放回专用收纳箱中。

（7）撞击器的测定流速不应超过 100 L/min。

3.3　新一代级联撞击器

（1）使用 NGI 时，需轻拿轻放；清洗收集盘时，切勿使用尖锐物划伤表面，也切勿撞击收集盘，以免损失其表面和造成凹陷，使用高压空气干燥需控制吹气压力。更换不同活性成分样品的测定，需对撞击器整体进行清洗，装置的任何部件接触液体，尤其是缓冲液后均需迅速清洗干燥，以免腐蚀（测定吸入溶液时尤其需要注意清洗的及时性）。

（2）涂层可增加某些品种的药物回收率，需在方法建立时进行比较涂层和不涂层的差异，确定涂层的必要性。若需涂层，可将一定比例的乙醇溶液（可含聚山梨酯、甘油）均匀涂至收集盘内表面，待乙醇挥发后即可用于测定。

（3）撞击器的测定流速不应超过 100 L/min。其中 MOC 部分仅可用温和方式（如低流速压缩空气）干燥，不得采用超声或高流速压缩空气干燥，以免造成变形。

（4）使用时，上盖的小孔可能发生孔阻塞，需采用合适溶剂进行清洗并干燥。

（5）撞击器上的 O 形圈不得加热烘干，当 O 形圈失去弹性或被磨损后，需更换新的 O 形圈。

（6）使用时不可用手直接接触撞击器内表面，以防油脂污染。

（7）该仪器勿置于潮湿／风吹日晒／雨淋之处，使用完毕需及时放回专用位置。

4　国内外相关技术方法的对比

各国关于微细粒子剂量的技术要求，美国 FDA 早在 1998 年发布的 guidance for industry metered dose inhaler（MDI）and dry powder inhaler（DPI）drug products 草案中，即要求质量标准研究应进行粒径分布（particle size distribution）的研究，包括空气动力学粒径分布研究；2005 年，EMEA 发布 guideline on the pharmaceutical quality of inhalation and nasal products，要求吸入制剂进行 "Particle/droplet size distribution"

测定;2007年,CDE颁布《吸入制剂质量控制研究技术指导原则》,要求吸入制剂质量控制需包括"雾滴的粒度",即微细粒子的空气动力学特性研究。

参考文献

[1] 史蒂芬·纽曼.呼吸道药物递送的基本理论与实践[M].北京:化学工业出版社,2011.

[2] Guideline on the pharmaceutical quality of inhalation and nasal products,EMEA,2007.

[3] Guidance for Industry Metered Dose Inhaler(MDI)and Dry Powder Inhaler(DPI)Drug Products. FDA,1998.

[4] 安德森级联撞击器使用说明书.

[5] 新一代级联撞击器使用说明书.

起草人:金　方[呼吸疾病国家重点实验室(广州医科大学)]

　　　尚　悦(国家药典委员会)

审核人:张启明(中国食品药品检定研究院)

第十一节　黏附力测定法（通则0952）

1　概述

黏附力测定法用于对贴剂和贴膏剂的黏附力测定。贴剂系指原料药物与适宜的材料制成的供黏贴在皮肤上的可产生全身性或局部作用的一种薄片状制剂。贴膏剂系指将原料药物与适宜的基质制成膏状物、涂布于背衬材料上供皮肤贴敷、可产生全身性或局部作用的一种薄片状制剂。贴膏剂包括凝胶贴膏（原巴布膏剂或凝胶膏剂）和橡胶贴膏（原橡胶膏剂）。贴剂和贴膏剂均属于经皮给药制剂，具有生物利用度高，可避免肝脏的首过效应及胃肠道中的pH值、酶等因素对药物的破坏；使用方便，可随时使用或停止用药；给药次数少且药效持久等优点[1-2]。透皮给药制剂中药物释放的程度和速度与制剂和皮肤接触的面积、紧密程度和持续时间直接相关，因此黏附力是影响使用效果的重要质控指标。

《中国药典》自2000年版起在附录中收载了经皮给药制剂的黏附力测定法，已经历经2000年版、2005年版、2010年版和2015年版四版药典的不断提高和完善。

《中国药典》2000年版[3]中将巴布膏剂和橡胶膏剂作为两个剂型分列，其中在巴布膏剂通则（附录Ⅱ）下收载了"黏着力试验"，即初黏力的测定，没有将其单独作为附录方法进行收载，这是黏附力首次收载于《中国药典》，在橡胶膏剂（附录ⅠQ）下未对黏附性进行规定。

《中国药典》2005年版[4]首次将黏附力测定法作为附录方法（ⅫE贴膏剂黏附力测定法）进行收载，在该法中包括了第一法（初黏力的测定）、第二法（持黏力的测定）和第三法（剥离强度的测定），其中第二法和第三法是首次收载到《中国药典》中。在本版《中国药典》中，制剂通则项下将"贴膏剂"和"橡胶膏剂"进行了合并，并增加了"贴剂"，三种剂型均合并为"贴膏剂"，在该通则项下规定了【黏附性】的测定要求，即：除另有规定外，巴布膏剂照贴膏剂黏附力测定法（ⅫE第一法）、橡胶膏剂照贴膏剂黏附力测定法（ⅫE第二法）、贴剂照贴膏剂黏附力测定法（ⅫE第二、三法）测定，均应符合各品种项下的有关规定。

《中国药典》2010年版[5]中未对"贴膏剂黏附力测定法"进行修订；在本版《中国药典》中，制剂通则项下将巴布膏的名称修改为凝胶膏剂，对其【黏附性】的测定要求同《中国药典》2010年版。

《中国药典》2015年版[6]对《中国药曲》2010年版一部和二部中的相应附录进行了整合，对其中的黏附力测定法作了修订，增订了第四法（黏着力的测定），以修订的名称"黏附力测定法"作为通则0952收载在四部中。制剂通则项下仍将"贴剂"（0121贴剂）和"贴膏剂"（0122贴膏剂）进行了分列，贴膏剂包括了凝胶贴膏（原巴布膏剂或凝胶膏剂）和橡胶贴膏（原橡胶膏剂），两项通则下均规定了黏附力应符合规定，其中贴剂下未对黏附力采用何种方法进行规定，贴膏剂对【黏附力】项进行了单列，规定"除另有规定外，凝胶贴膏照黏附力测定法（通则0952第一法）测定、橡胶贴膏照黏附力测定法（通则0952第二法）测定，均应符合各品种项下的规定"。

2 检测技术与方法、操作要点及注意事项

为评价黏附力测定法是否可客观表示贴膏剂、贴剂的黏附力,需要对方法所涉及的作用力进行分析。文献对贴膏剂、贴剂存在的力有不同的叫法,基本为 4 种作用力,通用的名称分别为初黏力、黏附力、内聚力和黏基力[7-9]。4 种作用力定义基本如下:

初黏力指贴膏剂或贴剂黏性表面与皮肤在轻微压力接触时,膏体对皮肤的黏附力,即初始的剥离抵抗力;黏附力指贴膏剂、贴剂黏性表面与皮肤在充分接触后产生的连接力,是黏性表面与皮肤抵抗分离的能力;内聚力指贴膏剂、贴剂的膏体内部存在的凝聚力,即结合力,是一种能使贴膏剂、贴剂在使用、拉伸、剪裁或受外部环境影响条件时,保证膏体完整的一种重要作用力;黏基力指贴膏剂、贴剂的膏体与背衬之间的结合力,也称抛锚力,是防止膏体与背衬分离的力。

性能良好的贴膏剂、贴剂中 4 种作用力必须满足黏基力 > 内聚力 > 黏附力 > 初黏力的条件,且各种作用力大小应适中,否则,会带来与皮肤紧密贴合、膏面破坏、剥离时会产生痛感或拉伤皮肤等一系列质量问题。

2.1 第一法 初黏力的测定

2.1.1 基本原理
系采用斜坡滚球法测定贴膏剂、贴剂的初黏力,根据供试品黏性面能够黏住的最大钢球号,评价贴膏剂、贴剂与皮肤表面的黏附性大小。

2.1.2 技术详解

2.1.2.1 实验准备
根据各品种项下的规定调整倾斜板的角度(倾斜角通常为 15°、30°或 45°);调整并保持实验装置底座的水平状态;用蘸有无水乙醇的擦拭材料擦洗倾斜板和不锈钢球表面,用干净的无尘布仔细擦干,如此反复清洗 3 次以上,直至倾斜板和不锈钢球表面经目测检查达到洁净为止。

将贴膏剂、贴剂(连同包装材料)于 18~25℃、相对湿度 40%~70% 条件下放置 2 小时以上。

2.1.2.2 实验过程
按各品种项下规定的倾斜角调整倾斜板,取供试品 3 片,分别将黏性面向上用双面胶带固定在倾斜板上,其中供试品上端应位于倾斜板的水平线下线位置,黏性面沿斜面方向的实验长度不超过 5 cm,供试品应平整地贴合在板上。将各品种项下规定的钢球放在水平线上线位置上,自斜面自由落下。

2.1.2.3 结果判断
在 3 个供试品各自黏住的钢球中,如果 3 个均为质量标准中规定的钢球球号,或者 2 个为质量标准中规定的钢球球号,另一个钢球球号仅小一号,为符合规定;如果一个为质量标准中规定的钢球球号,另两个钢球球号仅小一号,则应另取三片复试,3 片均能黏住质量标准中规定的钢球为符合规定。

2.1.3 操作要点及注意事项
(1)实验的准备工作要严格按照初黏力测定法的要求进行。

(2)实验过程中,钢球的放置位置要固定在倾斜板上线位置,尽量让钢球自由滚下,否则另取 1 片供试品重新实验。

(3)实验室的温湿度需要保持在方法规定范围内。

2.1.4 检测技术的应用

本法主要应用于凝胶贴膏(原巴布膏剂和凝胶膏剂)的黏附力测定,具体操作参数,如倾斜板角度、钢球球号等需要根据各品种的情况通过实验进行确定。其中钢球球号的选择需合适,当钢球球号较小时,该方法测定值基本反映的是初黏力;当钢球球号较大时,违反了初黏力定义中在轻微压力下的要求,测定值既有初黏力,还有一部分黏着力。如在本法起草制订中有需要特别说明的条件也需在质量标准正文中予以明确。

2.2 第二法 持黏力的测定

2.2.1 基本原理

系采用将供试品黏性面黏贴于试验板表面,垂直放置,沿供试品的长度方向悬挂一规定质量的砝码,记录供试品滑移直至脱落的时间或在一定时间内位移的距离。

2.2.2 技术详解

2.2.2.1 实验准备

调整并保持实验装置底座的水平状态;调整试验架使支架上的试验板的工作面保持垂直方向。用蘸有无水乙醇的擦拭材料擦洗试验板和加载板,用干净的无尘布仔细擦干,如此反复清洗 3 次以上,直至试验板和加载板表面经目测检查达到洁净为止。

将贴膏剂、贴剂(连同包装材料)于 18~25℃、相对湿度 40%~70% 条件下放置 2 小时以上。

2.2.2.2 实验过程

取供试品 3 片,分别将供试品平行于板的纵向黏贴在紧挨着的试验板和加载板的中部,用压辊在供试品上来回滚压 3 次,供试品在板上黏贴后,在室温放置 20 分钟,固定于试验架,记录测试起始的时间或位置。

2.2.2.3 结果判断

试验结果以 3 个供试品的脱落时间或位移量的算术平均值表示,应符合各品种项下的规定。

2.2.3 操作要点及注意事项

(1) 实验的准备工作要严格按照持黏力测定法的要求进行。

(2) 供试品按平行于板的纵向黏贴在试验板和加载板的中部,在试验板和加载板上的大小对称。压辊在供试品上来回滚压时,试验者尽量不要施加压力在压辊上,以保证每次试验中压辊施加在供试品上的力大致相同。

(3) 实验室的温湿度需要保持在方法规定范围内。

2.2.4 检测技术的应用

本法主要应用于橡胶贴膏和贴剂的黏附力测定。测定结果会受到背衬物理特性、黏贴面大小、膏体本身特性的影响,建议除在生产中严格控制背衬材料质量、膏体组成外,在测定方法中还应对取样位置、面积等进行明确,另有需要特别说明的条件也应在质量标准正文中予以明确。

2.3 第三法 剥离强度的测定

2.3.1 基本原理

系采用固定规格的聚酯薄膜与供试品的黏性面黏接,并用 2000 g 重的压辊施以同样的压力,用拉力试验机采用 180° 剥离强度试验法测定。

2.3.2　技术详解

2.3.2.1　实验准备

拉力试验机开机,自检并通过。用蘸有无水乙醇的擦拭材料擦洗试验板,用干净的无尘布仔细擦干,如此反复清洗 3 次以上,直至试验板表面经目测检查达到洁净为止。

将贴膏剂、贴剂(连同包装材料)于 18~25℃、相对湿度 40%~70% 条件下放置 2 小时以上。

2.3.2.2　实验过程

将供试品背衬用双面胶或用胶带沿供试品上下两侧边缘平整地固定在试验板上,将供试品黏性面与洁净的聚酯薄膜黏接,然后用 2000 g 重压辊在供试品上来回滚压三次,使两者黏接并确保无气泡存在。供试品黏贴后,在室温下放置 20~40 分钟后进行试验。将聚酯薄膜自由端对折(180°),把薄膜自由端和试验板分别上、下夹持于试验机上。应使剥离面与试验机线保持一致。试验机以 300 mm/min ± 10 mm/min 下降速度连续剥离,并由自动记录仪绘出剥离曲线。

2.3.2.3　结果判断

试验结果以剥离强度的算术平均值表示。

2.3.3　操作要点及注意事项

(1) 实验的准备工作要严格按照剥离强度测定法的要求进行。

(2) 压辊在供试品上来回滚压时,试验者尽量不要施加压力在压辊上,以保证每次试验中压辊施加在供试品上的力大致相同。供试品与聚酯薄膜黏贴后的放置时间应按照质量标准中的规定的时间放置。

(3) 实验室的温湿度需要保持在方法规定范围内。

2.3.4　检测技术的应用

本法主要应用于贴剂的黏附力测定,考察贴膏剂、贴剂与皮肤表面黏力的牢靠程度,表示了贴膏剂、贴剂的膏体对皮肤的剥离抵抗力。测定时,背衬材料、取样位置和测试面积等对结果均有一定影响,需重点关注,有需要特别说明的条件应在质量标准正文中予以明确。

2.4　第四法　黏着力的测定

2.4.1　基本原理[10]

本方法系通过对压辊和拉杆施以固定的水平拉力,保证压辊匀速地从被夹具固定住的贴膏剂、贴剂黏性面上滚过,采用拉力传感器记录每个时间点的拉力,以平均值作为供试品的黏附力。

为证明本方法能有效测定贴膏剂、贴剂的黏附力,对测试过程中受力情况分析以模型进行说明(图 7-16、图 7-17)。

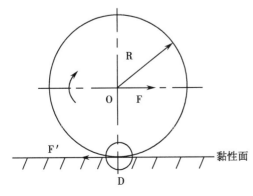

图 7-16　压辊的受力情况模型

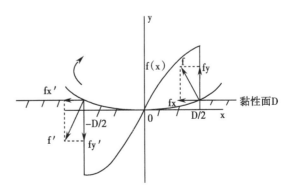

图 7-17　接触面(D 处)受力分析图

如图 7-16 所示,F 为通过压辊与拉杆作用于压辊轴心的水平拉力,F′ 为压辊与贴膏剂、贴剂黏性面接触处的运动阻力。测试中压辊在水平方向匀速滚动,因此水平方向的两个力是平衡的,即 F 与 F′ 在数值上相等但方向相反,组成一对力偶,表示为 FR,R 为压辊半径。

由于压辊是匀速转动,根据角动量守恒,对力偶 FR 存在一个平衡力偶。此平衡力偶由与贴膏剂、贴剂黏性面接触宽度(D 处)产生的黏着力形成,如图 7-17 所示。

在图 7-17 所示 xOy 坐标系中,f(x) 是作用于压辊表面的黏着力的分布函数。任何一个点的受力都是垂直于压辊表面即通过轴心的。根据压辊转动方向,在 0~–D/2 区间,黏着力方向是指向压辊表面以外的,在 0~D/2 区间则是指向压辊轴心的。因此,黏着力分布函数 f(x) 是以坐标原点 O 为对称的。将 f 分解为平行于 x 轴和 y 轴的两个分力 fx 和 fy,α 为两分力之间的夹角,则 fx 的合力即为总的黏着力 F′。由于压辊匀速滚动,所以运动阻力 F′ 与水平拉力 F 相等,即

$$\int_0^{D/2} 2fx\,dx = \int_0^{D/2} 2f(x) * \sin\alpha\,dx = F' = -F \tag{7-7}$$

而每一点的分力 fy 形成一个力矩,其合力矩与拉力矩 FR 相等,即

$$\int_0^{D/2} fy * 2x\,dx = 2\int_0^{D/2} f(x) * x * \cos\alpha\,dx = -F * R \tag{7-8}$$

通过以上分析,证实拉力传感器测量所得的拉力 F 与黏性面的黏着力 f(x) 和压辊与黏性面的接触宽度 D 存在一一对应的函数关系。其中接触宽度 D 反映的是与黏着力相关的黏性面性质,例如硬度、含水率等。因此本方法中拉力传感器测量的拉力 F 是贴膏剂、贴剂黏性面对压辊匀速滚过时的运动阻力,此运动阻力是由黏着力所形成,二者存在一一对应的函数关系,所测得结果即为贴膏剂、贴剂的黏着力。

2.4.2 技术详解

2.4.2.1 实验准备

调整并保持黏着力自动监控检测仪[11]底座的水平状态,开机后初始化并稳定 30 分钟以上。首次使用或长时间停用后连续使用时,以及仪器更换夹具、拉杆、支架、传感器等重要部件时,或数据出现异常时,应进行拉力校准,校准方法见药典正文。

根据供试品厚度,选择相应的夹具;用蘸有无水乙醇的擦拭材料擦洗压辊和夹具,用干净的无尘布仔细擦干,如此反复清洗 3 次以上,直至压辊和夹具经目测检查达到洁净为止。

将贴膏剂、贴剂(连同包装材料)于 18~25℃、相对湿度 40%~70% 条件下放置 2 小时以上。

2.4.2.2 实验过程

取供试品 3 片,一般裁剪成 50 mm × 70 mm 大小(长度应不低于 60 mm,宽度应不低于 35 mm);供试品若有弹力,则有弹力一边或弹性大的一边应与上样模块长边同向,黏性面向上,置于上样模块上,对准合适的刻度线,将两边的盖衬分别撕开少许,用压条分别压住两边露出的黏性面,小心除去盖衬,居中自然放置在夹具底板上,使供试品平整地贴合在底板上。将压板水平压下,用两侧螺栓固定底板和压板,使矩形条上的供试品黏性面均匀绷紧,放于仪器上,固定后选择合适的测定模式进行测定,即可。

2.4.2.3 结果判断

贴膏剂、贴剂黏着力的测定值应符合各品种项下的规定。3 片供试品测定值应均在规定的限值内,如有 1 片超出限值,则另取 3 片进行复试,如均在规定的限值内,则符合规定;如仍有超出限值者,则不符合规定。不论何种情况,如有 1 片发生脱膏或有拉丝现象,则不符合规定。

2.4.3 操作要点及注意事项

(1)实验的准备工作要严格按照黏着力测定法的要求进行。

（2）黏着力自动监控检测仪软件中自带压辊前进和后退速度的测定模式,除特殊情况外,一般设定压辊前行速度为每分钟 600 mm、后退速度为每分钟 21 mm。如需改变,需提供必要的依据。

（3）实验室的温湿度需要保持在方法规定范围内。

2.4.4 检测技术的应用

本法主要应用于贴膏剂(橡胶贴膏和凝胶贴膏)、贴剂的黏附力测定。如在本法起草制订中有需要特别说明的条件应在质量标准正文中予以明确。

3 相关检测方法的比较

初黏力测定法(第一法)当钢球球号较小时,测定值基本可反映初黏力;当钢球球号较大时,则违反了初黏力定义中轻微压力的要求,测定值含一部分黏附力。初黏力测定值且易受倾斜板角度,操作人员动作幅度等因素的影响。

持黏力测定法(第二法)要达到使贴膏剂、贴剂发生位移或脱落的目的,首先要克服背衬的弹力,使贴膏剂、贴剂拉伸至最大张力时,才能克服黏基使力作用到膏体,进一步克服膏体的内聚力后,最终作用到黏贴面,如果黏着力有部分或全部被克服,则贴膏剂、贴剂发生位移或脱落。因此在持黏力测定法中,黏基力、内聚力和黏着力均有体现,受背衬的物理特性、黏贴面与试验板的紧密程度、膏体本身的特性等因素影响,每次测定时各作用力所占比例不同。

剥离强度测定法(第三法)通过拉力传感器采集到贴膏剂、贴剂与聚酯薄膜剥离时单位宽度所能承受的载荷,具有一定的科学性,但要使聚酯薄膜从贴膏剂、贴剂上剥离,必须克服贴膏剂、贴剂的黏附力、内聚力和背衬的弹力,测定值受剥离速度、装片位置、聚酯薄膜质量影响,更与背衬的弹力有关。

黏着力测定法(第四法)采用模拟人体实际使用贴膏剂、贴剂的模式,利用拉力值来表征黏附力,检测原理通过理论和实践多方论证,准确可靠,同时采用特制的夹具和上样模块,尽量减少了人为装片带来的误差,保证测得值可有效客观地反映贴膏剂、贴剂的黏附力,具有自动化程度较高,结果可量化的特点。

《中国药典》2015 年版四部收载的 4 种黏附力测定方法各有优缺点,为贴剂、贴膏剂的制剂研究开发和质量标准控制方式提供了多种选择[12]。

近年来,美国药典论坛公布了包括透皮贴剂在内的局部作用药物新的检测通则,其中包括了透皮贴剂黏附力检测的部分,并拟收录在后续的美国药典中。美国药典论坛中公布的黏附力检测方法有剥离强度试验、保护层剥离试验和探针试验,分别用于测试贴剂压敏胶的黏合力、胶黏层与保护层之间的黏附力以及压敏胶的初黏力。欧洲药品质量管理局(EDQM)在 2013 年也发布了相关的检测指导原则,规定贴剂应该进行保护层剥离试验、探针试验、剥离强度试验和持黏力试验等。在《日本药局方》中虽然没有明确规定贴剂黏附力的检测方法,但在其药品企业的行业标准中明确了不同贴剂使用的检测方法[13]。

4 检测技术的发展

经皮给药制剂要充分发挥作用,黏附力必须在合适的范围内,并且能保证贴膏剂或贴剂能紧密接触皮肤并持久地覆盖皮肤使其完全发挥疗效;揭除时应易完整除去,无膏体残留在皮肤上,且皮肤不出现痛感或拉伤。此外,黏附力还是保证贴膏剂、贴剂质量的重要指标,不少贴膏剂、贴剂常出现膏体变形或溢出、膏体与背衬材料分离的情况,均可导致黏附力偏离正常值。《中国药典》2015 年版四部已经收载了 4

种黏附力测定法,在此基础上,还可针对不同的贴膏剂、贴剂,开发出准确性、可操作性、重现性、适用性较好的,可准确反映制剂质量的黏附力方法,以对现有方法进行有效的补充和提高。

参考文献

[1] 杨华生,朱庆文,梁秉文 . 药用辅料在中药经皮给药制剂中的应用[J]. 中医外治杂志,2007,16(3): 3-5.

[2] 吴巍,苗明三 . 常用中药外用剂型的特点及应用[J]. 中医学报,2011,26(1):108-110.

[3] 国家药典委员会 . 中华人民共和国药典(一部)[M]. 北京:化学工业出版社,2000.

[4] 国家药典委员会 . 中华人民共和国药典(一部)[M]. 北京:化学工业出版社,2005.

[5] 国家药典委员会 . 中华人民共和国药典[M]. 北京:中国医药科技出版社,2010.

[6] 国家药典委员会 . 中华人民共和国药典[M]. 北京:中国医药科技出版社,2015.

[7] 孔焕宇,周慧,钟红钢,等 . 影响巴布膏剂黏接性能质量评价的因素[J]. 中国中药杂志,2004,29(10): 947-950.

[8] 孔焕宇 . 中药巴布膏剂黏性的质量评价[J]. 中医外治杂志,2006,15(3): 3-5.

[9] 任重远,钱忠直,王平 . 贴膏剂(贴剂)的黏着力及其测定方法[J]. 药物分析杂志,2008,28(1): 159-162.

[10] 夏晶,陆继伟,仇佳思,等 . 黏附力检测技术的研究和发展对中药贴膏剂质量提高的作用[J]. 现代仪器与医疗,已收录,待发表 .

[11] 任重远 . 黏着力自动监控检测仪[P]. 中国专利: CN101126704,2008-02-20.

[12] 陆继伟,夏晶,仇佳思,等 . 贴膏剂黏着力的测定研究[J]. 中成药,2016,38(2): 83-89.

[13] 陈华,左宁,南楠 . 透皮贴剂黏附力检测方法的简述[J]. 药物分析杂志,2014,34(8): 1343-1347.

起草人:夏　晶　陆继伟(上海市食品药品检验所)

审核人:季　申(上海市食品药品检验所)

第十二节　结晶性检查法（通则0981）

1　概述

固态物质分为结晶质和非结晶质两大类,在研究药物晶型时,如只需要区分晶态和非晶态,采用结晶性检查法即可。本法采用偏光显微镜法和粉末X射线衍射法检查物质的结晶性。目前,国外药典中应用结晶性检查法的品种包含制剂与原料,比较全面;而《中国药典》采用结晶性检查的品种仅限于原料,因此仍有很大的发展空间。

2　检测技术与方法

2.1　偏光显微镜法

偏光显微镜法是利用许多晶体(除等轴晶系外)具有光学各向异性,当光线通过这些透明晶体时会发生双折射现象的原理,除另有规定外,将供试品颗粒少许,置载玻片上,加液体石蜡适量使晶粒浸没其中,在偏光显微镜下检视,当转动载物台或偏光片时,应呈现双折射和消光位等各品种项下规定的晶体光学性质。

2.1.1　仪器

偏光显微镜由照明系统、显微镜和补偿器三大部分组成。照明系统包括低压照明电源和卤素灯光源灯室构成;显微镜系统由偏光显微镜主机,偏光单目镜筒,物镜等组成;补偿器包括石膏试板、云母试板和石英楔等。

2.1.2　样品测定操作程序

(1)供试品的制备　将供试品颗粒少许,置载玻片上,加液体石蜡适量使晶粒浸没其中,盖上盖玻片,在偏光显微镜下检视。

(2)偏光显微镜的调节　接通电源,点亮卤素灯,完全打开显微镜孔径光栅,用10×物镜对准镜台通光孔,将装有样品的载玻片放置在镜台上,用压片夹夹紧。旋转粗调或微调旋钮,直至视野出现清晰的物象为止。如果需用高倍镜观察时,可转动物镜转换器,换用高倍镜。当旋转镜台时,晶粒应呈现明暗交替的物象。需要时可以使用补偿器以使消光位和双折射现象更易观察。

2.1.3　注意事项

(1)显微镜应放置在室温环境中,避免阳光直接照射并防尘。移动时应轻拿轻放,避免震动和撞击。

(2)镜头必须保持清洁,镜头表面的微小尘土应用吹风球吹去,或用干净软毛刷拂去,也可以用纱布蘸少量乙醇或乙醚擦去镜头表面的油剂或指纹。

(3)不能用有机溶剂擦零件表面,特别是塑料件,应用中性洗涤剂清洁。

（4）低压照明电源上的电位器旋钮旋至电压最小,然后打开电源开关。

（5）卤素灯不得超压使用,在额定电压下使用可以大大延长灯泡的寿命。

（6）注意各物镜的工作距离,当载玻片接近物镜工作距离时,应放慢调焦速度,注意观察视场,一旦看到图像,改用微调手轮调节,直至图像清晰。

（7）补偿器有助于消光位和双折射现象的观察,可以根据具体情况选择使用。

2.2　粉末X射线衍射法

结晶质呈现特征的衍射图(尖锐的衍射峰),而非结晶质的衍射图则呈弥散状。方法原理及操作规范、注意事项具体在《中国药典》四部通则0451 X射线衍射法(第二法)粉末X射线衍射法中阐述。目前,国内药典收载品种中尚无采用该法进行结晶性检查。

3　国内外相关方法对比

	ChP 2015	USP 39	EP 8.0 /BP 2015
检查方法	偏光显微镜法 粉末X射线衍射法	偏光显微镜法	粉末X射线衍射法 热分析法 微量热法 溶液量热法 近红外光谱法 红外吸收光谱和拉曼光谱法 固体核磁共振法 偏光学显微镜法

粉末X射线衍射法　目前是使用最广泛的方法。晶态物质粉末X射线图谱呈锐锋,无定型态物质粉末X射线图谱呈弥散峰。若判断晶态样品的晶型物质状态是否一致,应考虑衍射峰数量、2θ值衍射峰位置、相同位置衍射峰的相对峰强度及衍射峰的强弱顺序;若判断无定型态样品的晶型物质状态是否一致,应考虑弥散衍射峰几何拓扑形状的一致性。

热分析法　热分析法是在程序控制温度下,测量物质的物理性质与温度关系的一种技术。晶体物质的热分析法体现了物质的熔化过程,该熔化过程通常还伴随着物质的分解。对于真正的无定型物质,热分析法展示了一种玻璃化转变过程,但对于纳米晶体物质可观察到熔化。

微量热法　微量热法是一种具有高灵敏度的技术,它可测定化学反应的速率、程度、相变或结构变化。一种物质的无定型部分可以通过增加湿度或放置在有机蒸气中来重新结晶。通过测量重结晶的熔变测定出无定型的含量。比较样品的微热量变化值与无定型标准品的微热量变化值,可定量计算出样品中的无定型含量。

溶液量热法　溶液量热法提供了一种固体物质的溶液熔变测量方法。待测定的固体样品的结晶度等于固体样品的溶液熔变值减去相同条件下相同物质的标准物质的溶液熔变值。因为标准物质通常具有较高的结晶度,它的溶液熔变值通常大于待测样品的溶液熔变值。因此,结晶度通常是负值。负值的现象说明大多数样品比它的标准物质具有较低的结晶度。

近红外光谱法　近红外光谱是用于测量结晶度程度的另外一种技术,在多晶型研究中亦较常用到。样品的近红外光谱含有物理和化学两方面的信息,该方法具非侵害性、非破坏性和室温可操作性。

红外吸收光谱和拉曼光谱法　红外吸收光谱和拉曼光谱是测量结晶度程度的另外一种技术,在多晶型研究中亦较常用到。该法同样包含物理和化学两方面的信息。

固体核磁共振法 固体核磁共振技术用于获得多晶型的信息以及相对分子构成信息。然而,由于它不能辨别含有不同物理状态的混合物和含有无序晶体的样品,因此在结果的阐释中必须加以注意。那些含有不同分子构象的样品在光谱中可显示出额外的信号,固体核磁共振对这些现象很灵敏。

参考文献

[1] 国家药典委员会 . 中华人民共和国药典[M]. 北京:中国医药科技出版社 . 2015.

[2] EP 8.0[S]. 5.16,2013.7.

[3] BP 2015[S]. Appendix ⅩⅦU,2014.8.

[4] USP 39[S]. Vol Ⅰ〈695〉,2016.5.

[5] 中国药品生物制品检定所 . 中国药品检验标准操作规范(2010 年版)[M]. 北京:中国医药科技出版社,2010.

起草人:闻宏亮 秦 峰(上海市食品药品检验所)

审核人:刘 浩 杨美成(上海市食品药品检验所)

第十三节　粒度与粒度分布测定法（通则0982）

1　概述

粒子的大小称为粒度。一般颗粒的大小又以直径表示,故也称为粒径。样品中的各个颗粒大小不同,这时要用粒度分布才能较全面地描述样品颗粒整体大小,粒度分布指一系列不同粒径区间颗粒分别占试样总量的百分比,可以用表格或曲线的形式来表示。

由于实际颗粒的形状通常为非球形的,难以直接用直径表示其大小,因此在颗粒粒度测试领域,对非球形颗粒,通常以等效粒径(一般简称粒径)来表征颗粒的粒径。等效粒径是指当一个颗粒的某一物理特性与同质球形颗粒相同或相近时,就用该球形颗粒的直径代表这个实际颗粒的直径。由此可知,粒径是表征单个颗粒大小的参数,对非球形颗粒它是一个相对值。而粒径分布是表征颗粒群(有许多个颗粒组成)的参数,是一个统计值,反映了组成颗粒群中所有颗粒大小的规律。

大多数原料药和部分药物制剂(如粉针剂、散剂、颗粒剂、粉雾剂、软膏剂、脂质体等)及制剂中间体(如片剂和胶囊剂)呈粉状或颗粒状,除化学性质外,对这类药物的物理性质进行检测,也是控制其质量的一个重要手段。药物的粒子大小及其粒度分布对药物的有效性、稳定性及安全性都具有重要影响。因此,在药物研究过程中,为保证药物质量,对药物的粒度和粒度分布进行研究,其意义重大。

2　检测技术与方法

《中国药典》2015版四部通则0982粒度和粒度分布测定法项下列有三种不同的方法,第一法(显微镜法)、第二法(筛分法)和第三法(光散射法),其中第一法、第二法适用于测定药物制剂的粒子大小或限度,第三法适用于测定原料药或药物制剂的粒度分布。

显微镜法是应用最广泛的一种粒度测定方法,是将供试品粒子放在显微镜下,根据投影像测得粒径的方法,光学显微镜可以测定微米级粒径,电子显微镜可以测定纳米级粒径。显微镜法除了测定粒径,同时还可以观察粒子的形态。其优点为简单、直观,但缺点为操作相对繁琐,测量时间长,易受人为因素影响,且取样量少,代表性不强,只适合粒度分布范围较窄的样品。

筛分法是按粒子大小分布将粉末和颗粒分类的最古老的方法之一。制药方面,通常选择筛分法对较粗的粉末或颗粒进行分级。筛分法可采用湿法过筛或干法过筛,湿法过筛常用于液体中的物质或干筛时易成团的粒子,脆性物质最好也用湿筛方法;但目前各国药典中采用的方法均为干法过筛。对于仅以粒子大小为基础进行分类的粉末来说,筛分法是绝好的方法而且在大多数情况下分析能在干燥状态下进行。筛分法的局限性是它需要一定重量的样粉(通常为至少25 g,取决于粉末或颗粒的密度和试验筛的直径),以及它对筛分容易堵塞滤网小孔的油性或其他黏性粉末存在困难。

光散射法测定粒度是近几年发展起来且被广泛应用的新方法,是运用粒子被光束照射时向各个方向散射和光发生衍射的特征,散射光的角度与颗粒的直径成反比关系,而散射光强随角度的增加呈对数规律衰减,通过接受散射光能量的分布,基于米氏散射理论和弗朗霍夫衍射理论对这些信号进行数学处理,即可得到粒度分布。本法具有操作简便,速度快,测定准确的优点。

2.1 显微镜法

2.1.1 简述

显微镜法是将粒子放在显微镜下,根据投影图像测得供试品粒径的方法。本法中的粒度,系以显微镜下观察到的长度表示。

本法适用于混悬型制剂、混悬型软膏剂、混悬型凝胶剂等制剂以及品种项下规定的粒度检查。

2.1.2 仪器与用具

(1) 显微镜。

(2) 镜台测微尺和目镜测微尺(直尺式)。

(3) 盖玻片、载玻片。

(4) 计数器。

2.1.3 测定法

除另有规定外,取供试品,用力摇匀,黏度较大者可按该品种项下的规定加适量甘油溶液(1→2)稀释,使颗粒分散均匀,照该剂型或品种项下的规定,量取供试品,置载玻片上,盖以盖玻片(注意防止气泡混入),轻压使颗粒分布均匀;半固体可直接涂在载玻片上,立即在 50~100 倍显微镜下检视盖玻片全部视野,应无凝聚现象,并不得检出超过该剂型或品种项下规定的最大颗粒,再在 200~500 倍的显微镜下检视,并用计数器记录该品种规定的视野内的总粒数及规定大小的粒数,并计算其百分率。

2.2 筛分法

2.2.1 简述

筛分法一般分为手动筛分法、机械筛分法与空气喷射筛分法。机械筛分法系采用机械方法或电磁方法,产生垂直振动、水平圆周运动、拍打、拍打与水平圆周运动相结合等振动方式进行筛分。空气喷射筛分法系使用空气流带动颗粒运动。

本法适用于局部用散剂、颗粒剂、制剂中间体和原辅料的粒度测定。其中手动筛分法和机械筛分法适用于测定大部分粒径大于 75 μm 的样品,空气喷射筛分法适用于测定粒径小于 75 μm 的样品。

2.2.2 仪器与用具

(1) 天平 根据称样量选用适当的天平。

(2) 振动筛分仪 可调节振动方式、振动频率和振动时间。

(3) 喷射筛分仪 可调节真空度和喷射时间。

(4) 药筛(各品种项下规定的药筛号),并备有筛盖和密合的接受容器,用前应干燥。

2.2.3 测量方法

2.2.3.1 手动筛分法

(1) 单筛分法 取各品种项下规定量的供试品,称定重量,置规定号的药筛中(筛下配有密合的接受容器),筛上加盖,按水平方向旋转振摇至少 3 分钟,并不时在垂直方向轻叩筛。取筛下的颗粒及粉末,称定重量,计算其所占比例(%)。

(2) 双筛分法 除另有规定外,取单剂量包装的 5 包(瓶)或多剂量包装的 1 包(瓶),称定重量,置该剂型或品种项下规定的上层小号中(下层大号筛下配有密合的接受容器),筛上加盖,保持水平状态过筛,左右往返,边筛动边拍打 3 分钟。取不能通过小号筛和能通过大号筛的颗粒及粉末,称定重量,计算其所占比例(%)。

2.2.3.2 机械筛分法

除另有规定外,取直径为 200 mm 规定号的药筛和接受容器,称定重量,根据供试品的容积密度,称取供试品 25~100 g,置上层(孔径最大的)药筛中(下层筛下配有密合的接受容器),筛上加盖。设定振动方式和振动频率,振动 5 分钟。取各药筛与接收容器,称定重量,根据筛分前后的重量差异计算各药筛上和接受容器内颗粒及粉末所占比例(%)。

2.2.3.3 空气喷射筛分法

每次筛分时使用一个药筛。如需测定颗粒大小分布,应从孔径最小的药筛开始顺序进行。除另有规定外,取直径为 200 mm 规定号的药筛,称定重量,根据供试品的容积密度,称取供试品 25~100 g,置药筛中,筛上加盖。设定压力,喷射 5 分钟。取药筛,称定重量,根据筛分前后的重量差异计算药筛上颗粒及粉末所占比例(%)。

2.3 光散射法

2.3.1 简述

由光源(如 He、Ne 激光器)发射出的一束一定波长的激光,经滤镜调制成为单一的平行光束,该光束照射到样品颗粒后发生散射现象,其散射光的角度与颗粒的直径成反比关系,而散射光强随角度的增加呈对数规律衰减。散射光经过傅立叶或反傅立叶透镜后成像在排列有多个检测器的焦平面上,通过接受和测量散射光的能量分布,依据米氏散射理论和弗朗霍夫近似理论就可以计算出颗粒的粒径分布特征。

本法适用于湿法、干法的粒径分布测定,通常采用激光为光源,其测量范围为 0.02~3500 μm。

2.3.2 仪器

光散射法所用的仪器为激光散射粒度分布仪。仪器应安装在清洁的、电磁干扰小、机械振动低,温度波动小、不被阳光直接照射的地方。工作区域应该有良好的通风条件,仪器最好放在刚性的光学平台上,也可以放在刚性强的,不会使光学系统需要经常重新调整的工作台上。

图 7-18 所示为激光散射粒度分布仪的常规结构,激光光源通过随后的光束处理单元形成单色、相干、平行的光束。通常光束经发散、聚焦、过滤、扩展形成接近理想的光束再照射分散的颗粒。有代表性

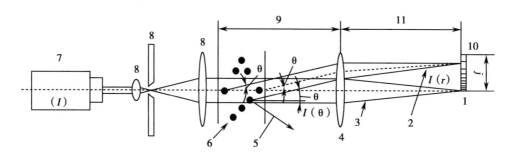

图 7-18 典型的激光散射粒度分布仪的结构图

1. 光强探测器;2. 散射光束;3. 透射光束;4. 傅立叶透镜;5. 未被透镜 2 收集的散射光;6. 颗粒群;
7. 激光光源;8. 光束处理单元;9. 透镜 4 的工作距离;10. 多元探测器;11. 透镜 4 的焦距

的样品稀释成适当的浓度后,再与传输介质(液体或气体)一起通过测量区的光束。这个测量区应在透镜的有效工作距离之内。

使颗粒进入光束区有两种方式。通常的方式是让颗粒进入聚光透镜前面的有效工作区的平行光束,另一种是所谓反傅立叶光学方式,让颗粒进入聚光镜后面的会聚光束。常规方式的优点是,在透镜的有效工作距离内,允许有一个较宽的散射腔。第二种方式,对散射腔的宽度有一定的限制,但能测量到大角度方向的散射光,有利于亚微米测定。第二种方式主要用于湿法,如果合理设计光路和散射腔,也可以用于干法。

入射光束和分散后的颗粒群的相互作用,形成不同角度有不同光强的散射图。由透射光和散射光组成的总的光强角分布,被一个凹透镜或者透镜系统聚焦到多元控测器上,形成散射图。在限定的范围内,散射图与颗粒在光束中的位置无关。连续的光强角分布,在多元探测器上就转变成一个不连续的光强的空间分布。

一般假设记录到的颗粒群散射图,与所有随机位置上,单颗的散射图的总和是相同的。注意:仅仅有限散射角范围内的散射光,能被透镜收集,才有希望被探测器接受。

2.3.3 分析方法的建立

根据供试品的形状和溶解性能,通常分为湿法测定和干法测定,湿法测定用于测定混悬样品或不溶于分散介质的供试品,干法测定用于测定水溶性或无合适分散介质的固态供试品。

湿法测定时根据供试品的特性,选择适宜的分散方法使供试品分散成稳定的混悬液;通常可采用物理分散的方法如超声、搅拌等,通过调节超声功率和搅拌速度,必要时可加入适量的化学分散剂或表面活性剂,使分散体系成稳定状态,以保证供试品能够均匀稳定地通过检测窗口,得到准确的测定结果。通常湿法测定的检测下限为 20 nm。

干法测定时通常采用密闭测量法,以减少样品吸潮。选用的干法进样器及样品池需克服偏流效应,根据供试品分散的难易,调节分散器的气流压力,使不同大小的粒子以同样的速度均匀稳定地通过检测窗口,以得到准确的测量结果。通常干法测定的检测下限为 200 nm。

只有根据样品的特点选择合适的仪器参数及待测样品的测量条件(如分散介质,样品的制备方法等),才能保证测试结果的准确性和重现性。

2.3.3.1 样品的制备

如果是从瓶子或容器中提取的样品,必须保证样品是充分混匀的。对于粉状样品,大颗粒易浮于容器表面,小颗粒易沉于底部,但大多数在两个极端之间,所以测量前样品应充分混合,不要摇晃瓶子或容器,这样会加剧颗粒的分离;而应用两只手握着瓶子或容器,轻轻滚转,不停更换方向。对于液体样品在抽取样品时也应将样品充分混合,有条件的还可以借助样品分离器或取样器。

如果在一样品中颗粒分布比较宽,那么典型抽样会很困难。如果问题得不到解决,那么就使用样品均分技术(如:旋转分格),制备具有代表性的体积合适的待测样品。如果样品很少或者是湿的粉体,可以先混合成非常好的膏剂,然后取出部分膏剂作为样品。膏剂的制备方法是:分散剂一滴滴加入粉体,同时用抹刀混合,如果混合物结块,就应该增加分散剂继续混合。最好的膏剂就应像蜂蜜或牙膏那样,如果由于操作错误导致膏剂过稀,就需要重新制作。

如果样品中有些颗粒的尺度超出测定范围,应该去除超出的颗粒。可以采用筛分法去除,但应确定并记录取出的数量和百分比。

对于喷雾、气溶胶和液体中的气泡,应注意取样稀释不能改变粒度尺寸和分布。

2.3.3.2 样品的分散

有些样品可以用激光束直接照射颗粒流进行测定,如喷雾、气溶胶和液体中的气泡。另一些样品(如乳状液、糊状物和粉体等),能在适当的液体中分散。常用分散剂(稀释剂)或机械力(搅拌、超声)或两者并用,使颗粒团分离,并成稳定的分散状态。对于液体分散剂通常使用循环系统,这个系统通常由光学测量部分、带有搅拌器和超声波发生器的分散部分、泵和管道构成。

干的粉体通过干粉分散器,使用机械力分开颗粒团,形成气溶胶。有一个能给分散器定量输送样品的装置。分散器使用压缩空气或真空压差的能量分散颗粒。分散器制成的气溶胶,利用气压通过测量区,再进入真空管道收集颗粒。

2.3.3.3 样品的浓度范围

对于多数仪器,为了能够得到一个可以接受的信噪比,样品中的体积浓度值应不低于某一个最小的数值;同样,为了避免多重散射(光接连被多个颗粒散射),也应有一个浓度的上限。样品的浓度范围主要受激光束的宽度、测定区域的路程的长度、颗粒的光学性质、探测器单元的灵敏度等因素的影响。对于任一种典型的材料,为了确定最合适的浓度范围,应该对于不同浓度的颗粒进行测定。

在具体的测量中遮光度是反映测量时每次激光束中存多少样品的指标,其大小与颗粒多少成正比,且与颗粒的组成和性能有关。湿法测量所需要的供试品量通常应达到检测器遮光范围的 8%~20%,最先进的激光粒度仪对遮光度的下限要求为 0.2%;干法测量所需要的样品量通常达到检测器遮光范围的 0.5%~5%。

2.3.3.4 测量时间

不同颗粒大小、形状及分布范围、不同性能的颗粒,所用的测量时间是不尽相同的。测量时间的选择应与测量的目的和需要达到的精密度相一致,合适的测量时长可以避免测量结果的偶然性。

2.3.3.5 选择合适的光学模型

激光粒度仪主要依据米氏散射理论和弗朗霍夫衍射理论。弗朗霍夫衍射理论为大颗粒米氏散射理论的近似,假定颗粒不透明,并忽略光散射系数和吸收系数,则数学处理上要简单些,对有色物质和小颗粒的误差也大些。米氏散射理论是描述颗粒光散射的严格理论,用米氏散射理论时需要给出样品和介质正确的折射系数和吸收系数,小的偏差就有可能导致测试结果的较大变化。

对于平均粒径大于 10 μm 的样品,米氏散射理论和弗朗霍夫衍射理论的检测结果相当;对于较小的粒子,使用米氏散射理论比使用弗朗霍夫衍射理论测试结果更加准确。如果样品中含有大量的细小的透明的颗粒,而使用弗朗霍夫理论,可能会计算出更大数量的细小颗粒。一般情况,即使仪器、样品质量、分散介质的体积不变,采用不正确的模型计算出的微粒浓度与实际会有很大的差别。对于状态不明确的未知样品,应该借助其他检测技术(如光学显微镜、折光检测器)进行样品状态表征后,选择合理的光学模型进行粒度测试。

2.3.3.6 重复性

采用粒径分布特征值[$d(0.1)$、$d(0.5)$、$d(0.9)$]对测量方法的重复性进行评价,$d(0.5)$ 值表示粒子体积累计分布图中 50% 处的粒径值,即有 50% 的粒子粒径小于此值,另有 50% 的粒子粒径大于此值;$d(0.1)$表示在此分布图中 10% 处的粒径值,即有 10% 的粒子粒径小于此值;$d(0.9)$表示在此分布图中 90% 处的粒径值,即有 90% 的粒子粒径小于此值。对于粒度分布的变异系数不大于 50%(或者是颗粒大小直径之比为 10:1)的样品,从一批均匀的样品从取 5 分样品,进行 5 次测定,特征粒度重复性:对于粒度分布的中位值 $d(0.5)$,变异系数应小于 3%;对于粒度分布两边的值,例如 $d(0.1)$ 和 $d(0.9)$,变异系数应不超过 5%,对于 10 μm 以下的颗粒,变异系数可以加倍。

2.3.4 测定

2.3.4.1 分散后样品散射图的测定

选择适当的粒度系列和仪器光学部件的组合,对无颗粒介质进行空白测定,测得的信号储存备用。在以后的样品测定过程中,样品测得的信号减去空白信号,才是样品的真正信号。

一般情况,仪器能在很短的时间内,获得大量的探测器全扫描数据,典型的是 2 秒扫描 1000 次,用每个探测器单元的信号计算出平均值,有时还给出标准偏差,数据储存在计算机的储存器中,每个探测器单元的信号量值取决于探测器面积、光的强度与转化效率。探测器单元坐标(尺度和位置)和透镜焦距共同决定每个单元散射角的范围。通常这些因素都是由制造厂家设定并储存在计算机中。分散后样品和空白测定出的差值,体现着散射光的总和及颗粒浓度。

2.3.4.2 散射图变换为粒度分布

解析衍射环的步骤,是根据衍射图计算出粒度的分布。精确度差数据总是存在着随机误差和系统误差,可能产生错误的粒度分布的结果,有几种数学程序经过发展,已在不同仪器中得到应用。

衍射图实测值与计算值的加权偏差(如:最小二乘法)、一些限制条件(如:颗粒的总和不能为负数)、粒度分布曲线平滑的偏差。

2.3.5 分析报告

分析报告除包括含粒径分布特征值[$d(0.1)$、$d(0.5)$、$d(0.9)$]外,还包括样品标识、采样过程的描述、分散的类型(干法分散或湿法分散)。测定结果还与仪器的型号、数据分析系统和光学模型有关。

2.3.6 仪器性能检定

激光衍射体系是以理想颗粒为基础的,但仍需要用有效的程序验证仪器操作的正确性。

采用粒径分布特征值[$d(0.1)$、$d(0.5)$、$d(0.9)$]已知的"标准粒子"对仪器进行评价。通常用变异系数表征"标准粒子"的粒径分布范围,当变异系数小于 50%(最大粒径与最小粒径的比率约为 10∶1)时,平行测定 5 次,"标准粒子"的 $d(0.5)$ 均值与其特征值的偏差应小于 3%,平行测定的相对标准偏差(RSD)不得过 3%;"标准粒子"的 $d(0.1)$ 和 $d(0.9)$ 均值与其特征值的偏差均应小于 5%,平行测定的 RSD 均不得过 5%;对粒径小于 10 μm 的"标准粒子",测定的 $d(0.5)$ 均值与其特征值的偏差应小于 6%,平行测定的 RSD 不得过 6%;$d(0.1)$ 和 $d(0.9)$ 的均值与其特征值的偏差均应小于 10%,平行测定的 RSD 均不得过 10%。

3 操作要点及注意事项

3.1 显微镜法

3.1.1 目镜测微尺的标定

目镜测微尺的标定用以确定使用同一显微镜及特定倍数的物镜、目镜和镜筒长度时,目镜测微尺上每一格所代表的长度。

标定时,将镜台测微尺置于载物台上,对光调焦,并移动测微尺使物像于视野中央,取下目镜,旋下接目镜的日镜盖,将目镜测微尺放入日镜筒中部的光栏上(正面向上),旋上目镜盖后返置镜筒上,此时在视野中可同时观察到镜台测微尺的像及目镜测微尺的分度小格,移动镜台测微尺和旋转目镜,使两种量尺的刻度平行,并使左边的"0"刻度重合;然后再寻找第二条重合刻度,记录两条刻度的读数,并根据比值计算出目镜测微尺每小格在该物镜条件下所相当的长度(μm)。由于镜台测微尺每格相当于 10 μm,故目镜测微尺每一小格的长度为:10× 相重合区间镜台测微尺的格数 ÷ 相重合区间目镜测微尺的格数。

例如:镜台测微尺 15 格和目镜测微尺 34 格完全重合,则目镜测微尺在该目镜与物镜的组合下,每小格的长度即为 4.4 μm(10×15÷34=4.4)。

当测定要用两种放大倍数(即该目镜与不同物镜组合)时,应分别标定。

3.1.2 注意事项

(1)应注意物镜、目镜的正确选择。

(2)所用器具应清洁。

(3)盖盖玻片时,用镊子夹取盖玻片,先使其一边与药物接触,慢慢放下,以防止气泡混入,轻压使颗粒分布均匀。

(4)盖玻片、载玻片应平整,光洁、无痕、透明度良好,以免引起散射等现象。

(5)直接取样时,取样量应适量,若量过多时,粒子重叠不易观察、判断,若过少代表性差。

(6)如为混悬液,振摇时要有一定力度,振摇后应快速取样。

(7)如为混悬型软膏剂、混悬型眼用半固体制剂或混悬凝胶剂,在取样混匀过程中应缓慢混匀,以免产生气泡。

3.2 筛分法

3.2.1 结果与判定

(1)重复实验操作直至连续两次筛分后,各药筛上遗留颗粒及粉末重量的差异不超过前次遗留颗粒及粉末重量的 5% 或两次重量的差值不大于 0.1 g;若某一药筛上遗留颗粒及粉末的重量小于供试品取样量的 5%,则该药筛连续两次的重量差异不超过 20%。可作为结果的判定。

(2)局部用散剂(采用单筛分法)除另有规定外,通过七号筛(125 μm ± 5.8 μm)的粉末重量,如不低于供试量的 95%,判为符合规定。低于供试量的 95%,则判为不符合规定。

(3)颗粒剂(采用双筛分法)除另有规定外,不能通过一号筛(2000 μm)和能通过五号筛(180 μm)的颗粒和粉末的总和,如不超过供试量的 15%,判为符合规定。超过供试量的 15%,则判为不符合规定。

3.2.2 注意事项

(1)实验时需注意环境湿度,防止样品吸水或失水,除另有规定外,一般控制相对湿度在 45% 左右为佳。对易产生静电的样品,可加入不多于 0.5% 的胶质二氧化硅和(或)氧化铝等抗静电剂,以减小静电作用产生的影响。

(2)取样前,样品应混合均匀,这对粒度分析结果的准确性至关重要。

(3)手动筛分时,应注意过筛幅度、频率、时间和振动力度对结果的影响。

(4)在筛网多次使用后往往发生变形及阻塞,会造成较大的误差,所以在使用后必须小心清洗并定时重新校准筛孔大小,理想的清洗药筛的方法是采用空气流或水流。如仍有颗粒残留在孔隙中,可使用刷子小心轻刷。

3.3 光散射法

3.3.1 样品的分散

粒度分析测试的一个关键步骤是样品的分散,建立良好的、稳定的分散体系是获得准确结果的关键。好的分散方法是:能够充分分散;方法简单,费用低,速度快;分散稳定。

3.3.1.1 湿法分散条件

(1) 分散介质　分散介质是指用于分散颗粒的流体。用于分散粉末的各种液体应具备以下性质:

① 对于激光是透明的(例如波长为 633 nm 的 He-Ne 激光)。

② 与仪器中(O 型环,管道等)的材料能配合使用。

③ 微粒物不溶解或粒度不改变。

④ 不产生气泡,没有影响测定结果的其他颗粒物。

⑤ 对微粒物有稳定有效的分散效果。

⑥ 其折射率与微粒的折射率相差较大。

⑦ 黏度不影响循环。

⑧ 对健康无危险,符合安全要求。

分散介质通常使用水。也可以选用有机液体(如:乙醇、异丙醇、乙烷或异辛烷)。当使用易蒸发的液体时,应使用有盖的超声波浴槽,防止浴槽上方聚集危险的蒸气,或者由于液体蒸发,而使温度降低,导致折射率的变动。

(2) 分散剂　样品必须完全分散在介质中,才可能反映颗粒真实的粒度。很多样品除非加入分散剂,否则在分散介质中颗粒不能充分地分散。分散剂是一种少量的、能使液体表面张力显著降低,从而使颗粒之间良好分散的物质。根据样品的种类应该选择不同种类的分散剂,只有选择合适的分散剂,才能得到稳定的分散体系。

注意:只有当分散体系的双电层点位(Zeta 电位)处于一定范围内,体系才处于稳定状态,因此,在制备待测供试品的分散体系时,应注意体系的 Zeta 电位,以保证分散体系的重现性。

(3) 超声和搅拌　颗粒物质特别容易团聚,且每个团聚颗粒间具有不同程度的结合强度,要把它们分散成单个的颗粒除了分散介质和分散剂外,还要辅以其他的分散技术,一般用超声和搅拌来分散。

原始粉末颗粒总是趋向于团聚,超声波是打开团块链的最佳方式。当超声时间增加时,团块陆续被打开,平均粒径的测量值减小,至一定时间后,这个减小趋势不再显著。但同时,超声波产生的机械能也可能使原始颗粒破裂,尤其是一些结晶的针状颗粒。对于一未知样品,应进行一系列在不同能量(超声波功率和时间的函数)下打开团块的试验,以确定分散的最佳仪器参数能量范围。此能量应高于完全打开团块的能量级别而低于破坏原始颗粒的能量级别。

同时为了保证测试样品具有代表性,测量过程中必须使样品充分混合,合适的泵速是保证检测效果的主要参数。搅拌的作用是将样品池的颗粒悬浮均匀分散,然后将颗粒传递到流动检测池进行测量,适宜的搅拌速度应该是在不使大颗粒沉降下来的同时,让大颗粒与小颗粒以相同的速度穿过检测池,以使速度偏移量的大小不至于影响最终的测量结果。同时应该住,搅拌不应产生较强的剪切力而破坏样品体系,如对于一些乳液样品,应采用尽可能低的泵速。

3.3.1.2 干法分散条件

(1) 分散用的气体　应用喷雾法进行干法分散,通常使用压缩气体。这种气体中不能含有油、水和颗粒物。这就需要使用带干燥剂的过滤器。任何抽真空的设备,都应该与测量区隔开,防止它输出的热空气进入测量区域,避免由于进气温度的变化影响颗粒流的稳定性。

(2) 分散压力的选择　适合使用的干法分散器,一般是使用压缩空气或抽真空进行分散。它是利用剪切力和颗粒与颗粒之间,颗粒与器壁之间的机械力,相结合进行分散。对于干法分散,应注意到被测定的样品是具有代表性的样品。为了能测定较宽的粒度分布范围,而且克服颗粒数较少的粗颗粒的统计误差,被测定的样品应有足够的数量。对于干分散,被测定的应该是样品原始的完整颗粒。应注意粒度的分布,既要做到充分地分散,又要防止弄碎原始的颗粒,通常是将干分散的结果直接与液体分散的结果进行比较,结果应该是一样的。另一个方法是改变分散能力(如原有的气体压力),监测粒度分布的变化。通常是增加分散能量,分散状况向好的方向变化,到一定量后,粒度分布恒定不变。继续增大能量,由于颗粒被破碎而小颗粒增加。稳定不变的中点是最合适的能量值。注意:稳定不变的状况是不一定会出现的(如严重团聚或易碎的颗粒)。

(3)进样速度的选择　理想的初始进样速度,通常使测量遮光度稳定在0.5%和5%之间。测量进样速度取决于颗粒粉末本身的流动性,通常进行手动测量得到最佳进样速度:设置长的测量时间,将样品放到进样托盘上,设置进样气压,手动从低到高调节进样速度,直到获得一个平滑稳定的流动,遮光度也在测量范围中。

对于化学原料药,应采用喷射式分散器。在样品盘中先加入适量的金属小球,再加入供试品,调节振动进样速度、分散压力(通常为0~0.4 MPa)和样品出口的狭缝宽度,以控制供试品的分散程度和通过检测器的供试品量。

3.3.2　注意事项

(1)仪器光学参数的设置与待测供试品系统中的粒径分布有关。粒径大于10 μm的微粒,对系统折光率和吸光度的影响较小;粒径小于10 μm的微粒,对系统折光率和吸光度的影响较大。在对不同原料和制剂的粒度进行分析时,目前还没有成熟的理论用于指导对仪器光学参数的设置,应通过大量的实验数据,通过标准粒子对仪器进行校准。

(2)对有色物质、乳化液和粒径小于10 μm的物质进行粒度分布测量时,为了减少测量误差,应使用米氏理论计算结果,避免使用以弗朗霍夫近似理论为基础的计算公式。

(3)对粒径分布范围较宽的供试品进行测定时,不宜采用分段测量的方法,而应使用涵盖整个测量范围的单一量程检测器,以减少测量误差。

(4)湿法测量时,分散介质通常须在室温或常压下储存几小时脱气,以免在测量时产生气泡,而气泡会作为颗粒计算使结果产生偏差而导致数据无法解释。还有一个值得注意的问题是,在较暖的环境中使用冷的分散介质可能会使样品池窗外表面凝结增大,测量时遮光度快速升高,这时须使分散剂的温度升高一些,或准备一个小储水箱,用前将水过滤。

(5)每次测试完毕,应用洁净水或适宜的溶剂进行管路清洗数次,直到背景正常。

(6)由于不同厂家、不同型号的仪器利用的计算原理不尽相同以及使用的检测器的差异,对同一物质进行表征的结果可能不一致,应进行方法学比对。

4　国内外相关技术方法比较

4.1　显微镜法

与《中国药典》相比,《美国药典》《欧洲药典》《英国药典》与《日本药局方》关于显微镜法的介绍基本一致,但对显微镜仪器的调整、光亮的强度、视野的选择、拍照观察的注意事项,对显微镜法在样品结晶性鉴定、样品粒度限度检查、样品粒度分布的表征方面的应用,对观察到的样品形状的描述、样品聚集形态的描述等内容,均较《中国药典》有详细的阐述。建议《中国药典》增加这些方面的内容。

4.2　筛分法

《美国药典》《欧洲药典》《英国药典》与《日本药局方》关于筛分法的介绍基本一致,均参考国际标准 ISO 3310-1,较《中国药典》对不同规格的筛号、如何根据样品的粒度大小选择合适的药筛以及试样重量的选择做出了更加详细的规定。

4.3　光散射法

《美国药典》《欧洲药典》《英国药典》与《日本药局方》关于激光散射法的介绍基本一致,而中国药典的介绍比较简单。

表 7-28　中国药典与国外药典关于光散射法的比较

	ChP	USP	EP	BP	JP
样品的制备	无	有	有	有	有
干法分散条件的建立	无	有	有	有	有
湿法分散条件的建立	无	有	有	有	有
选择合适的光学模型	无	有	有	有	有
方法的验证	无	有	有	有	有

参考文献

［1］国家药典委员会.中华人民共和国药典[M].北京:中国医药科技出版社.2015.

［2］USP 38［S］.〈786〉〈429〉〈776〉.2014.12.

［3］BP 2015［S］.Appendix X Ⅶ B,O,P.2014.8.

［4］EP 8.0［S］.2.9.31,37-38.2013.7.

［5］JP 17［S］.Powder Property Determinations 3.04 Particle Size Determination.

起草人:谷广志　吴晓鸾(上海市食品药品检验所)

审核人:王林波　陈桂良(上海市食品药品检验所)

第十四节　锥入度测定法（通则 0983）

1　概述

锥入度是测量半固体物质软硬度和黏稠度的指标。在药品检验领域锥入度主要用于检测软膏剂、眼膏剂及其常用基质材料（如凡士林、羊毛脂、蜂蜡）等半固体物质的软硬度和黏稠度，以保证药物的涂布延展性。

锥入度测定法最早用于石化行业检测润滑脂和石油脂的黏稠度，后在建筑业及食品、化妆品等行业都有应用。润滑脂和石油脂已有国家标准 GB/T269-91[1]，国际标准化组织的标准为 ISO/DP 2137[2]，美国材料试验协会标准为 ASTM D217（润滑脂锥入度试验方法）。药品检验中锥入度测定法最早收录在《欧洲药典》5.0 版，之后历版欧洲药典一直收载。目前《欧洲药典》8.0 版[3]和《英国药典》2015 年版[4]有收载，《美国药典》38 版和《日本药局方》第 16 版尚未收载。《中国药典》2005 年版首次在各论中收载锥入度测定法，并将其作为药典二部黄凡士林和白凡士林的检查项，在各论中对锥入度检测仪器、检测方式和操作方法进行描述，并对锥体尺寸、质量和样品杯尺寸也进行了规定。

《中国药典》2010 年版首次将锥入度检查法收入附录，并对锥体及连杆的尺寸和重量以及样品杯的尺寸进行了规定，检测方法由机械测量转变为电控测量，对检测仪器和方式未进行描述。《中国药典》2015 年版[5]又对其内容进行了修订，参考 GB/T 269-91《润滑脂和石油脂锥入度测定法》中的 1/2 锥体和 1/4 锥体增加了两种型号的锥体和配套的样品杯，同时增加了三种锥体相关性的描述，提高了方法的可操作性。

2　检测技术与方法

2.1　基本原理

锥入度是利用自由落体运动，测定标准锥体在规定时间（一般为 5 秒）和环境温度下垂直刺入供试品的深度。供试品的黏稠度不同，锥体刺入的深度就会不同。一个锥入度单位为 0.1 mm。锥入度值越大，表示供试品越软，反之越硬。

2.2　方法详解

锥入度测定是指在 25℃下，将一种型号的锥体从锥入度仪上向下释放，测定锥体释放后 5 秒内刺入供试品的深度。

为了保证不同锥体测定结果的可比性，实际测定时如果使用的是Ⅱ号锥体或Ⅲ号锥体，应将Ⅱ号锥体或Ⅲ号锥体的测定值依据公式换算成Ⅰ号锥体推测值。方法中的换算公式与国家标准 GB/T 269-91 中所描述的换算公式相同。

2.3 各型号锥体特点及适用性

Ⅰ、Ⅱ、Ⅲ号锥体对应的样品杯装样量依次减少。采用Ⅰ号锥体测定时,供试品每次用量约为 350 g,适用于辅料的质量控制以及生产企业灌装前制剂的检查;采用Ⅱ号锥体测定时,供试品每次用量约为 45 g,适用于常规装量的制剂检查;采用Ⅲ号锥体测定时,供试品每次用量约为 4.5 g,适用于装量较少的制剂检查。

3 操作要点及注意事项

3.1 锥体选择

根据供试品量的多少,选择适宜的锥体。为节省样品用量,操作更方便,对于已规定采用Ⅰ号锥体测定锥入度的品种,也可以采用Ⅱ号锥体测定后,按公式将测定值换算成Ⅰ号锥体的推测值。如经换算得到的推测值超出标准规定限度,则应采用Ⅰ号锥体再次测定,并依据其实际测定值判断供试品是否符合规定。

3.2 供试品前处理

供试品的前处理分为两种方法:直接装杯法和熔融后装杯法。由于样品杯不透明,在研究建立锥入度检查项目时,为便于观察,可先将样品装入与样品杯大小类似的透明烧杯中,震动 5 分钟后观察供试品是否能够装实。如样品比较稀软,易于装实,可采用直接装杯的方法;如样品比较黏稠,经震动,样品杯中仍存在较多的空隙和气泡,则应采用熔融后装杯的方法。参考供试品基质的熔融温度,选择合适的温度进行熔融,避免温度过高破坏样品成分从而影响样品软硬度。

供试品经熔融后装杯,在样品杯中凝固成型,其中基本不含气泡和空隙,比直接装杯的供试品要更加紧实,因此,同一个样品采用直接装杯的方法测得的数值往往比采用熔融后装杯的方法测得的数值要大。采用直接装杯的方法测定的结果更能反映工业生产情况下供试品真实的软硬度和黏稠度;另外,有的样品熔融后易分层,造成样品不均一。因此,除非样品很黏稠,无法装实,一般应首选直接装杯后震动的前处理方法。

将供试品装满样品杯时应高出样品杯上沿约2 mm,测定前再将表面刮平,避免在25℃±0.5℃放置24小时后供试品表面塌陷或者表面样品软硬度发生变化影响测定结果。

3.3 方法学适用性研究

与Ⅰ号和Ⅲ号锥体相比较,由于Ⅱ号锥体所需供试品量适中,在重现性和折算结果的一致性方面更好,因此在研究建立锥入度检验项目时应首选Ⅱ号锥体。如果制剂的装量很小,或者供试品量很少,也可选用Ⅲ号锥体。

如Ⅰ号锥体测定理论值大于 440 单位,Ⅱ号锥体测定理论值大于 220 单位,Ⅲ号锥体测定理论值大于 110 单位,在测定供试品时锥体将会整个没入到供试品中,部分供试品会灌入到锥体的中空部分,导致锥体重量变化使测定值不准确。因此应根据测定值选择适宜的锥体。

3.4 仪器检定

锥入度测定仪需按照仪器检定规程定期进行检定,包括锥体和锥杆质量、自动测距的准确度、重复性准确度、导杆最大行程等。

4 国内外相关检测方法对比

《英国药典》2015年版与《欧洲药典》8.0版方法相同,故表7-29中仅对《欧洲药典》8.0版与《中国药典》2015年版的锥入度测定方法进行比较:

表 7-29 国内外锥入度测定方法比较

	ChP 2015	EP 8.0
测定温度	25℃	25℃
锥体和锥杆	Ⅰ号锥体 102.5 g ± 0.05 g, 配套锥杆 47.5 g ± 0.05 g	大锥锥体 102.5 g ± 0.05 g, 配套锥杆 47.5 g ± 0.05 g, 锥杆长 162 mm

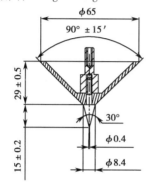

单位:mm

图 7-19 Ⅰ号锥体结构

Ⅱ号锥体 22.5 g ± 0.025 g,
配套锥杆 15 g ± 0.025 g

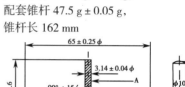

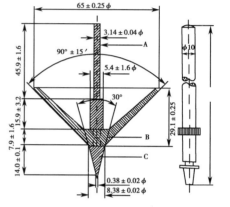

单位:mm

图 7-22 大锥锥体及配套锥杆

小锥锥体 7.0 g,
配套锥杆 16.8 g,
锥杆长 116 mm

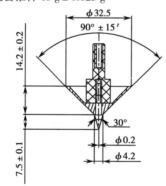

单位:mm

图 7-20 Ⅱ号锥体结构

Ⅲ号锥体及锥杆 9.38 g ± 0.025 g

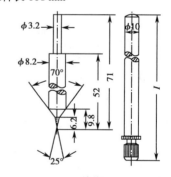

单位:mm

图 7-23 小锥锥体及配套锥杆

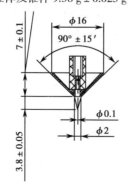

单位:mm

图 7-21 Ⅲ号锥体及锥杆结构
均未规定各型号锥杆的长度

续表

ChP 2015	EP 8.0
样品杯	Ⅰ号样品杯内径 75 mm 或 102 mm,高大于等于 62 mm	大锥配套样品杯内径 75 mm 或 102 mm,高大于等于 62 mm

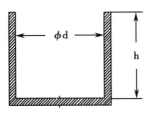

图 7-24　Ⅰ号锥体的样品杯

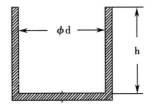

图 7-27　大锥体的样品杯

Ⅱ号样品杯内径 38.5 mm,高 38.5 mm

小锥配套样品杯内径 9.5 mm,高 57 mm

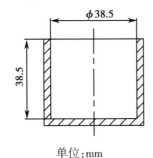

单位:mm

图 7-25　Ⅱ号锥体的样品杯

Ⅲ号样品杯内径 19 mm,高 18 mm

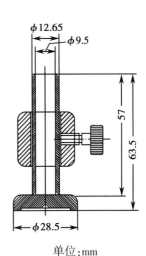

单位:mm

图 7-28　小锥体的样品杯

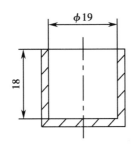

单位:mm

图 7-26　Ⅲ号锥体的样品杯

| 测量方法 | 将样品杯置锥入度仪的底座上,调节位置使锥体尖端与供试品的表面刚好接触。迅速释放锥体(应在 0.1 秒内完成下落动作)并维持 5 秒后,读出锥入深度,以锥入度单位表示,1 个锥入度单位等于 0.1 mm | 将样品杯置锥入度仪的底座上,调节位置使锥体尖端与供试品的表面刚好接触。迅速释放锥体并维持 5 秒后,读出锥入深度 |

	ChP 2015	EP 8.0
样品处理方法	除另有规定外,供试品按下述方法之一处理并在25±0.5℃放置24小时后测定 (1) 将供试品小心装满样品杯,并高出样品杯上沿约2 mm,避免产生气泡,在平坦的台面上震动样品杯约5分钟,以除去可能混入的气泡 (2) 将供试品熔融后小心装满样品杯,避免产生气泡	供试品按下述方法之一处理后测定 (1) 将供试品小心装满样品杯,避免产生气泡,刮平表面。除另有规定外,在25±0.5℃放置24小时后测定 (2) 将供试品在25±0.5℃放置24 h后,应用合适的剪切力作用于供试品5分钟。小心装满样品杯,避免产生气泡,刮平表面 (3) 将供试品熔融后小心装满样品杯,避免产生气泡。除另外规定外,在25±0.5℃放置24小时后测定
结果判定	使用Ⅱ号锥体或Ⅲ号锥体时,依据下述公式将测定值换算成使用Ⅰ号锥体的推测值,再进行结果判定 p=2r+5 p=3.75s+24 式中 p 为Ⅰ号锥体的推测值, 　　 r 为Ⅱ号锥体的实测值, 　　 s 为Ⅲ号锥体的实测值。 测定3次,结果以3次测定结果的平均值表示。如单次测定值与平均值的相对偏差大于3.0%(Ⅲ号锥体为大于5.0%),应重复试验,结果以6次测定结果的平均值表示,并计算相对标准偏差。6次测定结果的相对标准偏差应小于5.0%(Ⅲ号锥体应小于10.0%)	测定3次,结果以3次测定结果的平均值表示。如单个测定值与平均值之差大于3%,应重复试验,结果以6次测定的平均值和相对标准偏差表示

　　《中国药典》2015年版收载三种型号锥体,《欧洲药典》中收载两种型号锥体。《中国药典》锥入度测定法的Ⅰ号锥体与《欧洲药典》的大锥体及国家标准GB/T269-91的全尺寸锥体一致;《中国药典》的Ⅱ、Ⅲ号锥体与国家标准GB/T269-91的1/2锥体、1/4锥体一致。此外,《欧洲药典》的小锥体与锥杆的总质量介于《中国药典》的Ⅱ号锥体与锥杆总质量和Ⅲ号锥体与锥杆总质量之间。

　　为确保锥入度测定值的精确度和重现性,《中国药典》方法规定了结果判定中相对偏差和相对标准偏差的限度。Ⅰ号和Ⅱ号锥体3次测定的精密度要求与《欧洲药典》相同,并对其增加了复试后6次测定的精密度要求。Ⅲ号锥体由于测定值约为Ⅰ号锥体的1/4,因此对其3次测定和复试后6次测定的精密度要求均适当放宽。

5　展望

　　锥入度测定法最初采用转盘式机械检测,手动释放锥体,人工从分度仪的圆盘上读数,测量精度不高,影响因素较多。随着技术的不断进步,锥入度仪不断改进,测定方法由机械检测转变为电控检测。我国自主开发的锥入度仪采用电控释放锥体、电子测距的方法,提高了测量精度,很大程度地避免了人为因素对测量结果的影响。随着仪器自动化水平不断提高,未来锥入度测定方法将会采用锥体与试样表面自动对准,自动释放和复位锥体,计时范围可调节等新技术,逐步取代人工操作,最大限度避免人为因素对测量结果的影响。

《中国药典》2015年版增加了两种型号的锥体(Ⅱ、Ⅲ号)和配套的样品杯,提高了锥入度作为软膏剂、眼膏剂样品常规检验方法的可行性。锥入度测定方法的建立和修订将更有效地控制软膏剂、眼膏剂的质量。

参考文献

[1] GB/T 269-91 润滑脂和石油脂锥入度测定法.

[2] ISO/DP 2137 Petroleum product- Lubricating grease and petrolatum- Determination of cone penetration.

[3] EP 8.0[S].2.9.9.Measurement of consistency by penetrometrys.

[4] BP 2015[S].Vol Ⅴ.Appendix ⅩⅤⅡ F.Measurement of consistency and texture analysis.

[5] 国家药典委员会.中华人民共和国药典[M].北京:中国医药科技出版社,2015.

起草人:胡　琴　车保泉(北京市药品检验所)

审核人:赵　明(北京市药品检验所)

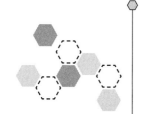

第八章

生物检查法（通则 1100）

第一节　无菌检查法（通则1101）

1　概述

　　无菌检查法（Sterility tests）是针对无菌工艺产品和最终灭菌产品的无菌性而建立的检查法，即无菌和灭菌产品质量标准中【无菌】的要求可以通过无菌检查来确认。无菌检查法的适用范围和定义在《中国药典》2015年版中规定为："无菌检查法系用于检查药典要求无菌的药品、生物制品、医疗器具、原料、辅料及其他品种是否无菌的一种方法。"药典要求无菌的药品包括各类注射用制剂、眼科用制剂以及用于手术、严重烧伤、严重创伤等产品。也就是说，凡直接进入人体血液循环系统、植入或埋入肌肉、皮下组织、与创伤部位接触的产品或材料或器械以及医学使用上要求无菌的品种都可以按本法进行无菌检查。检查结果无菌生长，判供试品符合规定，检查结果有菌生长，判供试品不符合规定。所以，在无菌产品的质量要求中，无菌检查是有关药品安全性的一种定性试验。

　　然而，产品的微生物污染可以是不均匀的，特别是当微生物污染率较低时，有限的检验数量、检验量导致了无菌检查法的局限性[1]，从而限制了无菌检查结果对整批产品无菌性的评价。所以，供试品若符合无菌检查法的规定，仅表明供试品在该检验条件下未发现微生物污染。

　　因此，产品的无菌性不能仅依赖于最终的无菌检查，而取决于生产过程中采用良好的无菌保证体系、验证合格的灭菌工艺和严格的药品生产质量管理规范（GMP）管理[2]并严格执行产品在储存、运输、货架、使用等环节中的防污染措施才能得以保证。

2　无菌检查法的产生和技术发展

　　无菌检查法的起源与静脉输液的起源和应用相关。

　　——1665年，欧洲勃兰登堡候国御医约翰·西吉斯蒙德·埃尔斯霍尔茨发表了《新灌药法及其方式方法》。首次介绍可用中空的铜针将药液灌入病人静脉中去的一种给药方法。但接受这一种给药方法的病人不久都痛苦地死去。

　　——1831年，西欧霍乱肆虐，为了拯救在死亡线上挣扎的病人，苏格兰医生莱特大胆启用静脉输液疗法。他将大量煮沸过的食盐水静脉输注给霍乱病人。使部分接受这一静脉输液疗法的霍乱病人得救。然而，莱特在实践中也观察、总结了输液产生的"注射热"，即现代医学所说的输液反应。

　　随着显微镜的发明和微生物的发现以及微生物培养技术的发展，人们首先开始了对输液无菌检查的研究。1925年，将供试品接种入营养肉汤中去使污染微生物生长的直接接种法首先在英国使用。至20世纪三十年代开始英、美药典先后收载了无菌检查法。

　　又随着人们对微生物分类的逐步认识和对产品中微生物污染特点的分析以及科技水平的不断发展，

无菌检查的技术逐步完善。并且在无菌检查的实践中也逐步发现了无菌检查结果的可靠性与实验环境、所用培养基、培养基的质量、培养条件、方法的适用性、检验数量、检验量、结果判断、复试与重试等因素密切相关。因此,各国药典的无菌检查法都围绕以上方面不断修订提高,不断加强无菌检查的过程控制、提高方法的检出率、保证检验结果的可靠性。

纵向观察国外药典中无菌检查法的技术发展过程:

1932 年 《英国药典》首先收载和推荐使用直接接种法无菌测试。

1936 年 《美国药典》第十一章开始引用单个培养基的直接接种法无菌检查。

1950 年 《美国药典》第十六章无菌检查法推荐使用硫乙醇酸盐流体培养基(FTG)和大豆酪蛋白胨液体培养基(TSB)两种培养基培养需、厌气菌和真菌。

1957 年 美国 FDA 和 MILLIPORE 公司介绍膜过滤法用于抗生素无菌测试。

1963 年 《英国药典》收载薄膜过滤法无菌测试。

1965 年 《美国药典》开始将薄膜过滤法用于非抑菌性药品的无菌测试。

1971 年 《欧洲药典》第二版公布参照美国药典的薄膜过滤法的无菌测试。

1978 年 《欧洲药典》修订版发行公布收载薄膜过滤法无菌测试。

1988 年 美国 FDA 规定假如第一次无菌检查不符合规定的样品不再进行复试,即这一批次的药品应报废处理,排除药品无菌检查阳性结果后再进行复试的机会。

1998 年 《英国药典》的无菌检查法规定以一次检出为准,取消复试。

2000 年 《美国药典》24 版无菌检查法明确规定以一次检出为准,取消复试。

2005 年 通过国际协调案(ICH / PDG)的协调,各国药典于 2005 年完成统一。

2008 年 国际协调案(ICH)无菌检查法被各国药典引用和执行。

纵向观察我国药典中无菌检查法的技术发展过程:

可归纳为二个发展阶段。

第一发展阶段 《中国药典》1953 年版 ~1995 年版

1953 年版收载"药品的灭菌检查法",定义为"检验药品灭菌是否完全。"实验环境要求"如无防尘设备,应特设一玻璃罩,在罩内进行工作,防止空气中细菌的侵袭。",取样量 2 支 / 瓶,检验方法为用一种培养基的直接种法。无对照试验要求,无结果判断项。

1963 年版收载的无菌检查法,无实验环境要求,开始规定"无菌检查的全过程应严格遵守无菌操作,防止微生物污染"。检验方法为直接种法,改用三种培养基分别培养细菌和霉菌。规定细菌培养 5 天,霉菌培养 7 天。取样量为 2 支 / 瓶。开始有阳性对照试验要求(用量包括在 2 瓶 / 支中)。

1977 年版无菌检查法,无实验环境要求,规定"无菌检查的全过程应严格遵守无菌操作,防止微生物污染"。开始收载简单装置的薄膜过滤法,指明仅限于抗生素类样品。改用二种培养基(相同名称的培养基但配方逐版有所变化,说明处于培养基的选择之中。)指明分别培养细菌和霉菌,细菌培养 5 天,霉菌培养 7 天。取样量为 2 支 / 瓶。开始增加阴性对照试验要求和结果判断项。

1985 年版开始规定实验环境为紫外线灭菌的无菌室,薄膜过滤法限于抗生素样品,开始收载需、厌气菌培养基(硫乙醇酸盐流体培养基)、霉菌培养基,指明分别培养细菌和霉菌。细菌培养 5 天,霉菌培养 7 天。取样量为 2 支 / 瓶。

1990 年版与 85 年版相同,无发展。

1995 年版在 85 年的基础上增加对培养基进行灵敏度检查的要求。改细菌、霉菌均培养 7 天。取样量为 2 支/瓶。

该阶段中,各版无菌检查法均允许对初检不合格者"应经 2 次复检"。

该阶段无菌检查法的各项技术规定均远远落后于同期先进国家药典的规定。

第二发展阶段　《中国药典》2000 年版~2015 年版。各版主要发展情况详见下表。

表 8-1　《中国药典》2000 年版~2015 年版无菌检查法主要方面发展情况

历版\项目	2000 年版	2005 年版	2010 年版	2015 年
实验设施和环境要求	在洁净度 100 级单向流空气区域内进行,单向流空气区和工作台面,必须进行洁净度验证	在洁净度 10000 级背景下的局部 100 级单向流空气区域内或隔离系统内进行;定期按现行国家标准进行洁净度验证	同 2005 年版	应在无菌条件下进行,试验环境必须达到无菌检查的要求。在通则 9203 中给出应在 B 级背景下的 A 级单向流洁净区域或隔离系统中进行
操作要求	其全过程应严格遵守无菌操作,防止微生物污染	其全过程应严格遵守无菌操作,防止微生物污染	增加:防止污染的措施不得影响供试品中微生物的检出。日常检验还需对试验环境进行监控	同 2010 版
人员要求	/	/	须具备微生物专业知识,并经过无菌技术的培训	在通则 9203 中给出须具备微生物专业知识,并经过无菌技术的培训
培养基及培养条件	1. 需氧菌、厌氧菌培养基(硫乙醇酸盐流体培养基)30~35℃ 2. 霉菌培养基(改良马丁培养基)20~25℃ 3. 选择性培养基 均培养 7 天 疑似转种后细菌培养 2 天,霉菌培养 3 天	1. 硫乙醇酸盐流体培养基(用于培养好氧菌、厌氧菌)30~35℃ 2. 改良马丁培养基(用于培养真菌)23~28℃ 3. 选择性培养基 均培养 14 天 疑似转种后细菌培养 2 天,霉菌培养 3 天	1. 硫乙醇酸盐流体培养基 30~35℃ 2. 改良马丁培养基 23~28℃ 3. 选择性培养基 增加常见干扰物的中和剂或灭活方法 均培养 14 天 疑似转种后细菌培养 2 天,霉菌培养 3 天	1. 硫乙醇酸盐流体培养基 30~35℃,20~25℃ 2. 胰酪大豆胨液体培养基 20~25℃ 3. 中和或灭活用培养基 均培养 14 天 疑似转种后培养均不少于 3 天
培养基质量要求	灵敏度检查 试验用菌株:藤黄微球菌、生孢梭菌、白色念珠菌	培养基适用性检查:1. 无菌性检查　2. 灵敏度检查:试验用菌株(菌株传代次数不得超过 5 代)金黄色葡萄球菌、铜绿假单胞菌、枯草芽孢杆菌、生孢梭菌、白色念珠菌、黑曲霉		
稀释液、冲洗液	0.9% 灭菌氯化钠溶液	1. 0.1% 蛋白胨水溶液 2. pH 7.0 氯化钠-蛋白胨缓冲液	1. 0.1% 蛋白胨水溶液 2. pH 7.0 氯化钠-蛋白胨缓冲液 3. 其他经验证过的适宜的溶液	1. 0.1% 无菌蛋白胨水溶液 2. pH 7.0 无菌氯化钠-蛋白胨缓冲液 3. 其他经验证过的适宜的溶液(如 0.9% 无菌氯化钠溶液)
方法的适用性试验	供试品的抑细菌和抑真菌试验	方法的验证试验 菌种及菌液制备: 金黄色葡萄球菌、铜绿假单胞菌、枯草芽孢杆菌、生孢梭菌、白色念珠菌、黑曲霉	方法的验证试验 菌种及菌液制备: 在 2005 版基础上,删除铜绿假单胞菌,增加大肠埃希菌 增加验证试验用供试品量规定及供试菌液的保存和使用规定	方法的适用性试验 菌种及菌液制备: 金黄色葡萄球菌、大肠埃希菌、枯草芽孢杆菌、生孢梭菌、白色念珠菌、黑曲霉 供试菌液的保存和使用规定同 2010 年版

539

续表

历版 项目	2000 年版	2005 年版	2010 年版	2015 年
检验数量	检验数量、检验量 表1、表2、表3 5~11 瓶/支(包括阳性对试验照用量)	检验数量、检验量 表1、表2、表3 6~20 瓶/支(不包括阳性对照试验用量)	检验数量、检验量 修订表1、表2、表3 6~20 瓶/支(不包括阳性对照试验用量)	检验数量、检验量 增加规定成品每亚批均应进行无菌检查 修订表1、表2、表3 6~20 瓶/支(不包括阳性对照试验用量)
检验方法	1. 直接接种法 2. 薄膜过滤法 适用于抑菌性供试品及 50 ml 以上大容量液体供试品。首选全封闭集菌过滤器	1. 薄膜过滤法 只要供试品性状允许应优先采用。首选全封闭集菌过滤器 2. 直接接种法	1. 薄膜过滤法 只要供试品性状允许应优先采用。首选全封闭集菌过滤器 增加:每片滤膜的总冲洗量不得过 1000 ml 2. 直接接种法	1. 薄膜过滤法 只要供试品性状允许应优先采用。删除开放式薄膜过滤。明确一般应采用全封闭集菌过滤器,每片滤膜的总冲洗量不得过 1000 ml 2. 直接接种法
对照试验	阳性对照试验 + 阴性对照试验 − 阳性对照用菌:金黄色葡萄球菌、生孢梭菌、白色念珠菌		阳性对照试验 + 阴性对照试验 − 阳性对照用菌中增加大肠艾希菌	阳性对照试验 + 阴性对照试验 − 阳性对照用菌同 2010 年版
结果判断	1. 阳性对照管 +、阴性对照管 − 2. 各管均澄清或虽显浑浊但经证明并非有菌生长,判供试品合格 3. 如供试品任何一管显浑浊并确证为有菌生长。依法倍量复试	/ 2. 供试品管均澄清或虽显浑浊但经确证无菌生长,判供试品符合规定 3. 若供试品任何一管显浑浊,转种同种培养基或半固体培养基,并确证为有菌生长,判供试品不符合规定	1. 阳性对照管 + 阴性对照管 − 2. 供试品管均澄清或虽显浑浊但经确证无菌生长,判供试品符合规定 3. 若供试品任何一管显浑浊,转种同种培养基,确证为有菌生长,判供试品不符合规定	1. 阳性对照管 + 阴性对照管 − 2. 供试品管均澄清或虽显浑浊但经确证无菌生长,判供试品符合规定 3. 若供试品任何一管显浑浊,转种同种培养基,确证为有菌生长,判供试品不符合规定
复试/重试规定	允许复试,重新取样,分别依法倍量复试	取消复试, 试验经确认无效时(检出的微生物非供试品所含),应重试。重新取同量供试品依法重试		

该阶段无菌检查法各项技术规定是逐步与先进国家药典规定接轨的过程。特别是自第八届药典委员会设立了微生物专业委员会后的 2005 年版无菌检查法开始,各项技术规定有了大步发展。至 2015 年版的无菌检查法,又进一步在实验环境、培养基体系以及对原分别收载的 3 部药典无菌检查法进行整合修订等方面有了重大的发展。

3　无菌检查法检测技术与方法

3.1　基本原理

薄膜过滤法原理:将规定量的供试品或供试液通过薄膜过滤处理,使产品中可能存在的微生物过滤时被阻留、富集在微孔滤膜上,然后接种适宜的培养基,使滤膜上阻留的微生物得以生长繁殖到肉眼能观察到的状态而被检出;有抑菌性的供试品通过薄膜过滤后,用适当的冲洗液冲洗滤膜、滤器充分消除残留的抑菌成分,使滤膜上阻留的微生物得以生长繁殖到肉眼能观察到的状态而被检出。

直接接种法原理:将规定量的供试品直接接种到适宜的培养基中培养,使供试品中可能存在的微生物得以生长繁殖到肉眼能观察到的状态而被检出。

3.2　方法详解

3.2.1　无菌检查实验设施、环境要求

对无菌检查的实验设施、环境要求基于人们对下述两个方面的逐步认识。

国内外均发生过因药品的质量问题而引发的临床不良事件,简称药害事件。对药害事件的调查显示无菌药品的微生物污染是引发临床不良事件的主要因素之一。如何才能使制药行业向社会提供安全有效,质量可靠的好药? 促使各国对如何避免微生物等有害因素影响药品质量进行研究。对空气微生物学这门交叉边缘学科的研究使人们掌握了空气微生物发生、播散、侵染及控制的规律,进而寻求控制空气中微生物污染的措施。将空气洁净技术引用到药品生产中能使药品生产的环境、设施、工艺过程的微生物污染得到有效控制,使得洁净技术、洁净室(区)成为药品生产的基本要求。随着洁净技术的不断发展和国内外制药行业强制的 GMP 认证、实施和升级,无菌药品、灭菌药品以及其他要求无菌的产品进一步达到无菌保证的水平。

然而,无菌检查的结果是否能客观、准确地代表被检产品原本的微生物状况呢? "美国 FDA 首次提出用于无菌检查的设施不应比无菌加工生产设施造成更大的微生物污染几率。环境的监测和更衣程序也应与药品生产中的要求相一致。"[3] 说明了无菌检查的设施、实验环境是否能严格控制微生物污染,关系着无菌检查结果的可靠性。从而促使各国药典对无菌检查的环境必须与 GMP(Good Manufacturing Practice)中规定的无菌生产环境保持一致。

《中国药典》2015 年版无菌检查法中对实验设施、环境要求与欧、美等先进国家药典无菌检查中的要求一致:"无菌检查应在无菌条件下进行,实验环境必须达到无菌检查的要求,检验全过程应严格遵守无菌操作,防止微生物污染,防止污染的措施不得影响供试品中微生物的检出。单向流空气区、工作台面及环境应定期按医药工业洁净室(区)悬浮粒子、浮游菌和沉降菌的测试方法的现行国家标准进行洁净度确认。隔离系统应定期按相关的要求进行验证,其内部环境的洁净度须符合无菌检查的要求。日常检验还需对试验环境进行监控。"那么,具体的无菌检查实验设施、环境要求应是什么呢? 在四部通则 9203 药品微生物实验室质量管理指导原则中给出了具体的指导意见:"无菌检查应在 B 级背景下的 A 级单向流洁净区域或隔离系统中进行"。 即实验设施和环境必须与我国药品生产 2010 年版 GMP 中附录 1< 无菌药品 >、附录 3< 生物制品 > 中的规定保持一致[4]。

并且,洁净室(区)的确认、环境监测、洁净室(区)的日常监控、洁净室(区)日常使用等在四部通则9203 药品微生物实验室质量管理指导原则中均有详细指导。

隔离系统(Isolator sistems)是洁净环境控制手段的发展,隔离系统技术作为无菌保证的重要设备在《美国药典》《欧洲药典》《英国药典》《日本药局方》中均早有收载。《美国药典》自 25 版中就开始收载隔离操作系统的验证指导原则〈1208〉sterility testing validation of isolator systems 与无菌检查法配套。《中国药典》2005 年版无菌检查法开始收载隔离系统。

关于隔离系统安置环境的要求。欧盟 GMP 建议安置于洁净度 10 万级的区域中。美国药典认为无

需安装在特殊设计的洁净区域中,但需保证安装处闲人莫入。《中国药典》2015 年版通则 9206 无菌检查用隔离系统验证指导原则与无菌检查法配套,其中对无菌检查用隔离系统的结构、安装位置、验证、应用等均有详细的指导说明,建议无菌检查用隔离器安装环境的洁净度不低于我国现行 GMP 中 D 级空气洁净度要求。

3.2.2 无菌检查法的培养体系

无菌检查法的培养体系包括方法所规定的培养基、培养温度和培养时间。

3.2.2.1 培养基

培养基是由人工配制的含天然或合成或化学成分的供微生物生长、繁殖、鉴定或保持其活力的营养物质。

培养基主要成分的性质与作用:

蛋白胨:是蛋白质经蛋白酶(胃蛋白酶或胰蛋白酶)、酸或碱水解后的多种产物之一如肽、氨基酸等,蛋白胨主要供给微生物生长所需要的氮源。

糖类:常用为葡萄糖、麦芽糖等,供给微生物生长所需要的碳源和能源。

促生长因子:包括肌酸、嘌呤类、尿酸、谷酰胺等及乳酸、肌醇和 B 族维生素等,如硫胺、核黄素、泛酸、生物素、叶酸等。这些成分一般由肉浸液提供,肉浸液为牛肉经绞碎后用水浸泡低温过夜即得的浸出液。

无机盐类:钠、钾、镁、铁、磷酸盐、硫酸盐等盐类。作用有:①参加构成菌体;②酶的组成或维持酶的活性;③调节渗透压;④作为自养菌的能力。

培养基的分类

培养基的分类有多种,如按用途可分为:运输、保藏、复苏、增菌、选择、分离、鉴别等。如按形态可分为:液体培养基、半固体培养基、固体培养基。液体培养基为一种或多种营养成分组成的水溶液(如:蛋白胨水,营养肉汤)。半固体培养基、固体培养基为含有不同浓度固化物(如:琼脂、明胶等)的液体培养基。

无菌检查用培养基

国内外药典无菌检查用培养基都有一个不断改进至基本确定的发展过程。我国以往历版药典收载的无菌检查用培养基都是基于我国对微生物应按细菌、霉菌分类培养的概念而长期将培养基指明用于细菌培养或用于霉菌培养。如一直被定义为用于霉菌检查用的培养基在 1995 年版前其品种、配方、成分、用量都在不断的变化之中,主要是作为碳源的葡萄糖用量在 10~40 g 之间改变。至 1995 年版开始修订为改良马丁培养基指明用于霉菌培养,其配方中的葡萄糖量为 20.0 g。该培养基灭菌后的 pH 值为偏酸性的 6.4 ± 0.2。然而,根据无菌检查的方法,要求所用培养基应具有广谱的促菌生长能力,而不是、也不可能是一开始就对产品中可能污染的微生物进行分类培养。

《美国药典》早在 1950 年的第十六章 Sterility tests 中就规定了用硫乙醇酸盐流体培养基(FTG)和大豆消化酪蛋白胨液体培养基(TSB)。由这两种主要培养基组合的无菌检查法培养体系也先后被欧、英、日药典采用并一直沿袭至今。培养体系的差异是导致《中国药典》无菌检查法与国外药典无菌检查法的系统性差异,从而带来结果之间的不确定性和不可比性。

第十届药典微生物专业委员会通过对无菌检查用培养基的研究课题——《国产胰酪胨大豆液体培养基和改良马丁培养基的微生物促生长能力考察》为《中国药典》2015 年版无菌检查法培养基的修订提供技术支撑和依据[5]。课题以大量的实验数据证明了国产改良马丁培养基与胰酪大豆胨液体培养基虽然在促微生物生长能力(灵敏性)和适于微生物生长的种群(广谱性)上尚无显著性差异,但在由胰酪大豆胨液体培养基加入琼脂后的平板上生长的菌落形态比在改良马丁培养基加入琼脂后的平板上更典型、在培养霉菌方面还略优于改良马丁培养基。并且,胰酪大豆胨液体培养基的 pH 值为 7.3 ± 0.2,较改良马丁培养基的 6.4 ± 0.2 更接近中性,应更适宜微生物的生长。从而确定了 2015 年版药典无菌检查法以硫乙醇酸盐流体(FTG)培养基和胰酪大豆胨液体(TSB)培养基作为无菌检查的两种主要培养基。并明确这两种培养基的定义是:"硫乙醇酸盐流体培养基是厌氧菌检查的首选培养基,同时也可用于需氧菌检查;胰酪大豆胨液体培养基适用于真菌和需氧菌检查。"即产品中可能存在的需氧菌无论被接种到其中哪个培养基中都能被检出。2015 年版药典无菌检查法培养基修订的意义在于:纠正了我国长期存在的将微生物划分为细菌和真菌分类培养的概念(分类培养的概念甚至使一些检验人员错误地认为,在规定用途的培养基中生长的其他菌可不作为检出菌)。说明了应以培养基的促菌生长能力和微生物生长对氧气的需要作为分类的依据。也从此使得我国药典无菌检查法的培养基体系与欧、美等先进国家药典及国际协调案(ICH)中的规定一致,产品检验结果具有可比性及有利于国际交流。

2015 年版药典无菌检查用培养基主要有 4 种:①硫乙醇酸盐流体培养基。②胰酪大豆胨液体培养基。③中和或灭活用培养基。④ 0.5% 葡萄糖肉汤培养基。

这 4 种培养基如按用途分类,属于复苏、增菌培养基。如按形态分类,属于液体培养基。

(1) 硫乙醇酸盐流体培养基(FTG) 硫乙醇酸盐流体培养基处方中的胰酪胨、L- 胱氨酸是微生物生长所需要的很好的氮源;葡萄糖是微生物生长所必需的碳源和能源;酵母浸出粉富含促生长因子 B 族维生素;氯化钠可提供无机盐类营养,具有参加构成菌体、组成或维持酶的活性、调节渗透压的作用;硫乙醇酸盐具有降低培养基内氧化还原电位,防止过氧化物积累产生的毒性,也可钝化砷、汞及其他金属防腐剂的作用;其中 0.1% 的刃天青溶液起含氧量指示剂的作用;0.75 g 琼脂起一定的固化作用以降低容器内培养基的流动性,减少溶解氧流动。特别是处方中的硫乙醇酸盐和琼脂使得该培养基具有能在普通有氧环境下提供厌氧培养的条件。根据其含有少量的琼脂而定义为流体培养基而非液体培养基。其灭菌后接近中性的 pH 值(7.1 ± 0.2)以及置 30~35℃培养时,丰富的营养和温度适合各种嗜中温厌氧菌、需氧菌的生长,并易于观察结果。

为保证培养基下层有足够的厌氧空间,保证厌氧菌的生长,所以应注意装量与容器高度的比例,应符合在接种前氧化层(粉红色)不得超过培养基高度的 1/5,培养结束后培养基氧化层(粉红色)不超过培养基深度的 1/2,否则,须进行培养基的脱氧处理:将培养基管置 100℃水浴中加热不超过 20 分钟,使溶解在培养基液体中的氧气受热逸出,氧化层指示的粉红色消失。加热后应迅速冷却、防止污染,为防止培养基营养度下降,加热处理只限进行一次。

研究发现硫乙醇酸盐流体培养基在培养芽孢杆菌方面有一定的局限性[6,7]。

(2) 胰酪大豆胨液体培养(TSB) 胰酪大豆胨液体培养基处方中有胰酪胨、大豆木瓜蛋白水解物,是微生物生长所需要的很好的氮源;葡萄糖是微生物生长所必需的碳源和能源;氯化钠、磷酸二氢钾作为无机盐类具有参加构成菌体、组成或维持酶的活性、调节渗透压、缓冲 pH 的作用。其灭菌后接近中性的 pH 值(7.3 ± 0.2)以及置 20~25℃培养时,丰富的营养和温度适合各种嗜中温需氧菌包括某些芽孢杆菌的生长。所以将其与硫乙醇酸盐流体培养基组合使用时,不但能弥补硫乙醇酸盐流体培养基的不足,还能作为培养温度的补充,满足适合较低温度的中温需氧菌和真菌类微生物的生长。

各国药典无菌检查法之所以长期采用这两种培养基的组合正是因为它们具有互补的功能:不但供试品中的厌氧菌有被检出的条件,供试品中易污染的需氧菌,无论被接种到哪种培养基中都能得到生长,分别置两种温度下培养的规定,基本能覆盖嗜中温微生物最适生长的温度范围。

提醒注意:胰酪大豆胨液体培养(TSB)和胰酪大豆胨琼脂培养(TSA)配方中的差异不仅仅是琼脂。

（3）中和或灭活用培养基　《中国药典》2015 年版无菌检查法中将 2010 年版及以前各版无菌检查法一贯称之为的"选择性培养基"更名为"中和或灭活用培养基"。因为该培养基是指为消除供试品的抑菌性而在上述两种培养基中加入中和剂、灭活剂或表面活性剂从而使得供试品中可能污染的微生物都能得以生长的培养基。而选择性培养基是指能够允许特定的微生物在其中生长繁殖，而部分或全部地抑制其他微生物生长的增菌培养基[8]。

选择中和剂、灭活剂的原则：

对有抑菌性的供试品无论用化学方法或酶法灭活，所用中和剂、灭活剂应注意：①首先应证明其对微生物无毒性；②可以制成无菌溶液；③中和或灭活的效能迅速；④有特异性；⑤加入中和剂、灭活剂的时间应根据所加成分的热稳定性决定；⑥加入的中和剂、灭活剂或表面活性剂其用量应通过方法适用性试验确定。

对热不稳定的添加成分应在灭菌后待培养基冷却至 47~50℃时再加入，例如用于灭活青霉素和部分 I、II 代头孢菌素抗生素抑菌活性的 β- 内酰胺酶。β- 内酰胺酶包括青霉素酶和各种头孢菌素酶，是某些细菌如腊样芽孢杆菌所产生的可裂解这些抗生素结构中的 β- 内酰胺环使其丧失活性的一种蛋白质，对热不稳定。冰箱保存的无菌添加成分在加入前也应先放置到室温，避免冷的液体造成培养基中琼脂凝结或形成片状物。添加后应缓慢充分混匀，尽快分装到培养容器中。药典已收载的中和剂、灭活剂或表面活性剂见通则 1105 非无菌产品微生物限度检查：微生物计数法中。

（4）0.5% 葡萄糖肉汤培养基　该培养基用于检查硫酸链霉素等抗生素中的嗜药菌或称依赖菌[9]，应与硫乙醇酸盐流体培养基和胰酪大豆胨液体培养基一起参加硫酸链霉素等抗生素的无菌检查。由于需接种 3 种培养基，供试品的检验数量、检验量应作相应的增加。

3.2.2.2　培养温度

温度是影响微生物生长的最重要因素之一。温度对微生物的影响主要表现在以下方面：①影响酶活性，温度变化影响酶促生长速率，最终影响细胞合成。②影响细胞膜的通透性，因此影响营养物质的吸收和代谢产物的分泌。③影响营养物质的溶解，最终影响生长。

对于每种微生物来说都有其一定的适宜生长温度范围，在这个范围内，又分最低、最适、最高生长温度。当超过其最低适应温度时，微生物的生长繁殖停止，在其原生质还没有被破坏时能在较长时间内保持活力，当温度提高时可以回复正常的生命活动，各种低温保存菌种的方法就是利用这特点，但温度过低时也会死亡；当超过其最高适应温度时，微生物不生长，当温度过高时，菌体蛋白质发生不可逆变性，细胞结构破坏而自溶死亡。只有处于最适温度时微生物生长速度最快，代时最短。这也是微生物检验方法中应选择的培养温度范围。

根据微生物适宜培养温度：一般嗜热型微生物的适宜生长温度范围为 50~60℃，嗜温型微生物的适宜生长温度范围为 20~40℃，嗜冷型需氧菌适宜生长温度范围为 5~20℃。绝大多数与医学相关的微生物属于嗜温型，所以无菌检查法中选择的标准菌株也基本属于嗜温型条件致病菌。

《中国药典》2015 年版无菌检查法规定硫乙醇酸盐流体培养基的培养温度为 30~35℃和 20~25℃；胰酪大豆胨液体培养基的培养温度为 20~25℃，这些温度范围均在嗜温型微生物的适宜生长范围内。硫乙醇酸盐流体培养基规定了两个培养温度即 30~35℃和 20~25℃，一般样品接种的硫乙醇酸盐流体培养基置 30~35℃培养，生物制品样品接种的硫乙醇酸盐流体培养基置 20~25℃培养，是鉴于生物制品在较低温度条件下生产和储藏的情况和历史上我国生物制品无菌检查曾经发现过个别品种在 20~25℃培养的硫乙醇酸盐流体培养基中有菌生长的情况。《中国药典》2015 年版本着求同存异的整合原则保留了生物制品硫乙醇酸盐流体培养基分别置两个温度范围培养的规定。由于生物制品供试品须接种两份硫乙醇酸盐流体培养基，一份置30~35℃培养；一份置20~25℃培养。所以应注意生物制品的检验数量、检验量需要增加一份接种至硫乙醇酸盐流体培养基的量。

3.2.2.3　培养时间

我国药典无菌检查法的培养时间从2005年版开始，从原先规定的7天修订为延长至14天。这是因为许多实验室在检验实践中观察到有些样品经培养7天时无菌生长，而在随后的若干天逐渐发现有菌生长，有些甚至到第13、14天才能观察到有菌生长。从而认识到无菌产品中存活的微生物在生产工艺过程中都会经历一定程度的损伤而处于亚致死的状态，它们需要有一段修养生息的时间才能生长繁殖到肉眼看得到的程度而被检出；也有可能在抑菌类产品中一直被抑制着的污染微生物处于亚致死的状态，需要随着培养时间的延长或抑菌性彻底降解后才能得以生长繁殖到肉眼看得到的程度而被检出；还有可能产品中污染的微生物本身属于生长迟缓的微生物，适当延长培养时间将更有利于污染微生物的检出。所以，无菌检查法规定培养14天是完全必要的。国外药典中的规定是不得少于14天，这与我国规定培养14天的规定还有一定区别，就是说延长至14天以后如发现有菌生长的供试品也应判无菌检查不符合规定[10-12]。所以，不得少于14天的规定严于培养14天的规定。

检验中也可发现有些供试品可与培养基发生反应或产生结晶的现象而难以判断结果。如果培养14天后仍不能从外观上判断有无微生物生长，可取该培养液适量（约1ml）转种至同种新鲜培养基中，再培养3天观察结果。如果不是微生物，培养基将保持澄清；如果是微生物，那么在经过第一阶段14天的培养恢复生长后，当被再次接种到同种新鲜培养基中，继续培养3天的时间应能满足微生物大量生长繁殖至被观察到的程度。如培养基发生混浊，确定为微生物生长。

3.2.3　无菌检查法培养基的质量控制

培养基的质量由配方中各成分的质量、制备过程中的控制、微生物污染的消除及包装和储存条件等因素所决定。培养基的质量直接影响微生物的生长。

3.2.3.1　常用培养基

（1）商品化脱水培养基　一般为密封于瓶内的粉末、小颗粒、冻干等形式，使用前需加水和进行处理的干燥培养基。实验室使用这类培养基时应严格按照供应商提供的配制方法、贮存条件、有效期和使用方法进行配制和保存。

（2）商品化即用型培养基　以即用形式或融化后即可使用的形式置于容器内（例如平皿、试管或其他容器）供应的液体、固体或半固体培养基。这类培养基不需制备和灭菌即可供直接使用，但价格较贵。实验室使用这类培养基时应严格按照供应商提供的贮存条件、有效期和使用方法进行使用和保存。

（3）依据配方成分自制的培养基　实验室配制和使用这类培养基时应严格控制各成分的质量、准确称量、注意配制步骤的正确。

3.2.3.2　培养基的适用性检查

培养基的适用性检查在美、欧药典中为培养基的促生长试验（Growth promotion test）是确定培养基质量及保证实验结果正确的前提。经适用性检查不符合要求的培养基均不得使用。培养基的适用性检查包括无菌性检查和灵敏度检查两个方面。

（1）无菌性检查：应注意分别从初始和最终配制和灭菌后的培养基中随机抽取规定量（支或瓶），分别置培养基规定的温度培养14天，均应无菌生长。其意义在于证明实验所用培养基的无菌性，证明实验中检出的菌非所用培养基所致。

（2）灵敏度检查：是指选用有代表性的微生物菌株，用0.9%无菌氯化钠溶液将各菌的新鲜培养物稀释成小于100 cfu/ml的菌悬液，分别接种到培养基中，培养后与不接种菌液的空白对照管对照，各加菌的培养基管均应生长良好。其意义在于证明培养基的营养度能够保证被接种的污染微生物生长繁殖至被检出。

灵敏度检查试验选用的六个代表性微生物：金黄色葡萄球菌、铜绿假单胞菌、枯草芽孢杆菌、生孢梭菌、白色念珠菌、黑曲霉与国际药典规定一致。生产单位实验室也可增加从生产环境及产品中常见的污染菌株做试验用菌株。其意义在于证明所用培养基的灵敏度足以检出产品中可能污染的微生物。

为保证试验用菌株的生物学特性，防治过多次的传代造成菌种的变异或污染。规定菌株传代次数不得超过5代（从菌种保存中心获得的冷冻干燥菌种为第0代）。为保证试验用菌液的质量，菌液的制备、供试菌悬液保存的时间及使用应按药典规定进行，见4操作重点与注意事项。

3.2.3.3　培养基适用性检查的频率

原则上每个制备批的培养基都必须经过适用性检查后才能使用如国外药典和GMP中规定，主要是防止配制和灭菌过程对培养基营养度和的影响。我国药典规定如采用合格供应商的商品脱水培养基，并且按培养基配制标准操作规程进行配制及用已验证过的灭菌程序灭菌，则每批脱水培养基的灵敏度检查可在验收时进行一次。按配方自制的培养基由于涉及各个原料的质量、称量的误差等因素，配制后必须每批经过适用性检查。商品即用性培养基因涉及包装、运输、保存等因素同样必须每批经过适用性检查。

3.2.3.4　培养基的常规监控和注意事项

为保证培养基的质量，实验室对培养基的购买应有计划，掌握先购先用的原则以利于周转及防止过期；保存有效的培养基目录清单，清单应包括以下内容：容器密闭性检查、首次开封日期、内容物的感官检查等。开封后的脱水培养基，其质量取决于贮存条件。通过观察粉末的流动性、均匀性、结块情况和色泽变化等判断脱水培养基的质量的变化。若发现培养基过期或受潮或物理性状发生明显改变则不应再使用。

3.2.4　无菌检查用 稀释液、冲洗液

无菌检查用稀释液、冲洗液的作用包括用于溶解或稀释供试品、在薄膜过滤操作中用于冲洗滤器滤膜消除残留的供试品或抑菌性成分以及在阴性对照试验中取相应试剂和稀释液、冲洗液同法操作作为阴性对照用。

2005年版药典之前的各版仅收载0.9%灭菌氯化钠溶液。因实验证明0.1%蛋白胨水溶液和pH 7.0氯化钠-蛋白胨缓冲液具有轻微的营养度和pH缓冲性，比0.9%灭菌氯化钠溶液能更好地保护供试品中可能存在微生物使之存活而被检出。在2005年版药典中首次修订为0.1%蛋白胨水溶液和pH 7.0氯化钠-蛋白胨缓冲液。2010年版药典中又增加了"根据供试品的特性，可选用其他经验证过的适宜的溶液作为稀释液、冲洗液。"以及"如需要，可在上述稀释液或冲洗液的灭菌前或灭菌后加入表面活性剂或中和剂。"这是根据检验实践中发现有些供试品因其黏稠度、溶解性、抑菌性、酸碱度等特性而不适用这两种稀释液、冲洗液而适用其他的溶液。为了①能适合部分供试品黏稠度、溶解性的特性，便于后续的检验操作。②加入适量表面活性剂或中和剂，帮助消除供试品的抑菌性。③对一些偏酸性、偏碱性的供试品起调节供试品溶液pH的作用使适合微生物的生长。2015年版药典无菌检查用稀释液、冲洗液在2010年版药典的基础上"可选用其他经验证过的适宜的溶液作为稀释液、冲洗液。"后增

加了"(如 0.9% 无菌氯化钠溶液)"。主要用于适宜溶于 0.9% 无菌氯化钠溶液的部分抗生素品种和生物制品品种供试品。

3.2.5 无菌检查方法的适用性试验

3.2.5.1 名词修订的解释

2015 年版无菌检查法将原"方法验证试验"修订为:方法适用性试验。

虽然验证与适用性均是为保证方法的合理有效而对方法进行的测评,然而其侧重点不同。方法验证是指通过实验证明方法的运行符合分析应用要求的过程,侧重于方法本身的科学性。而方法适用性是将仪器确认、电子系统、分析方法、操作、样品特性等因素作为一个整体的系统来评价,控制分析条件的诸多因素的影响,使被检样品的检测活动能够达到预期目标。所以,方法适用性试验是包含方法验证试验的范围更广、层次更高、更为全面的质量控制策略[13]。

2015 年版无菌检查法还将原"对每一试验菌应逐一进行验证"修订为:"对每一试验菌应逐一进行方法确认。"方法确认和方法验证的概念也是不同的,适用范围也不同。方法确认的目的是证明药典分析方法或法定分析方法适用于被测样品,被测样品的质量可控,方法可行,同时还证明方法使用人员有能力成功地操作药典分析方法或者法定分析方法[14]。

所以,《中国药典》2015 年版无菌检查方法的适用性试验表述更准确。

3.2.5.2 方法适用性试验原理

系采用规定的各类代表微生物,按无菌检查法的方法对供试品的检验方法和检验条件作挑战性试验。如各试验菌都能生长,确认所采用的方法适用于该供试品的无菌检查。

3.2.5.3 方法适用性试验用菌

美、欧药典中方法适用性试验用菌与培养基灵敏度试验用菌一致。《中国药典》2010 年版和 2015 年版无菌检查适用性试验用菌则将大肠埃希菌替代铜绿假单胞菌作为试验用菌,其他试验用菌与培养基灵敏度一致。这是因为在检验实践中发现铜绿假单胞菌对一些抗革兰阴性杆菌为主的抗生素(如第 Ⅲ 代头孢类抗生素)不敏感,用较少量冲洗液冲洗后就能生长。而大肠埃希菌则需用较多量的冲洗液冲洗后才能生长。选择更敏感的大肠埃希菌代替铜绿假单胞菌作为试验用菌更符合方法适用性试验的目的。药品生产单位也可增加从生产环境及产品中常见的污染菌作为试验用菌,其意义是更能确定所选方法适合该产品中污染菌的检出。

为保证试验用菌株的生物学特性,所用菌株传代次数不得超过 5 代(从菌种保存中心获得的冷冻干燥菌种为第 0 代)。

3.2.5.4 方法适用性试验供试品用量

方法适用性试验的供试品用量可以是指接种到培养基中所需的检验量的总量(g/ml),而不一定非取满足供试品的检验数量(支或瓶)。供试品的检验量见药典无菌检查法中的表 3 的第三列中的规定。

3.2.5.5 方法适用性试验思路和设计

(1) 确定供试品是否具有抑菌活性。可通过查找药物手册等资料证明供试品是否有抑菌活性,或在含供试品检验量的培养基管中分别加入小于 100 cfu 的各试验菌,如加菌的供试品管培养后出现明显的活菌生长且与不含供试品的对照管相同,表明该供试品无抑菌活性。

对无抑菌活性的供试品可按不加改进的供试品检查方法检验。如加菌的供试品管经培养 5 天后任一容器中的试验菌生长微弱、缓慢或不生长,则表明该供试品有抑菌活性。

(2) 对具有抑菌活性的供试品,设计和选择适宜的消除抑菌活性的方法。如薄膜过滤法、中和法、培养基稀释法或几种方法联合使用。

(3) 用实验确认所选方法和所选条件的有效性。若需使用表面活性剂、灭活剂、中和剂等试剂,应证明其有效性,且对微生物无毒性。证明其有效性是指能达到预期的消除抑菌性作用;对微生物无毒性是指各试验微生物与阳性对照管中的微生物一样生长良好。通过方法适用性试验选择出的条件必须是采用梯度量试验后才得出的能满足各试验菌生长的有效量,如薄膜过滤法中的冲洗量;中和剂的用量;培养基稀释法中的培养基用量等。对试验中确定的有效的方法应该保证每个试验菌都能生长良好。

(4) 冲洗量不能完全清除抑菌性的措施。在采用薄膜过滤法时,如超过规定的冲洗量还不能完全清除供试液的抑菌性时,应采取增加滤器、滤膜的数量,以便将供试品分布在几个滤膜上过滤简称"分膜操作",以减少每张滤膜所含的供试品量,满足清除抑菌性的总冲洗量不超过 1000 ml/ 膜的规定,或同时采用中和剂、选择更低吸附的滤筒、滤膜等方法并通过方法适用性试验确定。

(5) 重新确认。如在所用方法和所选条件下,含供试品的任一容器中的试验菌生长微弱、缓慢或不生长,说明所用方法还不能充分消除其抑菌性,则应重新设计,采用增加冲洗量、增加培养基的用量、使用或增加中和剂或灭活剂的量、更换滤膜品种等方法并重新进行方法的适用性试验直至各试验菌都能生长为止。

(6) 适用性结果报告和资料。汇总实验过程所有资料、原始记录及结果,形成方法适用性报告并归档保存,同时,按适用性试验结果所得方法和所用条件形成产品无菌检查的标准操作规程(SOP)。对无抑菌活性的供试品同样可将其无抑菌性的证明及按常规检验方法的操作形成该产品的适用性报告和标准操作规程(SOP)。

(7) 定期的再确认。药典规定:"若检验程序或产品发生变化可能影响检验结果时,应重新进行方法适用性试验。"产品的适用性试验除规定的情况外,还应建立定期再确认的制度,以防止未觉察的影响因素对无菌检查结果的干扰。再确认时可选择原试验中最敏感的菌株对所选方法和所用条件进行挑战性试验来确认。

3.2.6 供试品的无菌检查

3.2.6.1 无菌检查的检验数量、检验量

检验数量是指一次试验所用供试品最小包装容器的数量(支 / 瓶)。对某产品进行无菌检查前,首先应根据检验性质确定产品需要的检验数量,除另有规定外,出厂产品按《中国药典》2015 年版通则 1101 表 1 规定;上市产品监督检验按表 2 规定。表 1、表 2 中最少检验数量不包括阳性对照试验的供试品用量。《中国药典》2015 年版新增了:"成品每亚批均应进行无菌检查。"主要是针对生产中由各个亚批合并为一个最终批的产品如生物制品和分批灭菌产品等。因为无菌检查法规定的检验数量属于固定抽样法,如果不对每个亚批进行无菌检查,将导致最终批产品通过无菌检查的概率升高。对于每亚批均应进行无菌检查的规定,体现了药品安全从严控制的理念。

各国药典无菌检查法检验数量都经历了从最初的 2 支 / 瓶(包括阳性对照用量在内),逐步提高至10~20 支 / 瓶,并且逐步不包括阳性对照用量在内的过程。检验数量的增加无疑对于提高无菌检查的检出率具有统计学上的意义。阳性对照用量不包括在检验数量中是为了尽量保证抽取的样品都用于检验而不是作对照用。阳性对照用供试品数量:薄膜过滤法应增加 1/2 的检验数量;直接接种法应增加相应培养基管中接种的供试品数量。然而,由于微生物污染的不均匀性及无菌检查是一项破坏产品的试验,基于统计学的有限的检验数量并不能保证每个产品的无菌性,以致存在出厂或抽验时产品的无菌检

查符合规定,但临床使用中仍有因微生物污染而导致的严重事件发生,这种风险随着产品中微生物污染程度的降低而增大。这就是无菌检查法的局限性[1]。目前各国药典无菌检查法的检验数量基本规定在10~20 支 / 瓶。按照概率的二项分布定律分析来看[15]:

假如已知某批产品中有 10% 的产品受微生物污染。如从中取 1 个成品作无菌检查,设取到无菌样品的概率为 p,取到染菌样品的概率为 q,那么 p=90%;q=10%。将其代入两元一次方程式:$(p+q)^1=$ $(90\%+10\%)^1=1.0$,则这个有 10% 受微生物污染的产品将 100% 地通过无菌检查而被放行。

如从中取 2 个样品作无菌检查,则存在 3 种可能性:取得 2 个都是无菌样品或取得 2 个都是染菌样品;或取得 1 个无菌样品和 1 个染菌样品。以三种可能组合的概率代入两元两次方程式计算:$(p+q)^2=$ $p^2+2pq+q^2$ 则:$p^2=0.81$、$q^2=0.01$、$2pq=0.18$,即通不过无菌检查的可能仅为 19%。能通过无菌检查放行的可能仍占 81%。那么设抽样检验数量为 n,能通过无菌检查的概率为 $p^n=(1-q)^n$;不能通过无菌检查的概率为 $1-p^n=1-(1-q)^n$ 根据概率的二项分布定律由此得出检验量与检验结果的关系见表 8-2。

表 8-2 样本数、染菌率与通过无菌检查概率的关系

染菌率 %	0.5	1	2	5	10	15	20	25	30
样本数(n)									
1	99.5	99	98	95	90	85	80	75	70
2	99	98	96	90.3	81	72	64	56	49
5	97	95	90	77	59	46	36	24	16
10	95	90	81	59	35	21	12	6	2.8
15	93	86	72	46	21	9	4 1	.3	0.5
20	91	82	64	36	12	4	1	3×10^{-1}	8×10^{-1}
25	88	78	60	28	7	1.7	0.4	7×10^{-2}	1×10^{-2}
30	86	70	49	21.5	4.2	0.7	0.1	2×10^{-2}	2×10^{-3}
50	78	61	34	0.07	0.05	0.02	0.001	5×10^{-3}	2×10^{-4}

从表中数据分析得出:

① 在相同污染率下,随着检验数量的增大,污染批的检出率增大。

② 污染率越小的批产品,即使增大样本数通过无菌检查的可能仍然很大。

③ 选择 10~20 支 / 瓶的检验数量能提高检出率,并具有操作性和经济性。

检验量是指供试品每个最小包装接种至每份培养基的最小量(g 或 ml)。除另有规定外,供试品检验量按表 3 规定。若每支(瓶)供试品的装量按规定足够接种两种培养基,则应分别接种硫乙醇酸盐流体培养基和胰酪大豆胨液体培养基。采用薄膜过滤法时,只要供试品特性允许,应将所有容器内的全部内容物过滤。

《中国药典》2015 年版无菌检查法的表 1、表 2、表 3 中新增和完善了医疗器械的检验数量、检验量,进一步明确和指导医疗器械按药典进行无菌检查。

3.2.6.2 供试品检验方法

供试品所采用的检查方法和检验条件应与方法适用性试验确定的方法相同。

(1)薄膜过滤法 只要供试品性状允许,应首选薄膜过滤法。2015 年版药典无菌检查法不再收载开启式薄膜过滤器及其相关操作。明确规定非特殊原因"一般应采用封闭式薄膜过滤器"。因封闭式薄膜过滤器能有效降低无菌操作中取样、溶解、稀释、过滤、冲洗、接入培养基和培养过程等环节被污染的风险。目前国内外生产的封闭式薄膜过滤集菌培养器品种丰富,有分别适用于小针剂、大输液、粉针剂、安

瓶瓶、软袋等包装形式的型号。

在购买时还应根据供试品及其溶剂的特性告知供应商确定选择何种滤膜材质。硝酸纤维素滤膜适用于水溶液、油性溶液和低醇溶液供试品;醋酸纤维素滤膜适用于高醇溶液;抗生素供试品应选择低吸附的滤器及滤膜。脂肪乳及黏稠性等不易过滤的供试品需要使用耐负压的、特殊处理的滤器、滤膜。供应商应提供滤膜的完整性、滤过性和无菌检查报告。验收时应抽样进行无菌检查。使用时应保证滤膜在过滤前后的完整性。

滤膜的完整性及滤过性能检查有①气泡法;②水流量法;③细菌截留试验法。具体检查可参照《中国药品检验标准操作规范》2010 年版(中国药品生物制品检定所、中国药品检验总所编写)中无菌检查操作 SOP 第 2.6。

各国药典均规定无菌检查用的滤膜孔径应不大于 0.45 μm 直径约为 50 mm,因为用于无菌检查的滤膜孔径并非越小越好。在电子显微镜下观察,各类纤维素滤膜的孔径并非理论性圆形孔径,而是由纤维素层叠形成的纤维间弯曲的毛细缝隙。所以,标称 0.45 μm 的微孔滤膜足以截留绝大部分污染的微生物。当使用标称更小孔径的滤膜时,特别是当供试液有黏度或为乳液时,一些微粒聚集在滤膜表面或堵塞在毛细缝隙内,使压力差很快改变。当抽滤负压太大时,将使被阻留在滤膜上及堵塞在毛细缝隙内的微生物受强力抽滤而挤压、变形、受损、致死。也会因抽滤负压太大,发生滤器炸裂、滤膜开裂、孔径变大、微生物流失等情况最终致实验失败。

当纯净的液体通过滤膜时,流速与过滤面积、压差和供试液的黏度的关系可用下式表示:

$$Q = C1 \times A \times P \div V \tag{8-1}$$

Q:流速(体积/单位时间);

A:过滤面积;

P:压差(及滤膜两面的压力差);

V:过滤液体的黏度;

C1:过滤介质对过滤液体的阻力。

由上关系可知:①过滤速度与压力差成正比;②过滤速度与滤膜的有效过滤面积成正比;③降低过滤液体的黏度(如适当升高温度),可使流速增大;④过滤介质的阻力 C1 与孔径的大小和开孔的容积有关。过滤中富集的微生物和微粒的大小及数量可影响开孔容积的数量,因而使流速下降。

所以,为提高和保证薄膜过滤法的检查能力,保证有效过滤效率,水溶性供试液过滤前应先将少量的冲洗液过滤以润湿滤膜,使纤维素膨胀而达到均匀的标称孔径要求使滤膜紧贴托板无空泡而保证过滤效率;油类供试品滤膜、滤器在使用前应保持充分干燥,避免油类遇水不互溶而形成油包水或水包油的乳滴增加过滤阻力;为发挥滤膜的最大过滤效率,应注意使供试品溶液或冲洗液覆盖整个滤膜表面以保证过滤面积。

为防止过度的冲洗操作使被阻留在滤膜上的微生物受伤或使滤膜的结构破坏致微生物再度流失,冲洗中不适宜采用少量多次的原则,规定每张滤膜每次冲洗量一般为 100 ml,即加入 100 ml 的冲洗液后再抽滤。总冲洗量不得超过 1000 ml。《美国药典》中的规定较我国更严格,规定:"每个过滤器不能超过 100 ml×5 次的冲洗量,即使在方法适用性试验中表明该冲洗量不能完全清除抑菌性。"[16]

(2) 直接接种法 2015 年版药典无菌检查法规定直接接种法适用于无法用薄膜过滤法进行无菌检查的供试品,因为直接接种法受接种量、接种物体积和培养基容器体积的限制,特别是当供试品中含菌量很少时,能取到污染菌的几率更小而易导致检验结果的假阴性。因此,只有经多种方法处理后仍无法采用薄膜过滤法的供试品,才采用直接接种法。直接接种法强调取规定量供试品的每个供试品应分别等量接种至硫乙醇酸盐流体培养基和胰酪大豆胨液体培养基中。这是为了使每个供试品都得到两种培养基的检验。若每个供试品不可能被一分为二或每个容器内的装量不够接种两种培养基,那么应取表 2 中最少检验数量 ×2,以保证每种培养基中都接种、检验了供试品最少检验数量(瓶或支)。

直接接种法培养基用量要求"每个容器中培养基的用量应符合接种的供试品体积不得大于培养基体积的 10%"这个规定是为了避免过于大量的供试品体积使得每单位体积所得到的培养基量不能满足污染微生物的生长;对于"胰酪大豆胨液体培养基每管装量不少于 10 ml,而硫乙醇酸盐流体培养基每管装量应不少于 15 ml"的规定,是为了保证硫乙醇酸盐流体培养基的装量能有一定深度以保证容器下部的厌氧环境。

3.2.6.3　阳性对照试验和阴性对照试验

无菌检查规定阳性对照试验呈阳性(+)、阴性对照试验呈阴性(−)是实验结果成立的前提。

(1) 阳性对照试验　我国药典无菌检查法一贯强调应同时进行产品的阳性对照试验。因其作用相当于一次现时的、小规模的培养基灵敏度检查和方法适用性试验,如阳性对照菌生长良好,说明所用培养基的营养度及采取的检查方法和检验条件能够满足污染菌的生长,所采取的稀释、中和、灭活等去除抑菌性的方法是有效的。如阳性对照菌不生长或生长缓慢,则说明培养基的营养度或供试品的抑菌活性尚未消除或所加的阳性菌液存有问题,检验无效。应查找原因或对供试品重新进行方法适用性试验后再检验。

(2) 阴性对照试验　阴性对照试验的重要性在各国药典中都非常强调,因其作用是证明整个实验系统的无菌保证。如阴性对照有菌生长,则证明实验系统的无菌性有问题,检验无效。应寻找原因和采取一定的纠正措施、进行整改后重新检验。

3.2.6.4　结果判断及重试的规定

无菌检查结果判断中应重视分析和排除可能出现的假阳性和假阴性。

药典中规定:若供试品管中任何一管显混浊并确证有菌生长,判供试品不符合规定,除非能充分证明试验结果无效,即生长的微生物非供试品所有,当符合下列至少一个条件时,方可判断实验结果无效:

(1) 无菌检查实验所用的设备及洁净环境微生物监控结果不符合无菌检查法的要求。

——这种情况如:实验环境没有定期进行必要的清洁维护和消毒灭菌;实验中发生过突然的停电或设备故障;操作人员因故多次进出洁净室破坏洁净环境;实验同时的日常监控监测结果中尘埃粒子、浮游菌、沉降菌、表面微生物超标。

(2) 回顾无菌实验过程,发现有可能引起微生物污染的因素。

——这种情况如:实验人员更衣不符合规定,裸露部位污染环境或物品;工作服、五指手套表面微生物超标;送检的供试品表面没有进行彻底的消毒;实验用品、培养基灭菌后没有及时送入洁净室(区)有发生再污染的可能等。

(3) 供试品管中生长的微生物经鉴定后,确证是因无菌实验中所使用的物品和(或)无菌操作技术不当引起的。

——这种情况如:追踪实验用品、培养基灭菌记录发现灭菌高压蒸汽灭菌器没有定期验证;没有用经验证过的灭菌条件进行灭菌;实验操作中的疏忽引起的污染:如取样时接触到没有充分消毒灭菌的供试品外部、供试品曾经接触到无菌手套破损的地方或掉落在台面上等。

以上 3 点是排除实验产生假阳性的可能,如经过调查发现实验结果存在假阳性的证据,那么试验无效,允许重试。重试时,重新取同量供试品,依法检查,若无菌生长,判供试品符合规定;若有菌生长,判供试品不符合规定。

各国药典无菌检查法的结果判断均经历过从允许复试至不得复试的规定。取消复试是因为微生物污染并不是均匀地分布在一批样品中的,如果在一个样品中发现污染,而在另一次取样的样品中没有发现污染,则不应忽视初次检验的结果,特别是对于污染率较小的批产品。以复试的结果否定初检的结果必将使污染批产品得以放行。危害人民安全用药。对产生了药害事件的收回药品的调查或都存在初次无菌检查不合格的情况。重试与复试的区别在于重试是必须充分证明初试结果为假阳性,即生长的微生物非供试品所含,而复试是不需要分析和排除原因。

在以往无菌检查允许复试的实践经验中也曾发现,当一个产品初检不符合规定,复检也不符合规定时,这往往是一个污染率极高的产品才有的情况。因此,取消复试是保证安全用药的重要措施[3]。

证明符合重试的条件必须建立在日常监控、实验室环境菌调查的基础上。然后进行疑似阳性培养物的微生物学检测,并与日常监控结果及实验室环境中微生物进行对比、溯源等分析后才能证明生长的微生物是否非供试品所含。检验结果疑似阳性培养物的检测及溯源操作见三、操作重点及注意事项。

3.2.6.5 注意防止无菌检查假阴性的原因

(1)过度的防污染措施,如消毒溶液的渗入、操作中火焰的烧灼杀死了供试品中污染的微生物,造成检验结果的假阴性。

(2)实验用培养基灭菌时间过长、温度过高,破坏了培养基的营养,使得产品中可能污染的微生物达不到最佳复活,造成检验结果的假阴性。

(3)方法的适用性试验没有充分消除产品的抑菌作用,产品中可能污染的微生物被抑制着,造成检验结果的假阴性。

无菌检查假阴性的产品一旦放行具有更大的危害性。

3.2.6.6 各检测方法的特点及适用性

(1)薄膜过滤法的特点是因其具有能阻留、富集微生物的作用,可以检测更大的样本量,以保证所得到的结果更具有统计学意义。对于具有抑菌作用的供试品也可通过冲洗来去除样本中的抑菌成分。适宜采用薄膜过滤法的产品有:水溶液供试品、水溶性固体供试品、非水溶性液体供试品、可溶于十四烷酸异丙酯的膏剂和黏性油剂供试品、无菌气(喷)雾剂供试品、装有药物的注射器供试品、具有导管的医疗器具(输血、输液袋等)供试品,也适用于可联合使用薄膜过滤法和直接接种法的无菌医疗器具的无菌检查。

(2)直接接种法的特点是弥补了无法用薄膜过滤法进行无菌检查的供试品的无菌检查。并且接种时操作简单方便,基本不需对供试品作前处理。适宜采用直接接种法的产品有:固体供试品、非水溶性供试品、敷料、肠线、缝合线、内外表面均需无菌的灭菌医用器具,放射性药品的无菌检查。

4 操作要点和注意事项

4.1 洁净室(区)的确认和洁净室(区)的日常监测

无菌检查的实验设施、环境要求是保证实验结果可靠性的重要因素,所以,开展无菌检查实验用的洁净室(区)必须经过洁净度的确认和进行必要的日常监测。这方面的操作和注意事项可按《中国药典》

2015 年版第四部通则 9203 药品微生物实验室质量管理指导原则和 9205 药品洁净实验室微生物监测和控制指导原则以及 9206 无菌检查用隔离系统验证指导原则中的有关要求和方法进行。

4.2 洁净室(区)的使用和防污染措施

洁净室(区)内每周和每次操作前应用稀释至 10~20 倍的碘伏溶液、1% 的新洁尔灭溶液、5% 甲酚或者异丙醇、酸性苯酚、碱性苯酚、杀孢子剂或其他适宜消毒液擦拭操作台及可能污染的死角,开启无菌空气过滤器及紫外灯杀菌 1 小时。在每次操作完毕,同样用上述消毒溶液按从高洁净区至低洁净区的顺序擦拭工作台面等,除去室内湿气,用紫外灯杀菌半小时。同时,做好洁净室(区)的使用和消毒记录和定期更换消毒剂防止微生物产生耐药性。同时注意防止微生物污染的措施不得影响供试品中微生物的检出。

对供试品中微生物的检出有影响的防污染措施例如:设施内部消毒剂的高浓度残留、供试品长时间暴露在紫外线下照射、灭菌气体或消毒溶液渗入供试品容器内、取样操作时供试品容器口在火焰上长时间烧灼灭菌致内容物过度受热、取样工具烧灼灭菌后温度过高就接触供试品、为防止再污染而将培养基灭菌后长时间保留在高压蒸汽灭菌锅中不取出致营养度下降等,这些情况均应注意避免。

4.3 培养基和稀释液、冲洗液的制备

除了在通则 9203 药品微生物实验室质量管理指导原则中有培养基的制备和培养基的贮藏指导外,制备操作中还应注意以下方面:

(1) 注意配制用水的质量。应使用药典规定的纯化水进行配制并定期监控其质量。配制培养基用水的电导率在 25℃时不应超过 25 μS/cm(相当于电阻率≥0.4 MΩ·cm),除非另有规定,水的微生物污染不应超过 100 cfu/ml[17]。

(2) 分装培养基和稀释液、冲洗液的容器体积应比培养基和稀释液、冲洗液体积至少大 20%。每容器培养基的体积不应超过 1000 ml,否则将导致灭菌不彻底或过度加热。

(3) 应采用适宜的方式监测灭菌前后培养基的 pH 值。一般应在灭菌前用浓度为 1 mol/L 的氢氧化钠溶液或浓度为 1 mol/L 的盐酸溶液调整培养基的 pH。液体培养基或稀释液可使用精密 pH 试纸或 pH 计,固体培养基应采用带有测量固体专用电极的 pH 计测量。测量 pH 时,培养基或稀释液应冷却至 25℃。如 pH 检测异常可通过 1 mol/L 的 HCl 或 NaOH 调节。一般情况下,脱水培养基的 pH 较为稳定,一旦证明是脱水培养基自身质量问题导致 pH 或其他性状异常,应做销毁或退货处理。

(4) 分装后应及时(不超过 1 小时)采用经验证过的高压蒸汽灭菌程序灭菌,以防止微生物利用营养生长。一般采用湿热灭菌法 121℃ 15 分钟,或 115℃ 30 分钟。灭菌后应采用适当的方式及时冷却,以防受热时间过长降低培养基的营养度。

(5) 培养基的灭菌装载方案应通过验证。此外,还需验证高压灭菌器的蒸汽循环系统以保证在一定装载条件下的正常热分布。同时应注意灭菌器的温度上升和下降不能太慢。由于灭菌器的装载将影响灭菌时间和效果,所以合格的灭菌程序是指一定装载下的灭菌程序。每个灭菌过程都应通过化学指示的方式进行监控,并定期使用生物指示剂进行灭菌效果监控。以防止采用不适当的加热和灭菌条件导致培养基颜色、pH 值、透明度及琼脂凝固性等变化。

(6) 制备好的培养基应保存在 2~25℃、避光的环境。在非洁净环境贮藏的培养基外部应进行适当的包裹,培养基的存储容器和保藏条件应能最大限度地保持培养基的水分,并防止微生物的污染。培养基

若保存于非密闭容器中,一般在 3 周内使用;若保存于密闭容器中,一般可在一年内使用。

(7) 实验室在制备培养基过程中应及时记录相关信息如:名称、制造商、批号、称量数、总培养基体积 / 分装体积,灭菌前后 pH 值,灭菌条件、灭菌效果、配制日期、人员等以便溯源。

4.4 菌种的保藏和供试菌液制备

实验用标准菌种的活性和特性取决于菌种的来源、保藏方法和使用操作。应采用可溯源的 CMCC 系列或国际认可的菌种保藏中心的标准菌种并参照通则 9203 药品微生物实验室质量管理指导原则中有关于实验用菌种的指导。无菌检查法中培养基的灵敏度检查、方法的适用性检查和阳性对照实验均需进行供试菌液的制备,注意所有涉及菌种的操作不得在无菌检查洁净室内进行,菌种的保藏和供试菌液制备的操作均应在不低于二级生物安全水平(BSL-2)的实验室内(阳性对照室)的超净工作台或生物安全柜中进行。

4.4.1 菌种保藏的方法

菌种保藏的方法很多,可根据保存目的、菌种特性、保存时间、实验室条件等选择采用。所保存的菌种应为处于对数生长期的纯培养物,无论应用何种方式保存菌种都应进行验证,确保在相应保存条件下的菌种的活性、不发生变异且性能稳定。常用的有斜面低温保存法、甘油冷冻保存法、磁珠保存法和冷冻干燥保藏法等。对于短期保存的菌种可以使用斜面低温保存法(1~2 个月),需要注意的是铜绿假单胞菌在低温时菌体会发生自溶,所以不宜用低温斜面法保存。而对于需要长期保存的菌种建议采用冷冻干燥保藏法(3~10 年)或 10% 甘油冷冻保藏法于低于 –20℃ 至 –80℃ 等方法保存(1~5 年)[18]。保存的菌种一旦解冻或使用后,不得重新冷冻或再次使用。

4.4.2 供试菌液的制备

应严格按 1101 无菌检查法中的菌液制备项的要求制备各菌种的菌液。注意各菌液制备所用培养基、培养时间的规定。因为随着《中国药典》2015 年版供试品无菌检查用培养基和培养体系的修订,菌液制备所用培养基也有相应的增、修订。

4.4.2.1 菌种保存管开启

根据不同的菌种保存方法和保存形式,选择适宜的方法无菌操作开启菌种保存管,或按厂家提供的相关说明资料操作。

冷冻干燥法保存的菌种:从冰室中取出后放至室温,用适宜的消毒剂充分擦拭消毒安瓿外部,置阳性对照室超净工作台上已经过高温灭菌的白瓷方盘中(方盘中预先备有灭菌的纱布、镊子、滴管、吸管、灭菌水、灭菌缓冲液或相应的灭菌液体增菌培养基),将安瓿管颈部置酒精灯火焰烧炙,滴加灭菌水于炙热处使出现裂纹,用灭菌纱布包住安瓿管颈部,折启安瓿,无菌操作加入适量适宜的灭菌缓冲液或灭菌液体增菌培养基充分溶解菌块,用灭菌吸管将溶解后的菌液转移至 100 ml 相应的灭菌液体增菌培养基中。

超低温冰箱保存的冻存管菌种:取出冻存管,立即放置 38~40℃ 水浴中使快速复苏并适当快速摇动。直到内部全部解冻为止,约需 50~100 秒。再按上述冷冻干燥法保存的菌种的操作方法操作。

根据菌种类型采用适宜的培养条件(细菌培养温度 30~35℃,18~24 小时;真菌培养温度 20~25℃,3~5 天)下培养(可以适当延长培养时间)。观察培养基是否有微生物生长的迹象。如因菌种保存过程中添加的保护剂或防冻剂造成无法对微生物生长做出判断,可转接同种培养基进行二次增菌。若菌种复活生长,在使用和保存前还应确认菌种的纯度和特性。

菌种确认:用无菌接种环取增菌培养物,接种在相应的选择性琼脂培养基平板上划线分离单菌落。培养后观察平板上的菌落是否为纯一的、具有典型菌落形态的特征。挑取单个纯菌落进行革兰染色镜检,观察其染色特性及微生物形态学特征。同时,取纯培养物进行关键生化反应和鉴定,或使用菌种鉴定系统进行确认。

4.4.2.2 供试菌悬液的制备和注意事项

制备每1 ml含菌数小于100 cfu的供试菌悬液时可采取直接稀释法或者细菌标准浓度比浊法。

直接稀释法:无菌操作取实验用菌的新鲜培养物少许接种于9~10 ml相应的液体或琼脂培养基中,液体培养基的按要求的温度培养16~18小时后作为菌液原液。琼脂培养基上的培养物用适量灭菌生理盐水洗下,成均匀的菌液原液。采用灭菌生理盐水对菌液原液按1∶10稀释操作制成10倍梯度稀释成系列浓度的菌悬液或孢子悬液,然后选择适宜稀释级的菌悬液或孢子悬液采用平皿计数法测定菌数,选择出每1 ml含菌数小于100 cfu的菌悬液或孢子悬液作为供试菌悬液。

浓度比浊法:无菌操作取上述菌液原液稀释至与标准比浊管相同的浊度(液体培养物一般要比标准比浊管的浓度稀,同时培养基的颜色也影响比浊的结果,所以可采取离心集菌,去掉上清液,底部培养物再用适宜的稀释剂制成均匀的菌悬液)。比较浊度时,应注意光线的强度,并从各个角度比,以保证测定的菌数是在要求的范围内,然后根据标准比浊管的说明书按1∶10稀释操作制成10倍稀释系列浓度的菌悬液或孢子悬液,然后选择适宜稀释级的菌悬液或孢子悬液采用平皿计数法测定菌数,选择出每1 ml含菌数小于100 cfu的菌悬液或孢子悬液作为供试菌悬液。

每1 ml含菌数小于100 cfu的供试菌悬液若在室温下放置,应在2小时内使用;若保存在2~8℃可在24小时内使用。黑曲霉孢子悬液可保存在2~8℃,在验证过的贮存期内使用。

4.5 生物安全防护和有关操作

在药品无菌检查中涉及部分阳性菌株的分类见表8-3[19]。对这些病原微生物的分离、培养、鉴定和保藏等均应在不低于二级生物安全水平(BSL-2)的实验室内进行。实验室应建立生物安全管理制度,编制生物安全手册。对从事微生物检测活动的人员和其所在环境进行有效的生物安全防护,防止因误操作或意外导致的病原微生物感染。

表 8-3 部分药典病原微生物的分类和生物安全防护要求

病原菌名称		危害程度分类	实验活动所需生物安全级别		
学名	中文名		大量活菌操作	样本检测	非感染性材料实验
Salmonella paratyphi A、B、C	甲、乙、丙型副伤寒沙门菌	三	BSL-2	BSL-2	BSL-1
Pseudomonas aeruginosa	铜绿假单胞菌	三	BSL-2	BSL-2	BSL-1
Staphylococcus aureus	金黄色葡萄球菌	三	BSL-2	BSL-2	BSL-1
Pathogenic Escherichia coli	致病性大肠埃希菌	三	BSL-2	BSL-2	BSL-1
Candida albicans	白假丝酵母菌	三	BSL-2	BSL-2	BSL-1

4.5.1 污染废弃物处理

实验室应有妥善处理废弃样品、过期(或失效)培养基和有害废弃物的设施和制度,旨在减少检查环境和材料的污染。污染废弃物的最终处理必须符合国家环境和健康安全规定。对于经培养仍未浑浊的培养基管,应按相关规定灭菌后处理。

4.5.2 培养物溢洒的处理

实验室还应针对类似于带菌培养物溢出的意外事件制定处理规程。如:活的培养物洒出必须就地处理,不得使培养物污染扩散。首先准备清理工具和物品,在穿着适当的个体防护装备(鞋、防护服、口罩、双层手套、护目镜、呼吸保护装置等)后进入实验室。需要两人共同处理溢洒物。必要时,还需配备一名现场指导人员。判断污染程度,用消毒剂浸湿的纸巾(或其他吸收材料)覆盖溢洒物,小心从外围向中心倾倒适当量的消毒剂,使消毒剂与溢洒物混合并作用一定的时间。应注意按消毒剂的说明确定使用浓度和作用时间。到作用时间后,小心将吸收了溢洒物的吸收材料连同溢洒物收集到专用的收集袋或容器中,并反复用新的吸收材料将剩余物质吸净。破碎的玻璃或其他锐器要用镊子或钳子处理。所处理的溢洒物以及处理工具(包括收集锐器的镊子等)全部置于专用的收集袋或容器中并封好。用消毒剂从外围开始擦拭可能被污染的区域。按程序脱去个体防护装备,将暴露部位向内折,置于专用的收集袋或容器中并封好。按程序洗手。按程序处理清除溢洒物过程中形成的所有废物。

4.6 方法适用性试验操作与注意事项

(1) 试验环境 方法适用性试验虽然是依据"供试品的无菌检查"项下规定进行,但因试验过程需要用到各种供试菌液,所以不能在无菌检查的洁净室内进行。应在不低于二级生物安全水平(BSL-2)的实验室内(阳性接种室)进行。

(2) 供试菌悬液的加入方法 理想的加入方法是把实验菌加入到样品中以代表样品中污染的微生物,但是由于样品可能存在的抑菌作用,试验菌有可能被杀灭。因此,采用薄膜过滤法时应将供试菌液加入最后一次冲洗液中;如采用直接接种法时应将供试菌液直接加到含供试品的培养基中。

(3) 灭活剂或中和剂 供试品的无菌检查,若需使用灭活剂或中和剂,第一应证明其有效性,也就是灭活剂或中和剂能达到消除供试品的抑菌作用。第二应证明其对微生物无毒性。也就是在不含产品时,灭活剂或中和剂以及其产物在实验条件下不影响微生物的生长和存活。若实验需用两种试剂,如乳化剂和灭活剂或中和剂,还需证明两者混合后能相容并达到使用目的。这个实验可在方法适用性试验之前进行或与同时进行。

(4) 为减少滤器滤膜对供试品抑菌成分的吸附,应先将供试品稀释(稀释液一般不少于 100 ml),再用冲洗液湿润滤膜后过滤,这样也可减少冲洗次数和冲洗总量,防止冲洗太多影响污染微生物的存活。

(5) 方法适用性实验一般可先取可能对供试品最敏感的菌株进行方法适用性试验以确定最苛刻的检验条件,然后再对其他菌株进行方法确认,这样有利于选择出供试品适用的检验条件。

(6) 方法适用性试验应有梯度量的比较试验,如薄膜过滤法的梯度冲洗液量比较(冲洗 300 ml、500 ml、800 ml)、中和剂的梯度用量比较(ml 或 g)、直接接种法培养基梯度用量的比较等。从而选择和确定供试品最经济而最有效的最佳适用试验条件。

(7) 对于有抑菌作用的供试品进行方法的适用性试验时,事实上还应设稀释剂对照组,用稀释剂替代样品,确认检验系统对微生物检出是否有影响。

(8) 适用性实验可在供试品的无菌检查之前或与供试品的无菌检查同时进行。当同时进行时,若适用性试验失败,那么供试品的无菌检查结果是不成立的。应重新进行适用性试验确定方法后再进行供试品的无菌检查。

4.7　供试品无菌检查中的重点操作和注意事项

4.7.1　供试品处理及取样、接种

供试品进入无菌检查洁净室前应用适当的消毒液对供试品最小包装容器表面采用浸没或擦拭的方法进行消毒,然后在洁净室的物流通道中吹干并经紫外线照射灭菌30分钟后通过传递窗送入无菌操作实验室。

如采用无菌检查用隔离系统,也应当用适当的消毒液对供试品最小包装容器表面采用浸没或擦拭的方法进行消毒,然后将供试品、实验用品、培养基等容器预先置入物料舱,注意物品间留有一定的间距以利灭菌气体充分流通地接触到每个物品的表面,按隔离系统验证过的灭菌程序进行彻底的灭菌,然后待系统将无菌空气置换掉物料舱内的灭菌气体并保持一定的气压和温度后与系统的操作舱对接。隔离系统的灭菌方式对其中的物品表面具有较彻底的生物去污作用。

检验中开启供试品、取样、接种培养基等关键操作应注意在酒精灯火焰周围产生的无菌区域内进行。如果容器内有一定的真空度,可用适当的无菌器材(如带有除菌过滤器的针头),向供试品容器内导入无菌空气,再按无菌操作启开容器取出内容物。

4.7.2　薄膜过滤法

无菌检查使用薄膜过滤法时,应保证滤膜在过滤前后的完整性。水溶性供试液过滤前应先将少量的冲洗液过滤,以润湿滤膜。油类供试品,其滤膜和过滤器在使用前应充分干燥。为发挥滤膜的最大过滤效率,应注意保持供试品溶液及冲洗液覆盖整个滤膜表面。冲洗过程中可适度振摇,以避免滤器侧壁的样品残留。其他步骤应与方法适用性检查相同。

4.7.3　直接接种法

即取规定量供试品的每个分别等量接种至硫乙醇酸盐流体培养基和胰酪大豆胨液体培养基中。除生物制品外,一般样品无菌检查时两种培养基接种的瓶或支数相等;生物制品无菌检查时硫乙醇酸盐流体培养基和胰酪大豆胨液体培养基接种的瓶或支数为2:1。除另有规定外,每个容器中培养基的用量应符合接种的供试品体积不得大于培养基体积的10%,同时,硫乙醇酸盐流体培养基每管装量不少于15 ml,胰酪大豆胨液体培养基每管装量不少于10 ml。供试品检查时,培养基的用量和高度同方法适用性试验。

4.7.4　阳性对照试验

阳性对照试验的菌液制备方法同适用性试验,加菌量小于100 cfu,即如果选择使用每1 ml中含菌量小于100 cfu的供试菌液时,需加入菌液1 ml。

因阳性对照供试品用量同供试品无菌检查时每份培养基接种的样品量,所以,如采用薄膜过滤法,应增加供试品1/2的检验数量。采用三联筒的过滤培养器薄膜过滤操作后,两个滤筒内分别接入硫乙醇酸盐流体培养基和胰酪大豆胨液体培养基各100 ml,另一个滤筒内接入适合所选阳性对照菌的培养基,如用金黄色葡萄球菌、大肠埃希菌、生孢梭菌为阳性对照菌时,接入硫乙醇酸盐流体培养基100 ml;如用白色念珠菌为阳性对照菌时,接入胰酪大豆胨液体培养基100 ml。

注意:阳性对照试验操作应在专门的阳性接种室内进行,不得将供试菌悬液带入洁净室。所以,加入阳性对照菌的操作必须是待洁净室内的实验操作全部结束退出洁净室后,取供试品阳性对照用的一筒培养基在阳性接种室内用无菌注射器吸取每1 ml中含菌量小于100 cfu的供试菌悬液1 ml,拔出套在滤筒上方排气孔滤膜口上的输液软管,针尖向下刺入排气孔滤膜,向筒内注入菌悬液,然后将输液软管回复套

在排气孔上。置培养基规定温度培养。

如采用直接接种法,应增加供试品每份培养基接种的样品量。例如每份培养基接种 1 个供试品,那么只需增加 1 个供试品,如每份培养基接种 10 个供试品,那么需增加 10 个供试品。将其接种入适合所选阳性对照菌的培养基管中,然后在阳性接种室内,用无菌注射器吸取每 1 ml 中含菌量小于 100 cfu 的供试菌悬液 1 ml,打开培养容器盖,注入菌液,旋紧盖子,置培养基规定温度培养。

阳性对照管培养 72 小时内应生长良好。

4.7.5 阴性对照试验操作

供试品无菌检查时取相应物品、溶剂、稀释液、冲洗液同法操作作为阴性对照。如采用薄膜过滤法,宜另取一套同批号的薄膜过滤培养器,取供试品检查时所用的相应物品、溶剂、稀释液、冲洗液同法操作,如为三联筒薄膜过滤培养器,过滤后夹住一个筒的输液软管,向另外 2 筒中分别接入硫乙醇酸盐流体培养基和胰酪大豆胨液体培养基各 100 ml。然后分别置规定温度培养 14 天。

如采用直接接种法,另取实验所用硫乙醇酸盐流体培养基和胰酪大豆胨液体培养基各 1 管,分别接入供试品检查时所用的相应物品、溶剂、稀释液,然后分别置规定温度培养 14 天。

阴性对照应不得有菌生长。阴性对照试验的操作应与供试品的无菌检查同时完成。对无菌检查过程中用到的相应物品、溶剂、稀释液、冲洗液等做阴性对照,有助于对阳性结果的判断和污染溯源分析。

4.7.6 培养及观察

培养期间应逐日观察培养器,并记录是否有菌生长、填写检查记录表。观察时应在光线充足的黑色背景和白色背景下分别观察,必要时可轻轻摇动培养物。

若供试品管均澄清,或虽显浑浊但经确证并无微生物生长,则判断供试品符合规定。如在加入供试品后或在培养过程中,培养基现浑浊,培养 14 天后,不能从外观上判断有无微生物生长,可取该培养液适量转种至同种新鲜培养基中,在相同的培养条件下培养 3 天,观察接种的同种新鲜培养基是否再出现浑浊。或取原培养液涂片、镜检,判断是否有菌。必要时,在供试品培养基出现浑浊后,立即以无菌操作取少许浑浊培养物进行涂片、镜检,或转种至同种新鲜培养基中,如上操作。

如果复接种后培养基再次出现浑浊,或镜检结果有菌,均应定义为疑似阳性培养物,应对疑似阳性培养物进行进一步的微生物学检测。

4.7.7 检验结果疑似阳性菌的检测和溯源

将复接种后再次出现的疑似阳性培养物,划线接种至大豆酪蛋白胨琼脂培养基(TSA)或适宜的微生物鉴定用琼脂培养基平板表面若干个,分别置 30~35℃的有氧条件和厌氧条件下或 20~25℃培养 18~24 小时或直至培养基表面有菌落形成。观察并记录其菌落形态,挑取单个纯菌落进行革兰染色和镜检,观察并记录其染色特性及微生物形态学特征。按通则 9204 微生物鉴定指导原则中推荐在检定程序进行,以《伯杰氏系统细菌学手册》现行版的鉴定结果为准,将疑似阳性微生物鉴定至种的水平。

然后,将疑似阳性培养物的表型鉴定结果、基因型鉴定结果与洁净室(区)采集的浮游菌、沉降菌、表面接触菌、手套上菌的相应结果进行比对,若疑似阳性培养物的结果与采集的微生物结果高度一致,则判为同源,表明该疑似阳性培养物来自操作区或由于实验人员操作不当导致的污染。则该实验结果可判为无效。若比对结果显示同源性较低,还需进一步无菌实验过程寻找污染源,或可在追溯产品工艺过程污染源的基础上进一步确定为产品污染菌,判产品不符合规定。

实验室应在开展日常监控的基础上对监测中采集到的菌株和实验检出菌株作进一步的保存。存档保存各微生物的采集时间、地点、位置和样品信息以及所做的鉴定资料等,从而逐步积累,建立起实验环境污染菌、样品检出菌的菌谱率、菌谱率可用作制定洁净室/区消毒灭菌的措施、试品检出菌相关性分析、查找污染源及确定是否能重试的判断依据等。对保证产品质量和无菌检查结果的可靠性是非常有意义的事。

《伯杰氏系统细菌手册》中推荐采用的 16S rDNA 核酸序列分析技术、Ribo Printer 核糖体鉴定技术等是我国药典微生物检验鉴定的发展方向。

5　国内外相关技术方法对比

国际上《美国药典》《英国药典》《欧洲药典》《日本药典》无菌检查法已通过 ICH 完成协调,《中国药典》2015 年版无菌检查法与欧、美、英、日药典无菌检查法的各项主要技术也已基本一致。尚存的主要差异是在整合过程中基于求同存异的考虑,对生物制品的一些规定。如:

(1) 供试品接种在两种培养基中的比例。一般供试品无菌检查时两种培养基接种的瓶或支数相同。生物制品检查时接种在硫乙醇酸盐流体培养基和胰酪大豆胨液体培养基中的瓶或支数为 2:1。

(2) 硫乙醇酸盐流体培养基的培养温度。一般供试品为置 30~35℃培养,生物制品供试品须接种两份硫乙醇酸盐流体培养基,一份置 30~35℃培养,一份置 20~25℃培养。

尚存的差异还有关于需不需要做阳性对照试验的问题和稀释液、冲洗液的品种。我国目前仍然强调同时做阳性对照试验,这点已在上文中详细说明。其他各项技术规定与欧、美、日、英药典无菌检查法中的相关规定相同或更具体和严格如:

(1) 在培养基的无菌性检查中具体给出了随机取不少于 5 支(瓶);在培养基灵敏度检查试验中,具体规定了每支培养基的装量:硫乙醇酸盐流体培养基 12 ml/支,胰酪大豆胨液体培养基 9 ml/支,以及应有空白对照的要求,比欧、日、美、英、日更明确了具体的试验方法。

(2) 在方法的适用性试验供试菌株中,将大肠埃希菌替代铜绿假单胞菌。因为作为革兰阴性菌代表的铜绿假单胞菌对头孢菌素类抗生素并不敏感,而同样是革兰阴性菌的大肠埃希菌对头孢菌素类抗生素很敏感,选择大肠埃希菌作为供试菌可以帮助选择出能充分消除头孢菌素类抗生素抑菌性的冲洗量。

(3) 在供试品的薄膜过滤法中,欧、美、英日药典无菌检查法中规定:如供试品水溶液有抗微生物作用,薄膜过滤后用冲洗液冲洗 ≥3 次,如淋洗 ≤5×100 ml/膜后即使方法适用性表明还不能完全消除抗微生物作用也不必再增加冲洗了。《中国药典》中则要求应尽可能通过冲洗消除抑菌活性:"如供试品水溶液有抗微生物作用,薄膜过滤后用冲洗液冲洗 ≥3 次,100 ml/次,总冲洗量不得超过 1000 ml/膜。"对于超过 1000 ml/膜还不能完全消除抗微生物作用的供试品应采用将供试品检验量分于若干张膜上过滤的分膜操作进行。

(4) 在直接接种法中,在规定了供试品接入量不得超过所用培养基量的 10% 外,比欧、美、英日药典进一步具体规定了两种培养基每支的最少用量:硫乙醇酸盐流体培养基不得少于 15 ml/支,胰酪大豆胨液体培养基不得少于 12 ml/支,这样能防止一些用太少的接种量和太少的培养基用量的操作,保证微生物有足够的营养生长和对实验结果进行观察和判断。

2015 版无菌检查法主要方面与欧、美、日、英现行版药典无菌检查法的比较具体见下表 8-4:

表 8-4　2015 年版无菌检查法主要方面与欧、美药典的比较

比较项目	EP 8.0 2.6.1.	USP 38 <71>	BP 2015	JP 16	BP 2015
实验设施和环境要求	应在无菌条件下进行。试验环境必须达到无菌检查要求 防止污染的预防措施不得影响供试品中微生物的检出 应定期抽样监测和进行适当控制	同 EP	同 EP	同 EP	应在无菌条件下进行,试验环境必须达到无菌检查要求 定期按现行国家标准进行洁净度验证;防止污染的措施不得影响供试品中微生物的检出;日常检验还需对试验环境进行监控 (指导原则 9203:无菌检查应在 B 级背景下的 A 级单向流洁净区域或 D 级背景下的隔离器中进行)
人员要求	经培训和认可	同 EP	同 EP	同 EP	指导原则 9203:应具备微生物专业知识,并经过无菌技术的培训
培养基、培养条件与培养时间	硫乙醇酸盐流体培养基:30~35℃ 胰酪大豆胨液体培养基:20~25℃ 培养均不少于 14 天	同 EP	同 EP	同 EP	硫乙醇酸盐流体培养基,30~35℃、20~25℃ 胰酪大豆胨液体培养基20~25℃ 均培养 14 天
培养基适用性检查和检查用菌株	1. 无菌性检查: 每批取部分培养基,培养 14 天,应无菌生长 2. 促生长试验: 检查用菌株(菌株传代次数不得超过 5 代) 硫乙醇酸盐流体培养基接种:生孢梭菌、金黄色葡萄球菌、铜绿假单胞菌。 胰酪大豆胨液体培养基接种:白色念珠菌、黑曲霉、枯草芽孢杆菌。 接种量: 均 <100 cfu	同 EP	同 EP	同 EP	1. 无菌性检查: 每批取不少于 5 支(瓶),培养 14 天,应无菌生长 2. 灵敏度检查: 检查用菌株(菌株传代次数不得超过 5 代) 硫乙醇酸盐流体培养基(12 ml/ 支)接种:生孢梭菌、铜绿假单胞菌、金黄色葡萄球菌。胰酪大豆胨液体培养基(9 ml/ 支)接种:黑曲霉、枯草芽孢杆菌、白色念珠菌。接种量均 <100 cfu。每株接种 2 支,每种培养基取 1 支作空白对照。加菌培养基均应生长良好
稀释液、冲洗液	1. 0.1%蛋白胨水溶液; 2. 0.1%蛋白胨水溶液 +0.1 %(聚乙氧基乙醇、0.1%聚山梨酯 -80); 3. 十四烷酸异丙酯	A.0.1% 蛋白胨水溶液; D.A+1 ml 聚山梨酯 80 K. 动物组织消化液 + 牛肉浸膏 + 聚山梨酯 80	同 EP	同 EP	1. 0.1%蛋白胨水溶液 2. pH 7.0 氯化钠 - 蛋白胨缓冲液 3. 其他经验证过的适宜的溶液如0.9% 氯化钠溶液
方法验证试验及所用菌株	新产品建立方法或检验条件改变时做 所用菌株: 同培养基灵敏度检查	同 EP	同 EP	同 EP	新产品建立方法或检验条件改变时做 所用菌株:以大肠埃希菌替换铜绿假单胞菌。其他同 EP

续表

比较项目	EP 8.0 2.6.1.	USP 38 <71>	BP 2015	JP 16	BP 2015
供试品薄膜过滤法	只要供试品性质允许应采用薄膜过滤法 如供试品(水溶液)有抗微生物作用,每次以方法适用性实验中选定的无菌稀释液淋洗过滤≥3次,淋洗≤5×100 ml/膜(即使方法适用性表明不能完全消除抗微生物作用,也不必增加淋洗)	同 EP	同 EP	同 EP	只要供试品性质允许应采用薄膜过滤法。 如供试品(水溶液)具有抑菌作用或含防腐剂,冲洗液冲洗≥3次,100 ml/次,总冲洗量≤1000 ml/膜。 一般样品两种培养基接种的瓶或支数相等,生物制品接种硫乙醇酸盐流体培养基和胰酪大豆胨液体培养基的瓶或支数为2:1
供试品直接接种法	除另有规定外,供试品接入量应≤10% 培养基体积	同 EP	同 EP	同 EP	适用于无法用薄膜过滤法的供试品。供试品接入量应≤10% 培养基体积。硫乙醇酸盐流体培养基装量应≥15 ml,胰酪大豆胨液体培养基装量应≥10 ml。一般样品两种培养基接种的瓶或支数相等,生物制品接种硫乙醇酸盐流体培养基和胰酪大豆胨液体培养基的瓶或支数为2:1
对照试验	阴性对照试验 −	同 EP	同 EP	同 EP	阳性对照试验 + 阴性对照试验 −
培养与观察	培养期间及培养结束时观察。当出现浑浊又不能从外观上迅速判断,取≥1 ml,培养液转种新鲜相同培养基培养:≥4 天,再观察	同 EP	同 EP	同 EP	培养期间逐日观察并记录。当出现浑浊又不能从外观上迅速判断,取培养液适量转种至同种新鲜培养基培养中,培养 3 天,再观察
结果判断	若供试品管未发现微生物生长迹象,判供试品符合规定。若发现微生物生长迹象,判供试品不符合规定。除非能充分证明系非供试品相关引起的试验无效	同 EP	同 EP	同 EP	阳性对照管应生长良好,阴性对照管不得有菌生长,否则试验无效 若供试品管均澄清,或虽显浑浊但经确证无菌生长,判试品符合规定;若任何一管显浑浊并确证有菌生长,判供试品不符合规定 除非能充分证明结果无效,即生长的微生物非供试品所含
结果无效及重试规定	当至少满足下列 1 个条件时,判试验结果无效:①无菌检查试验所用的设备及环境的微生物监控结果不符合无菌检查法的要求;②回顾无菌试验过程,发现有可能引起微生物污染的因素;③供试品管中生长的微生物经鉴定后,确证是因无菌试验中所使用的物品和(或)无菌技术操作不当引起的。试验经确认无效,同量供试品重试				

6 不同检测方法之间的比较(国外生产企业采用的方法或者目前国际上已经开发和使用的新的检测技术)

目前,各国药典所收载的无菌检查方法都是以微生物繁殖为基础的培养方法。但在传统的无菌检查法基础上,各国药典也都收载了经过评估和验证的替代方法,要求替代方法的效果应优于或等同于药典的方法。

由于传统的无菌检查方法需要至少14天才能得到检验结果,耗费较多的培养和等待的时间,因此,许多无菌检查快速替代方法得到开发或应用。目前较为成熟的无菌快速替代方法技术简要介绍如下。

6.1 基于生长代谢的检测方法

6.1.1 ATP生物发光检测技术

样品经过薄膜过滤器过滤后,在营养丰富的平板上培养。培养过程中微生物细胞产生ATP,荧光素酶催化ATP依赖的荧光素氧化脱羧反应发光。当所有反应成分都过量时,产生的光信号与ATP的释放量成比例。因此,ATP生物发光能有效地指示微生物是否存活。该技术可以将无菌检查的培养时间缩短至5天。

6.1.2 CO_2检测技术

大多数微生物在生长过代谢过程中会产生CO_2,通过在培养体系中加入能与CO_2结合发光或产生颜色变化的物质,检测培养物中荧光强度或检测颜色变化,可以在较短的时间内获取微生物的生长繁殖信息,从而判断培养体系中是否存在或的微生物。

6.1.3 电阻抗检测技术

微生物的生长将带弱电的大分子(如多聚糖)代谢为的带强电的代谢小分子产物(如有机酸等)。随着微生物的不断繁殖,带电的产物不断富集,直至最终到达检测器的检查阈值。

6.1.4 顶空压力检测技术

如果在密闭体系中培养,微生物的生长和繁殖会消耗或释放气体成分,造成体系内气压的变化。通过测量培养瓶体系内顶部空间的正负压力变化,可以初步判断体系内微生物的生情况。

6.2 基于细胞的检测方法

6.2.1 荧光染色技术

采用薄膜过滤法将微生物截留于膜表面,用活体底物标记捕获的细菌,在具有代谢活性的微生物细胞质中,非荧光的底物被水解酯酶切断,释放出荧光发光物质。仅有细胞膜完整的活体微生物有能力在检测中保留标记物。通过激光检测器自动扫描检测具有荧光标记的细胞及其数量。该方法无需细胞繁殖,灵敏度达1个细胞水平,2~3小时即可得到检测结果。

6.2.2 流式细胞计数

与荧光染色技术相似,微生物在溶液中被荧光的标记物标记并产生荧光底物。体系中的颗粒物依次通过流式细胞仪的激光检测器,并捕获荧光信号。该方法适合于检测液体中的微生物。

参考文献

［1］徐林．GMP 的无菌保证［J］.中国医药工业杂志,2000,31(3):140-143.

［2］FDA.FDA's Current Drug GMP-1978 Final Rule.Rockville:F-D-A DevelopmentCorporation［Z］.1978:2-3.

［3］FDA.Guide to Inspections of Miicrobiological Pharmaceutical Quality Control Laboratories《药品质量控制微生物实验室检查指南》(FDA 法规事务办公室 地区业务办公室 现场办公部)1993 年.

［4］中国药品生产质量管理规范(2010 年版)附录 1< 无菌药品 >。

［5］徐伟东,许华玉,范一灵,等．胰酪胨大豆培养基和改良马丁培养基的微生物促生长能力考察［J］.中国药品标准,2013,14(4):271-276.

［6］王似锦,高春．硫乙醇酸盐流体培养基成分、历史起源及应用研究进展［J］.中国药业,2014,23(1):92-95.

［7］赵宏大,谢文,范文平．硫乙醇酸盐流体培养基灵敏度的评价［J］.中国生物制品学杂志,2013,26(9):1347-1351.

［8］GB4789.28-2013 食品安全国家标准,食品微生物学检验 培养基和试剂的质量要求.

［9］张治銤．抗生素药品检验［M］.北京:人民卫生出版社,1987.

［10］USP［S］.General Chapters.

［11］BP 2016［S］.Appendix.

［12］EP 8.0［S］.Appendix.

［13］USP 38-NF33［S］.Vol I 2015:1445

［14］许明哲,黄宝斌,杨青云,等．分析方法验证、转移和确认概念解析［J］.药物分析杂志化学工业信息,2015,35(1).

［15］邓海根．陈景才．湿热灭菌和无菌保证 -f_0 值的由来、应用与发展［J］.药物分析杂志化学工业信息,1989(增刊):1-17.

［16］USP 38-NF33［S］.Vol I〈71〉Sterility tests.

［17］GB4789.28–2012 食品安全国家标准《食品微生物学检验培养基和试剂质量控制方法》.

［18］中国药品生物制品检定所．中国药品检验标准操作规程(2010 年版)［M］.北京:中国医药科技出版社,2010.

［19］人间传染的病原微生物名录(中华人民共和国卫生部)2006 年.

起草人:钱维清　杨美成(上海市食品药品检验所)

审核人:许华玉(国家药典委员会)

第二节 非无菌产品微生物限度检查：微生物计数法（通则 1105）

1 概述

对药品非无菌产品中的微生物进行控制是保证药品安全性的重要措施。微生物限度检查法是各国药典收载的控制非无菌药品中微生物限度的基本检测法，其标准也伴随着科学技术的发展、生产工艺水平的提高、国际贸易的日益增多而逐步修订提高。我国 1978 年由卫生部颁布了首个药品微生物限度检测标准，《中国药典》从 1995 年版开始收载微生物限度检查法[1]。《中国药典》2015 年版参考国外药典的内容、体例，对微生物限度检查法做了较大修订，将以往历版微生物限度检查法拆分为三个通则：1105 非无菌产品微生物限度检查：微生物计数法（以下简称计数法），1106 非无菌产品微生物限度检查：控制菌检查法和 1107 非无菌药品的微生物限度标准（以下简称限度标准）。1105 微生物计数法与欧美药典收载的计数法基本相同，但与之前历版中国药典收载的微生物限度检查法相比，在适用范围、方法执行的检测环境、检测用培养基、结果判断等方面都有较大的变化。该法用于有氧条件下嗜温细菌和真菌的计数，并设置了需氧菌总数（Total aerobic microbial count，简称 TAMC）和霉菌和酵母菌总数（Total molds and yeasts count，简称 TYMC）两个检测项目。以下将就本检测方法在基础原理、实际应用、操作要点、国内外技术几方面的内容展开说明。

2 检测技术与方法

2.1 检测技术原理

17 世纪的列文虎克可以说是微生物领域的开拓者，他制造了显微镜使人类第一次观察到微生物，时至今日显微镜仍然是一个微生物实验室必不可少的观察分析设备。19 世纪的罗伯特·科赫通过自己对于微生物学工作的热忱，创立了固体培养基划线分离纯种法，使得获得研究用的微生物成为可能。之后科赫的助手，赫西夫人发现了琼脂作为固体培养基的良好支撑，Petri 设计了玻璃平皿用于培养观察[2]。通过了 100 多年的发展，这种经典的"培养观察"仍然是现代微生物研究领域认识微生物的基本手段。

历版《中国药典》与各国药典都收载了这种经典的、基于"培养观察"的手段检测药品中的微生物。随着对标准化程度要求的提高，药品微生物计数法经历着变化。《中国药典》2015 年版 1105 非无菌产品微生物限度检查：微生物计数法主要是根据规定的取样要求，制备样品供试液，使药品中可能存在的微生物分散到液体环境中。吸取规定量供试液，接种至胰酪胨大豆琼脂培养基或胰酪大豆液体培养基（TSA/TSB）和沙氏葡萄糖琼脂培养基（SDA）中，置中等温度（20~40℃）有氧环境下培养，按规定时间培养后观察、总计并记录琼脂上形成的菌落数(cfu)。再通过稀释倍数,折算得每 g(或 ml)样品中污染微生物的数量。或根据微生物在胰酪大豆液体培养基中生长的管数查表得需氧菌总数最大可能数。

微生物计数法系用于能在有氧条件下生长的嗜温细菌和真菌的计数。与医药相关的细菌大多数是嗜温菌,其生长温度为 20~40℃生长,真菌是一类重要的致病源,最常见的真菌病原体可以分为酵母、霉菌和皮肤真菌[3]。尽管嗜温细菌、真菌是影响药物安全性最主要的因素,其他与特定药品相关微生物也需要关注其有害性。2015 版之前的《中国药典》对药品中的污染细菌和污染真菌分别控制;2015 版药典以微生物的生理特点和生长特性为依据,将细菌数修订为需氧菌总数和霉菌与酵母菌总数;前者定义为生长在胰酪大豆陈琼脂培养基上所有菌落,包括霉菌和酵母菌;后者一般指生长在沙氏葡萄糖琼脂上的所有菌落,也包括细菌,如果由于细菌的生长而使霉菌和酵母菌的计数结果不符合微生物限度要求,可使用含有抗生素的沙氏葡萄糖琼脂培养基重新进行计数。不仅实现了培养基体系与国外药典的统一,且理论上也可以提高对污染微生物的检出率。

2.2 药品微生物计数检测方法

药品微生物计数方法包括平皿法、薄膜过滤法和最可能数法(MPN 法)。稀释剂、中和剂、培养基、供试液制备、平皿或薄膜操作等具体的操作环节都是计数方法的组成要素,因此,作为某制剂的“微生物计数法”应包括上述环节。

《中国药典》2005 年版开始收载“方法验证”,以保证微生物计数用方法的合理性。《中国药典》2010 年版开始收载“培养基适用性检查”,对检验用培养基进行质控[1]。《中国药典》2015 年版仍遵循上述两版药典对方法和检验用培养基的控制原则,继续收载“培养基适用性检查”和“方法适用性试验(原称方法验证)”两部分,实现对检验过程关键点的控制,也是“计数方法”的重点内容。以下将从计数方法涉及的试验菌株、培养基、计数方法特点、方法适用性、方法转移确认、结果判断等几个方面进行讨论。

2.2.1 试验菌株

各国药典收载的用于适用性检查的 5 株标准菌株见表 8-5。《中国药典》2015 年版将 2010 版的大肠埃希菌修订为铜绿假单胞菌,所有试验菌株与国外药典为同种不同株。为了保证菌株的敏感度,各国药典对工作菌株都规定了不超过 5 次传代的要求。通则 9203 药品微生物实验室质量管理指导原则中对菌种的管理、保藏、使用等环节都有相关说明,各实验室可在掌握微生物技术的基础上,结合微生物专业资料文献参照执行,并制定相应的管理使用程序。

此外,通则 9202 非无菌产品微生物限度检查指导原则中的方法适用性要求和 9203 药品微生物实验室质量管理指导原则中对培养基适用性的要求,均明确可在上述 5 株标准菌株之外,增加生产环境或产品中常见的污染菌株进行回收试验。

表 8-5 药典收载标准测试菌株列表[1],[4-6]

ChP 2015 EP 8.0, JP 16, USP 37	ChP 2010	ChP 2015 EP 8.0, JP 16, USP 37	ChP 2010
铜绿假单胞菌	大肠埃希菌	白色念珠菌	白色念珠菌
金黄色葡萄球菌	金黄色葡萄球菌	黑曲霉	黑曲霉
枯草芽孢杆菌	枯草芽孢杆菌		

2.2.2 培养基

《中国药典》2015 年版通则 1105 通过培养基适用性检查项控制检验培养基的质量。在表 8-5 试验菌液的制备和使用中规定了适用性检查用试验菌株、接种量和培养条件的要求。在培养基适用性检查中，试验菌株在被检培养基上应有较好的生长情况，为便于判断，设定了"试验菌株生长数量在被检培养基上相比于对照培养基"的方式进行比较，两者比值应在 0.5~2 之间。

通则 1105 收载了胰酪大豆胨琼脂(TSA)、胰酪大豆胨液体(TSB)、沙氏葡萄糖琼脂(SDA)和玫瑰红钠琼脂四种培养基用于计数法，只有当培养基满足培养基适用性的要求后，方可用于检验。TSB 如仅用于 MPN 计数时，在进行培养基适用性和方法适用性试验时，可仅以铜绿、金葡和枯草作为试验菌株；如实验室中还用 TSB 于控制菌检查和无菌检查，则还应兼顾通则 1101 和通则 1106 中的要求。

通则 1105 还收载了沙氏葡萄糖液体(SDB)和马铃薯葡萄糖琼脂用于试验菌株的复苏复壮，但未强制要求进行适用性检查，使用者应充分了解所采用的培养基性能是否能满足菌株生长要求。《中国药典》2015 年版修订前后计数及相关培养基的变化见表 8-6。

此外，在指导原则 9202 和 9203 中，对培养基的管理和质控都有更为详细的说明。

表 8-6 《中国药典》2015 年版修订前后菌数计数相关培养基的变化

培养基名称	ChP 2010 适用性检查菌株	用途	培养基名称	ChP 2015 适用性检查菌株	用途
营养琼脂	金黄色葡萄球菌 大肠埃希菌 枯草芽孢杆菌	细菌计数	胰酪胨大豆琼脂	金黄色葡萄球菌 枯草芽孢杆菌 铜绿假单胞菌 白色念珠菌 黑曲霉	TAMC 计数
营养肉汤	金黄色葡萄球菌 大肠埃希菌 枯草芽孢杆菌	复苏传代细菌	胰酪胨大豆肉汤	金黄色葡萄球菌 铜绿假单胞菌 枯草芽孢杆菌	细菌的复苏传代
玫瑰红钠琼脂	白色念珠菌 黑曲霉	霉菌和酵母菌计数	沙氏葡萄糖琼脂	白色念珠菌 黑曲霉	TYMC 计数 复苏传代真菌
酵母浸出粉胨	白色念珠菌	酵母菌计数	沙氏葡萄糖肉汤	白色念珠菌	复苏传代白念
改良马丁(琼脂)	白色念珠菌 黑曲霉	复苏传代真菌	马铃薯葡萄糖琼脂	黑曲霉	复苏传代黑曲霉

2.2.3 计数方法及方法适用性

《中国药典》2015 年版通则 1105 中给出了三种微生物计数法：平皿法(倾注法/涂布法)、薄膜过滤法和最可能数法(MPN 法)。其中前两个方法在 2000 年版、2005 年版和 2010 年版中都有收载，MPN 法首次在 2015 年版中收载，但该法的精度较差。

最可能数法(MPN 法)是应用概率理论来估算细菌浓度的一种方法。其原理是细菌在样品中随机分布，每个接种管内接入细菌的概率接近泊松分布，可根据概率理论计数置信度为 95% 时对应的菌落数区间及置信区间内各菌落数的发生概率，以此来推测细菌的污染程度。MPN 法是一种数学理论推算的间接计数法，MPN 值不能表示实际菌落数，只表示实际菌落数值在置信区间的范围内。目前我国已将其应用于食品中大肠埃希菌、大肠菌群、金黄色葡萄球菌、阪崎肠杆菌的定量检测以及生活饮用水中总大肠菌群、耐热大肠菌群和大肠埃希菌的定量检测[7-11]，并有进一步扩大应用范围的趋势[12]。在我国制药工业中较少使用，《中国药典》2015 年版附录首次收载该方法。在含菌量较低的供试品的需氧菌总数测定时，可作为平板计数法和薄膜过滤法的补充。修订前后非无菌产品微生物计数方法变化见表 8-7。

表 8-7 《中国药典》2015 年版修订前后计数方法变化

ChP 2015	ChP 2010
平皿法:包括倾注法和涂布法,该项下明确可使用直径较大平皿,且培养基的用量应相应增加。	平皿法(倾注法)
薄膜过滤法	薄膜过滤法
MPN 法(精密度和准确度不及薄膜过滤法和平皿法,仅在供试品需氧菌总数没有适宜计数方法的情况下使用。)	/

2.2.3.1 试验组的设置

2015 年版药典对计数方法中"试验组"的设置与前两版药典不同,对实际工作程序、操作技术有较大影响。

以平皿法(倾注法),1∶10 供试液为例,2010 版药典分别取 1 ml 供试液和 1 ml 工作菌液(不大于 100 cfu)至空平皿,再倾注培养基后培养观察。2015 版试验组,加菌步骤前移至直接加入到供试液中,加菌的浓度和体积与供试液的体积有关(表 8-8)。以 1∶10 供试液 10 ml 为例,应取不超过 1% 供试液体积的工作菌液(0.1 ml,10^4 cfu)加入供试液中,再取 1 ml 混合样品(供试液 + 菌液)至空平皿,倾注培养基后培养观察。

表 8-8 2015 版试验组菌液添加浓度体积换算示例

供试液	菌液体积 ~ 数量 ~ 浓度
1∶10 供试液,10 ml	Max:0.1 ml~10^3 cfu~10^4 cfu/ml
1∶10 供试液,100 ml	Max:1 ml~10^4 cfu~10^4 cfu/ml 其他选择:0.1 ml~10^4 cfu~10^5 cfu/ml

加试验菌株的顺序调整后,对菌液稀释的技术要求有提高。前版药典要求工作菌液在 50~100 cfu/ml 水平,2015 年版药典要求添加菌液的供试液"每 1 ml 或每张滤膜的含菌量不大于 100 cfu",实际操作菌液在 10^4~10^5 cfu/ml 水平。实际计数工作中,10^4 cfu/ml 菌液的菌落范围从 1.0×10^4 到 9.0×10^4 不等,加之实验操作误差,因此对于"不大于 100 cfu"的理解应结合方法适用性要求中加菌回收的范围要求(0.5~2.0),即菌数范围应控制在 50~200 cfu 之间。对高浓度工作菌液的使用既要控制菌液的微生物数量,也要考虑生物安全的控制要求。

2.2.3.2 选择适宜的方式消除样品抑菌性

通过各种处理,确定消除药品的抑菌性后再进行微生物限度检查是检验方法筛选的基本原则。虽然在旧版药典体系下,各实验室对如何综合采用培养基稀释法、薄膜过滤法、添加中和剂等技术手段实现消除抑菌物质,达到试验菌株 70% 的回收率已经具备了较好的技术基础,但由于 2015 版药典试验组加菌方式的改变,各实验室仍需要在已有技术的基础上进行适当的调整。

以平皿法为例,前版药典常用的培养基稀释法,以 1∶10 供试液适宜体积(1 ml,或 0.5 ml,或 0.2 ml)加入平皿,再加入约 100 cfu 试验菌株,培养观察后即可进行回收计算。而 2015 年版药典,试验菌株需先接种至供试液(加菌量可参考表 8-8 调整执行),再选择适宜的供试液加入平皿,培养观察后进行回收计算。两版药典检验过程操作方式的差异见表 8-9。2010 年版药典为减少取样 0.5 ml 或 0.2 ml 时的取样误差,增加了计数用平皿的数量。2015 年版药典由于稀释步骤前移至供试液制备阶段,因此取样均为 1 ml/皿,但也可增加计数平皿数量减少误差。另虽然常用的平皿直径为 90 mm,但在建立检验方法时也可使用大平皿增加取样量以减少取样误差(注意:方法研究和检验的平皿应一致)。

表 8-9 两版药典稀释法的检验方案示例

药典版本	2010 年版	2015 年版
示例 1	1:10,0.5 ml/皿,至少 4 平皿	1:20,1 ml/皿,至少 2 平皿
示例 2	1:10,0.2 ml/皿,至少 10 平皿	1:50,1 ml/皿,至少 2 平皿

注:平皿直径 90 mm

对试验菌株先接种至供试液但抑菌活性去除达不到要求的样品,"计数方法适用性"章节中特别说明:"如果供试品对微生物生长的抑制作用无法以其他方法消除,供试液可经过中和、稀释或薄膜过滤后再加入试验菌悬液进行方法适用性试验",即可以采用"后加菌"的方式进行方法适用性试验,但实际应用中,应给出充分的理由说明"后加菌"的必要性。

采用薄膜过滤法时,由于供试液的差异,样品滤过体积可能不定,但无论滤过体积多少,无论先加菌或后加菌,为便于点计和观察,方法适用性试验每张滤膜上的试验菌株数应不超过 100 cfu。同时,菌液对照组也应同法以薄膜过滤法计数。由于实验室使用的滤膜孔径大多为不大于 0.45 μm,直径为 50 mm;当方法在不同实验室之间进行转移、再确认时,为避免滤膜的直径、材质对方法重现性的影响,方法中应尽可能明确滤膜的材质和尺寸,以满足方法转移的需求,接收实验室应对方法的冲洗量进行复核确认后再使用。

采用 MPN 方法时,关键的基本操作点与前两种方法相同,由于该法需要通过连续三个稀释级的生长情况判定结果,当无法通过直接观察判断试验菌生长与否时,需要对三个稀释级的 9 个培养物进行划线培养,以确认试验菌是否生长。

采用适宜的中和剂去除抗菌活性的影响也是寻找适宜检测方法的途径之一。通过"方法适用性试验的回收率"可反映中和剂的有效性及自身对微生物的无毒性是否能满足试验的要求。为了更好地证明中和剂的有效性和无毒性,检验实验室可以根据常用中和剂的类别和浓度,采用测试菌株单独对中和剂进行回收试验,以证明其使用的合理浓度范围。

《中国药典》2015 年版在抑菌活性的去除或灭活方法方面:①删除了离心沉淀法。因离心沉淀法同样能将吸附有微生物的颗粒及悬浮微生物沉积到离心管底部,影响微生物检出,所以各国药典均未收载该方法。有文献报道,采用离心沉淀法进行前处理,由于存在沉降系数问题,而沉降系数又与菌的形态、大小等有关,因而,不同种类的菌株离心后所得回收率存在较大差异,如白色念珠菌和黑曲霉[13],同时离心沉淀法的实验结果还会受到多种因素的影响[14]。故 2015 年版微生物计数法中抗菌活性的去除或灭活不再推荐使用离心沉淀法。②增加了喹诺酮类抗生素的中和剂。国内有多篇文献报道喹诺酮类抗生素与金属离子络合影响其抗菌活性[15-18],其研究已较为成熟。2015 年版微生物计数法中推荐采用钙镁离子作为中和剂去除喹诺酮类抗生素的抑菌性。

去除药品的抑菌活性是药品微生物限度检查方法适用性试验的重点和难点,如何判定抑菌性是否被去除是保证方法有效性和科学性、避免假阴性结果出现的重要环节。2015 年版微生物计数法中规定:若试验组菌落数减去供试品对照组菌落数与菌液对照组菌落数比值在 0.5~2.0 时,说明供试品的抑菌活性被有效去除。较以往的规定更加科学合理。

2.2.4 检验方法确认、转移

2010 年版《中国药典》微生物计数中明确要求进行三次独立的平行试验进行方法验证,2015 年版药典微生物计数法未对试验次数提出具体要求。参照 2010 年版要求,无论是采用一批样品进行 3 次试验,还是采用 3 批样品各进行一次试验,其目的都是为了说明操作中样品的抑菌性是否存在消除不彻底的现

象,保证方法的重现性。

从另一方面看提高方法的粗放性也具有保证方法重现的意义。对于有抑菌性样品,应通过至少 3 批次试验说明抑菌性可以被彻底消除,以保证方法的粗放性。如对于一些中成药品种,不同批次饮片的变化可能导致成品抑菌成分浓度的变化,因此对不同批成品也应加强方法考察讨论,以保证微生物限度检查结果的准确性。具体要求可由实验室内部程序控制。

已经建立的品种方法在不同实验室间转移时,应对方法的可行性进行核实确认,可以采用全套菌株进行确认,或是挑选敏感菌株(较难回收菌株)进行回收确认。具体操作程序,重复次数应在实验室的程序文件系统中明确。

2.2.5 结果判断

本部分在通则 1105 中篇幅中较少,却是 2015 年版药典较前几版药典变化的重点内容,也是实验室判断结果的依据。

2.2.5.1 需氧菌总数 TAMC 和需菌酵细菌总数 TYMC 的相关性

文中提及"TAMC 包括 TSA 上生长的真菌,TYMC 包括 SDA 上生长的细菌"反映了药典标准体系的客观严谨。

TSA 和 TSB 两个培养基都是没有选择性的富营养培养基,对大部分需氧嗜温微生物都有较好促生长能力。真菌(酵母或霉菌)在 TSB 中也能生长,但通常不宜用于计数判断。较之于 2010 年版药典的营养琼脂,TSA 和 TSB 有更丰富的营养物质,增强了培养体系对样品中微生物的复苏能力。因此,结果判断是对在 TSA 上生长的微生物全部予以点计,不区分真菌和细菌,并在培养基适用性检查中要求 TSA 需满足全部细菌和真菌试验菌株的生长需求。

2015 年版药典微生物计数法采用 SDA 培养基检查"霉菌和酵母菌总数",之前版药典采用玫瑰红钠琼脂检查"霉菌和酵母菌数"。玫瑰红钠琼脂对细菌虽具有一定的抑制能力,但玫瑰红钠对细菌的抑制能力有限,因此在 2010 年版或更早版药典的执行过程中,会出现由于细菌在玫瑰红钠琼脂上的生长造成"霉菌和酵母菌数"超标的错误判断。SDA 培养基中葡萄糖占 62%,高糖高渗的环境对细菌有一定的抑制能力,但并不能完全抑制细菌的生长。2015 年版药典微生物计数法明确了 SDA 培养基中细菌能够生长这一客观事实。当细菌造成 TYMC 结果不符合规定时,明确可通过添加抗生素增加培养基对细菌的抑制能力,再点计真菌数。实际操作中,如何选择抗生素,如何选择适宜的浓度,可参考通则 1106 控制菌检查法中哥伦比亚琼脂庆大霉素 20 mg/L 的添加量进行调整。当样品中的细菌数较多或样品中的细菌数本身存在耐药性时,应调整抗生素的使用类别和浓度,或是选择抑制细菌机制不同的玫瑰红钠琼脂,以得到较好的抑菌效果。

2.2.5.2 菌数报告规则

通则 1105 中原文"需氧菌总数测定宜选取平均菌落数小于 300 cfu 的稀释级,霉菌及酵母菌总数测定宜选取平均菌落数小于 100 cfu 的稀释级,作为菌数报告的依据。取最高的平均菌落数,计算 1 g、1 ml 或 10 cm² 供试品中所含的微生物数,取两位有效数字报告"。

当同时存在 2 个或 3 个稀释级的平均菌落数都满足上述要求时如表 8-10 所示,应选择哪一稀释级进行结果报告是各实验室经常碰到的实际问题。按照通则 1105 中规定,应选择平均菌落数最高的"1 : 10"稀释级的检测结果,报告数应为 1800 cfu/g。表 8-10 若为某制剂 TAMC 检测结果,该项指标标准为"不得过 10^3 cfu/g",则 1 : 1000 稀释级的结果不符合规定,而另两个稀释级的检测结果则为符合规定。USP 36 的 <1227> 章节中示例,当平板菌落数小于 25 cfu/皿时,误差大于 20%,因此平板菌落数较少时,误差较大,不宜作为计数结果报告。

菌数结果报告时,要求"取两位有效数字";但检验报告书写方式,按照阿拉伯数字报告,或是按照指数形式报告,药典并未有特定要求。以表 8-10"结果行"为例,当标准为"不得过 10^3 cfu/g"时,报告书写为 1800 cfu/g 或 1.8×10^3 cfu/g 均可;若微生物污染量达 10^4 cfu/g 或更大数量级时,阿拉伯数字中较多的"0"可能存在书写遗漏的可能,指数形式则较为直接的表征了数值结果;而若微生物污染数量较少时(<10 cfu/g,或 <100 cfu/g),只要能满足标准要求,写成阿拉伯数字也未尝不可。因此,各实验室样品的污染程度不一,不宜做统一规定,以何种方式进行原始记录的书写和报告汇总,也隶属于实验室标准操作规程的范畴。为便于书写,建议以 1000 cfu/g(ml,cm²)为分界,小于该值的结果以阿拉伯数字表述,大于该值的结果则采用指数形式表述。在对不同的平板计数结果取均值,出现奇数加和平均后出现余数为 0.5 的情况时,一般均进位处理。

表 8-10　菌数报告规则示例

稀释级	1:10	1:100	1:1000
平均菌落数(cfu)	180	15	3
结果(cfu/g)	1800	1500	3000

注:平皿直径 90 mm。

2.2.5.3　指数标准的意义

2015 年版药典对菌落计数标准修订为以"10ⁿ"的形式表示,并对最大可接受限的数值进行了解释。微生物在单位体积内的数量服从泊松分布,用数学语言表达即微生物的存在方式为指数形式[19,20]。在数值转换的角度看来,指数形式的结果和阿拉伯数字形式的结果可以相互转换;但从微生物的泊松分布情况而言,某次检验结果仅是样品污染微生物数量总体分布的一次抽样数值。

为了衔接样品中客观存在的微生物总体事实和具体抽样样品中微生物检验结果之间的关系,基于方法/样品自身的变异,对一般药品参考国外药典采用 2 倍因子的估计方式,将标准的可接受数值限度定义为 20,200 或 2000。但《欧洲药典》8.0 版中,在对植物药微生物计数的判断中,采用了 5 倍因子的估计方式,即将可接受数值限度定义为 5 005 000[21]。

3　操作要点及注意事项

为配合 2015 年版药典通则 1105 微生物计数法的执行,保证该项目执行的标准化程度,穿插在检验的各个环节都有相关的要求。以下将从检验环境、检验量、培养观察时间等方面的要求进行阐述。

3.1　检验环境

检验环境是药品微生物检验的关键控制环节。《中国药典》2010 年版规定微生物限度检查应在环境洁净度 10 000 级下的局部洁净度 100 级单向流空气区域内进行。而 2010 年版《药品生产质量管理规范》,引入了动态连续监测,将药品生产所需的洁净区分为 A、B、C、D 四个级别[22]。各国药典对检验检测环境通常只做出了在适宜的洁净度的环境中进行的要求,基于我国国情,2015 年版药典对微生物限度检验检测环境仅做原则性要求:试验环境必须符合微生物限度检查的要求。并在通则 9203 药品微生物实验室质量管理指导原则中环境项下明确:微生物计数试验应在受控洁净环境下的局部洁净度不低于 B 级的单向流空气区域内进行。实验室通过洁净室或生物安全实验室控制都应达到该控制要求。

无菌操作,环境或消毒措施均不能对样品中原有的污染微生物数量造成正向或反向的影响。但同时,样品携带的污染微生物载荷数量及其危害具有不确定性,因此从生物安全控制和洁净室控制两方面来说,应采取适宜的措施同时对检验人员和洁净环境予以保护。因此,不同的实验室应结合实际样品的微生物污染情况选择适宜的检验环境满足保护样品、保护人员和保护检验环境的三个方面的需求。

出具法定药品检验报告书的实验室,若检验环境低于生产环境将导致报告书的权威性受到挑战,因此检验环境应不低于生产环境。

3.2 检验量

通则1105整合了中药、化学药品和生物制品检验量的内容,增加了"大蜜丸不得少于4丸"的取样要求。其中,关于"贵重药品、微量包装药品检验量可以酌减"都未进行更为明确的说明和要求。药典也并未收载"贵重和微量包装"的界定区域,但在实际检验过程中确实存在"10 g检验量"与"样品量"有限之间的矛盾。如治疗哮喘用的吸入粉末剂,单剂量规格为0.02 g/包装,10 g样品需取样500包装,不便于实验操作,也不符合患者实际给药量。其理想解决方案是在品种各论项下设定最小取样量。如2015年版《中国药典》对重组人胰岛素原液设定了"需氧菌总数不得过300 cfu/g"的限度,由于原液总量的限制,已经在药典各论项下将取样量设定为"0.3 g"。

《美国药典》37版中特殊说明,当原料批产量小于1000 g或1000 ml时,按照1%取样,取样更少时需经评估和认可。当制剂批产量小于200件时,按照1%取样检查微生物数量[2]。因此,在执行"酌减检验量"时,应结合样品的特性做特殊说明,并应在质量检验规程和质量标准中特别说明。

3.3 观察培养时间

2015年版微生物计数法规定,TAMC培养3~5天,TYMC培养5~7天,最短培养时间是所有检验必须满足的基本要求。若菌落数较多,培养时间过长会导致平板无法观察点计;一些中成药产品中的微生物生长缓慢,为保证计数结果的准确性,可延长至最长培养时间。因此,是否需要培养至最长时间,可根据样品污染微生物的特点在实验室内部操作规程中明确。

3.4 适用范围

药典规定微生物计数法适用于生物制品和医疗器械等其他产品,强调了除药品外的其他医药产品也可应用。但不适用于活菌制剂的检查。微生态活菌制品是由非致病的活菌组成,本身即是微生物,因此《中国药典》2015年版第三部各论项下的微生态活菌制品总论对其检测有专门规定。

3.5 添加剂功能

由于污染微生物在样品中的分布具有随机、不均匀的特点,因此样品制备过程中常使用中和剂、灭活剂和表面活性剂以助于样品中微生物均匀分布,提高计数的准确性以真实反映药物的微生物污染状况。《中国药典》2015年版通则1105中新增了"供试液制备时如果使用了表面活性剂,应确认其对微生物无毒性及所使用中和剂或灭活剂的相容性"的要求。使用的中和剂、灭活剂和表面活性剂应对微生物无毒,且相互间具有相容性。相容性要求样品不一定要完全溶解于稀释液中,但应均匀分散,形成均一、稳定的供试液分散体系,这是获得高准确性和良好检验结果的基础。

3.6 可替代方法

《中国药典》2015年版明确可采用自动检测等方法替代药典方法,但须证明替代方法等效于药典规定的方法。这一原则使得方法更具科学性、时代性、开放性和灵活性,有利于鼓励方法创新和现代仪器设备的使用,促进检测技术的发展。

4 国内外相关技术对比

各国药典收载的微生物计数法的方法结构基本一致。

欧美各国药典的微生物限度检查法已协调统一。2005年11月,《美国药典》和《欧洲药典》药典讨论工作组(Pharmacopeial Discussion Group,PDG)会议上签署了微生物限度检查法最后阶段的协调协议(Stage6A),完成了非无菌产品微生物检查法协调案(以下简称协调案)的最后修订,双方分别在2008年出版的《美国药典》31版和《欧洲药典》6.0版中与各自原微生物限度检查法并列收载协调案作为过渡。《美国药典》31规定自2009年5月1日起协调案全面取代《美国药典》原微生物限度检查法;《欧洲药典》6.0版规定协调案与《欧洲药典》原微生物检查法同为官方方法,但指出发展趋势是协调案必将取代EP原微生物检查法。因此,《美国药典》、《欧洲药典》和《日本药局方》早在2010版《中国药典》执行阶段就完成了微生物限度计数检查法的互认和协调工作。通过2015年版的执行,将可以更好地与国外体系对接。

参考文献

［1］国家药典委员会.中华人民共和国药典［M］.北京:化学工业出版社,1995.

［2］陈天寿.微生物培养基的制造与应用［M］.北京:中国农业出版社,1995.

［3］S.P.Denyer,N.A.Hodges,S.P.Gorman.et al,Drug microbiology seventh edition(药物微生物学第七版)［M］. Chemical industry press(化学工业出版社),2007:39.

［4］USP 37［S］,M.<61>,57.

［5］JP 16［S］,M.<4.05>,103.

［6］EP 8.0［S］,M<2.6.12>,185.

［7］National food safety standard Food microbiological examination:Enumeration of *Escherichia coli*(食品安全国家标准.食品微生物学检验 大肠埃希氏菌计数)［S］.GB4789.38-2012,2012.

［8］National food safety standard Food microbiological examination:Enumeration of *coliforms*(食品安全国家标准.食品微生物学检验 大肠菌群计数)［S］.GB4789.3-2010,2010.

［9］National food safety standard Food microbiological examination:*Staphylococcus aureus*(食品安全国家标准.食品微生物学检验 金黄色葡萄球菌检验)［S］.GB4789.10-2010,2010.

［10］National food safety standard Food microbiological examination:*Enterobacter sakazakii*(食品安全国家标准.食品微生物学检验 阪崎肠杆菌检验)［S］.GB4789.40-2010,2010.

［11］Standard examination methods for drinking water-Microbiological parameters(生活饮用水标准检验方法 微生物指标)［S］.GB/T5750.12-2006,2006.

［12］HU-Dian,LI Su-Fang,DING-Wu,*et al*. The uncertainty and its evaluation on the testing result by the MPN determination［J］. *Modern preventive medicine*.2013,40(10):1939.

［13］ZHOU-Jian,LI-Xia,Pharmaceutical Microbial Limit Test of Several Sample Pretreatment Methods and Feasibility Studies［J］.

Chinese pharmacy,3136-3137.

[14] YI Da-Wei,LANG Lei-Guang,ZHANG Ya-Jie,Centrifugal sedimentation set method in the research and discussion [J]. *Drug Standards of China*,2010,11(4):290.

[15] YANG Xiao-Ni,The Research Progress of Quinolones and Clinical Application [J]. *Journal of Hunan University of Chinese Medicine*,2013,33(12):111-112.

[16] PEI Xiao-Long,LI-Juan,YANG Xiao-Li,*et al*. Sterility Test of Quinolones in The Application Research of Magnesium 2$^+$ [J]. *Chinese pharmaceutical industry*,2011,20(1):28.

[17] JIANG Zhi-Jie,GAO-CHUN,Reduce the Quinolones Antibacterial Activity of The Metal ions,Screening [J]. *Pharmaceutical journal of northwest*,2013,28(1):69.

[18] KANG Xin-ping,AN Zhe,Research progress on the metal complexes of quinolone drug ligands [J]. *Chemical Research and Application*,2012,24(6):840.

[19] 谭德讲,马双成.药品监督与鉴定中的统计学应用[M].北京:中国科学技术出版社,2011.

[20] USP 37[S],M. <1227>,1163.

[21] EP 8.0[S],M. <5.1.8>,571.

[22] The state food and drug administration. Released on the drug production quality management standard(revised in 2010)"5 *appendix of sterile drugs,such as the announcement of announcement regarding management* 2011.

起草人:杨美琴(中国食品药品检定研究院)

审核人:胡昌勤(中国食品药品检定研究院)

第三节　非无菌产品微生物限度检查：控制菌检查法

（通则1106）

1　概述

控制菌检查法系用于在规定的试验条件下，检查供试品中是否污染有特定的微生物，包括以耐胆盐革兰阴性菌、大肠埃希菌、沙门菌、铜绿假单胞菌、金黄色葡萄球菌、梭菌、白色念珠菌等为代表的7个检查项目。控制菌检查法是药品微生物限度检查的重要组成部分，是控制药品安全性的重要指标之一。

我国1978年由卫生部颁布了首个药品微生物限度检测标准，《中国药典》从1995年版开始收载"微生物限度检查法"[1]，历经数版药典的不断修订，已经形成了较完善的质控体系。伴随着科学技术的发展，近年来各国药典的微生物限度检查法趋于协调统一。目前，美国、欧盟、日本等对非无菌制剂的控制菌检查法已协调一致。《中国药典》2015年版以整合先进理念，借鉴吸收国外药典先进技术经验，兼顾国情为主要原则，对微生物限度检查法进行了较大的修订，将微生物限度检查法拆分为三个通则1105非无菌产品微生物限度检查：微生物计数法，1106非无菌产品微生物限度检查："控制菌检查法"和"1107非无菌药品的微生物限度标准"。通则1106的框架体系已经基本与美国药典、欧洲药典和日本药局方的协调内容一致，在培养基体系，检查内容，菌种鉴定等方面较前版药典做了较大修订，进一步完善了我国的控制菌检查体系，夯实了国际上互认的技术基础，也扩大了实验室执行检查法的灵活性，对实验室的技术能力、实验室质量管理／控制水平提出了更高的要求。

《中国药典》2015年版在非无菌产品中控制菌的检查范围、检验原则（按一次检出结果报告不复试）、基本操作要求等方面与前版药典基本保持了一致，也保留了一些适合中国国情的技术手段。以下将就本检测方法在基础原理、实际应用、操作要点、国内外技术几方面的内容展开说明。

2　检测技术与方法

2.1　控制菌检查的一般要求

样品中污染微生物的分布具有随机性的特点。在供试样品制备过程中，要有利于样品中微生物均匀分布，以真实反映微生物的污染状况；如使用中和剂、灭活剂和表面活性剂时，应保证其对微生物生长无抑制作用，以提高控制菌检查的准确性。2015年版药典用相容性来描述中和剂或灭活剂、表面活性剂等与稀释液、药品之间的相容关系，是指它们应对微生物无毒性，同时与样品、稀释液等能形成稳定均一的分散体系。

开展控制菌检查工作之前，需对实验环境，检验用培养基的性能等予以确认。由于7个控制菌检的检验程序、培养体系等的差异,不同项目的培养基适用性和方法适用性试验各不相同,因此,实验人员还应核对实验 SOP 的正确性。以下将逐一阐述 7 个控制菌检查项目的特点和技术要求。

2.2 控制菌各检测项技术详解

2.2.1 耐胆盐革兰阴性菌的检查

该检查项下收载了"定性试验"和"定量试验"两部分内容,若标准规定为"不得检出耐胆盐革兰阴性菌",则选择"定性试验"检验;若标准规定为"胆盐革兰阴性菌应小于 10n cfu/g(ml)",则选择"定量试验"检验。

耐胆盐革兰阴性菌的检验流程见图 8-1:样品制备成 1:10 的胰酪大豆胨液体培养基(TSB)供试液后,先在 20~25℃预培养不超过 2 小时使细菌复苏但不增殖,再进行选择性增菌,最后通过 VRBG 筛选耐胆盐革兰阴性菌。《美国药典》36 规定 TSB 供试液的预培养时间为 2~5 小时。刘洪祥等[2]通过实验证明,大肠埃希菌、铜绿假单胞菌、阪崎肠杆菌和沙门菌在 TSB 中,微生物数量在 2~5 小时呈增殖趋势。因此,建议减少预培时间以控制菌体增殖,降低定量试验的偏差,《中国药典》2015 年版中规定预培不超过 2 小时。这也是中国药典与国外药典在技术要求上的差异之一。

肠道增菌液体培养基(EE)对革兰阴性菌具有良好的选择性,经 EE 选择性增菌后革兰阳性菌应不生长,故若在随后的紫红胆盐葡萄糖琼脂(VRBG)上无菌生长,则表明样品中未污染有耐胆盐革兰阴性菌。尽管药典未明确说明 VRBG 培养基的抑菌能力,但该培养基通过脱氧胆酸钠和结晶紫等成分仍对革兰阳性菌具有较强的抑制能力。因此,若 VRBG 琼脂上有菌生长,且经革兰染色判断为革兰阴性菌,则表明样品已被耐胆盐革兰阴性菌污染;若为革兰阳性菌,则反映培养体系的选择性抑菌能力不足。

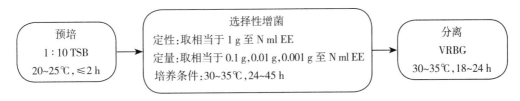

图 8-1 耐胆盐革兰阴性菌检验流程

2.2.2 大肠埃希菌的检查

大肠埃希菌是肠杆菌目肠杆菌科埃希菌属的微生物,该检查项要求微生物鉴定到"种"水平。大肠埃希菌作为哺乳动物肠道常见的寄生物,是反映样品是否被粪便污染的指标菌。大肠埃希菌与人体是共栖关系,但当宿主免疫力下降或体内组织创伤时,可能会引起感染。各国药典都将其作为控制菌进行控制。

各国药典均采用选择性培养筛查大肠埃希菌。2015 年版药典选择麦康凯液体(MacB)作为选择性增菌培养基,向其中添加结晶紫后得到麦康凯琼脂(MacA)进一步增强了其选择性。麦康凯液体培养温度为 42~44℃,是区分大肠埃希菌和其他大肠菌群的关键条件[3],应予以严格遵守和监控。在整个增菌培养、选择性增菌、分离过程中,通过阳性对照实现对检验过程的控制,故试验中通常不能省略相关的阳性对照组。前几版中国药典,在制备供试液后,直接接种至胆盐乳糖培养基(BL)中进行选择性培养,然后再划线经选择性平板分离、鉴别,确认大肠埃希菌。《中国药典》2015 年版在选择性增菌之前,增加了 TSB 增菌过程,其基本流程见图 8-2。首先制备供试液,如 1:10 供试液,即取 10 ml(相当于 1 g)样品至 100 ml TSB 中增菌培养(图 8-2 第一方框中的 N=100 ml);通常要求 N 应大于 10 倍接种量[4]。

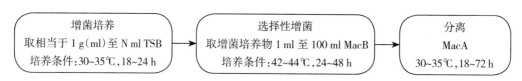

图 8-2　大肠埃希菌检验流程

2.2.3　沙门菌的检查

沙门菌属是肠杆菌科的重要致病菌属,该检查项要求微生物鉴别到"属"水平。沙门菌、耐胆盐革兰阴性菌和大肠埃希菌这三个检查项目主要针对口服制剂包括化学药品、中药或相关的原辅料。沙门菌属具有较强的致病性,在食品微生物污染的溯源分析中对沙门菌的菌株分型已有广泛的研究。

2015 年版药典和前几版药典对沙门菌的检测程序基本一致,均包括增菌、选择性增菌和分离培养三个步骤,但采用的培养基不同。TSB 替代了营养肉汤用于增菌培养,RV 沙门菌增菌液体替代了 TTB 用于选择性增菌,木糖赖氨酸脱氧胆酸盐琼脂(XLD)替代了 DHL 或 SS 琼脂用于沙门菌的分离确认,其基本流程见图 8-3。其中选择适宜体积的 TSB 成功增菌是检测的关键。此外,对于分离到的疑似菌株,应综合利用通则 9204 微生物鉴定指导原则的相关技术进行判断。

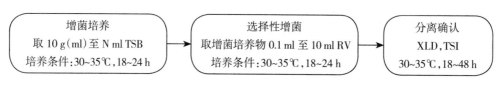

图 8-3　沙门菌检验流程

RV 和 XLD 不能耐受高温,因此配制灭菌时应严控配制条件。RV 培养基通过氯化镁和孔雀绿的共同作用,可一定程度上抑制革兰阳性菌、大肠杆菌、痢疾杆菌和伤寒杆菌的生长[5]。与上述控制麦康凯液体的抑制抑菌能力要求相似,在测试 RV 培养基的抑制能力时,实验室可通过细化金黄色葡萄球菌的接种上限,保证实验室的标准化操作水平。此外,各国药典收载的 RV 配方中均含有六水合氯化镁($MgCl_2.6H_2O$,分子量 203.3),而常见市售的 RV 配方中常用氯化镁($MgCl_2$,分子量 95.2),相同当量的两种物质的质量相差近一倍。因此在选择培养基时,应结合药典培养基处方对商品培养基的处方进行确认。干粉培养基的生产过程中,六水合氯化镁不易与其他成分混合均匀,因此大多培养基处方中选用无水氯化镁,但无水氯化镁极具引湿性,因此生产、贮存、包装都应保证培养基粉末处于较低的湿度环境。

2.2.4　铜绿假单胞菌和金黄色葡萄球菌的检查

铜绿假单胞菌是假单胞菌属的革兰阴性杆菌,金黄色葡萄球菌是葡萄球菌属的革兰阳性球菌。该检查项要求微生物鉴别到"种"水平。尽管两者在微生物分类学上相去甚远,但都是外伤感染的重要病原菌,因此这两个项目是外用制剂的必需质控项目。

这两个项目的检测程序基本相同,分为 TSB 增菌和琼脂划线分离两个步骤(图 8-4),选择适宜体积的 TSB 成功增菌是检测的关键。与大肠埃希菌和沙门菌的检测程序不同,该两项检测项目中没有选择性增菌的步骤,因此对溴化十六烷基三甲铵琼脂和甘露醇氯化钠琼脂的选择性有较高的要求。

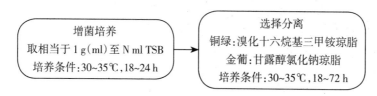

图 8-4　铜绿假单胞菌和金黄色葡萄球菌检验流程

2.2.5 梭菌的检查

梭菌(*Clostridium*)为厌氧或微需氧的芽孢杆菌,该检查项要求微生物鉴别到"属"水平。大多数梭菌的形态都复杂多变,即使是同一菌株其形态也并非恒定,甚至每次培养都有可能变化,因此按菌体形态进行分类较为困难。

梭菌属细菌芽孢体对外界的抵抗力强,耐高温耐干燥,对新霉素、卡拉霉素、庆大霉素等抗生素不敏感[6]。因此检查时,将 TSB 置80℃加热 10 分钟后,以杀死可能存在的杂菌繁殖体,使梭菌具有生长优势;或在哥伦比亚琼脂培养基中加入庆大霉素,抑制杂菌,利于梭菌的分离培养。2015 年版药典和前几版药典对梭菌的检测程序基本一致,均设置了热处理、选择性增菌和分离培养三个步骤,但在梭菌增菌肉汤体积的设置上有所不同(图 8-5)。

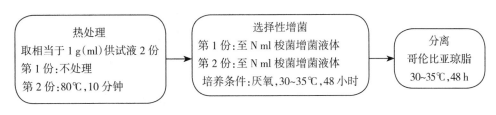

图 8-5 梭菌检验流程

梭菌检验中使用的两个培养基均为营养丰富的培养体系,对梭菌的生长并不是必要条件,较少的氧气环境才是生孢梭菌生长的重要前提。

2.2.6 白色念珠菌的检查

白色念珠菌,学名白假丝酵母,该菌属于真菌门,假丝酵母菌属,对营养要求不高,最适生长条件pH 4.0~6.0,可在一般细菌培养基上生长,菌落形态因培养基的不同变化很大。该检查项要求微生物鉴别到"属"水平。

假丝酵母菌数是一种条件致病菌,可引起浅部念珠菌和深部念珠菌病,其中白色念珠菌的致病力最强,其他常见的致病菌有克鲁斯假丝酵母、光滑假丝酵母等。随着广谱抗生素、皮质类固醇激素和免疫制剂的广泛应用,病原菌和宿主之间的关系不断发展变化,体内环境平衡紊乱、菌群失调,致内脏真菌感染的病例日渐增多,其中尤以念珠菌主要为白色念珠菌感染的发病率最高[7]。

该项目的检测程序 2015 年版药典基本与 2010 年版药典相同。采用沙氏葡萄糖液体(SDB)作为增菌培养体系,再划线接种至沙氏葡萄糖琼脂(SDA)进行确认(图 8-6)。两种培养基都含有较高的葡萄糖,pH 也较用于细菌生长的培养基低,满足真菌生长的条件。在对白色念珠菌的鉴别中,常易与其他酵母菌混淆。

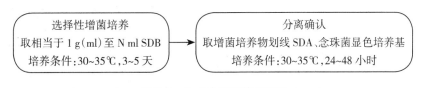

图 8-6 白色念珠菌检验流程

2.3 方法适用性和培养基适用性

2015 年版药典进一步强调了对微生物检验过程的验证及过程控制,控制菌检查范围内 7 个不同的检测项目,增菌环节是后续检出的基础。因此,但凡通则 1106 中涉及"接种至适宜体积"时,均需通过方法适用性试验进行确定。

常规样品的方法适用性试验与前几版药典的方法基本相同,主要分为直接接种法和薄膜过滤法两大类。直接接种法最为常见,如取某样品 1∶10 供试液 10 ml 接种至 100 ml 特定培养基,再向其中接种测试菌株,菌株生长则说明该条件可行;若菌株生长缓慢或未生长,即说明供试品的菌活性尚未消除,可参考通则 1105 无菌检查法,采用培养基稀释法(调整培养基体积至 200 ml、500 ml 等)、中和剂法、薄膜过滤法等方式去除抑菌活性,菌株生长则反映条件可行。

当产品抗菌活性较强、很难回收目标控制菌时,可以参考通则 1106 控制菌检查方法适用性试验中的描述,"若供试品抗菌作用无法消除,可认为受抑制的微生物不易存在于该供试品,选择抑菌成分消除相对彻底的方法进行供试品检查",确定试验方法。例如抗真菌的阴道栓剂需要控制白色念珠菌,而白色念珠菌也是该类药物制剂的作用对象,因此在方法适用性试验中白色念珠菌很难回收。何为"抑菌成分消除相对彻底的方法"? 可以参考计数法的测试菌株回收率,选择回收率最好的方法作为检测方法。

通则 1106 收载的"表 1 控制菌检查用培养基的促生长能力、抑制能力和指示特性",明确了控制菌检查用培养基的基本要求,其对各培养基在适用性检查中的培养时间、接种量对结果的影响也做了相关的阐述,但通则 1106 中并未明确胰酪胨大豆液体(TSB)的具体要求。TSB 在通则 1101、通则 1105 和通则 1106 中均有收录,培养基使用者应综合药典不同检验项目的需求和实验室的常规工作确定 TSB 的具体要求,培养基供应商也应考虑如何能同时满足三项检项目的需求。

3　操作要点与注意事项

为更好保证通则 1106 控制菌检查执行的标准化程度,检验的各个环节都有相关的要求。以下将从检验环境、培养检测、结果判断等方面的要求进行阐述。

3.1　检测环境

《中国药典》2010 年版明确规定,微生物限度检查应在环境洁净度 10 000 级(相当于 GMP 环境分级的 D 级)下的局部洁净度 100 级(相当于 GMP 环境分级的 A 级)单向流空气区域内进行。《中国药典》2015 年版对非无菌产品的微生物限度检查中供试液制备及实验环境仅做出了原则性要求,即"试验环境必须符合微生物限度检查的要求",通则 1105 和通则 1106 中的实验环境要求相同。通则 9203 药品微生物实验室质量管理指导原则也给出了具体指导意见,微生物限度检查应在不低于 D 级背景下的 B 级单向流空气区域内进行。

3.2　培养检测体系

《中国药典》2015 年版微生物限度检查的培养体系,在培养基、检测过程、培养温度、培养时间等方面已与国际通用标准高度一致。

3.2.1　控制菌检查过程注意事项

3.2.1.1　控制菌检查用培养基概述

培养基是控制菌检测的核心,通则 1106 项下的 7 个控制菌检测项目都有各自的特点,但总体而言,《中国药典》2015 年版控制菌检查法中收载了 15 种培养基,较 2010 年版控制菌检查减少了 6 种,见表 8-11。从质量上看,《中国药典》2015 年版对培养基处方的要求更为明确、详细。胨是培养基的主要营养来源,为蛋白质不完全水解产物,能为微生物提供碳源、氮源、生长因子等营养物质,但采用酸解或蛋白酶解得到的胨的营养物质成分不同,不同蛋白酶的水解产物也有差异,胰蛋白酶的酶解位点决定了其水解产物的特点[8]。例如,两版药典的麦康凯琼脂,尽管名称未有变化,但处方却有一定的差异(表 8-12)。因此,在选择检验用培养基时,需严格核对购买培养基的处方是否满足药典需求。

2015 年版药典控制菌检查法除梭菌和白色念珠菌外,其余 5 项检查的预培或增菌过程,都统一使用了胰酪大豆胨液体培养基(TSB),对于需进行多项控制菌检查的产品,简化了试验操作。与此同时,也应兼顾 TSB 在进行培养基适用性和方法适用性实验环节的需求。

以下将逐个说明 7 个控制菌检测项目的注意事项。

表 8-11　控制菌检查用培养基比较

控制菌名称	ChP 2010	ChP 2015
大肠埃希菌	胆盐乳糖培养基 MUG 曙红亚甲蓝琼脂 or 麦康凯琼脂	胰酪大豆胨液体 麦康凯液体 麦康凯琼脂
大肠菌群	乳糖胆盐发酵培养基 曙红亚甲蓝琼脂 or 麦康凯琼脂	/
耐胆盐革兰阴性菌	/	胰酪大豆胨液体 肠道菌增菌液体 紫红胆盐葡萄糖琼脂
沙门菌	营养肉汤 四硫磺酸钠亮绿培养基 胆盐硫乳琼脂培养基 or 沙门志贺菌属琼脂 曙红亚甲蓝琼脂 or 麦康凯琼脂	胰酪大豆胨液体 RV 沙门菌增菌液体 木糖赖氨酸脱氧胆酸盐琼脂 三糖铁琼脂
铜绿假单胞菌	胆盐乳糖培养基 溴化十六烷基三甲铵琼脂	胰酪大豆胨液体 溴化十六烷基三甲铵琼脂
金黄色葡萄球菌	亚碲酸盐肉汤 甘露醇氯化钠琼脂 or 卵黄氯化钠琼脂	胰酪大豆胨液体 甘露醇氯化钠琼脂
梭菌	梭菌增菌培养基 – 哥伦比亚琼脂	
白色念珠菌	沙氏葡萄糖液体 – 沙氏葡萄糖琼脂 – 念珠菌显色培养基 聚山梨酯 80 玉米琼脂	/

表 8-12　麦康凯琼脂收载处方比较

培养基名称	ChP 2010	ChP 2015
麦康凯琼脂	胨 20.0 g 乳糖 10.0 g 牛胆盐 5.0 g 氯化钠 5.0 g 1% 中性红指示液 3 ml 琼脂 14.0 g 水 1000 ml	明胶胰酶水解物 17.0 g,胨 3.0 g 乳糖 10.0 g 脱氧胆酸钠 1.5 g 氯化钠 5.0 g 中性红 30.0 mg,结晶紫 1 mg 琼脂 13.5 g 水 1000 ml

3.2.1.2　耐胆盐革兰阴性菌检测注意事项

"耐胆盐革兰阴性菌"检测项涉及的培养基适用性和方法适用性实验的主要关注点见表 8-13。紫红胆盐葡萄糖琼脂(VRBG)适用性检查以"促生长能力"和"指示特性"作为评价指标,不要求对生长菌落数进行比较。该培养基中含酸碱指示剂中性红,微生物利用葡萄糖发酵后产酸,可使得指示剂变色,导致微生物着色,如大肠埃希菌呈玫红色或紫红色。由于中性红质量的差异,微生物在不同来源的商用培养基上表现出一定的色差是可以接受的。由于铜绿假单胞菌对葡萄糖的利用方式与大肠埃希菌不同。铜绿假单胞菌[CMCC(B)10104]在VRBG上培养18小时条件下,菌落呈无色或灰白;培养至24小时或更长,菌落呈紫红或玫红色菌落。

因此,在进行培养基适用性检查的"指示特性"观察时,要特别留意最短培养时间的是否满足药典规定,避免出现判断偏差。此外,EE和VRBG两个培养基不能耐受高温条件。因此,制备时应参考培养基生产企业或药典的相关要求进行配制。阳性对照试验中,可依据方法评价的结果,在铜绿假单胞菌和大肠埃希菌中选择更为敏感的菌株作为阳性菌,若两株菌株的敏感性无差异,则可任选其一。

表 8-13　耐胆盐革兰阴性菌培养基适用性及方法适用性相关要求

培养基	测试项目	测试菌株	技术要求
TSB	促生长能力	/	不要求
	方法适用性	/	不要求
EE	促生长能力	铜绿,大肠	30~35℃,24 h 生长良好,接种量不大于 100 cfu
	抑制能力	金葡	30~35℃,48 h 不得生长,接种量不小于 100 cfu
	方法适用性	铜绿,大肠	选择适宜体积(N ml),大于接种量的 10 倍[4],30~35℃,24 h 生长良好
VRBG	促生长能力 + 指示特性	铜绿,大肠	30~35℃,18 h 生长良好,接种量不大于 100 cfu
	抑制能力	/	不要求
	方法适用性	/	不要求

注:大肠 - 大肠埃希菌,铜绿 - 铜绿假单胞菌,金葡 - 金黄色葡萄球菌。

该检测项目要求进行定量试验时,仅列举了取样量为"0.1 g,0.01 g 和 0.001 g"时的可能数检查方法,这三个取样级别可以满足通则 1107 中的"表 1 非无菌化学药品制剂、生物制剂、不含药材原粉的中药制剂的微生物限度"和"表 2 非无菌含药材原粉的中药制剂的微生物限度标准"中设定的耐胆盐革兰阴性菌的质控要求。但"表 4 中药提取物及中药饮片的微生物限度标准"中设定的标准为"应小于 10^4 cfu/g(ml)",实际样品若污染量较高,操作中至少需要制备 10^{-1} g,10^{-2} g,10^{-3} g 和 10^{-4} g 四个取样级别,若上述 4 个级别均为阳性,只能得出 N>10^4 cfu/g(ml)的结论,样品的实际污染量需要继续稀释供试液至阴性才能得出。因此,对于污染水平未知的样品,可结合样品的实际特点适当增加供试液稀释级,以得到实际样品的可能污染量。本检测项目结果以"可能数"表示,精度较低,故应通过严格的标准化操作保证结果的准确性。

3.2.1.3　大肠埃希菌检测注意事项

大肠埃希菌检测项涉及的培养基适用性和方法适用性实验的主要关注点见表 8-14。

培养基适用性检查中,麦康凯液体应抑制一定量的金黄色葡萄球菌的生长,药典仅规定了"不小于 100 cfu"的下限,并未规定上限。培养基的抑制能力,与培养基的处方、接种微生物的量密且相关[9]。麦康凯液体培养基主要通过其中的胆盐抑制革兰阳性菌生长,如革兰阳性菌接种量过大,也会出现生长的情况。各商业培养基中胆盐来源的差异可能使其表现出不同的抑制水平,因此,在测试麦康凯液体的抑制能力时,实验室可通过细化金黄色葡萄球菌的接种上限,例如"不超过 10^3 cfu"或"不超过 10^4 cfu",保证实验室的标准化操作水平。

麦康凯琼脂的适用性检查需要同时考查其促生长能力和指示特性。但仅对指示菌的"菌落大小、形态特征"进行观测,并对生长菌落的数目进行要求。是否将生长菌落数作为培养基促生长能力的技术参数,实验室可根据各自的经验确定。麦康凯琼脂和 VRBG 类似,培养基中含中性红,因此大肠埃希菌利用乳糖后呈紫红或玫红色。同上所述,由于商业试剂的差异,不同培养基之间有一定的色差实属正常。

表 8-14　大肠埃希菌检验用培养基适用性及检验方法适用性相关要求

培养基	测试项目	测试菌株	技术要求
TSB	促生长能力	大肠	30~35℃,18 h 生长良好,接种量不大于 100 cfu
	方法适用性	大肠	选择适宜的培养基体积(N ml),大于接种量的 10 倍,30~35℃,18 h 生长良好
MacB	促生长能力	大肠	42~44℃,24 h 生长良好,接种量不大于 100 cfu
	抑制能力	金葡	42~44℃,48 h 不得生长,接种量不小于 100 cfu
	方法适用性	/	不要求
MacA	促生长能力 + 指示特性	大肠	30~35℃,18 h 生长良好,接种量不大于 100 cfu
	抑制能力	/	不要求
	方法适用性	/	不要求

注:大肠 - 大肠埃希菌,金葡 - 金黄色葡萄球菌。

3.2.1.4　沙门菌检测注意事项

2015 版药典规定"每 10 g(ml)不得检出沙门菌",但检验范围较前几版药典更为宽泛。各版药典对沙门菌的控制要求见表 8-15。在以往的检验中,该检测项目经常存在争议,导致标准的执行存在偏差,例如人工牛黄是否需要检查沙门菌,如何判定中成药中是否含药材原粉等。通常药品微生物检验实验室仅根据简单的工艺描述不能准确判断供试品是否应控制沙门菌。

因此,生产企业应在通过工艺评估后,应结合药典要求在产品质量标准中明确控制对象,而不是简单的描述为"符合《中国药典》通则 1105/1106/1107 的相关要求"。检查核验部门也应基于企业提供的材料进行评估复核,确定质量标准的合理性,也便于后续控制管理。

表 8-15　《中国药典》对沙门菌检查对象的比较

药典版本	检验对象
2010 年版	含动物组织(或提取物)、含动物脏器(或提取物)及动物类原药材粉(蜂蜜、王浆、动物角、阿胶除外)的口服制剂
2015 年版	1. 含脏器提取物的化学药品、生物制品、不含药材原粉的重要制剂 2. 含动植物源成分或矿物的化学药品或生物制品 3. 口服含药材原粉的中药制剂 4. 研粉口服贵细饮片、直接口服及泡服饮片

沙门菌检查涉及的培养基适用性和方法适用性实验的主要关注点见表 8-16。

2015 版药典收载了三糖铁琼脂(TSI)协助沙门菌的确认,国外药典并未收载该步骤。培养基适用性检查中,要求控制其指示特性。尽管药典中详细收载了判断沙门菌在 TSI 斜面上的颜色变化方式,但由于不同来源的商业培养基在原料、组方等的差异,实际工作中建议结合标准菌株在 TSI 斜面上的颜色变化情况辅助判别。

表 8-16　沙门菌检验用培养基适用性及检验方法适用性相关要求

培养基	测试项目	测试菌株	技术要求
TSB	促生长能力	沙门	30~35℃,18 h 生长良好,接种量不大于 100 cfu
	方法适用性	沙门	选择适宜的培养基体积(N ml >100 ml),30~35℃,18 h 生长良好
RV	促生长能力	沙门	30~35℃,18 h 生长良好,接种量不大于 100 cfu
	抑制能力	金葡	30~35℃,24 h 不得生长,接种量不小于 100 cfu
	方法适用性	/	不要求
XLD	促生长能力 + 指示特性	沙门	30~35℃,18 h 生长良好,接种量不大于 100 cfu
TSI	指示特性	沙门	30~35℃,18 h 生长良好,接种量不大于 100 cfu

注:沙门 - 乙型副伤寒沙门菌,金葡 - 金黄色葡萄球菌。

3.2.1.5　金黄色葡萄球菌和铜绿假单胞菌检测注意事项

培养基适用性和方法适用性实验的主要关注点见表 8-17。

溴化十六烷基三甲铵琼脂中含有的表面离子活性剂溴化十六烷基三甲铵(cetrimide)有较强的抑菌性,但铜绿假单胞菌可以在该培养基上生长,而大肠埃希菌等则受到较强的抑制作用,由此具有选择性。对该培养基的考察可见,胨源品质对铜绿假单胞菌的促生长能力影响较大[9];培养基中的氯化镁和硫酸钾也有促进铜绿假单胞菌产色素的作用;实际应用中各商品培养基由于原料等的差异可能导致菌落颜色与对照培养基不一致,因此,尽管药典并未要求对该培养基的指示特性进行考察,实验室应在内部的培养基质控程序中增加对该品种指示特性的控制要求。

甘露醇氯化钠琼脂中由 7.5% 氯化钠形成的高渗环境抑制了革兰阴性菌的生长,因此选择大肠埃希菌作为测试菌株评价培养基的抑制能力。同样,当接种量较大时,培养 72 小时会有菌落生长。因此,实验室在考察该培养基的抑制能力时,在满足药典"不小于 100 cfu"接种量的同时,应根据培养基抑制能力实际情况设定接种上限。该培养基与 2010 年版相比变化不大,仅对胨源的要求更明确。

实际检测时,当样品的污染菌量较高时,一些革兰阳性芽孢在甘露醇氯化钠琼脂上也可能生长,干扰对金黄色葡萄球菌的判断,此时,要求检验人员应具要较丰富的经验,借助镜检或生化分析等手段进行辅助判断。

表 8-17　铜绿假单胞菌和金黄色葡萄球菌检验用培养基适用性及检验方法适用性相关要求

培养基	测试项目	测试菌株	技术要求
TSB	促生长能力	铜绿、金葡	30~35℃,18 h 生长良好,接种量不大于 100 cfu
	方法适用性	铜绿、金葡	选择适宜的培养基体积(N ml >100 ml),30~35℃,18 h 生长良好
溴化十六烷基三甲铵琼脂	促生长能力	铜绿	30~35℃,18 h 生长良好,接种量不大于 100 cfu
	抑制能力	大肠	30~35℃,72 h 不得生长,接种量不小于 100 cfu
甘露醇氯化钠琼脂	促生长能力 + 指示特性	金葡	30~35℃,18 h 生长良好,接种量不大于 100 cfu
	抑制能力	大肠	30~35℃,72 h 不得生长,接种量不小于 100 cfu

注:铜绿:铜绿假单胞菌,金葡:金黄色葡萄球菌。

3.2.1.6　梭菌检测注意事项

培养基适用性和方法适用性实验的主要关注点见表 8-18。

由于梭菌属厌氧和微需氧的特性,在选择性增菌和分离过程都需要在厌氧环境中进行,常见的厌氧环境可以通过厌氧培养箱、厌氧罐或厌氧袋等辅助设备实现。制备好的梭菌增菌液容器中空气部分,以及哥伦比亚琼脂平皿盖和琼脂表面之间都充满了空气,因此选择适宜的厌氧设备或耗氧试剂等条件是保证培养过程中的厌氧环境能进行培养基适用性、方法适用性检查的前提,实验室应根据自己的具体情况提前确定。此外,琼脂平板密封后应倒置培养,避免冷凝水干扰梭菌的生长。

生孢梭菌标准菌株尽管已经过减毒处理,但培养后的液体或固体培养基中都携带高浓度微生物,因此,从厌氧袋或厌氧罐中取样时应按生物安全控制的要求,避免发生遗撒等意外情况。

表 8-18 梭菌检验用培养基适用性及检验方法适用性相关要求

培养基	测试项目	测试菌株	技术要求
梭菌增菌液体	促生长能力	生孢梭菌	30~35℃,48 h 生长良好,接种量不大于 100 cfu
	方法适用性	生孢梭菌	选择适宜体积(N ml),大于接种量的 10 倍,30~35℃,48 h 生长良好
哥伦比亚琼脂	促生长能力 + 指示特性	生孢梭菌	30~35℃,48 h 生长良好,接种量不大于 100 cfu

3.2.1.7 白色念珠菌检测注意事项

2010 年版和 2015 年版药典中对白色念珠菌在 SDA 培养基上的生长形态进行了详细描述,呈乳白色或淡黄色的菌落,表面光滑有浓酵母气味;显微镜下,酵母菌体也较细菌大,可以辅助判断。尽管 2015 年版药典收载了念珠菌显色培养基的配方,但该配方并非通用配方,因此,不同的念珠菌显色培养基的指示特性与对照培养基有偏差实属正常。本项检查中培养基适用性和方法适用性实验的主要关注点见表 8-19。

表 8-19 白色念珠菌检验用培养基适用性及检验方法适用性相关要求

培养基	测试项目	测试菌株	技术要求
SDB	促生长能力	白色念珠菌	30~35℃,3 天生长良好,接种量不大于 100 cfu
	方法适用性	白色念珠菌	选择适宜的培养基体积(N ml >100 ml),30~35℃,3 天生长良好
SDA	促生长能力 + 指示特性	白色念珠菌	30~35℃,24 h 生长良好,接种量不大于 100 cfu
念珠菌显色培养基	促生长能力 + 指示特性	白色念珠菌	30~35℃,24 h 生长良好,接种量不大于 100 cfu
	抑制能力	大肠埃希菌	30~35℃,72 h 不生长,接种量不小于 100 cfu

3.2.2 培养温度

温度是影响微生物生长的关键因素之一。历版药典在培养温度上的要求不一,在此统一说明,以供参考。《中国药典》2005 年版规定细菌培养温度 30~35℃,霉菌、酵母菌培养温度 23~28℃,控制菌培养温度 35~37℃;《中国药典》2010 年版规定细菌及控制菌培养温度 30~35℃,霉菌、酵母菌培养温度 23~28℃;《中国药典》2015 年版在控制菌检查项下针对不同的控制菌的生长特性和检查需求规定培养温度,体现了不同控制菌检查的特殊性。例如:耐胆盐革兰阴性菌检查时 20~25℃培养的目的是使供试品中的细菌充分恢复但不增殖,大肠埃希菌检查时升高培养温度至 42~44℃培养是粪便大肠埃希菌生长所允许的选择条件,这一温度通常是兼顾敏感性和特异性的折衷结果,这并不意味着所有的大肠埃希菌菌株都会在该温度下产气、生长或增长[10],这就使得控制菌的检查目标更为明确清晰,针对性更强。

3.2.3 培养策略

适宜的培养条件下,以细菌的生长数量为纵坐标,培养时间为横坐标,可得到细菌的生长曲线,由曲线可将细菌的生长繁殖分为迟缓期、对数期、稳定期和衰亡期。处于对数生长期细菌,代谢旺盛,生长迅速,个体形态、化学组成和生理特性等均较一致,是微生物检验、鉴定的理想状态[11],延长培养时间有利于微生物的检出[12]。微生物菌体的受损会影响检测结果,受损微生物菌体在开始繁殖前有一段修复损伤的时间,标准方法中推荐的通常是针对多数细菌恢复生长的最佳时间。如果减少培养时间会导致菌体生长数目大量减少,或在定性试验中导致假阴性结果。因此,2015 年版药典控制菌检查时间普遍延长。

药品中污染的微生物可能在加工过程中受高温、冷冻、酸碱、高渗等多种因素的影响受到不同程度的损伤,使用非选择性培养基增菌培养,可以使损伤微生物得到充分的恢复、提高检出率,避免由检查方法的缺陷导致的假阴性结果。因此,2015 年版药典采用在营养丰富的非选择性培养基,适宜条件下进行广谱培养,然后再进行选择性培养,最后进行可疑菌鉴定的策略。这有别于 2010 年版药典在选择性增菌培养后进行可疑菌的鉴定的控制菌检测策略。

3.3 检查范围的变化

2015 年版药典中,7 个控制菌检测项目中,耐胆盐的革兰阴性菌是检测对象变化最大的一个项目。以"耐胆盐革兰阴性菌"替代了历版药典中"大肠菌群"的检查,不仅是名称的变化,更是检出对象群体的扩大。检测对象的扩大,可能导致一些产品该参数检出值的增大,质控实验室应结合生产实际和标准要求的控制,客观分析存在的问题,而不仅仅通过重复试验确定样品耐胆盐革兰阴性菌的污染情况。

大肠菌群和耐胆盐革兰阴性菌都是没有严格微生物分类学命名的一大类微生物。大肠菌群是以大肠埃希菌为代表的一大类能够利用发酵乳糖,产酸产气的肠道微生物的总称,主要包括埃希菌属、克雷伯菌属、肠杆菌属、枸橼酸菌属等[13]。《中国药典》2010 年版利用乳糖胆盐发酵培养基中选择性的碳源乳糖,对这一类微生物进行选择性培养。耐胆盐革兰阴性菌是一群没有严格定义的微生物,泛指能够在胆盐条件下,利用葡萄糖但不发酵乳糖的革兰阴性菌,例如肠杆菌科的细菌,产气单胞菌属和假单胞菌属等[14],除包括上述大肠菌群范畴的微生物外,还包括诸如沙门菌属、志贺菌属、假单胞菌属、不动杆菌属等非乳糖发酵类型微生物,是对需氧及兼性厌氧,可耐受胆盐的革兰阴性杆菌这一大类微生物的统称[15]。该指标主要反映样品受水、土壤等环境微生物污染的总体情况。

3.4 方法的开放性

《中国药典》2015 年版控制菌检查法明确了可采用自动检测等方法替代药典方法,但须证明替代方法等效于药典规定的方法。这一原则使得方法更具科学性、开放性和灵活性,有利于鼓励方法创新和现代仪器设备的使用,促进检测技术的发展。

历版中国药典在控制菌检测中均给出了详细的试验方法和判断标准,强调实验者应严格按照标准检验。《中国药典》2015 年版未再规定具体的疑似菌株鉴定程序。除耐胆盐革兰阴性菌外,在其他六大类控制菌的疑似菌结果判断时,均注明"应进行适宜的鉴定试验"。这是检验理念的变化。在新的理念指导下,实验室首先按药典规定的培养进行控制菌的初步筛查,出现疑似菌株时再结合实验室的具体状况选择适宜的方法(革兰染色镜检、生化实验、基因测序、核糖体分型等)对疑似菌确认,出现争议时以现行版《伯杰氏系统细菌学手册》为准(通则 9204)。菌株外观形态、革兰染色结果、生化实验等结果都是菌株的表型鉴定方式,菌株的分子生物学分析技术涉及细菌核糖体 16S rDNA 测序、真菌核糖体 ITS 测序、全基因组测序等技术手段。

目前对控制菌的确认已逐渐从表型鉴定向基因型鉴定过渡,从繁琐的生化鉴别向自动化仪器鉴别过渡。实验室也可选择 GB、FDA、AOAC、ISO 等相关标准进行替代方法学研究(通则 9201),制定出适宜的 SOP,这些表型、基因型的菌株分析鉴别手段在应用过程中对传统的药品微生物质控实验室都人员、设备提出了更高的要求。

3.5 偏差调查

如果发生非无菌产品的控制菌检查结果异常(out of specification),应开展偏差调查。偏差调查关系着产品质量以及质量管理体系的良好运行,通常应结合环境监控数据、过程回顾等环节,证明结果的真实合理性。具体实施过程可以概括为:偏差确认→偏差评估→实验室调查→全范围偏差调查→总结调查结果(纠偏措施＋决定放行)[16]。微生物实验室的偏差调查首先应对实验过程进行全面的回顾,从人员、检验方法、方法理解、注意事项、操作程序、仪器材料、对照试验、实验环境、培养基、实验菌株等方面逐一进行调查,查找可能的原因并进行深入分析,及时采取纠偏措施,形成调查报告。一个完整的偏差调查报告至少应该包括偏差概述、偏差调查(如果是试验过程污染,应经过相关的菌种鉴定,并应力争查找到污染源)、偏差分析、结论与纠偏措施、纠偏结果的微生物学评价及建议措施。如实验室调查确认异常／超标结果并非实验偏差,则微生物实验室要联合质量管理部门和相关人员进行全面调查并形成调查报告[17]。

4 国内外相关技术的对比和展望

《中国药典》2015 年版控制菌检查法框架和内容与国外药典基本一致,仅在革兰阴性菌预培养时间和沙门菌检查中三糖铁琼脂的设置两处与国外药典有异。尤其在控制菌的鉴定判断与国外药典一致,检验理念的变化可以促使新技术、新方法的推广应用,但对药品微生物检验控制实验室也提出了更多更新的要求。

传统的微生物分离分析方法通常采用增菌、分离培养、形态鉴定、生化实验的方式,而现代微生物分析主要依托于基因分析。目前国内药品微生物实验室在基础设施、仪器配置、人员构成方面存在较大的差异,大多数实验室在微生物鉴定分析方面软硬件能力不足,少数实验室已经具备了较强的微生物分离分析技术和能力。但也可以预见,随着药典要求的提升,越来越多的实验室也会转变观念,加强自身的软硬件建设。2015 年版药典通则 9204 微生物鉴定指导原则对微生物的分析方法给出了较为系统的介绍。实验室可根据自身的软硬件情况,可以自己完成疑似菌的分析,也可以通过委托检测的方式完成。但无论采取哪种方式,都需要实验室工作人员具备相关的专业知识和工作经验。新技术、新方法对实验室人员的知识结构提出了更高的要求。

分子生物学技术已经广泛应用于食品性病原微生物的检验,尤以各类 PCR 技术为代表的方法,如 DIN10135-1999、MFLP-72、MFLP-24、USDA-FDA 微生物检验手册。国际标准化组织(ISO)也颁布了相关标准(表 8-20),如 ISO 22174:2005 对 PCR 的检测方法进行了总体要求与规范,是该技术规范的总纲与指南。国际标准还收录了 ISO/TS 20836:2005、ISO 20837:2006、ISO 20838:2006 等,结合 22174 的内容,对 PCR 技术细节、关键点进行了规范性控制要求。我国针对食源性病源微生物的检验也先后制定了若干 PCR 行业标准,如 SN/T 1632-2005 中收载了 PCR 方法和实时荧光 PCR 方法检查奶粉中阪崎肠杆菌,SN/T 1869-2007 中收载了普通 PCR 技术快速检测沙门、金葡、志贺等致病菌,收载了杜邦 BAX 系统检测沙门、单增李斯特、空肠弯曲杆菌、大肠 O157。SN/T 0184.2-2006 收载了单增李斯特菌的多重 PCR 方法,SN/T 1870-2007 收载了实时荧光 PCR 技术用于食品中多种致病微生物检测的方法[18]。

各标准体系对分子生物学技术的关注,反映了该技术在当今微生物检测工作中的举足轻重地位。但该技术在药品微生物检验分析中的应用,尚需要检测实验室在逐渐完善能力建设的基础上形成具体的相关技术指导原则。

表 8-20　关于食源性病原体 ISO 相关标准列表

标准号	标准名称		
ISO 22174:2005	食品与动物饲料微生物学	食源性病原体 PCR 检测	通用要求和定义
ISO/TS 20836:2005	食品与动物饲料微生物学	食源性病原体 PCR 检测	PCR 仪性能试验要求
ISO/TS 20837:2006	食品与动物饲料微生物学	食源性病原体 PCR 检测	定性检测方法样品制备要求
ISO/TS 20838:2006	食品与动物饲料微生物学	食源性病原体 PCR 检测	定性检测方法扩增和检测要求

参考文献

[1] 国家药典委员会. 中华人民共和国药典[M]. 北京:化学工业出版社,1995.

[2] 刘洪祥,曹晓云.《美国药典》35 版附录"《62》非无菌产品微生物检查:控制菌检查法" 中两个问题的探讨[J]. 天津药学,2013,25(5):9-12.

[3] Rosamund M. Baird,Norman A. Hodges and Stephen P. Deney. Handbook of microbiological quality control [J]. CRC Press,2000,97-98.

[4] 国家药典委员会. 中华人民共和国药典[M]. 北京:中国医药科技出版社,2015.

[5] 郝士海. 现代细菌学培养基和生化试验手册[M]. 北京:中国科学技术出版社,1992.

[6] 苏德模,马绪荣. 药品微生物学检验技术[M]. 北京:华龄出版社,2007.

[7] 蔡芷荷,卢勉飞,叶青华等. 念珠菌显色培养基检测效果初步评价[J]. 中国卫生检验杂志,2013,23(6):1465-1468,1472.

[8] S.P.Denyer,N.A.Hodges,S.P.Gorman.et al,Drug microbiology seventh edition [M]. Chemical industry press,2007.

[9] 杨美琴,马仕洪等. 溴化十六烷基三甲铵琼脂培养基促生长能力的评价分析[J]. 药物分析,2014,34(11):2071-2075.

[10] United States Pharmacopeial Convention,Frequently Asked Questions:<62> Microbial Enumeration of Nonsterile Products:Tests for Specified Microorganisms [EB/OL].http://www.usp.org/frequently-asked-questions/microbial-enumeration-nonsterile-products-tests-specified-microorganisms.

[11] 贾俊涛,梁成珠,马维兴. 食品微生物检测工作指南[M]. 北京:中国质检出版社 / 中国标准出版社,2012.

[12] 杨晓莉,李辉,绳金房. 中、美、英、欧药典制药用水微生物检查法对比研究[J]. 西北药学杂志,2013,28(5):515-517.

[13] 苏德模,马绪荣. 药品微生物学检验技术[M]. 北京:华龄出版社,2007.

[14] JamesM.Jay,MartinJ.Loessner,DavidA.Golden. Modern Food Microbiology[M]. 北京:中国农业大学出版社,2008.

[15] Rosamund M. Baird,Norman A. Hodges and Stephen P. Deney. Handbook of microbiological quality control [M],CRC Press,2000.

[16] 厉洁,黄浩. 药品生产的偏差调查与分析[J]. 内蒙古中医药,2012,3:66-68.

[17] 潘友文. 现代医药工业微生物实验室质量管理与验证技术[M]. 北京:中国协和医科大学出版社,2004.

[18] 蒋原,食源性病原生物检测指南[M]. 北京:中国标准出版社,2010.

起草人:杨美琴(中国食品药品检定研究院)

审核人:胡昌勤(中国食品药品检定研究院)

第四节　非无菌药品微生物限度标准（通则1107）

1　概述

微生物限度标准是指基于每单位质量、体积、面积或最小包装中微生物的有无或数量判定某一产品的可接受性[1]。本限度标准是在《中国药典》非无菌产品微生物限度检查：微生物计数法（通则1105）和非无菌产品微生物限度检查：控制菌检查法（通则1106）的基础上提出的非无菌药品的微生物限度标准，是基于能在有氧条件下生长的嗜温细菌和真菌的计数方法以及在规定的试验条件下检查供试品中是否存在特定的微生物的检查方法而制定的标准。

为了保证药品的安全性和有效性，有必要对药品中污染的微生物进行检验和控制，其意义在于：

药品受到微生物污染之后，会产生很多不良影响，主要有以下两方面：

一方面，药品中污染的微生物，特别是致病菌和条件致病菌对人体健康有直接的威胁。某些条件致病菌对营养要求较低，这些微生物有可能侵染抵抗力较低的病人、儿童和老年人。铜绿假单胞菌污染的滴眼液会导致眼角膜受损伤的患者失明[2-5]、被污染了某些革兰阴性菌的油膏和乳剂会引起新生儿的湿疹和呼吸道感染、被污染的口服混悬剂会造成化疗后免疫力降低的肿瘤患者的严重感染[2]。

另一方面，被微生物污染的药品，其理化性质改变也会降低药品的有效性，甚至某些被微生物和酶降解的产物会导致患者产生严重的不良反应。某些药物成分如生物碱、解热镇痛药、镇静剂、麻醉药、类固醇等都能够被微生物生长所利用并被代谢。药品中含有的表面活性剂、有机聚合物、保湿剂、油脂、甜味剂、调味剂甚至某些防腐剂和消毒剂也可能会被微生物代谢[2]。

非无菌药品微生物限度标准根据给药途径和药品的状态，将药品（指非无菌化学药品、生物制品制剂及不含药材原粉的中药制剂）分类，并分别给出了需氧菌总数、霉菌和酵母菌总数的限度标准及控制菌项目标准。另外，对非无菌含药材原粉的中药制剂、非无菌药用原料及辅料、中药提取物及中药饮片分别给出了限度标准。

通过非无菌产品微生物计数法、控制菌检查法进行药品的微生物限度检查，并通过本限度标准来判断非无菌制剂及原料、辅料等是否符合药典的规定，也可用于指导制剂、原料、辅料等微生物质量标准的制定，及指导生产过程中间产品微生物质量的监控。

我国的药品微生物检验工作从20世纪70年代起步。1972年，日本向我国有关单位提出：向日本出口的中成药染菌问题严重，检出大肠埃希菌以及铜绿假单胞菌。由当时的中国药品生物制品检定所对同类产品抽样复试，确认部分中成药污染微生物情况较严重。1973年，国务院［1973］121号文件"国务院批转国家计委、商业部关于改进中成药质量的报告"，文件和报告强调必须改善中药生产的管理，加强药品的检定与科研。同年，卫生部责成中国药品生物制品检定所负责制定药品卫生标准。此后，由中检所牵头多次举办药品卫生细菌学检验学习班，为全国培养了一批药品微生物检验技术人员。在全国各单位开展科研工作的基础上,逐渐制定了我国最早的药品微生物检验方法《口服中成药卫生细菌学检验方法》《药品微生物学及活螨的检验方法》《药品卫生检验方法》1980年版和1984年版。

1978年5月,在部分省市药检所和药厂共同对中药、化学药和生化药产品进行考察的基础上,同时参考国外标准,我国第一个《药品卫生标准》由卫生部、化工部和商业部以联合发文"关于颁发药品卫生标准的通知"的形式正式颁布。1979年8月,卫生部和国家医药管理总局发布"检发药品卫生标准座谈会讨论的几个问题",该文件的附件"关于药品卫生标准的几点补充说明"对1978年颁布的《药品卫生标准》进行了进一步的说明。由于该版《药品卫生标准》于1980年1月1日起实施,故称为"80版药品卫生标准"。"80版药品卫生标准"将药品分为5个类别,并分别针对杂菌总数、霉菌总数、致病菌以及活螨做出了相应规定。

1984年,卫生部发布了(81)卫药政字第47号"关于调查药品卫生标准执行情况的通知",通知认为通过执行《药品卫生标准》,对促进药品文明生产,提高产品质量、保证人民用药安全有效等方面取得了显著成效。但在执行标准过程中还存在一些问题,因此,决定需要对几类品种(主要包括含生药原粉的中成药制剂,部分西药和脏器制剂)再进行调查摸底。1985年5月,关于修订"药品卫生标准"的调查报告完成,调查报告总共调查了全国28个省、市、自治区有代表性的中药厂162个,含生药原粉的中成药制剂759个品种共17295批,共形成染菌情况调查表3777份,调查的内容达42项。该调查报告还提出了关于修订卫生标准的初步意见。根据1985年形成的调查报告,1986年12月,卫生部发布了(86)卫药字第81号"关于修改《药品卫生标准》的通知"将1978年版的《药品卫生标准》进行了完善和修改,并予以发布。1986年版的《药品卫生标准》于1987年12月1日起执行。

1986年版的《药品卫生标准》较前版有了较大的改进,其将药品的分类及限度的规定更加详细。该版《药品卫生标准》将药品分为中药、化学药和生化药两大类,每一大类中又根据给药途径的不同分为口服药品和外用药品,将口服药品分为固体制剂和液体制剂,其中又将固体制剂按照不同的剂型进行分类,将外用药品按照不同的给药途径进行分类。该版《药品卫生标准》中某些分类原则和思路一直沿用到2005年、2010年以及2015年版《中国药典》,如将是否含有生药原粉作为中药口服固体制剂分类的重要依据;考虑到了含动物脏器的不得检出沙门菌;将药品按照给药途径和制剂状态分别制定微生物限值的原则。

《中国药典》1985年版之前,药典并未收载药品微生物检验方法及卫生标准。直到1993年,《中国药典》1990年版第二增补本收载了微生物限度检查法和24个西药品种的微生物限度标准,自此开启了药品微生物限度及标准的"药典时代"。自此,中国药典将药品卫生检验方法定名为"微生物限度检查"。该药典的增补本并未延续1986年版《药品卫生标准》,按照剂型或给药途径对药品进行分类,而是直接规定了24个西药品种的微生物限度标准。

《中国药典》1995年版一部和二部收载了微生物限度检查法,对少数剂型收载了微生物限度,大多数剂型未规定微生物限度。

《中国药典》2000年版一部和二部根据药品的剂型进行分类,收载了药品的微生物限度标准,其中一部将中药分为了23个剂型,二部将化学药分为了19个剂型,并适当考虑到了作用用途及特殊用途,如口服或外用,特殊用途如用于烧伤,用于溃疡等。

《中国药典》2005年版一部、二部和三部更多的沿用了1986年版《药品卫生标准》分类原则,按照给药途径将药品进行分类,分别制定了微生物限度标准。对含有药材原粉的口服中药制剂,第一次将大肠菌群作为控制菌的一种做出了规定。对含动物组织(包括提取物)的口服制剂要求10 g或10 ml中不得检出沙门菌。

《中国药典》2010 年版对 2005 版进行了完善。如将滴眼剂改为了应符合无菌检查法的要求,将阴道、尿道给药制剂增加了白色念珠菌的控制菌,删除了直肠给药制剂中对控制菌大肠埃希菌的要求。

《中国药典》2015 年版将原分布于药典一部(中药)、二部(化学药)和三部(生物制品和血液制品)的微生物限度标准进行了整合,并且按照新的药典通则编码规则独立成章,形成了 1107 非无菌药品微生物限度标准,收载于《中国药典》2015 年版四部。该版微生物限度标准制定过程中,参考了《美国药典》《欧洲药典》和《日本药局方》的 ICH 协调案中的微生物限度标准的规定,并且根据 1105 非无菌产品微生物限度检查:微生物计数法和 1106 非无菌产品微生物限度检查:控制菌检查法的制定,将原微生物限度检查法中按照生物学体系分类的原则改为按照营养和培养条件重新分类,如将细菌数改为总需氧菌数,将大肠菌群改为耐胆盐革兰阴性菌。

2 国内外药典的比较

《中国药典》2015 年版、《美国药典》38 版、《欧洲药典》8.0 版和《日本药局方》16 版对于非无菌药品的分类见表 8-21。现行《美国药典》38 版、《欧洲药典》8.0 版及《日本药局方》16 版的非无菌药品微生物限度标准通过了人用药物注册技术要求国际协调会(ICH)的协调统一,其内容保持一致。《中国药典》中将非无菌化学药品制剂、生物制品制剂、不含药材原粉的中药制剂归为一类,该类的微生物限度标准与其他药典的 ICH 协调案基本一致,略有差异,详见表 8-22。《中国药典》2015 年版与 ICH 协调案对无菌用原料的微生物限度标准的比较见表 8-23。

由于美、欧、日等国对含原药材(植物、动物及矿物)的药品的概念、分类及使用存在较大差异,故其他药典协调案不包括此类药品,其他药典分别对此类药品进行了定义和分类,并制定了微生物限度标准,详见表 8-24~ 表 8-27。

中国的中药制剂、中药提取物及中药饮片也不完全等同于欧美等国的含原药材(动物、植物及矿物)的药品,因此《中国药典》分别制定了此类药品的微生物限度标准详见表 8-28 和表 8-29。

表 8-21 ChP 2015、USP 38、EP 8.0 及 JP 16 对非无菌药品的分类及比较

ChP 2015	USP 38< 所在章节 >	EP 8.0	JP 16	是否可以比较
非无菌化学药品制剂、生物制品制剂、不含药材原粉的中药制剂	非无菌药品 <1111>(ICH 协调)	非无菌药品 <5.1.4>(ICH 协调)	非无菌药品(ICH 协调)	分类相似,可比较
非无菌药用原料及辅料	非无菌药用原料 <1111>(ICH 协调)	非无菌药用原料 <5.1.4>(ICH 协调)	非无菌药用原料(ICH 协调)	分类相似,可比较
非无菌含药材原粉的中药制剂	植物性药物(Botanical preparation)<2023>(ICH 未协调)	口服植物药(Herbal medicinal products for oral use)<5.1.8>(ICH 未协调)	生药(crude drugs)(ICH 未协调)	由于各国对含原药材(植物、动物及矿物)药品的概念、分类以及限度标准的制定差异较大,故不可比较
中药提取物及中药饮片		抗菌预处理不可行含原药材(动物、植物或矿物)的口服制剂 <5.1.4>(ICH 未协调)		
		抗菌预处理不可行的含植物来源的兽药 <5.1.4>(ICH 未协调)		

表 8-22 非无菌化学药品制剂、生物制品制剂、不含药材原粉的中药制剂的微生物限度标准
《中国药典》2015 年版与 ICH 协调案的对比

给药途径	需氧菌总数（cfu/g、cfu/ml 或 cfu/10 cm²）		霉菌和酵母菌总数（cfu/g、cfu/ml 或 cfu/10 cm²）		控制菌		是否一致
	《中国药典》	ICH 协调案	《中国药典》	ICH 协调案	《中国药典》	ICH 协调案	是否一致
口服给药-固体制剂	10^3	10^3	10^2	10^2	不得检出大肠埃希菌（1 g 或 1 ml）；含脏器提取物的制剂还不得检出沙门菌（10 g 或 10 ml）；化学药品制剂和生物制品制剂若含有未经提取的动植物来源的成分及矿物质，还不得检出沙门菌（10 g 或 10 ml）	不得检出大肠埃希菌（1 g 或 1 ml）	除中国药典关于不得检出沙门菌的规定外，一致
口服给药-液体制剂	10^2	10^2	10^1	10^1			
口腔黏膜给药制剂	10^2	10^2	10^1	10^1	不得检出大肠埃希菌、金黄色葡萄球菌、铜绿假单胞菌（1 g、1 ml 或 10 cm²）	不得检出金黄色葡萄球菌、铜绿假单胞菌（1 g 或 1 ml）	除中国药典规定不得检出大肠埃希菌的规定外，一致
齿龈给药制剂							
鼻用制剂							
耳用制剂	10^2	10^2	10^1	10^1	不得检出金黄色葡萄球菌、铜绿假单胞菌（1 g、1 ml 或 10 cm²）	不得检出金黄色葡萄球菌、铜绿假单胞菌（1 g 或 1 ml）	一致
皮肤给药制剂							
呼吸道吸入给药制剂	10^2	10^2	10^1	10^1	不得检出大肠埃希菌、金黄色葡萄球菌、铜绿假单胞菌、耐胆盐革兰阴性菌（1 g 或 1 ml）	不得检出金黄色葡萄球菌、铜绿假单胞菌、耐胆盐革兰阴性菌（1 g 或 1 ml）	ICH 仅指液体制剂。除中国药典规定不得检出大肠埃希菌的规定外，一致
阴道、尿道给药制剂	10^2	10^2	10^1	10^1	不得检出金黄色葡萄球菌、铜绿假单胞菌、白色念珠菌（1 g、1 ml 或 10 cm²）；中药制剂还不得检出梭菌（1 g、1 ml 或 10 cm²）	不得检出金黄色葡萄球菌、铜绿假单胞菌、白色念珠菌（1 g 或 1 ml）	除中国药典规定中药制剂不得检出梭菌外，一致，
直肠给药-固体制剂	10^3	10^3	10^2	10^2	不得检出金黄色葡萄球菌、铜绿假单胞菌（1 g、1 ml 或 10 cm²）	–	ICH 对控制菌无要求，其余一致
直肠给药-液体制剂	10^2	10^3	10^2	10^2	不得检出金黄色葡萄球菌、铜绿假单胞菌（1 g 或 1 ml）	–	霉菌和酵母菌总数中国药典要求为 10^3，ICH 要求为 10^2，ICH 对控制菌无要求，其余一致
其他局部给药制剂	10^2	/	10^2	/	不得检出金黄色葡萄球菌、铜绿假单胞菌（1 g、1 ml 或 10 cm²）	/	ICH 无此分类
透皮贴剂（指一贴，包括贴剂及背衬）	/	10^2	/	10^1		不得检出金黄色葡萄球菌、铜绿假单胞菌（1 贴）	中国药典无此分类

注:ICH 协调案同时参考 USP 38、EP 8.0 及 JP 16。斜体部分表示中国药典与 ICH 协调案的不同之处。

表 8-23　非无菌药用原料及辅料的微生物限度标准《中国药典》2015 年版与 ICH 协调案的对比

	需氧菌总数(cfu/g 或 cfu/ml)		霉菌和酵母菌总数(cfu/g 或 cfu/ml)		控制菌		
	ChP	ICH 协调案	ChP	ICH 协调案	ChP	ICH 协调案	是否一致
药用原料及辅料	10^3	10^3	10^2	10^2	*	/	否。中国药典对控制菌的要求是未做统一规定,而 ICH 协调案则无此项

注:"*":未做统一规定。"/"表示无此项。

表 8-24　《美国药典》38 版非无菌营养和膳食补充剂的微生物限度标准
(Microbiological Attributes of Nonsterile Nutritional and Dietary Supplements<2023>)

含植物成分及其制品的微生物推荐限度标准

原料	推荐标准(cfu/g 或 ml)	原料	推荐标准(cfu/g 或 ml)
干燥或经磨粉的植物	需氧菌总数≤10^5 霉菌和酵母菌总数≤10^3 每 10 g 不得检出沙门和大肠	泡制/煎煮	需氧菌总数≤10^2 霉菌和酵母菌总数≤10
经磨粉的植物提取物	需氧菌总数≤10^4 霉菌和酵母菌总数≤10^3 每 10 g 不得检出沙门和大肠	含植物的营养补充剂	需氧菌总数≤10^4 霉菌和酵母菌总数≤10^3 每 10 g 不得检出沙门和大肠
酊剂	需氧菌总数≤10^4 霉菌和酵母菌总数≤10^3	使用前用沸水处理的植物	需氧菌总数≤10^5 霉菌和酵母菌总数≤10^3 每 10 g 不得检出大肠
流浸膏剂	需氧菌总数≤10^4 霉菌和酵母菌总数≤10^3		

表 8-25　膳食补充成分及其制品的微生物限度推荐标准

原料	推荐标准(cfu/g 或 ml)
其他原材料和膳食补充成分	需氧菌总数≤10^3 霉菌和酵母菌总数≤10^2 每 10 g 不得检出大肠
含合成或高度精制成分的营养补充剂	需氧菌总数≤10^3 霉菌和酵母菌总数≤10^2 每 10 g 不得检出大肠

表 8-26　《欧洲药典》8.0 版口服草药及其提取物的微生物限度标准
(Microbiological quality of herbal medicinal products for oral use and extracts used in their preparation<5.1.8>)

A. 将用于沸水浸出和煎煮的含有草药成分和含或不含有辅料的草药制品
(例如,添加或未添加芳香剂的花茶)

需氧菌总数 TAMC(2.6.12)	限度:10^7 cfu/g 最大可接受计数结果 50 000 000 cfu/g
霉菌和酵母总数 TYMC(2.6.12)	限度:10^5 cfu/g 最大可接受计数结果 500 000 cfu/g
大肠埃希菌(2.6.31)	限度:10^3 cfu/g
沙门菌(2.6.31)	不得检出(25 g)

B. 含有草药和/或其提取物,含或不含辅料,采用适宜的加工工艺或预处理技术,
使微生物含量低于本表中限值的草药制品

需气微生物总数 TAMC (2.6.12)	限度:10^4 cfu/g 或 cfu/ml 最大可接受计数结果 50 000 cfu/g 或 cfu/ml
霉菌酵母总数 TYMC (2.6.12)	限度:10^2 cfu/g 或 cfu/ml 最大可接受计数结果 500 cfu/g 或 cfu/ml
胆汁耐受革兰阴性菌 (2.6.31)	限度:10^2 cfu/g 或 cfu/ml
大肠埃希菌 (2.6.31)	不得检出 (1 g 或 1 ml)
沙门菌 (2.6.31)	不得检出 (25 g 或 25 ml)

C. 含有草药和(或)其提取物,含或不含辅料,经过加工工艺(例如,采用低浓度乙醇、非沸水或低温水提取)或
预处理后,经证明不能有效降低微生物含量低于表 B 中规定的草药制品

需气微生物总数 TAMC (2.6.12)	限度:10^5 cfu/g 或 cfu/ml 最大可接受计数结果 500 000 cfu/g 或 cfu/ml
霉菌酵母总数 TYMC (2.6.12)	限度:10^4 cfu/g 或 cfu/ml 最大可接受计数结果 50 000 cfu/g 或 cfu/ml
胆汁耐受革兰阴性菌 (2.6.31)	限度:10^4 cfu/g 或 cfu/ml
大肠埃希菌 (2.6.31)	不得检出 (1 g 或 1 ml)
沙门菌 (2.6.31)	不得检出 (25 g 或 25 ml)

表 8-27　《日本药局方》16 版非无菌药品微生物限度标准

（Microbial Attributes of Non-sterile Pharmaceutical Products<G4 Microorganisms >）

生药中可接受的微生物限值

微生物	i类 (cfu/g 或 ml)	ii类 (cfu/g 或 ml)
需氧菌	10^7	10^5
霉菌和酵母菌	10^4	10^3
肠道细菌和其他革兰阴性细菌	※	10^3
大肠埃希菌	10^2	不得检出
沙门菌	不得检出	不得检出
金黄色葡萄球菌	※	※

※ 表示限值未作规定。

I类:用做沸水提取或使用前加入沸水的中药材和中药制剂。

II类:无需经过提取工艺直接使用的中药材和含药材原粉的中药制剂。

表 8-28　非无菌含药材原粉的中药制剂的微生物限度标准

	需氧菌总数 (cfu/g 或 cfu/ml)	霉菌和酵母菌总数 (cfu/g 或 cfu/ml)	控制菌
固体口服给药制剂 不含豆豉、神曲等发酵原粉 含豆豉、神曲等发酵原粉	10^3(丸剂 3×10^4) 10^5	10^2 5×10^2	不得检出大肠埃希菌(1 g);不得检出沙门菌(10 g);耐胆盐革兰阴性菌应小于 10^2 cfu(1 g)
液体口服给药制剂 不含豆豉、神曲等发酵原粉 含豆豉、神曲等发酵原粉	5×10^2 10^3	10^2 10^2	不得检出大肠埃希菌(1 ml);不得检出沙门菌(10 ml);耐胆盐革兰阴性菌应小于 10^1 cfu(1 ml)

续表

	需氧菌总数(cfu/g 或 cfu/ml)	霉菌和酵母菌总数(cfu/g 或 cfu/ml)	控制菌
固体局部给药制剂 用于表皮或黏膜不完整 用于表皮或黏膜完整	10^3 10^4	10^2 10^2	不得检出金黄色葡萄球菌、铜绿假单胞菌(1 g 或 10 cm²);阴道、尿道给药制剂还不得检出白色念珠菌、梭菌(1 g 或 10 cm²)
液体局部给药制剂 用于表皮或黏膜不完整 用于表皮或黏膜完整	10^2 10^2	10^2 10^2	不得检出金黄色葡萄球菌、铜绿假单胞菌(1 ml);阴道、尿道给药制剂还不得检出白色念珠菌、梭菌(1 ml)

表 8-29   中药提取物及中药饮片的微生物限度标准

	需氧菌总数(cfu/g 或 cfu/ml)	霉菌和酵母菌总数(cfu/g 或 cfu/ml)	控制菌	比较
中药提取物	10^3	10^2	*	与 USP、EP 和 JP 的分类不同,无法比较。
研粉口服用贵细饮片、直接口服或泡服饮片	*	*	不得检出沙门菌(10 g);耐胆盐革兰阴性菌应小于 10^4 cfu(1 g)	

3   本标准的执行细则

3.1   关于名词术语的更改

3.1.1   将细菌数改为需氧菌总数,将霉菌和酵母菌数改为霉菌和酵母菌总数

《中国药典》2015 年版将采用生物学分类的概念(细菌数、霉菌和酵母菌数)改为按照微生物生长需要的营养条件的不同进行的分类的概念(需氧菌总数、霉菌和酵母菌总数)。需氧菌总数是指胰酪大豆胨琼脂培养基上生长的总菌落数(包括真菌菌落数),霉菌和酵母菌总数后者是指沙氏葡萄糖琼脂培养基上生长的总菌落数(包括细菌菌落数)。这与目前 ICH 协调案及各国药典一致。

3.1.2   将大肠菌群改为耐胆盐革兰阴性菌

从《中国药典》2005 年版起,大肠菌群作为控制菌的一种,需要在含药材原粉的中药制剂中进行控制。大肠菌群是指一定条件下能发酵乳糖、产酸产气的需氧和兼性厌氧革兰阴性无芽孢杆菌。大肠菌群可作为药品、食品和饮用水等样品中的粪便污染的指示菌。大肠菌群不是分类学上的名称,符合该类细菌的除大肠埃希菌属外,还包括肠杆菌科的肠杆菌属、枸橼酸菌属、克雷伯菌属等。

《欧洲药典》6.0 之前的版本收载的为 "Enterobacteria and certain other gram-negtive bacteria"(肠杆菌及特定革兰阴性菌),从 6.3(2009 年 1 月)起,改为 "Bile-tolerant gram-negtive bacteria"(耐胆盐革兰阴性菌)。2006 年之前,《美国药典》没有收载大肠菌群或耐胆盐革兰阴性菌,从《美国药典》29 版第二增补本开始收载 "Bile-tolerant gram-negative bacteria"(耐胆盐革兰阴性菌)。

《中国药典》2015 年版将大肠菌群改为耐胆盐革兰阴性菌,与目前 ICH 协调案及各国药典一致。

3.2   关于需氧菌总数、霉菌和酵母菌总数标准的解释

各品种项下规定的需氧菌总数、霉菌和酵母菌总数标准解释如下:

10^1 cfu:可接受的最大菌数为20;

10^2 cfu:可接受的最大菌数为200;

10^3 cfu:可接受的最大菌数为2000;

进一步的解释:

5×10^2 cfu:可接受的最大菌数为1000 cfu;

3×10^4 cfu:可接受的最大菌数为60 000 cfu。

较前版药典,2015年版药典对需氧菌总数、霉菌和酵母菌总数限度标准的规定更具科学性和实用性。科学性体现在考虑到了微生物计数试验存在的误差,包括样品、环境、人员以及培养基等条件的影响,将可接受的最大菌数定为标准的2倍。实用性体现在药品生产企业可根据微生物限度标准以及可接受的最大菌数,制定药品的需氧菌总数、霉菌和酵母菌总数的警戒线和行动线,将风险评估和风险管理用于药品生产的过程控制,以更好的执行药品生产质量管理规范(GMP)。

但是,如果各品种项下规定的需氧菌总数、霉菌和酵母菌总数为非指数形式,如100 cfu或1000 cfu,则可接受的最大菌数仍然是100 cfu或1000 cfu,而非200 cfu或2000 cfu。例如纯化水项下规定的"1 ml供试品中需氧菌总数不得过100 cfu",那么,1 ml纯化水中需氧菌总数的可接受最大菌数为100 cfu,而非200 cfu。注射用水中100 ml供试品中需氧菌总数不得过10 cfu,那么100 ml注射用水中需氧菌总数的可接受最大菌数为10 cfu,而非20 cfu。在实际控制过程中,可以通过制定纯化水和注射用水的需氧菌总数的警戒线与行动线来进行纯化水的微生物污染的控制。

3.3 关于霉菌和酵母菌计数结果的判定

若因沙氏葡萄糖琼脂培养基上生长的细菌使霉菌和酵母菌的计数结果不合格微生物限度要求,可使用含抗生素(如氯霉素、庆大霉素)的沙氏葡萄糖琼脂培养基或其他选择性培养基(如玫瑰红钠琼脂培养基)进行霉菌和酵母菌总数测定。使用选择性培养基时,应进行培养基实用性检查。抗生素的添加量应能够抑制细菌的生长而不影响产品中霉菌和酵母菌的生长,必要的情况下需经过验证。

3.4 控制菌检查中疑似致病菌的确认

控制菌检查法没有规定进一步确证疑似致病菌的方法。若供试品检出疑似致病菌,确证的方法应选择已被认可的菌种鉴定方法,如细菌鉴定一般依据《伯杰系统细菌学手册》。疑似致病菌的鉴定可依据通则9204微生物鉴定指导原则进行,可综合运用表型和基因型的鉴定方法,以避免因使用单一的鉴定方法做出误判。

3.5 过程控制在药品微生物污染控制中的重要性

在药品生产的各个环节均有可能发生微生物污染,包括原辅料、设备、环境、人员、工艺流程和使用等。药品的微生物污染水平能够综合体现药品的卫生质量,一定程度上能够反映药品的综合质量状况。

《中国药典》2015年版通则1107非无菌药品微生物限度标准增订了非无菌药用原料及辅料的微生物限度标准,中药提取物及中药饮片的微生物限度标准,并且提出应对药品中检出的其他可能具有潜在的危害性的微生物进行风险评估,并根据风险评估结果确定是否应该加以控制。这些增订的内容都体现了在控制药品微生物污染时,应更加注重根据药品本身的特点(如制药用水、原辅料、生产工艺、生产环境以及储运和使用等各个环节),进行污染微生物的过程控制,而非只进行终产品的微生物限度检查。因此,在进行药品的微生物污染控制时,应从设计、研发到生产、储存、运输、使用等整个生命周期中执行质量控制原则和规范。这些原则和规范包括但不仅限于:质量源于设计(Quality by Design)、质量风险管理(Quality Risk Management)和药品生产质量管理规范(Good Manufacturing Practice)等。

3.6 本限度标准与制剂通则和品种项下微生物限度标准的关系

在查看本限度标准时,应同时结合《中国药典》2015年版中各制剂通则和各品种项下的规定。在各制剂通则项下、各品种项下有微生物限度标准(包括是否应控制无菌检查项)要求的,应该以各品种和制剂通则项下的规定为准。

通则1107非无菌药品微生物限度标准中规定"用于手术、烧伤及严重创伤的局部给药制剂应符合无菌检查法的要求。对用于创伤程度难以判断的局部给药制剂,若没有证据证明药品不存在安全性风险,那么该药品应符合无菌检查法要求。"具体到各制剂通则项下,如通则0106鼻用制剂项下,规定"无菌,除另有规定外,用于手术、创伤或临床必需无菌的鼻用制剂,照无菌检查法(通则1101)检查,应符合规定"。再如通则0109软膏剂乳膏剂项下,规定"无菌,用于烧伤[除程度较轻的烧伤(Ⅰ°和Ⅱ°外)]或严重创伤的软膏剂和乳膏剂,照无菌检查法(通则1101)检查,应符合规定"。

3.7 "未做统一规定"的意义

药品微生物限度标准中,药用原料、辅料及中药提取物仅规定检查需氧菌总数、霉菌和酵母菌总数,而控制菌未做统一规定。因此,在制定微生物限度标准时,应根据原辅料的微生物污染特性、用途、相应制剂的生产工艺及特性等因素,还需控制具有现在危害的致病菌。具体可根据以下方面进行评估:

药品的给药途径:给药途径不同,其危害不同。

药品的特性:药品是否促进微生物生长,或者药品是否有足够的抑制微生物生长能力。

药品的使用方法。

用药人群:用药人群不同,如新生儿。婴幼儿及体弱者,风险可能不同。

患者使用免疫制剂和甾体类固醇激素等药品的情况。

存在疾病、伤残和器官损伤;等等。

当进行上述相关因素的风险评估时,评估人员应经过微生物学和微生物数据分析等方面的专业知识培训。评估原辅料微生物质量时,应考虑相应制剂的生产工艺。现有的检测技术及原辅料符合该标准的必要性。

参考文献

[1] 国际食品微生物标准委员会(ICMSF).微生物检验与食品安全控制[M].北京:中国轻工业出版社,2012.

[2] S.P. 德尼尔,N.A. 霍齐,S.P. 戈尔曼.药物微生物学[M].北京:化学工业出版社,2007.

[3] Baird R.M.,Awad Z.A.,Shooter R.A. Contaminated medicaments in use in a hospital for diseases of the skin [J]. J. Hyg.,Camb.,1980,84,:103-108.

[4] Baird R.M.,Brown W.R.L.,Shooter R.A. Pseudomonas aeruginosa in hosptical pharmacies [J]. British medical Journal,1976,1:511-512.

[5] Noble,W.C.,Savin,J.A.,Steroid cream contaminated with Pseudomonas aeruginosa [J]. Lancet,1966,287(7433):347-349.

［6］国家药典委员会.中华人民共和国药典［M］.北京:中国医药科技出版社,2015.

［7］USP 38.［S］. General Chapters.

［8］JP 16.［S］. General Tests,Processes and Appanatus.

［9］EP 8.0.［S］. Appendix.

［10］马绪荣,苏德模,药品微生物学检验手册［M］.北京:科学出版社,2001.

起草人:马仕洪(中国食品药品检定研究院)

审核人:胡昌勤(中国食品药品检定研究院)

第五节　异常毒性检查（通则 1141）

1　概述[1]

异常毒性检查法（Test for Undue toxicity）系给予动物一定剂量的供试品溶液，在规定时间内观察动物出现的反应或死亡情况，检查供试品中是否污染外源性毒性物质以及是否存在意外的不安全因素。

异常毒性是指外源性毒性物质及意外的不安全因素，通常由生产过程中引入或其他原因所致，不同于药物本身的毒性特征。

异常毒性检查的目的是发现供试品本身毒性以外的毒性，避免临床急性不良反应的发生。

2　检测技术与方法[1]

2.1　基本原理

异常毒性检查的给药剂量均小于经实验研究制定的该药物本身毒性的最低致死量。供试品以规定剂量和给药途径注入动物体内，不应造成动物死亡，也不应影响动物的健康状态或其体重的正常增长（指生物制品）；观察期内如果出现动物死亡，显示不健康状态、体重未能正常增长（指生物制品）则表明供试品中存在超量的外源性毒性物质及意外的不安全因素。提示临床应用时可能发生急性不良反应。

2.2　限值设定

设定限值前研究　参考文献数据并经单次静脉注射给药确定该注射剂的急性毒性数据（LD_{50} 或 LD_1 及其可信限）。有条件时，由多个实验室或多种来源动物试验求得 LD_{50} 或 LD_1 数据。注射速度 0.1 ml/s，观察时间为 72 小时。如使用其他动物、改变给药途径和次数或延长观察时间和指标，应进行相应动物、给药方法、观察指标、观察时间的急性毒性试验。

设定限值　异常毒性检查的限值应低于该注射剂本身毒性的最低致死剂量，考虑到实验室间差异、动物反应差异和制剂的差异，建议 限值至少应小于 LD_1 可信限下限的 1/3（建议采用 1/3~1/6）。如难以计算得最低致死量，可采用小于 LD_{50} 可信限下限的 1/4（建议采用 1/4~1/8）。如半数致死量与临床体重剂量之比小于 20 可采用 LD_{50} 可信限下限的 1/4 或可信限下限的 LD_1 1/3。

如对动物、给药途径和给药次数、观察指标和时间等方法和限值有特殊要求时，应在品种项下另作规定。

2.3 检查法

2.3.1 非生物制品试验

除另有规定外,取小鼠 5 只,体重 18~22 g,每只小鼠分别静脉给予供试品溶液 0.5 ml。应在 4~5 秒内匀速注射完毕。规定缓慢注射的品种可延长至 30 秒。除另有规定外,全部小鼠在给药后 48 小时内不得有死亡;如有死亡时,应另取体重 19~21 g 的小鼠 10 只复试,全部小鼠在 48 小时内不得有死亡。

2.3.2 生物制品试验

除另有规定外,异常毒性试验应包括小鼠试验和豚鼠试验,试验中应设同批动物空白对照,观察期内,动物全部健存,且无异常反应,到期时每只动物体重应增加,则判定试验成立。按照规定的给药途径缓慢注入动物体内。

小鼠试验法 除另有规定外,取小鼠 5 只,注射前每只小鼠称体重,应为 18~22 g。每只小鼠腹腔注射供试品溶液 0.5 ml,观察 7 天。观察期内,小鼠应全部健存,且无异常反应,到期时每只小鼠体重应增加,判定供试品符合规定。如不符合上述要求,应另取体重 19~21 g 的小鼠 10 只复试 1 次,判定标准同前。

豚鼠试验法 除另有规定外,取豚鼠 2 只,注射前每只豚鼠称体重,应为 250~350 g。每只豚鼠腹腔注射供试品溶液 5.0 ml,观察 7 天。观察期内,豚鼠应全部健存,且无异常反应,到期时每只豚鼠体重应增加,判定供试品符合规定。如不符合上述要求,可用 4 只豚鼠复试 1 次,判定标准同前。

2.4 检测方法的特点及适用性

2.4.1 方法特点

异常毒性检查的给药剂量均小于经实验研究确定的该药物本身毒性的最低致死量。以动物死亡、显示不健康状态或体重未能正常增长(指生物制品)为指标,判定供试品中是否存在超量的外源性毒性物质及意外的不安全因素。

2.4.2 方法适用性

静脉用注射剂、特殊途径的注射剂(如:椎管内、腹腔、眼内等注射剂)和肌内注射剂,当其使用的原料来自动植物或微生物发酵液提取物的或组分结构不明确或有可能污染毒性杂质并缺乏有效理化分析方法时,通常应设异常毒性检查项。

2.4.3 方法局限性

本法需要有合格的动物实验设施,购买、饲养健康合格小鼠或豚鼠,试验成本较高;试验需要经历动物检疫期与实验观察期,所用时间较长;小鼠或豚鼠与人之间存在一定种属差异。

3 操作要点及注意事项[2,3,4,5]

3.1 实验环境

开展异常毒性检查的实验室应具有实验动物使用许可证。应具有独立的动物检疫室、饲养室和实验室。准备及进行静脉注射、腹腔注射时,实验室应有足够的照度。

3.2 垫料

动物所使用的垫料,应经灭菌处理后方可使用。

3.3 饲料

动物应饲喂具有实验动物生产许可证供应商提供的合格饲料。

3.4 饮水

动物所饮用的水,应符合相应等级实验动物的饮用水标准。清洁级及其以上级别实验动物的饮水应达到无菌要求[5]。

3.5 动物

用于异常毒性检查的动物应购自具有实验动物生产许可证的供应商,并且每批实验动物均具有质量合格证。动物经检疫合格后,才能从检疫区进入饲养区。应对异常毒性检查用动物及笼具进行标记或标识,称量并记录每只动物体重。

3.6 器具

直接接触供试品的器具(称量、溶解、稀释、注射等等)应无菌、无热原;或采用适宜有效的方法除菌除热原。称量器具、溶解、稀释用容量瓶及刻度吸管等,应按规定进行计量检定或校准,满足试验要求。静脉注射时,选择的针头规格应与动物静脉粗细相适应;注射器规格和精度应与给药体积相适应。

3.7 供试品溶液的制备

(1)原料药:精密称取适量原料药至无菌、无热原容器中,溶解并稀释至规定的浓度,制成供试品溶液。

(2)粉针剂:精密量取品种项下规定的稀释溶液(应无菌、无热原),溶解并稀释至规定的浓度,制成供试品溶液。

(3)注射液:按品种项下的规定,以原液作为供试品溶液;或精密量取品种项下规定的稀释溶液(应无菌、无热原),稀释至规定的浓度,制成供试品溶液。

(4)注射前将供试品溶液的温度平衡至室温。

(5)已开启或配制完成的供试品溶液应避免污染,并在30分钟内注射给药。

(6)需要使用而品种项下未写明溶解或稀释用溶剂名称和浓度时,溶剂可选择无热原灭菌注射用水或无菌、无热原的0.9%氯化钠溶液。

3.8 给药途径

非生物制品试验中,小鼠通常为静脉注射给药;《中国药典》2015年版仅有3个品种例外,一部止喘灵注射液为腹腔注射途径给药,二部注射用重组人生长激素为腹腔注射给药,二部玻璃酸酶为皮下注射给药。

3.9 给药体积

非生物制品试验中,小鼠通常按0.5 ml供试品溶液注射给药;《中国药典》2015年版仅有1个品种例外,二部玻璃酸酶为 0.25 ml 供试品溶液皮下注射给药。

3.10　初试动物只数

非生物制品实验中,初试小鼠只数通常为 5 只;《中国药典》2015 年版仅有 1 个品种例外,二部右旋糖苷铁注射液初试小鼠只数为 10 只。

3.11　复试动物只数

非生物制品实验中,复试小鼠只数通常为 10 只;《中国药典》2015 年版仅有 2 个品种例外,二部中玻璃酸酶复试小鼠只数为 5 只,右旋糖苷铁注射液复试小鼠只数为 20 只。

3.12　静脉注射、腹腔注射或皮下注射给药

(1) 应对安瓿颈部、针头穿刺的瓶塞等部位进行消毒。静脉注射的部位最好从远心端开始选择。注射前应使用酒精棉球对动物静脉注射、腹腔注射或皮下注射部位进行消毒,待酒精挥干后,再开始静脉注射、腹腔注射或皮下注射。

(2) 静脉注射时,针头应斜面向上,进入静脉后再向前插入适宜距离,以免注射时药液渗漏。腹腔注射可采用由小鼠(或豚鼠)腹部左侧皮下刺入,使针头在皮下平行穿刺 3~5 mm 再插入小鼠(或豚鼠)腹腔,针头插入腹腔后,应回抽,表明无回血时再注射供试品溶液。皮下注射可采用小鼠(或豚鼠)腹部或背部皮下注射法,腹部注射于腹部左侧皮下刺入,并使针头在皮下平行通过腹部中线后,注入供试品溶液。背部注射于背部皮下刺入,使针头向一侧进入,注入供试品溶液。

(3) 应按品种项下规定的时间或速度,将规定剂量的供试品溶液全部注入动物静脉、腹腔或皮下,如未能全部注入,应使用符合要求的备用小鼠重新注射规定剂量的供试品溶液。

(4) 注射结束时,应缓慢拔针,避免注入的供试品溶液外溢;需要时,用消毒棉球轻压、止血。

3.13　观察

(1) 观察和记录注射给药后动物的反应,直至整个实验结束。

(2) 非生物制品实验中,小鼠观察时间通常为 48 小时;《中国药典》2015 年版仅有 1 个品种例外,一部盐酸平阳霉素观察时间为 7 天。

3.14　结果判断

3.14.1　非生物制品

结果判断均为除另有规定外,全部小鼠在给药后 48 小时内不得有死亡;如有死亡时,应另取体重 19~21 g 的小鼠 10 只复试,判定标准同前;《中国药典》2015 年版二部仅有 2 个品种例外,玻璃酸酶结果判断为 48 小时内不得发生皮下组织坏死或死亡现象,如有一只小鼠发生组织坏死或死亡,应按上述方法复试,全部小鼠在 48 小时内不得有组织坏死或死亡现象;右旋糖苷铁注射液 10 只小鼠 18~22 g,5 天内死亡不得超过 3 只,否则需另取小鼠 20 只,重复试验,合并 2 次实验结果,小鼠死亡总数不得超过 10 只。

3.14.2　生物制品

观察期内,动物应全部健存,且无异常反应,到期时每只动物体重应增加,则判定供试品符合规。如不符合上述要求,应进行复试 1 次;判定标准同前。

4 国内外相关技术方法对比及展望

4.1 国内外药典异常毒性检查法的比较[6,7,8,9,10]

4.1.1 各国药典收载情况

《中国药典》1977 年版收载安全试验法,1985 年版起将安全试验法更名为异常毒性检查法。《美国药典》1960 年 XⅥ 版起收载异常毒性检查法。目前,除《中国药典》收载异常毒性检查法外,《英国药典》2016 年版附录 XⅣ E、欧洲药典第 8 版 2.6.8 仍收载异常毒性检查法。

4.1.2 《中国药典》收载品种情况

《中国药典》1995 年版一部没有收载异常毒性检查品种,二部收载 45 个品种,其中含有 21 个原料药。2005 年版一部收载 3 个异常毒性检查品种,二部收载 20 个品种,其中含有 7 个原料药;三部收载 76 个品种。2010 版一部收载 4 个异常毒性检查品种(其中 1 个为腹腔注射);二部收载 44 个品种,其中含有 14 个原料药(43 个为静脉注射,1 个为皮下注射);三部收载 90 个品种。2015 年版一部收载 4 个异常毒性检查品种;二部收载 56 个品种,其中含有 16 个原料药(55 个为静脉注射,1 个为皮下注射);三部收载 64 个品种。

可以看出,从 1995 年到 2015 年,《中国药典》设置异常毒性检查项的品种数有一定变化,2015 年版较 2010 年版设置异常毒性检查项的品种数有所增加。

4.1.3 国内外药典主要差异

上述各药典异常毒性检查法基本相同,差异主要有以下几个方面:

非生物制品:

	ChP 2015	EP 8.0	BP 2016
动物要求	健康合格;做过本试验的动物不得重复使用	健康小鼠	健康小鼠
小鼠体重(g)	初试 18~22;复试 19~21	初试、复试:17~24;	初试、复试:17~24;
小鼠只数	初试 5;复试 10	初试 5;复试 5	初试 5;复试 5
供试品溶液	应平衡至室温;需要稀释的供试品按品种项下规定的浓度制成供试品溶液或临床使用浓度	未提及	未提及
给药途径	(除另有规定外)静脉	静脉	静脉
给药体积	0.5 ml	0.5 ml	0.5 ml
给药时间(速度)	4~5 秒内匀速注射完毕。规定缓慢注射的品种可延长至 30 秒	除另有规定,15~30 秒内	除另有规定,15~30 秒内
观察时间(小时)	48 小时	24 小时或品种项下规定的时间	24 小时或品种项下规定的时间
复试	初试 5 只小鼠有死亡	初试 5 只小鼠有 1 只死亡	初试 5 只小鼠有 1 只死亡
结果判断	**符合规定** 初试:5 只小鼠在给药后 48 小时内全部存活;复试:10 只小鼠在给药后 48 小时内全部存活 **不符合规定** 初试:5 只小鼠在给药后 48 小时内有死亡;且复试:10 只小鼠在给药后 48 小时内有死亡	**符合规定** 初试:5 只小鼠在给药后 24 小时内全部存活;复试:5 只小鼠在给药后 24 小时内全部存活 **不符合规定** 初试:5 只小鼠在给药后 24 小时内多于 1 只死亡;复试:在 24 小时内,5 只小鼠有死亡	**符合规定** 初试:5 只小鼠在给药后 24 小时内全部存活;复试:5 只小鼠在给药后 24 小时内全部存活 **不符合规定** 初试:5 只小鼠在给药后 24 小时内多于 1 只死亡;复试:在 24 小时内,5 只小鼠有死亡

生物制品：

	ChP 2015	EP 8.0	BP 2016
实验设置	需同时进行小鼠试验和豚鼠试验	需同时进行小鼠试验和豚鼠试验	需同时进行小鼠试验和豚鼠试验
供试品溶液	应平衡至室温;需要稀释的供试品按品种项下规定的浓度制成供试品溶液或临床使用浓度	未提及	未提及
给药途径	腹腔注射或规定的给药途径	腹腔注射	腹腔注射
小鼠实验			
动物要求	健康合格;做过本试验的动物不得重复使用	健康小鼠	健康小鼠
小鼠体重(g)	初试 18~22;复试 19~21	初试、复试:17~24;	初试、复试:17~24;
小鼠只数	初试 5;复试 10	初试 5;复试 5	初试 5;复试 5
给药剂量	按品种项下规定	一人份受试物	一人份受试物
给药体积	0.5 ml	<1.0 ml	<1.0 ml
给药时间(速度)	4~5 秒内匀速注射完毕。规定缓慢注射的品种可延长至 30 秒	除另有规定,15~30 秒内	除另有规定,15~30 秒内
观察时间(天)	7	7	7
复试	观察期 7 天内,初试 5 只小鼠未全部健存,或显示不健康状态,或到期时有体重未增加的小鼠	观察期 7 天内,初试 5 只小鼠有 1 只死亡;或显示不健康状态	观察期 7 天内,初试 5 只小鼠有 1 只死亡;或显示不健康状态
结果判断(小鼠)	**符合规定** 当判定试验成立时 初试:观察期 7 天内,小鼠全部健存,未显示不健康状态,到期时每只小鼠体重均增加,供试品判为合格。复试:观察期 7 天内,小鼠全部健存,未显示不健康状态,到期时每只小鼠体重均增加,供试品判为合格 **不符合规定** 当判定试验成立时 复试观察期 7 天内,小鼠未全部健存,或显示不健康状态,或到期时出现体重未增加的小鼠,供试品判为不合格	**符合规定** 初试:观察期 7 天内,小鼠全部建存,未显示不健康状态;复试:小鼠全部健存,未显示不健康状态,供试品判为合格 **不符合规定** 初试多于 1 只动物死亡;或复试观察期 7 天内,小鼠有死亡,或显示不健康状态,供试品判为不合格	**符合规定** 初试:观察期 7 天内,小鼠全部建存,未显示不健康状态;复试:小鼠全部健存,未显示不健康状态,供试品判为合格 **不符合规定** 初试多于 1 只动物死亡;或复试观察期 7 天内,小鼠有死亡,或显示不健康状态,供试品判为不合格
豚鼠实验			
豚鼠体重(g)	250~350	250~400	250~400
豚鼠只数	初试 2 只;复试 4 只	初试 2 只;复试 2 只	初试 2 只;复试 2 只
给药途径	按照腹腔注射或规定的给药途径注入动物体内	腹腔注射	腹腔注射
给药体积	5 ml	<5.0 ml	<5.0 ml
复试	初试观察期 7 天内,2 只豚鼠未全部健存,或显示不健康状态,或到期时有体重未增加的豚鼠	初试观察期 7 天内,1 只豚鼠死亡或显示不健康状态	初试观察期 7 天内,1 只豚鼠死亡或显示不健康状态

续表

	ChP 2015	EP 8.0	BP 2016
结果判断 (豚鼠)	符合规定: 当判定试验成立时 初试:观察期 7 天内,2 只豚鼠全部健存,未显示不健康状态,到期时每只豚鼠体重均增加,供试品判为合格。 复试:观察期 7 天内,4 只豚鼠全部健存,未显示不健康状态,到期时每只豚鼠体重均增加,供试品判为合格 不符合规定: 当判定试验成立时 复试观察期 7 天内,4 只豚鼠未全部健存,或显示不健康状态,或到期时有体重未增加的豚鼠,供试品判为不合格	符合规定: 初试:观察期 7 天内,2 只豚鼠全部健存,未显示不健康状态,供试品判为合格。 复试:观察期 7 天内,2 只豚鼠全部健存,未显示不健康状态,供试品判为合格 不符合规定: 初试观察期 7 天内,2 只豚鼠死亡;或复试观察期 7 天内,1 只豚鼠死亡或显示不健康状态	符合规定: 初试:观察期 7 天内,2 只豚鼠全部健存,未显示不健康状态,供试品判为合格 复试:观察期 7 天内,2 只豚鼠全部健存,未显示不健康状态,供试品判为合格 不符合规定: 初试观察期 7 天内,2 只豚鼠死亡;或复试观察期 7 天内,1 只豚鼠死亡或显示不健康状态

4.1.4　展望

随着制药工业的发展与进步,注射剂污染外源性毒性物质以及存在意外不安全因素的可能性逐渐减少,加之一些国家和地区的动物保护呼声不断提高,目前除《中国药典》外,仍收载异常毒性检查法的主要药典仅为《欧洲药典》和《英国药典》。《日本药局方》方法通则中没有收载,仅在品种标准中有类似规定。近几版,《中国药典》设置异常毒性检查项的品种数量,并未随注射剂品种收载数量的增加而大幅增加。

由于《中国药典》收载的注射剂品种中,尚有使用原料来自动、植物或微生物发酵液提取物的、组分结构不明确或有可能污染毒性杂质并缺乏有效理化分析方法的(如:中药注射剂、生化药物、生物制品注射剂等),所以为了保证用药安全,仍需保留异常毒性检查法和这类注射剂的异常毒性检查项。

参考文献

[1] 国家药典委员会 . 中华人民共和国药典[M]. 北京:中国医药科技出版社 . 2015.

[2] 唐元泰 . 关于中药注射剂安全性检查法应用指导原则的讨论[J]. 中国药品标准 . 2007.8(2)13-19.

[3] 唐元泰 . 注射剂质量标准中生物检定方法的应用研究[J]. 药品技术审评论坛 . 2008(4)1-9.

[4] 中国药品生物制品检定所,中国药品检验所总所 . 中国药品检验标准操作规范(2010 年版)[M]. 北京:中国医药科技出版社,2010.

[5] GB14925-2010. 中华人民共和国国家标准 . 实验动物 环境及设施 .

[6] 国家药典委员会 . 中华人民共和国药典(一部、二部、三部)[M]. 北京:中国医药科技出版社,2010.

[7] 国家药典委员会 . 中华人民共和国药典(一部、二部、三部)[M]. 北京:化学工业出版社,2005.

[8] 国家药典委员会 . 中华人民共和国药典(一部)[M]. 北京:化学工业出版社,1995.

[9] EP 8.0[S]. M.2.6.9 Abnormal Toxicity,184.

[10] BP 2016[S]. M. E Test for Abnormal Toxicity,XIV F V-A 415.

起草人:嵇　扬(中央军委后勤部卫生局药品仪器检验所)

芮　菁(天津市药品检验研究院)

审核人:高　华(中国食品药品检定研究院)

唐元泰(天津市药品检验研究院)

第六节　热原检查法（通则 1142）

1　概述[1,2,3,4,5]

热原检查法（test for pyrogen）系将一定剂量的供试品，静脉注入家兔体内，在规定时间内，观察家兔体温升高的情况，以判定供试品中所含热原的限度是否符合规定[1]。

热原检查是为了防止污染了热原的注射剂品种，在临床应用时可能产生热原反应而造成的严重不良后果。

热原是注射进入人体或动物体内后，能导致其体温升高的一类物质总称。可以直接导致体温升高的物质称为外源性热原，由外源性热原引起体内产生的致热物质称为内源性热原。外源性热原中微生物来源的包括：①革兰阳性菌细菌成分（脂阿拉伯甘露聚糖、蛋白、热休克蛋白 A、脂磷壁酸等）；②革兰阴性菌细菌成分（脂质 A、外膜蛋白、膜孔蛋白、陪伴蛋白等）；③革兰阴性菌 / 革兰阳性菌细胞壁成分（细胞表面蛋白、菌毛、脂肽、脂蛋白、肽聚糖、多糖、胞壁酰二肽等）；④革兰阴性菌 / 革兰阳性菌细胞外成分（毒素、超抗原等）；⑤非细胞性微生物（活病毒、真菌、酵母、疟原虫等）。外源性热原中非微生物来源的包括：①抗原（人血清白蛋白、球蛋白等）；②抗肿瘤药（博来霉素、阿糖胞苷等）；③其他（胆酸、多肽、多核苷、秋水仙碱等）。内源性热原中激素类的包括：类固醇、前列腺素；内源性热原中细胞因子类的包括：肿瘤坏死因子、干扰素、生长因子、白细胞介素、粒细胞集落刺激因子等。注射剂中可能存在的外源性热原主要来自于革兰阴性菌死亡或自溶后释放出的内毒素。由于热原广泛存在于自来水、灰尘、药品生产用管道和器皿中，所以难以彻底排除全合成化学药品污染热原的可能性，而以脏器组织为原料制成的生物药品和用微生物发酵工艺提取的抗生素则更容易受到热原污染。

微生物产生的致热物质中，革兰阴性菌产生的细菌内毒素致热性最强，其次是革兰阳性杆菌，革兰阳性球菌致热作用较弱，真菌、病毒致热作用更弱。因此，细菌内毒素被认为是自然界存在的最强致热原。

热原的致热原理　外源性热原物质进入人体，作用到单核细胞系统，刺激其分泌内源性致热原[主要有白细胞介素 -6（IL-6）、白细胞介素 -1（IL-1）、干扰素（INF）及肿瘤坏死因子（TNF）等]；内源性致热原作用于下丘脑体温调节中枢，使体温调定点上调，造成产热增加、散热减少，导致人体发热。

热原反应　热原注入人体内后，通常在 0.5~2 小时内发生寒战、发热、头痛、恶心、呕吐等一系列临床症状，体温可能上升至 40℃左右，严重时会出现昏迷、休克、甚至死亡等热原反应。

2　检测技术与方法[1]

2.1　基本原理

当含有热原的注射剂静脉注入人体后，15 分钟左右即可引起体温升高，1~2 小时升温可达到高峰；家兔对热原的反应与人基本相似,记录家兔静脉给药后0~3小时体温,以《中国药典》规定的标准判定供试品是否符合规定,经长期应用证明其检测结果与临床应用结果基本一致。因此,家兔法是各国药典收载的热原检查法。

2.2 热原检查限值的设定

热原检查首先应对供试品进行适用性研究,求得其不影响家兔正常体温、无毒性反应、无解热作用的剂量。

热原检查的限值根据临床1小时内最大用药剂量计算,一般为人用每千克体重每小时最大供试品剂量的2~5倍(中药注射剂为3~5倍),家兔供试品注射体积每千克体重一般不少于0.5 ml,不超过10 ml。热原检查的限值不应影响家兔正常体温、产生毒性反应、具有解热作用的剂量。

根据药物和适应证(如抗感染、抗肿瘤、心血管药等急重病症用药、儿童老人用药、复合用药、大输液等)的不同,可适当选择较为严格的限值,以保证安全用药。

研究确定限值后,至少应进行3批以上供试品的检查验证。

2.3 方法详解

取适用的家兔3只,使用精密度为 ±0.1℃的测温装置测量家兔体温。测温探头或肛温计插入各兔肛门的深度和时间应相同,深度一般约6 cm,时间不少于1.5分钟;每隔30分钟测量体温1次,测量2次,两次体温之差不得超过0.2℃,以此两次体温的平均值作为该兔的正常体温。正常体温应在38.0~39.6℃的范围内,且同组各兔间正常体温之差不得超过1.0℃。测定其正常体温后15分钟以内,自耳静脉缓缓注入规定剂量并温热至约38℃的供试品溶液,然后每隔30分钟按前法测量其体温1次,共测6次,以6次体温中最高的一次减去正常体温,即为该兔体温的升高温度(℃)。如3只家兔中有1只体温升高0.6℃或高于0.6℃,或3只家兔体温升高的总和达1.3℃或高于1.3℃,应另取5只家兔复试,检查方法同上。

2.4 热原检查法的特点及适用性

热原检查法特点 家兔与人体对热原的反应有较高程度的相似性。以家兔给药后3小时内体温升高为指标,能够反映外源性热原引起哺乳动物复杂升温的反应过程,不仅能考察细菌内毒素所致发热反应,而且能考察由其他微生物和杂质引起的发热反应,可用于评价药品中总的致热物质。

细菌内毒素检查法与热原法同为注射剂中致热物质检查法。前法为体外法,检测的致热原仅为细菌内毒素。经试验证明对鲎试剂反应无干扰的药物,以及某些影响家兔正常生理尤其是体温的药物可选择细菌内毒素检查法。由于某些药物的pH值、所含成分、所用溶媒及辅料(如表面活性剂、抗氧剂等)等干扰鲎试剂的反应,所以至今细菌内毒素检查法尚无法完全取代家兔法。

方法适用性 热原检查法主要适用于对细菌内毒素检查法有严重干扰,且无法消除的某些化学药注射剂,以及干扰成分复杂多变、可能污染内毒素以外致热原的品种(如中药注射剂)。

静脉用注射剂,均应设热原(或细菌内毒素)检查项。椎管内、腹腔、眼内等特殊途径的注射剂,一般应设热原(或细菌内毒素)检查项。其中,化学药品注射剂通常首选细菌内毒素检查项;中药注射剂一般首选热原检查项,当中药注射剂本身具有的药理作用或其对家兔的毒性反应影响热原检测、并且该注射剂不干扰鲎试剂的反应时,可选择细菌内毒素检查项;生物制品、注射剂用辅料可以根据品种适用性研究结果,选择设置细菌内毒素检查或热原检查项目。

方法局限性 ①热原检查法需要有合格的动物实验设施,购买、饲养健康合格家兔,试验耗资远高于细菌内毒素检查法,也未满足"3R"要求;②完成本试验需要的时间较长;③家兔与人存在一定种属差异;由于处在洁净度不高的普通饲养环境中,试验家兔通过吸入或皮肤感染细菌内毒素而被免疫,导致家兔间也可能存在一定个体差异;④本法不适用于检测某些影响家兔正常生理尤其是其体温的药物,如细胞因子、病毒制品、抗生素、致泻药、某些镇静剂、止痛剂、胞质蛋白和放射性药物等;⑤热原严重超标时,可能由于热原的毒性作用直接导致家兔体温下降,从而不能客观地反映药物热原污染的真实情况。

3 操作要点及注意事项[6]

3.1 实验环境

(1) 用于热原实验的家兔饲养室和实验室均应符合中华人民共和国国家标准 GB14925-2010《实验动物环境及设施》中的相关规定。实验室和饲养室的温度相差不得大于 3℃,且应控制在 17~25℃,在试验全部过程中,实验室温度变化不得大于 3℃。热原检查前 1~2 日,供试验用家兔应尽可能处于同一温度的环境中。

(2) 应具有独立的家兔饲养室、热原实验室。饲养室家兔应单笼饲养;实验时,每兔使用独立的固定装置;实验从始至终,家兔均应被置于能使其保持正常姿态的固定装置中,尤其是体重较大家兔的固定装置应宽松适宜,避免家兔被长期紧密固定造成体温改变而影响热原检查结果。

(3) 试验准备及进行静脉注射时,实验室应有足够的照度;注射完毕直至实验结束,照度应与饲养室相似。

3.2 饲料与饮水

(1) 热原检查所用家兔应饲喂具有实验动物饲料生产许可证供应商提供的合格饲料;饲料不应含有抗生素或其他抗炎退热类成分,以避免食用含抗生素类或其他抗炎退热类成分的饲料可能对热原检查结果产生的影响。预测体温前 7 日应采用同一饲料饲养家兔。家兔在试验前至少 1 小时开始停止给予饲料,直至试验完毕。结束试验回到饲养室的家兔即可恢复给予饲料。

(2) 家兔所饮用的水,应符合相应等级实验动物的饮用水标准。基础级实验动物的饮水应当符合GB5749—2010《生活饮用水卫生标准》,清洁级及其以上级别实验动物的饮水应达到无菌要求。家兔自进入固定装置即停止给予饮水,直至试验完毕。结束试验回到饲养区的家兔即可恢复给予饮水。

3.3 家兔

(1) 用于热原实验的家兔应购自具有实验动物生产许可证的供应商,并且每批实验动物均具有质量合格证,开展热原试验的实验室应具有实验动物使用许可证,同时进行家兔繁育的机构应具有实验动物生产许可证。家兔应健康合格,体重 1.7 kg 以上,雌兔应无孕。应采用同一来源、同一品系的家兔。家兔等级可以为普通级,也可以选择 SPF 级。有报道称 SPF 家兔体温较稳定,预测体温合格率较普通级家兔高,对热原物质反应灵敏度与普通级家兔无明显差异。

(2) 预测体温前 7 日至试验当日,家兔体重不应减轻,其精神、食欲、排泄等方面均不得有异常现象。

(3) 未曾用于热原检查的家兔或供试品判定为符合规定,但组内升温达 0.6℃ 的家兔或 3 周内未曾使用的家兔,均应在检查供试品前 7 日内预测体温,进行挑选。挑选试验的条件与检查供试品时相同,仅不注射药液,每隔 30 分钟测量体温 1 次,共测 8 次,8 次体温均在 38.0~39.6℃的范围内,且最高与最低体温相差不超过 0.4℃的家兔,方可供热原检查用。如不符合要求,可重复预测。热原检查后的家兔,如供试品判定为符合规定,至少应休息 48 小时方可再供热原检查用,其中升温达 0.6℃的家兔应休息 2 周以上。如供试品判定为不符合规定,则组内全部家兔不再使用。当日使用的家兔进行正常体温测量时,如果第一次和第二次测量的结果不符合要求可补测 1 次,如连续的后两次测量结果符合要求,则以符合要求的后两次体温平均值作为该兔的正常体温。

(4) 用于血液制品、抗毒素和其他同一抗原性供试品检测的家兔仅可在 5 天内重复使用 1 次。但上述家兔如满足前述 1、2、3 项下的要求,仍可继续用于无抗原性供试品和非类似抗原供试品的热原检查。

(5) 由于遗传、饲养环境、饲料等因素的影响,家兔对热原物质的灵敏度有一定的差异。各实验室可在选择或变更家兔供应方及对所使用家兔灵敏度产生疑问时,采用 5 EU/kg(或 10 EU/kg)内毒素剂量,按热原检查法对家兔进行灵敏度考核验证,如结果为阳性,表明实验用兔符合实验要求;否则应考虑更换实验用兔的来源或淘汰不符合要求的家兔。

(6) 应采取适宜方法抓取、移送、称量家兔,减少和避免对动物造成伤害。

(7) 应对热原检查用家兔及兔笼进行标记或标识,并记录每只家兔的健康状况和用于热原检查的情况。

3.4 测温装置

(1) 测温装置(含温度计)应达到 ±0.1℃的精密度规定,按规定进行计量检定或校准,并符合热原试验全部测温范围的准确度要求。

(2) 在测温探头插入前,可涂抹少量甘油或其他适宜的润滑剂,使探头润滑易于插入肛门。插入操作应小心,避免造成家兔肛、肠损伤。应采用适宜方法固定探头,防止引起动物不适、躁动或损伤。实验中应注意观察,防止探头脱落或探头深度的明显改变,避免造成温度测定数据丢失或不准确,也避免脱落的探头被家兔咬坏。当使用电子测温装置时,在整个实验中,探头都应该保持插入 6 cm 深度直至实验结束;当使用温度计时,每次测温插入各兔肛门的深度和时间应相同,深度一般约 6 cm,时间不得少于 1.5 分钟。在测定体温的 4 小时期间,家兔难免会躁动、挣扎和排便,探头插入足够深度可以减少和避免因探头脱出造成的测温点丢失,也可以防止因探头深度不同可能导致的测温差异。

3.5 器具

(1) 直接接触供试品的器具(称量、溶解、稀释、注射等等)应无菌、无热原;或采用适宜有效的方法除菌除热原[通常采用干热灭菌法(250℃、30 分钟以上),也可用其他适宜的方法]。

(2) 称量器具应按规定进行计量检定,溶解、稀释用容量瓶及刻度吸管等,应按规定进行检定或校准,并符合规定。

(3) 选择的针头规格应与耳缘静脉粗细相适应,注射器规格、容量和精度应与给药体积相适应。

3.6 供试品及其溶液的制备

(1) 原料药:精密称取适量原料药至无菌、无热原容器中,精密量取品种项下规定的稀释溶液(应无菌、无热原),溶解并稀释至规定的浓度,制成供试品溶液。粉针剂:精密量取品种项下规定的溶解及稀释溶液(应无菌、无热原),溶解并稀释至规定的浓度,制成供试品溶液。注射液:按品种项下的规定,以原液作为供试品溶液;或按品种项下的规定,精密量取品种项下规定的稀释溶液(应无菌、无热原),稀释至规定的浓度,制成供试品溶液。

(2) 需要调节供试品溶液 pH 时,所使用的氢氧化钠溶液或盐酸溶液应无菌、无热原。

(3) 渗透压过高的注射液,如其给药体积不超过 2 ml/kg,可用灭菌注射用水稀释至等渗,但最终给药体积不应超过 10 ml/kg;渗透压过低的注射液,如其给药体积不超过 10 ml/kg,可采用经 250℃ 30 分钟以上除热原的氯化钠和灭菌注射用水制成的 0.9% 无热原氯化钠溶液调节注射液至等渗,但最终给药体积不应超过 10 ml/kg。通过相应调节,避免供试品渗透压过高或过低影响家兔正常功能。

(4) 注射前将供试品溶液温热至 38℃。

(5) 已开启或配制完成的供试品溶液应避免污染,并在 30 分钟内注射给药。

(6) 当品种项下未写明供试品溶液浓度时,采用或配制的供试品溶液,应使给药体积在 0.5~10 ml。

(7) 需要使用而品种项下未写明溶解或稀释用溶剂的名称和浓度时,溶剂可选择灭菌注射用水或 0.9% 氯化钠注射液。

3.7 静脉注射给药

(1) 应对安瓿颈部、针头穿刺的瓶塞等部位进行消毒。注射前应使用酒精棉签对家兔耳缘静脉注射部位进行消毒,待酒精挥发后,再开始静脉注射。新使用的家兔,静脉注射的部位最好选择从远心端开始。静脉注射时,针头应斜面向上,进入静脉后再向前插入适宜距离,以免注射时药液渗漏。

(2) 应按品种项下规定的时间或速度,将供试品溶液注入家兔静脉内;除另有规定外,"缓慢注射或缓缓注射"一般指每兔从开始注射药液,到结束注射不超过 5 分钟。渗透压过高的注射液应缓慢注射。

(3) 应将规定剂量的供试品溶液全部注入家兔静脉内,如未能全部注入,应使用符合要求的备用家兔重新注射规定剂量的供试品溶液。注射结束时,应避免注入的供试品溶液外溢;需要时,用消毒棉球轻压、止血。

3.8 观察

观察发现或报警装置显示测温探头滑脱,应及时将探头重新插入,补测体温。若未能及时补测到规定时间点的体温值,应剔除该只家兔的实验数据;因剔除数据使得家兔只数不满足药典要求时,应重新试验。

4 国内外相关技术方法比对及展望

4.1 国内外药典热原检查法的比较

4.1.1 国内外药典收载情况

《中国药典》自 1953 年版起收载热原检查法。《美国药典》于 1942 年的《美国药典》12 版,最早收载了家兔法。其后,各国药典相继收载,《英国药典》收载于 1953 年,《日本药局方》收载于 1951 年第 6 版药局方,半个多世纪来,热原检查法在保证注射剂的安全用药方面发挥了重要作用。目前,除《中国药典》收载热原检查法外,《美国药典》第 39 版附录〈151〉[8]、《欧洲药典》第 8 版 2.6.8 [9]、《英国药典》2016 年版附录ⅩⅣ D [10]、《日本药局方》第 16 版一般试验法 4.04 [11]也收载了热原检查法。

《美国药典》12 版规定,在初试 3 只家兔中,假如 1 只家兔体温升高≥0.6℃或 3 只家兔体温升高总和

>1.4℃,另取 5 只家兔复试;假如初试和复试的 8 只家兔总升温不超过 3.5℃,判定供试品的热原检查符合规定。依据 12 个实验室的协作研究结果,1993 年《美国药典》22 版第 8 增补本起,将单只家兔升温指标由 0.6℃修订为 0.5℃;初试和复试的 8 只家兔总升温,由不超过 3.5℃修订为 3.3℃。

4.1.2 《中国药典》收载品种情况

《中国药典》1995 年版一部没有收载热原检查品种;二部收载 115 个品种,其中含有 36 个原料药。2005 年版一部收载 3 个热原检查品种;二部收载 75 个品种,其中含有 22 个原料药;三部收载 35 个热原检查品种。2010 年版一部收载 4 个热原检查品种;二部收载 34 个品种,其中含有 11 个原料药;三部收载 40 个热原检查品种。2015 年版一部收载 4 个热原检查品种;二部收载 40 个品种,其中含有 12 个原料药;三部收载 38 个热原检查品种。可以看出,从 1995 年到 2010 年,《中国药典》收载热原检查项的品种数大大减少;而从 2010 年到 2015 年,收载热原检查项的品种数变化不大。

4.1.3 各国药典热原检查法主要差异

上述各药典热原检查法基本相同,差异主要有以下几个方面。

	ChP 2015	USP 39	EP 8.0	BP 2016	JP 16
家兔要求	健康合格,雌兔无孕	健康成年	健康成年;雌雄均可	健康成年;雌雄均可	健康成年
家兔体重(kg)	≥1.7 1.7~3.0(生物制品) 一周内体重未减轻	未明确规定;	≥1.5 一周内体重未减轻	≥1.5 一周内体重未减轻	≥1.5 一周内体重未减轻
不被选择的家兔	用于热原检查后,判为不符合规定组内的全部家兔;判为符合规定,但休息不足 48 小时者,其中升温达 0.6℃、休息不足 2 周以上者;5 天内已重复使用过 1 次血液制品、抗毒素和其他同一抗原性供试品检测者	用于热原检查后,判为不符合规定组内的全部家兔;判为符合规定,但休息不足 48 小时者,其中升温达 0.6℃及以上、休息不足 2 周以上者	用于热原检查后,判为不符合规定组内的家兔(体温升高超过 1.2℃者除外)休息不足 3 周的;判为符合规定组内的家兔休息不足 3 天的;热原试验中体温升高超过 1.2℃者	用于热原检查后,判为不符合规定组内的家兔(体温升高超过 1.2℃者除外)休息不足 3 周的;判为符合规定组内的家兔休息不足 3 天的;热原试验中体温升高超过 1.2℃者	用于热原检查后,判为不符合规定组内的全部家兔;判为符合规定,但休息不足 48 小时者;注入过含有抗体成分的受试物者
预选家兔范围	未曾用于热原检查的家兔;供试品判定为符合规定,但组内升温达 0.6℃的家兔;3 周内未曾使用的家兔	未曾用于热原检查的家兔	2 周来未曾用于热原检查的家兔	2 周来未曾用于热原检查的家兔	未曾用于热原检查的家兔
预选家兔时间	检查供试品前 7 日内预测体温	用于热原试验之前的 7 日内预测体温	正式试验开始前 1~3 天	正式试验开始前 1~3 天	用于热原试验开始前的 1~3 天
预选家兔	无注射步骤;温度均在 38.0~39.6℃,每只家兔最高体温与最低体温之差不超过 0.4℃	无注射步骤;每只家兔最高体温 <39.8℃	注射氯化钠溶液 10 ml/kg;每只家兔最高体温与最低体温之差不超过 0.6℃	注射氯化钠溶液 10 ml/kg;每只家兔最高体温与最低体温之差不超过 0.6℃	无注射步骤;每只家兔最高体温 <39.8℃
饲料	未明确规定	未明确规定	不含抗生素的完全平衡饲料	不含抗生素的完全平衡饲料	未明确规定
实验室与饲养室温度	17~25℃	恒温 20~23℃;温差 ≤3℃	恒定适宜温度;温差 ≤3℃	恒定适宜温度;温差 ≤3℃	恒温 20~27℃;两者相近
噪声	防止动物骚动并避免噪声干扰	不对家兔产生干扰和刺激	安静环境	安静环境	不对家兔产生干扰和刺激

续表

	ChP 2015	USP 39	EP 8.0	BP 2016	JP 16
器具去除热原	250℃,30 min 以上;或其他适宜方法	250℃,30 min 以上;或其他适宜方法	250℃,30 min;或200℃,1 h	250℃,30 min;或200℃,1 h	250℃,30 min 以上
禁食	试验前至少1小时开始停止给食直至试验结束	试验前夜起禁食直到试验结束	试验前夜起禁食直到试验结束	试验前夜起禁食直到试验结束	在首次记录体温前几个小时
温度探头深度(cm)	6	7.5	5	5	6~9
试验时家兔初始体温	38.0~39.6℃	<39.8℃	38.0~39.8℃	38.0~39.8℃	<39.8℃
同组家兔体温之差	不得超过1.0℃	不得超过1℃	不得超过1℃	不得超过1℃	未提及
供试溶液注射时间	缓缓注入	10 min 内	4 min 内(除另有规定)	4 min 内(除另有规定)	10 min 内
测温时间(min)	≥1.5	≥5	未明确规定	未明确规定	未明确规定
供试溶液温度	38℃	37±2℃	38.5℃	38.5℃	37±2℃
最多复试次数	1	1	3	3	2
复试动物数(组数×动物数)	1×5	1×5	3×3	3×3	2×3
最多可能使用家兔数量	8	8	12	12	9
结果判定	单只升温(0.6℃)结合组内总升温	单只升温(0.5℃)结合组内总升温	组内总升温	组内总升温	组内总升温

各国药典的复试规定不尽相同 《中国药典》2015年版规定,如3只家兔中有1只体温升高0.6℃或高于0.6℃,或3只家兔体温升高的总和达1.3℃或高于1.3℃,应另取5只家兔复试。《美国药典》第39版规定,假如第一组3只家兔中任何1只升温达到0.5℃或高于0.5℃,应另取5只家兔复试。《欧洲药典》第8版规定,假如第一组3只家兔总升温在1.15~2.65℃之间,应另取3只家兔(第二组)复试;假如第一组和第二组6只家兔总升温在2.80~4.30℃之间,应另取3只家兔(第三组)复试;假如第一组、第二组和第三组9只家兔总升温在4.45~5.95℃之间,应另取3只家兔(第四组)复试。《英国药典》2016年版规定,同《欧洲药典》第8版。《日本药局方》第16版规定,假如第一组3只家兔总升温在1.3~2.5℃之间,应另取3只家兔复试;假如第一组和第二组6只家兔总升温在3.0~4.2℃之间,应另取3只家兔复试。

各国药典的结果判断规定有所差异 《中国药典》2015年版规定,在初试的3只家兔中,体温升高均低于0.6℃,并且3只家兔体温升高总和低于1.3℃;或在复试的5只家兔中,体温升高0.6℃或高于0.6℃的家兔不超过1只,并且初试、复试合并8只家兔的体温升高总和为3.5℃或低于3.5℃,均判定供试品的热原检查符合规定。在初试的3只家兔中,体温升高0.6℃或高于0.6℃的家兔超过1只;或在复试的5

只家兔中,体温升高 0.6℃或高于 0.6℃的家兔超过 1 只;或在初试、复试合并 8 只家兔的体温升高总和超过 3.5℃,均判定供试品的热原检查不符合规定。当家兔升温为负值时,均以 0℃计。《美国药典》第 39 版规定,在初试 3 只家兔中,假如没有家兔体温升高 0.5℃或高于 0.5℃,判定供试品的热原检查符合规定;假如初试和复试的 8 只家兔中不超过 3 只家兔体温升高 0.5℃或高于 0.5℃,并且 8 只家兔总升温不超过 3.3℃,判定供试品的热原检查符合规定。假如初试和复试的 8 只家兔中超过 3 只家兔体温升高 0.5℃或高于 0.5℃,并且 8 只家兔总升温超过 3.3℃,判定供试品的热原检查不符合规定。当家兔升温为负值时,均以 0℃计。《欧洲药典》第 8 版规定,第一组 3 只家兔总升温不超过 1.15℃,判定供试品热原检查符合规定;假如第一组的 3 只家兔总升温超过 2.65℃,判定供试品热原检查不符合规定;假如第一组和第二组 6 只家兔总升温不超过 2.80℃,判定供试品热原检查符合规定;假如第一组和第二组 6 只家兔总升温超过 4.30℃,判定供试品热原检查不符合规定;假如第一组、第二组和第三组 9 只家兔总升温不超过 4.45℃,判定供试品热原检查符合规定;假如第一组、第二组和第三组 9 只家兔总升温超过 5.95℃,判定供试品热原检查不符合规定;假如第一组、第二组、第三组和第四组 12 只家兔总升温不超过 6.60℃,判定供试品热原检查符合规定;假如第一组、第二组、第三组和第四组 12 只家兔总升温超过 6.60℃,判定供试品热原检查不符合规定;当家兔升温为负值时,均以 0℃计。热原试验中体温升高超过 1.2℃的家兔不得再用于热原检查。《英国药典》2016 年版规定,同《欧洲药典》第 8 版;《日本药局方》第 16 版规定,第一组 3 只家兔总升温不超过 1.3℃,判定供试品热原检查符合规定;第一组 3 只家兔总升温达到或超过 2.5℃,判定供试品热原检查不符合规定;假如第一组和第二组 6 只家兔总升温不超过 3.0℃,判定供试品热原检查符合规定;假如第一组和第二组 6 只家兔总升温达到或超过 4.2℃,判定供试品热原检查不符合规定;假如第一组、第二组和第三组 9 只家兔总升温不超过 5.0℃,判定供试品热原检查符合规定;假如第一组、第二组和第三组 9 只家兔总升温达到或超过 5.0℃,判定供试品热原检查不符合规定。当家兔升温为负值时,均以 0℃计。

4.2　应用前景

家兔与临床的热原反应相关性较高。通过热原检查,可以有效判断注射剂是否含有与临床热原反应相关的超量致热物质。本法适用于多数注射剂的热原检查,尤其是对细菌内毒素检查法有干扰的注射剂,仍将采用热原检查法。除某些因为其毒性反应和药理作用(如解热作用)而对热原检查有干扰反应的品种外,中药注射剂一般首选热原检查法。

主要可能被细菌内毒素污染且对细菌内毒素检查法无干扰的注射剂会更多采用细菌内毒素检查法替代家兔热原检查法。细菌内毒素检查法尤其适用于某些对热原检查有干扰作用的品种。

由于具有成本较低、需时较短、灵敏度较高、操作简单、可定量分析、不直接使用活体动物、易标准化等优点,细菌内毒素检查法得到广泛应用。由于成本高、耗时长、存在动物间个体差异等,特别是细菌内毒素检查法的广泛应用,热原检查法目前只应用于少数品种,未来的应用也会受到局限。

为了保证注射剂的用药安全,用于热原检查的家兔法和细菌内毒素法仍需保留。但是由于这两种方法各自均存在一定局限性,以及动物保护要求,鲎资源逐渐减少的现状,引发新的热原检查法研究[15,16]。

4.2.1　基于单核细胞系的体外热原检测方法(Monocyte Activation Tests,MAT)

根据热原引起人体发热的机制,1988 年英国生物制品检定所的 Steph poole 在柳叶刀杂志首次报道了单核细胞激活实验在热原检测中的应用。此后,有 7 种单核细胞激活实验得到了欧洲权威机构欧洲替代方法论证中心(european centre for the validation of alternative methods,ECVAM)和英国国家生物制品检定所(national institute for biological standards and control,NIBSC)的正式验证与推荐。

单核细胞激活实验可分为人全血法、外周血单核细胞法和单核细胞系法。人全血法和外周单核细胞系法能较全面模拟人体发热过程,但对实验所用人血有较高要求;单核细胞系法使用 THP-1 和 MONO MAc6(MM6)两种细胞系,均为经过筛选的对热原敏感的亚克隆细胞系,细胞能传代使用,可对内毒素和非内毒素来源的热原物质进行定量检验,灵敏度较高,重现性较好。但 THP-1 和 MM6 均为人来源白血病细胞系,获取受限。

《欧洲药典》7.0 版于 2008 年首次收载单核细胞激活实验用于热原的检测和研究。《英国药典》自 2011 年开始收载该方法,并于《欧洲药典》2012、2013、2014、2015 版(MAT 2.6.30)持续收载。

《欧洲药典》正在计划将新热原检测方法(MAT 2.6.30)、家兔热原检查法(RPT 2.6.8)与细菌内毒素检查法(BET 5.1.10)进行整合,并加入 MAT 方法可以补充家兔热原检查法和细菌内毒素检查法的说明;目前欧洲药典与美国 FDA 均允许采用该方法进行产品的热原检查。NIBSC 已将 MAT 法代替家兔热原检查法应用于 OMV(outer-membrane vesicle based vaccine)疫苗的日常批签发检测。人们还在研究探索 MAT 法更广阔的应用领域,包括在毒性药物、免疫调节药物、血清白蛋白、透析液、固体医疗器械等热原检测中的适用性。

《中国药典》、《美国药典》和《日本药局方》尚未收载该方法。但国内已有相关研究,并对人全血法、外周血单核细胞系法单核细胞激活实验在热原检测中的应用进行了报道。

4.2.2　其他方法

动物来源血液或细胞方法　如大鼠全血法,兔全血法;小鼠巨噬细胞 -RAW264.7 细胞,小鼠巨噬细胞 -J774.1 细胞等等。

细胞模型　重组构建 Toll 受体表达的 HEK 细胞,全反式维甲酸分化 HL60 细胞等等。

上述这些方法尚在研究探索之中。

参考文献

[1] 国家药典委员会.中华人民共和国药典[M].北京:中国医药科技出版社,2015.

[2] 唐元泰.关于中药注射剂安全性检查法应用指导原则的讨论[J].中国药品标准,2007.8(2):13-19.

[3] 唐元泰.注射剂质量标准中生物检定方法的应用研究[J].药品技术审评论坛,2008(4):1-9.

[4] 周海均.药品生物检定[M].北京:人民卫生出版社,2005.

[5] 谭德讲,任君,杜颖,等.热原和热原检测方法的研究进展[J].药物分析杂志,2004,24(4):653-656.

[6] 中国药品生物制品检定所,中国药品检验所总所.中国药品检验标准操作规范(2010 年版)[M].北京:中国医药科技出版社,2010.

[7] GB14925-2010.中华人民共和国国家标准.实验动物 环境及设施.

[8] USP 39-NF34[S]. M. pyrogen Test <151> 217-218.

[9] EP 8.0[S]. M.2.6.8 pyrogens,183-184.

[10] BP 2016[S]. M. D Test for Pyrogens ⅩⅣ D V-A 414-415.

[11] JP 16[S]. M. 4.04 Pyrogen Test 103.

[12] 国家药典委员会.中华人民共和国药典(二部)[M].北京:化学工业出版社,1995.

[13] 国家药典委员会.中华人民共和国药典(一部、二部、三部)[M].北京:化学工业出版社,2005.

[14] 国家药典委员会.中华人民共和国药典(一部、二部、三部)[M].北京:中国医药科技出版社,2010.

[15] 贺庆,谭德讲,李冠民,等.一种基于人体发热机理设计的新热原检测方法研究[J].药物分析杂志,2012,32(12): 2112-2117.

[16] 林上炎,王灿,吴利红,等.基于细胞系的体外热原检测方法研究进展[J].中国药师,2013,02:299-301.

起草人:嵇 扬(中央军委后勤部卫生局药品仪器检验所)
芮 菁(天津市药品检验研究院)
审核人:高 华(中国食品药品检定研究院)
唐元泰(天津市药品检验研究院)

第七节　细菌内毒素检查法（通则1143）

1　概述

细菌内毒素检查法（bacterial endotoxin test）系利用鲎试剂来检测或量化由革兰阴性菌产生的细菌内毒素,以判断供试品中细菌内毒素的限量是否符合规定的一种方法。

细菌内毒素是革兰阴性菌细胞壁上的脂多糖类物质,它具有高致热性,在临床上会引起热原反应。在20世纪60年代,美国的动物学家Frederick B. Bang和Jack Levin博士发现,细菌内毒素可以使海洋动物——鲎的血细胞产生凝集,他们证明了鲎血凝聚机制是一种酶反应,并在此基础上发明了鲎血细胞提取物——鲎试剂,用于检测细菌内毒素。很快,这种细菌内毒素检测方法引起了美国FDA的关注,1980年《美国药典》正式收载细菌内毒素检查法,检验注射用药品中的细菌内毒素。随后,《欧洲药典》、《英国药典》、《日本药局方》和《中国药典》,也分别于1987、1989、1991年和1993年相继收载了该方法[1]。在2000年,美国、欧洲、日本达成了细菌内毒素检查法的国际统一协调案,我国也于2005年参考协调案的内容修订了《中国药典》中的细菌内毒素检查法。自此在《中国药典》、《美国药典》、《欧洲药典》和《日本药局方》中,细菌内毒素检查法没有显著差别,基本相同[2-4]。

由于细菌内毒素是自然界中最主要且最不易被灭活的热原物质。随着细菌内毒素检查法的发展成熟,目前它除了被广泛用于检测注射用药品、植入性医疗器械、药用包材辅料、食品、培养基、水等,也已用于临床和化验室的疾病诊断及环境学的监控等方面。

各国药典中,细菌内毒素检查被分为凝胶法和光度测定法。其中凝胶法包括凝胶限度试验和凝胶半定量试验,光度测定法分为浊度法和显色基质法。浊度法包括终点浊度法和动态浊度法,显色基质法包括终点显色法和动态显色法。由于光度测定法可以进行定量测定,目前在国际上使用较多。在我国,凝胶法试验使用最为普遍。

2　检测技术与方法

2.1　基本原理

鲎试剂是鲎血液细胞提取物的冻干品,主要包含4种成分,分别是C因子、B因子、凝固酶原和凝固蛋白原。细菌内毒素检查法主要依靠细菌内毒素可以活化其中的C因子,使鲎试剂发生一系列的酶联反应,最终形成凝胶（凝胶法、浊度法）或使凝固酶活化某些外加的显色集团（显色法）的原理,来检测细菌内毒素的量。具体反应原理见下图:

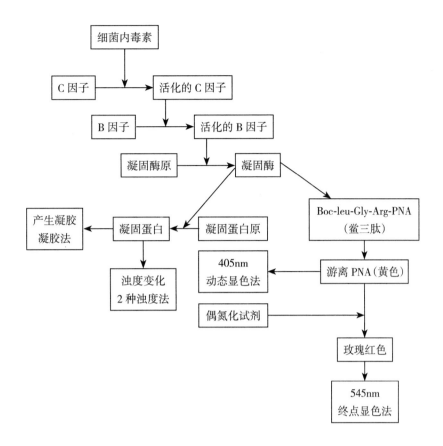

细菌内毒素的活性单位有 2 种表达方式,即 EU(endotoxin unit)和 IU(international unit)。美国、中国和日本等国家使用 EU,欧洲地区使用 IU。在活性量值上,1 EU=1 IU,计算时可以互换。

2.2 方法详解

2.2.1 限值的确定

药品、生物制品的细菌内毒素限值(L)一般按以下公式确定:

$$L=K/M \tag{8-2}$$

式中 L 为供试品的细菌内毒素限值,一般以 EU/ml、EU/mg 或 EU/U(活性单位)表示;K 为人每千克体重每小时最大可接受的内毒素剂量,以 EU/(kg·h)表示,注射剂 K=5 EU/(kg·h),放射性药品注射剂 K=2.5 EU/(kg·h),鞘内用注射剂 K=0.2 EU/(kg·h);M 为人用每千克体重每小时的最大供试品剂量,以 ml/(kg·h)、mg/(kg·h)或 U/(kg·h)表示,中国人均体重按 60 kg 计算,人体表面积按 1.62 m^2 计算。注射时间若不足 1 小时,按 1 小时计算。供试品每平方米体表面积剂量乘以 0.027 即可转换为每千克体重剂量(M)。M 值应根据品种的使用说明书或临床用药须知获得。

通过公式计算得到限值后,还需查阅国外药典是否已收载该品种,参考已有的限值,选择其中最为严格的作为该品种的限值。如为特殊用药、联合用药时,可对限值进行适当调整,如抗感染、抗肿瘤、治疗心血管疾病等重症用的药品、需联合用药的药品,可严格至计算限值的 1/2 或 1/3。

2.2.2 凝胶法

凝胶法系通过鲎试剂与内毒素产生凝集反应的原理进行限度检测或半定量检测内毒素的方法。

凝胶法的检查法分为凝胶限度试验和凝胶半定量试验。其中限度试验为定性试验,即只能判断供试品中含内毒素的量是小于(阴性)还是大于等于(阳性)某值。半定量试验是通过将供试品进行一系列的对倍稀释,然后根据在何浓度出现阳性值,再通过计算得到一个大致的浓度值。

凝胶法中的干扰试验是为了验证样品是否对内毒素与鲎试剂的反应存在干扰作用。主要用于新品种在建立细菌内毒素检查法时的方法学研究;或已有内毒素检测方法的样品出现了干扰,试验室采用了比较特殊的处理方法后,希望验证该方法是否可以有效的排除干扰时使用。当鲎试剂、供试品的处方、生产工艺改变或试验环境中发生了任何有可能影响试验结果的变化时,可重新进行干扰试验加以验证。对于一般已有内毒素检测方法的供试品,不必进行干扰试验,直接按个论项下进行内毒素的检查即可。

2.2.3 光度测定法

光度测定法分为浊度法和显色基质法。

浊度法系利用检测鲎试剂与内毒素反应过程中的浊度变化而测定内毒素含量的方法。根据检测原理,可分为终点浊度法和动态浊度法。

显色基质法系利用检测鲎试剂与内毒素反应过程中产生的凝固酶使特定底物释放出呈色团的多少而测定内毒素含量的方法。根据检测原理,分为终点显色法和动态显色法。

光度测定法的实质是,利用标准细菌内毒素制备出一条标准曲线,再用标准曲线反算出供试品中的内毒素含量的方法。因此光度测定法就是检测内毒素的定量方法。4 种不同光度测定法的比较,见下表:

表 8-30   4 种光度测定法的比较

	动态浊度法	动态显色法	终点显色法	终点浊度法
原理	检测反应到达预设吸光度或透光率的反应时间,反应时间的对数值与内毒素浓度的对数值呈线性关系		检测反应到达预定时间时溶液的吸光度或透光率,吸光度或透光率与内毒素浓度呈线性关系	
线性相关系数 r 值	<0		>0	
检测波长	340~660 nm	405 nm	545 nm	340~660 nm
检测限	宽,可达 5 个数量级范围		窄,2~3 个数量级范围	
所需仪器	细菌内毒素定量测定仪或带有动态检测功能的酶标仪		分光光度仪或普通酶标仪	
使用情况	操作步骤少,使用普遍		操作步骤多,使用较少	相关鲎试剂生产少,很少被使用

2.2.4 细菌内毒素检查法

共有 6 种方法,如果在品种的个论项下没有规定使用哪种方法,则可以使用其中任何一种进行检验。药典规定如不同方法的结果有争议时,以凝胶法的限度试验结果为准,这并不是说限度试验优于其他方法,只是由于凝胶法的限度试验发展历史最长、最为经典,所以被确定为仲裁方法,实际上 6 种方法具有相同的地位。

2.3 各检测方法的特点及适用性

2.3.1 凝胶法

几乎所有类型的供试品在排除干扰后均可使用凝胶法进行检验。凝胶法中的限度试验,由于其操作最为简单,在我国使用最为普遍。

2.3.2 光度测定法

一般样品均可采用光度测定法进行检测,因其可以定量检测,已越来越多地被广泛使用。

对于操作步骤较为复杂的干扰试验来说,与凝胶法相比光度测定法可以通过回收率的数值直观的判断出干扰的趋势,操作也更为简便,尤其对于研究性质的样品更具有优势。

动态法的检测限范围比凝胶法宽,最低检测限可达 0.001 EU/ml(凝胶法最高灵敏度为 0.03 EU/ml),使得有干扰的样品可以有更多的稀释空间,对于部分使用凝胶法无法排除干扰的样品,可以使用动态法检测。

由于动态显色法试验反应最终为黄色、终点显色法试验反应最终为玫红色,当样品本身为黄色或红色时,应选择不同检测波长的光度法检测,以避免供试品本身颜色带来的影响。

3 操作要点及注意事项

3.1 操作要点[5]

(1) 在使用规格大于 0.1 ml 装量的鲎试剂时,为避免鲎试剂支间活性差异带来的影响,应将鲎试剂复溶后混合,再分装到 10 mm × 75 mm 的玻璃小试管(凝胶法)或仪器配套的反应容器(光度法)中使用。

(2) 溶解鲎试剂及混匀供试品和鲎试剂时,不要剧烈振荡避免产生气泡。

(3) 由于凝集反应是不可逆的,所以在反应过程中及观察结果时应注意不要使试管受到振动,以免使凝胶破碎产生假阴性结果。

3.2 对试剂和材料的要求

3.2.1 细菌内毒素标准品

细菌内毒素标准品按级别分为国际标准品、国家标准品和工作标准品。

其中,细菌内毒素国际标准品是由 WHO 制备,在世界范围内进行效价的协作标定,主要用于世界各国标定各自国家的标准品之用。

细菌内毒素国家标准品系自大肠埃希菌提取精制而成,以细菌内毒素国际标准品为基准标定其效价。细菌内毒素工作标准品系以细菌内毒素国家标准品为基准标定其效价。

在细菌内毒素检查试验中,应使用细菌内毒素国家标准品或细菌内毒素工作标准品。

3.2.2 细菌内毒素检查用水

细菌内毒素检查用水系指内毒素含量小于 0.015 EU/ml(用于凝胶法)或 0.005 EU/ml(用于光度测定法)且对内毒素试验无干扰作用的灭菌注射用水。

3.2.3 鲎试剂

鲎试剂是海洋动物鲎(包括东方鲎和美洲鲎)血液提取物的冻干品。凝胶法鲎试剂在首次使用时要先进行鲎试剂的灵敏度复核、光度法鲎试剂在首次使用时要先进行标准曲线可靠性试验,结果符合药典规定后,方可用于后续试验。在试验中,制备的光度法标准曲线的范围,要在所用鲎试剂规定的检测限范围内。

3.2.4 玻璃器皿

(1) 清洗 将玻璃器皿放入铬酸洗液或其他热原灭活剂或清洗液中充分浸泡,然后取出将洗液空干,用自来水将残留洗液彻底洗净,再用蒸馏水反复冲洗三遍以上,空干后放入适宜的密闭金属容器中或用锡箔纸包好后再放入金属容器内,放置入烤箱。

(2) 玻璃器皿表面外源性内毒素的去除 玻璃器皿置烤箱后,将烤箱调至 250℃,待烤箱温度升至设定的温度后开始计时,干烤 30 分钟以上。

（5）微量移液器或移液管等需使用量程的,需经过校验,符合试验要求。

（6）若使用塑料器械,如微孔板和与微量加样器配套的吸头等,应选用标明无内毒素并且对试验无干扰的器械。

3.3 干扰因素及排除方法

细菌内毒素检查法中提到的干扰作用是指,供试品溶液中含有的某些成分会对细菌内毒素与鲎试剂的反应产生一定的影响,而出现假阴性或假阳性结果。一般将导致假阴性结果的干扰现象称为抑制干扰,导致假阳性结果的干扰现象称为增强干扰。

大部分的干扰作用都可以通过使用细菌内毒素检查用水稀释供试品的方法排除。当有些干扰作用仅使用稀释法不能排除时,可采用其他方法消除干扰因素,然后再进行试验。常出现的干扰和排除干扰的方法见下表:

表 8-31　常见干扰因素及排除方法

干扰因素	干扰作用类型	排除方法
供试品溶液本身为强酸、强碱,或本身具有偏酸偏碱的缓冲作用	抑制	将供试品的 pH 值调节至 6.0~8.0
含有螯合剂(如 EDTA)	抑制	添加适量 Ca^{2+}、Mg^{2+}
含有某些抗凝因子	抑制	将供试品适当加热,使抗凝因子失活
含葡聚糖类物质	增强	使用抗增液或特异性鲎试剂
含有干扰作用的小分子(分子量小于 10 000),如高浓度盐、糖或辅料等	抑制或增强	选择适当的超滤设备,滤除有干扰作用的小分子

将有干扰作用的样品进行稀释或其他方法处理后,须进行验证是否已排除了干扰作用,不会出现假阴性或假阳性结果。验证的方法可使用干扰试验或通过样品的阳性对照来体现。当通过确证后,此稀释浓度或处理方法即可用于日常检验工作。

3.4 供试品预处理方法

（1）可溶于水的供试品　除另有规定外,要使用细菌内毒素检查用水溶解、稀释,不能用其他溶剂替代。

（2）不溶于水的供试品　可根据供试品本身的特性选择相应的溶剂,如二甲基亚砜、乙醇等。为保证所选用的溶剂不会对最终的内毒素检测产生影响,要对溶剂进行不干扰稀释倍数的验证以及内毒素含量的检验。

（3）需要浸提的供试品　医疗器械类或包装材料类供试品,需按个论项下要求,使用适当的溶剂进行浸提,然后检测浸提液中的内毒素含量。

3.5 干扰试验预试验[2]

干扰试验的目的是为了验证在某一浓度下的供试品对于鲎试剂与内毒素的反应有无干扰作用。为了减少试验的摸索过程、节省成本,可在进行正式干扰试验前,开展干扰试验预试验。预试验的目的是初步确定供试品的最大不干扰浓度(当限值以 EU/mg 或 EU/U 活性单位表示)或最小不干扰稀释倍数(当限值以 EU/ml 表示),为正式干扰试验提供依据。具体方法为:

将未检测到内毒素的供试品进行一系列倍数的稀释,但最大的稀释倍数不得超过 $MVD=CL/\lambda$ (0.03 EU/ml 为现今我国市售鲎试剂的最高灵敏度),MVD 为最大稀释倍数,L 为供试品的细菌内毒素限值,C 为供试品溶液浓度,λ 为凝胶法中鲎试剂的标示灵敏度,或是在光度法中所使用的标准曲线上最低的内毒素浓度。

使用鲎试剂对每一稀释倍数进行检验。每一稀释倍数下做 2 支供试品管和 2 支供试品阳性对照(即用该浓度的供试品稀释液将内毒素标准品制成 2λ 浓度)。另取 2 支加入细菌内毒素检查用水作为阴性对照,2 支加入 2λ 浓度的内毒素标准溶液作为阳性对照。保温 60min ± 2min 后,观察并记录结果。

当阴性对照为阴性,阳性对照为阳性时,试验为有效。当系列浓度中出现供试品溶液 2 管为阴性,供试品阳性对照 2 管为阳性时,认为供试品在该浓度下不干扰试验,此稀释倍数即为最小不干扰稀释倍数。即可选择该稀释倍数进行正式干扰试验。

当系列浓度中所有浓度的供试品管都不为阴性,或供试品阳性对照管不为阳性时,说明供试品对内毒素与鲎试剂的反应存在干扰,则应对供试品进行更大倍数稀释(不得超过 $MVD=CL/\lambda_{0.03}$),或通过其他适宜的方法(如过滤、中和、透析或加热处理等)排除干扰。为确保所选择的处理方法能有效地排除干扰且不会使内毒素失去活性,要使用预先添加了标准内毒素再经过处理的供试品溶液作为供试品阳性对照进行干扰试验。

当供试品的内毒素限值单位为 EU/mg 或 EU/U 时,可将最小不干扰稀释倍数换算成最大不干扰浓度(即该稀释倍数下溶液的浓度),以 mg/ml 或 U/ml 表示。

3.6 正式干扰试验

干扰试验的主要用途是:①无内毒素检查项的注射剂品种建立细菌内毒素检查项目时进行的方法学研究;②有内毒素检查项的品种检验时出现干扰,排除干扰后的验证。

它的实质是,通过比较鲎试剂与在水溶液中的内毒素和在供试品溶液中的内毒素反应结果的差异程度,来确定供试品在该浓度下是否对内毒素检查有干扰。因此,用水稀释的标准系列与供试品稀释的标准系列必须同时制备,同时与鲎试剂进行反应。

3.7 方法学适用性研究的考虑要点

在为注射用药品、生物制品建立细菌内毒素检查方法时:

为验证不同样品和不同鲎试剂反应的一致性,要求同时使用两个鲎试剂厂家的鲎试剂对每个品种至少三批样品进行干扰试验。如为上市品种应检测两个以上生产厂家的样品;如为新药需检测连续生产的样品。以确定该品种是否对内毒素和鲎试剂的反应存在干扰作用,能否使用内毒素检查法进行检验。

在预试验中,如两个厂家的鲎试剂对样品的不干扰稀释倍数不同,则选择其中最大的不干扰稀释倍数进行正式干扰试验。如两种鲎试剂对样品的反应结果差异过大(不干扰倍数超过 3 个稀释梯度等情况),则应使用第三厂家的鲎试剂进行试验,以探讨采用内毒素检查法的可能性。如不同厂家的样品对鲎试剂的反应结果差异过大,则应考虑该品种暂不建立内毒素检查法。

若经过方法学验证证实样品对细菌内毒素检查存在不能排除的干扰作用,或只能使用高灵敏度鲎试剂才能进行检验(即最小不干扰稀释倍数为 $MVD_{0.03}$),则该品种暂不能建立细菌内毒素检查项,可考虑采用热原检查法控制注射剂的质量。

3.8 结果判定需要注意的问题

当检验结果为阳性时,应考虑是否是由于供试品中含有类葡聚糖物质导致的假阳性结果。可采用特异性鲎试剂,或其他可排除增强干扰作用的方式检验,再进行判断。

4 展望[6]

随着鲎资源的逐渐减少,以及重组等技术的日益发展,国际上出现了几种新兴的细菌内毒素检测方法,主要包括:①利用重组技术人工合成鲎试剂中的关键酶——C因子来量化细菌内毒素的重组C因子法。②仍然使用鲎试剂,但用量仅为原方法的十分之一的微量凝胶法。以上方法还在研究试用中,目前使用最为普遍、最被公认的依然为药典收载的细菌内毒素检查法。

参考文献

[1] 李波,蔡彤,张国来.细菌内毒素检查法的国内外发展概况和存在的问题[J].中国药学杂志,2002,37(12):954-957.

[2] USP 38-NF33,M,Bacterial endotoxin test,90.

[3] EP 8.0[S].M,Bacterial endotoxin,171.

[4] JP 16[S].M,Bacterial endotoxin test.

[5] 中国食品药品检定研究院.中国药品检验标准操作规范(2010年版)细菌内毒素检查法[M].北京:中国医药科技出版社,2010.

[6] 裴宇盛,蔡彤,高华.细菌内毒素检查新方法进展[J].中药物分析杂志,2014,34(3):392-395.

起草人:蔡　彤　裴宇盛(中国食品药品检定研究院)

复核人:高　华(中国食品药品检定研究院)

　　　　嵇　扬(中央军委后勤部卫生局药品仪器检验所)

第八节　升压物质检查法（通则 1144）

1　概述

升压物质检查法系比较赖氨酸升压素标准品与供试品引起大鼠血压升高的程度,以判定供试品中所含升压物质的含量限度是否符合规定的一种方法[1]。

升压素是哺乳动物如猪等脑下垂体后叶分泌激素之一,由下丘脑的视上核及视旁核神经细胞分泌的9 肽激素,其中两个半胱氨酸由二硫键相连而作为一个胱氨酸(Cys-Cys)计算又称为八肽。人和大多哺乳类为精氨酸加压素。猫的加压素为赖氨酸加压素。

升压素的药理作用包括:①提高集合管上皮细胞通透性使肾小管和集合管对水分的重吸收增加使尿液浓缩;②直接收缩小动脉及毛细血管(尤其对内脏血管);③促进肾上腺皮质激素、生长激素和促卵泡素的分泌[2]。

1963 年版《中国药典》中催产素注射液项下采用大鼠血压法进行升压物质检查并沿用至今[3]。该方法所用升压素标准品即垂体后叶标准品,其包含升压素和缩宫素两种物质,是垂体后叶原料及制剂中升压素效价测定、鉴别及缩宫素注射液中升压物质检查所必须的重要标准物质。

2　检测技术与方法

2.1　基本原理

升压素可引起大鼠血压升高,本法通过比较赖氨酸升压素标准品与供试品引起大鼠血压升高的程度,判定供试品中所含升压物质的量是否超过限度。

2.2　方法详解

2.2.1　溶液配制
标准品溶液的制备:于试验前取赖氨酸升压素标准品,用氯化钠注射液制成每 1 ml 中含 0.1 赖氨酸升压素单位的溶液。

供试品溶液的制备:按品种项下规定的限值,且供试品溶液与标准品溶液的注入体积应相等的要求,制备适当浓度的供试品溶液。

2.2.2　检查法
取健康合格、体重 300 g 以上的成年雄性大鼠,用适宜的麻醉剂(如腹腔注射乌拉坦 1 g/kg)麻醉后,固定于保温手术台上,分离气管,必要时插入插管,以使呼吸通畅。在一侧颈静脉或股静脉插入静脉插管,供注射药液用,按体重每 100 g 注入肝素溶液 50~100 单位,然后剥离另一侧颈动脉,插入与测压计相连的动脉插管,在插管与测压计通路中充满含适量肝素钠的氯化钠注射液。全部手术完毕后,将测压计的读数调节到与动物血压相当的高度,开启动脉夹,记录血压。缓缓注入适宜的交感神经系统阻断药(如甲磺酚妥拉明,按大鼠每 100 g 体重注入 0.1 mg,隔 5~10 分钟用相同剂量再注射一次),待血压稳定后,即可进行药液注射。各次注射速度应基本相同,并于注射后立即注入氯化钠注射液 0.5 ml,相邻两次注射的间隔时间应基本相同(一般为 5~10 分钟),每次注射应在前一次反应恢复稳定以后进行。

2.2.3 灵敏度测定

选定高低两剂量的赖氨酸升压素标准品溶液(ml),高低剂量之比约为 1:0.6,低剂量应能使大鼠血压升高 1.33~3.33 kPa,将高低剂量轮流重复注入 2~3 次,如高剂量所致反应的平均值大于低剂量所致反应的平均值,可认为该动物的灵敏度符合要求。

2.2.4 结果判定

在上述高低剂量范围内选定标准品溶液的剂量(d_S),供试品溶液按品种项下规定的剂量(d_T),照下列次序注射一组 4 个剂量:d_S、d_T、d_T、d_S,然后以第一与第三、第二与第四剂量所致的反应分别比较:如 d_T 所致的反应值均不大于 d_S 反应值的一半,则判定供试品的升压物质检查符合规定。否则应按上述次序继续注射一组 4 个剂量,并按相同方法分别比较两组内各对 d_S、d_T 所致的反应值;如 d_T 所致的反应值均不大于 d_S 所致的反应值,则判定供试品的升压物质检查符合规定,如 d_T 所致的反应值均大于 d_S 所致的反应值,则判断供试品的升压物质检查不符合规定;否则应另取动物复试。如复试的结果仍有 d_T 所致的反应值大于 d_S 所致的反应值,则判定供试品的升压物质检查不符合规定。

2.3 方法适用性

由于含升压物质的药品很少,因此该法的适用范围较窄。目前仅有缩宫素注射液[4]、注射用缩宫素[4]、促皮质素[5]、注射用促皮质素[6]四个品种项下分别收载了升压物质检查[4,5,6]。

3 操作要点及注意事项

3.1 实验动物

《中国药典》2015 年版规定本实验需取健康合格,体重 300 g 以上成年雄性大鼠进行试验。根据经验 SD 雄性大鼠体重增长较快,能在较短时间内到达试验要求体重,相同周龄的 SD 大鼠体重范围波动较大,个体差异较明显,动物基础血压和对药物的升压反应均相差较大。而近交系的 Wistar 大鼠的体重大小和周龄相对一致,300~400 g 体重相当于 10~15 周龄,正是大鼠刚成年阶段,便于手术操作,且基础血压相对稳定,升压后血压恢复到基线水平所需时间较短。 故建议选用体重 300~400 g 的近交系 Wistar 大鼠。

3.2 麻醉剂

常用乌拉坦(浓度 25%,0.4 ml/100 g)腹腔注射 5 分钟左右即可麻醉,如麻醉太浅,可适当补充麻醉剂。如麻醉效果仍不理想,则另取大鼠试验。

3.3 抗凝剂

为防止动脉插管内凝血,影响实验顺利进行,可仅在动脉插管内加大肝素剂量至 400~1000 IU,而为防止大鼠手术后流血不止,大鼠静脉内也可不注入或少量注入肝素。

3.4 肾上腺神经能阻断剂

《中国药典》推荐采用甲磺酸酚妥拉明(phentolamine,regitine)溶液,市售多为注射液,试验时以大鼠每 100 g 体重注入 0.1 mg,隔 5~10 分钟后待血压恢复至基线,可用同样剂量再注入一次,此时血压一般稳定。待血压稳定后,即可进行药液注射。注意应缓慢注入静脉,使动物血压缓慢下降,避免应血压急剧下降而引起动物死亡。由于酚妥拉明静脉注射的半衰期只有约 19 分钟,而肌内注射的持续时间可延长至 45 分钟,建议在试验开始前大鼠肌内注射一定量的酚妥拉明,此操作即可延长酚妥拉明的作用时间,又可保证试验过程中动物血压状态稳定。也可在试验前约 18 小时给试验大鼠皮下或静脉注射长效肾上腺素神经能阻断药酚苄明以保证试验期间大鼠血压稳定。

3.5 手术操作

如发现动物呼吸不正常,需立即切开气管。气管切口要小,注意不要剪断气管壁上的血管,用一适宜小棒或止血镊从气管下部穿过,将气管架起或插入一小塑料管,防止周围组织将气管覆盖。并要经常用吸管将气管内的分泌物吸出,使动物呼吸通畅。

剥离颈动脉时要小心,勿使其受损伤。尽量剥离长些(约 2 cm)。动脉插管可用硬质透明塑料管或用磨钝的粗针头代替,针头或塑料管接在三通开关上,再与测压系统相连,使气泡易于排出。剥离股静脉时,静脉壁上的组织要尽量分离干净,先用适宜的针头扎一小孔,并向向心端试插,应感觉不到阻力,然后插入静脉插管,尽量避免碰破静脉壁。

3.6 插管和连接管路

《药品的生物检定》[1]中介绍了一种自制静脉插管,此种静脉插管制作不易,且使用时存在漏液风险。如采用头皮针作为静脉插管时,如果静脉插管的导管部分过长,0.5 ml 的氯化钠注射液不能注满全段导管,可导致给药后注入的氯化钠注射液不能帮助药物全部进入动物体内,从而影响试验结果。因此在使用头皮针静脉插管时,可将导管部分截短至 5 cm 左右,以保证注入的氯化钠注射液能帮助药物全部进入动物体内。如果选用乳胶管等有弹力的软管作为连接管路与压力换能器连接用于测量给药后的大鼠血压时,由于乳胶软管有一定的弹力形变能力,在传送动脉血压压力的过程中,可抵消一部分的压力,从而降低压力换能器测得的动脉血压值,造成试验结果误差。而 PVC 等材质的硬管基本没有形变能力,在传送过程中不会抵消血压压力。故建议动物静脉插管用不超过 5 cm 长度的头皮针,传送动脉血压的连接管路用 PVC 等材质的硬管。

3.7 血压记录仪器

血压测量和记录装置是本试验的主要仪器,可选用记录仪或记纹鼓、球型汞血压计、压力传感器、描记杠杆和多道生理记录仪等多种仪器[1]。为确保每次试验得到的数据的准确性,建议采用多道生理记录仪等检测精度高且能连续记录和实时显示动物血压的仪器。

3.8 给药

试验中每次药液的注射速度和给药后注入氯化钠注射液的容量和速度应基本一致,建议用微量注射泵代替人工推注,以排除氯化钠注射液注射容量和速度造成的影响。

4 国内外相关技术方法对比及展望

随着全球范围的动物福利理念的增强和试验动物减少、优化、替代(3R)原则的兴起,动物试验已逐步被日新月异的理化测定所替代。《英国药典》1980 版中采用大鼠血压法测定缩宫素注射液中升压素含量,与品种项下规定的限值(每 20 缩宫素单位中不得超过 1 升压素单位)比较来判定结果[7]。《英国药典》1988 版仍采用大鼠血压法,将限值缩小为:每 20 缩宫素单位中不超过 0.5 升压素单位[8]。《英国药典》1993 年版采用高效液相色谱法替代升压物质检查法作为质量控制沿用至今[9]。《美国药典》16版(1985)[10]采用大鼠血压法进行缩宫素原料的升压物质检查,《美国药典》34版(2011)版起改为高效液相色谱法[11]。《日本药局方》采用大鼠血压法测定缩宫素注射液中所含升压素含量沿用至今[12]。但生物检定能够提供与临床疗效一致的生物活性信息,是所有可变效应的综合。因此针对国内生产工艺还不能完全达到国外相同水平的现状,缩宫素注射液、促皮质素及注射用促皮质素这种可能含有杂质的产品,仍采用升压物质检查法进行质量控制。

参考文献

[1] 国家药典委员会. 中华人民共和国药典(四部)[M].北京:中国医药科技出版社,2015,157.

[2] 冷炜,药品的生物检定[M].北京:气象出版社,1995.

[3] 中华人民共和国卫生部药典委员会. 中华人民共和国药典.1963 年版.

[4] 国家药典委员会. 中华人民共和国药典(二部)[M].北京:中国医药科技出版社,2015.

[5] WS-10001-(HD-1310)-2003 国家食品药品监督管理局国家药品标准. 第十四册.14-47.

[6] WS-10001-(HD-1461)-2003 国家食品药品监督管理局国家药品标准. 第十五册.15-182.

[7] BP 1980[S].M. Vol Ⅱ. Appendix Ⅹ Ⅳ C.A144-5.

[8] BP 1988[S]. Vol Ⅱ. Appendix Ⅹ Ⅳ C.A171-2,830.

[9] BP 1993[S]. Vol Ⅱ.Oxytocin Injection 1040.

[10] USP 1985(NF XVI)[S].M. Vol Ⅱ.Vasopressin Injection 1113-4.

[11] USP.39-NF34[S]. M. Vol 3.Oxytocin Injection 5246.

[12] JP 16[S]. 2011. Vasopressin Injection 1560-1.

起草人:谷舒怡　黄　坚(上海市食品药品检验所)

复核人:王志斌(北京中医药大学)

唐黎明(上海市食品药品检验所)

第九节　降压物质检查法（通则1145）

1　概述

由动物、植物或微生物发酵物提取的药品中可能混入使血管扩张而降低血压的活性物质(包括组胺、缓激肽等组胺类物质)，中药也含有大量降低血压的未知和已知杂质成分，静脉注射微量该类物质即有急性降血压作用，发生严重的心血管系统不良反应。因此，降压物质检查对控制药品质量、保障用药安全具有重要意义。

组胺(histamine)是由组氨酸经特异性组氨酸脱羧酶脱羧产生，主要存在于肥大细胞及嗜碱性粒细胞。肥大细胞受物理或化学等刺激能使肥大细胞脱颗粒，释放组胺。组胺是一种活性胺化合物，作为体内的一种化学传导物质影响许多细胞的反应，可兴奋心脏和血管壁上的 H_1 和 H_2 受体，使血管扩张，通透性增高，引起血压下降、休克等药理作用。降压物质检查法系通过静脉注射组胺标准品引起麻醉猫的血压下降，再静脉注射限值剂量供试品，比较供试品和组胺对照品引起的血压下降程度。试验体系选择猫作为实验对象，优点很多：猫可以耐受麻醉和手术，血压恒定，较大鼠、家兔等小动物更接近于人体；对药物反应灵敏，且与人基本一致；血管壁坚韧，便于手术操作和适用于分析药物对循环系统的作用机制；心搏力强，能描绘出完好的血压曲线，用作药物筛选试验时可反复应用等。猫的血压平稳程度以及猫对降压物质反应的灵敏度，对实验能否顺利进行至关重要，因此猫为降压物质检查法规定的实验用动物。目前，国内没有猫的实验动物标准，实验用猫大多从商贩或收购型饲养场购买，导致其来源混杂，其遗传、年龄、微生物和寄生虫等携带状况不清，实验结果隐存着未知因素的影响。豚鼠回肠对组胺的灵敏度与猫血压反应相当，且豚鼠为遗传背景明确、来源清楚、质量稳定可控、价廉易获得的实验动物，组胺类物质检查法(即豚鼠法)可作为猫法的替代和补充方法。

降压物质检查法适用于所用原料系动植物来源或微生物发酵液提取物，凡多组分结构不清晰、有可能污染组胺或类组胺和其他急性降血压杂质且又缺乏有效的理化分析方法的静脉注射用注射剂，应进行有关研究后考虑设立降压物质检查项。

2　检测技术与方法

2.1　基本原理

本法系比较组胺对照品(S)与供试品(T)引起麻醉猫血压下降的程度，以判定供试品中所含降压物质的限度是否符合规定的一种方法。

2.2 试验条件

动物:健康合格、体重2kg以上的猫,雌者应无孕。

实验仪器及用具:天平、血压记录装置、手术台、手术器械、套管针、注射器、三通开关。

试剂:麻醉剂、氯化钠注射液、组胺标准品、肝素。

2.3 溶液配制[1]

对照品溶液的制备:精密称取磷酸组胺对照品适量,按组胺计算,加水溶解使成每1ml中含1.0mg的溶液,分装于适宜的容器内,4~8℃贮存,经验证保持活性符合要求的条件下,可在3个月内使用。

对照品稀释液的制备:临用前,精密量取组胺对照品溶液适量,用氯化钠注射液制成每1ml中含组胺0.5μg的溶液。

供试品溶液的制备:按品种项下规定的限值,且供试品溶液与对照品稀释液的注入体积应相等的要求,制备适当浓度的供试品溶液。

2.4 检查法[1]

动物麻醉后,固定于保温手术台上,分离气管,必要时插入插管以使呼吸畅通,或可进行人工呼吸。在一侧颈动脉插入连接测压计的动脉插管,管内充满适宜的抗凝剂溶液,以记录血压,也可用其他适当仪器记录血压。在一侧股静脉内插入静脉插管,供注射药液用。试验中应注意保持动物体温。全部手术完毕后,将测压计调节到与动物血压相当的高度(一般为13.3~20.0kPa),开启动脉夹,待血压稳定后,方可进行药液注射。每次注射速度应基本相同,每次注射后立即注入一定量的氯化钠注射液,每次注射应在前一次反应恢复稳定以后进行,且相邻两次注射的间隔时间应尽量保持一致。

自静脉依次注入对照品稀释液,剂量按动物体重每1kg注射组胺0.05μg、0.1μg及0.15μg,重复2~3次,如0.1μg剂量所致的血压下降值均不小于2.67kPa,同时相应各剂量所致反应的平均值有差别,可认为该动物的灵敏度符合要求。

2.5 结果判定[1]

取对照品稀释液按动物体重每1kg注射组胺0.1μg的剂量(d_S),供试品溶液按品种项下规定的剂量(d_T),照下列次序注射一组4个剂量:d_S、d_T、d_T、d_S。然后以第一与第三、第二与第四剂量所致的反应分别比较;如d_T所致的反应值均不大于d_S所致反应值的一半,则判定供试品的降压物质检查符合规定。否则应按上述次序继续注射一组4个剂量,并按相同方法分别比较两组内各对d_S、d_T剂量所致的反应值;如d_T所致的反应值均不大于d_S所致的反应值,则判定供试品的降压物质检查符合规定;如d_T所致的反应值均大于d_S所致的反应值,则判定供试品的降压物质检查不符合规定;否则应另取动物复试。如复试的结果仍有d_T所致的反应值大于d_S所致的反应值,则判定供试品的降压物质检查不符合规定。

3 操作要点及注意事项

3.1 操作要点

3.1.1 磷酸组织胺标准品

标准品中组胺是以磷酸盐的形式存在,精密称取后应将称取的mg数乘以系数换算出磷酸组织胺中含有组织胺的量再进行配制。不同批号的系数不一样,参照说明书进行换算。

3.1.2 麻醉

猫的麻醉方法是影响试验的因素之一,是实验顺利进行的关键。首先麻醉维持时间要满足实验要求,减少中间追加;其次要尽可能地减少对血压的影响程度,避免麻醉过深导致动脉压过低,刺激减压神经不会出现降压反应[4]。麻醉猫一般用 10% 苯巴比妥钠按 100~120 mg/kg 及 5% 戊巴比妥钠按 10~15 mg/kg 的剂量混匀,进行腹腔注射麻醉,或仅用 10% 苯巴比妥钠按 130~150 mg/kg 进行腹腔注射麻醉[5]。体重较大的动物可适当降低剂量,试验过程中发现动物有苏醒迹象,可适量补充麻醉剂,也可用其他适宜的麻醉剂进行麻醉。

3.1.3 手术[5]

3.1.3.1 气管插管术

动物麻醉后,仰卧固定于手术台上(需保持动物体温,必要时采取保温措施),颈部备皮消毒,沿颈部正中线切开皮肤,切口自甲状软骨处向下约 5~7 cm 长,用止血钳分离覆盖在气管上的肌肉层,暴露气管后,在其下面引过一条线,注意应将气管上较粗的血管与气管分开。此时可暂不将气管切开,继续进行颈动、静脉分离手术,如在实验过程中出现异常现象(如呼吸缓慢不规则,血压降低等)则即刻用镊子柄垫在气管底下,将其稍稍抬起,在甲状软骨下 2 cm 处横剪一切口,待擦净气管内的黏液或血块后,将气管套管向肺端插入,用上述穿过气管的线,在切口下方套管与气管的连接处扎紧,再将余线在套管分支处结扎,以防脱出。保持气管插管呼吸畅通,必要时可接人工呼吸机。人工呼吸机避免突然气量过大,使肺泡受损伤。

3.1.3.2 颈动脉插管术和血压的记录

将动物颈部一侧的皮肤和肌肉用止血钳向外侧拉开,沿气管处找到颈动脉,分离血管周围的神经束及结缔组织,分出颈动脉约 3 cm 长,并在下面引过两条线(切勿损伤动脉与神经),一条在颈动脉远心端加以结扎,颈动脉近心端用动脉夹夹住。

连接好血压记录装置(包括动脉插管、压力传感器、生理记录仪、计算机),将动脉插管中的空气排尽(每个连接处必须牢固,不漏水,如漏水会影响血压的测量),接通记录仪及计算机电源,打开生理信号采集系统,将测压计调节到与动物血压相当的高度(一般为 13.3~20.0 kPa),校正灵敏度和零点基线,调节记录仪的振幅为合适的高度或满量程,反复数次调节使稳定。

在靠近结扎端用小镊子柄垫在颈动脉下,使动脉稍抬起,用眼科剪在结扎端下方剪一小口(切勿将动脉剪断),用生理盐水湿润的棉花将该动脉内残留的血液挤压出来,随即以眼科弯镊轻轻挑起切口,将已连于测压计并充满生理盐水的动脉插管向心插入(插管内加入 200 IU 肝素抗凝),将在颈动脉下端的另一条线,在切口下方插管与颈动脉连接处结扎,再将余线与远心端结扎血管的余线打结,固定血管。结扎要牢,但又不可过力以免将动脉刮破。打开动脉夹,从插管上的三通中注入 200 IU/ml 的肝素溶液 0.4 ml 左右,以防血液凝固堵塞插管影响血压测量。插管和动脉处在自然状态下,避免使动脉扭曲,影响血压的测量。

3.1.3.3 股静脉插管术及连接静脉注射装置

在动物一侧的股静脉部位上备皮消毒,用手术刀切开皮肤约 3 cm,用止血钳分开结缔组织暴露股静脉,一般选用靠近腹股沟三角处的一端静脉,此处分支较少,将静脉周围结缔组织分离干净约 3 cm,然后在股静脉下穿过两条线,于此段股静脉近心端用静脉夹夹住后,以手挤压远心端使血流充溢后,将静脉下面的一条线结扎于远心端并用镊子柄垫在静脉下,在靠近结扎端用眼科小剪将股静脉剪一切口,挤出静脉余血后,将已于注射装置连接并充满生理盐水的静脉套管(或用较粗的钝针头)向心插入,用另一条线加以结扎,要扎紧以防脱出。从注射装置中注入 0.5 ml 生理盐水,视其是否畅通或有无溶液漏出静脉,如不畅通或有溶液漏出,则需找明原因或将静脉套管重插。现也可不用切开皮肤暴露股静脉,直接用套管针(静脉留置针)直接插入股静脉,有血液回流即为插管成功,拔出针尖,固定塑料针管,防止滑脱或注射药液时拔出。

手术全部完毕后,用少许脱脂棉蘸生理盐水后覆盖在动、静脉插管处。走纸,记录正常血压。现已用压力传感器和生理记录仪替代过去的记纹鼓描记,各实验室可根据自己的条件,使用合适的测量仪器,达到方便准确的效果。

3.1.3.4 动物灵敏度

所用动物经过供试品检查后如灵敏度检查仍符合规定,可继续用于降压物质检查。

3.1.3.5 设定限值[6]

一般以临床静脉注射公斤体重每小时最大剂量的 1/5~5 倍作为降压反应物质检查剂量限值。磷酸组胺注射液临床最大用量皮下注射可达 1 mg(相当于 6 μg/kg 组胺),静脉注射 0.1 mg(相当于 0.6 μg/kg 组胺),20 秒钟内面部潮红,脉搏加速,血压下降(约 20 mmHg),维持时间 5 分钟左右,与降压物质检查中猫静脉注射 0.1 μg/kg 组胺的降压作用基本相当,据此,两者间安全系数约为 6,加之临床静脉给药速度较慢以及组胺在血中极快代谢速度的实际,故降压物质的检查限值按临床每小时最大公斤体重剂量的 1/5~5 倍计算可以有较大的安全性。

按一定注射速度静脉注射供试品限值剂量时,供试品血压下降值与对照品比较(对照品用 0.1 μg/kg 组胺)应符合规定。若静脉注射供试品原液 1 ml/kg 剂量未见降压反应,该剂量可作为限值。如供试品具有升血压或降血压药理作用,为避免假阴性或假阳性干扰,应选择该药正常产品升血压或降血压作用剂量以下进行降压物质检查合格的剂量作为设定限值剂量。有特殊规定者,应在正文项下注明。

3.2 注意事项

(1) 实验过程中动物的保温很重要,可用恒温手术台或手术照明灯给动物保温,以便使动物的血压稳定。

(2) 麻醉药一般选择 120 mg/kg 苯巴比妥钠及 15 mg/kg 戊巴比妥钠的剂量复合麻醉,溶剂为无水乙醇和注射用水按 1:5 比例(按动物体重称取麻醉药,先加入无水乙醇助溶,再加注射用水稀释)。复合麻醉作用快、诱导期短、麻醉时间长,中间无需追加即可满足多个供试品检查。腹腔注射麻醉药约 1 小时后进行手术,此时猫的血压趋于稳定。

(3) 抗凝剂一般无需称取后配制,直接选用肝素钠注射液稀释至所需浓度即可。根据供试品的批次多少和实验时间的长短选择合适肝素钠浓度,实验时间越长,肝素钠浓度越高。一般 200 IU 肝素钠可有较好的抗凝作用,浓度过低容易凝血,浓度过高影响血压。

(4) 压力传感器要选择合适的范围和量程,在灌注液体、排气泡或标定时,一定要打开三通以免压力过大造成芯片损坏。每次手术完毕后需清洁压力传感器,只能用灭菌水浸泡,不能冲洗或高压灭菌以免损伤芯片。定期校正,至少三个月校正一次。

(5) 三通开关和股静脉间的静脉插管不宜太长太粗,容积约 0.5 ml,因注射药液后需注入 0.5 ml 生理盐水以保证药液进入血液循环,容积太大药液未进入血管,容积太小可使过多生理盐水进入循环系统影响血压。

4 国内外技术方法对比及展望[1-3]

《中国药典》《欧洲药典》《英国药典》均收录了降压物质检查法,《日本药局方》《美国药典》尚未收录此法。同时,《欧洲药典》及《英国药典》亦收录组胺类物质检查法作为降压物质检查法的替代方法,《中国药典》2010 年版中组胺类物质检查法作为化学药品注射剂安全检查法应用指导原则收录于二部附录,《中国药典》2015 年版则已收录于四部通则中。以下比较现行最新版药典包括《中国药典》2015 年版、《欧洲药典》8.4 版,《英国药典》2015 版中降压物质检查的方法。

《欧洲药典》8.4 版和《英国药典》2015 版中收录的降压物质检查法基本一致,《中国药典》2015 年版中降压物质检查法的基本原理与实验体系是相同的,但具体到试验中使用的麻醉剂、抗凝剂、动物基础血压的要求略有差别。另外,标准品的配制、给药体积、灵敏度检测方法与《欧洲药典》、《英国药典》均不一致,《中国药典》2015 年版中组胺标准品选用 0.05 μg、0.1 μg 及 0.15 μg 三个剂量进行灵敏度测试,而《欧洲药典》8.4 版和《英国药典》2015 版中用 0.1 μg 及 0.15 μg 两个剂量。在给药顺序的介绍中,《欧洲药典》和《英国药典》均增加了 0.15 μg 剂量的组胺标准品以判断试验是否成立和供试品是否合格,而《中国药典》没有此剂量,且增加了再注射一组四个剂量及需要复试的情况。在结果判断的方法中,中国药典也与欧洲、英国药典不同。详情见表 8-32。

表 8-32　国内外常见药典中降压物质检查法比较

药典	ChP 2015	EP 8.4	BP 2015
基本原理	比较组胺对照品与供试品引起麻醉猫血压下降的程度	比较组胺对照品与供试品引起麻醉猫血压下降的程度	比较组胺对照品与供试品引起麻醉猫血压下降的程度
试验体系	猫	猫	猫
麻醉剂	适宜的麻醉剂,一般为巴比妥类	水合氯醛、巴比妥类	水合氯醛、巴比妥类
动物保温	保温手术台	强调直肠温度维持生理极限	强调直肠温度维持生理极限
标准品配制浓度	0.5 μg/ml	未说明,需根据剂量换算	未说明,需根据剂量换算
给药体积	未说明,需根据剂量换算	1.0 ml 或 1.5 ml	1.0 ml 或 1.5 ml
抗凝剂	未说明	动静脉插管中均为肝素抗凝的生理盐水	动静脉插管中均为肝素抗凝的生理盐水
基础血压	13.3~20.0 kPa	未说明	未说明
灵敏度检测	按动物体重每 1 kg 注射组胺 0.05 μg、0.1 μg 及 0.15 μg,重复 2~3 次,如 0.1 μg 剂量所致的血压下降值均不小于 2.67 kPa,同时相应各剂量所致反应的平均值有差别,可认为该动物的灵敏度符合要求	按动物体重每 1 kg 注射组胺 0.1 μg 及 0.15 μg,重复至少 3 次,如 0.15 μg 剂量所致的血压下降值均大于 0.1 μg 剂量所致的血压下降值,可认为该动物的灵敏度符合要求	按动物体重每 1 kg 注射组胺 0.1 μg 及 0.15 μg,重复至少 3 次,如 0.15 μg 剂量所致的血压下降值均大于 0.1 μg 剂量所致的血压下降值,可认为该动物的灵敏度符合要求
给药间隔	注射速度应基本相同,每次注射后立即注入一定量的氯化钠注射液,每次注射应在前一次反应恢复稳定以后进行,且相邻两次注射的间隔时间应尽量保持一致	注射应在前一次反应恢复稳定以后不少于 1 min 后进行	注射应在前一次反应恢复稳定以后不少于 1 min 后进行
给药顺序	共 4 个剂量:dS(0.1 μg/kg)、dT、dT、dS(0.1 μg/kg)	共 5 个剂量:dS(1.0 ml)、dT、dT、dS(1.0 ml)、dS(1.5 ml)	共 5 个剂量:dS(1.0 ml)、dT、dT、dS(1.0 ml)、dS(1.5 ml)

药典	ChP 2015	EP 8.4	BP 2015
结果判断	第一与第三、第二与第四剂量所致的反应分别比较；如 dT 所致的反应值均不大于 dS 所致反应值的一半，则判定供试品的降压物质检查符合规定。否则应按上述次序继续注射一组 4 个剂量，并按相同方法分别比较两组内各对 dS、dT 剂量所致的反应值；如 dT 所致的反应值均不大于 dS 所致的反应值，则判定供试品的降压物质检查符合规定；如 dT 所致的反应值均大于 dS 所致的反应值，则判定供试品的降压物质检查不符合规定	如果 dT 各次反应的均值大于 dS 各次反应的均值，或 dT 的任何一次降压程度大于最后一次组胺 0.15 μg/kg 的降压程度，则供试品为不合格，反之则为合格	如果 dT 各次反应的均值大于 dS 各次反应的均值，或 dT 的任何一次降压程度大于最后一次组胺 0.15 μg/kg 的降压程度，则供试品为不合格，反之则为合格

对比欧洲、英国药典的规定，《中国药典》对于边缘产品的检查法和判断存在缺点，即 8 个剂量（4 对剂量）中，如有 1 个、2 个或 3 个的 T>S，就需要另取 1 只猫作复试，复试时是做 4 个剂量还是 8 个剂量，没有规定。如果复试 8 个剂量，T 均 <S，就应算合格，如果初试 4 对剂量中，有 2 个或 3 个的 T>S，这个合格的结论就不恰当。另一方面，如果初试 4 对剂量中，有 1 个 T>S，复试 4 对剂量中，又有 1 个 T>S，按《中国药典》的规定，应是不合格，但是这个结论，也属欠妥。

具有降压作用的物质成分复杂，且有的物质如组织胺类物质含量极微，用理化分析方法受到多种因素干扰，难以分析，因而降压物质检查法对这类杂质进行限量控制是有必要的。某些注射剂可采用"组胺类物质检查法"测定供试品中组胺类物质的限量，以此代替降压物质检查法，由于该法为离体器官试验法，干扰因素可能影响试验结果，如中药注射剂由于对豚鼠离体肠管影响因素多而可能不适用，但源自动物脏器的生化药品由于除组胺类物质外的影响因素相对较少而可能较适用。在确定方法前也必须进行适用性研究，确定正常产品的最大无干扰浓度（剂量），并参照降压物质检查法确定限值浓度（剂量）。

参考文献

［1］国家药典委员会．中华人民共和国药典［M］．北京：中国医药科技出版社，2015.

［2］EP 8.4［S］．2.6.11 Depressor Substances.

［3］BP 2015［S］．Vol V．Appendix 16 F．Test for Depressor Substances.

［4］洪花，韩诚敏，李志满，等．降压物质检查中家猫的麻醉方法初探［J］．实验动物科学，2010，27（5）：71-73.

［5］周海均．药品生物检定［M］．北京：人民卫生出版社，2005：519-522.

［6］唐元泰，芮青．注射剂生物安全性试验方法的应用［J］．中国执业药师，2009，6（7）：39-44.

起草人：何开勇　吕晓君（湖北省药品监督检验研究院）

审核人：王志斌（北京中医药大学）

唐黎明（上海市食品药品检验所）

第十节　组胺类物质检查法（通则 1146）

1　概述

组胺（histamine）是一种碱性胺自体活性物质，它以无活性结合型存在于肥大细胞和嗜碱性粒细胞的颗粒中，在体内它由组氨酸经组氨酸脱羧酶（HDC）脱羧基而成，具有多种生物活性作用包括过敏反应，炎性反应等。当致炎症分子（主要是补体片段 C3a、C5a）与特异性细胞膜受体或抗原与细胞固定免疫球蛋白相互作用时组胺会被分泌。组胺通过组胺受体 H_1、H_2、H_3 和 H_4 产生生物学效应，其在人体内的不良反应则主要通过 H_1、H_2 受体实现。通过 H_1 受体产生的主要不良反应有血管舒张，血管通透性增高，血压降低等；通过 H_2 受体产生的主要不良反应有刺激胃液分泌增多，支气管、小肠平滑肌收缩，微血管通透性增高等[1]。

组胺、缓激肽一类的物质具有血管扩张作用，超过一定剂量会使血压快速降低，对人体产生危害。故来自动植物、微生物发酵提取物及生产过程中有可能混入组胺类或类组胺类物质的原料和注射剂（静脉），应建立相应的安全性检查，如抗生素、中药注射剂、氨基酸、多肽类等[2]。目前，针对这一类物质的安全性检查方法主要有两种，分别为基于 H_1 受体的降压物质检查法（猫血压法）和基于 H_2 受体组胺类物质检查法（豚鼠离体回肠收缩法）[3-6]。

《中国药典》1985 年版首次收载了降压物质检查法，当时使用的动物为猫或狗，一直沿用至 2000 年版基本一致；2005 年版则把所使用的动物明确为猫，删除了狗；发展至 2010 年版，在保留原有的降压物质检查法的基础上，二部附录《化学药物注射剂安全性检查法应用指导原则》增加了组胺类物质检查项；2015 年版首次收载了组胺类物质检查法（豚鼠离体回肠收缩法），并明确该方法可以作为降压物质检查法的补充和相互替代方法。

2　检测技术与方法[3-6]

2.1　基本原理

本法系将一定浓度的供试品和组胺对照品依次注入离体豚鼠回肠浴槽内，分别观察出现的收缩反应幅度并加以比较，以判定供试品是否符合规定的一种方法。

2.2　方法详解

2.2.1　溶液配制

2.2.1.1　回肠肌营养液、对照品溶液的制备

依法[4]配制 A 液、B 液回肠肌营养液和对照品溶液。A 液：氯化钠 160.0 g、氯化钾 4.0 g、无水氯化钙

2.0 g、无水氯化镁 1.0 g、十二水合磷酸氢二钠 0.10 g 加纯净水溶解,定容至 1000 ml;B 液:硫酸阿托培南 0.5 mg、碳酸氢钠 1.0 g、葡萄糖(含 1 个结晶水)0.5 g,加纯净水溶解,加 A 液 50.0 ml,混合后定容至1000 ml;对照品溶液:精密称取磷酸组胺对照品适量,按组胺计算,加水溶解并定量稀释制成 1.0 mg/ml。

2.2.1.2 对照品稀释液的制备

试验当日,精密量取组胺对照品溶液适量,用氯化钠注射液配制成一系列浓度稀释液,用于摸索高、低剂量组(d_{SH}、d_{SL})。需要根据药液加入体积和浴槽 B 液的体积计算对照品稀释液浓度。如浴槽 B 液25 ml,加入药液 1.0 ml,则相当于稀释了 26 倍,要配制终浓度 26 倍的原溶液进行实验。后边的供试品溶液配制液也需要通过此换算。

2.2.2 实验动物

健康合格的成年豚鼠,雌雄均可,雌者无孕,体重 250~350 g。

2.2.3 实验方法

2.2.3.1 离体豚鼠肠道平滑肌的制备[4]

健康成年豚鼠,雌雄不限,禁食 24 小时,用锤子敲击动物头部致昏,立即剖腹取出离盲肠最近的回肠一段,仔细分离肠系膜,注意避免因牵拉使回肠受损。剪取 2~3 cm 长,用注射器抽取 B 液,小心冲洗出肠段内容物。将肠段下端固定于离体器官恒温水浴装置的浴槽底部,上端用线与张力传感器相连;浴槽中事先放入 B 液(10~30 ml),通入 95%O_2 和 5%CO_2 的混合气体,维持恒温 35℃,通过桥式放大器连接入多道生理记录仪记录回肠收缩曲线。选择 1 g 的预负荷并根据其灵敏度加以调节。回肠放入浴槽后,静置30 分钟,开始注入药液。

2.2.3.2 药物的注入

每次注入药液前,使用溢出的方法,用 B 液冲洗浴槽 3 次。每次注入药液适量至浴槽 B 液中,相邻两次给药的间隔时间约为 2 分钟,每次给药前在前一次反应恢复稳定后进行。

2.2.3.3 对照品高、低剂量组终浓度的确定

依法[6]将上述系列对照品稀释液依次加入浴槽,选择适当浓度的对照品稀释液作为高、低剂量组(d_{SH}、d_{SL}),使 d_{SH} 应不致使回肠收缩达到极限,d_{SL} 所致反应值约为 d_{SH} 的一半,调节剂量使可重复出现。一般组胺高低剂量的终浓度为 10^{-6}~10^{-8} g/ml,注入体积 0.2~1.0 ml 为宜。

2.2.3.4 设定限值前研究[4]

在确定限值前,应考察供试品对组胺对照品引起的离体豚鼠回肠收缩反应的干扰(抑制或增强),求得最大无收缩干扰浓度。若供试品的处方、生产工艺等任何有可能影响实验结果的条件发生改变时,需重新进行干扰试验。干扰试验按组胺类物质检查法,依下列顺序准确注入加入高、低剂量对照品稀释液的供试品稀释液,d_{SL+T}、d_{SL}、d_{SH+T}、d_{SH} 重复一次,如所致的反应值 d_{SL+T}、d_{SH+T} 与对应的 d_{SL}、d_{SH} 基本一致,可认为公式品不干扰组胺物质检查;否则该品种不适合设立组胺物质检查项,建议设立降压物质检查项。同时应进行本法与降压物质检查法符合性的研究。

2.2.3.5 设定限值[4]

除特殊要求外,组胺类物质检查限值原则上与降压物质检查限值一致,以临床单次用药剂量 1/5~5倍量和每千克体重 0.1 μg 组胺剂量计算注射剂含组胺类物质检查限值,其计算公式为:限值 L=K/M,其中 K值为人每千克体重接受的组胺量(0.1 μg/kg),M 为降压物质检查限值(mg/kg、ml/kg、IU/kg)。例如:某样品降压物质检查限值为 0.1 mg/kg,即 M=0.1 mg/kg,代入公式得该样品组胺类物质检查限值 L 为 1 μg/mg。供试品剂量应低于最大无收缩干扰剂量。抗肿瘤药、心血管药等急重病症用药应采用高限。

2.2.3.6 供试品溶液的配制

首先要计算供试品最小有效稀释浓度。按《中国药典》规定[4]供试品与 d_{SL} 的回肠收缩对比,样品中的组胺浓度要小于或等于对照品的组胺浓度才能符合规定,因此 $C_T \times L \leqslant C_{SL}$,其中 C_{SL} 为对照品低剂量终浓度,C_T 为供试品最小有效稀释浓度(终浓度),L 为品种项下规定限值。计算得 C_T 则为原供试品溶液浓度,记为 d_T。如供试品不引起回缩需要配制添加组胺对照的供试品溶液,则需要配制 2 倍浓度原供试品溶液浓度记为 $2\,d_T$。分别取等体积 $2\,d_T$ 与 $2\,d_{SH}$、$2\,d_{SL}$ 混合配制成 d_{SH+T}、d_{SL+T}。例如:某样品规定每 1 mg 样品中含组胺类物质的量应小于 1 μg,即 L=1 μg/mg,若对照品低剂量组终浓度选择为 0.01 μg/ml,即 C_{SL}=0.01 μg/ml,则代入公式得 $C_T \leqslant 0.01$ mg/ml。若浴槽终体积为 26 ml,则原供试品溶液浓度为 0.26 mg/ml 记为 d_T,2 倍浓度原供试品溶液浓度为 0.52 mg/ml 记为 $2\,d_T$,d_{SL}=0.26 mg/ml,$2\,d_{SL}$=0.52 mg/ml。

2.2.3.7 供试品组胺类物质检查

依法[7]对样品进行组胺类物质检查,按下列次序注入:d_{SL}、d_T、d_T、d_{SL}、d_{SH},记录回肠收缩张力。

2.2.4 结果判定

测量每个剂量回肠收缩的幅度。如所致的反应值 $d_{SH} > d_{SL}$ 判定试验有效。如供试品溶液引起回肠收缩,则分别计算 d_{SL}、d_T 所致反应的平均值。若所致反应的均值 $d_T < d_{SL}$,即判定供试品组胺类物质检查符合规定;若所致反应的均值 $d_T > d_{SL}$,即判定供试品组胺类物质检查不符合规定。如供试品不引起回肠收缩,则按下列次序注入 d_{SH}、d_{SL+T}、d_{SH+T}、d_{SL},重复一次,若供试品组胺溶液产生的收缩与对应组胺对照液高、低剂量的收缩基本一致,可判定供试品组胺类物质检查符合规定;若供试品组胺溶液产生的收缩不相符,即减少或无收缩,或不能重复出现,则此检查结果无效,应进行供试品的降压物质检查。

3 操作要点及注意事项

3.1 操作要点

3.1.1 动物要求

(1)实验证实纯种动物对组胺的反应更为灵敏,收缩值高,灵敏度也较为稳定。因此使用纯种动物是保证实验顺利的基础。

(2)动物体重应严格控制在 250~350 g,动物体重过大、过小灵敏度均难以重复。

(3)禁食时间对豚鼠的肠道平滑肌功能有直接影响,故动物禁食应控制在 24 小时左右,禁食后未使用的动物近期内不应用于本实验。

3.1.2 肠管处置

(1)剖腹取出回肠一段(选用远端小肠,因为此段最敏感),注意避免因牵拉使回肠受损,肠系膜不必要全部分离,容易损伤肠管,少带一些血管组织,肠管更有活力。

(2)新鲜取出的肠管应立刻浸泡至营养液 B 中。

(3)肠管剪取 2~3 cm 长,具体长度应依据浴槽高度取舍。

(4)剪取后立即使其在营养液中平衡一段时间,并在 20 分钟内开始给予组胺。

(5)离体肠管可以保存于 B 液中,至 2~8℃冰箱中冷藏,通入氧气,24 小时内可以使用。冰箱中保存的离体肠管使用时宜挂在浴槽内 1 小时左右后再开始试验。

3.1.3 预负荷

对于准确记录组胺引起的回肠收缩值十分重要,调零后应预加负荷 1 g 左右,调节使其对收缩的反应最为灵敏。在肠管平衡的过程中,因肠管松弛,预加的负荷值会降低,必要时应调整使其对收缩的反应最为灵敏。但在确定了 d_{SH}、d_{SL} 后,则不应调整,否则可能引起 d_{SH}、d_{SL} 的收缩高度改变,失去意义。

3.1.4 干扰的判断

干扰的判断是试验过程的重要影响因素。试验中有时灵敏度的下降与样品干扰引起的回肠收缩降低难以区分,应静置或冲洗浴槽使灵敏度恢复后重新试验。建议先取一段肠管,以组胺对照液 10^{-9}、10^{-8}、10^{-7}、10^{-6} g/ml……依次给予,观察肠管收缩,以确定所用动物的最佳剂量范围;要注意的是如果组胺对照液的浓度过高,有可能使肠管收缩难以恢复,应更换肠管。

3.2 注意事项

(1) 注意保持肠管通畅,勿使其封闭。

(2) 不要把药物直接滴加到回肠上。

(3) 每次加的营养液保持平等。

(4) 药物作用明显后,尽早冲洗。

(5) 每次给药前应在前一次反应恢复后进行。

(6) 临床剂量太高的品种也不太适合建立该方法。

4 国内外技术方法对比及展望

国内外药典收载的降压物质检查方法略有不同,收载情况见表 8-33。

表 8-33 国内外常见降压物质检查方法收载情况

药典	检测方法	各论涉及品种
BP 2015	猫血压法	0
	豚鼠离体回肠收缩法	5
ChP 2010	猫血压法	23
	豚鼠离体回肠收缩法	0
EP 8.0	猫血压法	0
	豚鼠离体回肠收缩法	5
IP 4	猫血压法	4
JP 16	没有收载	—
USP 38	没有收载	—

国内外药典收载的降压物质检查在方法学具体要求方面也有些不同,具体见表 8-34。

表 8-34 国内外常见药典收载的降压物质检查方法比较

检测方法	猫血压法	豚鼠离体回肠收缩法
药典	BP 2015、ChP 2010、EP 8.0、IP 4	BP 2015、ChP 2010、EP 8.0
基本原理	通过静脉注射限值剂量供试品,观察对麻醉猫的血压反应,以判定供试品中所含降压物质的限值是否符合规定	将一定浓度的供试品和组胺对照品依次注入离体豚鼠回肠浴槽内,分别观察出现的收缩反应幅度并加以比较,以判定供试品是否符合规定
不合格结果表明	供试品中含有限值以上的影响血压反应的物质,临床用药时可能引起急性降压不良反应	供试品含有组胺和(或)类组胺物质,在临床上可能引起血压下降和类过敏反应等严重的不良反应

续表

检测方法	猫血压法	豚鼠离体回肠收缩法
优点	(1) 实验前动物不需禁食; (2) 相关试剂及样品等配制的品类少,简便; (3) 体内实验,更接近临床反应,抗干扰能力强,稳定性高,恢复稳定耗时短; (4) 没有降压反应样品也可以下结论无需重复实验; (5) 临床剂量较高的品种也适用	(1) 不需麻醉,取材便捷,实验操作简单; (2) 动物洁净卫生容易获得; (3) 使用小动物替代大动物,体外实验替代体内实验符合 3R 原则; (4) 可以同时开展多批样品检查
缺点	(1) 活体实验,需要麻醉,手术,动物麻醉剂量不好把握,耗时长,并潜在麻醉过程中死亡发生; (2) 猫不易购买,市售家猫品种杂、个体间差异大,健康水平参差不齐,无法对微生物寄生虫等进行控制,给实验操作者安全带来隐患 (3) 不能同时开展多批样品检查; (4) 中药注射剂成分复杂,容易出现假阳性	(1) 实验前24 h 动物禁食; (2) 相关试剂及样品等配制的品类多,复杂; (3) 体外实验,抗干扰能力相对较差,稳定性较差,恢复稳定耗时长; (4) 不引起收缩样品需要加入组胺对照品重新进行实验,比较复杂,耗时长; (5) 临床剂量高的品种一般干扰严重
动物	猫	豚鼠
所需试剂	生理盐水、麻醉剂、抗凝剂、组胺对照品	回肠营养液 A 液、B 液、组胺对照品
仪器	天平、压力传感器、多导生理记录仪	天平、压力传感器、多导生理记录仪
检测指标	血压	张力
指标检测方法	压力传感器	张力传感器
计算方法	测量尺或分析软件	测量尺或分析软件

降压物质检查法(猫血压法)所使用的动物为猫,由于实验用猫需求量少,国外实验用猫的品种也非常少,引进比较困难,所以实验用猫尚未标准化生产,多数实验室采用的为市售家猫。家猫来源复杂,个体间差异大,健康水平参差不齐,无法对微生物寄生虫等进行控制,给实验操作者带来较大安全隐患。

组胺检查法是豚鼠离体回肠收缩法在药品检验领域的应用。该法是一种成熟的药理实验方法,在基础药理研究领域应用广泛,其作用机制、拮抗剂与激动剂的类型与剂量等基础研究均细致深入。本法在借鉴的基础上,对试验条件、结果判定等进行了明确与改良。此外,该方法所使用的动物豚鼠是常规标准化实验动物,来替代猫进行实验更符合实验动物福利"3R"原则。

参考文献

[1] 任莉莉,护士继续教育手册[M].郑州:河南科学技术出版社,1999.

[2] 国家药典委员会.国家药品标准工作手册[S].中国医药科技出版社,2013 年.

[3] BP 2015[S].Vol Ⅳ.Appendix ⅩⅣ F. Test for Depressor Subastances;ⅩⅣ G. Test for Histamine.

[4] 国家药典委员会.中华人民共和国药典[M].北京:中国医药科技出版社,2010.

[5] EP 8.0[S].VolumeⅡ. 2.6.10 Histamine; 2.6.11 Depressor Substances.

[6] IP 4[S].Volume2. 3.6 Test for histamine-like Subastances.

[7] 中国药品生物制品检定所,中国药品检验总所.中药品检验标准操作规范[S].中国医药科技出版社,2010.

起草人:冼静雯　王　平(深圳市药品检验研究院)

审核人:王志斌(北京中医药大学)

胡宇驰(北京市药品检验所)

第十一节　过敏反应检查法（通则 1147）

1　概述

过敏反应是一种变态反应,当致敏原(抗原)进入机体时,通过免疫机制,刺激机体产生相应抗体,这种抗体附着在肥大细胞上,当同样的抗原再次进入机体时,与相应的抗体结合,促使肥大细胞释放组胺等物质,从而引起局部水肿、呼吸困难、窒息、痉挛,甚至休克死亡[1]。

过敏反应目前普遍接受的分类大概分为四个[2]:Ⅰ型过敏反应又称快发或速发过敏反应,是由 IgE 介导,主要表现为荨麻疹、过敏性休克、支气管哮喘、变应性鼻炎、胃肠道与皮肤过敏反应等;Ⅱ型过敏反应又称细胞毒型或溶细胞型,是由 IgG 介导,主要表现为库姆斯试验阳性的溶血性贫血,粒细胞减少和血小板减少性紫癜;Ⅲ型过敏反应又称免疫复合型或血管炎型,是由 IgG、IgM 介导,主要表现为局部性肺炎、血管炎、狼疮样反应、肾小球肾炎等;Ⅳ型过敏反应又称迟发型或结核菌素型,由 T 淋巴细胞介导,主要表现为接触性皮炎。

过敏反应检查法为注射给药的全身主动过敏反应试验。系将一定量的供试品溶液注入豚鼠体内,间隔一定时间后静脉注射供试品溶液进行激发,观察动物出现过敏反应的情况,以判定供试品是否引起动物全身过敏反应的检查方法。

目前,《美国药典》32 版、《英国药典》2009 版、《欧洲药典》6.0 版和《日本药局方》15 版的附录中均未见本过敏反应检查法的收载和说明。2000 年版以前《中国药典》的附录中没有收载过敏反应检查法,《中国药典》2000 年版只在细胞色素 C 溶液等品种项下有过敏试验的具体检查项,《中国药典》2005 年版附录中首次收载了过敏反应法(附录ⅪK),所载的过敏反应检查法属于主动全身过敏试验(Active Systemic Anaphylaxis,ASA)方法的范畴,属于 IgE 介导的 Ⅰ 型过敏反应,《中国药典》2010 年版又进行了修订,对动物出现的过敏反应症状进行了细化和界定,修订后的过敏反应检查法将更便于检查人员的操作与结果判定。《中国药典》2015 年版四部[4]中继续收载过敏检查法,未对 2010 年版收载方法进行修订。

2　检测技术与方法

2.1　方法详解

2.1.1　动物的选择

豚鼠为现今公认的对致敏物质比较敏感的动物,常用于过敏反应或变态反应的研究,因此选择豚鼠进行过敏试验检查。豚鼠应健康合格,体重 250~350 g,雌雄兼用,雌鼠应无孕。受我国实际情况的制约,目前药典方法中对豚鼠的级别和种系暂无规定。但应避免饲养条件、豚鼠健康状况等除供试品以外的其他因素对试验产生干扰影响。为避免供试品间发生相互作用、交叉过敏或前次试验中可能诱导产生抗体等情况对试验结果产生干扰,本试验所用的豚鼠不得重复利用,也不应采用进行过其他试验后的豚鼠。在试验前和试验过程中,均应按正常饲养条件饲养,对于新进试验豚鼠应进行适应性饲养和检疫,以保障试验用豚鼠健康合格。

2.1.2 供试品溶液的制备

供试品溶液的浓度和制备方法,与药品本身的特性和临床给药浓度等相关,一般在药品质量标准中进行详细明确的规定,试验中根据各药品项下规定进行。配制供试液的过程应注意无菌操作,避免过敏原的引入,干扰试验。

2.1.3 豚鼠致敏

由于腹腔注射操作简便,便于多次给药,且吸收速度与静脉给药相似,因此一般采用腹腔注射的给药途径。根据供试品的具体情况,结合临床给药途径,也可选择其他适宜的给药途径,如皮下注射、静脉注射等。供试品溶液致敏剂量和频率,一般为每只豚鼠隔日每次注射 0.5 ml,共进行 3 次致敏。如另有规定,应根据药品质量标准中的规定进行。致敏后每日观察每只动物的行为和体征,首次致敏称量并记录每只动物的体重。

2.1.4 豚鼠激发

激发前称量并记录每只动物的体重,然后将 6 只动物均分成 2 组,每组 3 只。一组在首次注射后第 14 日进行激发,另一组在首次注射后第 21 日进行激发,一般激发剂量大于致敏剂量,每只动物静脉注射供试品溶液 1 ml,观察激发后 30 分钟内动物有无过敏反应症状。激发时应注意供试品浓度、给药剂量和给药速度对动物过敏反应发生的影响,排除类过敏反应。静脉注射进行激发时应保证足量、一次性快速地将供试品溶液注射入动物体内。检查中应注意观察动物的行为和体征,至少记录首次致敏前和激发前动物的体重,以说明动物的饲养情况,判断动物是否出现异常情况或毒性反应。激发前需仔细观察动物的一般状态,以便于区分激发后动物过敏反应症状与动物自主行为。

2.1.5 激发症状观察

静脉注射供试品溶液 30 分钟内,观察动物是否出现按下表所列症状或其他症状。应仔细进行观察,记录每只动物出现的情况;动物过敏反应的症状需要试验人员根据经验进行客观判断,注意排除动物偶发反应,更要避免持续时间较短的过敏反应被忽略。最好能够记录症状出现的时间和恢复的时间,便于结果判断。

1 不安宁	7 呼吸急促	13 二便失禁
2 竖毛	8 流泪	14 步态不稳或倒地
3 发抖	9 紫癜	15 痉挛或抽搐
4 频繁搔鼻	10 呼吸困难	16 潮式呼吸
5 连续喷嚏 3 声	11 干呕	17 休克
6 连续咳嗽 3 声	12 喘息	18 死亡

2.2 结果判断及评价

静脉注射供试品溶液后 30 分钟内,不得出现过敏反应。如有在同一只动物上出现竖毛、发抖、干呕、连续喷嚏 3 声、连续咳嗽 3 声、紫癜和呼吸困难等现象中的 2 种或 2 种以上,或出现二便失禁、步态不稳或倒地、抽搐、休克、死亡现象之一者,判供试品不符合规定。

个别豚鼠日常活动中可偶现喷嚏、咳嗽等，《中国药典》2015 年版规定[3]了喷嚏、咳嗽发生频次为连续 3 声，以排除动物的偶发行为对结果判断的干扰。此外《中国药典》2010 年版明确了在同一只动物上出现竖毛、发抖、干呕、连续喷嚏 3 声、连续咳嗽 3 声、紫癜和呼吸困难等现象中的 2 种或 2 种以上，判定供试品不符合规定，用以排除 2 只或 2 只以上的动物上各出现一种偶发的自主行为时对试验结果判断造成干扰的情况。

3　操作要点及注意事项

（1）动物的饲养要规范，避免因动物质量波动因素导致的动物表现对结果的影响。

（2）腹腔注射和静脉注射药物的准确性，配制溶液的浓度应准确，给药时注意不要泄漏。激发注射药物时，应注意给药速度。

4　国内外技术方法对比及展望

《中国药典》设置过敏反应检查法是考虑中国药品现状而制定动物试验过敏反应检查法，随着药学研究的发展，简单的动物试验过敏反应检查法应逐渐退出药品标准。因此，需要指出动物过敏反应检查法是没有更好方法时候的检查方法，当存在特异性好的方法时应采用特异性的方法。如有过敏原量化控制的检查方法，如改进生产工艺后没有大分子的杂质，或者采用理化方法测定过敏原的含量后，可以不必制定动物试验的过敏反应检查法。对原料系动物来源或微生物发酵提取物，组分结构不清晰，或者可能污染异源蛋白或未知过敏反应物质的药物，缺乏相关的理化分析方法且临床发现过敏反应的药物，尤其是注射剂或注射剂原料，应认为必须考虑制定过敏反应检查项。

过敏反应检查法的发展趋势，应该是减少动物的使用，测定量化的指标。从文献报道来看，被动皮肤过敏试验（PCA 试验）、豚鼠最大化试验（GPMT）、小鼠耳肿胀试验、小鼠局部淋巴结试验等都是基本在国际上得到公认的致敏反应检查法，今后也可能用于药品的质量控制。酶联免疫吸附法、免疫扩散法，红细胞凝聚法等，都有探索可能用来直接进行杂质的控制，也有可能用来替代动物试验的过敏反应检查法。

参考文献

[1] 陈奇 . 中药药理研究方法学[M].北京:人民卫生出版社,2006.

[2] 陈慰峰 . 医学免疫学(第 3 版)[M].北京:人民卫生出版社,2001.

[3] 国家药典委员会 . 中华人民共和国药典[M].北京:中国医药科技出版社,2010.

[4] 国家药典委员会 . 中华人民共和国药典[M].北京:中国医药科技出版社,2015.

起草人:郭玉东(北京中医药大学)

左泽平(北京市药品检验所)

审核人:王志斌(北京中医药大学)

胡宇驰(北京市药品检验所)

第十二节 溶血与凝聚检查法（通则1148）

1 概述[1]

溶血与凝聚检查法（test for haemolysis and agglomeration）系将一定量供试品与2%兔红细胞混悬液混合，温育一定时间后，观察其是否引起红细胞的溶血与凝聚反应，以判定供试品是否符合规定。

溶血与凝聚 溶血系指红细胞破裂，血红蛋白等逸出，即红细胞溶解；溶血分为免疫性溶血和非免疫性溶血。免疫性溶血是药物通过免疫反应产生抗体而引起的溶血，为Ⅱ型和Ⅲ型过敏反应；非免疫性溶血包括药物为诱发因素导致的氧化性溶血和药物制剂引起血液稳态的改变而出现的溶血和红细胞凝聚等。本法测定的是非免疫性溶血。凝聚系指红细胞叠连或聚集成团，摇之不散，凝聚的红细胞会形成不同大小的血栓阻塞动脉或静脉，引起血液循环功能障碍，造成临床不良反应。

溶血与凝聚检查的目的 确定供试品中是否含有超出限量的致红细胞溶血或凝聚的物质，防止注射液应用于临床时引发与红细胞溶血或凝聚相关的不良反应，保证用药安全。

2 检测技术与方法

2.1 溶血与凝聚检查法的原理

溶血与凝聚检查所规定采用的供试品浓度一般不低于临床使用浓度，血管内给药通常为临床使用浓度，非血管内给药通常为临床使用浓度的1/3，同时经实验研究证明该浓度不引起体外红细胞的溶血或凝聚反应；以规定的供试品浓度进行检查，在规定的时间内，如果阴性对照管无溶血和凝聚发生，阳性对照管有溶血发生，而供试品管出现溶血或凝聚反应，表明供试品污染了超出限量的致溶血或凝聚的物质，提示临床应用时可能引发与红细胞溶血或凝聚相关的不良反应。

2.2 检查法

2.2.1 设定限值

2.2.1.1 设定限值前研究

对注射剂原液和稀释液进行溶血与凝聚实验研究，采用目测、比色法和显微镜下观察的方法，观察溶血和凝聚是否发生，确定无溶血和凝聚的最大浓度。

2.2.1.2 设定限值 以无溶血和凝聚的最大浓度的1/2作为限值浓度，一般应不低于临床最大使用浓度，如注射剂原液无溶血和凝聚反应则以原液浓度为限值。

2.2.2 检查法

（1）按《中国药典》的规定制备2%红细胞混悬液。

（2）按品种项下规定的浓度制成供试品溶液。

（3）取洁净玻璃试管 5 只，编号，1、2 号管为供试品管，3 号管为阴性对照管，4 号管为阳性对照管，5 号管为供试品对照管。各管分别按《中国药典》溶血与凝聚检查法表中所示，依次加入 2% 红细胞悬液、0.9% 氯化钠溶液、纯化水，混匀后，立即置 37±0.5℃ 的恒温箱中进行温育。3 小时后观察溶血和凝聚反应。当阴性对照管无溶血和凝聚发生，阳性对照管有溶血发生，若 2 支供试品管中的溶液在 3 小时内均不发生溶血和凝聚，判定供试品符合规定；若有 1 支供试品管的溶液在 3 小时内发生溶血和（或）凝聚，应设 4 支供试品管进行复试，其供试品管的溶液在 3 小时内均不得发生溶血和（或）凝聚，否则判定供试品不符合规定。

2.3 检测方法的特点及适用性

2.3.1 方法特点

本法为体外试验；供试品浓度一般为临床使用浓度；试验用红细胞取自家兔；试验设置阳性对照管、阴性对照管、供试品管和供试品对照管；试验结果用肉眼或显微镜（凝聚反应）进行观察；在规定的时间内，阴性对照管无溶血和凝聚发生，阳性对照管有溶血发生时，才能对供试品结果作出判断。

2.3.2 方法的适用性

可能引起非免疫性溶血反应的注射剂、中药和天然药物注射剂一般均应设置溶血与凝聚检查项。

化学药物的活性成分及其代谢物、辅料、有关物质及理化性质（如 pH 值、渗透压等）均有可能引起溶血性的发生。因此，凡是可能引起免疫性溶血或非免疫性溶血反应的化学药物注射剂均应设置溶血与凝聚检查项。

某些中药注射剂，由于含有溶血成分或物理、化学及生物等方面的原因，在直接注入血管后可产生溶血作用；也有些注射剂中因含有杂质等成分，注入血管后可产生血细胞凝聚，引起血液循环功能障碍等不良反应；另外，因中药制剂的成分复杂，也存在因免疫反应引起的免疫性溶血。

2.3.3 方法局限性

（1）本法为体外法，药物的体外与体内的作用有一定相关性，但溶血反应发生机制复杂，体外试验无法全面准确反映药物在体内的作用；根据临床前和临床研究的结果，发现目前临床前体外溶血试验绝大多数为阴性结果，但临床应用过程中却有许多阳性结果的相关报道，即存在临床前和临床应用结果不一致的问题。

（2）试验使用的家兔红细胞无商品化供应，如饲养家兔还需建造和维护动物房，成本较高；兔与人红细胞有一定相似性，但存在种属差异。

（3）肉眼观察法存在观察者间的个体差异，有色泽中药注射剂对结果判断的影响较大，不易评价溶血程度。

3 操作要点与注意事项[2,3]

3.1 家兔

（1）用于溶血与凝聚实验的家兔应购自具有实验动物生产许可证的供应商，并且每批实验动物均具有质量合格证，饲养家兔的实验室应具有实验动物使用许可证。

(2) 家兔应饲喂具有实验动物饲料生产许可证供应商提供的合格饲料。

(3) 家兔所饮用的水,应符合相应等级实验动物的饮用水标准(基础级实验动物的饮水应当符合 GB5749《生活饮用水卫生标准》,清洁级及其以上级别实验动物的饮水应达到无菌要求)。

3.2　实验环境

应具有独立的家兔饲养室、实验室。进行采血操作时,实验室应有足够的照度。

3.3　器具

采血用注射器应干燥、无菌、无热原;或采用适宜有效的方法除菌除热原。直接接触血液的容器具、玻璃珠或玻璃棒等应干燥洁净。选择的针头规格应与家兔采血需要相适应;注射器规格应与采血量相适宜。

3.4　采血

(1) 固定家兔。

(2) 既可自心脏采血,也可自耳动脉采血。采血前应使用酒精棉球对家兔皮肤表面(心脏采血)或耳血管穿刺部位(耳动脉采血)进行消毒,待酒精挥发后,再开始采血。血管穿刺时,针头应斜面向上,进入血管后再向前插入适宜距离。

(3) 采血时,应以均匀适宜的速度拉动针栓,避免产生气泡。

(4) 采血结束时,应以消毒棉球按压进针部位,防止出血。采血结束后,应尽快取下针头,将注射器内的血液沿锥形瓶壁转移至盛有玻璃珠的锥形瓶内。

(5) 采血结束后,家兔可回到饲养区,恢复饮食饮水。

3.5　脱纤血的制备

(1) 将血液转移至盛有玻璃珠的锥形瓶后,按照同一方向适度旋转晃动,约 10 分钟,待纤维蛋白缠绕在玻璃珠上之后,即可将纤维蛋白移出使成脱纤血,加入约 10 倍于脱纤血体积的 0.9% 氯化钠溶液,混合。

(2) 或将血液转移至锥形瓶后,以玻璃棒按照同一方向适度旋转搅动,约 10 分钟,待纤维蛋白缠绕在玻璃棒上之后,即可将纤维蛋白移出使成脱纤血,加入约 10 倍于脱纤血体积的 0.9% 氯化钠溶液,混合。

3.6　血细胞悬液的配制

(1) 应按规定的速度和时间(每分钟 1000~1500 转,离心 15 分钟)离心;注意离心的速度、时间及温度对试验结果的影响。

(2) 小心去除上清液后,再次加入洗涤液(0.9% 氯化钠溶液),应采用适宜方法(如用玻璃棒轻轻搅动)使红细胞重新悬浮后离心。离心次数以上清液不显红色为度,通常 2~3 次即可。如上清液残留红色,会影响肉眼对结果的判断;洗至上清液不显红色即止,则有助于防止过多离心对红细胞造成的损伤。

(3) 上清液不显红色后,即可弃去上清液,量取压积红细胞,按体积比,以 0.9% 氯化钠溶液配制 2% 红细胞悬液。

(4) 通常,2% 红细胞悬液为临用现配。

3.7 受试物溶液的制备

(1) 按品种项下规定的溶剂种类与体积制备供试品溶液,混合均匀。

(2) 受试物溶液管指加入规定量的 2% 红细胞悬液、0.9% 氯化钠溶液、供试品溶液;阳性对照管指加入规定量的 2% 红细胞悬液、纯化水;阴性对照管指加入规定量的 2% 红细胞悬液、0.9% 氯化钠溶液;供试品对照管指加入规定量的 0.9% 氯化钠溶液、供试品溶液。

(3) 按品种项下规定的配比制备受试物溶液;加入顺序依次为 2% 红细胞悬液、0.9% 氯化钠溶液、供试品溶液(供试品管)或 0.9% 氯化钠溶液(阴性对照管)或纯化水(阳性对照管);必要时,可轻轻吹打使受试物溶液混合均匀。

(4) 应按规定设置受试物溶液管(《中国药典》2015 年版一部各论项下灯盏细辛注射液、注射用双黄连还规定了基准管)、阴性对照管、阳性对照管(《中国药典》2015 年版四部通则 1148 规定为纯化水;灯盏细辛注射液、注射用灯盏花素规定为蒸馏水;注射用双黄连未规定设置阳性对照管)和供试品对照管。

3.8 实验及观察

(1) 将受试物溶液管、阴性对照管、阳性对照管和供试品对照管封口,同时置于 37℃±0.5℃ 的恒温箱中进行温育。

(2) 按品种项下规定的时间点对各管是否出现溶血和凝聚反应进行观察和记录。

(3) 如试管中的溶液呈澄明红色,管底无细胞残留或有少量红细胞残留,表明有溶血发生;如红细胞全部下沉,上清液无色澄明,则表明无溶血发生。如受试物管红细胞全部下沉,上清液有色澄明,但肉眼观察与供试品对照管颜色相比,无明显差异,则表明无溶血发生。若溶液中有棕红色或红棕色絮状沉淀,轻轻倒转 3 次仍不分散,表明可能有红细胞凝聚发生,应进一步置显微镜下观察,如可见红细胞聚集表明有凝聚发生。实验中阳性对照管应有溶血发生;直至实验结束,阴性对照管不应出现溶血和凝聚。

3.9 结果判断

(1) 当阴性对照管无溶血和凝聚发生,阳性对照管有溶血发生,若每支供试品管(《中国药典》2015 年版四部通则 1148 规定设 2 支供试品管);或品种项下规定的基准管(灯盏细辛注射液设 1 支基准管),在规定的时间(3 小时内)均未发生溶血或凝聚,判定供试品符合规定。

(2) 当阴性对照管无溶血和凝聚发生,若品种项下规定的每支基准管(注射用双黄连设 1 支基准管),在规定的时间(注射用双黄连规定为 2 小时)内均未发生溶血或凝聚,判定供试品符合规定(注射用双黄连未设阳性对照)。

(3) 阴性对照管无溶血和凝聚发生,阳性对照管有溶血发生,若有 1 支供试品管在规定的时间内发生溶血和(或)凝聚,应设 4 支供试品管进行复试,其供试品管的溶液在 3 小时内均不得发生溶血和(或)凝聚,否则判定供试品不符合规定(一部各论项下灯盏细辛注射液、注射用灯盏花素、注射用双黄连无复试规定)。

(4) 阴性对照管无溶血和凝聚发生,阳性对照管有溶血发生,若 2 支供试品管在规定的时间内均发生溶血或凝聚,判定供试品不符合规定。

(5) 当阴性对照管无溶血和凝聚发生,阳性对照管有溶血发生,若品种项下规定的供试品管,或品种项下规定的基准管(灯盏细辛注射液、注射用双黄连设1支基准管),在规定的时间(一般为3小时内;注射用双黄连规定为2小时内)发生溶血或凝聚,判定供试品不符合规定。

4 国内外相关技术方法比对及展望[4,5,6,7]

4.1.1 国内外药典溶血与凝聚检查法的收载情况

国外药典收载情况 《美国药典》第38版、《英国药典》2016年版附录、《欧洲药典》第8版、《日本药局方》第16版均未收载溶血与凝聚检查法,也无进行溶血与凝聚检查项的品种;但有些国外药典和国家标准,在与血液接触的医疗用品质量标准中设有溶血检查项。

《中国药典》收载情况 《中国药典》2005年版一部附录XⅧ B"中药注射剂安全性检查法应用指导原则"中,收载了"溶血与凝聚检查法",各论4个注射剂品种中3个品种项下收载溶血与凝聚检查项。2010年版一部、二部附录均收载了溶血与凝聚检查法,一部4个注射剂品种项下收载溶血与凝聚检查项(灯盏细辛注射液、注射用灯盏花素、注射用双黄连(冻干)、清开灵注射液);二部2个注射剂品种项下收载溶血与凝聚检查项(去乙酰毛花苷注射液;穿琥宁注射液),三部《中国药典》未收载包含溶血与凝聚检查项的品种。2015年版一部4个注射剂品种项下[灯盏细辛注射液、注射用灯盏花素、注射用双黄连(冻干)、清开灵注射液]收载溶血与凝聚检查项;二部4个注射剂品种项下收载溶血与凝聚检查项;三部未收载包含溶血与凝聚检查项的品种。

可以看出,从1995年到2015年,《中国药典》设置溶血与凝聚检查项的品种数有一定变化,2015年版较2010年版设置溶血与凝聚检查项的品种数变化不大。

《中国药典》2015年版一部4个注射剂[灯盏细辛注射液、注射用灯盏花素、注射用双黄连(冻干)、清开灵注射液]品种项下,仅清开灵注射液溶血与凝聚检查项依《中国药典》2015年版四部通则1148法检查,灯盏细辛注射液、注射用灯盏花素、注射用双黄连(冻干)溶血与凝聚检查项则分别依据各自品种项下规定的方法进行检查。上述3个品种规定采用的方法与《中国药典》2015年版四部通则1148差异明显,例如3个品种均无详细的结果判定方法,也无复试规定;注射用双黄连(冻干)未规定设置阳性对照管,受试物管中的基准管仅设1支,观察时间为2小时;灯盏细辛注射液受试物管中的基准管仅设1支;灯盏细辛注射液、注射用双黄连(冻干)未规定设置供试品对照管;灯盏细辛注射液、注射用灯盏花素阳性对照采用蒸馏水等等。

4.1.2 我国其他涉及溶血与凝聚检查法和检查项的指导原则、国家标准

1978年原卫生部药品生物制品检定所发布了《中草药注射剂对红细胞影响的试验法操作规范》。原国家食品药品监督管理局在2005年发布了《化学药物刺激性、过敏性和溶血性研究技术指导原则》《中药、天然药物刺激性和溶血性研究的技术指导原则》,提出了新药研究中溶血性试验的要求。2014年又进行了文字修订,更名为《药物刺激性、过敏性和溶血性研究技术指导原则》。地方标准、部颁标准、局标和国家注册标准中的部分中药注射剂品种项下收载了溶血与凝聚检查项。

《中国药典》2015年版四部通则1148溶血与凝聚检查法采用常规的体外溶血试验,即试管观察法。

原国家食品药品监督管理局《化学药物研究技术指导原则》(2005年版)和《中药、天然药物研究技术指导原则》(2005年版)中,分别包含注射剂的溶血性研究。除了试管观察法外,为了精确检查中药注射剂的溶血性,《中药、天然药物研究技术指导原则》建议在常规方法的基础上,结合分光光度法、体外红细胞计数法、体内红细胞计数及分析法或其他方法进行试验;并说明当采用常规法测定的结果有疑问

或必要时,可采用体外红细胞计数法和分光光度法作为补充方法,辅助判断注射剂的溶血性。当受试物出现体外溶血阳性结果时,还应进行体内溶血性试验,判断是否存在药物诱发溶血性的可能。在2014年版的指导原则中,明确了凡是注射剂和可能引起免疫性溶血或非免疫性溶血反应的其他局部用药制剂均应进行溶血性试验。方法中指出溶血试验包括体外试验和体内试验,常规采用体外试管法评价药物的溶血性,若结果为阳性,应与相同给药途径的上市制剂进行比较研究,必要时进行动物体内试验或结合重复给药毒性试验,应注意观察溶血反应的有关指标(如网织红细胞、红细胞数、胆红素、尿蛋白,肾脏、脾脏、肝脏继发性改变等),如出现溶血时,应进行进一步研究。

溶血反应发生机制复杂,目前尚无标准的临床前体内试验方法以全面评价药物制剂的溶血反应。因此《中药、天然药物研究技术指导原则》建议临床前研究中,在利用常规方法的同时,考虑结合其他的试验方法,特别是在长期毒性试验(静脉给药)中增加或关注相关指标的检查,如网织红细胞是否增高、是否有血红蛋白尿、球形红细胞是否增多,以及骨髓检查是否有溶血性贫血现象等,以综合评价中药注射剂的溶血性,增加与临床人用结果之间的相关性。

参考文献

[1] 国家药典委员会. 中华人民共和国药典[M].北京:中国医药科技出版社,2015.

[2] 中国药品生物制品检定所,中国药品检验所总所. 中国药品检验标准操作规范(2010年版)[M].北京:中国医药科技出版社,2010.

[3] GB14925-2010.中华人民共和国国家标准. 实验动物环境及设施[S].

[4] 国家药典委员会. 中华人民共和国药典(一部)[M].北京:化学工业出版社.2005.

[5] 国家药典委员会. 中华人民共和国药典(一部、二部、三部)[M].北京:中国医药科技出版社,2010.

[6] 国家食品药品监督管理局. 药物研究技术原则(2005年版)[M].北京:中国医药科技出版社,2006.

[7] 国家食品药品监督管理总局通告,2014年第4号.《药物刺激性、过敏性和溶血性研究 技术指导原则》附件4:33-53.

起草人:嵇　扬(中央军委后勤部卫生局药品仪器检验所)

芮　菁(天津市药品检验研究院)

审核人:高　华(中国食品药品检定研究院)

王志斌(北京中医药大学)

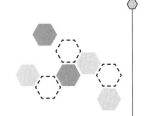

第九章

生物活性测定法（通则 1200）

第一节　抗生素微生物检定法(通则1201)

1　概述

1.1　抗生素的定义

从弗莱明1929年发现第一种抗生素(青霉素)以来,在近一个世纪的时间里,抗生素(antibiotics)领域迅速发展,其含义也在不断被扩展。最初将抗生素定义为:"微生物在代谢中产生的具有抑制它种微生物生长活动、甚至杀灭它种微生物的化学物质"。随着研究的深入,对抗生素的认识亦逐渐完善,抗肿瘤、抗寄生虫等抗生素的不断发现,使得抗生素的作用范围远远超出了对微生物的抑制作用;对抗生素抗菌活性或毒性作用的改造,产生和发展了半合成抗生素;此时抗生素被定义为:"在低微浓度即可对某些生物的生命活性有特异抑制作用的微生物次级代谢产物及其衍生物。"伴随着化学合成工业的迅速发展,一些原来利用生物发酵的抗生素如氯霉素等,已由化学合成方式生产,加之一些全新结构的全合成抗生素,如氨曲南、利奈唑烷等的问世,使得抗生素的内涵进一步扩大,被认为是"生物(包括微生物、植物、动物在内)在其生命活动中产生的,或采用化学合成等方法产生的,能在低微浓度下有选择地抑制或影响它种病原体生长的化学物质的总称"。抗菌活性是指抗菌药物抑制或杀死病原微生物的能力。抗生素的抗菌活性通常用效价单位来表示,如青霉素以青霉素单位也称牛津单位(oxford unit)表示其抗菌活性,最初的定义为"1个青霉素效价单位(μ)为能在50 ml肉汤培养基中完全抑制金黄色葡萄球菌标准菌株发育的最小青霉素剂量"。又如:硫酸链霉素的抗菌活性以链霉素效价单位表示,而链霉素的效价单位又是以活性成分链霉素碱的重量表示,即1链霉素效价单位=1微克链霉素碱。目前以抗生素活性成分的重量计量抗生素的效价单位,即采用1 μg活性成分的重量=1效价单位的表示方法,已经得到人们的普遍认同。

1.2　抗生素微生物检定法

抗生素微生物检定法也称抗生素效价测定方法,是利用抗生素在低微浓度下可选择地抑制或杀死微生物的特点,以抗生素的抗菌活性为指标,来衡量抗生素中的有效成分效力的方法。该法自20世纪40年代建立至今,在各国药典中被普遍采用。虽然伴随着HPLC等化学分析技术的发展,一些抗生素品种的效价测定已被化学分析方法所取代,但由于①微生物检定法可直观、特异地反映出抗生素药品的抗菌活性;②多组分抗生素由于不同活性组分生物活性的差异,化学测定结果难以准确表征组分组成、含量和生物活性间的关系;③许多抗生素品种由于各种原因目前没有适当的化学分析方法表征其活性,故抗生素微生物检定法目前在各国药典中仍占有重要的地位,且短期内化学分析法不可能完全取代微生物检定法。

抗生素微生物检定方法可分为(表9-1):

(1) 稀释法:通过监测等量的试验菌菌液在不同浓度的抗生素液体培养基中的生长情况,观察含不同浓度抗生素的液体培养基中有无细菌的生长,从而测定抗生素最低抑菌浓度(MIC)的方法,常用于新药研制及临床药敏试验等方面。

(2)比浊法:利用微生物生长可使得液体培养基变浑浊的特点,采用分光光度法监测等量的试验菌菌液在不同浓度的抗生素液体培养基中的浊度变化,来衡量抗生素的抑菌效力,可用于抗生素药物的含量(效价)测定。

(3)(琼脂)扩散法:通过测定由不同浓度的抗生素溶液在表面含有试验菌的固体培养基中扩散产生的抑菌圈的大小,来衡量抗生素的抑菌效力,是经典的抗生素含量(效价)测定方法。

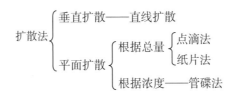

表 9-1　抗生素微生物检定方法比较

	稀释法	比浊法	(琼脂)扩散法
相同点	标准品、供试品抗菌效力的比较		
不同点	在含有不同浓度抗生素的液体培养基中,等量的试验菌菌液受抑制或杀死的情况		在含有特定量试验菌菌液的固体培养基中,不同浓度的抗生素溶液形成透明抑菌圈的情况
	含不同浓度抗生素的液体培养基中有无细菌的生长	用液体培养基的浊度变化反映细菌的生长情况	测定不同浓度的抗生素溶液在固体培养基中产生的抑菌圈大小
	半定量	定量	
目的	抗生素最低抑菌浓度(MIC)的测定	抗生素抑菌效力的测定	
应用	用于新药研制和临床药敏试验等方面	抗生素效力的测定方法	

2　检测技术与方法

抗生素微生物检定法基于量-反应平行线原理,其可表述为"在量-反应的指标中,当抗生素浓度的对数剂量和反应呈直线关系,且供试品和标准品的作用性质相同时,供试品和标准品的两条量-反应关系曲线相互平行"。按《中国药典》四部通则 1201 规定:抗生素微生物检定法系在适宜条件下,根据量反应平行线原理设计,通过检测抗生素对微生物的抑制作用,计算抗生素活性(效价)的方法。具体包括两种方法:即管碟法(第一法)和浊度法(第二法)。采用抗生素微生物检定法获得的测定结果应符合以下两点基本要求:①测定结果经计算所得的效价,如低于估计效价的 90% 或高于估计效价的 110% 时,应调整其估计效价,重新试验。②除另有规定外,本法的可信限率不得大于 5%。

《中国药典》2015 年版四部通则 1201 中共收录 35 个品种按管碟法测定以及 22 个品种按浊度法测定,具体品种在选择试验方法时应详见各论项下要求,如规定为:①"照抗生素微生物检定法(通则 1201)测定",即两种方法皆可;②"照抗生素微生物检定法(通则 1201 第一法)测定",为第一法即管碟法。

2.1　第一法——管碟法

管碟法即(琼脂)扩散法,其利用抗生素在固体培养基中扩散作用,采用量-反应平行线原理和交叉实验设计方法,在相同实验条件下通过比较抗生素标准品(已知效价)和供试品二者对实验菌产生的抑菌圈(直径或面积)大小,来测定供试品效价的一种方法。

管碟法的特点是样品量少、灵敏度高,能直接显示抗生素的抗菌效价,但凡具有抗菌活性的物质都会干扰测定结果,所以存在专属性差、操作繁琐、影响因素多的缺陷。

2.1.1 基本原理

抑菌圈的形成

在滩布实验菌的琼脂培养基平板上,安置不锈钢小管(牛津杯),在小管内加入抗生素溶液,在培养条件下,琼脂培养基中产生两种互动作用:一种是抗生素溶液向培养基内的球面状扩散;另一种为实验菌的生长作用。抗生素在琼脂培养基中的浓度,随离开不锈钢小管中心距离的增大而降低,即离不锈钢小管越远,琼脂培养基中抗生素的浓度越低。当到一定时间,琼脂培养基中的两种互动作用达到动态平衡时,在琼脂培养基中便形成透明的抑菌圈。在抑菌圈的内部抗生素浓度高于抑菌浓度,实验菌生长受到抑制;抑菌圈边缘的抗生素浓度恰好等于抗生素的最低抑菌浓度。

量 - 反应直线

微生物学者 Hamphrey 和 Light Bown 推导出了抗生素在琼脂中的球面扩散动力学公式:

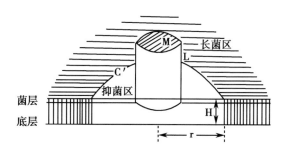

$$r^2 = 4DT\left[\ln(M/H) - \ln C' - \ln(4\pi DT)\right] \quad (9\text{-}1)$$

式中:T 为抗生素的扩散时间(h);M 为牛津杯中抗生素的量(μg);r 为抑菌圈的半径(mm);H 为培养基的厚度(mm);C' 为抗生素的最低抑菌浓度(μg/mm³);D 为扩散系数(mm²/h);如图 9-1 所示。该方程奠定了管碟法量 - 反应直线公式的基础。

图 9-1 抑菌圈形成示意图

琼脂球面扩散动力学公式经简化、移行、并由自然对数换成常用对数:

$$\frac{r^2}{4DT} = \ln(M/H) - \ln C' - \ln(4\pi DT)$$

$$\ln M = \frac{1}{4DT}r^2 + \ln C' \cdot 4\pi DTH$$

$$\because \ln M = 2.3031 \lg M;\quad \ln C' 4\pi DTH = 2.3031\, gC' 4\pi DTH$$

$$\therefore \lg M = \frac{1}{9.21DT}r^2 + \lg C' \cdot 4\pi DTH$$

得管碟法量 - 反应直线方程:

$$Y = bX + c \quad (9\text{-}2)$$

式中:$Y = \lg M$;$X = r^2$;$b = \dfrac{1}{9.21DT}$;$c = \lg C' \cdot 4\pi DTH$。

由球面扩散公式可知,抗生素总量的对数($\lg M$)与所形成抑菌圈半径的平方(r^2)呈直线关系(图 9-2)。由此奠定了根据抑菌圈的大小来测定抗生素抗菌活性物质质量的理论基础。

由管碟法量 - 反应直线方程 $\lg M = \dfrac{1}{9.21DT}r^2 + \lg C'$

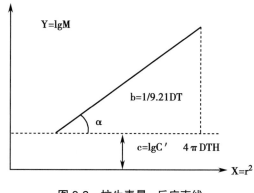

图 9-2 抗生素量 - 反应直线

$4\pi DTH$ 可知,抗生素所致抑菌圈的大小,不仅受抗生素量多少的影响,而且与抗生素的最低抑菌浓度 C',琼脂层厚度 H,抗生素在琼脂培养基内的扩散系数 D 和细菌生长到显示抑菌圈的时间 T 等因素有关,其中任何一种因素的改变均能影响抑菌圈的大小。故在抗生素效价测定时,为消除各种干扰因素的影响,采用标准品与供试品在相同实验条件下进行比较,测得相对效价的比率,再由已知的标准品效价计算出供试品效价。

2.1.2　管碟法的分类

管碟法根据试验设计的不同,可分为一剂量法(标准曲线法)、二剂量法和三剂量法。

管碟法
- 一剂量法(标准曲线法):将不同剂量的一组标准品溶液与其对应的对微生物的反应值在对数坐标上制成直线图(标准曲线);相同条件下,测定供试品对微生物的反应值,在标准曲线上查出对应的引起该反应的抗生素的相对浓度及效力。
- 二剂量法:用两个剂量的标准品和供试品,在相同实验条件下测定,根据量 - 反应平行线原理,比较标准品和供试品二者对微生物的作用效力。
- 三剂量法:用三个剂量的标准品和供试品,在相同实验条件下测定,根据量 - 反应平行线原理,比较标准品和供试品二者对微生物的作用效力。

中国药典中收录了二剂量法和三剂量法,即在实际检验中可采用二剂量法或三剂量法进行测定,如图 9-3 所示。

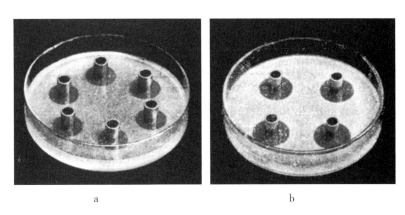

a   b

图 9-3　抗生素微生物检定法——管碟法

a. 三剂量法(3.3 法);b. 二剂量法(2.2 法)

2.1.3　检定方法

管碟法虽可分为不同剂量法,但其操作方法基本相同,基本操作流程如图 9-4 所示,主要包括七个部分:

① 实验用菌液、缓冲液、培养基的制备;

② 标准品与供试品溶液的制备;

③ 培养皿的准备、制备底层及含一定量试验菌的菌层培养基平皿,并安置牛津杯;

④ 滴加抗生素溶液,将标准品与供试品溶液分别滴入牛津杯内(图 9-5、图 9-6);

⑤ 加陶瓦圆盖后在规定条件下培养;

⑥ 测量抑菌圈(直径或面积);

⑦ 统计分析及结果计算。

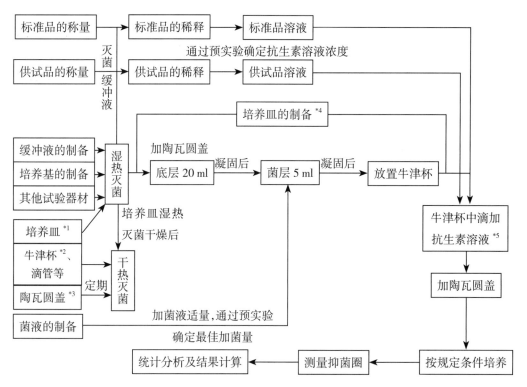

图 9-4　管碟法操作基本流程图

管碟法操作中的注意事项：

*1 培养皿内径约 90 mm，平皿底内高 16~17 mm。

*2 牛津杯内径 6 mm ± 0.1 mm，高为 10 mm ± 0.1 mm，外径为 7.8 mm ± 0.1 mm。每套试验使用的牛津杯重量差异不超过 ± 0.05 g。

*3 陶瓦圆盖应平坦，无凹凸不平。

*4 培养皿制备个数：一般情况，一剂量每浓度不多于 5 个双碟；二剂量每组不多于 10 个双碟；三剂量每组不多于 16 个双碟。

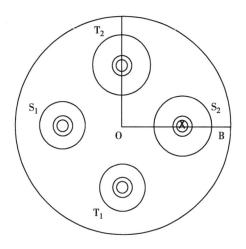

图 9-5　二剂量法示意图

S₂:标准品高剂量;T₂:供试品高剂量;S₁:标准品低剂量;T₁:供试品低剂量

滴加顺序:S₂ → T₂ → S₁ → T₁ 或 T₂ → S₂ → T₁ → S₁

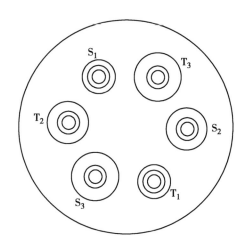

图 9-6　三剂量法示意图

S₃:标准品高剂量;T₃:供试品高剂量;S₂:标准品中剂量;T₂:供试品中剂量;S₁:标准品低剂量;T₁:供试品低剂量

滴加顺序:S₃ → T₃ → S₂ → T₂ → S₁ → T₁ 或 T₃ → S₃ → T₂ → S₂ → T₁ → S₁

*5 二、三剂量滴加抗生素溶液时应从高浓度向低浓度加入,即 SH → TH →(SM → TM →)SL → TL 或 TH → SH →(TM → SM →)TL → SL;滴加时间:二剂量每组 10 个双碟,5 分钟内为宜,最多不超过 10 分钟;三剂量每组 16 个双碟,15 分钟内为宜,最多不超过 20 分钟。

2.2 第二法——比浊法

浊度法(又称比浊法)是国际药典通用的抗生素药品检定方法,也是《中国药典》2005 年版开始收载的方法。

2.2.1 基本原理

浊度法将一定量的抗生素加至接种有试验菌的液体培养基内,混匀后,经短期培养(一般约为 3~4 小时),测量液体培养基的浊度(浊度与细菌数量、细菌群体质量及细菌细胞容积的增加之间存在直接关系),用其表征抗生素对试验菌生长的抑制作用;通过比较标准品与供试品对试验菌生长抑制的程度,测定供试品效价的一种方法。将微生物加入适当的液体培养基在适宜的条件下培养后,所形成的均匀菌悬液采用紫外分光光度计法进行测量,其透光率(吸光度)与菌悬液的浓度关系符合比耳定律,即:细菌生长导致的浊度变化与细菌数的增加、细菌群体质量的增加和细菌细胞容积的增加之间的关系可用比耳定律表示。

$$\lg \frac{P_0}{P} = \lg \frac{I_0}{I} = A = \frac{NEab}{2.303} \tag{9-3}$$

式中:P 为介质透射光的辐射功率;P_0 为原始入射光的功率;I_0 为入射光的强度;I 为透射光的强度;N 为细菌的质量;E 为细菌颗粒的吸收系数;a 为细菌颗粒的光学有效面积;b 为细菌悬液的厚度。

当将一定量的抗生素加至接种有试验微生物的液体培养基后,微生物的生长受到抑制,理论的剂量反应方程为

$$N_t = N_0 \exp \left[K_0 + f(v)K_m - K_a C \right] t \tag{9-4}$$

式中:N_t 为培养 t 时间后细菌的质量;N_0 为开始培养时细菌的质量;K_0 为在无抗生素存在时,细菌繁殖代数的速度常数;C 为抗生素浓度;K_a 为抗生素抑制常数;K_m 为溶剂效应;$f(v)$ 为试管内样品体积的函数。

虽然实际上不能确切得到 N_0、K_0、$f(v)$、K_m 和 t 的准确数值,但在相同条件下,各参数应为常数,因此公式可简化为直线方程的形式

$$\lg N = G + BC \tag{9-5}$$

式中:G 为直线的截距;B 为直线的斜率;C 为抗生素的浓度。

将 $\lg N$ 以菌悬液的吸光度表示,则公式为

$$\lg A = E + FC \tag{9-6}$$

因此,在剂量反应曲线的线性范围内,可设计微生物浊度法测定抗生素的含量。

《中国药典》中收录了标准曲线法、二剂量法和三剂量法。

2.2.2 检定方法

浊度法虽可分为不同剂量法,但其操作方法基本相同,基本操作流程如图 9-7 所示,主要包括七个部分:

① 实验用菌液、缓冲液、培养基的制备;

② 标准品与供试品溶液的制备;

③ 含一定量试验菌的培养基制备;

④ 滴加抗生素溶液;

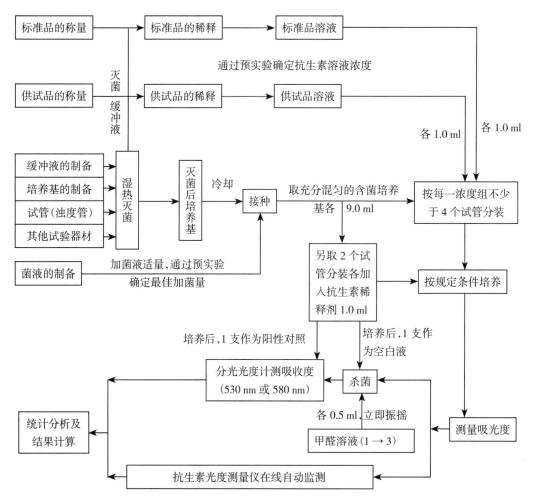

图 9-7 浊度法操作基本流程图

⑤ 在规定条件下培养；

⑥ 测量吸光度；

⑦ 统计分析及结果计算。

3 操作要点及注意事项

3.1 第一法——管碟法

3.1.1 操作要点

二剂量法

(1) 标准品溶液的高浓度所致的抑菌圈直径在 18~22 mm，个别品种可在 18~24 mm。

(2) 在各品种项下规定的剂量-反应线性范围内，高、低浓度的剂距为 2∶1 或 4∶1。

(3) 高剂量与低剂量的抑菌圈直径之差最好不小于 2 mm，但有些抗生素的差数较小。

(4) 测量各个抑菌圈(直径或面积)，照生物检定统计法[《中国药典》2015 年版四部通则(1431)]中 (2·2)法进行可靠性检验，回归项应非常显著($P<0.01$)，偏离平行应不显著($P>0.05$)。

(5) 测定效价不得低于估计效价的 90% 或高于估计效价的 110%，超出此范围，应调整其估计效价，重新试验。

⑥ 可信限率应符合规定。

一组实验满足各项要求的培养皿不得少于 4 个。

三剂量法

① 标准品溶液的中心浓度所致的抑菌圈直径为 15~18 mm。

② 在各品种项下规定的剂量 - 反应线性范围内,三个剂量按等比级数稀释,剂距为 1:0.8。

③ 每个培养皿中标准品及供试品所致抑菌圈直径无"倒圈"现象,即应同时 R $_{标准品高剂量}$>R $_{标准品中剂量}$> R $_{标准品低剂量}$且 R $_{供试品高剂量}$>R $_{供试品中剂量}$>R $_{供试品低剂量}$。

④ 测量各个抑菌圈(直径或面积),照生物检定统计法(《中国药典》2015 年版四部通则 1431)中 (3·3)法进行可靠性检验,回归项应非常显著($P<0.01$),偏离平行、二次曲线、反向二次曲线均应不显著($P>0.05$)。

⑤ 测定效价不得低于估计效价的 90% 或高于估计效价的 110%,超出此范围,应调整其估计效价,重新试验。

⑥ 可信限率应符合规定。

一组实验满足各项要求的培养皿不得少于 6 个。

3.1.2　统计分析及结果计算

统计分析

抗生素微生物检定法要求标准品和供试品的对数剂量 - 反应呈直线关系,且标准品和供试品的两条直线平行,所以在规定条件下培养后,应测量各个抑菌圈的直径或面积,二剂量法、三剂量法分别照生物检定统计法(《中国药典》2015 年版四部通则 1431)中(2·2)法、(3·3)法进行可靠性检验。可靠性检验是利用生物统计方法验证标准品和供试品的量 - 反应关系是否显著偏离直线、偏离平行。只有当其在一定概率水平下不显著偏离直线、偏离平行时,所得到的检验结果才有意义。采用 F 检验,过对试验中的各种变异进行方差分析,将各种变异的方差分析结果的 F $_{计算值}$ 和相应概率 $P(P=0.05,P=0.01)$ 的查表 F 值进行比较,当 F $_{计算值}$>F 值时,概率 $P<0.05$ 或 $P<0.01$,表示在此概率水平下该项变异有显著意义;当 F $_{计算值}$<F 值时,概率 $P>0.05$ 或 $P>0.01$,表示在此概率水平下该项变异不显著。二剂量法和三剂量法可靠性检验参数及规定见表9-2。

表 9-2　二剂量法和三剂量法可靠性检验参数及规定

变异来源	判定标准	含义	测定方法	
			二剂量法	三剂量法
回归 F_2	$P<0.01$	回归非常显著	(2·2)法	(3·3)法
偏离平行 F_3	$P>0.05$	偏离平行不显著	(2·2)法	(3·3)法
二次曲线 F_4	$P>0.05$	二次曲线不显著		(3·3)法
反二次曲线 F_5	$P>0.05$	反二次曲线不显著		(3·3)法

结果计算

通过可靠性检验后,二剂量法、三剂量法分别照生物检定统计法(《中国药典》2015 年版四部通则 1431)中(2·2)法、(3·3)法进行结果计算。二剂量法和三剂量法效价及可信限率按公式(9-7)和(9-8)计算,相关计算见表9-3。

$$P_T=D \times A_T \times antilg \frac{VI}{W} \tag{9-7}$$

$$FL = D \times A_T \times antilg\left(\frac{lgR}{1-g} \pm t \times S_m\right) \tag{9-8}$$

表 9-3　效价及可信限率计算表

符号含义	二剂量法 照(2·2)法	三剂量法 照(3·3)法
R	$D \times antilg\dfrac{VI}{W}$	
D：标准品和供试品相同剂量溶液浓度比	$\dfrac{C_S}{C_T} = \dfrac{m_S \times P_{S}/v_S}{m_T \times A_{T}/v_T} = \dfrac{m_S \times P_S \times v_T}{m_T \times A_T \times v_S}$	
A_T：供试品的估计效价	/	
V	$\dfrac{1}{2} \times (\sum T_1 + \sum T_2 - \sum S_1 - \sum S_2)$	$\dfrac{1}{3} \times (\sum T_1 + \sum T_2 + \sum T_3 - \sum S_1 - \sum S_2 - \sum S_3)$
W	$\dfrac{1}{2} \times (\sum S_2 + \sum T_2 - \sum S_1 - \sum T_1)$	$\dfrac{1}{4} \times (\sum S_3 + \sum T_3 - \sum S_1 - \sum T_1)$
r：剂间浓度比	2：1；4：1	1：0.8
I：剂间浓度比的对数值	0.3010；0.6021	0.0969
S_m：标准方差	$\dfrac{I}{W^2(1-g)}\sqrt{ms^2\left[(1-g)AW^2 + BV^2\right]}$	
A	1	2/3
B	1	1/4
g	$\dfrac{s^2t^2m}{W^2}$	$\dfrac{s^2t^2m}{4W^2}$
m：培养皿数目	不得少于 4 个	不得少于 6 个
t：95% 概率水平下的 t 值	查 t 界值表	
s^2	双交叉设计可靠性测验结果中误差（I）	

3.1.3　注意事项

同质性要求

量反应平行线原理决定了抗生素微生物检定法检验的标准品与供试品必须是同质的抗生素；样品如不同质（如多粘菌素 B 与多粘菌素 E），则二者的剂量反应曲线不平行，二者的效价不存在可比性。同一种抗生素（如庆大霉素）的组分差别，也可使二者的反应曲线不平行。因此标准品所含的主要抗菌成分应于供试品的主要抗菌成分是同属同质的物质。此外，抗生素所致的抑菌圈的大小，不仅受抗生素量多少的影响，而且与抗生素的最低抑菌浓度、琼脂层厚度、抗生素在琼脂培养基内的扩散系数以及细菌生长到显示抑菌圈的时间等因素有关，其中任何一种因素的改变，均能影响抑菌圈的大小。故在抗生素效价测定时，为消除各种干扰因素的影响，采用标准品与供试品在相同的试验条件下进行实验，测得相对效价的比率，再由已知的标准品效价计算出供试品的效价。

D 和 A_T 的计算

由表 9-3 可知，标准品和供试品相同剂量溶液的浓度比（D）和供试品的估计效价（A_T）之间存在相关性。

D=1 时，即：

$$D = \frac{C_S}{C_T} = \frac{m_S \times P_S \times v_T}{m_T \times A_T \times v_S} = 1$$

其中，m_S 为标准品称样量，mg；m_T 为供试品称样量，mg 或 g；P_S 为标准品标示量，U/mg；v_S 为标准品稀释体积，ml；v_T 为供试品稀释体积，ml。

故：原料 A_T 可按下式计算

$$A_T(U/mg)=\frac{m_S(mg)\times P_S(U/mg)\times v_T(ml)}{m_T(mg)\times v_S(ml)}$$

固体制剂 A_T 可按下式计算

$$A_T(\%)=\frac{m_S(mg)\times P_S(U/mg)\times v_T(ml)}{\dfrac{m_T(mg)}{\overline{m}_{T\,平均装量/片重}(mg)}\times P_{标示量}(U)\times v_S(ml)}$$

液体制剂 A_T 可按下式计算

$$A_T(\%)=\frac{m_S(mg)\times P_S(U/mg)\times v_T(ml)}{v_t(ml)\times P_{标示量}(ml:U)\times v_S(ml)}$$

软（眼）膏 A_T 可按下式计算

$$A_T(\%)=\frac{m_S(mg)\times P_S(U/mg)\times v_T(ml)}{m_T(g)\times P_{标示量}(g:U)\times v_S(ml)}$$

其中，$P_{标示量}$ 为供试品标示量，例如：固体制剂：20 mg（2 万单位）、液体制剂：1 ml：20 mg（2 万单位）、软（眼）膏：1% 或 2 g（1000 单位）；$\overline{m}_{T\,平均装量/片重}$ 为供试品的平均装量/片重，mg 或 g。

D≠1 时，需假设供试品第一步溶液的浓度正好为药典各论项下规定的初始浓度，通常为"每 1 ml 中含 1000 U"，个别品种可能为"每 1 ml 中含 10 000 U"、"每 1 ml 中含 900 U"、"每 1 ml 中含 500 U"、"每 1 ml 中含 400 U"或"每 1 ml 中含 100 U"等，以"每 1 ml 中含 1000 U"为例，即

$$C_T=\frac{m_T\times A_T}{v_T}=1000(U/ml)$$

故：原料 A_T 可按下式计算

$$A_T(U/mg)=\frac{1000(U/ml)\times v_T(ml)}{m_T(mg)}$$

固体制剂 A_T 可按下式计算

$$A_T(\%)=\frac{1000(U/ml)\times v_T(ml)}{\dfrac{m_T(mg)}{\overline{m}_{T\,平均装量/片重}(mg)}\times P_{标示量}(U)}$$

液体制剂 A_T 可按下式计算

$$A_T(\%)=\frac{1000(U/ml)\times v_T(ml)}{v_t(ml)\times P_{标示量}(ml:U)}$$

软（眼）膏 A_T 可按下式计算

$$A_T(\%)=\frac{1000(U/ml)\times v_T(ml)}{m_T(g)\times P_{标示量}(g:U)}$$

此时，D 值应为标准品第一步溶液（约为 1000 U/ml）与供试品第一步溶液（1000 U/ml）的比

$$D=\frac{C_S}{C_T}=\frac{\dfrac{m_S(mg)\times P_S(U/mg)}{v_S(ml)}}{1000(U/ml)}$$

原始报告的符合性

目前，管碟法实验可采用商品化的抑菌圈测量仪（含工作站）直接测定后给出原始报告，在给出最终结果前，应判断原始报告自身是否已满足所有实验要求。举例说明：

例1 二剂量法：

某抗生素制剂，按《中国药典》2015版，其限度规定为"按平均装量计算，含 × × 应为标示量的90.0%~110.0%"，可信限率不得大于5%。其原始报告给出的抑菌圈直径的测定结果、可靠性检验及效价结果如图9-8所示。按二剂量法的基本要点逐条检查（如下图9-8中标注所示），此次测量符合要求，因此该效价结果成立，即该批抗生素品种制剂的含量为94.6%，符合规定。

高、低剂量的抑菌圈直径之差大于2 mm

标准品溶液的高浓度所致的抑菌圈直径在18~22 mm

双蝶号 k	ds_1	ds_2	d_{T1}	d_{T2}	ΣY_m
1	17.04	20.03	16.92	19.44	73.43
2	17.38	19.89	17.29	19.50	74.06
3	17.07	20.08	17.44	19.38	73.97
4	16.83	19.26	16.79	19.37	72.25
5	16.72	19.07	16.44	19.06	71.29
6	17.93	19.64	16.60	20.31	74.47
7	16.66	19.38	16.74	18.97	71.75
8	16.92	19.21	16.62	19.12	71.87
9	16.74	19.01	16.14	19.02	70.91
10	17.29	19.39	16.82	19.09	72.59
ΣY_k	170.58	194.95	237.01	193.25	726.58
	S_1	S_2	T_1	T_2	ΣY
试品间	$F_1=7.120$	$P=0.05$	$F=4.21$	$P=0.01$	$F=7.68$ 0.01<P<0.05
回归	$F_2=876.477$	$P=0.01$	$F=7.68$	$P<0.01$	
偏离平行	$F_3=0.421$	$P=0.05$	$F=4.21$	$P>0.05$	符合要求
剂间	$F_6=294.673$	$P=0.01$	$F=4.60$	$P<0.01$	
碟间	$F_7=5.532$	$P=0.01$	$F=4.60$	$P<0.01$	
碟数	$m=10$	圈数	$k=4$	估计效价	$A_1=100.27$
剂间比	$r=2.000$	浓度比	$D=1.004$	对数值	$I=0.3010$
t 表	$t=2.052$	样品方差	$S_2=0.0708$	自由度	$f=27$
	$M=0.0048$	回归系数	$g=0.0084$	标准误	$Sm=0.0073$
效价比值	$R=0.9432$	R 上限	$R_h=0.9896$	R 下限	$R_l=0.8984$
测定效价	$P_T=94.5741$	P_T 上限	$P_k=99.2317$	P_T 下限	$P_l=90.0844$
平均可信限率	$P_T-f_l=4.8360\%$				

碟间 — 符合要求
t 表 — 符合要求
测定效价 — 符合要求
平均可信限率 — 符合要求

图 9-8 某批某抗生素品种制剂的效价测定结果（二剂量法）

例2 三剂量效价测定结果：

某抗生素品种原料，按《中国药典》2015年版，其限度规定为"本品按无水物计算，每1 mg的效价不得少于920× × 单位"，可信限率不得大于7%。其原始报告给出的抑菌圈直径的测定结果、可靠性检验及效价结果如图9-9所示。按三剂量法的基本要点逐条检查（如下图9-9中标注所示），此次测量符合要求，因此该效价结果成立，即该批抗生素品种原料的湿品含量为914.95 U/mg，其按无水物效价应为

$$\frac{P_T}{(1-水分)} \times 100\%。$$

标准品及供试品溶液的抑菌圈直径均无"倒圈"现象

标准品溶液的中心浓度所致的抑菌圈直径在 15~18 mm

双蝶号 k	ds_1	ds_2	ds_3	d_{T1}	d_{T2}	d_{T3}	ΣY_m
1	17.01	17.23	18.53	16.60	18.05	18.26	105.68
2	16.85	17.62	17.93	16.92	17.38	18.21	104.91
3	16.90	17.13	17.92	16.95	17.15	18.03	104.08
4	17.10	18.05	18.64	17.53	17.73	18.37	107.42
5	16.17	17.82	18.22	17.19	17.74	17.84	104.98
6	17.13	17.93	18.34	17.14	17.73	18.59	106.86
7	16.85	17.27	18.04	16.65	17.34	17.89	104.04
8	16.71	16.90	17.47	16.26	17.17	18.00	102.51
9	17.37	17.92	18.12	17.25	17.63	18.47	106.76
10	17.57	17.96	18.74	17.68	17.83	18.81	108.59
11	16.75	16.97	17.92	16.73	17.12	17.89	103.38
12	16.91	17.89	18.18	16.81	17.69	18.29	105.77
13	16.52	17.14	17.84	16.58	17.12	17.91	103.11
14	16.80	16.94	17.75	16.72	17.16	17.92	103.29
ΣYk	236.64	244.77	253.64	237.01	244.84	254.48	1471.38

	S_1	S_2	S_3	T_1	T_2	T_3	ΣY
试品间	$F_1=0.434$			$P=0.05$	$F=4.00$	$P>0.05$	
回归	$F_2=472.608$			$P=0.01$	$F=7.08$	$P<0.01$	
偏离平行	$F_3=0.088$			$P=0.05$	$F=4.00$	$P>0.05$	
二次曲线	$F_4=0.862$			$P=0.05$	$F=4.00$	$P>0.05$	
反向二次曲线	$F_5=0.152$			$P=0.05$	$F=4.00$	$P>0.05$	
剂间	$F_6=94.829$			$P=0.01$	$F=3.34$	$P<0.01$	
碟间	$F_7=12.370$			$P=0.01$	$F=3.34$	$P<0.01$	

符合要求（回归、偏离平行、二次曲线、反向二次曲线、剂间、碟间）

符合要求（碟间）

碟数	$m=14$	圈数	$k=6$	估计效价	$A_1=904.90$
剂间比	$r=1.250$	浓度比	$D=1.000$	对数值	$I=0.0969$
t 表	$t=1.997$	样品方差	$S_2=0.0449$	自由度	$f=65$
	$M=0.0048$	回归系数		标准误	$S_m=0.0073$
效价比值	$R=1.0111$	R 上限	$g=0.0084$	R 下限	$R_1=0.9778$
测定效价	$P_T=9149530$	P_T 上限	$R_h=1.0458$	P_T 下限	$P_1=884.7772$
平均可信限率	$P_T-f_1=3.3640\%$		$P_k=946.3358$		

符合要求（剂间比）
符合要求（t 表）
符合要求（效价比值）
符合要求（测定效价）

图 9-9 某批某抗生素品种原料的效价测定结果（三剂量法）

3.2 第二法——比浊法

3.2.1 操作要点

标准曲线法

（1）在各品种项下规定的剂量 - 反应线性范围内，以线性浓度范围的中间值作为中间浓度，选择 5 个剂量制备标准品溶液，剂量间的比例应适宜（通常为 1∶1.25 或更小）。

（2）根据估计效价或标示量制备供试品溶液，浓度选择标准品溶液的中间剂量。

（3）按随机区组分配将各管在规定条件下培养。

（4）可靠性检验，标准品溶液得到的直线方程的回归系数应有显著意义。

（5）测定效价不得低于估计效价的 90% 或高于估计效价的 110%，超出此范围，应调整其估计效价，重新试验。

(6) 可信限率应符合规定。

(7) 每一剂量不少于 3 个试管。

二剂量法

(1) 在各品种项下规定的剂量 - 反应线性范围内,高、低浓度的剂距为 2:1 或 4:1。

(2) 按随机区组分配将各管在规定条件下培养。

(3) 照生物检定统计法(《中国药典》2015 年版通则 1431)中(2·2)法进行可靠性检验,回归项应非常显著($P<0.01$),偏离平行应不显著($P>0.05$)。

(4) 测定效价不得低于估计效价的 90% 或高于估计效价的 110%,超出此范围,应调整其估计效价,重新试验。

(5) 可信限率应符合规定。

(6) 每一浓度不少于 4 个试管。

三剂量法

(1) 在各品种项下规定的剂量 - 反应线性范围内,三个剂量按等比级数稀释,剂距为 1:0.8。

(2) 按随机区组分配将各管在规定条件下培养。

(3) 照生物检定统计法(《中国药典》2015 年版通则 1431)中(3·3)法进行可靠性检验,回归项应非常显著($P<0.01$),偏离平行、二次曲线、反向二次曲线均应不显著($P>0.05$)。

(4) 测定效价不得低于估计效价的 90% 或高于估计效价的 110%,超出此范围,应调整其估计效价,重新试验。

(5) 可信限率应符合规定。

(6) 每一浓度不少于 4 个试管。

3.2.2 统计分析及结果计算

统计分析

标准曲线法

以标准品的各剂量浓度 lg 值为 x_i,以相对应的吸光度作为 y_i,按公式(9-9)和(9-10)分别计算标准曲线的直线回归系数(即斜率)b 和截距 a,从而得到相应标准曲线的直线回归方程(9-11)。

$$回归系数\ b=\frac{\sum (x_i-\bar{x})(y_i-\bar{y})}{\sum (x_i-\bar{x})^2}=\frac{\sum x_i y_i-\bar{x}\sum y_i}{\sum x_i^2-\bar{x}\sum x_i} \tag{9-9}$$

$$截距\ a=\bar{y}-b\bar{x} \tag{9-10}$$

$$直线回归方程\ Y=bX+a \tag{9-11}$$

对回归系数的显著性进行检验,可采用 t 检验(照《中国药典》2015 年版通则 1201),即判断回归得到的方程是否成立,只有当回归系数具有显著意义时 X、Y 间才存在回归关系,可用以计算供试品溶液的效价及可信限率。

二剂量法和三剂量法

浊度法效价测定二、三剂量法分别照生物检定统计法(《中国药典》2015 年版通则 1431)中(2·2)法、(3·3)法进行可靠性检验。其参数和规定同管碟法,见表 9-2。

结果计算

标准曲线法

当回归系数具有显著意义时,测得供试品吸光度的均值后,根据标准曲线的直线回归方程(9-11)

按公式(9-12)计算抗生素的浓度 lg 值;按公式(9-13)和(9-14)计算抗生素浓度 lg 值在 95% 置信水平(α=0.05)的可信限;按公式(9-15)计算抗生素浓度(或数学转换值)的可信限率,除另有规定外,可信限率应不得大于 5%。

$$抗生素浓度的 lg 值 X_0 = \frac{Y_0 - a}{b} \tag{9-12}$$

$$X_0 \text{ 的可信限 FL} = X_0 \pm t_{a/2(n-2)} \cdot \frac{S_{Y.X}}{|b|} \cdot \sqrt{\frac{1}{m} + \frac{1}{n} + \frac{(X_0 - \bar{x})^2}{\sum x_i^2 - \bar{x} \sum x_i}} \tag{9-13}$$

式中:n 为标准品的浓度数乘以平行测定数;m 为供试品的平行测定数;X_0 为根据线性方程计算得到的抗生素的浓度 lg 值;Y_0 为抗生素样品吸光度的均值。

$$估计标准差 S_{Y.X} = \sqrt{\frac{\sum (y_i - Y)^2}{n-2}} \tag{9-14}$$

$$可信限率 FL\% = \frac{X_0 \text{ 高限} - X_0 \text{ 低限}}{2X_0} \times 100\% \tag{9-15}$$

式中:X_0 应以浓度为单位。

将计算得到的抗生素浓度(将 lg 值转换为浓度)再乘于供试品的稀释度,即得供试品中抗生素的量。

二剂量法和三剂量法

通过可靠性检验后,浊度法效价测定二剂量法、三剂量法分别照生物检定统计法(《中国药典》2015年版通则 1431)中(2·2)法、(3·3)法进行结果计算。其效价及可信限率计算公式见表 9-3。

4 国内外相关技术方法对比

抗生素微生物检定法是经典的抗生素效价测定方法,国际通用,目前国际药典和各国药典均收录该方法。各标准间方法原理相同,仅在实验条件和具体操作上存在差异,例如:在实验设计方面,我国药典规定为二、三剂量法,国际药典、欧洲药典和美国药典等通常采用一剂量法。在抑菌圈测量方面,我国已经实现通过抑菌圈测量仪自动化测量,并采用工作站对统计参数和效价结果进行自动计算,而国外尚未见自动测定的仪器。

参考文献

[1] 张治锬. 抗生素药品检验[M]. 北京:人民卫生出版社,1987.

[2] 胡昌勤,刘炜. 抗生素微生物检定法及其标准操作[M]. 北京:气象出版社,2004.

[3] 牛彦辉. 药品检验技术[M]. 北京:中国中医药出版社,2013.

[4] 国家药典委员会. 中华人民共和国药典(四部)[M]. 北京:中国医药科技出版社,2015.

[5] The European Pharmacopoeia Commission. The European Pharmacopoeia 8th Ed[S]. Strasbourg:Council of Europe,2014.

[6] The Ministry of Health,Labour and Welfare. The Japanese pharmacopoeia 16th Ed[S]. Tokyo:Society of Japanese Pharmacopoeia,2011.

[7] The United States Pharmacopoeia Commission Inc. The United States Pharmacopeia 38th Ed[S]. Rockville,Md:the United States Pharmacopeia Convention,Inc,2015:NF333,2015.

起草人:常 艳(中国食品药品检定研究院)

审核人:胡昌勤(中国食品药品检定研究院)

第二节 青霉素酶及其活力测定法(通则1202)

1 概述

青霉素酶于1940年由Abraham和Chain发现,大肠埃希菌破碎菌体提取物中有破坏青霉素活性并具有酶的各种性质的物质,遂命名为青霉素酶[1],1955年Benedict自污染的青霉素发酵摇瓶分离到的蜡样芽孢杆菌 Bacillus cereus(NRRL B569)中制得青霉素酶[2]。

国内于1951年从青霉素效价检定双碟上分离到一株能破坏青霉素活性的杂菌,经鉴定为蜡样芽孢杆菌 Bacillus[3],编号为63110,后复改编为63509,现编号为CMCC(B)63301;从1952年起即利用此菌种制备青霉素酶,作为青霉素药品无菌试验的灭活剂;1958年利用该菌株的发酵液制得高活性单位的青霉素酶液及冷冻干燥品[3],并对青霉素酶活力测定方法进行了方法学研究[4],形成较完善的青霉素酶的制备及其活力测定法。《中国药典》于1990年收载了青霉素酶及其活力测定法,并延续至2015年版《中国药典》。

国外药典也收载有青霉素酶制备与测定方法,用于无菌试验中对青霉素类药品的灭活处理。虽然各国药典的描述不尽相同,但基本要求几乎一致。《英国药典》2015版/《欧洲药典》8.0中收载的青霉素酶生产菌株均为 Bacillus cereus(NCTC 9946);要求"每1毫升酶液在30℃、pH 7.0环境下,1小时能水解不少于500 mg青霉素(每1毫升酶活力不小于0.4mkat)"。《美国药典》38版中收载的β-内酰胺酶生产菌株为 Bacillus cereus,酶活力定义为pH 7.0、发生零级反应时酶液水解青霉素G钾或青霉素G钠的量[5-7]。青霉素酶溶液中水解青霉素的米氏常数约为每毫升12 μg。

此外,BP和EP规定青霉素酶溶液在0~2℃贮存,仅可使用2~3日;而《中国药典》采用蜡样芽孢杆菌 Bacillus cereus[CMCC(B)63301]制备的青霉素酶液非常稳定,在冰箱贮存6个月活力无明显下降。提示菌种不同,产生的酶的稳定性有较大差异。

2 青霉素酶的制备

蜡样芽孢杆菌 Bacillus cereus[CMCC(B)63301]产生的青霉素酶为诱导酶,在培养过程中必须加入适量的青霉素进行诱导,具体方法已有文献详述[8],现就其主要注意点介绍如下。

(1)青霉素酶的生产菌种蜡样芽孢杆菌为非致病菌。在规定的培养条件下,每1 ml发酵液可生产约300~400万单位酶。如产酶单位极低,应考虑菌种是否被污染或误用其他菌种。发酵过程应尤须注意被污染问题,一切用具必须严格消毒,并按无菌操作传代、接种。

(2)青霉素酶的发酵过程需采用振荡培养法。静止培养法得倒的青霉素酶的活性较低;用发酵罐通气搅拌培养,酶单位更高。振荡培养摇床的振幅约50 mm,每1分钟摇动220次±20次,培养温度可在24~27℃,但温度控制在±1℃。

(3) 培养基配方中采用肉浸液可提高发酵液中的酶单位。如无此条件,亦可用水解酪蛋白,培养 32~48 小时,即可达 250~400 万单位;由于发酵过程中 pH 的下降易使酶分解,故宜缩短培养时间。

(4) 培养完毕后,滤过前需调节发酵液 pH 至 8.5,以避免滤过时青霉素酶被滤器吸附。除菌过滤后,再按无菌操作条件下将 pH 调回 7.0(酶稳定 pH),便于保存,并符合酶活力测定条件。

(5) 制得的青霉素酶应进行无菌检查。除采用常用的硫乙醇酸盐流体培养基、胰酪大豆胨培养基外,还需采用血琼脂斜面培养基,以检查不易生长的污染菌。

(6) 过滤器材可用瓷质滤柱(L_3 或 L_5),现多用微孔滤膜(孔径为 0.22 μm),容积较大,过滤迅速,可减少污染机会。

3　青霉素酶的活力测定

青霉素酶的单位定义中国药典表述为:当青霉素 G 过量时,在 pH 7.0 缓冲液中,37℃、1 小时能使 1 U 青霉素 G 水解为青霉噻唑酸的青霉素酶的量,称为 1 个青霉素酶活力单位。而国际上常用国际单位表示青霉素酶活力,其定义为:pH 7.0,30℃、1 分钟能使 1.0 μmol 青霉素 G 水解为青霉噻唑酸的青霉素酶的量,称为 1 个青霉素酶国际单位。中国药典的青霉素酶单位与国际单位的差别,主要为反应时间不同:中国药典霉素的酶活力单位(青霉素单位 ml·小时)相当于青霉素酶国际单位(μmol/μl·分钟)× 3.72 × 10^7,即中国药典的青霉素酶单位约等于 2.68 × 10^{-8} 个青霉素酶国际单位。青霉素酶的活力测定有碘量法和分光光度法,《中国药典》采用碘量法测定青霉素酶的活性,而测定青霉素酶国际单位常采用分光光度法。

3.1　碘量法测定青霉素酶的活性

(1) 原理　青霉素经青霉素酶水解后产生的青霉噻唑酸可与碘起定量反应(每 8 个原子碘理论上可与 1 个青霉素分子反应),由此根据碘的消耗量,可计算出酶水解的青霉素量,进而推算出青霉素酶的活性单位。测定时,待水解完成后,加入过量的碘液使其与青霉噻唑酸完全反应,再用标准硫代硫酸钠溶液滴定剩余的碘液;另同时做空白试验,从空白滴定所消耗的硫代硫酸钠液的量(ml)减去供试品滴定所消耗的硫代硫酸钠液的量(ml),即可求得与青霉噻唑酸反应消耗的碘量,其反映被酶水解的青霉素的量(mol)。同时,将已知量的青霉素加入过量数倍的青霉素酶溶液中,在规定的条件下使青霉素被完全水解,同法测定,即可求出每 1 ml 碘液(0.005 mol/L)相当于青霉素的单位数,即 F 值;由此可计算被酶水解的青霉素单位数,进而计算出青霉素酶的活力。

(2) 试液　青霉素酶稀释液:取青霉素酶溶液,按估计单位用磷酸盐缓冲液(pH 7.0)稀释成每 1 ml 中含青霉素酶 0.8~1.2 万单位的溶液,在 37℃预热。磷酸盐缓冲液(pH 7.0):取磷酸氢二钾 7.36 g 与磷酸二氢钾 3.14 g,加入至 1000 ml,即得。醋酸钠缓冲液(pH 4.5):取冰醋酸 13.86 ml,加水稀释成 250 ml;另取结晶醋酸钠 27.30 g,加水溶解至 200 ml;两液混合均匀,即得。

(3) 测定方法　精密量取青霉素溶液(每 1 ml 含 1 万单位青霉素的 pH 7.0 磷酸盐缓冲液)50 ml,置 100 ml 量瓶中,预热至 37℃;精密加入 25 ml 已预热的青霉素酶稀释液,迅速混匀,在 37℃准确放置 1 小时;精密量取 3 ml,立即加至精密量取的 25 ml 碘滴定液(0.005 mol/L)(精密量取 0.05 mol/L 的碘滴定液 10 ml 至 100 ml 量瓶中,用 pH 4.5 的醋酸钠缓冲液稀释至刻度)中,在室温暗处放置 15 分钟,用硫代硫酸钠滴定液(0.01 mol/L)滴定,至近终点时,加入淀粉指示液一滴,继续滴定至蓝色消失。

和《中国药典》相同的内容可简略。

空白试验 取已预热的青霉素溶液(每 1 ml 含 1 万单位青霉素的 pH 7.0 磷酸盐缓冲液)2 ml,在 37℃ 放置 1 小时,精密加入 25 ml 碘滴定液(0.005 mol/L),然后再精密加入青霉素酶稀释液 1 ml,在室温暗处 放置 15 分钟,用硫代硫酸钠滴定液(0.01 mol/L)滴定。

(4)计算 按下式计算青霉素酶活力:

$$E=(B-A)\times M\times F\times D\times 100 \tag{9-16}$$

式中:E 为青霉素活力,U/(ml·h)

$\quad$ B 为空白滴定所消耗的硫代硫酸钠滴定液的体积,ml;

$\quad$ A 为样品滴定所消耗的硫代硫酸钠滴定液的体积,ml;

$\quad$ M 为硫代硫酸钠滴定液的浓度,mol/L;

$\quad$ F 为相同条件下,每 1 ml 的碘滴定液(0.005 mol/L)相当于青霉素的单位数;

$\quad$ D 为青霉素酶溶液的稀释倍数。

3.2 分光光度法测定青霉素酶的活性

(1)原理 根据青霉素的紫外吸收特性,采用 232 nm 的吸收值变化表征青霉素被青霉素酶水解的速率。由于青霉素水解的速率与青霉素酶的活力单位相关,因此可测定青霉素酶的活力单位。

(2)试液 磷酸盐缓冲液(pH 7.0);0.03 mol/L 青霉素溶液[8]。

(3)测定法 取 2.9 ml 磷酸盐缓冲液(pH 7.0)至 UV 比色皿中,预热至 37℃;精密量取青霉素酶溶液 10 μl,加至比色皿中,然后再加入 100 μl 青霉素溶液(0.03 mol/L),迅速混匀,在 37℃温度下,测定不同时间 232 nm 的吸收值变化,并以吸收值(A)为纵坐标,时间(min)为横坐标,绘制回归曲线,求出斜率。

(4)计算

青霉素酶活力国际单位(μmol/min·μl)= 斜率 × 系数 D。

$$式中系数\ D=C\times(A_1-A_0)\times V_1/V_2 \tag{9-17}$$

式中:C 为青霉素溶液的浓度(mol/L);

$\quad$ A_0 为反应体系在 232 nm 的初始吸收值;

$\quad$ A_1 为青霉素溶液被完全水解后在 232 nm 的吸收值;

$\quad$ V_1 为比色皿中所加青霉素溶液的体积(μl);

$\quad$ V_2 为比色皿中所加酶的体积(μl)。

3.3 青霉素酶活力测定注意事项

3.3.1 碘量法(《中国药典》方法)

(1)F 值的测定 各实验室应测定本实验室操作条件下的 F 值。青霉素的用量可按照滴定时的最适 条件,如所用滴定管为 25 ml 则可取用 5000 U 青霉素;青霉素酶必需过量数倍,使青霉素被完全水解。F 值一般在 350 左右。F 值只需在更换碘液时重测;如碘液连续应用,可不必重测 F 值。

(2)青霉素酶的活力测定 当采用青霉素 G 与青霉素酶动态反应中的某时间间隔来测量酶在单位 时间内的酶活力时,除 pH 值外,温度对青霉素酶的活力影响极大。55℃时青霉素酶对青霉素 G 的水解 活性最高,随着温度升高或降低,酶水解活性逐渐下降[8],故应准确控制反应温度。同时,应准确控制反 应时间,反应时间相差 1 分钟,结果误差可达 1.67%。

(3)青霉素酶活力的估计 为保证测定为最佳条件,应首先估计酶液的活性。如不易估计,可以先作预测试验。如稀释高、低 2 种浓度的溶液,根据预试结果,再确定适宜的稀释浓度。

(4)《中国药典》2015 年版通则 1202 青霉素酶及其活力测定法中对底物浓度和酶浓度和反应时间均有明确规定,但按青霉素酶活性单位的定义,只有在底物过量的情况下,才能保证测定的酶活性准确。由于不同来源的青霉素酶的反应活性的差异,必要时可以降低青霉素酶的量来保证整个反应过程中底物始终处于过量状态,以保证酶促反应均发生于理想状态。

3.3.2　分光光度法（青霉素酶国际单位测定方法）

采用分光光度法测青霉素酶活力时,青霉素溶液的浓度应根据其在 232 nm 处的吸光度确定,以保证酶促反应中吸光度值的变化与青霉素含量的变化呈线性关系。

参考文献

［1］Abraham EP and Chain E. Nature,1940,146,837.

［2］Benedict RG et al. Arch Biochem,1945,8,377.

［3］鲍竞雄.抗菌素研究［J］.科学通报,1963,11,235-243.

［4］张钟淑.卫生部生物制品检定所学术论文集,107-108,1958.

［5］BP 2015［S］.Appendix.

［6］EP 8.0［S］.Appendix.

［7］USP 38［S］.General Chapters.

［8］张凤凯,张枫.蜡样芽孢杆菌 CMCC（B）63301 产生青霉素酶的特性及其应用的研究［J］.药物分析杂志,1999,19（3）:159–161.

起草人:马仕洪（中国食品药品检定研究院）

审核人:胡昌勤（中国食品药品检定研究院）

第三节　升压素生物测定法（通则 1205）

1　概述

系比较赖氨酸升压素标准品与供试品两者引起大鼠血压升高的程度,以测定供试品效价的一种方法[1]。

升压素也称抗利尿激素(antidiuretic hormone, ADH),为垂体后叶组织所提纯的一种激素。由下丘脑的视上核的神经内分泌细胞所合成。合成后,附着于神经纤维鞘内的载体蛋白,沿视上核-垂体束的轴浆向下流动而至垂体后叶微血管基底膜附近,贮存于后叶,并经常有少量释放入血液中。当视上核受刺激时,冲动沿下丘脑→垂体束到达神经垂体内大量释放升压素。其主要化学结构为 8 个氨基酸组成的多肽。其中两个半胱氨酸作为一个胱氨酸计算。人和大多哺乳类动物为精氨酸升压素。猫的加压素为赖氨酸升压素。

升压素通过提高集合管上皮细胞的通透性而增加水的重吸收,使尿量减少,尿渗透压升高,产生抗利尿作用。超生理剂量时,可使血管平滑肌收缩,对毛细血管和小动脉的作用更明显,而对大静脉的平滑肌影响较小;也可直接作用于胃肠道平滑肌,使之收缩。对咳血和食管静脉曲张破裂出血者,因小动脉收缩,血流减慢,降低了肺静脉和门静脉压力,减少出血。还能增加促肾上腺皮质激素、生长激素和促卵泡素的分泌。

《中国药典》2000 年版开始用大鼠血压法测定垂体后叶注射液中升压素的效价,此方法一直沿用至今。升压素生物测定法所用标准品以前一直为垂体后叶粉,但该标准品存在配制较复杂,杂质较多的缺点。新的国家标准品赖氨酸升压素替代垂体后叶粉作为升压素生物测定法的标准品,《中国药典》2015年版将升压素生物测定法中标准品由垂体后叶粉改为赖氨酸升压素。

2　检测技术与方法

2.1　基本原理

升压素可引起大鼠血压升高,本法通过比较赖氨酸升压素标准品与供试品引起大鼠血压升高的程度,以测得供试品中所含升压素的效价。

2.2　方法详解

2.2.1　溶液配制

标准品溶液的制备:试验当日,取赖氨酸升压素标准品,加氯化钠注射液制成两种浓度的稀释液。高低剂量的比值一般不得大于 1:0.6,调节剂量使低剂量能引起血压升高,高剂量应不致使血压升高达到极限。

供试品溶液与稀释液的制备:按供试品的标示量或估计效价,按照标准品溶液制备法制成两种浓度的稀释液,其比值应与标准品相等,标准品与供试品高低剂量所致的反应均值应相近。

2.2.2 试验方法

取健康合格,体重 300 g 以上的成年雄性大鼠,用适宜的麻醉剂麻醉后,固定于保温手术台上,分离气管,必要时插入气管插管,以使呼吸畅通。在一侧股静脉或颈静脉插入静脉插管,供注射药液用,按每 100 g 体重注入肝素溶液 50~100 U。然后分离一侧颈动脉,插入与血压计相连的动脉插管,在血压计与插管通路中充满氯化钠注射液,并于动脉插管中注入适量肝素抗凝,全部手术完毕后,将血压计调节到与动物血压相当的高度,开启动脉夹,记录血压。缓缓注入适宜的交感神经阻断药,待血压稳定后,即可进行药液注射。标准品稀释液和供试品稀释液各取高低两个剂量(d_{S1}、d_{S2}、d_{T1}、d_{T2})为一组,按随机区组设计的次序轮流注入,每组 4 个剂量,重复 4~6 组。各次药液的注射速度应基本相同,并于每次注射后立即注入氯化钠注射液 0.5 ml。每次注射在前一次注射的反应基本稳定以后进行,相邻两次注射的间隔时间基本相同。

2.2.3 结果测定和计算

测量各剂量所致血压升高值。根据测得每个剂量所致大鼠血压升高值,按照量反应平行线测定法随机区组设计计算效价及实验误差。

【计算举例】[2]

表 9-4 升压素效价测定结果

组别	d_{S_1}(C)	d_{S_2}(D)	d_{T_1}(A)	d_{T_2}(B)	$\sum y(m)$
反应值 y	29.5	39.5	29.0	40.5	138.5
	32.0	38.0	31.0	38.5	139.5
	33.3	40.5	32.0	43.0	148.8
	31.0	41.0	31.2	43.8	147.0
	29.5	38.5	32.2	43.0	143.2
$\sum y_{(k)}$	155.3	197.5	155.4	208.8	717.0

(1) 计算各项差方和

$$差方和_{(总)} = \sum y^2 - \frac{(\sum y)^2}{mk}$$

$$= 29.5^2 + 32.0^2 + \cdots + 43.8^2 + 43.0^2 - \frac{717.0^2}{5 \times 4} = 512.91$$

$$f_{(总)} = mk - 1 = 5 \times 4 - 1 = 19$$

$$差方和_{(剂间)} = \frac{\sum[\sum y_{(k)}]^2}{m} - \frac{(\sum y)^2}{mk}$$

$$= \frac{155.3^2 + 197.5^2 + 155.4^2 + 208.8^2}{5} - \frac{717.0^2}{5 \times 4} = 469.74$$

$$f_{(剂间)} = k - 1 = 4 - 1 = 3$$

$$差方和_{(区组间)} = \frac{\sum[\sum y_{(m)}]^2}{k} - \frac{(\sum y)^2}{mk}$$

$$= \frac{138.5^2 + 139.5^2 + 148.8^2 + 147.0^2 + 143.2^2}{4} - \frac{717.0^2}{5 \times 4} = 20.34$$

$$f_{(区组间)}=m-1=5-1=4$$

$$差方和_{(误差)}=差方和_{(总)}-差方和_{(剂间)}-差方和_{(区组间)}$$

$$=512.91-469.74-20.34=22.83$$

$$f_{(误差)}=f_{(总)}-f_{(剂间)}-f_{(区组间)}=19-3-4=12$$

（2）剂间变异分析及可靠性测验（见表9-5、表9-6）。

表9-5　升压素(2.2)法剂间变异分析

变异来源	$\Sigma y(k)$				$m\Sigma C_i^2$	$\Sigma\left[C_i\Sigma y(k)\right]$	差方和 $\dfrac{\left[\Sigma(C_i\Sigma y(k))\right]^2}{m\Sigma C_i^2}$
	S_1 155.3	S_2 197.5	T_1 155.4	T_2 208.8			
	正交多项系数(C_i)						
试品间	-1	-1	1	1	5×4	11.4	6.50
回归	-1	1	-1	1	5×4	95.6	456.97
偏离平行	1	-1	-1	1	5×4	11.2	6.27

表9-6　升压素(2.2)法可靠性测验结果

变异来源	f	差方和	方差	F	P
试品间	1	6.50	6.50	3.42	>0.05
回归	1	456.97	456.97	240.51	<0.01
偏离平行	1	6.27	6.27	3.30	>0.05
剂间	3	469.74	156.58	82.41	<0.01
区组间	4	20.34	5.08	2.67	>0.05
误差	12	22.83	$1.90(S^2)$		
总	19	512.91			

回归、剂间非常显著，偏离平行不显著，可靠性检查通过，实验结果成立。

2.2.4　效价(PT)及平均可信限率(FL%)计算

效价(Pr)的计算

$$V=\frac{1}{2}(T_1+T_2-S_1-S_2)$$

$$=\frac{1}{2}(155.4+208.8-155.3-197.5)=5.7$$

$$W=\frac{1}{2}(T_2-T_1+S_2-S_1)$$

$$=\frac{1}{2}(208.8-155.4+197.5-155.3)=47.8$$

$$R=D\cdot antilog\frac{IV}{W}$$

$$=1\times antilog\frac{0.1739\times5.7}{47.8}=1.0489$$

$$P_T=A_T\cdot R=400\times1.0489=419.56\ \text{IU/mg}$$

$$f=12 \qquad t=2.18 \qquad S^2=1.90$$

平均可信限率(FL%)的计算

$$g = \frac{t^2 S^2 m}{W^2} = \frac{2.18^2 \times 1.90 \times 5}{47.8^2} = 0.01976$$

$A=1 \quad B=1$

$$S_M = \frac{I}{W^2(1-g)} \sqrt{mS^2 \left[(1-g)AW^2 + BV^2 \right]}$$
$$= \frac{0.1739}{47.8^2(1-0.01976)}$$
$$\times \sqrt{5 \times 1.90 \left[(1-0.01976) \times 47.8^2 + 5.7^2 \right]}$$
$$= 0.0114$$

$$R\ 的\ FL = \text{antilog} \left[\frac{\log R}{1-g} \pm t \cdot S_M \right]$$
$$= \text{antilog} \left[\frac{\log 1.0489}{1-0.01976} \pm 2.18 \times 0.0114 \right]$$
$$= 0.9915 \sim 1.1117$$

$$P_T\ 的\ FL = A_T \cdot \text{antilog} \left[\frac{\log R}{1-g} \pm t \cdot S_M \right]$$
$$= 400 \times (0.9915 \sim 1.1117)$$
$$= 396.60 \sim 444.68\ \text{IU/mg}$$

$$P_T\ 的\ FL\% = \left[\frac{P_T\ 的高限 - P_T\ 的低限}{2P_T} \times 100 \right]\%$$
$$= \left[\frac{444.68 - 396.60}{2 \times 419.56} \times 100 \right]\%$$
$$= 5.73\%$$

2.3 适用范围和限度要求

本法适用于检定以升压素为主要成分的供试品效价,《中国药典》规定的需进行升压素生物检定主要为垂体后叶粉和垂体后叶注射液。

本法的可信限率 FL(%)不得大于 20%。直线回归、剂间有非常显著性差异,偏离平行不显著,可靠性检查通过。测得效价结果才可成立。

试品间变异非常显著者,重复试验时,应参考所得结果重新估计标准品的效价或重新调整剂量试验。

3 操作要点及注意事项

3.1 实验动物

《中国药典》规定取健康合格,体重 300 g 以上成年雄性大鼠进行试验。根据经验 SD 雄性大鼠体重增长较快,能在较短时间内到达试验要求体重,相同周龄的 SD 大鼠体重范围波动较大,个体差异较明显,动物基础血压和对药物的升压反应均相差较大。而近交系的 Wistar 大鼠的体重大小和周龄相对一致,300~400 g 体重相当于 10~15 周龄,正是大鼠刚成年阶段,便于手术操作,且基础血压相对稳定,升压后血压恢复到基线水平所需时间较短。故建议选用体重 300~400 g 的近交系 Wistar 大鼠。

3.2　麻醉剂

常用乌拉坦(25% 溶液,0.4 ml/100 g)腹腔注射 5 分钟左右即可麻醉,如麻醉太浅,可适当补充麻醉剂。如麻醉效果仍不理想,则另取大鼠试验。

3.3　抗凝剂

为防止动脉插管内凝血,影响实验顺利进行,可仅在动脉插管内加大肝素剂量至 400~1000 IU,而为防止大鼠手术后流血不止,大鼠静脉内也可不注入或少量注入肝素。

3.4　肾上腺能神经阻断剂的使用

药典推荐采用甲磺酸酚妥拉明(Phentolamine,Regitine)溶液,市售多为注射液。试验时以大鼠每100 g 体重注入 0.1 mg,隔5~10分钟后待血压恢复至基线,可用同样剂量再注入一次,此时血压一般稳定。待血压稳定后,即可进行药液注射[2]。注意应缓慢注入静脉,使动物血压缓慢下降,避免应血压急剧下降而引起动物死亡。由于酚妥拉明静脉注射的半衰期只有约 19 分钟,而肌内注射的持续时间可延长至 45 分钟。故建议在试验开始前在大鼠肌内注射一定量的酚妥拉明,此操作可延长酚妥拉明的作用时间,保证测定过程中动物血压的稳定。或可试验前约 18 小时给试验大鼠皮下或静脉注射长效肾上腺能神经阻断药酚苄明以保证试验期间大鼠血压稳定。

3.5　手术操作

如发现动物呼吸不正常,需立即切开气管。气管切口要小,注意不要剪断气管壁上的血管,用一适宜小棒或止血镊从气管下部穿过,将气管架起或插入一小塑料管,防止周围组织将气管覆盖。并要经常用吸管将气管内的分泌物吸出,使动物呼吸通畅。

剥离颈动脉时要小心,勿使其受损伤。尽量剥离长些(约 2 cm)。动脉插管可用硬质透明塑料管或用磨钝的粗针头代替,针头或塑料管接在三通开关上,再与测压系统相连,使气泡易于排出。剥离股静脉时,静脉壁上的组织要尽量分离干净,先用适宜的针头扎一小孔,并向向心端试插,应感觉不到阻力,然后插入静脉插管,尽量避免碰破静脉壁。

3.6　插管和连接管路

《药品的生物检定》[3]中介绍了一种自制静脉插管,此种静脉插管制作不易,且使用时存在漏液风险。如采用头皮针作为静脉插管时,如果静脉插管的导管部分过长,0.5 ml 的氯化钠注射液不能注满全段导管,可导致给药后注入的氯化钠注射液不能帮助药物全部进入动物体内,从而影响试验结果。因此在使用头皮针静脉插管时,可将导管部分截短至 5 cm 左右,以保证注入的氯化钠注射液能帮助药物全部进入动物体内。如果选用乳胶管等有弹力的软管作为连接管路与压力换能器连接用于测量给药后的大鼠血压时,由于乳胶软管有一定的弹力形变能力,在传送动脉血压压力的过程中,可抵消一部分的压力,从而降低压力换能器测得的动脉血压值,造成试验结果误差。而 PVC 等材质的硬管基本没有形变能力,在传送过程中不会抵消血压压力。故建议动物静脉插管用不超过 5 cm 长度的头皮针,传送动脉血压的连接管路用 PVC 等材质的硬管。

3.7　血压记录仪器

压测量和记录装置是本试验的主要仪器,可选用记录仪或记纹鼓、球型汞血压计、压力传感器、描记杠杆和多道生理记录仪等多种仪器。为确保每次试验得到的数据的准确性,建议采用多道生理记录仪等检测精度高且能连续记录和实时显示动物血压的仪器。

3.8　给药

各次药液的注射速度及给药后注入氯化钠注射液的容量和速度应基本一致,避免推注速度与注射容量对大鼠血压造成影响。标准品和供试品高低四个剂量为一组,以 A、B、C、D 表示,做出 4~6 组血压升高曲线记录,可按以下顺序给药:ABCD、BCDA、CDAB、DABC、ACBD、CBDA、BDAC、DACB、ADCB、DCBA……

3.9　灵敏度

《药品的生物检定》[3] 中提到效价测定试验前需进行灵敏度测试,选定能使血压升高 10~25 mmHg(1.33~3.33kPa)的升压素标准品作为低剂量,以剂距为 1:0.65 再选两个剂量为中剂量和高剂量,分别注入三个剂量后记录血压曲线,凡高剂量所致反应值超过中剂量,而中剂量反应值超过低剂量时,说明所用动物灵敏度符合要求,可以进行正式实验。

4　国内外相关技术方法对比及展望

表 9-7　国内外常见药典中升压素生物活性检定法比较

药典	动物体重范围	交感神经阻断方法	给药体积	给药后生理盐水冲洗体积	测量数据	可信限率
ChP (2015)	300 g 以上	试验前注射酚妥拉明	未规定	0.5	测量各剂量所致血压升高的高度	≤20%
BP (1988)	约 300 g	试验前 18h 注射酚苄明	0.1~0.5 ml	0.2	测量各剂量所致血压升高的高度	无
USP (23)	275~325 g	试验前 18h 注射酚苄明	未规定	0.2	测量 SH 与 TL 以及 TH 与 SL 使大鼠血压升高的高度差	≤15%
JP (2011)	200~300 g	试验前破坏大脑	通常为 0.2 ml	0.3	测量 SH 与 TL 以及 TH 与 SL 使大鼠血压升高的高度差	≤15%

随着全球范围的动物福利、动物保护运动发展和试验动物减少、优化、替代(3R)原则的兴起,动物试验已逐步被理化测定所替代,理化测定在药品质量控制中已占主导地位,生物测定降为辅助作用,仅用于活性检查,设定限值,尽可能减少试验动物用量。《英国药典》1988 版采用大鼠血压法测定升压素注射液和赖氨酸升压素注射液中升压素的效价[4]。《英国药典》1993 版采用高效液相色谱法含量测定替代大鼠血压法沿用至今[5]。《美国药典》23 版[6]采用大鼠血压法测定升压素注射液和赖氨酸升压素注射液中升压素的效价,《美国药典》24 版改为高效液相色谱法[7]。《日本药局方》[8]一直沿用大鼠血压法测定升压素原料和制剂的效价。升压素效价的理化测定方法虽然测定精度高、自动化程度高,检测迅速,但其测定的含量结果并不能完全等同于产品的实际升压素效价反应。升压素生物活性测定法在标准品标化,

以及测定一些杂质较多的产品时(如垂体后叶注射液)仍起决定性作用。

参考文献

［1］国家药典委员会.中华人民共和国药典(四部)［M］.北京:中国医药科技出版社,2015.

［2］中国药品生物制品检定所.中国药品检验标准操作规范(2010年版)［M］.北京:中国医药科技出版社,2010:325-334.

［3］冷炜.药品的生物检定［M］.北京:气象出版社,1995.

［4］BP 1988［S］. M. Vol Ⅱ. ⅩⅣ C A144 Vasopressin Injection.

［5］BP 1993［S］. M. Vol Ⅱ. Lypressin Injection 989-990.

［6］USP 23［S］. M.Vol 2. Vasopressin Injection.

［7］USP 24-NF19［S］. Vasopressin Injection; Lypressin Nasal Solution 1738.

［8］JP 16［S］. 2011. Vasopressin Injection 1560-1.

起草人:航　艾　黄　坚(上海市食品药品检验所)

审核人:王志斌(北京中医药大学)

唐黎明(上海市食品药品检验所)

第四节　细胞色素 C 活力测定法(通则 1206)

1　概述

细胞色素 C(Cytochrome C,CytC)是细胞色素的一种,为含铁卟啉的结合蛋白质,每个细胞色素 C 分子含有一个血红素和一条多肽链。

细胞色素 C 相对分子质量约为 13 000,蛋白质部分由 104 个左右的氨基酸残基组成,其中赖氨酸含量较高,为碱性蛋白。等电点 10.2~10.8,含铁量 0.37%~0.43%。易溶于水,在酸性溶液中溶解度更大,故可自酸性溶液中提取。细胞色素 C 的传递电子作用是由于细胞色素 C 中的铁原子可以进行可逆的氧化和还原反应,故其制品分为氧化型和还原型两种,前者水溶液呈深红色,后者水溶液呈桃红色。细胞色素 C 是一种稳定的可溶性蛋白,耐热、酸碱,不易变性,但三氯乙酸和乙酸可使之变性,引起失活。

细胞色素 C 存在于线粒体中,是唯一较容易从线粒体中提前出来的蛋白质。先向心肌中加入低浓度三氯乙酸溶液(TCA),一起匀浆,由于细胞色素 C 是碱性蛋白,低浓度的 TCA 可使其酸化,易于从膜上溶解下来,而其他的大部分蛋白质都被 TCA 沉淀下来。再通过硫酸铵沉淀肌红蛋白,最后用较高浓度的 TCA 使细胞色素 C 沉淀出来,达到初步纯化的目的。

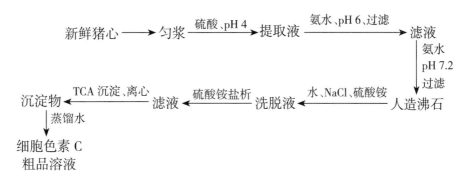

细胞色素 C 在线粒体内膜上担负传递电子的作用。它在线粒体呼吸链上位于细胞色素 B 和细胞色素氧化酶之间,是呼吸链的一个重要组成部分,是细胞呼吸不可少的物质。当组织缺氧时,外源性细胞色素 C 即能进入细胞内,从而发挥其纠正细胞呼吸和物质代谢作用。

细胞色素 C 为细胞呼吸激活剂,属于细胞代谢改善药。细胞色素 C 是有效的电子传递体,对因组织缺氧引起的一系列症状,起到矫正细胞呼吸与物质代谢作用。临床主要用于治疗因组织氧化还原过程障碍及因组织缺氧所引起的一系列疾病,如改善脑血管障碍、脑出血、脑外伤、脑动脉硬化、脑栓塞、中风后遗症等引起的氧缺乏等症状;治疗一氧化碳中毒、催眠剂中毒、新生儿假死、视神经症以及因心脏代谢障碍、心绞痛引起的心肌组织缺氧等。也可应用细胞色素 C 治疗因支气管哮喘和慢性肺炎所致的肺功能不全。有报道对进行性肌肉萎缩症也有较好疗效。其肠溶衣口服片对放疗和化疗引起的白细胞降低等也有改善作用。

2 检测技术与方法

2.1 基本原理

《中国药典》2015 年版四部中收载的细胞色素 C 活力测定方法为酶可还原率法[1],该方法 1948 年由 Paul 用来测定细胞色素 C 活性。其基本原理[2]是以琥珀酸为底物,在去细胞色素 C 的悬浮液中的琥珀酸脱氢酶和细胞色素氧化酶存在时,氧化型的细胞色素 C 先接收琥珀酸脱下氢的电子,变成还原型的细胞色素 C,加入氰化钾溶液终止酶促反映,在 550 nm 波长处测定吸光度为酶还原吸光度;加入连二亚硫酸钠使不能被酶系统还原的细胞色素 C 进一步还原,在 550 nm 处测定吸光度为化学还原吸光度,两个吸光度之比为酶可还原率(活力)。

$$\begin{array}{l} CH_2—COOH \\ | \\ CH_2—COOH \end{array} \xrightarrow{\text{琥珀酸脱氢酶}} \begin{array}{l} CH—COOH \\ \| \\ CH—COOH \end{array} +H_2$$

$$2Cyt(Fe^{3+})+H_2 \longrightarrow 2Cyt(Fe^{2+})+2H^+$$

2.2 方法详解

2.2.1 仪器与用具

紫外 - 可见分光光度计(波长精度 0.5 nm),绞肉机,捣碎机,剪刀,离心机,玻璃匀浆器,纱布兜,量瓶,移液管,25 ml 具塞刻度试管。

2.2.2 溶液配制

2.2.2.1 磷酸盐缓冲液(0.2 mol/L,0.1 mol/L,0.02 mol/L)

取磷酸氢二钠 71.64 g,加水使溶解成 1000 ml,作为甲液。另取磷酸二氢钠 27.60 g,加水使溶解成 1000 ml,作为乙液。取甲液 81 ml 与乙液 19 ml,混匀,调节 pH 值至 7.3。

磷酸盐缓冲液(0.1 mol/L)取磷酸盐缓冲液(0.2 mol/L)500 ml,加水稀释成 1000 ml,调节 pH 值至 7.3。

磷酸盐缓冲液(0.02 mol/L)取磷酸盐缓冲液(0.2 mol/L)100 ml,加水稀释成 1000 ml,调节 pH 值至 7.3。

2.2.2.2 琥珀酸盐溶液

取琥珀酸与氢氧化钾各 4.72 g,加水使溶解成 100 ml,调节 pH 值至 7.3。

2.2.2.3 氰化钾溶液

取氰化钾 0.65 g,加水使溶解成 100 ml 后,用稀硫酸调节 pH 值至 7.3。

2.2.2.4 去细胞色素 C 的心悬浮液

取新鲜猪(牛)心 2 只,除去脂肪与结缔组织,洗尽积血,切成小块,用绞肉机绞碎。

置纱布兜中,用常水冲洗约 2 小时(经常搅动,挤出血色素)。挤干,用水洗数次,挤干。

置磷酸盐缓冲液(0.1 mol/L)中浸泡约 1 小时,挤干。

再置磷酸盐缓冲液(0.1 mol/L)中浸泡约 1 小时,用水洗数次,挤干。

置组织捣碎机内,加冰冷的磷酸盐缓冲液(0.02 mol/L)适量恰使猪(牛)心浸没,捣成匀浆,3000 r/min 4℃离心 10 分钟。

取上层混悬液,加少量冰块,迅速用稀醋酸调节 pH 值至约 5.5,立即 3000 r/min 4℃离心 15 分钟。

取沉淀,加入等体积冰冷的磷酸盐缓冲液(0.1 mol/L),用玻璃匀浆器磨匀,贮存于冰箱中。

临用时取 1.0 ml,加磷酸盐缓冲液(0.1 mol/L)稀释成 10 ml。

2.2.2.5　连二亚硫酸钠(分析纯级以上)

2.2.3　供试品溶液的制备

精密量取供试品适量,加水制成每 1 ml 中含细胞色素 C 约 3 mg 的溶液。

2.2.4　测定法

(1) 取磷酸盐缓冲液(0.2 mol/L)5 ml,琥珀酸盐溶液 1.0 ml,精密量取供试品溶液 0.5 ml(如系还原型制剂,应加入 0.01 mol/L 铁氰化钾溶液 0.05 ml),置 25 ml 具塞刻度试管中。加入去细胞色素 C 的心悬浮液 0.5 ml 与氰化钾溶液 1.0 ml,加水稀释至 10 ml,摇匀。以同样的试剂作空白。

(2) 酶还原吸收度的测定:照紫外-可见分光光度法,在 550 nm 的波长处附近,间隔 0.5 nm 找出最大吸收波长,并测定吸收度,直至吸收度不再增大为止,作为酶还原吸收度。

(3) 化学还原吸收度的测定:在步骤(1)各管中均分别加入连二亚硫酸钠约 5 mg,摇匀,放置约 10 分钟,在步骤(2)的测得的最大吸收波长处测定吸收度,直至吸收度不再增大为止,作为化学还原吸收度。

2.2.5　结果计算

按下式计算:

$$细胞色素 C 活力 = \frac{酶还原吸收度}{化学还原吸收度} \times 100\%$$

3　操作要点及注意事项

(1) 尽可能地除掉猪心中的韧带,脂肪和积血。

(2) 从细胞色素 C 活力测定原理中可以看到,心悬浮液中琥珀酸脱氢酶的活力高低及酶量的多少,是测定成败的关键因素之一。琥珀酸脱氢酶混悬液引起吸光度的波动以及酶活力的高低均影响细胞色素 C 活力测定结果的准确性。琥珀酸脱氢酶很不稳定,药典中列出的心悬浮液制备方法中有两处对酶活力有较大影响,一是心肌碎肉较长时间的反复冲洗,二是用组织捣碎机将心肌碎肉捣成匀浆,这是影响酶活力的最主要原因。所以在心悬浮液的制备过程中,要适当缩短心肌碎肉的冲洗时间,避免琥珀酸脱氢酶的部分失活。

(3) 制备去细胞色素 C 心悬浮液的整个操作过程,宜在 25℃ 以下的环境中进行;用玻璃匀浆器匀浆时,应用在冰水中浸透的多层纱布包着匀浆器进行;匀浆后的去细胞色素 C 的心悬浮液应在 2 日内用完。心悬浮液应避免冰冻,若出现分层,不可使用。

(4) 光和热可以使蛋白活力下降,亦使细胞色素 C 活力下降,故应避免强光和热。

(5) 供试品溶液制备后,随着放置时间的延长,所测得的细胞色素 C 活力下降。因此应控制供试品溶液制备后放置的时间,是准确测得其活力的重要因素之一。

(6) 供试品溶液测定 2~3 次,以平均值计算结果。

(7) 还原型细胞色素 C 在 550 nm 波长处的吸收峰异常尖锐,测定时在 550 nm 波长附近处必须测定最大吸光波长后再测吸光度。否则会造成较大的误差。

(8) 按药典法测定酶还原吸收度时,常有读数不稳定,上下波动的现象,这是因为心悬浮液匀浆不细,测定液中有微小颗粒上下浮动所造成的。在遇到这种情况时,应将测定液迅速离心,使混浊的测定液变成透明溶液,再行测定即可测得稳定的吸收值[3]。

(9) 在测定细胞色素 C 活力时,由于药典对心悬浮液琥珀酸脱氢酶活力未作明确规定,因此很可能因琥珀酸脱氢酶活力过低或加量不足,使测出的细胞色素 C 活力较低。判断心悬浮液中琥珀酸脱氢酶活力高低的简单方法是:按药典规定的方法测定细胞色素 C 的酶还原吸收度,记录读数,然后再在测定液中加入 0.1 ml 稀释好的心悬浮液,如酶还原吸收度数值不再增加,说明心悬浮液中琥珀酸脱氢酶的活力及数量达到了测定要求;如酶还原吸收度数值继续提高,说明原心悬浮液中琥珀酸脱氢酶的活力及数量达不到测定要求,心悬浮液需重新制备或适当减少稀释倍数,再行测定。

(10) 必须用分析纯级的连二亚硫酸钠试剂,应具有较强的还原性。若还原性降低,会使化学还原反应不全,使测得的酶活力偏高。另化学还原吸光度的测定波长应与酶还原吸光度的测定波长完全一致。

(11) 氰化钾溶液系剧毒药品,可抑制呼吸酶,造成细胞内窒息。吸入、口服或经皮吸收均可引起急性中毒。故实验操作中应做好相应防护措施,注意安全。剩余的溶液,应加硫酸亚铁,使成络合物,再进行处理。

4 国内外技术方法对比及展望

我国自 1977 年《中国药典》收载细胞色素 C 品种开始,一直沿用该方法测活力,至今未改变。作为传统酶类品种,细胞色素 C 的活力测定方法建立之后较难改变,研究者们也尝试着对该方法做出改进[4-6],但仍存在一定的局限性,如新鲜的猪或牛心获取和琥珀酸脱氢酶制备操作较繁琐;琥珀酸脱氢酶混悬液引起吸光度的波动以及酶活力的高低均影响细胞色素 C 活力测定结果的准确性;有毒试剂氰化钾的使用;为绝对法测定细胞色素 C 活力。目前有学者利用 TMB 生色底物法测定细胞色素 C 的活力[7],但新方法的影响因素及结果可靠性还需要进一步研究验证。

参考文献

[1] 国家药典委员会 . 中华人民共和国药典 [M]. 北京 : 中国医药科技出版社, 2015.

[2] 中国药品生物制品检定所, 中国药品检验所总所 . 中国药品检验标准操作规范 [M], 北京 : 中国医药科技出版社, 2010.

[3] 张元亮, 王云山 . 细胞色素 C 活力测定方法讨论 [J]. 中国生化药物杂志, 1994, 15 (1): 59-61.

[4] 杨贤亭, 程淑坤, 王力, 等 . 供试品溶液制备时间对细胞色素 C 活力的影响 [J]. 中国生化药物杂志, 1988, 3: 24-25.

[5] 张元亮, 王云山 . 琥珀酸脱氢酶对细胞色素 C 活力测定的影响 [J]. 中国医药工业杂志, 1994, 25 (8): 354-381.

[6] 魏廉征 . 细胞色素 C 活力测定探讨 [J]. 脏器生化制药, 1980, 3: 32-33.

[7] 刘莉莎, 王悦, 李京, 等 . 生色底物法测定细胞色素 C 活力初探 [J]. 中国生化药物杂志, 2015, 7 (35): 138-140.

起草人: 高　阳 (北京市药品检验所)

郭玉东 (北京市药品检验所)

审核人: 唐黎明 (上海市食品药品检验所)

胡宇驰 (北京市药品检验所)

第五节　玻璃酸酶测定法（通则 1207）

1　概述

玻璃酸酶[1]（hyaluronidasum）又名透明质酸酶、玻璃糖醛酸酶。商品名：Rondas。1940 年 Chain 和 Duthie 研究确定这种"扩散因素"是一种酶，并命为玻璃酸酶（即透明质酸酶）。根据酶的底物专一性和反应机制的不同，可将此酶分成三种不同类型：第一类——睾丸型玻璃酸酶，又称透明质酸聚糖水解酶，其来源主要有三方面：哺乳动物的睾丸（尤其是精子），溶酶体，颌下腺、蛇毒、蜂毒；第二类——水蛭玻璃酸酶，存在于水蛭的唾液腺中；第三类——细菌玻璃酸酶，又称透明质酸裂解酶。目前，我国在玻璃酸酶的工业生产中，是从羊睾丸中提取。国外于 50 年代初已生产，并正式收载于英国、日本药典中，我国于 1965 年由上海生物化学制药厂正式投产，并开始收载于 1997 年版《中国药典》。

玻璃酸酶系从哺乳动物睾丸中提取的一种能水解玻璃黏多糖的酶，是一种白色或微黄色粉末，在水中易溶，在乙醇、丙酮或乙醚中不溶。无臭。稳定性较好，420℃持续加热 60 分钟活力不损失，1000℃持续加热 5 分钟活力可保留 80%。在低浓度的水溶液中较易失活，一般可用明胶或阿拉伯胶保护防止失活。Fe^{2+}、Cu^{2+} 离子对酶有可逆性。Pb^{2+}、Hg^{2+}、Ni^{2+} 等离子对酶活性没有明显影响。在氯化钠（0.15 mol/L）或硫酸鱼精蛋白的存在下，硫酸软骨素 B（皮肤素）、硫酸类肝素、硫酸角质素、肝素钠及高浓度玻璃酸对玻璃酸酶的抑制作用可被逆转。

玻璃酸酶注射液为玻璃酸酶加适宜的赋形剂，经冷冻干燥的无菌制品，为白色或类白色的冻干块状物或粉末。水溶液不稳定，需临用前配制。

玻璃酸酶的提取与制备[2]

玻璃酸酶能催化水解玻璃质酸的桥环 -N- 乙酰 - 己糖胺键，从而生成四糖残基的化合物。此酶乃是一

羊睾丸 $\xrightarrow[\text{pH3.5 \quad -5℃}]{\begin{array}{c}\text{〔切碎、提取〕}\\ \text{冰 HAC、HCl}\end{array}}$ 提取液 $\xrightarrow[]{\begin{array}{c}\text{〔盐析、吊滤〕}\\ (NH_4)_2SO_4\end{array}}$ 粗制品 $\xrightarrow[]{\begin{array}{c}\text{〔精制〕}\\ (NH_4)_2SO_4,\text{磷酸盐—柠檬酸冲液}\end{array}}$

精制液 $\xrightarrow[]{\begin{array}{c}\text{〔去热原〕}\\ Na_3PO_4,\text{醋酸钙}\end{array}}$ 无热原精制液 $\xrightarrow[\text{pH7.0 \quad 冰冻}]{\begin{array}{c}\text{〔过滤、干燥〕}\\ \text{HCl}\end{array}}$ 干燥物 $\xrightarrow[\text{冰冻}]{\begin{array}{c}\text{〔配料、干燥〕}\\ \text{水解明胶}\end{array}}$ 成品

照相明胶 $\xrightarrow[\text{pH10~12,130~135℃}]{\begin{array}{c}\text{〔溶解〕}\\ \text{NaOH}\end{array}}$ 溶解液 $\xrightarrow[\text{130℃}]{\begin{array}{c}\text{〔水解〕}\\ H_2O_2\end{array}}$

$\xrightarrow[\text{pH5.4~5.8}]{\begin{array}{c}\text{〔精制、过滤〕}\\ \text{活性炭}\end{array}}$ 滤液 $\xrightarrow[\text{加温高压}]{\text{〔消毒〕}}$ 成品

种糖苷酶,它兼有水解酶与糖苷转移酶的双重活性。它可直接作用于细胞内基质,对玻璃质酸的葡萄糖胺键有水解和解聚作用,故可促使局部储液或注射液扩散。加速药物吸收,减少组织的张力和疼痛,亦有利于积血、水肿、炎性渗出物消散和吸收。玻璃酸酶是一种药物扩散剂和黏液水解剂,现在临床使用渐趋普遍。

2 检测技术与方法

2.1 基本原理

《中国药典》2015 年版四部中收载的玻璃酸酶测定法采用各国药典所用的比浊法[3]。其原理[4]为:在试管内加入一定量的样品和过量的玻璃酸钾底物,在 37℃水解半小时,玻璃酸酶使部分底物水解,剩余的未被水解的底物与过量的酸化牛血清起反应,生成底物 - 牛血清蛋白配位化合物,此为一混悬液,于一定波长(640 nm)下测定其吸光度。在规定条件下,吸收度与酶浓度呈线性关系。以不同浓度的标准品与其相应的吸光度绘制标准曲线,由标准曲线可得出供试品的效价单位。

2.2 方法详解

2.2.1 仪器和用具

紫外 - 可见分光光度计,恒温水浴,酸度计,秒表,量筒,烧杯,容量瓶,试管(10 mm × 180 mm),刻度吸管。

2.2.2 溶液配制

2.2.2.1 醋酸 - 醋酸钾缓冲液

取醋酸钾 14 g,冰醋酸 20.5 ml,再加水稀释至 1000 ml。

2.2.2.2 磷酸盐缓冲液

取磷酸二氢钠 2.5 g、无水磷酸氢二钠 1.0 g 与氯化钠 8.2 g,加水溶解至 1000 ml。

2.2.2.3 水解明胶

取明胶 50 g,加水 1000 ml,在 121℃加热 90 分钟,然后冷冻干燥。水解明胶稀释液,称取水解明胶 0.33 g(精确至 0.01 g),加上述磷酸盐缓冲液与水各 250 ml,摇匀,使溶解,在 0~4℃保存。如溶液不发生浑浊,可继续使用。

2.2.2.4 血清贮备液

取新鲜牛血清或冻干牛血清(先用水溶解并稀释至标示量体积)1 份,加醋酸 - 醋酸钾缓冲液 9 份稀释,再以 4 mol/L 盐酸溶液调节 pH 值至 3.1,放置 18~24 小时后再用。在 0~4℃保存,可稳定 3~4 周。

血清溶液:血清贮备液中血清总固体(取新鲜牛血清 1~2 g,置装有洁净砂粒并在 105℃干燥至恒重的坩埚中,置水浴上蒸干后,再在 105℃干燥至恒重)在 8% 左右者,取 1 份,用醋酸 - 醋酸钾缓冲液 3 份稀释;血清总固体在 5% 左右者,取 1 份,用醋酸 - 醋酸钾缓冲液 2 份稀释。临用时制备。

2.2.2.5 玻璃酸钾贮备液

取预先经五氧化二磷减压干燥 48 小时的玻璃酸钾,加水制成每 1 ml 中含 0.5 mg 的溶液。在 0℃以下保存,可稳定 3~4 周。

2.2.2.6 玻璃酸钾溶液

取玻璃酸钾贮备液 1 份,用磷酸盐缓冲液 1 份稀释。临用时制备。

2.2.3 标准品溶液的制备

取玻璃酸酶标准品 1 支,按标示的单位,加冷的水解明胶稀释液配制成每 1 ml 中含 1.5 U 的标准品溶液。临用时制备。

2.2.4 供试品溶液的制备

称取供试品约 10~20 mg(精确至 0.1 mg),精密称定,按供试品的标示量或估计单位数,加冷的水解明胶稀释液配制成每 1 ml 中含 1.5 U 的溶液。临用时制备。

2.2.5 标准曲线的制备

取试管 12 支,按顺序用刻度吸管加入标准品溶液 0 ml、0.10 ml、0.20 ml、0.30 ml、0.40 ml 与 0.50 ml,每份 2 支;再依次相应加入水解明胶稀释液 0.50 ml、0.40 ml、0.30 ml、0.20 ml、0.10 ml 与 0 ml;每隔 30 秒钟顺序加入玻璃酸钾溶液 0.50 ml,使每一管的总体积为 1.00 ml,摇匀;立即置 37℃ ± 0.5℃水浴中,每管准确保温 30 分钟,每间隔 30 秒钟顺序取出,立即顺序加入血清溶液 4.0 ml,摇匀;在室温放置 30 分钟,摇匀;照紫外 - 可见分光光度法,在 640 nm 的波长处测定吸光度;另做空白对照管:取试管 1 支,用刻度吸管加入磷酸盐缓冲液 0.50 ml,加水解明胶稀释液 0.50 ml,摇匀,置 37℃ ± 0.5℃水浴中,准确保温 30 分钟后,立即顺序加入血清溶液 4.0 ml,摇匀;在 640 nm 的波长处测定吸光度;以吸光度为纵坐标,标准品溶液的单位为横坐标绘制标准曲线,或算出回归方程式。

2.2.6 测定法

取试管 6 支,按顺序用刻度吸管加供试品溶液 0.20 ml、0.30 ml 与 0.40 ml,每浓度 2 支;再依次相应加入水解明胶稀释液 0.30 ml、0.20 ml 与 0.10 ml,使各管的总体积为 0.5 ml;每隔 30 秒钟顺序加入玻璃酸钾溶液 0.50 ml,使每一管的总体积为 1.00 ml,摇匀;置 37℃ ± 0.5℃水浴中,每管准确保温 30 分钟后,每间隔 30 秒钟顺序取出,立即顺序加入血清溶液 4.0 ml,摇匀;在室温放置 30 分钟,摇匀;照紫外 - 可见分光光度法,在 640 nm 的波长处测定吸光度。

2.2.7 结果计算

由供试品测得的吸光度,先用回归方程式计算各供试品管的单位数(或从标准曲线中查得)。再按下式计算:

$$每 1\,mg\,的单位 = \frac{各供试品管的单位数 \times 稀释倍数}{供试品重(mg) \times 供试品毫升数}$$

算出 6 份供试品的平均数,即为玻璃酸酶的效价单位。

2.2.8 结果判定

标准曲线:一式二份的相对偏差应小于 2%,标准曲线的相关系数应大于 0.99,其斜率要较大。供试品一式二份的相对偏差应小于 3%,其 6 份的计算结果 RSD 应小于 5%(可去除一份偏差较大数据)。

3 操作要点及注意事项

(1) 本品水溶液不稳定,宜临用前配用。

(2) 该法适应于玻璃酸酶精品的效价测定。由于浊度法的易变性,故需小心控制影响实验诸条件,例如血清蛋白的浓度,玻璃酸钾的浓度,pH 值,保温时间及保温温度等。

(3) 根据文献报道,标准曲线的斜率与血清有一定关系,但目前尚无适当的方法来控制血清的质量,使其斜率大于 10.41,但冻干血清代替新鲜牛血清,可获得较大斜率(约 10.51 以上),使实验结果较正确。

目前,中检院已有供玻璃酸酶效价测定用的冻干牛血清供应,可代替血清溶液。

(4) 底物——牛血清白蛋白配位化合物的混悬液在 640 nm 波长处不是最大吸光波长,经实验,从 500~700 nm 扫描为一斜坡,吸光值逐渐下降,该混悬液放置 30 分钟后应立即测定,放置时间太长(约 2 小时)悬液破坏。

(5) 酶促反映受温度、pH 等诸多因素的影响,要求每次实验供试品管与标准管同时进行,以减少测定误差。在加标准品溶液或供试品溶液时,应将吸管插入试管底部,加至试管的底部。在加玻璃酸钾底物溶液时,各管均用同一支刻度吸管吸取 0.5 ml,1 次吹入,立即摇匀,使每管底物量一致。

(6) 做本实验时,对玻璃仪器的清洁度要求特别严格,必须用清洁液清洗后方能使用。

4 国内外技术方法对比及展望

浊度法灵敏度高,重复性好,但较为繁琐。随着检测方法日新月异,测定玻璃酸酶效价的其他方法,仍以它的三个通性之一为依据:①聚合的底物(玻璃质酸与蛋白质结合而生成的盐键)即成为不溶于酸的络合物,当它被酶促解聚时,却已成酸溶性的络合物;②当溶解在低离子强度的溶液中时,底物具有较高的黏度,当被酶作用时,则使黏度减低;③经酶水解而释放的还原糖,即可用标准方法加以检测。但所有这些方法从分析观点来看,均应进一步加以改进。

参考文献

[1] 戚永恒 . 玻璃酸酶[J]. 脏器生化制药,1981,(3):117-120.
[2] 南京药学院生化组编:国内生物化学药品工艺资料汇编[S].1975,8.
[3] 国家药典委员会 . 中华人民共和国药典[M].北京:化学工业出版社,2005.
[4] 中国药品生物制品检定所,中国药品检验所总所,中国药品检验标准操作规范[M].北京:中国医药科技出版社,2010.

起草人:高 阳 左泽平(北京市药品检验所)
审核人:唐黎明(上海市食品药品检验所)
胡宇驰(北京市药品检验所)

第六节　肝素生物测定法（通则 1208）

1　概述

肝素生物测定法系比较肝素标准品(S)与供试品(T)延长新鲜兔血或兔、猪血浆凝结时间的作用，以测定供试品的效价。

肝素[1]（Heparin）是常用的抗凝剂，系自健康猪、牛肠黏膜中提取的硫酸氨基葡聚糖的钠盐，属黏多糖类物质。临床所用肝素是一种未分级肝素（unfractionated heparin，UFH），是由分子量不一的成分所组成的混合物。本品中的肝素钠及肝素钙属 UFH 分子，分子量介于 3000~30 000，平均分子量 12 000~15 000。近 10 余年来，应用化学或酶解方法，已将 UFH 裂解为一些分子量 2000~8000、平均分子量 3000~6000 的组分，称为低分子量肝素，其作用机制与临床疗效均较 UFH 有进一步提高。

肝素影响凝血过程主要原理：

第一是抑制凝血酶原激酶的形成：①肝素与抗凝血酶Ⅲ(AT-Ⅲ)结合形成肝素 AT-Ⅲ复合物；②AT-Ⅲ是一种丝氨酸蛋白酶抑制剂，对具有丝氨酸蛋白酶活性的凝血因子如因子Ⅻa、Ⅺa、Ⅸa、Xa 等灭活；③肝素是与 AT-Ⅲ的 δ 氨基精氨酸残基结合成复合物，加速其对凝血因子的灭活作用，从而抑制凝血酶原激酶的形成，并能对抗已形成的凝血酶原激酶的作用。第二是干扰凝血酶的作用，小剂量肝素与 AT-Ⅲ结合后即使 AT-Ⅲ的反应部位(精氨酸残基)更易与凝血酶的活性中心(丝氨酸残基)结合成稳定的凝血酶——抗凝血酶复合物，从而灭活凝血酶，抑制纤维蛋白原转变为纤维蛋白。第三、干扰凝血酶对因子Ⅷ的激活，影响非溶性纤维蛋白的形成；阻止凝血酶对因子Ⅷ和Ⅴ的正常激活。第四、防止血小板的聚集和破坏，肝素能阻抑血小板的黏附和聚集，从而防止血小板崩解而释放血小板第 3 因子及 5- 羟色胺。

肝素的抗凝作用与其分子中具有强阴电荷的硫酸根有关。当硫酸基团被水解或被带有强阳电荷的鱼精蛋白中和后，迅即失去抗凝活力。

2　检测技术与方法

2.1　兔全血法[1]

2.1.1　基本原理

新鲜兔血在体外放置一段时间会发生自动凝结现象，肝素能够明显延长新鲜兔血凝结时间，并且具有较好的量效关系。根据肝素抗凝的药理作用，利用倒转法、压板法和转棒法测定肝素标准品与供试品延长新鲜兔血的凝结时间，根据不同剂量与反应的两条平行直线关系，间接测定等反应剂量的方法，由测得每组各管凝结时间的对数值，按照量反应平行线测定法计算效价及实验误差。

2.1.2　方法详解

2.1.2.1　溶液配制

(1) 标准品溶液的配制与稀释:精密称取肝素标准品适量,按标示效价,精密加灭菌注射用水,使溶解成每 ml 含 100 单位的溶液,将其分装熔封,置于 4~8℃贮存,如无沉淀析出,可在 3 个月内使用。

试验当日,精密量取标准品溶液适量,按高、中、低剂量组用 0.9% 氯化钠注射液配制成 3 种浓度的稀释液,相邻两浓度的比值应相等;调节剂量使低剂量组各管的平均凝结时间较不加肝素对照组明显延长。高剂量组各管平均凝结时间,以不超过 60 分钟为宜,其稀释液一般可配制成每 1 ml 含肝素 2~5 单位,r 为 1:0.7 左右。

(2) 供试品溶液的配制与稀释:按供试品的标示量或估计效价,按照标准品溶液的配制与稀释法配制高、中、低 3 种浓度的稀释液,相邻两浓度的比值与标准品相等,供试品与标准品剂量组的凝结时间应相近。

2.1.2.2　试验方法

取具有 1 ml 刻度的内径均匀(1.0 cm×7.5 cm 或 0.8 cm×3.8 cm)、洁净干燥的小试管 20 支,分成 6 组,每组 3 支,分别加入高、中、低三种浓度的标准品及供试品稀释液 0.1 ml,另两支各支加生理盐水 0.1 ml 为空白。

取刚抽出的兔血约 22 ml,分别注入上述试管内 0.9 ml(至 1 ml 刻度),立即用细玻璃棒将溶液搅匀,注意避免产生气泡,并开始计算时间。将小试管置于 37℃±0.5℃的恒温水浴中,从血液抽出至试管架放入恒温水浴时间不得超过 3 分钟,注意观察,并记录各管的血液凝集时间(用同一只家兔的血,重复操作的结果,可合并计算)。

2.1.2.3　终点观察

(1) 倒转法:用小试管规格为 1.0 cm×7.5 cm。开始将小试管拿起,轻弹管壁,液面颤动很厉害,可每隔 3 分钟观察一次;当轻弹管壁,液面不太颤动时,每隔 1 分钟观察 1 次;当液面接近凝固,轻弹管壁,液面停止颤动时,将管轻轻倒立,液面不往下流为终点。

(2) 压板法或测凝棒法:用小试管规格为 0.8 cm×3.8 cm. 以测凝棒不能再插入血液面为终点。

2.1.2.4　结果计算

由测得每组各管凝血时间的对数值,按照量反应平行线法测定随机或随机区组设计法计算效价及实验误差。

【计算举例】[2]

肝素效价测定— 兔全血法

标准品	ds_1	0.86 U/ml	0.1 ml/ 管
	ds_2	1.23 U/ml	0.1 ml/ 管
	ds_3	1.75 U/ml	0.1 ml/ 管
供试品	肝素钠粉	估计效价 170 U/mg	
	d_{T_1}	0.86 U/ml	0.1 ml/ 管
	d_{T_2}	1.23 U/ml	0.1 ml/ 管
	d_{T_3}	1.75 U/ml	0.1 ml/ 管
	r=1:0.7	I=0.1549	m=3

反应值 y　对数血凝时间(min)

结果见表 9-8。

表 9-8　肝素效价测定数据（兔全血法）

0 剂量(U/ 管)	ds_1 0.086		ds_2 0.123		ds_3 0.175		d_{T_1} 0.086		d_{T_2} 0.123		d_{T_3} 0.175		$\sum y_m$
	t	y	t	y	t	y	t	y	t	y	t	y	
1	16.5	1.2175	19.5	1.2900	23.5	1.3711	16.5	1.2175	19.5	1.2900	25.0	1.3979	7.7840
2	16.0	1.2041	20.5	1.3118	23.5	1.3711	15.0	1.1761	20.5	1.3118	23.5	1.3711	7.7460
3	15.0	1.1761	19.5	1.2900	23.0	1.3617	16.5	1.2175	19.5	1.2900	23.0	1.3617	7.6970
$\sum y_{(k)}$	3.5977		3.8918		4.1039		3.6111		3.8918		4.1307		23.2270
	S_1		S_2		S_3		T_1		T_2		T_3		

（1）计算各项差方和。

$$差方和_{(总)}=\sum y^2-\frac{(\sum y)^2}{mk}$$

$$=1.2175^2+1.2041^2+\cdots\cdots+1.3711^2+1.3617^2-\frac{(23.2270)^2}{3\times6}=0.0917$$

$$f_{(总)}=mk-1=3\times6-1=17$$

$$差方和_{(剂间)}=\frac{\sum[\sum y(k)]^2}{m}-\frac{(\sum y)^2}{mk}$$

$$=[\ 3.5977^2+3.8918^2+4.1039^2+3.6111^2+3.8918^2+4.1307^2\ ]/3-\frac{(23.2270)^2}{3\times6}=0.0883$$

$$f_{(剂间)}=k-1=6-1=5$$

$$差方和_{(行间)}=\frac{\sum[\sum y(m)]^2}{k}-\frac{(\sum y)^2}{mk}$$

$$=[\ 7.7840^2+7.7460^2+7.6970^2\ ]/6-\frac{(23.2270)^2}{3\times6}=0.0006$$

$$f_{(行间)}=m-1=3-1=2$$

$$差方和_{(误差)}=差方和_{(总)}-差方和_{(剂间)}-差方和_{(行间)}$$

$$=0.0917-0.0883-0.0006=0.0028$$

$$f_{(误差)}=f_{(总)}-f_{(剂间)}-f_{(行间)}=17-5-2=10$$

（2）剂间变异分析及可靠性测验（见表 9-9、表 9-10）。

表 9-9　肝素 (3·3) 法剂间变异分析

变异来源	$\sum y(k)$						$m\sum Ci^2$	$\sum[Ci\sum y(k)]$	$\frac{[\sum(Ci\cdot\sum y(k))]^2}{m\sum Ci^2}$
	S_3 4.1039	S_2 3.8918	S_1 3.5977	T_3 4.1307	T_2 3.8918	T_1 3.6111			
	正交多项系数(Ci)								
试品间	-1	-1	-1	1	1	1	3×6	0.0402	8.9780×10^{-5}
回归	1	0	-1	1	0	-1	3×4	1.0258	0.0877
偏离平行	-1	0	1	1	0	-1	3×4	0.0134	1.4963×10^{-5}
二次曲线	1	-2	1	1	-2	1	3×12	-0.1238	4.2573×10^{-4}
反向二次曲线	-1	2	-1	1	-2	1	3×12	0.0402	4.4890×10^{-5}

表 9-10　肝素(3·3)法可靠性测验结果

变异来源	f	差方和	方差	F	P
试品间	1	8.978×10^{-5}	8.978×10^{-5}	<1	>0.05
回归	1	0.0877	0.0877	292.33	<0.01
偏离平行	1	1.4963×10^{-5}	1.4963×10^{-5}	<1	>0.05
二次曲线	1	4.2573×10^{-4}	4.2573×10^{-4}	1.42	>0.05
反向二次曲线	1	4.4890×10^{-5}	4.4890×10^{-5}	<1	>0.05
剂间	5	0.0883	0.0177	59.00	<0.01
区组(行)间	2	0.0006	0.0003	1.00	>0.05
误差	10	0.0028	$0.0003\,(S^2)$		
总	17	0.0917	0.0054		

结论　回归、剂间非常显著,偏离平行、二次曲线、反向二次曲线均不显著,实验结果成立。

(3) 效价(PT)及平均可信限率(FL%)计算。

$f=10$　　$t=2.23$　　$S^2=0.0003$

效价(Pr)的计算

$V = 1/3\,(T_3+T_2+T_1-S_3-S_2-S_1)$

　$=1/3\,(4.1307+3.8918+3.6111-4.1039-3.8918-3.5977)=0.0134$

$W = 1/4\,(T_3-T_1+S_3-S_1)$

　$=1/4\,(4.1307-3.6111+4.1039-3.5977)=0.2564$

$R = D \cdot \text{antilog}\dfrac{IV}{W}$

　$= \dfrac{0.175}{0.175} \cdot \text{antilog}\dfrac{0.1549 \times 0.0134}{0.2564} = 1.0188$

$P_T = A_T \cdot R$

　$= 170 \times 1.0188 = 173.20\ \text{U/mg}$

平均可信限率(FL%)的计算

$g = \dfrac{t^2 \cdot S^2 \cdot m}{4W^2}$

　$= \dfrac{2.23^2 \times 0.0003 \times 3}{4 \times 0.2564^2} = 0.0170$

$A = \dfrac{2}{3}$　　$B = \dfrac{1}{4}$

$Sm = \dfrac{I}{W^2(1-g)}\sqrt{mS^2\left[(1-g)AW^2+BV^2\right]}$

　$= \dfrac{0.1594}{0.2564^2(1-0.0170)} \times \sqrt{3 \times 0.0003\left[(1-0.0170)\dfrac{2}{3}(0.2564)^2+\dfrac{1}{4}(0.0134)^2\right]} = 0.0149$

R 的 $FL = \text{antilog}\left[\dfrac{\log R}{1-g} \pm t \cdot Sm\right]$

　$= \text{antilog}\left[\dfrac{\log 1.0188}{1-0.0170} \pm 2.23 \times 0.0149\right] = 0.9441 \sim 1.1002$

P_T 的 $FL = A_T \cdot \text{antilog}\left[\dfrac{\log R}{1-g} \pm t \cdot Sm\right]$

　$= 170 \times (0.9441 \sim 1.1002) = 160.50 \sim 187.03\ \text{U/mg}$

$$P_T \text{ 的 } FL\% = \left[\frac{P_T \text{ 高限 } - P_T \text{ 低限 }}{2P_T} \times 100 \right]\%$$

$$= \left[\frac{187.03 - 160.50}{2 \times 173.20} \times 100 \right]\% = 7.66\%$$

（5）限度要求及结果判断：本法的可信限率 FL（%）不得大于 10%。试品间变异非常显著者，重复试验时，应参考所得结果重新估计标准品的效价或重新调整剂量试验。

2.1.3　操作要点及注意事项：

（1）本法用 6 点法（3.3 法），如一次操作 20 管，一次即可得到结果，其优点是节约时间。如一次操作 7 管连续 3~5 次，合并计算，其优点是操作从容。

（2）取血方法：取血时要求出血快，出血快慢是实验成败的关键。因此，一般多采用颈动脉取血法，现简介如下：

将动物（2.5 kg 以上的健康家兔，雌雄均可，雌者需无孕），固定后，于颈部皮下注入 1% 普鲁卡因 2 ml，10~20 分钟后，随后将颈部正中线皮肤切开，剥离一侧颈动脉约 3 cm 长，近心端用动脉夹夹住，远心端用较粗的棉线扎紧打一活结，用一针头在靠近棉线处扎一小孔，用湿棉球将血擦净，随后将一尖端磨钝的 12 号针头插入此孔，用棉线打活结固定。连接 20 ml 注射器，针头插入动脉时针尖不要靠动脉夹太近，以防刺破动脉，此时可将动脉夹打开，血液立即流入注射器内，至需要量后迅速把动脉夹夹住，取下注射器，在注射器上接一个较抽血用针头粗且长的针头，把针头插入到玻璃管刻度之上，加血到刻度，这样血量容易控制，加血量准确，且血不会在管壁沾的太多。

在下一次取血时，要另换注射器和针头，针头插入前需将动脉夹稍稍打开，在动脉夹附近有时可能有血栓形成，故放出少量血液，可避免堵塞。

（3）加血和药液混匀搅拌方法。将抽出的血加入预先加有肝素的试管后，立即用小玻棒或不锈钢搅棒混匀，加血次序由高剂量到低剂量，且标准品和供试品管要对应加入血液。空白对照安排在第一管和最后一管。此操作由两人配合完成较方便。

（4）肝素溶液的浓度，可按实际情况自行调节，常用高剂量浓度，一般在 3~8 IU/ml。

（5）终点观察

① 倒转法　用小试管规格为 1.0 cm × 7.5 cm。开始将小试管拿起，轻弹管壁，液面颤动很厉害时，可隔 3 分钟观察一次；当轻弹管壁，液面不太颤动时，需隔 1 分钟观察 1 次；当液面接近凝固，轻弹管壁，液面停止颤动时，将管轻轻倒立，液面不往下流为终点。

② 压板法或测凝棒法　用小试管 0.8 cm × 3.8 cm。以测凝棒不能再插入血液面为终点。用 1 支 0.2~0.5 ml 吸管，截取 3 cm 左右，中间插入约 7 cm 长的细玻璃棒或毛细管，上端烧成圆球或弯成 90° 角，使玻棒不会落下。如管中血已凝固，将测凝棒插入管中，中间细玻棒即被凝块顶住浮起为终点。

2.1.4　方法的优缺点

兔全血法，该方法最接近肝素在体内的作用效果，能够较为正确地反映肝素的生物活性。由于实验过程中要从家兔颈动脉放血加样、压板测凝，每次检测均需要以上操作，操作复杂、检测效率较低，认为干扰较大。

2.2　血浆复钙法[1]

2.2.1　基本原理

兔、猪血浆在体外经 1% 的氯化钙的诱导能够在一定时间内凝结，肝素能够明显延长凝结时间，并且具有较好的量效关系。根据肝素这一特性，利用倒转法、压板法和转棒法测定肝素标准品与供试品延长兔、猪血浆的凝结时间,根据不同剂量与反应的两条平行直线关系,间接测定等反应剂量的方法,由测得每组各管凝结时间的对数值,按照量反应平行线测定法计算效价及实验误差。

2.2.2 方法详解

2.2.2.1 溶液配制

(1) 标准品溶液的配制与稀释:精密称取肝素标准品适量,按标示效价,精密加灭菌注射用水,使溶解成每 ml 中含 100 U 的溶液,将其分装熔封,置于 4~8℃贮存,如无沉淀析出,可在 3 个月内使用。

试验当日,精密量取标准品溶液适量,按高、中、低剂量组用 0.9% 氯化钠注射液配制成 3 种浓度的稀释液,相邻两浓度的比值应相等;调节剂量使低剂量组各管的平均凝结时间较不加肝素对照组明显延长。高剂量各管的平均凝结时间,以不超过 30 分钟为宜,其稀释液一般可配制成每 ml 中含肝素 0.5~1.5 U,剂间比为 1:0.85 左右。

(2) 供试品溶液的配制与稀释:按供试品的标示量或估计效价,按照标准品溶液的配制与稀释法配制高、中、低 3 种浓度的稀释液,相邻两浓度的比值与标准品相等,供试品与标准品剂量组的凝结时间应相近。

2.2.2.2 血浆的制备

取新鲜采集的兔血或猪血,迅速放置预先放有 109 mmol·L^{-1} 枸橼酸钠溶液的容器中,枸橼酸钠溶液与血液容积之比为 1:9,边收集边轻轻振摇,同时不停地缓慢摇动采血瓶,收集完毕立即离心,离心条件一般为 4~10℃,1500×g,离心 15 分钟,分离血浆,将全部血浆汇集混合。取血浆 1 ml 于清洁小试管中,加 1% 氯化钙溶液 0.2 ml,混匀,置于 37℃±0.5℃恒温水浴中,在 3~5 分钟内凝固的血浆,可供试验用。将血浆分装于适合的容器内,置低温(−20℃~−30℃)贮存,可在半年内使用。临用时置 37℃±0.5℃恒温水浴中,待完全融化,用多层纱布或粗滤纸滤过,待用,使用过程中于 4~8℃放置。

2.2.2.3 试验方法

取小试管(0.8 cm × 3.8 cm 或 1.0 cm × 7.5 cm)若干支,每支加入血浆 0.5 ml(或 0.8 ml),置 37℃±0.5℃恒温水浴中预热 5~10 分钟后,每管依次加入标准品或供试品不同浓度稀释液 0.4 ml 或 0.1 ml 及 1% 氯化钠溶液 0.1 ml,立即混匀,并准确计时。混匀后的试管立即放入恒温水浴中,注意观察各试管的凝固时间。

2.2.2.4 终点观察

同兔全血法,也可以从试管内容物颜色的变化预示终点。

2.2.2.5 结果计算

同兔全血法。

2.2.2.6 限度要求和结果判断

同兔全血法,但可信限率 FL(%)不得大于 5%。

2.2.3 操作要点及注意事项

(1) 本法用 6 点法。在一次实验中最好做 12 管,使标准品和供试品的高、中、低各剂量均为双管,重复 1~2 次,合并计算,即得到一个完整结果。

(2) 血浆和药液混匀搅拌方法。依次加药液于盛有血浆的小试管中,要求快而准确,随即加入 1% 氯化钙溶液,在第一管加氯化钙溶液时开始记录时间,并立即用搅棒(规格参照兔全血法)混匀 30 秒钟。再加第二管的氯化钙溶液又混匀 30 秒钟,以此类推,故第二管要减 0.5 分钟,第三管减 1 分钟,第四管减 1.5 分钟,第五管减 2 分钟,第六管减 2.5 分钟。

(3) 肝素溶液浓度,可根据实际情况调节,一般常用高剂量浓度在 1 IU/ml 左右。

(4) 终点观察。可参照兔全血法,亦可观察管中内容物从半透明转变成不透明的乳白色凝块过程中的颜色剧变点作为终点。

(5) 离心分离血浆时,所用离心力和离心时间一般为(1000~1500)×g,15~20 分钟,可得到适合实验需要的血浆。若离心力太大,将会去掉血浆中的一些有形成分,特别是血小板和一些凝血因子。离心时间长,尤其是在没有低温条件下离心,逐渐升高的温度将使某些凝血因子有所破坏。血浆的制备以尽量保留较多的具有活性的凝血因子为原则,使血浆的凝结力强,所用肝素剂量大,易于观察终点,试验成功率高。

(6)《中国药典》2010 年版制备血浆采用 8% 的枸橼酸钠溶液,与血液 1:19 混合,第三增补本修订为 109 mmol/L 的枸橼酸钠溶液,与血液 1:9 混合制备血浆。该方法为参照《中华人民共和国卫生行业标准 血浆凝固实验血液标本的采集及处理指南(Ws/T359-2011)》进行的修订,并且与国际通用的行业标准 CLSI H21-A5 的要求一致。

2.2.4　方法的优缺点

本方法由于使用血浆,大大减少了取血带来的不便,制备的血浆可供长期检验用,方便操作。但由于加样操作和结果判断受人为干扰较大,会导致一定的实验误差。

2.3　APTT 法

2.3.1　基本原理

本方法是比较肝素标准品与供试品兔血浆的活化部分凝血活酶时间(APTT),由测得每组各管凝结时间的对数值,再照量反应平行线测定法计算效价及实验误差。建立了一种基于血液凝固分析仪测定活化部分凝血活酶时间的肝素生物测定法。

2.3.2　方法详解

2.3.2.1　溶液配制

(1) 标准品溶液的配制与稀释:标准品稀释液的制备精密称取肝素钠标准品适量,按标示效价溶于灭菌注射用水配制成 100 IU·ml^{-1} 的标准品储备液。精密量取标准品储备液适量,用生理盐水精确配制为高、中、低 3 个剂量的标准品稀释液,剂间比(r)为 1:0.85。

(2) 供试品溶液的配制与稀释:供试品按标示量或估计效价,配制成与标准品稀释液相同浓度的高、中、低 3 个剂量的供试品稀释液,剂间比(r)与标准品稀释液一致。

2.3.2.2　血浆的制备

迅速收集兔血置预先放有 109 mmol·L^{-1} 枸橼酸钠溶液的容器中,枸橼酸钠溶液与血液容积之比为 1:9,边收集边轻轻振摇,混匀,室温下 1500×g,离心 15 分钟,立即分离出血浆。新鲜血浆在 4 小时内使用,或分成若干份分装于适宜容器内,-20℃冻结贮存,临用时置(37±0.5)℃水浴中融化,用两层纱布或快速滤纸过滤后使用。

2.3.2.3　试验方法

取血凝仪样品杯,每孔加入兔血浆 50 μl 和一种浓度的标准品或供试品稀释液 50 μl,然后加入磁珠搅拌混匀,再加入 APTT 试剂 50 μl,37℃准确预温 180 秒后,加入 CaCl$_2$ 试剂 50 μl,然后立即用 LG-PABER 血小板聚集凝血因子分析仪测定各孔的凝结时间,或用全自动血凝仪测定凝结时间。

2.3.2.4　终点观察

用血液凝固分析仪测定凝结时间。

2.3.2.5　结果计算

同兔全血法。每组标准品和供试品的稀释液平行测定 3~5 次,将凝结时间进行对数转换,按生物检定统计法中的量反应平行线 3.3 法计算供试品的效价。

2.3.2.6　限度要求:测定结果的可信限率 FL(%)不得大于 10%。

2.3.3　操作要点及注意事项

(1) 本法用 6 点法。在一次实验中最好做 18 管,使标准品和供试品的高、中、低剂量各 3 管,即得到一个完整结果。

(2) 血浆和药液混合方法。使用半自动血凝仪(如 LG-PABER 血小板聚集凝血因子分析仪)时,可以将相同浓度的标准品和供试品溶液同时与血浆混合,同时预温,再依次加入其他试剂测定。使用全自动血凝仪(如 ACL ELITE PRO)时,可以将不同浓度的供试品和标准品溶液置于自动样品盘上,将血浆、APTT 和 $CaCl_2$ 均作为试剂依次加入,即可实现自动加样测定。

(3) 肝素溶液浓度,可根据实际情况调节,一般常用高剂量浓度在 1~1.5 IU/ml。

(4) 终点观察。根据采用的仪器而定,可使用磁珠法或者浊度法。

(5) 血浆制备的注意事项同血浆复钙法。

2.3.4　方法的优缺点

采用全自动或半自动血凝仪测定反应终点,判断准确客观,且试验周期短、试剂用量少,操作简便易掌握,具有良好的应用前景。同时由于本方法使用全自动或半自动血凝仪,需要检验机构购置仪器并通过人员培训后方可开展本项试验。

2.4　抗Ⅱa 因子显色法

2.4.1　基本原理

肝素与抗凝血酶Ⅲ会形成复合物,此复合物会与Ⅱa 因子结合,当Ⅱa 因子超量时,过剩的Ⅱa 因子会与发色底物反应显色。因此,溶液的吸光度值与肝素抗Ⅱa 效价呈显著的负相关。

2.4.2　方法详解

2.4.2.1　试剂配制

醋酸溶液:取冰乙酸 42 ml 于 100 ml 容量瓶中,加水稀释至刻度,混匀。一般配制 50% 或 30% 浓度的醋酸溶液。

三羟甲基氨基甲烷 - 聚乙二醇 6000 缓冲液(pH 8.4):称取二羟甲基氨基甲烷 6.08 g、氯化钠 10.23 g、乙二胺四乙酸二钠 2.8 g 和聚乙二醇 6000 1.0 g,加水 800 ml 溶解于 1000 ml 容量瓶中,用盐酸调节 pH 至 8.4,加水稀释至刻度。

抗凝血酶Ⅲ溶液:取 1 支抗凝血酶Ⅲ,加三羟甲基氨基甲烷 - 聚乙二醇 6000 缓冲液(pH 8.4)溶解,配制成 0.25 IU/ml 溶液。

发色底物溶液:取发色底物 S-2238(或其他适合的显色底物),用水稀释成浓度约 3 mmol/L 溶液。临用前用水稀释成 0.625 mmol/L。

人凝血酶溶液:用三羟甲基氨基甲烷 - 聚乙二醇 6000 缓冲液(pH 8.4)将人凝血酶复溶,稀释配制为 5 IU/ml。浓度调整,使其在以三羟甲基氨基甲烷 - 聚乙二醇 6000 缓冲液(pH 8.4)代替肝素做空白,进行抗Ⅱa 因子试验中,在 405 nm 波长处的吸光度值在 0.8~1.0。

标准品溶液与供试品溶液:取标准品(S)和供试品(T)适量,用三羟甲基氨基甲烷 - 聚乙二醇 6000 缓冲液(pH8.4)溶解,并分别配制成 4 个不同浓度的溶液。该浓度应在 log 剂量 - 反应的线性范围内,一般为每 1 ml 含 0.005~0.05 IU,标准品和样品的浓度一般一致。

2.4.2.2　测定法

取 18 支检测管,分别精密加入 20~50 μl 相同体积(V)的不同浓度的标准品(S)系列溶液或供试品(T)系列溶液及缓冲液(B);S_1、S_2、S_3、S_4 为标准溶液,T_1、T_2、T_3、T_4 为样品溶液,B_1、B_2 为空白,各双份平行。按 B_1、S_1、S_2、S_3、S_4、T_1、T_2、T_3、T_4、T_1、T_2、T_3、T_4、S_1、S_2、S_3、S_4、B_2 的顺序,每管中再加入抗凝血酶Ⅲ的体积为 V(20~50 μl),混合,但不要产生气泡。于 37℃温浴 2 分钟。再向每管精密加入 2 V 人凝血酶溶液,混匀后 37℃温浴 2 分钟。再向每管精密加入 2 V 发色底物溶液,混匀后 37℃温浴 2 分钟,精密的加入 2 V 的醋酸溶液终止反应。用紫外可见分光光度计在 405 nm 处测量吸收度值(Abs)。B_1 和 B_2 的吸收值不得有显著性差异。

2.4.2.3　统计计算

以 Abs 为反应值,按量反应平行线原理实验设计 4×4 法,随机区组统计计算,数据可进行对数转换,实验可靠性测验通过者计算抗Ⅱa效价,平均可信限率 FL% 不得大于 10%。

2.4.3　操作要点及注意事项

(1) 配制系列浓度溶液应尽量准确,注意标准品溶液与供试品溶液的平行性。

(2) 测定时加入溶液的过程,37℃温浴的时间要注意各管之间的一致性。

2.5　抗 Xa 因子显色法

2.5.1　基本原理

肝素与抗凝血酶Ⅲ会形成复合物,此复合物会与 Xa 因子结合,当 Xa 因子超量时,过剩的 Xa 因子会与发色底物反应显色。因此,溶液的吸光度值与肝素抗 Xa 因子效价呈显著的负相关。

2.5.2　方法详解

2.5.2.1　试剂配制

醋酸溶液:取冰乙酸 42 ml 于 100 ml 容量瓶中,加水稀释至刻度,混匀。一般配制 50% 或 30% 浓度的醋酸溶液。

三羟甲基氨基甲烷 - 聚乙二醇 6000 缓冲液(pH 8.4):称取三羟甲基氨基甲烷 6.08 g、氯化钠 10.23 g、乙二胺四醋酸二钠 2.8 g 和聚乙二醇 6000 1.0 g,加水 800 ml 溶解于 1000 ml 容量瓶中,用盐酸调节 pH 至 8.4,加水稀释至刻度。

抗凝血酶Ⅲ溶液:取 1 支抗凝血酶Ⅲ,加三羟甲基氨基甲烷 - 聚乙二醇 6000 缓冲液(pH8.4)溶解,配制成 1 IU/ml 溶液。

发色底物溶液:取发色底物 S-2765(或其他适合的显色底物),用水稀释成浓度约 3 mmol/L 溶液,临用前用水稀释成 1 mmol/L。

Xa 因子溶液:用三羟甲基氨基甲烷 - 聚乙二醇 6000 缓冲液(pH8.4)将 Xa 因子复溶,稀释配制为 0.4 IU/ml(或 7.1 nkat/ml)溶液。浓度调整,使其在以三羟甲基氨基甲烷 - 聚乙二醇 6000 缓冲液(pH8.4)代替肝素做空白,进行抗 Xa 因子试验中,在 405 nm 波长处的吸光度值在 0.8~1.0。

标准品溶液与供试品溶液:取标准品(S)和供试品(T)适量,用三羟甲基氨基甲烷 - 聚乙二醇 6000 缓冲液(pH8.4)溶解,并分别配制成 4 个不同浓度的溶液。该浓度应在 log 剂量 - 反应的线性范围内,一般为每 1 ml 含 0.01~0.1 IU,标准品和样品的浓度一致。

2.5.2.2　测定法

取 18 支检测管,分别精密加入 20~50 μl 相同体积(V)的不同浓度的标准品(S)系列溶液或供试品

(T)系列溶液及缓冲液(B);S$_1$、S$_2$、S$_3$、S$_4$ 为标准溶液,T$_1$、T$_2$、T$_3$、T$_4$ 为样品溶液,B$_1$、B$_2$ 为空白,各双份平行。按 B$_1$、S$_1$、S$_2$、S$_3$、S4、T$_1$、T$_2$、T$_3$、T$_4$、T$_1$、T$_2$、T$_3$、T$_4$、S$_1$、S$_2$、S$_3$、S$_4$、B$_2$ 的顺序,每管中再加入抗凝血酶XI的体积为 V(20~50 μl),混合,但不要产生气泡。于 37℃温浴 2 分钟。再向每管精密加入 2 V 人凝血酶溶液,混匀后 37℃温浴 2 分钟。再向每管精密加入 2 V 发色底物溶液,混匀后 37℃温浴 2 分钟,精密的加入 2 V 的醋酸溶液终止反应。用紫外可见分光光度计在 405 nm 处测量吸收度值(Abs)。B$_1$ 和 B$_2$ 的吸收值不得有显著性差异。

2.5.2.3 统计计算

以 Abs 为反应值,按量反应平行线原理实验设计 4×4 法,随机区组统计计算,数据可进行对数转换,实验可靠性测验通过者计算抗 Xa 效价,平均可信限率 FL% 不得大于 10%。

2.5.3 操作要点及注意事项

(1) 配制系列浓度溶液应尽量准确,注意标准品溶液与供试品溶液的平行性。

(2) 测定时加入溶液的过程,37℃温浴的时间要注意各管之间的一致性。

3 国内外技术方法对比及展望

3.1 国内外肝素生物活性测定法的历史沿革

《美国药典》主要采用抗IIa(抗凝血酶显色)、抗 Xa 和抗 IIa 的比值方法,《日本药局方》采用抗 Xa(抗凝血酶显色)法,《印度药典》采用羊血浆法,《欧洲药典》和《英国药典》采用 APTT 活化后测定血浆凝固时间。由于《美国药典》和《日本药局方》收载的抗凝血因子方法同上不能全面体现肝素钠的作用,并且试剂昂贵,而《欧洲药典》和《英国药典》收载的 APTT 法已在我国使用。

《中国药典》1977 年版用新鲜兔血量反应平行线法测定,1985 年版除沿用该方法外,又增加了兔、猪血浆为实验材料;2010 年第三增补本除上述两方法外,又增加了 APTT 法,三种检测方法的基本原理都是基于肝素抗凝血的活性,以标准品的活性为标尺,利用量反应平行线法测定供试品的效价。

《中国药典》2015 年版,肝素钠品种项下收载的方法为抗抗IIa 因子(人凝血酶)显色法和抗Xa 因子显色法,但附录中收载的方法还是全血法、血浆复钙法和 APTT 法。

国内外药典收载常见方法比较,详情见表 9-11。

表 9-11 国内外常见药典中肝素生物活性检定法比较

检测方法	兔全血法	血浆复钙法	APTT 法	抗IIa 因子(人凝血酶)显色法	抗Xa 因子显色法	羊血浆法
药典	ChP 2010 ChP 2015 附录	ChP 2010 ChP 2015 附录	ChP 2010 三增补本,EP 8.0,BP 2015	USP 38 ChP 2015 附录	JP 16 ChP 2015 附录	IP 2010
基本原理	比较肝素标准品与供试品延长新鲜兔血凝结时间效应的差别,从而测定供试品的效价	比较肝素标准品与供试品延长兔、猪血浆复钙凝结时间效应的差别,从而测定供试品的效价	比较肝素标准品与供试品对 APTT 活化后的血浆复钙凝固时间的影响	肝素与 AT-III 的复合物对IIa 因子有抑制作用,过剩的IIa 因子与生色底物反应显色,其量与肝素效价呈负相关	肝素与 AT-III 的复合物对 Xa 因子有抑制作用,过剩的 Xa 因子与生色底物反应显色,其量与肝素效价呈负相关	比较肝素标准品与供试品使羊血浆在复钙后凝结程度的不同,来计算肝素效价

检测方法	兔全血法	血浆复钙法	APTT 法	抗Ⅱa 因子(人凝血酶)显色法	抗Ⅹa 因子显色法	羊血浆法
优点	新采取的血液能保持全部成分,全面、直观体现肝素抗凝血作用	血浆较全血易保存,使用更方便,检测更快捷	可采用仪器测定凝固终点,检测方法比较客观	与肝素的作用机制相关,有专属性	与肝素的作用机制相关,有专属性	羊血浆的重现性较好
缺点	实验时间长,操作复杂,影响因素多。终点判断与经验有关	使用测凝棒等方法人工判断反应终点不够客观	需购进实验仪器	抗Ⅱa 作用与体内抗凝血作用机制是否完全一致尚不清楚;不能全面体现肝素钠的作用;试剂昂贵	抗Ⅹa 作用与体内抗凝血作用机制是否完全一致尚不清楚;不能全面体现肝素钠的作用;试剂昂贵	实验时间长,计算复杂;肉眼观察凝固程度不够客观;羊血浆来源较少,购用不便
实验系	新鲜兔血	兔(猪)血浆	兔血浆	Ⅱa 因子(人凝血酶)	牛Ⅹa 因子	羊血浆
所需试剂	无	1%CaCl$_2$ 溶液	APTT 试剂,CaCl$_2$ 试剂	缓冲液,Ⅱa 因子(人凝血酶),发色底物,反应终止液	发色底物,AT-Ⅲ,牛Ⅹa 因子,缓冲液,反应终止液	1%CaCl$_2$ 溶液
仪器	恒温水浴;压板测凝器	恒温水浴;压板测凝器/测凝棒	血液凝固分析仪	恒温水浴;UV	恒温水浴;UV	恒温水浴
检测指标	全血凝固时间	复钙血浆凝固时间	APTT	405 nm 吸光度值	405 nm 吸光度值	血浆凝固程度
指标检测方法	压板测凝器	压板测凝器/测凝棒/倾斜法	血液凝固分析仪	UV	UV	倒置观察
计算方法	量反应平行线3.3 法	量反应平行线3.3 法	量反应平行线3.3 法	斜率比法或平行线法	标准曲线法平行线法	移位均值法
可信限率(FL%)	<10	<5	<10	-△△	-△△	-△
实验时间/min	50	50	10(全自动),40(半自动)	20	20	70
成本估计/¥	100	100	120	700	700	500

△ 羊血浆法不计算可信限率,但要求可信距(L)<0.20。

△△ 抗Ⅱa 和Ⅹa 因子显色法不计算可信限率。

3.2 《中国药典》收载的肝素生物活性测定法中不同试验体系的变更

新鲜兔血的特点是新采取的血液、仍能保持其中的正常成分,在没有其他物质干扰的情况下测定肝素的抗凝效价、方法简单,而且家兔来源广泛,新鲜血采血方便。在第四、五次国家标准品协作标定时,几个实验室曾分别用本法,BP 硫酸钠 - 牛全血法和《中国药典》1963 年版硫酸钠二兔全血法测定效价,结果基本一致。为扩大实验材料来源,1982-1983 年肝素生物检定科研协作组又通过 575 批次实验证明,用猪、兔血浆测得的效价结果与新鲜兔血的结果无明显差别,并且认为用血浆有实验误差小,操作简单、终点易于观察等优点。但用羊血浆时,剂量反应线性范围太窄,实验成功率低。因而自《中国药典》1985 年版增加兔、猪血浆为实验材料,而未收载羊血浆。由于血装保存条件要求较高,有些实验室有困难,所以仍保留新鲜兔血。将兔、猪血浆和鲜兔血作为几种实验材料同时并列于《中国药典》1985 年版。2010 年《中国药典》第三增补本除上述两方法外,又增加了 APTT 法。该方法采用血液凝固分析仪进行试验终点判断,提高了终点判断的客观性,同时缩短了试验时间。

各国药典收载的肝素生物活性测定方法经历了从抗血凝的药理作用到分子机制的变迁。《英国药典》1980 版规定用硫酸钠 - 牛血浆法、后增补枸橼酸钠 - 羊血浆法(即 1983、1986 增补本已将肝素生物检定改为此法),用平行线法进行检定。现行《英国药典》2015 版和《欧洲药典》8.0 版收录的方法为羊血浆 -APTT 法。《美国药典》21 版采用枸橼酸钠 - 羊血浆,移位均值法测定。从《美国药典》31 版开始,《美国药典》的含量测定法修订为抗IIa 因子(人凝血酶)显色法,并且增加了抗Xa 和抗IIa 的比值作为鉴别项,以控制肝素的分子量和其中的类肝素物质。《日本药局方》11 版采用硫酸钠 - 牛全血法,后修订为羊血浆移位均值法沿用至。《日本药局方》14 版,《日本药局方》15 版又修订为抗Xa 因子显色法。

自从肝素及肝素钠等产品在我国运用以来,其质量控制方法也随之产生,最早使用的是兔全血法,该方法最接近肝素钠在体内的作用效果,能够较为正确地反映肝素钠的生物活性。由于实验过程中要从家兔颈动脉放血加样、压板测凝,操作复杂、检测效率较低。随着血浆复钙法的诞生,使检测方法得到了改进,提高了检验效率。但其实验过程中存在大量较为主观的人工操作,容易导致实验中定量的不准确和凝血时间测定的误差,降低了实验的客观性和准确性。随着国内检验水平的不断提高,APTT 法逐步发展,受到越来越多人的认可,由于该方法同时以凝血因子分析仪代替人工计时测定凝血时间,具备客观、简便、微量的优点,使肝素效价测定方法成为一项既简单又准确的操作。

随着检测方法日新月异,人们使用常用的各种化学测定方法测定肝素,结果表明化学测定方法专属性不强,影响测定结果的因素又较多,测得结果常不能与生物效价一致。因此肝素及其制剂的效价测定,仍以生物检定法为准,但可以在此基础上进行方法的改进和提高。

参考文献

[1] 周海均,药品生物检定[M].北京:人民卫生出版社,2005.

[2] 中国药品生物制品检定所.中国药品检验所总所,中国药品检验标准操作规范[M].北京:中国医药科技出版社,2010.

[3] ChP . 2010 [S]. Vol II(二部). Appendix(附录)XII D.

[4] ChP 第三增补本[S]. 2012. Appendix(附录)XII D.

[5] USP 38-NF33 [S]. 2010. Vol 2. Heparin sodium.

[6] JP 16 [S]. 2011. Heparin sodium.

[7] BP 2015 [S]. Vol IV. Appendix XIV J. B2. Assay of heparin.

[8] EP 8.0 [S]. 2.7.5 Assay of heparin.

[9] IP 2010 [S]. Heparin sodium.

起草人:郭玉东(北京中医药大学)

王碧松(北京市药品检验所)

审核人:王志斌(北京中医药大学)

胡宇驰(北京市药品检验所)

第七节 绒促性素生物测定法（通则 1209）

1 概述

绒促性素生物测定法（bioassay of chorionic gonadotrophin）系比较绒促性素标准品（S）与供试品（T）对雌性幼小鼠子宫增重的作用，以测定供试品的效价。绒促性素全名为人绒毛膜促性腺激素（human chorionic gonadotrophin，HCG），是胎盘滋养层细胞分泌的一种促性腺激素。HCG 属糖蛋白，分子量 57 000，主要药理作用为促进性腺功能和性器官的发育。《中国药典》《美国药典》《欧洲药典》等均收录了该方法，如《美国药典》采用大鼠子宫增重法，《欧洲药典》和《英国药典》均采用幼大鼠精囊增重法，《中国药典》1977 年版采用雌幼小鼠子宫增重法并沿用至今。

2 检测技术与方法

2.1 基本原理

本法系比较绒促性素标准品（S）与供试品（T）对雌性幼小鼠子宫增重的作用，以测定供试品的效价。

2.2 方法详解[1,2]

溶剂的制备试验当日，称取牛血清白蛋白适量，加 0.9% 氯化钠溶液溶解，制成每 1 ml 中含 1 mg 的溶液，充分溶解后，用 1 mol/L 氢氧化钠溶液调节 pH 值至 7.2 ± 0.2。

标准品溶液的制备 试验当日，按标准品标示效价，用相应溶剂配成高、中、低三种浓度的稀释液，相邻两浓度之比值应相等，且不得大于 1∶0.5。稀释液置 2~10℃ 贮存，可供 3 日使用。其余参见《中国药典》。

供试品溶液的制备 按供试品标示效价或估计效价，同标准品溶液的制备法制成高、中、低三种浓度的稀释液，相邻两浓度之比值应与标准品相等。其余参见《中国药典》。

测定法 供试品与标准品各剂量组所致反应的平均值应相当，低剂量组子宫增重应较正常有明显的增加，高剂量组子宫增重不致达到极限。

3 操作要点及注意事项[2]

（1）绒促性素水溶液很不稳定，尤其是低浓度溶液，效价减失很快。如 4℃ 保存的 6.25 IU/ml 绒促性素溶液，用免疫法测定，6 小时内效价减失约 50%，而 25 IU/ml 以上的溶液，5 天之内效价不变。

（2）将绒促性素配成 50 IU/ml 以上浓度溶液作为贮备液，4~8℃ 贮存，每次给药前临用时稀释成各种浓度溶液。此方法可使溶液相对稳定,实验过程中浓度的不同、操作的速度等仍会有一定的影响,因此,要求供试品与标准品贮备液的浓度要一致,溶液稀释后要立即注射,尽量缩短操作时间。

(3) 剂量随动物的饲养条件、年龄、季节等不同会有很大差别,一般常用剂量,高剂量组为 0.028~0.16 IU/鼠,春夏季剂量偏低,秋冬季剂量偏高。

(4) 动物处死可用乙醚或二氧化碳,应避免摔死,以防止组织充血。

(5) 子宫取下后,放于用生理盐水湿润的滤纸片上,然后小心剥离附着的脂肪及其他组织,用干滤纸压干后,称重。注意压干程度尽量一致,以减小误差。

4 国内外相关技术方法对比与发展展望

4.1 国内外相关方法对比(《中国药典》[1]《美国药典》[3]《欧洲药典》[4]《英国药典》[5]等)

表 9-12 国内外相关方法对比

药典种类	方法比较									
	动物年龄	动物数	动物体重	剂量设计	给药途径	给药体积	给药时间	处理时间	称量精密度	可信限率
ChP(2015)鼠子宫增重法	15-23 日,一次实验所用小鼠的出生日数相差不得超过3日	6组,每组不少于10	9~13 g	标准品与供试品各3个剂量,相邻两浓度之比值应相等且不得大于1:0.5,高浓度溶液在0.14~0.8 unit/ml 范围内	皮下注射	0.2 ml/鼠	每日大致相同时间,连续3日	于最后1次给药24 h后处死动物	0.1 mg	≤25%
USP(30)鼠子宫增重法	20~23 日	6组,每组不少于10	最重者体重不得超过最轻者体重的30%	标准品与供试品各3个剂量(1:1.2:1.44 或 1:2:4),溶液浓度应在 0.1~1.0 unit/ml 范围内	皮下注射	0.2 ml/鼠	每日大致相同时间,连续3日	开始给药第5天下午处死动物	0.2 mg	≤0.1983
EP(8.0)、BP(2015)鼠精囊增重法	19~28日,一次实验所用小鼠的出生日数相差不得超过3日	6组,每组不少于5	最重者体重与最轻者体重不得超过10 g	标准品与供试品各3个剂量,相邻两浓度的比值应相等	皮下注射	0.5 ml/鼠	每日大致相同时间,连续4日	于最后1次给药24 h后处死动物	/	[64%, 156%]

4.2 方法发展展望

绒促性素生物测定法依据其促性腺发育作用而设计,目前应用在体动物实验进行生物活性效价测定仍是各国药典采用的方法,出于动物福利问题考虑,今后可利用与性腺发育相关的指标开发体外实验方法。

参考文献

[1] 国家药典委员会 . 中华人民共和国药典[M]. 北京:中国医药科技出版社,2015.

[2] 冷玮 . 药品的生物检定[M]. 北京:气象出版社,1995.

[3] USP 30-NF25 [S]. M. Chorionic Gonadotropin,2246.

[4] EP 8.0 [S]. M. Chorionic Gonadotropin,2361-2362.

[5] BP 2015 [S]. M. Chorionic Gonadotropin,541.

起草人:贺　庆(中国食品药品检定研究院)

审核人:高　华(中国食品药品检定研究院)

嵇　扬(中央军委后勤部卫生局药品仪器检验所)

第八节 缩宫素生物测定法（通则 1210）

1 概述

缩宫素生物测定法（bioassay of oxytocin）系比较合成缩宫素标准品（S）与供试品（T）引起离体大鼠子宫收缩的作用，以测定供试品的效价，具体方法包括豚鼠子宫法、大鼠子宫法、鸡血压法和大鼠泌乳压法等。缩宫素（又称催产素）是一种环形九肽，其氨基酸序列为 CYIQNCPLG，分子量为 1007，主要药理作用为兴奋子宫平滑肌和乳腺中的变形平滑肌，使子宫收缩和排乳，并有轻微降血压作用。《中国药典》1953 年版收载豚鼠子宫法，1963 年版修改为大鼠子宫法并沿用至今；USP 与 JP 均曾收载鸡血压法；BP 曾收载鸡血压法、大鼠子宫法和大鼠泌乳压法；目前我国仍保留合成和提取的缩宫素，《中国药典》[1]收录了缩宫素生物测定法，而国外均为化学合成高纯度缩宫素，《美国药典》[2]《欧洲药典》[3]等均采用液相色谱法对缩宫素进行检测。

2 检测技术与方法

2.1 基本原理

本法系比较合成缩宫素标准品（S）与供试品（T）引起离体大鼠子宫收缩的作用，以测定供试品的效价。

2.2 方法详解[1,4]

标准品和供试品溶液的制备 试验当日，将标准品（S）和供试品（T）溶液，按高低剂量配成两种浓度的稀释液，（S）、（T）稀释液高低浓度的比值相等，其浓度以每次注入浴杯相同体积（ml）后，能达到上述（S）、（T）高低剂量的反应要求为度。

子宫肌蓄养液的制备 试验当日，按蓄养液配方配制所需的溶液量。制备时须将氯化钙和碳酸氢钠分别溶解，否则会产生乳白色的碳酸钙沉淀。

供试用动物 试验当日，选择阴道涂片在动情前期的动物，或于试验前 38~42 小时皮下注射雌激素使子宫涂片为动情前期或动情期的动物，切断颈动脉放血处死。

测定法 剖腹并小心分离子宫，避免牵拉使子宫肌受损，在二角子宫相连处的下端剪断，取出子宫，置于盛有蓄养液的培养皿内，皿内放少许脱脂棉，将子宫平放在浸润的脱脂棉上，仔细清除残留的结缔组织和脂肪。在子宫的二角相连处剪开，取一角做试验，另一角则置蓄养液中于 4~8℃ 贮存备用，但一般不宜超过 48 小时。注意勿使浴杯中的气泡太急太大，以免冲击子宫，影响试验。试验要求供试品与标准品相应剂量引起的各反应高度应相似；在同一组内高剂量引起的反应要显著大于低剂量引起的反应。

3　操作要点及注意事项

(1) 在配制子宫肌蓄养液过程中,氯化钙和碳酸氢钠必须分别溶解,否则会产生乳白色的碳酸钙沉淀。

(2) 正常动物阴道涂片,一般选动情前期即绝大部分上皮、伴有少量角化细胞、呈充气透明的子宫较好,有时伴有 1/3~2/3 的角化细胞仍然可用。给药处理的动物子宫呈充气透明时,阴道涂片大都为角化细胞。

(3) 天然动情前期一般在下午及晚上出现机会较多,所以最好在下午或晚上挑选,容易取得合适的子宫,可在试验前一日,选取动物,取出子宫放于蓄养液中,在 4~8℃保存。此种子宫自动收缩很少,反应较稳定。

(4) 子宫收缩的记录过去常用描笔和记纹鼓进行描记,现在肌力换能器和记录仪已广泛应用于离体和在体组织器官的各种张力和收缩力的记录,用本法一般选用 0~10 g 或 0~20 g 的肌力换能器。先连接肌力换能器与记录仪,接通电源,调节记录笔的零点。调节基线及灵敏度:在 1 g 和 2 g 两个砝码上分别系一线,然后将 1 g 砝码挂在肌力换能器的挂钩上,调节记录仪的灵敏度调节钮,使笔的振幅上升 40 cm 左右,然后取下砝码,笔回基线,这样反复 2~3 次重复调节。再将 2 g 砝码挂在肌力换能器上,同 1 g 砝码调节相同,但其笔的振幅需上升 80 cm 左右,这样反复调节 2~3 次,灵敏度和基线即基本调好。调节负荷:将子宫肌挂到肌力换能器上,调节肌力换能器上的固定调节器,将子宫肌吊紧,此时笔上升约 40 cm,负荷约 1 g(大鼠子宫),调节零点调节钮,将笔退回基线。

(5) 浴杯内的小气泡可由空气压缩机或其他充气设备供给。

(6) 在实验开始时,不知道子宫肌的敏感度如何,可先加入标准品稀释液 0.1~0.2 ml,待子宫肌对药液的反应稳定后,根据反应高度再进行调节(高剂量反应高度不要达到极限,一般在 40~70 mm,低剂量要有明显的反应,一般在 20~40 mm 较为适宜)。

(7) 试验开始时,可先加入标准品的一种浓度稀释液(如 0.01 IU/ml)0.3 或 0.4 ml,根据其反应的高度进行调节。如给药剂量已达 0.8 ml,反应仍很低,可适当提高药物的浓度。如药液加入量低于 0.3 ml,而反应仍然很高,说明子宫肌太敏感,可适当将药液再稀释或调节杠杆负荷,使子宫肌反应适中。供试品与标准品稀释液所致的子宫收缩高度应相似。否则,可适当调节浓度或容积,如调节容积时则两者的容积相差不得超过 20%。

(8) 实验过程中,如发现大多数子宫肌都容易产生疲劳现象,即反应出现明显的递减,可以在每 100 ml 蓄养液中增加 6% 的氯化钙 0.2~0.5 ml,一般可得到改善。用此方法有时亦能提高子宫肌的灵敏度。

4　国内外相关技术方法对比与展望

4.1　国内外相关方法对比(《中国药典》《美国药典》《欧洲药典》《英国药典》[5]等)

表 9-13　国内外相关方法对比

药典种类	方法比较			
	动物年龄	动物体重	剂量设计	可信限率
ChP(2015) 大鼠子宫法	不超过 3 个月	160~240 g	标准品与受试品各 2 个剂量,高低剂量的比值不得大于 1∶0.7	≤10%
USP(38)、BP(2015)、EP(8.0)液相色谱法	/	/	/	/

4.2 方法发展展望

目前因可化学合成高纯度缩宫素,仅《中国药典》收录了缩宫素生物测定法,《美国药典》《欧洲药典》等均采用液相色谱法对缩宫素进行检测,但含量测定能否完全说明生物活性,该问题值得讨论。

参考文献

[1] 国家药典委员会. 中华人民共和国药典[M]. 北京:中国医药科技出版社,2015.

[2] USP 38-NF33 [S]. M. Oxytocin,4730-4731.

[3] EP 8.0 [S]. M. Oxytocin,2948-2949.

[4] 冷玮. 药品的生物检定[M]. 北京:气象出版社,1995.

[5] BP 2015 [S]. M. Oxytocin,482-483.

起草人:贺　庆(中国食品药品检定研究院)

审核人:高　华(中国食品药品检定研究院)

　　　　嵇　扬(中央军委后勤部卫生局药品仪器检验所)

第九节 胰岛素生物测定法（通则 1211）

1 概述

胰岛素生物测定法系比较胰岛素标准品(S)与供试品(T)引起小鼠血糖下降的作用，以测定供试品的效价[1]。

胰岛素(Insulin)是由哺乳动物胰腺的胰岛 β - 细胞分泌的一种由两个硫硫键联接的 A 链和 B 链共 51 个氨基酸所组成的蛋白质。不同种属的动物胰岛素结构上只有少数氨基酸有差异，理化性质与药理作用基本一致。猪胰岛素与人胰岛素结构最相似。1965 年我国在世界上首先成功地合成了人工蛋白质 - 牛胰岛素结晶。胰岛素有无定型粉及六方晶系结晶，晶形与延效作用密切相关。易溶于 80% 的乙醇或酸性水溶液中，等电点 pH 值为 5.3，分子量 5700~5800。胰岛素的主要药理作用是降低血糖，在人体代谢方面是一个很重要的激素。遇到碱及蛋白酶即被破坏，因此一般为注射剂，直接口服无效[2]。

胰岛素的生物检定方法，均以其降低血糖或由此而产生的惊厥作用为反应指标。①双交叉兔血糖法(twin cross -over method)，《美国药典》从 1942 年 12 版至 23 版收载，《日本药局方》11 版、《中国药典》1953 年版采用该法。该法实验时间长，不经济。②小鼠惊厥法，即通过对比胰岛素标准品和供试品使小鼠产生惊厥的百分率，以判定供试品效价的生物测定法，载入《英国药典》自 1932 年至 1988 年版。《中国药典》1963 年至 1985 年版收载该法。此法为质反应，判断指标易受主观因素影响，实验误差较大，专属性也较差，又需要用特定的恒温设备。③小鼠血糖法，该法灵敏可靠，《英国药典》1980 至 1988 年版，《中国药典》1990 至 2015 年版收载该法。该法使小鼠惊厥法的质反应实验改进为量反应实验，反应指标更为客观，实验动物数减少、成本降低，实验设计与兔血糖法一致，采用双交叉实验，实验精密度大为提高，并可采用微量自动分析仪测量血糖值[3]。

2 检测技术与方法[3,5]

2.1 基本原理

胰岛素的主要药理作用是降低血糖，本法通过给予小鼠静脉注射胰岛素，一定时间后由小鼠眼眶静脉丛取血，用葡萄糖氧化酶 - 过氧化物酶法测定血糖值，通过比较胰岛素标准品和供试品使小鼠血糖值下降的程度测得供试品的效价。

2.2 方法详解

2.2.1 溶液的配制与稀释

标准品溶液的配制与稀释　精密称取胰岛素标准品适量，按标示效价，加入每 100 ml 中含有苯酚 0.2

g 并用盐酸调节 pH 值为 2.5 的 0.9% 氯化钠溶液,使溶解成每 1 ml 中含 20 单位的溶液,4~8℃贮存,以不超过 5 天为宜。试验当日,精密量取标准品溶液适量,按高低剂量组(d_{s2}、d_{s1})加 0.9% 氯化钠溶液(pH2.5)制成两种浓度的稀释液,高低剂量的比值(r)不得大于 1:0.5。高浓度稀释液一般可制成每 1 ml 中含 0.06~0.12 U,调节剂量使低剂量能引起血糖明显下降,高剂量不致引起血糖过度降低,高低剂量间引起的血糖下降有明显差别。

供试品溶液的配制与稀释 按供试品的标示量或估计效价(A_T),照标准品溶液与其稀释液的制备法制成高、低两种浓度的稀释液,其比值(r)应与标准品相等,供试品与标准品高低剂量所致的反应平均值应相近。

2.2.2 测定法

实验用小鼠按体重随机等分成 4 组,每组不少于 10 只,逐只编号,各组小鼠分别自皮下注入一种浓度的标准品或供试品稀释液,每鼠 0.2~0.3 ml,但各鼠的注射体积(ml)应相等。注射后 40 分钟,按给药顺序分别自眼静脉丛采血,用适宜的方法,如葡萄糖氧化酶 - 过氧化酶法测定血糖值。第一次给药后间隔至少 3 小时,按双交叉设计,对每组的各鼠进行第二次给药,并测定给药后 40 分钟的血糖值。

2.2.3 血糖测定法

用眼科手术刀(或其他方法)刺破小鼠眼内眦静脉丛,使血液滴于凝集盘(预先滴入 1% 草酸钾溶液 3 滴,使其自然干燥备用,如操作迅速可不用抗凝剂),用微量取液器吸取 0.06 ml 血,加入预先盛有 5% 三氯醋酸 0.36 ml 的小试管中,2500 rpm 离心 15 分钟,取上清液 0.2 ml,加葡萄糖氧化酶试剂 2 ml,置 37℃±0.5℃水浴保温 30 分钟,取出放置至室温,在 505 nm 波长处测定吸收度,与葡萄糖标准曲线比较,求得血糖值。

2.2.4 结果计算和判断

照生物检定统计法(通则 1431)中量反应平行线测定双交叉设计法计算效价及实验误差。本法的可信限率(FL%)不得大于 25%。实验的可靠性成立,可信限率符合规定,可以按该次实验所得结果判断供试品的效价是否符合规定。可靠性成立,可信限率超过规定,可重复实验,按实验结果的合并计算方法,计算各次结果的平均效价及其可信限率,用合并计算的结果来判断供试品的含量限度是否符合规定。

2.2.5 计算举例[3]

胰岛素效价测定—小鼠血糖法

标准品 d_{S1} 30 mu/ml   0.25 ml/ 鼠

            d_{S2} 60 mu/ml   0.25 ml/ 鼠

供试品   注射液   标示效价   40 U/ml

            d_{T1} 30 mu/ml   0.25 ml/ 鼠

            d_{T2} 60 mu/ml   0.25 ml/ 鼠

            r=1:0.5   I=0.301   m=10

反应值 y   血糖值 mg/100 ml 血

结果见表 9-14。

① 计算各项差方和

$$差方和_{(总)}=\sum y^2 - \frac{(\sum y)^2}{2 \times 4\ m}$$

$$=108.5^2+126.0^2+\cdots\cdots+114.5^2+87.1^2-\frac{7213.2^2}{2 \times 4 \times 10}=47\ 342.602$$

$$f_{(总)}=2 \times 4\ m-1=2 \times 4 \times 10-1=79$$

$$差方和_{(动物间)}=\frac{\sum[y(1)+y(2)]^2}{2}-\frac{(\sum y)^2}{2 \times 4\ m}$$

表 9-14 胰岛素效价测定数据

第一组			第二组			第三组			第四组		
第(1)次 d_S1	第(2)次 d_T2	两次反应和	第(1)次 d_S2	第(2)次 d_T1	两次反应和	第(1)次 d_T1	第(2)次 d_S2	两次反应和	第(1)次 d_T2	第(2)次 d_S1	两次反应和
$y_{S1(1)}$	$y_{T2(2)}$	$y_{(1)}+y_{(2)}$	$y_{S2(1)}$	$y_{T1(2)}$	$y_{(1)}+y_{(2)}$	$y_{T1(1)}$	$y_{S2(2)}$	$y_{(1)}+y_{(2)}$	$y_{T2(1)}$	$y_{S1(2)}$	$y_{(1)}+y_{(2)}$
108.5	74.7	183.2	103.0	123.6	226.6	117.6	57.4	175.0	82.8	117.6	200.4
126.0	60.6	186.6	71.0	127.8	198.8	92.9	58.2	151.1	127.1	119.2	246.3
89.4	96.5	185.9	78.7	101.7	180.4	96.5	84.9	181.4	58.2	91.2	149.4
103.0	76.7	179.7	81.7	99.1	180.8	100.1	80.7	180.8	86.0	103.8	189.8
82.8	57.4	140.2	92.9	139.3	232.2	114.5	63.9	178.4	62.6	90.5	153.1
141.4	60.6	202.0	71.0	133.4	204.4	105.2	52.8	158.0	77.7	106.0	183.7
120.9	83.9	204.8	79.7	97.8	177.5	138.5	83.9	222.4	44.4	104.3	148.7
119.9	63.9	183.8	54.3	57.4	111.7	126.0	67.5	193.5	61.2	84.9	146.1
135.3	67.4	202.7	80.7	90.5	171.2	107.7	48.5	156.2	67.4	114.5	181.9
95.3	70.4	165.7	80.7	90.5	171.2	100.4	56.2	156.2	83.9	87.1	171.0
1122.5 $S_{1(1)}$	712.1 $T_{2(2)}$		793.7 $S_{2(1)}$	1061.1 $T_{1(2)}$		1099.4 $T_{1(1)}$	654.0 $S_{2(2)}$		751.3 $T_{2(1)}$	1019.1 $S_{1(2)}$	$\sum y$

$$= \frac{183.2^2 + 186.6^2 + \cdots + 181.9^2 + 171.0^2}{2} - \frac{7213.2^2}{2 \times 4 \times 10} = 13\,706.052$$

$f_{(动物间)} = 4\,m-1 = 4 \times 10-1 = 39$

② 剂间变异分析及可靠性测验(见表 9-15,9-16)。

表 9-15　胰岛素双交叉法剂间变异分析

变异来源	第(1)次实验 $\sum Y(1)$				第二次实验 $\sum Y(2)$				$m\sum C_i^2$	$\sum\left(C_i\sum y(K)\right)$	$\dfrac{\left[\sum\left(C_i\sum y(K)\right)\right]^2}{m\sum C_i^2}$
	$S_{1(1)}$	$S_{2(1)}$	$T_{1(1)}$	$T_{2(1)}$	$S_{1(2)}$	$S_{2(2)}$	$T_{1(2)}$	$T_{2(2)}$			
	1122.5	793.7	1099.4	751.3	1019.1	654.0	1061.1	712.1			
	正交多项系数(C_i)										
试品间	−1	−1	1	1	−1	−1	1	1	10×8	34.6	14.964
回归	−1	1	−1	1	−1	1	−1	1	10×8	−1391.0	24 186.012
偏离平行	1	−1	−1	1	1	−1	−1	1	10×8	−3.2	0.128
次间	−1	−1	−1	−1	1	1	1	1	10×8	−320.6	1284.804
次间 × 试品间	1	1	−1	−1	−1	−1	1	1	10×8	165.6	342.792
次间 × 回归	1	−1	1	−1	−1	1	−1	1	10×8	−37.2	17.298
次间 × 偏离平行	−1	1	1	−1	1	−1	−1	1	10×8	35.4	15.664

差方和$_{(误差 I)}$= 差方和$_{(总)}$− 差方和$_{(动物间)}$− 差方和$_{(试品间)}$− 差方和$_{(回归)}$− 差方和$_{(次间)}$− 差方和$_{(次间 × 偏离平行)}$

=47 342.602−13 706.052−14.964−24 186.012−1284.804−15.664

=8135.106

$f_{(误差 I)} = f_{(总)} - f_{(动物间)} - f_{(试品间)} - f_{(回归)} - f_{(次间)} - f_{(次间 × 偏离平行)}$

$= 4(m-1) = 4(10-1) = 36$

差方和$_{(误差 I)}$= 差方和$_{(动物间)}$− 差方和$_{(偏离平行)}$− 差方和$_{(次间 × 试品间)}$− 差方和$_{(次间 × 回归)}$

=13 706.052−0.128−342.792−17.298 = 13 345.834

$f_{(误差 II)} = f_{(动物间)} - f_{(偏离平行)} - f_{(次间 × 试品间)} - f_{(次间 × 回归)}$

$= 4(m-1) = 4(10-1) = 36$

表 9-16　胰岛素双交叉法可靠性测验结果

变异来源	f	差方和	方差	F	P
偏离平行	1	0.128	0.128	<1	>0.05
次间 × 试品间	1	342.792	342.792	<1	>0.05
次间 × 回归	1	17.298	17.298	<1	>0.05
误差(II)	36	13 345.834	370.718(S_{II}^2)		
动物间	39	13 706.052	351.437	1.56	>0.05
试品间	1	14.964	14.964	<1	>0.05
回归	1	24 186.012	24 186.012	107.03	<0.05
次间	1	1284.804	1284.804	5.68	<0.05
次间 × 偏离平行	1	15.664	15.664	<1	>0.05
误差(I)	36	8135.106	225.975(S^2)		
总	79	47 342.062			

结论 回归非常显著,偏离平行不显著,实验结果成立。

③ 效价(P_T)及平均可信限率(FL%)计算

$$F = 36 \quad t = 2.03 \quad S^2 = 225.975$$

(效价(P_T)的计算)

$$V = \frac{1}{2}(T_1+T_2-S_1-S_2)$$

$$= \frac{1}{2}(2160.5+1463.4-2141.6-1447.7) = 17.3$$

$$W = \frac{1}{2}(T_2-T_1+S_2-S_1)$$

$$= \frac{1}{2}(1463.4--2160.5+1447.7-2141.6) = -695.5$$

$$R = D \cdot antilog \frac{IV}{W} = \frac{60}{60} antilog \frac{0.301 \times 17.3}{-695.5} = 0.9829$$

$$P_T = A_T \cdot R = 40 \times 0.9829 = 39.32 \text{ U/ml}$$

平均可信限率(FL%)的计算

$$g = \frac{s^2 \cdot t^2 \cdot 2m}{w^2} = \frac{225.975 \times 2.03^2 \times 2 \times 10}{(-695.5)^2} = 0.0385$$

$$A=1 \quad B=1$$

$$Sm = \frac{1}{w^2(1-g)}\sqrt{2ms^2\left[(1-g)AW^2+BV^2\right]}$$

$$= \frac{0.301}{(-695.5)^2(1-0.0385)}\sqrt{2 \times 10 \times 225.9750\left[(1-0.0385)(-695.5)^2+17.3^2\right]} = 0.0297$$

$$R \text{ 的 FL} = antilog\left[\frac{logR}{1-g} \pm t \cdot Sm\right]$$

$$= antilog\left[\frac{log0.9829}{1-0.0385} \pm 2.03 \cdot 0.0297\right] = 0.8549 \sim 1.1285$$

$$P_T \text{ 的 FL} = A_T \cdot antilog\left[\frac{logR}{1-g} \pm t \cdot Sm\right] = 40 \times (0.8549 \sim 1.1285) = 34.20 \sim 45.14 \text{ U/ml}$$

$$P_T \text{ 的 FL\%} = \left[\frac{P_T\text{高限} -P_T\text{低限}}{2P_T} \times 100\right]\% = \left[\frac{45.14-34.20}{2 \times 39.32} \times 100\right]\% = 13.91\%$$

3 操作要点及注意事项[3]

(1) 小白鼠正常血糖值为 120~160 mg/100 ml 血。一般胰岛素高浓度稀释液可配成 0.06~0.12 IU/ml,实验要求低剂量能使小白鼠血糖明显下降,指血糖能降低 20%~30%,高剂量不致引起血糖极度下降,指不致使小白鼠血糖值低于 50 mg/100 ml 血为宜,以保证剂量在比较灵敏的范围内,提高实验成功率。

(2) 动物质量与实验成功率及误差关系密切。实验所用动物应健康合格,来源、品系、性别、饲养条件应相同;出生日期应相近(前后 3~5 日内出生);体重相差不得超过 3 g。饥饿时间能影响小白鼠对胰岛素的敏感度,在实验前可对其进行一定的控食,饥饿后小白鼠体重最好在 20~26 g 之间,按体重均匀分组,可提高实验成功率。

(3) 胰岛素降糖作用与温度关系密切,因此,在实验中室温应保持恒定,所用剂量也要根据季节、室温的变化适当调节。

(4) 供试品如为延效作用胰岛素,按 1 ml 加入 0.2~0.3 ml 0.1 mol/L 盐酸,混匀,静止 1 小时,使溶液澄清后再进行稀释。

(5) 交叉实验时间的选用,以减少交互影响,提高实验成功率而定,我国药典规定 3 小时以上。实验安排如下。

	第一组	第二组	第三组	第四组
第一次实验	d_{S1}	d_{S2}	d_{T1}	d_{T2}
第一次实验	d_{T2}	d_{T1}	d_{S2}	d_{S1}

(6) 皮下注射勿使药液溢出,每次注射要调换部位,如第一次给药自一侧背部皮下进针,第二次在另一侧进针,将药液注入不同部位。每只动物给药结束计时,编号,根据采血的速度间隔给药时间。

(7) 可靠性测验 回归项变异应非常显著,偏离平行项变异应不显著;供试品间变异如非常显著,应根据该次实验结果,调节剂量或调整供试品的估计效价重复实验。次间 × 试品间、次间 × 回归、次间 × 偏离平行三项变异中如有非常显著者,说明该项变异在第一次和第二次的结果有非常显著的差异。对出现这种情况的检定结果,下结论时应慎重,最好复试。

(8) 血糖测定方法 葡萄糖测定试剂盒(葡萄糖氧化酶 - 过氧化酶法)[4]。

① 检验原理 血清中的葡萄糖在葡萄糖氧化酶(GOD)作用下,生成葡萄糖酸和过氧化氢(H_2O_2)。H_2O_2 与 4- 氨基安替吡啉(4-AAP)、酚在过氧化物(POD)催化下生成红色醌亚胺。醌亚胺的最大吸收峰在 500 nm 左右,吸光度的变化与样本中的葡萄糖浓度成正比。反应式如下:

$$葡萄糖 +O_2+H_2O \xrightarrow{GOD} 葡萄糖酸 +H_2O_2$$

$$2H_2O_2+4-\text{氨基安替吡啉} + 酚 \xrightarrow{POD} 醌亚胺 +4H_2O$$

主要组成成分

试剂	主要成分	浓度
R_1	葡萄糖氧化酶(GOD)	$\geqslant 13\,000$U/L
	过氧化物酶(POD)	$\geqslant 900$U/L
R_2	磷酸缓冲液(pH7.0)	100 mmol/L
	酚	11 mmol/L
	4- 氨基安替吡啉	0.77 mmol/L

② 检测方法 试剂准备:将 10 ml R_1 与 90 ml R_2 混合均匀,即为工作液。

检测步骤:波长 505 nm(480~550 nm);反应温度:37℃;比色杯光径:1 cm。

③ 标准曲线制备 绘制标准曲线所用葡萄糖标准溶液的浓度,可以根据各实验条件选用,但一般至少需要 4~5 种浓度,建议浓度为 100 ml 中含 10、25、50、100、150 mg。每次实验同时吸取葡萄糖标准溶液与血样在相同条件下操作,绘出标准曲线。

④ 测定血糖值可待全部实验结束后,将各次采的血样同时进行;亦可每次采血后立即进行,但每次测定必须同时做葡萄糖标准曲线。血样如需放置较长时间应于 4~8℃贮存。

⑤ 按照葡萄糖试剂盒说明书,可相应调整水浴保温时间和检测波长。

⑥ 酶法测定血糖是微量法,所以一切操作,如加液及取血量等均要求达到一定的精确度。使用器皿要干净,尽量减少人为的误差。

4 国内外技术方法对比及展望

表 9-17 国内外常见药典中胰岛素生物活性检定法比较

检测方法	小鼠血糖法	简化小鼠血糖法	兔血糖法	简化兔血糖法	HPLC 法
药典	ChP 2015	ChP 2015 各论	USP 38	USP 38	USP 38,BP 2015,JP 16
优点	灵敏可靠,反应指标客观,实验精度高	减少试验动物用量,减少试验步骤简化程序	实验精度高,灵敏可靠	减少试验动物用量,减少试验步骤简化程序	精密度高,简便、快速、灵敏、准确,可分离猪、牛和人胰岛素
缺点	步骤繁多,费时费力,误差较大,试验动物用量大	仅半定量限度实验,误差较大	步骤繁多,费时费力,试验动物用量大	半定量,误差较大	
用途	用于原料和纯度不高的样品及研制和改进阶段的产品	用于原料的生物活性检查	用于标准品标定、新制剂稳定性考察、胰岛素类似物特异性活性的测定等	用于生物鉴别	用于胰岛素 DNA 重组产品的鉴别、检查、纯度和效价测定等
实验体系	小鼠	小鼠	家兔	家兔	理化测定
动物数量	≥10 只/组	≥5 只/组	≥10 只/组	2 只/组	/
检测指标	血糖值	血糖值	血糖值	血糖值	峰面积
计算方法	量反应平行线测定双交叉设计法	量反应平行线测定随机设计法	量反应平行线测定双交叉设计法	量反应平行线测定法	外标法
可信限率(FL%)	≤25%	/	/	/	/
对数等反应剂量之差(M′)	/	/	≤0.082	/	/

目前胰岛素制剂的研制开发进展迅速,临床常用的胰岛素品种繁多。根据来源不同可分为人胰岛素、牛胰岛素和猪胰岛素。根据制备工艺不同分为由动物胰腺提取或适当纯化的猪、牛胰岛素,半合成及合成人胰岛素,胰岛素类似物(如赖脯胰岛素、门冬胰岛素、甘精胰岛素和地特胰岛素),以及加入添加剂处理后的胰岛素制剂(如精蛋白锌胰岛素)。根据胰岛素作用时间长短可分为超短效胰岛素(包括门冬胰岛素和赖脯胰岛素),短效胰岛素(速效胰岛素,普通胰岛素,可溶性胰岛素,常规胰岛素,中性胰岛素),中效胰岛素(低精蛋白锌胰岛素,NPH),长效胰岛素(精蛋白锌胰岛素),超长效胰岛素(包括甘精胰岛素,地特胰岛素),以及预混胰岛素等。《中国药典》2015 年版收载胰岛素原料、胰岛素注射液、精蛋白锌胰岛素注射液及精蛋白锌胰岛素注射液(30R)。

胰岛素是蛋白激素,一直采用生物检定法测定效价,以控制其质量。近年来对它的研究逐步深入,结构清楚,已能制得高纯度产品,可以用高效液相色谱法进行含量测定[7]。《英国药典》1993 年版已取消生物测定项目,《英国药典》1993 版和《美国药典》23 版对人胰岛素(包括 DNA 重组产品)的鉴别和效价测定及其中的高分子蛋白、脱氨胰岛素和相关蛋白的限量测定,均采用 HPLC 法;《美国药典》21 版,《英国药典》1988 年版开始收载 RP-HPLC 法用于鉴别和效价测定,但仍保留生物测定法。《美国药典》22 版对牛、猪胰岛素精制品及人胰岛素已规定用 HPLC 和兔血糖降低两种方法进行检定。《美国药典》38 胰岛素生物鉴别的兔血糖法,动物数仅为完整实验的 1/3(每组 2 只),而完整的兔血糖生物测定(每组 6 只)仅用于标准品标定、新制剂稳定性考察、胰岛素类似物特异性活性的测定,而不用于常规检定[6]。《中国药典》1995 年版收载了猪或牛胰岛素,HPLC 仅用于鉴别。《中国药典》2015 年版二部各论已对胰岛素做了重大改进,取消了《中国药典》2005 年版胰岛素、中性胰岛素注射液和精蛋白锌胰岛素注射液原有的生物效价测定,而以 HPLC 法等理化测定代替,与《美国药典》38 版、《英国药典》2015 版一致。但在胰岛素原料(重组人胰岛素和提取的猪胰岛素)项下设置了生物活性检查,实验时每组的实验动物数可减半,实验采用随机设计,照生物检定统计法中量反应平行线测定随机设计法计算效价。在《中国药典》2015 年版四部通则中胰岛素生物测定法中仍照生物检定统计法中量反应平行线测定双交叉设计法计算效价。

参考文献

[1] 国家药典委员会 . 中华人民共和国药典(四部)[M].北京:中国医药科技出版社,2015,157.

[2] 陈新谦,金有豫,汤光 . 新编药物学(第三版)[M].北京:人民卫生出版社,2011.421-428.

[3] 冷炜 . 药品的生物检定[M].北京:气象出版社,1995,33-43.

[4] 李湛军,徐康森 . 胰岛素的效价测定[J].药物分析杂志,1998,18(4):278-280.

[5] 中国药品生物制品检定所 . 中国药品检验标准操作规范(2010 年版)[M].北京:中国医药科技出版社,2010.

[6] USP 38-NF33 [S]. Vol 2. Insulin Assays. 2010.

[7] 李湛军 .《中国药典》胰岛素生物测定简化方法及其快速检测的研究[J].中国药品标准,2012,13(5):336-340.

起草人:胡　玥　刘　萍(上海市食品药品检验所)

复核人:王志斌(北京中医药大学)

唐黎明(上海市食品药品检验所)

第十节　精蛋白锌胰岛素延缓作用测定法（通则 1212）

1　概述

本法系比较胰岛素标准品(S)与供试品(T)降低家兔血糖的情况,以判定供试品延缓作用是否符合规定[1]。

精蛋白锌胰岛素注射液系中长效制剂,为白色混悬液,其作用远较胰岛素注射液长,能达到 36 小时。因胰岛素分子易与两价金属锌及鱼精蛋白结合,结合后的胰岛素在体内可维持较长时间。

长效胰岛素注射液有多种制型,其降血糖作用都较常规胰岛素明显延长。常用的长效制剂有锌胰岛素混悬液、低精蛋白锌胰岛素混悬液与精蛋白锌胰岛素(PZI)混悬液等;其作用开始时间、达峰时间和维持时间按混悬液中晶体和非晶体的配比不同而异。一般分为中效或半长效(semilente)、长效(lente)、超长效(ultra lente)等。这种延长胰岛素疗效的作用即延缓作用。精蛋白锌胰岛素注射液属长效制型,其作用高峰时间在 8~16 小时,维持时间根据剂量大小,可达 24~36 小时[2]。《中国药典》2015 版收载的长效胰岛素有精蛋白锌胰岛素注射液及精蛋白锌胰岛素注射液(30R)。

精蛋白锌胰岛素是在低精蛋白锌的基础上加大鱼精蛋白的比例,使更接近人的体液 pH,溶解度更低,释放更加缓慢,作用持续时间更长。皮下注射后,在注射部位经酶的作用使之分解,逐渐释放出游离胰岛素而被吸收,为长效胰岛素制剂[3]。

过去对长效胰岛素即胰岛素与鱼精蛋白或锌混合的混悬液,测定其延效作用,《美国药典》《英国药典》和《中国药典》均为兔法,比较胰岛素标准品与供试品引起兔血糖下降的程度及持续时间,以决定供试品的延效作用是否符合规定。1984 年根据长效胰岛素混合物溶解或分解的速度与其在体内的生物活性有相关特性,建立了物理方法,即以体外溶解实验来确定延效作用。《英国药典》1988 年版已取消延效作用检查,用理化分析方法能满意地确定长效胰岛素的活性[4]。

2　检测技术与方法

2.1　基本原理

比较胰岛素标准品与供试品引起兔血糖下降的程度及持续时间,以决定供试品的延效作用是否符合规定。

2.2　方法详解

2.2.1　溶液配制

标准品溶液的制备:精密称取胰岛素标准品适量,加入每 100 ml 中含有苯酚 0.2 g 并用盐酸调节 pH

值为 2.5 的 0.9% 氯化钠溶液,使溶解成每 1 ml 所含效价(单位)与供试品相同的溶液。

供试品溶液:直接注射,不稀释。

2.2.2 检查法

取体重 2.0~3.0 kg 的健康家兔若干只,雌兔须无孕,分置笼中,每笼 1 只。实验前 18~20 小时禁食,但仍给予饮水,按体重、性别随机等分为两组,一组为胰岛素标准品组,另一组为供试品组;两组间家兔的性别和体重的分配情况应尽可能相同。在实验过程中,应停止饮水,注意避免惊扰,分别自各兔耳静脉取血样(不得多于 1.5 ml),供测定正常血糖值用。然后分别在各兔相同部位精确皮下注射相同体积的胰岛素标准品溶液或供试品溶液,一般剂量为每兔 1.2 U。胰岛素标准品组于注射后 2 小时及 6 小时,供试品组于注射后 6 小时及 9 小时,再分别自各兔取血样,用适宜的血糖测定法精密测定各血样的血糖值,以每 100 ml 血液中所含葡萄糖的重量(mg)表示。

各次测定所得血糖值均不低于正常血糖值 90% 的家兔,或实验中途死亡的家兔,其记录均作废,不参加计算;参加计算的家兔,每组不得少于 6 只,计算每兔在注射后的血糖值相当于该兔在注射前的正常血糖值的比率(%)(简称血糖百分数),然后计算每一组内每一时间各兔血糖百分数的平均值。

2.2.3 结果判断

用于胰岛素标准品组的所有家兔,发生痉挛或实验中途死亡的动物数,不得超过 1/5;胰岛素标准品组于注射后 2 小时的血糖百分数平均值应不高于 65%,注射后 6 小时的血糖百分数平均值应不低于 95%,否则均应适当调整剂量,复试。供试品组于注射后 6 小时或 9 小时的血糖百分数平均值中较低的值不得大于 75%。

2.2.4 血糖测定方法

本法因实验用家兔取血量可稍多,曾用过碱性碘化铜滴定法和铁氰化钾滴定法测定血糖,现用葡萄糖氧化酶 - 过氧化物酶方法以紫外分光光度法测定血糖。

检验原理:血清中的葡萄糖在葡萄糖氧化酶(GOD)作用下,生成葡萄糖酸和过氧化氢(H_2O_2)。H_2O_2 与 4- 氨基安替吡啉(4-AAP)、酚在过氧化物(POD)催化下生成红色醌亚胺。醌亚胺的最大吸收峰在 500 nm 左右,吸光度的变化与样本中的葡萄糖浓度成正比。反应式如下:

$$葡萄糖 +O_2+H_2O \xrightarrow{\text{GOD}} 葡萄糖酸 +H_2O_2$$

$$2H_2O_2+4- 氨基安替吡啉 + 酚 \xrightarrow{\text{POD}} 醌亚胺 +4H_2O$$

葡萄糖测定试剂盒主要组成成分:

试剂	主要成分	浓度
R₁	葡萄糖氧化酶(GOD)	≥13 000 U/L
	过氧化物酶(POD)	≥900 U/L
R₂	磷酸缓冲液(pH7.0)	100 mmol/L
	酚	11 mmol/L
	4- 氨基安替吡啉	0.77 mmol/L

将 10 ml R₁ 与 90 ml R₂ 混合均匀,即为工作液。紫外分光光度法波长为 505 nm(480~550 nm);反应温度:37℃;比色杯光径:1 cm。

血糖测定法:自各兔耳静脉取血样,使血液滴于凝集盘(预先滴入 1% 草酸钾溶液 3 滴,使其自然干燥备用,如操作迅速可不用抗凝剂),用微量取液器吸取 0.06 ml 血,加入预先盛有 5% 三氯醋酸 0.36 ml 的小试管中，2500 rpm 离心 15 分钟，取上清液 0.2 ml，加葡萄糖氧化酶试剂 2 ml，置 37℃ ± 0.5℃ 水浴保温 30 分钟，取出放置至室温，在 505 nm 波长处测定吸收度，与葡萄糖标准曲线比较，求得血糖值。

标准曲线制备：绘制标准曲线所用葡萄糖标准溶液的浓度，可以根据各实验条件选用，但一般至少需要 4~5 种浓度，建议浓度为 100 ml 中含 10、25、50、100、150 mg。每次实验同时吸取葡萄糖标准溶液与血样在相同条件下操作，绘出标准曲线。

血糖值的计算[5]　由葡萄糖标准曲线各浓度所测吸收度计算回归方程式 Y=A+BX 中的 A、B 值。通过回归方程式由各管吸收度计算血样相当的血糖值，以每 100 ml 血中所含葡萄糖的重量（mg）表示。算出每兔在注射后的血糖值相当于该兔在注射前的正常血糖值的百分数（简称血糖百分数）。

$$C(\text{血糖百分数}) = \frac{A(\text{注射后血糖值})}{B(\text{注射前血糖值})} \times 100\%$$

算出每一组内每一时间各兔血糖百分数的平均值

$$C = \frac{C_1 + C_2 + \cdots + Cn}{n}$$

2.2.5　计算举例

精蛋白锌胰岛素注射液延缓作用检查法 - 兔血糖法。

标准曲线浓度：10 mg/100 ml、25 mg/100 ml、50 mg/100 ml、100 mg/100 ml、150 mg/ml。

表 9-18　标准品血糖测定数据

标准品	正常血糖值	2 h 血糖值	2 h 血糖百分数	6 h 血糖值	6 h 血糖百分数
1	56.9	16.7	29.3%	55.4	97.4%
2	66.2	40.4	61.0%	63.8	96.4%
3	90.2	20.5	22.7%	86.8	96.2%
4	69.2	16.4	23.7%	68.0	98.3%
5	60.2	17.8	29.6%	57.4	95.3%
6	53.5	21.5	40.2%	52.3	97.8%
7	68.9	22.2	32.2%	67.5	98.0%
均值			34.1%		97.0%

表 9-19　供试品血糖测定数据

供试品	正常血糖值	6 h 血糖值	6 h 血糖百分数	9 h 血糖值	9 h 血糖百分数
1	65.8	32.9	50.0%	28.8	43.8%
2	73.7	46.3	62.8%	55.5	75.3%
3	77.5	36	46.5%	43.5	56.1%
4	64.4	31.5	48.9%	32.2	50.0%
5	66.8	23.3	34.9%	12.6	18.9%
6	75.8	48	63.3%	64.4	85.0%
7	73	20.9	28.6%	65.1	89.2%
均值			47.9%		59.7%

3 操作要点及注意事项[6]

(1) 精蛋白锌胰岛素注射液是用磷酸盐缓冲液配制,pH 6.9~7.3 为其等电点范围;此时精蛋白锌胰岛素的溶解度低,能发挥延缓作用。稀释可能破坏缓冲系统,改变 pH 值,影响其溶解度及延缓作用。要求精蛋白锌胰岛素注射液不稀释直接注射。检查法还规定标准品和供试品皮下注入家兔体内的体积要相等,因此标准品的配制浓度要和供试品的浓度相同。应根据供试品的规格,配制成每 1 ml 所含单位数和供试品相同的溶液。

(2) 给动物注射溶液因不稀释容量很小,宜用微量注射器,以保证给药剂量的准确性。

(3) 两组家兔的来源、健康情况、饲养条件、饥饿时间等均应相同;按体重随机分组。一次实验最好用一种性别的家兔,可避免实验过程中发生家兔惊扰,影响血糖值。其他如饮水、环境、取血操作等也应注意避免惊扰家兔。

(4) 于实验前 18~22 小时移去家兔饲料(仍给以饮水),使动物在饥饿状态下进行试验,这样基础血糖值比较稳定。有的实验室采用于实验前约 20 小时饲喂正常饲料的 1/4 量,4 小时后,再全部移去饲料(一般情况下不会残留饲料),效果较好。

(5) 兔血糖法所用剂量,由于饲料不同会有所差异。一般剂量为每兔 1.0~1.2 IU。一般正常兔血糖值为 100~130 mg/100 ml 血。葡萄糖标准溶液浓度可设置 30 mg/100 ml、20 mg/100 ml、10 mg/100 ml、5 mg/100 ml 四个浓度。

(6) 供试品的延缓作用,必须在标准品组降血糖曲线正常的条件下,方能合理地进行判断,因此要求标准品的剂量要适当,标准品组剂量过高,供试品的剂量应相应提高。可能出现供试品组降血糖的延缓作用延长,使不合格产品合格;反之,标准品剂量过低,供试品的相应剂量也低,降血糖不明显,合格的产品也会出现不合格,使结果判断出现误差。剂量主要以标准品组家兔在实验中途发生痉挛或死亡数来衡量是否适当,痉挛或死亡数超出 1/5,即有可能是剂量偏高,应调低剂量复试。标准品组家兔注射后 2 小时血糖百分数平均值高于 65%,说明剂量偏低,应增加剂量;标准品组家兔注射后 6 小时血糖百分数平均值低于 95%,说明剂量偏高,应减小剂量。

(7) 如有的家兔各次实验测得的血糖值均不低于正常血糖值的 90%,说明注入的胰岛素对该兔没有产生降血糖作用。这可能是该兔注入剂量有漏失或注入部位不当(例如注入批内影响吸收),或该家兔对胰岛素的耐受性偏高所致;如有个别家兔实验中途惊厥或死亡,可能与该兔健康状况较差或不能耐受低血糖有关;对出现以上情况的家兔,其实验记录应作废。如大部分实验组的所有家兔均出现上述两种情况之一,则可能是所用胰岛素剂量过低或过高,应调整剂量复试。为了保证标准品和供试品组参加计算的家兔都不少于 6 只,在实验时,最好各组家兔应多于 6 只,一般可用 7~8 只 / 组。

(8) 血糖测定法可根据本实验室的条件来选择,采血量亦可根据仪器条件决定。葡萄糖氧化酶 - 过氧化物酶法、碱性碘化铜法及铁氰化钾法,分别采用了不同血量,根据实验室条件亦可进行调整。

(9) 颈部皮下注射:将兔捉住,双耳向前提起颈部皮肤,注入药液(注意不要注入脂肪中),以免吸收不同而影响实验结果,拔针揉针孔后放回笼中。

(10) 捉拿家兔时应避免惊扰,并注意保护兔耳静脉,采血时始于耳根,以后逐次向上,并应尽量不使静脉造成淤血,这样可以充分利用兔耳做多次实验,为使兔耳充血,可用灯泡照射。取血量不宜太多,如取血操作熟练者血样容器内可不加抗凝剂,反之,容器内需预先加入 1% 草酸钾溶液 2~3 滴,使其自然干燥备用。取血结束应立即止血。

(11) 各兔在相同部位注射相同体积的标准品或供试品溶液,各只家兔给药要间隔一定时间并计时。测定血糖值可待全部实验结束后,将各次采的血样同时进行;亦可每次采血后立即进行,但每次测定必须同时做葡萄糖标准曲线。血样如需放置较长时间应于 4~8℃贮存。

4 国内外相关技术方法对比及展望[8]

逐步采用理化测定替代动物实验已成为国际趋势,《中国药典》2015 年版在各论中取消了精蛋白锌胰岛素注射液的生物效价测定(小鼠血糖法),及精蛋白锌胰岛素注射液(长效胰岛素)的延缓作用检查(兔血糖法),而以含量测定的 HPLC 法代替。

对高纯提取、DNA 重组或化学合成的生化药,虽然已用含量测定理化方法代替生物效价测定,但为严格控制质量,确保生物活性的稳定,《中国药典》2015 年版对生物测定仍有所保留,采取简化生物测定方法进行活性检查或减少生物测定次数,定期(至少每年 1 次)生物测定,生物测定只起活性验证作用。

参考文献

[1] 国家药典委员会. 中华人民共和国药典四部[M]. 北京:中国医药科技出版社,2015.

[2] 国家药典委员会. 中华人民共和国药典注释二部[M]. 北京:化学工业出版社,1990.

[3] 陈新谦,金有豫,汤光. 新编药物学[M]. 北京:人民卫生出版社,2011,421-428.

[4] 李湛军,徐康森. 胰岛素的效价测定[J]. 药物分析杂志,1998,18(4):278-280.

[5] 中国药品生物制品检定所. 中国药品检验标准操作规范(2010 版)[M]. 北京:中国医药科技出版社,2010.

[6] 冷炜. 药品的生物检定[M]. 北京:气象出版社,1995,172-173.

起草人:刘　萍　胡　玥(上海市食品药品检验所)

复核人:王志斌(北京中医药大学)

唐黎明(上海市食品药品检验所)

第十一节 硫酸鱼精蛋白生物测定法（通则1213）

1 概述

硫酸鱼精蛋白生物测定法（Biological Assay of Protamin Sulfate）系测定硫酸鱼精蛋白供试品（T）中和肝素标准品（S）所致延长新鲜兔血或猪、兔血浆凝结时间的程度，以测定供试品效价的方法（《中国药典》2015年版四部）。

鱼精蛋白是一种带有大量正电荷的碱性蛋白质，主要在鱼类（如鲑鱼、鲱鱼等）成熟精子细胞核中作为和DNA结合的核精蛋白存在，含有大量带有正电荷的碱性氨基酸[1]。鱼精蛋白发现于1870年，硫酸鱼精蛋白系鱼精蛋白的硫酸盐，为白色或类白色粉末，无臭，有吸湿性，易溶于水，不溶于乙醇、三氯甲烷或乙醚中。由于硫酸鱼精蛋白具有强碱性基团，在体内可与强酸性的肝素结合，形成稳定的复合物，从而使肝素失去抗凝能力。因此，作为一种抗肝素药应用于临床，用于治疗肝素注射过量所引起的出血；亦可用于体外循环、血液透析应用肝素结束时中和体内残存的肝素。由于硫酸鱼精蛋白尚具有轻度抗凝血酶原激酶作用，因而临床一般不用于对抗非肝素所致抗凝作用[2]。由于本品能与一些蛋白质、多肽结合，亦可用来与胰岛素、促皮质激素等形成络合物，以制备长效注射剂。目前，《中国药典》2015年版，《美国药典》39版，《英国药典》2016版，《欧洲药典》8.0版，《日本药局方》16版对硫酸鱼精蛋白均有收录。

虽然硫酸鱼精蛋白的提取来源不尽相同，但其生物效价均以可中和肝素的效价单位数表示。其生物测定法均采用测定硫酸鱼精蛋白中和肝素所致延长全血／血浆凝结时间的程度，以检测其效价的方法。《中国药典》1977年版开始收载硫酸鱼精蛋白生物测定法新鲜兔血法，1985年版增加兔、猪血浆法，以上方法均沿用至今。目前，除中国药典仍采用全血／血浆生物测定法测定硫酸鱼精蛋白效价外，其余各国，如《美国药典》《英国药典》《欧洲药典》《日本药局方》等均采用肝素结合能力方法测定其效价。

2 检测技术

2.1 基本原理

由于硫酸鱼精蛋白为碱性蛋白质，带有高度正电荷，可与肝素分子中维持抗凝活性所必需的带有大量负电荷的酸性基团结合，形成一种无抗凝活性的"鱼精蛋白-肝素"复合体，使得肝素迅即失去抗凝活性，从而起到中和肝素的抗血凝作用。因此，通过测定硫酸鱼精蛋白供试品中和肝素标准品所致延长新鲜兔血，或兔／猪血浆凝结时间的程度，即可确定硫酸鱼精蛋白供试品的效价。

2.2　方法详解

硫酸鱼精蛋白生物测定法实验设计采用生物检定量反应的阈剂量直接测定法,即通过实验直接测定每 1 mg 硫酸鱼精蛋白可中和肝素抗血凝作用的最大剂量,其效价以中和肝素的效价单位数表示。

新鲜兔血法

家兔固定后,通常采用颈部皮下注射麻醉剂进行局部麻醉(如:普鲁卡因等)。剥离一侧颈动脉约 3 cm 长,结扎远心端,近心端用动脉夹夹住,用针头在靠近远心端处扎一小孔,随后将一尖端磨钝的针头插入此孔,棉线打活结固定后连接注射器,打开动脉夹,快速取血后关闭动脉夹,取下注射器,将新鲜兔血加入试管。其他实验内容请参见《中国药典》。

猪、兔血浆法

将兔血或猪血直接收集于含 8% 枸橼酸钠溶液的容器中,枸橼酸钠溶液与血液容积之比为 1：19,边收集边轻轻振摇,混匀。收集完毕后,迅速离心 20 分钟,离心力不超过 1500×g,一般采用 1000~1500×g。离心后立即吸出血浆,将全部血浆汇集混匀,分装于适宜容器中,低温冷冻保存。临用时于 37±0.5℃ 水浴中融化,用两层纱布或快速滤纸过滤,使用过程中置于 4~8℃。

1% 氯化钙溶液配好后用滤纸过滤,滤液置于 4~8℃ 的温度下保存备用,可用数日,如有沉淀产生,则不得使用。其他实验内容请参见《中国药典》。

3　操作要点及注意事项[3]

3.1　新鲜兔血法

(1) 取血方法:取血的速度是实验成败的关键,因此,一般多采用颈动脉取血法,快速取血。取血使用的针头需将尖端磨钝,插入动脉时,尖端不宜靠近动脉夹,以防刺破血管壁。每次取血需更换新的取血针头及注射器。由于动脉夹附近可能形成血栓,因此在针头插入前稍稍打开动脉夹,放出少量血液,以避免堵塞。

(2) 加血和药液混匀搅拌方法:将抽出的兔血加入预先加有肝素及硫酸鱼精蛋白的试管后,立即用小玻棒或不锈钢搅棒混匀,各管混匀方式及时间应一致,避免产生气泡。加血量需精确,尽量避免将血液沾在管壁上。空白对照安排在第一管和最后一管。此操作由两人配合完成较方便。

(3) 终点观察:《中国药典》规定本实验使用 0.8 cm×3.8 cm 规格的试管,由于管径较细,如仅凭肉眼直接观测血液凝集较为困难,因此,可采用测凝棒,以其不能再插入液面为终点。测凝棒的制作:用 1 支 0.2~0.5 ml 吸管,截取 3 cm 左右,中间插入约 7 cm 长细玻璃棒或下段封闭的毛细管,上端烧成圆球或弯成 90° 角,使玻棒不会落下。如管中血已凝固,将测凝棒插入管中,中间细玻璃棒被凝块顶住浮起即为终点。亦可使用其他工具,如压板测凝器进行终点观察。

(4) 对空白对照管的要求:空白对照管的血凝时间是判断结果的标准,如其血凝时间不正常往往导致错误的判断,故实验时,第一管和最后一管安排为空白对照管。如两个空白对照管凝结时间比较接近,则采取平均值,两个相差较远时(超过 1.35 倍时)则实验不成立,需重复实验。

(5) 鱼精蛋白中和肝素单位数的预测:鱼精蛋白和肝素混合后可产生混浊现象,混浊程度随肝素剂量不同而异,肝素剂量愈大混浊程度愈小;肝素剂量愈小混浊程度愈大,出现不透明混浊的肝素最高浓度管,一般即为终点管。当鱼精蛋白和肝素混合后,如全部管均出现不透明混浊,则肝素剂量应加大,直到出现有半透明混浊管;如全部管均出现半透明混浊,则肝素剂量应减小,直到出现有不透明的混浊管为止。鱼精蛋白和肝素混合后,应立即混匀,然后放置 1 分钟后观察。此法可预测鱼精蛋白的效价。

3.2 猪、兔血浆法

(1) 血浆的质量直接影响实验的成功率。它与采血时血液流出的速度、抗凝剂的用量、两者混匀程度、离心及贮存条件有关,制备过程通常一只大动物可被多次取血,亦可根据用量,一次采集数只动物血制备混合血浆。

(2) 采血时出血要快,抗凝剂的体积要适当,离心时离心力不宜超过 $1500 \times g$,离心时间不要超 20 分钟。若离心力过高,可能将血浆中一些有形成分,特别是血小板和一些凝血因子去掉。若离心时间过长,尤其在没有低温条件下离心,逐渐升高的温度,可将某些凝血因子破坏。血浆的制备应以尽量保留较多的具有活性的凝血因子为原则,使血浆具有较强的凝结力。

(3) 血浆应低温冷冻保存。-30℃ 下保存,一般可用 6 个月;-10~-5℃ 可用 1 个月。将速冻的血浆从冰箱中取出置于 37℃ 的恒温水浴中融化,过滤,滤液置于 4~8℃ 下保存备用。每次实验时取出,加完血浆后立即放回 4~8℃ 下保存,以免室温过高影响血浆的凝结程度。

(4) 血浆法中,加入 1% 氯化钙时,应立即记录时间,然后混匀,混匀搅拌方法可参阅新鲜兔血法,亦可将拇指用硫酸纸片或清洁干燥的橡皮塞压在小试管口上,倒管 5~6 次进行混匀。加入钙时每管间隔 30 秒,以便精确计算凝结时间。

(5) 终点判断,可参照新鲜兔血法,亦可观察管中内容物从半透明变成透明乳白色凝块过程中浊度的剧变点或凝块最终形成作为终点。各实验室可根据各自的经验和设备条件采用合适的判断方法。

4 国内外相关技术方法对比

目前,《中国药典》2015 年版、《美国药典》39 版、《英国药典》2016 版、《日本药局方》16 版、《欧洲药典》8.0 版均收载硫酸鱼精蛋白效价测定方法,除中国药典外其他各国药典均采用测定肝素结合力方法[4~7]。其中,《中国药典》收载的新鲜兔血法、猪/兔血浆法为生物测定方法,操作较为繁琐,以肉眼观察来判定实验终点,因此,实验结果易受人为主观因素影响。其他各国药典采用的肝素结合力方法,其实验原理与《中国药典》收载方法相同,且实验中不再使用动物全血/血浆,符合 3R 原则;另外,终点判定由肉眼观察改为仪器读数,降低了主观因素对实验结果的影响。具体比较如表 9-20 所示。

表 9-20 各国药典硫酸鱼精蛋白效价测定方法比较

	ChP (2015)	USP (39)	JP (16)	BP (2016)	EP (8.0)
测定方法	新鲜兔血法、猪/兔血浆法(生物测定法)	肝素结合力(理化测定法)			
是否需要全血/血浆	是	否			
终点观察	肉眼观察凝集终点	紫外/可见分光光度计测定吸光度(可见光范围内)			
原理	带正电荷的硫酸鱼精蛋白可与带负电荷的肝素结合,形成复合物				

参考文献

［1］Ashley C. Gucinski,Michael T. Boyne II,David A. Keire. Modern analytics for naturally derived complex drug substances: NMR and MS tests for protamine sulfate from chum salmon ［J］. Anal Bioanal Chem,2015,407 :749-759.

［2］国家药典委员会 . 中华人民共和国药典临床用药须知化学药核生物制品卷［M］. 北京:中国医药科技出版社,2010.

［3］冷炜 . 药品的生物检定［M］. 北京:气象出版社,1995.

［4］USP 39［S］. protamine sulfate,5600-5601.

［5］BP 2016［S］. protamine sulfate.

［6］JP 16［S］. protamine sulfate,1316-1317.

［7］EP 8.0［S］. protamine sulfate.

起草人:张　媛　李　震(中国食品药品检定研究院)

审核人:高　华(中国食品药品检定研究院)

嵇　扬(中央军委后勤部卫生局药品仪器检验所)

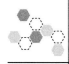

第十二节　洋地黄生物测定法（通则1214）

1　概述

洋地黄生物测定法（Bioassay of digitalis）系比较洋地黄标准品（S）与供试品（T）对鸽的最小致死量（U/kg），以测定供试品的效价。

洋地黄为玄参科植物紫花洋地黄的干叶及其制剂，含有多种强心苷；十八世纪由一位英国医师及植物学家威瑟灵发现，并在其1785年的《洋地黄及其治疗用途》专著中首次报道，认为开花前采集得的紫花洋地黄叶子研成的粉剂治疗心力衰竭引起的浮肿效果最为显著。20世纪50年代前，洋地黄类药物在临床治疗充血性心力衰竭中发挥了重要作用，其制剂有片剂及酊剂[1]。

洋地黄主要有效成分为洋地黄毒苷（Digitoxin）、吉妥辛（Gitoxin）、地高辛（Digoxin）等强心苷。目前多用提纯的洋地黄毒苷等供临床使用，并使用理化方法（如紫外分光光度法、高效液相色谱法等）进行质量控制，不再使用生物检定。但洋地黄制剂本身为植物的干叶制成的粉剂或片剂，含有多种强心苷，受产地、采集季节不同而使各种有效成分比例不同，其效价差异较大，又由于洋地黄是治疗量和致死量比较接近的药品，安全窗较窄，所以其生物活性的测定也显得尤为重要，生物检定方法的结果与人临床应用有较好的相关性，故可以通过生物试验预测到人体的反应，给临床治疗提供了最为直接的疗效和安全方面的信息[2]。

《中国药典》1953年版采用豚鼠法测定效价，1963年版开始修改为鸽法，期间曾用于测定洋地黄毒苷、羊角拗苷和毒毛旋花子苷K，2015版《中国药典》仍为鸽法。国外药典曾采用过蛙法、豚鼠法、鸽法，现仅《美国药典》收载鸽法。

2　检测方法

2.1　基本原理

洋地黄主要有效成分为洋地黄毒苷（Digitoxin）、吉妥辛（Gitoxin）、地高辛（Digoxin）等强心苷和其他强心作用成分，其主要药理作用为增强心肌收缩性，使心排出量增加，其急性毒性也表现为心脏停跳于收缩期，与药理作用一致，以此可作为效价测定的药理依据[3]。本法系根据其效价与毒性基本上呈平行关系的原理，比较洋地黄标准品与供试品对鸽的最小致死量，结果按药典"生物检定统计方法"中直接测定法进行生物统计，以计算供试品的效价和可信限率。

2.2 方法详解

2.2.1 标准品或供试品溶液、稀释液的制备

为提高精密度,减少误差,配制过程中,称量应迅速,防止吸潮;滤过时间应尽量缩短,以防止乙醇挥发而影响浓度,在室温高时更应注意,一般可于振摇后放置片刻或经过离心再倾出上清液过滤,以加快过滤速度。标准品和供试品粉末细度、振摇提取、稀释液的制备等操作应尽可能一致,标准品稀释液和供试品稀释液的鸽平均最小致死量(ml)应相近。

2.2.2 测定法

实验材料:给药设备是由酸式滴定管(15 ml,精度 0.02 ml)、胶管、螺旋夹、针头联接管或截取 4~5 cm 长的 1 ml 注射器套管、联接自制弯针头或头皮针组成的灌注装置,自制弯针头用 7~8 号针头,针头应适当磨钝,弯曲成约 130° 角。

动物:取健康合格的鸽,试验前 16~24 小时禁食,但仍给予饮水,于试验前准确称重,选取体重在 250~400 g 的鸽(一次试验所用鸽的体重相差不得超过 100 g),按体重随机等分成两组,每组至少 6 只,一组为标准品组,一组为供试品组,两组间鸽的情况应尽可能相近。

操作:将鸽仰缚于适宜的固定板上,在一侧翼静脉处拔除羽毛少许,露出翼静脉,插入与滴定管(最小刻度 0.02 ml)相连的注射针头,缓缓注入标准品稀释液或供试品稀释液。开始时,一次性注入 0.5 ml,之后以每分钟 0.2 ml 等速连续注入,至鸽中毒死亡(瞳孔迅速放大、呼吸停止为终点)。立即停止注入。由于洋地黄对心脏的作用与强心成分的代谢速度相关,标准品和供试品注射速度应严格做到均匀一致。

2.2.3 结果判断

观察指标:一般死亡前有强烈颤抖、恶心呕吐、排便等现象发生,以瞳孔迅速放大、呼吸停止为终点;有条件时,可在动物死亡前利用心电图仪监控,直至心跳停止。记录注入稀释液的总量(ml),换算成每 1 kg 体重致死量(ml)中所含效价(U/kg),取其 10 倍量的对数值作为反应值,照《中国药典》“生物检定统计法”中的直接测定法计算效价及实验误差。本法的可信限率(FL%)不得大于 15%,否则应复试。

2.3 检测技术的应用

洋地黄生物检定法(鸽法),自《中国药典》1953 年版开始收载。历史上尚用多种动物进行试验,如豚鼠、蛙等,鸽法是常用方法之一,有直观、易观察、便于操作等优点。由于国内外已少见洋地黄制剂,故本法在质量检测中逐渐失去应用价值,其中所含成分如洋地黄毒苷已用理化分析方法所代替。但理化方法并不能完全解决含有多种强心成分中药的生物活性与某一成分的关系究竟如何、成分含量与活性是否相关等问题,因此,本法在中药生物活性测定方法研究时仍有应用价值。

3 操作要点及注意事项

(1) 鸽比较温顺,只要固定妥当,给药时可以保持安静不动,也可以采用乙醚麻醉,但应避免麻醉深度不均而影响实验结果。

(2) 将鸽固定好,拔除翼下羽毛至静脉清晰可见,直接将连接滴定管的针头插入静脉。如露出的静脉较细时,可用手指以逆血流方向挤压,并按住向心端,即能使静脉扩张,选择在翼静脉较直的一段插针头,针头插入静脉约 8 mm,注意针头在静脉内宜与血管平行,以免挑破静脉或滴入药液时不畅通。并注意勿

将针尖口放置于静脉分支处,以防被回血凝塞针头[4]。如发现注射困难或注射部位有水疱肿起,应关闭滴定管后拔出针头,洗净针头后再插入静脉重新灌注,并记录已注入量,该操作时间应尽可能缩短,以免影响注入速度的均匀性。

(3) 实验动物一般用 6 只即可,如果可信限率大于 15%,除了检查动物的来源、实验操作是否符合要求外,应增加每组动物数以减少误差。

4 国内外相关技术方法对比

目前各国药典中只有《中国药典》及《美国药典》[5]收载洋地黄的生物检定方法,其他如《欧洲药典》《日本药局方》《英国药典》等只收载了洋地黄毒苷、地高辛等洋地黄提取产物,仅使用理化检测方法(如紫外分光光度法、高效液相色谱法等)测定含量。

《中国药典》2015 年版各论中未收载洋地黄,仅在附录中给出了洋地黄生物检定法。《美国药典》收载了洋地黄、洋地黄粉末、洋地黄胶囊和洋地黄片剂,均使用鸽法进行生物检定。步骤与我国药典大致相同,不同之处如表 9-21 所示。

表 9-21 中美药典洋地黄生物检测方法对比

	ChP	USP
标准品或供试品溶液的制备	连续振摇 1 h,静置片刻,用干燥滤器滤过,滤液密闭	在 25℃±5℃下连续振摇 24 h±2 h,立即转移至离心管中离心,取上清液置密闭容器
动物要求	体重在 250~400 g 之间,每次实验鸽的体重相差不得超过 100 g	最重鸽子的体重不得超过最轻鸽子的 2 倍
处理方式	不用麻醉	麻醉

参考文献

[1] 冷玮. 药品的生物检定[M]. 北京: 气象出版社, 1995.

[2] 周海钧. 药品生物检定法[M]. 北京: 人民卫生出版社, 2005.

[3] 许金林. 有关洋地黄效价测定的几个问题的探讨[J]. 安徽医科大学学报, 1959(2): 226-228.

[4] 黄维. 探讨洋地黄生物检定法. 中国老年保健医学[J], 2010(4): 78-78.

[5] USP 38-NF33[S]. S2, M.Digitalis, 3110-3111.

起草人: 张　媛　李　震(中国食品药品检定研究院)

复核人: 高　华(中国食品药品检定研究院)

嵇　扬(中央军委后勤部卫生局药品仪器检验所)

第十三节　葡萄糖酸锑钠毒力检查法（通则 1215）

1　概述

本法系比较葡萄糖酸锑钠标准品与供试品引起小鼠死亡的数量,以判定供试品毒力是否符合规定。

葡萄糖酸锑钠为白色或微显淡黄色的无定形粉末;无臭;水溶液显右旋性,按干燥品计算,含锑(Sb)量应为 30%~34%。在热水中易溶,在水中溶解,在乙醇或乙醚中不溶。

葡萄糖酸锑钠为五价锑化合物,对组织中培养生长的细滴虫(leptomonad)无作用,但对体内寄生者则有良效,提示五价锑必须还原成三价锑才能发挥作用,其作用机制不详。已知锑剂可通过与巯基结合而起作用。药物通过选择性细胞内胞饮摄入,进入巨噬细胞的吞噬体,其中存在的利什曼原虫即被消灭。葡萄糖酸锑钠注射后,肝脾中含量最高,药物浓集于脾中,为杀灭利什曼原虫创造有利条件。主要由肾排泄,注射后 24 小时内排泄 50%~80%,此后尿中仅有微量排泄。葡萄糖酸锑钠以及其他五价锑剂的毒性,一般较三价锑剂为低。如生产条件略有改变,产品毒性可大不相同。因此药典规定要进行毒力检查,用限度试验控制产品质量[1]。

葡萄糖酸锑钠毒力试验方法在《中国药典》1963 年版附录中开始收载,试验操作主要参考的新胂凡钠明,该方法沿用至今[2],2015 年版药典也未作修订。

2　检测技术与方法

2.1　基本原理

葡萄糖酸锑钠毒力检查法主要采用小鼠尾静脉注射受试物和标准品,考察受试物的毒性。

2.2　方法详解

2.2.1　溶液配制

标准品溶液的配制　精密称取葡萄糖酸锑钠标准品适量,按干燥品含锑量计算,加适量温蒸馏水搅拌加热(约 70℃ 15 分钟)使其溶解,再补足水至一定量,于 50℃恒温条件下加热 30 分钟(避免水分蒸发),放冷至室温备用。用下述规格的小鼠按每 1 g 体重自尾静脉注入 0.02 ml 标准品溶液,调节浓度,应能使约半数的小鼠死亡,标准品组的死亡率应在 20% 至 80% 之间,否则应调整溶液浓度[3]。

供试品溶液的配制　供试品如为粉末,精密称取样品适量,以干燥品含锑量计算,按标准品溶液的配制方法配制。如为注射液,按标示效价用灭菌注射用水稀释,于 50℃恒温条件下温浴 30 分钟(避免水分蒸发),放冷至室温,其浓度应为标准品的 83%。

2.2.2 检查法

取健康合格,出生日期相近,体重 17~25 g,同一来源、同一品系、健康无伤的小鼠 40 只或 20 只,一次实验中各鼠间体重相差不得超过 3 g。取上述小鼠,按体重均匀分成标准品及供试品两组,分别按体重自尾静脉注入 0.02 ml/g 的标准品或供试品溶液,每只动物注射时间 4~5 秒,立即观察 15 分钟,记录小鼠的死亡数。

2.2.3 结果判断

每组用 20 只小鼠检查时,供试品组的死亡数较标准品组少或二者相同,即可认为供试品的毒力符合规定。如供试品组的死亡数较标准组品的死亡数多,即认为不符合规定。每组用 10 只小鼠检查时,供试品组的死亡数较标准品组的死亡数少 2 只或 2 只以上,即可认为供试品的毒力符合规定。如供试品组的死亡数较标准品组多 2 只或 2 只以上,即认为不符合规定。如两组死亡数相同或仅差 1 只,须另取小鼠 20 只,重新试验,将前后两次实验结果合并计算,按用 40 只动物的判定方法处理结果。

3 操作要点及注意事项[1]

3.1 溶液的配制

本品含水分较高,无论是标准品或供试品,在精密称量样品时,均需去除水分后再算其含锑量,如国家标准品测得水分为 14.24%,含锑量(干燥品)为 32.83%,当称量样品 2.5 g 时,计算其含锑量为 $2.5 \times (1-0.1424) \times 0.3283 = 0.704$ g,再以此值计算,配成适当浓度。但如标明为含水含锑量时则可直接计算,使用时应注意。

3.2 溶液的浓度

标准品组小鼠死亡率约在 50% 为适宜。一般静脉给药半数致死量约为 800 mg/kg(Sb),按体重注射 0.02 ml/g 时,溶液的浓度应为 40 mg/ml(Sb)。

3.3 溶液的稳定性

葡萄糖酸锑钠在刚配成溶液或稀释后,其毒性不稳定,需经一定时间才能使毒性稳定不变,但在温室时,使毒性稳定所需的时间较长。故溶液配好或每次稀释后均要在 50℃ 下恒温加热 30 分钟,再放置使自然冷却至温室,以保证溶液的毒性趋于稳定。

3.4 注射速度

速度不同可直接影响小鼠的死亡率,因此必须按规定速度给药,一次试验中每只小鼠给药速度要尽量一致。

参考文献

[1] 冷炜.药品生物检定[M].北京:气象出版社,1995,173-175.
[2] 中华人民共和国卫生部药典委员会.中华人民共和国药典(二部).1963 年版.

起草人:郭玉东　胡宇驰(北京市药品检验所)

复核人:王志斌(北京中医药大学)

唐黎明(上海市食品药品检验所)

第十四节 卵泡刺激素生物测定法（通则1216）

1 概述

卵泡刺激素生物测定法系比较尿促性素（human menopausal gonadotropin，HMG）标准品（S）与供试品（T）对幼大鼠卵巢增重的作用，以测定供试品中卵泡刺激素（follicle stimulating hormone，FSH）的效价[1-3]。《中国药典》《英国药典》《日本药局方》中FSH生物测定法均采用雌性幼大鼠卵巢增重法，即Steelman和Pohley于1953年建立的生物测定方法，该法是通过FSH协同人绒促性素（human chorionic gonadotrophin，HCG）增敏致雌性幼大鼠卵巢增重。

HMG又称人绝经尿促性腺素、人绝经期促性腺激素，含有FSH和黄体生成素（luteinizing hormone，LH）2种激素。FSH是由垂体前叶分泌的一种糖蛋白，具有调节脊椎动物性腺发育，促进性激素生成和分泌的激素类物质。可与LH协同作用，刺激卵巢或睾丸中生殖细胞的发育及性激素的生成和分泌，促进性成熟。其分子主要含有4类碳水化合物：己糖（3.90%），氨基己糖（2.40%），岩藻糖（0.40%），唾液酸（1.40%）。FSH的分子量在动物间存在种属差异，大致在30kd左右。FSH是由两个非共价结合可解离的亚基所组成，称为α-亚基和β-亚基，α-亚基由92~96个氨基酸组成，β-亚基由109~115个氨基酸组成。两亚基通过内部二硫键维持自身正确的三级结构，C端残基的位置决定其折叠的三维空间结构。糖基是以N-糖苷键的方式连接在α和β两个亚基各自的区域[4]。两肽链可拆分与重组，其α-肽链结构相同，而β-肽链各有特征，从而决定其功能特异性。FSH的制剂类型包括尿促卵泡素（Urofollitropin）和重组FSH。

目前，该方法主要收录在尿促性素原料药及制剂品种项下，现行的各国药典中，《中国药典》2000年版开始收载该方法并沿用至2015年版，收载品种为尿促性素及其注射剂（menotropin）[3]；《日本药局方》16版收载品种为绝经期促性腺激素及其注射剂（human menopausal gonadotropin）[5]、《英国药典》2016版收载品种为HMG及其注射剂（menotropin）[6]。《欧洲药典》8.0版收载品种为FSH及其注射剂（follitropin）[7]，无HMG相关品种的收载。

2 检测技术与方法

2.1 基本原理

FSH对雌性动物的功能为刺激卵泡发育、促进排卵、可刺激多个卵泡发育，根据FSH协同HCG能使未成熟大鼠性腺发育增重的原理，比较HMG标准品（S）与供试品（T）对幼大鼠卵巢的增重，其剂量与反应呈两条平行直线关系，由测定每剂量各反应的卵巢重为反应值，再按照量反应平行线测定法计算效价及实验误差。

2.2 方法详解

尿促性素标准品 含 FSH 和 LH 两种成分,为类白色冻干品。吸湿后生物活性下降,受高温影响极易破坏或降低效价。目前使用的国际标准品(现行 WHO 国际标准品 NIBSC 编号 10/286)为"人尿 FSH 和 LH 标准品"。

溶剂的制备 试验当日,称取牛血清白蛋白适量,加 0.9% 氯化钠溶液溶解,制成每 1 ml 中含 1 mg 的溶液,充分溶解后,用 1 mol/L 氢氧化钠溶液调节 pH 值至 7.2 ± 0.2。精密称取已知效价的绒促性素(原料或粉针剂均可),加人上述溶液中溶解,制成每 1 ml 中含 20 U 的溶液,混匀备用。在溶液中加入牛血清白蛋白可起到维持渗透压作用、pH 缓冲作用及载体作用,从而保持尿促性素标准品或供试品的活性。《英国药典》中加入 0.4% 苯酚或 0.002% 硫柳汞用于防腐。

S 和 T 溶液的制备 标准品和供试品溶液配制方法参照《中国药典》[3]。《中国药典》对标准品三个剂量的浓度没有定值要求,但对浓度剂距和浓度范围有所限制。其他药典对标准品的配制浓度均有建议浓度。《日本药局方》中推荐剂量分别为 10、20、40 IU/ 只,《英国药典》中规定给予大鼠的标准品推荐总剂量分别为 7、14、28 IU/ 只。配置好的 S 和 T 溶液均应置 2~10℃贮存。

实验动物 参照《中国药典》[3]测定法。各国药典对于大鼠的年龄、体重、只数的要求均不太一致,但总的原则均是对组间和组内大鼠之间的体重差异进行严格控制。经常选取的品系为 Wistar 或 SD 雌性大鼠,动物应符合实验动物生产许可要求,实验环境应符合实验动物使用许可要求。

给药时间 由于采用皮下连续给药方式,应注意每日的注射时间应大致相同,并于最后 1 次注入 24 小时后,将动物处死。

动物处死及解剖 动物的处死可采用颈椎脱臼法或其他方法,动物解剖时,由腹部切开,推开肠管,暴露出子宫和输卵管,提起输卵管末端即为卵巢,剥离附着的脂肪,操作中切勿损伤卵泡,以免液体流出。用滤纸吸去液体,称重(精确到 0.1 mg)。

计算及结果判断 换算成每 10 g 体重的卵巢重量进行计算[3]。本法的可信限率不得大于 45%。凡回归、组间不显著,S 或 T 的反应不在对数剂量——反应直线范围内,应根据反应结果重新调整剂量。如可靠性测验通过,实验结果成立;若试品间变异显著时,可根据 S 和 T 各剂量组的反应情况调整剂量以减小实验误差[8,9]。供试品测定的结果应为标示量的 80%~125%。

3 注意事项

FSH 溶液的温度对于动物的吸收利用有影响,给药前需恢复至室温。应选用不同的皮下部位注射,防止由液体存积而导致的药液不能完全吸收。不同品系、不同来源的动物对 FSH 敏感度有差异,应设置空白溶媒对照组,低剂量组与对照组具有明显差异,否则需调整 FSH 溶液浓度。T 各剂量反应值明显高(或低)于 S 剂量组时,可调低(或高)T 的剂量,或提高(或降低)T 的估计效价。

4 国内外相关技术方法对比

4.1 国内外药典比较

《中国药典》2015 年版通则 1216 卵泡刺激素生物测定法与《英国药典》2016 版和《日本药局方》16 版基本一致。具体比较见表 9-22。在上述药典中,相同点为牛血清白蛋白含量均为 0.1%,连续给药 3 天。不同点体现在动物(数量、日龄、体重);溶媒(pH);给药(剂量、组数、给药体积、方法);统计指标及可信限等方面。

表 9-22 《日本药局方》《欧洲药典》《中国药典》中 FSH 生物活性测定方法的差异

		JP 16	EP 8.0/BP 2016	ChP 2015
动物	每组数量(只)	≥10	≥5	≥8
	日龄(日)	/	19~28	19~23
	体重(g)	45~65	40~86	36~60
		/	不超过 3 天,体重≤10 g	≤15 g
溶媒	pH	7.2±0.2	7.2	7.2±0.2
给药	剂量	0.75,1.5,3.0 IU/ml 筛选出 SH(卵巢重 120~160 mg);SH 为 SL 的 1.5~2 倍	6.0 IU/ 大鼠、3.0 IU/ 大鼠、1.5 IU/ 大鼠	2~5 IU/ml(r 不低于 0.5)
	组数	4 组	6 组	6 组
	给药体积	0.2 ml/ 天	0.5 ml/ 天	0.5 ml/ 天
	方法	第一天:下午注射 1 次;第二天:早晨、中午、下午各注射 1 次;第三天:早晨、下午各注射 1 次;第四天解剖、卵巢称重	连续给药 3 天,每天 1 次,每次间隔时间约为 24 h,于最后一次注射完 24 h 进行解剖、卵巢称重	连续给药 3 天,每天 1 次,每日的注射时间应大致相同,于最后一次注射完 24 h 进行解剖、动物体重、卵巢称重
统计指标		卵巢	卵巢或卵巢系数	转换为 10 g 体重后的卵巢重
可信限		/	64%~156%	≤45%

4.2 国内外检验检测技术的研究进展

如同促红细胞生成素、人体绒毛膜促性腺激素和人类促黄体生成素,FSH 仍是为数不多的需要体内活性测定方法的蛋白质。唯一被国内外相关监管机构批准的体内活性检测方法仍是在 1953 年建立的大鼠卵巢增重法。该方法有很大的局限性,包括须使用大量动物,试验方法的准确性、精密度,以及较复杂的结果计算方法。因此体外替代方法的研发也是 FSH 相关领域的热点[10]。

已有多种人颗粒细胞系被建立用于研究和应用,例如来源于卵巢肿瘤细胞的 HTOG、COV434 和 KGN 细胞系,通过致癌性转化的 HGL、HO-23、GCLa、HGP53 细胞系。体外生物活性测定法的建立可以克服上述体内活性测定方法和理化方法的局限性。KGN 细胞株是从一位患有颗粒细胞癌的妇女身上获得的,天然表达 FSH 的受体,经不同浓度的 FSH 刺激后产生的孕酮分泌量的变化可以通过商用的孕酮检测 ELISA 试剂盒进行测定。与体内测定法相同,该方法在检测时可以使用活性测定用 FSH 国际标准品对结果进行校正[10-12]。

临床和科研上广泛应用放射免疫法(RIA)、酶联免疫法(ELISA)、时间分辨荧光免疫法(TRFIA)对FSH进行血清学及免疫学常规性微量测定。RIA方法灵敏特异、有放射性污染,且半衰期短试剂有效期短;ELISA方法快速、灵敏度低及线性范围窄;TRFIA方法操作繁琐,需要不断的分离和洗涤。对于自绝经期妇女尿中提取的HMG制剂,由于其活性成分FSH纯度较低,其免疫活性与生物活性尚不完全一致,因此各国药典均采用幼大鼠性腺增重法来测定黄体生成素的效价[13-15]。

参考文献

[1] 周海钧.药品生物检定[M].北京:人民卫生出版社,2005.

[2] 冷炜.药品的生物检定[M].北京:气象出版社,1995.

[3] 国家药典委员会.中华人民共和国药典[M].北京:中国医药科技出版社,2015.

[4] 任春明,字向东,张重庆,等.卵泡刺激素(FSH)的研究进展[J].畜禽业,2006(20):10-13.

[5] JP 16 [S]M.

[6] BP 2016 [S]M.

[7] EP 8.0 [S]M.

[8] 吴彦霖,张媛,唐黎明,等.第4批人绝经尿促性腺素(HMG)国家标准品的协作标定[J].药物分析杂志,2016(08):1487-1494.

[9] 吴彦霖,张媛,刘倩,等.第5批人黄体生成素国际标准品的协作标定[J].药物分析杂志,2015(10):1736-1740.

[10] 贾慧,齐连权,梁艳,等.人促卵泡激素体外生物学活性测定方法的建立[J].生物技术通讯,2015(04):556-561.

[11] Havelock J C,Rainey W E,Carr B R. Ovarian granulose cell lines [J]. Mol Cell Endocrinol,2004,228 :67-78.

[12] Nishi Y,Yanase T,Mu Yi- Ming,et al. Establishment and characterization of a steroidogenic human granulosa- Like tumor cell line,KGN,that expresses functional follicle stimulating hormone receptor [J]. Endocrinology,2001,142(1):437-445.

[13] 王鲁卿,邢怀广,胡艳君.血清E-2、FSH、LH检测在绝经期妇女中的意义分析[J].放射免疫学杂志,2005,18(5):407-408.

[14] 吴端宗,林国诚. ELISA测定血清LH、FSH的方法学评价[J].现代检验医学杂志,2006,17(2):15-16.

[15] 吴英松,董志宁,汤永平,等.人促卵泡激素时间分辨荧光免疫分析检测试剂的研制[J].现代检验医学杂志,2006,21(6):36-38.

起草人:吴彦霖 刘 倩(中国食品药品检定研究院)

复核人:高 华(中国食品药品检定研究院)

嵇 扬(中央军委后勤部卫生局药品仪器检验所)

第十五节　黄体生成素生物测定法（通则1217）

1　概述

黄体生成素生物测定法(bioassay of luterzilizing hormine)系比较尿促性素标准品(S)与供试品(T)对幼大鼠精囊增重的作用,以测定供试品中黄体生成素的效价。

黄体生成素(luterzilizing hormine,LH),又名促黄体生成激素或促黄体激素,是在下丘脑促性腺激素释放激素刺激下,由垂体前叶嗜碱粒细胞分泌的一种糖蛋白促性腺激素;是从绝经期妇女尿中提取的尿促性素(menotrophin,HMG)的活性成分之一[1]。目前也有通过重组技术合成而得的LH。LH、卵泡刺激素(follicle-stimulating hormone,FSH)和人绒毛膜促性腺激素(human chorionic gonadotropin,HCG)都属于糖蛋白家族,均由一个共同的α亚单位和一个特异性β亚单位组成。α亚单位有种族差异,但无激素差异,β亚单位决定了激素特异抗原性及其生理功能,但β亚单位必须与α亚单位通过非共价键结合,结合形成的完整异二聚体,才具有生物活性。LH的分子量为29.4 kd,其α亚单位是由92个氨基酸组成,分子量为14.6 kd,β亚单位由112~114个氨基酸组成,分子量约为14.8 kd。LH的结构和功能与HCG相似,两种激素通过相同的受体发挥作用。黄体生成素对垂体性腺功能低下的女性有促进卵巢黄体发育生成的作用。对垂体性腺功能低下的男性有促进睾丸间质细胞分泌雄激素和刺激生精的作用,故又有间质细胞刺激素之称。单纯LH的作用很弱,但在FSH存在下,作用就被增强[2]。

目前,测定项主要收录在尿促性素原料药及制剂品种项下,现行的各国药典中,《中国药典》2000年版开始收载该方法并沿用至2015年版,收载品种为尿促性素及其注射剂(menotropin)[3];《日本药局方》16版收载品种为绝经期促性腺激素及其注射剂(human menopausal gonadotropin)[4]、《英国药典》2016版收载品种为尿促性素及其注射剂(menotropin)[5]。现行的《美国药典》39版及《欧洲药典》8.0版无HMG相关品种的收载。

2　检测技术与方法[6]

2.1　基本原理

黄体生成素能促进精囊间质细胞发育并分泌雄激素,根据LH能使未成熟大鼠性腺发育增重的原理,比较HMG标准品(S)与供试品(T)对幼大鼠精囊的增重,其剂量与反应呈两条平行直线关系,测定精囊重,换算成每10 g体重的精囊重为反应值,再按照量反应平行线测定法计算效价及实验误差。

2.2 方法详解

尿促性素标准品 含 FSH 和 LH 两种成分,为类白色或淡黄色粉末。易溶于水,但水溶液不稳定,吸湿后生物活性下降,受高温影响极易破坏或降低效价。目前使用的国际标准品为"人尿卵泡刺激素(FSH)和尿促黄体激素(LH)标准品"。

溶剂的制备 试验当日,称取牛血清白蛋白适量,加 0.9% 氯化钠溶液溶解,制成每 1 ml 中含 1 mg 的溶液,充分溶解后,用 1 mol/L 氢氧化钠溶液调节 pH 值至 7.2 ± 0.2。在溶液中加入牛血清白蛋白可起到维持渗透压作用、pH 缓冲作用及载体作用,从而保持尿促性素标准品或供试品的活性。英国药典中加入 0.4% 苯酚或 0.002% 硫柳汞用于防腐。

标准品溶液的制备 参照《中国药典》。我国药典对标准品三个剂量的浓度没有定值要求,但对浓度剂距和浓度范围有所限制(中国药典:一般高浓度 8~15 IU/ml,每日 0.5 ml,相当于 16~30 IU/ 只)。其他药典对标准品的配制浓度均有建议浓度。日本药局方中推荐剂量分别为 10、20、40 IU/ 只,英国药典中规定给予大鼠的标准品推荐总剂量分别为 7、14、28 IU/ 只。配置制好的标准品及供试品溶液均应置 2~10℃贮存。

供试品溶液的制备 参照《中国药典》。

实验动物 动物的年龄和体重对该实验都有较大影响,因此选择动物要严格。经常选取的品系为 Wistar 或 SD 雄性大鼠,供试验用的大鼠和饲料应来源清楚,符合国家对实验用大鼠的要求,实验期间,体重应不减轻,活动、食欲、排泄等外观反应不得有异常现象。各国药典对于大鼠的年龄、体重、只数的要求均不太一致,但总的原则均是对组间和组内大鼠之间的差异进行严格控制。

给药时间 由于采用皮下连续给药方式,应注意标准品与供试品的条件尽量一致,每次应在动物的不同部位进行注射,每日的注射时间应大致相同,并于最后 1 次注入 24 小时后,将动物处死。

动物处死及解剖 物的处死可采用颈椎脱臼法或其他方法,但要避免摔死,防止组织破裂充血。动物解剖时,由腹部切开,推开肠管,暴露出前列腺,提起膀胱,从根部摘取整个前列腺去除残余的输精管,剥离附着的组织,由前叶将附着的精囊剥离出,操作中切勿损伤精囊,以免精液流出。用滤纸吸去精囊外部液体时注意吸干的程度尽量一致,以减小误差。称量每只大鼠的精囊重量,一般为 10~25 mg 左右,保留小数点后一位。

计算及结果判断 我国药典 2010 年版是直接将精囊重量进行计算,2015 年版改为换算成每 10 g 体重的精囊重量进行计算。本法的可信限率不得大于 35%。凡回归、组间不显著,S 或 T 的反应不在对数剂量——反应直线范围内,应根据反应结果重新调整剂量复试。如可靠性测验通过,实验结果成立;若试品间变异显著时,可根据 S 和 T 各剂量组的反应情况调整剂量以减小实验误差。T 各剂量反应值明显高(或低)于 S 剂量组时,可调低(或高)T 的剂量,或提高(或降低)T 的估计效价。供试品测定的结果应为标示量的 80%~125%。

3 操作要点及注意事项

动物的年龄和体重对实验都有影响,因此要严格选用动物。体重和年龄太小,离乳时间过早,动物易死亡。剂量的选择可根据动物的品系、年龄、季节及饲养条件进行调整。LH 高浓度稀释液一般在 16~30 IU/ 鼠之间。春夏季节动物的敏感性高,剂量较秋冬季偏低。Wistar 品系大鼠一般较 SD 品系敏感,剂量反应直线斜率大,误差也相对小些。

实验过程中应注意标准品与供试品的条件尽量一致,溶液稀释后和从冰箱中取出放置至室温后应立即注射,操作要迅速。注射后溶液要立即放在规定的温度下保存。

皮下给药时,最好选用 6 号针头,从颈部皮下进针,药液注入到对侧皮下,每次给药应调换注入皮下,也要防止药液漏出,影响剂量的准确性。

实验过程中要加强对动物的管理,经常清换垫料,要供给充足的饲料和饮水,室内通风良好,温度要恒定。

为了解给药剂量是否合适,可在实验中加一组溶剂对照组,以考查低剂量组精囊是否较正常有明显增重。

4 国内外相关技术方法对比

4.1 国内外药典比较

《中国药典》2015 年版通则 1217 黄体生成素生物测定法的各项指标与《英国药典》2015 版和《日本药局方》16 版基本一致,具体比较如表 9-23 所示。

表 9-23 各国药典黄体生成素生物测定方法比较

	ChP 2015	JP 16	BP 2016
溶剂的制备	含 1 mg/ml 牛血清白蛋白的 0.9% 氯化钠溶液	pH 7.2 的牛血清白蛋白磷酸盐缓冲液	pH 7.2 的白蛋白磷酸盐缓冲液(加 0.4% 苯酚或 0.002% 硫柳汞用于防腐)
剂距	高中低三个剂量组,剂距不得大于 1∶0.5	高低两个剂量组,剂距 1∶0.5~1∶0.67	高中低三个剂量组,剂距无要求
推荐剂量	高剂量配制成 8~15 IU/ml	总剂量分别为 10、20、40 IU/只	总剂量分别为 7、14、28 IU
动物日龄	19~23 日	无要求	19~28 日,相差不超过 3 日
动物体重	36~60 g	45~65 g	体重范围相差不超过 10 g
组数	6 组	4 组	6 组
给药次数	连续 4 天,每天一次	连续 5 天,每天一次	连续 4 天,每天一次
每组只数	不少于 6 只	不少于 10 只	不少于 5 只
皮下注射溶液体积	0.5 ml	0.2 ml	0.2 ml
检测器官	精囊	精囊	精囊或前列腺
对结果的要求	可信限率(FL%)≤35%	/	误差的置信限在 64%~156% 之间

4.2 国内外检验检测技术的研究进展[7-11]

临床和科研上广泛应用放射免疫法(RIA)、酶联免疫法(ELISA)、时间分辨荧光免疫法(TRFIA)和化学发光免疫法(CLIA)对 LH 进行血清学及免疫学常规性微量测定。RIA 方法灵敏特异、但有放射性污染,且半衰期短试剂有效期短;ELISA 方法快速、但灵敏度低及线性范围窄; TRFIA 方法操作繁琐,需要不断的分离和洗涤;CLIA 方法的原理是样品中 LH 刺激体外培养的大鼠睾丸间质细胞产生睾酮,不可反复测量,本底高,易受外界温度和 pH 值的影响。对于自绝经期妇女尿中提取的 HMG 制剂,由于其活性成分

LH 纯度较低,其免疫活性与生物活性尚不完全一致,因此各国药典均采用幼大鼠性腺增重法来测定黄体生成素的效价。

参考文献

[1] 周海钧,药品生物检定[M].北京:人民卫生出版社,2005.

[2] 冷炜.药品的生物检定[M].北京:气象出版社,1995.

[3] 国家药典委员会.中华人民共和国药典(二部)[M].北京:中国医药科技出版社,2015.

[4] JP 16[S]M.

[5] BP 2015[S]M.

[6] 中国食品药品检定研究院.中国药品检验标准操作规程(2010年版)[M].北京:中国医药科技出版社,2010.

[7] 王鲁卿,邢怀广,胡艳君.血清 E-2、FSH、LH 检测在绝经期妇女中的意义分析[J].放射免疫学杂志,2005,18(5):407-408.

[8] 吴端宗,林国诚. ELISA 测定血清 LH、FSH 的方法学评价[J].现代检验医学杂志,2006,17(2):15-16.

[9] 吴英松,董志宁,汤永平,等.人促卵泡激素时间分辨荧光免疫分析检测试剂的研制[J].现代检验医学杂志,2006,21(6):36-38.

[10] 叶成果.促黄体生成素化学发光免疫定量检测试剂盒的研制[J].河南科技大学学报,2004,22(2):83-84.

[11] 钱德明,刘群丽,李波.重组人促黄体生成素国际标准品的协作标定[J].中国药品标准,2007,8(5):49.

起草人:刘　倩　吴彦霖(中国食品药品检定研究院)

复核人:高　华(中国食品药品检定研究院)

　　　　嵇　扬(中央军委后勤部卫生局药品仪器检验所)

第十六节　降钙素生物测定法（通则 1218）

1　概述

降钙素生物测定法系比较降钙素标准品与供试品对大鼠血钙降低的程度,以确定供试品效价的一种方法[1]。

降钙素(calcitonin)为参与钙及骨质代谢的一种多肽类激素。哺乳动物的降钙素来源于甲状腺,鱼类降钙素产生于其后部腮腺。所有的降钙素结构上相似,具有单链、排列顺序不同的 32 个氨基酸,氨基酸的排列顺序取决于物种,其作用基本相似。鱼降钙素与哺乳动物的降钙素受体的结合能力超过哺乳动物的降钙素。由于这一原因,目前在临床上使用较多的主要是鲑鱼降钙素(calcitonin salmon)和鳗鱼降钙素(elcatonin),过去也使用猪降钙素(calcitonin pork)。

体外骨培养证明,降钙素既能抑制骨的吸收,又能抑制骨自溶作用,使骨骼释放钙减少,同时骨骼不断摄取血浆中的钙,导致血钙降低。降钙素还可抑制骨盐的溶解与转移,抑制骨基质分解,提高骨的更新率,增加尿钙、尿磷排泄,引起低钙血症或低磷血症。在体内的降低血钙作用很短暂,降钙素可对抗甲状旁腺激素对骨骼的作用。可抑制肾小管对钙、磷、钠的重吸收,从而增加它们在尿液中排泄,但对钾和氢则影响不大。可抑制肠道转运钙以及胃酸、胃泌素和胰岛素等的分泌。降钙素与中枢降钙素受体特异性的结合,介导中枢止痛作用。这种止痛作用的机制还不清楚,可能与血浆内 β 内啡肽增加有关。

《中国药典》2005 年版开始新增了降钙素生物活性检定法,但仅用于鉴别降钙素原料的生物活性。规定测定的 1 mg 鲑降钙素的效价结果不得少于 4800 IU。对于降钙素制剂和原料效价均用高效液相色谱法含量测定替代生物活性测定法。

2　检测技术与方法

2.1　基本原理

降钙素能引起大鼠血钙的下降,本法通过比较降钙素标准品与供试品对大鼠血钙降低的程度,以测得供试品效价。

2.2　方法详解

2.2.1　溶剂配制(用于配制和稀释降钙素标准品和供试品)

配制法①[4]:称取牛血清白蛋白 0.2 g,加水 20 ml,混匀,在 56℃水浴中保温 1 小时,取出放至室温,于 –10~ –20℃下冻存,实验前取出。于 36℃ ± 0.5℃水浴中将其融化。加至含有 2 g 醋酸钠的水溶液中,加浓盐酸约

3.5 ml,再加水至总量近 200 ml,用盐酸或氢氧化钠溶液调节 pH 至 3.5~4.5,最后加水至 200 ml。

配制法②:称取氯化钠 1.88 g,结晶乙酸钠 0.5 g,置于 300 ml 烧杯中,加入乙酸 0.5 ml、去离子水 250 ml,搅拌使溶解,最后加入牛血清白蛋白 0.25 g,放置 20 分钟以上,轻轻摇动使溶解,即得。可提前 1 天配制,4℃保存。

2.2.2 溶液配制

标准品溶液的配制:试验当日,按降钙素标准品的标示效价,用上述溶剂,按高、低剂量组配成 2 种浓度的标准品溶液。一般高浓度标准品溶液控制在 50~100 mIU/ml。高低剂量的比值不得大于 3:1。

供试品溶液的配制:按供试品的标示量或估计效价,按照标准品溶液的配制与稀释法制成高、低 2 种浓度的供试品溶液,其比值与标准品相等,供试品与标准品各剂量组所致反应平均值应相近。

2.2.3 试验方法

2.2.3.1 大鼠血钙法(皮下注射)

取健康合格,体重 200~250 g(一次实验所用大鼠体重相差不超过 20 g),同一性别,同一来源的大鼠。实验前禁食 16 小时,自由饮用蒸馏水或去离子水,动物称重后,按体重随机等分成 4 组,分别为标准品高、低剂量组和供试品高、低剂量组,每组不少于 5 只。将各组动物标记后,按体重分别腹部皮下注射相应浓度的标准品或供试品溶液,给药体积为 0.4 ml/100 g。注射后每只动物准确计时 1 小时,然后按给药前后顺序分别自眼静脉丛取血。用适宜的方法,测定血钙值。

2.2.3.2 大鼠血钙法(静脉注射)

取健康合格,体重 70~80 g(一次实验所用大鼠体重相差不超过 15 g),同一性别,同一来源的大鼠。实验前禁食 16 小时,自由饮用蒸馏水或去离子水,动物称重后,按体重随机等分成 4 组,分别为标准品高、低剂量组和供试品高、低剂量组,每组不少于 5 只。将各组动物标记后,按体重分别尾静脉注射相应浓度的标准品或供试品溶液,给药体积为 0.4 ml/100 g。注射后每只动物准确计时 1 小时,然后按给药前后顺序分别自眼静脉丛取血约 0.5 ml,离心分离血清。用适宜的方法,测定血钙值。

2.2.4 血钙测定(邻甲酚酞络合剂法)

将钙标准溶液(1 mg/ml)分别稀释成浓度为 25、50、75、100、150 μg/ml 的溶液。取上述 5 个浓度的钙离子溶液 50 μl,加钙显色剂 4.0 ml,摇匀,用紫外分光光度法(570 nm 波长处)测钙离子浓度,做标准曲线,标准曲线的相关系数应达 0.998 以上。然后取大鼠血清 50 μl,加钙显色剂 4.0 ml,摇匀,用紫外分光光度法(570 nm 波长处)测钙离子浓度。

钙显色剂的配制方法:

A:邻甲酚酞络合剂(OCPC)试液

称取 OCPC(络合指示剂)32.5 mg,8- 羟喹啉(AR)1.1 g,加去离子水 250 ml 溶解,再加浓盐酸(AR)7.5 ml,后加去离子水至 500 ml。

B:二乙胺试液

量取二乙胺(AR)21.0 ml,加去离子水至 500 ml。

C:甲醇(AR)

钙显色剂:按 A-B-C(1.5:1.5:1.0)的比例临用前配制。

原子吸收法[5]

用原子吸收分光光度计先测定钙离子标准溶液浓度,做标准曲线,标准曲线的相关系数应达 0.9950 以上,然后测定大鼠血清钙离子浓度,血清不去蛋白质,每管测 2 次,取平均值。

2.2.5 结果计算

根据测得每组每只动物的血钙值,按照量反应平行线测定法随机区组设计(2,2)法,用统计软件(如 BS2000)计算效价及实验误差。

2.3 适用范围和限度要求

本法适用于检定以降钙素素为主要成分的供试品效价,《中国药典》规定需进行降钙素生物检定的主要为鲑降钙素(原料)。计算结果中回归、剂间非常显著,偏离平行不显著,则实验结果成立。本法的可信限率 FL(%)不得大于 45%。试品间变异非常显著者,重复试验时,应参考所得结果重新估计标准品的效价或重新调整剂量试验。

3 操作要点及注意事项[2-7]

(1) 动物性别选择:一次试验中应选同一性别的大鼠,有研究表明,性别对降钙素的灵敏度似有差别,而日本药典则指定使用雄性大鼠,这可能与雄性动物无生理周期的影响有关,故建议在试验中选用雄性大鼠。

(2) 每组动物数:药典规定每组动物数不少于 5 只,由于该测定法为体内法,动物个体差异对试验影响很大,动物数越少,平均可信限率(FL%)越高,由于个体差异可能会导致一次试验的 FL% 大于 45%,故建议每次试验适当增加每组动物数,以降低 FL% 值。

(3) 实验前动物应最少禁食 16 小时,最好饮用去离子水,尽量避免动物试验前摄入钙离子,以减少试验中动物的个体差异,降低 FL% 值。

(4) 给药途径:皮下给药,易于掌握。也可尾静脉给药。

(5) 给药量:一般皮下给药高剂量为 40 mIU/100 g 鼠,静脉给药 30 mIU/100 g 鼠。

(6) 制备血清时,可将血样放置室温或 4℃ 1 小时以上,再离心,易分离血清。

(7) 邻甲酚酞络合剂法灵敏度很高,所用试管和器皿如有微量的污染亦会引起测定误差,故此,显色剂最好在聚乙烯瓶内保存,试验中所用玻璃试管和器皿一定要经稀盐酸清洗,再用去离子水冲净后方可使用。

(8) 降钙素代谢较快,动物一次实验后,一般一周后可再进行实验,动物可多次使用,但每次实验动物体重相差不能大于 20 g。

4 国内外相关技术方法对比和方法发展

表 9-24 国内外常见药典中降钙素生物活性检定法比较

药典	给药方法	生物检定统计法	动物给药剂量	动物给药体积	动物体重范围	动物种属要求	每组动物数	血钙测定法
ChP (2015)	静脉法	2,2 法	高剂量在 20~40 mIU/100 g,低剂量为高剂量的 1/3	0.4 ml/100 g	200~250 g, 体重之差不超过 20 g	/	≥5 只	推荐 OCPC 比色法
	皮下法	2,2 法			70~80 g, 体重之差不超过 20 g			
BP (1999)	静脉法	3,3 法	1,3,9 mIU/ 只	0.4 ml/ 只	40~140 g, 体重之差不超过 15 g	/	≥5 只	原子吸收法
	皮下法	3,3 法	1,3,9 mIU/100 g	0.25 ml/100 g	40~225 g, 体重之差不超过 20 g			

续表

药典	给药方法	生物检定统计法	动物给药剂量	动物给药体积	动物体重范围	动物种属要求	每组动物数	血钙测定法
EP (1997)	静脉法	3,3法	1,3,9 mIU/只	0.4 ml/只	40~140 g,体重之差不超过15 g	/	≥5只	原子吸收法
	皮下法	3,3法	1,3,9 mIU/100 g	0.25 ml/100 g	40~225 g,体重之差不超过20 g			
JP (2011)	静脉法	2,2法	7.5,15 mIU/只	0.2 ml/只	90~110 g	SD	≥10只	原子吸收法

随着全球范围的动物福利、动物保护运动发展和试验动物减少、优化、替代(3R)原则的兴起,动物试验已逐步被理化测定所替代,理化测定在药品质量控制中已占主导地位,生物测定降为辅助作用,仅用于活性检查,设定限值,尽可能减少试验动物用量。《美国药典》从31版开始收载了降钙素检测方法[8],其效价测定均采用高效液相色谱法测定降钙素的含量,《欧洲药典》1997年和《英国药典》1999年均采用大鼠血钙法测定降钙素制剂的效价[9-10],2001年开始改为高效液相色谱法测定降钙素的含量,而《日本药局方》一直沿用大鼠血钙法测定降钙素制剂的效价[11-12]。《中国药典》2015年版二部各论仅对鲑降钙素原料进行生物活性检查。对降钙素制剂均采用高效液相色谱法进行含量测定。但高效液相色谱法含量测定法测得结果并不能完全代表降钙素的生物活性。降钙素生物检定法在降钙素产品的质量控制中起重要作用。

参考文献

[1] 国家药典委员会.中华人民共和国药典(二部)[M].北京:化学工业出版社,2005.

[2] 中国药品生物制品检定所.中国药品检验标准操作规范(2010年版)[M].北京:中国医药科技出版社,2010.

[3] 冷炜.药品的生物检定[M].北京:气象出版社,92-100.

[4] 钱德明,沈根全,柯若伦,用大鼠血钙法测定降钙素生物效价的探讨[J].药物分析杂志,1994,14(3):30-33.

[5] 赵原炜.原子吸收分光光度法测定血钙浓度[J].上海药检年刊,1991,88:9-10.

[6] 张庚伦,祝清芬,萧英,等,用二剂量法测定鲑鱼降钙素生物效价的研究[J].中国药品标准,2002,3(3):163-165.

[7] 陈钢.唐黎明,鲑鱼降钙素生物测定方法的研究[J].西北药学杂志,1993,8(4):149-151.

[8] USP 31-NF26 [S]. M. Vol 2. Calcitonin 1598.

[9] BP 1999 [S]. M. Vol Ⅰ Calcitonin(Pork)508-510.

[10] EP 1997 [S]. Calcitonin(Salmon)229-231.

[11] JP 16 [S]. 2011 .M. Elcatonin 771-3.

[12] JP 16 [S]. 2011 .M. Calcitonin(Salmon)492-5.

起草人:黄　坚　谷舒怡(上海市食品药品检验所)

复核人:王志斌(北京中医药大学)

唐黎明(上海市食品药品检验所)

第十七节　生长激素生物测定法（通则1219）

1　概述

本法系通过比较生长激素标准品（S）与供试品（T）对幼龄去垂体大鼠体重增加的程度或对去垂体大鼠胫骨骨骺板宽度增加的程度，以测定供试品效价的一种方法

生长激素（growth hormone）是垂体前叶嗜酸性细胞分泌的一种蛋白激素，直接作用于体细胞蛋白质、效应器官或组织，促进蛋白质的合成代谢，脂肪代谢的动员和分解，抑制糖的利用，促进机体生长。

人生长激素（human growth hormone，hGH）临床治疗垂体缺陷性发育不良及侏儒症已有20多年历史，过去一直由人脑垂体提取，直至发现提取物中含有一种难以避免的慢性病毒并引起死亡的报道，以人垂体为原料提取的人生长激素才逐渐被DNA重组的hGH（recombinant hGH，r-hGH）替代，r-hGH的生产与应用迅速发展。

脑垂体提取物中含有75% 22 kd蛋白、20% 20 kd蛋白和少量其他蛋白，22 kd蛋白与20 kd蛋白不同的生物作用及它们在体内交替分泌的比率至今仍不很清楚。22 kd蛋白的INN（国际非专有药名）名称为"Somatropin"，通称为生长激素（growth hormone）。基因重组产品r-hGH是22 kd蛋白。由于垂体提取的hGH是混合物，它的鉴定及效价测定只能用生物测定。

生长激素几乎能促进除神经组织外所有组织的生长，而使动物体重增加。E-vans[1]最早建立了正常成熟大鼠体重增加法，后改用2~3个月龄的去垂体大鼠后，消除了内源性生长激素的影响。后经改进，载入欧洲药典，简称为体重法。另有使用侏儒小鼠作动物模型，消除手术对试验的影响，但其使用因动物来源困难而受限制。

生长激素能刺激骨骼生长，大鼠注射生长激素能引起大鼠胫骨骨骺板增宽。据此研究了在去垂体大鼠中该指标与生长激素剂量间的关系，并用硝酸银法对胫骨的钙化部分染色而使骨髓软骨界线分明。该法经不断完善后，已载入欧洲药典，与体重法并列。该法比体重法灵敏、精密。

《中国药典》收录的生长激素生物测定方法为去垂体大鼠体重法和去垂体大鼠胫骨法。

2　检测技术与方法[4]

2.1　去垂体大鼠体重法

2.1.1　基本原理

除神经组织外，生物激素能促进几乎所有组织的生长，最终使动物体重增加。因此体重增加值能直接反映生长激素在动物体内产生的生物活性。通过比较生长激素标准品与供试品引起去垂体大鼠体重增加程度，可计算出供试品效价。

2.1.2 方法详解

2.1.2.1 溶液配制

标准品溶液的配制与稀释 试验当日,取标准品,按标示效价用含 1% 牛血清白蛋白的 0.9% 氯化钠注射液,制成高、低两种浓度的标准品溶液。一般高浓度标准品溶液配成每 1 ml 含 0.1~0.2 IU,低浓度标准品溶液配成每 1 ml 含 0.025~0.05 IU,高低两浓度比值(r)一般为 1∶0.25,标准品溶液分装成每天剂量并密封于 –15℃ 以下保存,临用时融化。

供试品溶液的配制与稀释 按供试品的标示效价或估计效价(A_T),照标准品溶液的制备及保存方法制备和保存。

2.1.2.2 动物

同一来源、品系,出生 26~28 天,体重 60~80 g,同一性别的健康大鼠,试验前 2~3 周手术摘除垂体,手术后于清洁级以上动物室饲养使其恢复。

2.1.2.3 检测方法

取去垂体手术后 2~3 周,体重变化小于手术前 ±10% 的大鼠,按体重随机等分成 4 组,每组至少 8 只,分别编号并记录体重。分别自颈部皮下注射一种浓度的标准品溶液或供试品溶液 0.5 ml,每日 1 次,连续 6 日。于最后一次给药后 24 小时处死大鼠,称体重,必要时实验结束后可进行尸检,切开蝶鞍区,肉眼检查有无垂体残留,剔除有垂体残留的大鼠。以每日动物给药后体重增加的克数作为反应值。标准品与供试品各剂量所致反应的平均值应相当,低剂量组应较正常动物体重有明显增加,高剂量组体重增加不致达极限。

2.1.2.4 结果计算和限度要求

试验结果按《中国药典》2015 年版四部通则 1431 生物检定统计法中量反应平行线测定随机设计(2.2)法计算效价、实验误差,可靠性测验应通过。本法可信限率(FL%)不得大于 50%。

2.2 去垂体大鼠胫骨法

2.2.1 基本原理

生长激素能刺激骨骼生长,大鼠注射生长激素能引起大鼠胫骨骨骺板增宽。通过比较生长激素标准品与供试品引起去垂体大鼠胫骨骨骺板增宽程度,可计算出供试品效价。本法常与去垂体大鼠体重法同步进行。

2.2.2 方法详解

2.2.2.1 溶液配制

同去垂体大鼠体重法。

2.2.2.2 动物

同去垂体大鼠体重法。

2.2.2.3 检测方法

本法可与去垂体大鼠体重法同步进行。待体重法实验结束后,取下两腿胫骨,置 10% 甲醛溶液保存,从胫骨近心端顶部中间沿矢状面切开,置 10% 甲醛溶液中保存,水洗 10 分钟后,置丙酮溶液中 10 分钟,水洗 3 分钟,置 2% 硝酸银溶液中染色 2 分钟,水洗后置水中强光照射至变棕黑色,于 10% 硫代硫酸钠溶液固定 30 秒,置 80% 乙醇溶液中供测量用。测量时沿刨面切 1 mm 左右薄片,置显微镜下测量胫骨骨骺板宽度,作为反应值。

胫骨的处理　将各组动物左右后腿取下，剥去表皮并小心剥离附着在胫骨周围的肌肉和结缔组织，保留完整的胫骨和骨骺。从胫骨较细处剪断，编号后放入 10% 甲醛中保存。制作切片时，从甲醛溶液中取出，用水洗去残留的甲醛，沿胫骨中间矢状面切开，放入丙酮中脱水后用硝酸银染色法染色。

2.2.2.4　结果计算和限度要求

同去垂体大鼠体重法。

3　操作要点及注意事项[2]

（1）人生长激素能促使除脑、神经组织外所有组织的生长，使动物体重增加，直接反应其促生长的活性。为排除内源性生长激素的干扰，提高方法的灵敏度，实验采用幼年去垂体大鼠。

（2）垂体切除术。

麻醉固定　将动物麻醉（25% 乌拉坦溶液），待动物呈正常麻醉状态（肌肉松弛、痛觉消失、呼吸规则有力、心跳正常）后，将其仰卧固定在手术板上（动物头部朝向实验者）。

钻孔　沿颈部中线近下颚处，用剪刀剪一长约 3 cm 的切口，将颌下腺向左右两侧分开，左侧外皮用止血钳夹住后，向外侧拉开，此时即可清楚看见覆盖于气管的胸甲状肌，在胸甲状肌左侧近咽处，用眼科弯镊层层分离肌肉直接触及骨板。然后用眼科弯镊夹住小棉球除尽附着在骨板上的肌肉，在咽部正下方、左右两听囊之间，可触到一"⊥"形突起，如图所示，用小棉球将"⊥"形附近及突起部位的肌肉全部擦干净，即可清楚地见到"⊥"形突起。在横突上有一条深蓝色横线（蝶枕软骨结合），在此横线下方 2 mm 处与"⊥"形突起的纵突同一直线上用探针刺一小凹孔，然后将手钻（用牙科钻头，固定在用过的圆珠笔芯上）固定于此凹孔内，轻轻旋转手钻，避免用力过度和下压，尤其在第一层骨片被钻破后，进行第二层骨片钻孔时，尤需注意。当手上感觉孔已钻通，即用一小针进入孔内试探，若无任何阻碍，则进行垂体吸取，钻孔以与横线相切最为理想。

垂体吸取　将一端与抽气瓶相连的垂体吸取管对准钻孔，开动抽气泵，吸取垂体，待垂体吸出后，用一与钻孔同样大小棉球堵于钻孔上，以免大量流血，然后将皮肤切口缝合，并给动物编号，动物苏醒后，喂以 10% 葡萄糖溶液，并饲养于室温控制在 24~26℃的室内。

在切除手术过程中，如动物出现窒息现象，可立即用一玻璃吹管插入动物喉部，有节奏的向气管内吹气，进行抢救。

（3）去垂体手术及注意事项基本与促皮质素生物检定法项下垂体切除术相同，但因手术后动

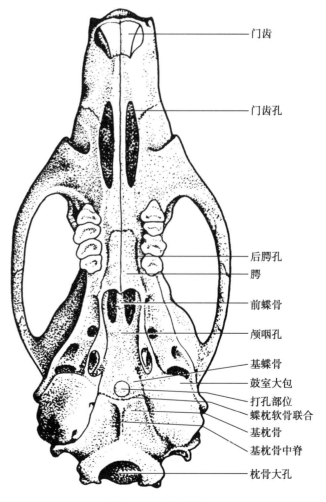

门齿
门齿孔
后腭孔
腭
前蝶骨
颅咽孔
基蝶骨
鼓室大包
打孔部位
蝶枕软骨联合
基枕骨
基枕骨中脊
枕骨大孔

图 9-10　大鼠头骨图

物饲养后再用于实验,因此,在动物手术时麻醉剂的选择,预防感染等方面略有不同,补充叙述如下:

① 手术前,选好适宜的麻醉剂。一般急性实验,动物去垂体手术常用代谢迅速的乙醚麻醉,动物易苏醒,但要求实验操作熟练。本试验动物术后尚经两周恢复时期,为确保手术顺利进行,采用 25% 乌拉坦(0.3 ml/100 g BW)腹腔注射,麻醉状态约维持十多分钟,手术结束不久即能苏醒,亦可避免对试验中的危害。

② 为防止手术后动物感染,术后立即皮下注射青霉素(3 万 IU/ 鼠)和氢化可的松 0.5 mg/kg 分笼饲养。

③ 要求手术后直至实验结束,实验室内温度和湿度保持恒定,一般温度在 24~26℃,湿度在 50%~60% 较好。手术后 3 天内加喂 5% 葡萄糖水,实验期间补充高蛋白饲料。

④ 用于同一批实验的动物,去垂体手术的时间应尽量集中,最好在 3 天内完成,手术后恢复期内每日称体重,一般日间波动在 1 g 以内,选取体重在术前体重 ±10% 范围内的动物用于实验。

(4) 实验中每日记录体重,实验结束后需经尸检,确证垂体去除完全的动物,参加结果计算。以除去内源性生长激素的影响及剔除因手术创伤、疾病等因素使体重下降的不健康动物,减少实验误差。

(5) 实验结束后,如个别动物在最后一次给药前体重增加已达最大值,而后又有所下降,经各方面检查没有发现任何原因的情况下,以体重增加的最大值参加计算。

(6) 胫骨的增长在骨骺板(又称生长板),在成年之前,骨骺板始终不断进行着以骨骺侧向骨干侧的软骨内成骨过程。去垂体后的幼鼠排除了内源性生长激素的影响,骨骺板的增宽与给予的一定剂量范围内的生长激素成正相关。因此,可采用幼年去垂体大鼠测定生长激素效价。

(7) 骨切片的制作和测量:

① 在取骨、染色、切片及测量等每一个操作细节中,都必须使各样本之间条件一致。

② 染色后,骨剖面可见一条灰白色细线带,即为未钙化的软骨骨骺板。一手持染色后的骨标本(固定在蜡板上),一手持锋利的刀片沿剖面完整地切下骨骺、骨骺板和骨干的一薄片。其厚度以易于放平且能使骨片中未着色的骨骺板具有足够的亮度为宜。一般为 1~2 mm。

③ 为使各鼠间骨骺板测量精度一致,选用适宜放大倍数的接物镜,调节接物镜与骨片之间的距离和亮度,使骨骺板、骨骺与骨干之间界限清晰而又不见骨骺线细微弯曲锯齿状变化。

④ 为避免测量时主观误差,可采用双盲法测量。

4 国内外相关技术方法对比及展望

生长激素影响体内代谢且具有胰岛素样作用,利用代谢产物和酶活力的变化建立了多种代谢方面的方法。研究证实生长激素能拮抗动物体内肾上腺素造成脂肪分解作用,并与代谢产物甘油有量效关系,从而计算出生长激素效价:20 世纪 90 年代有前脂肪细胞分化法(the idfferentiation of pre-adipocytes)[3],生长激素能促使小鼠前脂肪细胞系 3T3-F442A 转化为脂肪细胞,测定脂肪合成的关键酶 - 磷酸甘油脱氢酶(GPDH)的活力增加,hGH 的剂量与 CPDH 反应间对数值存在直线关系。研究证实该法与在体生物测定法间有较好的相关性,并具有一定专属性,但是实验周期较长。

另有通过检测细胞内化学变化或细胞数目的改变来测定生长激素生物效价。例如生长激素可通过与催乳素交叉反应,刺激大鼠 Nb2 淋巴细胞的,通过细胞增殖现象检测小于 10 pg/ml 的 hGH 效价[4]。90 年代英国国家生物标准化检定所(NIBSC)建立了细胞化学的生物测定法(elute stain assay,ESTA),系通过细胞化学系统内的光谱改变,测定培养的靶细胞对 hGH 的反应来测定其生物效价。

去垂体大鼠尾长增长法是用 X 光测量注射生长前后第 27 节脊椎骨至尾尖的距离，该方法由于灵敏度较低鲜少应用。另有去垂体小鼠胫骨法和去垂体大鼠胫骨近端骨骼纵向生长法的报道，去垂体大鼠的放射性硫酸盐摄取法，均未推广应用。

许多细胞上存在 GH 受体，利用标记（如 ^{125}I）hGH 和未标记待测 hGH 对特异性受体的竞争结合抑制反应，而建立的放射受体测定（Radioreceptor assay，RRA），因其微量，相对简单快速，已在临床科研和检定等领域得到应用。20 世纪 90 年代受体测定，已利用克隆化的 GH 受体进行 RRA 方法，酶联 GH 结合法（enzymeilnked GH-binding）或由排阻 -HPLC 分离的方法（separation by HFSEC）测定，又被称为受体结合的层析法（receptor binding chromatography）对某些有生物活性的 hGH 衍生物，优于 RRA 法其测定结果与在体生物测定有较好的相关。

随着生产工艺的进步与成熟，DAN 重组生长激素产品已趋稳定，采用 HPLC 法测定重组生长激素的含量条件已经成熟。经比较，HPLC 和生物测定法测定重组生长激素的效价结果具有良好的相关性，结果基本一致。因此，在批准条件下进行的常规生产中，可以采用 HPLC 法代替生物测定法，《中国药典》自 2000 年版就以 HPLC 法进行含量测定。但是，HPLC 法毕竟不是直接的活性测定，需要证明生产过程中制造的生长激素具有良好的活性，质量标准中尤其是原料的标准中还有生物活性测定项，规定每年至少测定一次，或者在其他容易生产质量波动的情况时进行测定，证明生产产品的生物活性不得小于 2.5 IU/mg。

参考文献

［1］Evans H M，et al. Hormones of anterior hypophysis［J］. Am J Physiol，1931，98：511.

［2］冷炜，药品的生物检定［M］. 北京：气象出版社，1995，186-188.

［3］The European Pharmacopoeia Forum. Human Growth Homone［J］. Pharmeuropa，1991.4：1.

［4］Tanaka T，et al. A new sensitive and specific bioassay for lactogenic hormones：Measurement of prolaction and growth hormones in human serum［J］. J Clin Endocrinol Metab，1980，51：1058.

起草人：左泽平　胡宇驰（北京市药品检验所）

复核人：王志斌（北京中医药大学）

唐黎明（上海市食品药品检验所）

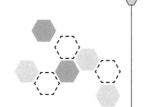

第十章

中药其他方法（通则 2000）

第一节　膨胀度测定法（通则 2101）

1　概述

膨胀度是药品膨胀性质的指标,系指按干燥品计算,每 1 g 药品在水或其他规定的溶剂中,在一定的时间与温度条件下膨胀后所占有的体积(ml)。主要用于含黏液质、胶质和半纤维素类的药品。

膨胀度测定方法、设备、操作均较简单,但能客观反映药品的特性,为质量控制提供依据[1-5]。《中国药典》自 1990 年版一部中收载膨胀度测定法,方法沿用至今,仅在细节上略有改动。1995 年版一部中将测定温度条件从“20~50℃”改为“20~25℃”。《中国药典》2015 年版膨胀度测定法收载在四部中,将“以干燥品计”在定义中删除,在测定法中强调说明;在测定法中增加了振摇的幅度为“剧烈”,并且增加了对供试品静置前的状态描述“使供试品充分被溶剂浸润沉于测定管底部,并除去气泡”,增加了对实验关键细节的描述。

《中国药典》2015 年版收载了 3 种药材测定膨胀度,分别为车前子、哈蟆油和葶苈子。其中哈蟆油需要粉碎成直径 3 mm 的碎块、干燥后测定,并且读数时需将上清液倾去。有文献建议通过施加实验条件,如提高实验温度,来达到快速检查的目的[6]。

国外药典中,仅《欧洲药典》8.0 版和《英国药典》2015 版中收录了膨胀度测定方法[7-8],与《中国药典》中膨胀度测定方法相似。

2　检测技术与方法

2.1　仪器与试剂

膨胀度测定管(全长 160 mm,内径 16 mm,刻度部分长 125 mm,分度 0.2 ml)。

2.2　操作方法

按各品种项下的规定量取样,必要时按规定粉碎。称定重量,置膨胀度测定管中,在 20~25℃条件下,加水或规定的溶剂 25 ml,密塞,振摇,静置。除另有规定外,开始 1 小时内每 10 分钟剧烈振摇一次,使供试品充分被溶剂浸润沉于测定管底部,并除去气泡,然后静置 4 小时,读取药物膨胀后的体积(ml),再静置 1 小时,如上读数,至连续两次读数的差异不超过 0.1 ml 为止。每一供试品同时测定 3 份,各取最后一次读取的数值按下式计算,求其平均数。除另有规定外,按干燥品计算供试品的膨胀度(准确至 0.1 ml)。

按下式计算膨胀度:

$$S = \frac{V}{W} \tag{10-1}$$

式中 S 为膨胀度;

V 为药物膨胀后的体积,ml;

W 为供试品按干燥品计算的重量,g。

3 操作要点及注意事项

(1) 仪器:膨胀度测定管应定期校准;并检查磨口塞是否匹配,防止剧烈振摇时样品溅出。

(2) 样品粒度:供试品的完整程度及粉碎粒度大小对测定结果有较大影响[9],所以测定用的供试品,应按照标准规定直接测定或者粉碎成规定大小。

(3) 样品取样量:应称取合适的供试品量,如:葶苈子取样量对测定结果有较大影响。

(4) 测定中可能遇到以下情况,如部分样品加水后易在表面附着气泡,通过剧烈振摇仍难以除去;在剧烈振摇的过程中样品或者样品碎片容易附着气泡,并且使得样品漂浮在液体表层,不能达到标准中"使供试品充分被溶剂浸润沉于测定管底部,并除去气泡"的要求;粉碎后的样品溶胀后容易结成团块,团块中心的样品不易充分膨胀等。上述情况,建议可参照《欧洲药典》8.0 版,在实验进行 90 分钟时,采用涡旋的方法,除去气泡并且破碎样品团块。

4 国内外相关技术方法对比

表 10-1 国内外药典膨胀度测定方法对比 *

药典名称及版本	装置	测定方法
ChP 2015	膨胀度测定管:全长 160 mm,内径 16 mm,刻度部分长 125 mm,分度 0.2 ml	按各该品种项下的规定量取样,必要时按规定粉碎。在 20~25℃条件下,加水或规定的溶剂 25 ml,密塞,振摇,静置。除另有规定外,开始 1 小时内每 10 分钟剧烈振摇一次,使供试品充分被溶剂浸润沉于测定管底部,并除去气泡,然后静置 4 小时,读取药物膨胀后的体积(ml),再静置 1 小时,如上读数,至连续两次读数的差异不超过 0.1 ml 为止
EP 8.0	膨胀度测定管:刻度部分长 125 mm ± 5 mm,分度 0.5 ml	按各该品种项下的规定量取样,除另有规定外加 1 ml 乙醇浸润样品,再加 25 ml 水,密塞。开始 1 小时内每 10 分钟剧烈振摇一次,然后静置 3 小时。在试验开始后 90 分钟,涡旋破碎供试品中凝结的大团块,除去其中的气泡并使得漂浮在溶液上层的供试品沉降。读出供试品占有的体积数(包括黏附在供试品表面的黏液层)
BP 2015	同 EP 8.0	同 EP 8.0

* 方法差异处均用下划线标示。

参考文献

[1] 王东,袁昌鲁,林力.车前子膨胀度的分析[J].辽宁中医药大学学报,2008,10(6):192-192.

[2] 孙宝惠,段吉平,袁浩,等.对盐车前子膨胀度的质疑[J].中国药品标准,2005,6(6):37-38.

[3] 张嵩,常乐,张琳,等.哈蟆油及其伪品定性和定量分析方法的研究[C].全国中药和天然药物学术研讨会.2011.

[4] 税丕先,张显,孙琴.哈蟆油与蟾蜍输卵管的鉴别[J].天津药学,2004,16(2):17-18.

[5]肖井雷,姜大成.贮藏年限对哈蟆油质量影响的初步研究[J].吉林中医药,2010,30(4):338-340.

[6]范燕楠,卢江燕,王春媛,等.哈蟆油膨胀度检查法的实验改进[J].中南药学,2014(2):175-177.

[7]EP 8.0[S].M. Swelling index,271.

[8]BP 2015[S].M. Swelling index,V-332.

[9]徐芹娟,刘祥山.影响几种中药膨胀度测定结果的因素[J].湖北中医杂志,1999,21(9):427-428.

起草人:冯 睿 胡 青(上海市食品药品检验所)

审核人:季 申(上海市食品药品检验所)

第二节　膏药软化点测定（通则 2102）

1　概述

膏药系指饮片使用植物油与红丹（铅丹）或官粉（铅粉）炼制成膏料,摊涂于裱背材料上制成的供皮肤贴敷的外用制剂。前者称为黑膏药,后者称为白膏药。膏药为我国传统剂型,历版中国药典均有收载,但一直到《中国药典》2000 年版中均无收载评价膏药老嫩程度的检测项目。膏药软化点是评价膏药老嫩程度的一个指标。《中国药典》2005 年版[1]一部附录中,首次引入膏药软化点的概念及其检测方法,且《中国药品检验标准操作规范》2005 年版[2]中详细描述了具体操作方法。膏药软化点测定方法,系通过测定膏药在规定条件下受热软化时的温度情况,检测膏药的软化点。可用于黑膏药和白膏药软化点的测定。

膏药软化点测定方法及仪器设备装置的原理源自于沥青的软化点测定法。国内外,沥青软化点测定方法有很多,如水银法、环球法、杯球法、立方体法等。在我国,环球法为仲裁法[3],现行的沥青软化点测定法标准为 GB/T 4507-2014。

2　检测技术与方法

2.1　基本原理

膏药受热时发生软化,软化下坠达 25 mm 时的温度,用于检测膏药的老嫩程度,并可间接反映膏药的黏性。

2.2　操作方法[4]

2.2.1　仪器与用具

（1）软化点测定仪　见《中国药典》2015 年版四部通则 2102 的仪器装置。

（2）温度计　分度值为 0.5℃。

（3）加热器　可控温电炉或其他适宜的自动升温装置。

（4）水浴　水浴温度范围为 30~80℃,放置支架、钢球定位器、温度计或温控器探头后的水浴深度为 10 cm。

（5）玻璃板　10 cm×20 cm 以上的玻璃板,要求表面光滑、平整。

（6）镊子、铝箔纸、小刮刀。

（7）电热恒温干燥箱。

2.2.2　试剂与试药

甘油、凡士林、清洗剂（可选用风油精、松节油、汽油、乙醇、乙醚或石油醚）。

2.2.3 操作

2.2.3.1 试样环制备

取供试品,平展于约 75℃的恒温箱内,微热软化后,取出,刮下膏料,称取 2 份,各 1.8 g,分别填充于两个试样环中,并将试样环上口(大孔径口)朝下平放在表面涂有少量甘油或凡士林并平铺于玻璃板上的铝箔纸上,置约 75℃ ±2℃[5]的恒温箱内,小心熔化至表面平整时,取出,室温放置 1 小时以上。制备过程中室温放置时间对测定结果有影响,经研究发现放置时间小于 1 小时,测得的膏药软化点偏低且重现性差[6]。

2.2.3.2 软化点测定

先将水浴深度调整为适宜深度,将支架安装于水浴中,插入温度计或温控器探头,使底部与试样环底部水平,烧杯置加热器上,加热器从烧杯底部加热,勿搅拌,加热至 37℃ ±1℃,然后将两个试样环分别放置于支架上支撑板圆环内,装上钢球定位器,将两个钢球放入水浴中,在 37℃ ±1℃的水浴中平衡 20 分钟后(经研究发现如果不预热直接测定,测得的膏药软化点明显偏高;初始温度下环样预热时间不足 15 分钟时,测定结果不稳定。这可能与环内膏料内外温度未达到一致,导致测定结果不稳定有关)[6]。将钢球置于定位器中心的定位孔中,在此过程中温度计或温控器探头不得改变位置,更不得将温度计或温控器探头移出水浴,控制水浴升温速度,将升温速度控制在每分钟 1.0~1.5℃。经研究发现升温速率控制在每分钟 2.0℃和 1.75℃时,测得的膏药软化点偏高且重现性差[6]。

2.2.3.3 记录与结果判断

注意观察,当试样环中的钢球下坠至刚好触及下支撑板表面时,分别记录温度,取平均值作为供试品的软化点。如果两个温度的差值≥1.0℃,则应重复试验。

3 操作要点及注意事项

3.1 试样环制备

为保证制备的试样环上表面平整,铝箔纸上所涂甘油以不见液滴为宜,多余部分用棉花揩去。为避免溶化过程试样环中膏料产生气泡,充填的膏料与试样环内壁局部应留有间隙。

3.2 软化时间

软化点较高的供试品在试样环制备条件下不易软化,可适当提高软化温度或延长软化时间。

3.3 水

为避免气泡对测定结果的影响,加入烧杯中的水应为新经脱气处理并放置 37℃以下的纯化水。

3.4 温控位置

温度计或温控探头应垂直安装,使水银球底部或温控器探头底部与试样环底部水平,但不得接触试样环。

3.5 升温速度

升温速度对试验结果影响较大,必须严格按规定控制,为掌握升温速度,可事先预试升温 1~2 次,每分钟不得超过 1.5℃。

3.6 清洗和维护

试验完毕,钢球、试样环和支架上残余的膏料可用清洗剂超声清洗后及时烘干备用。为便于支架的清洗,可事先在支架下支撑板表面包裹一层铝箔纸。

3.7 钢球的质量

钢球质量应定期核查,必须严格保持为 (3.50 ± 0.05) g。

参考文献

[1] 国家药典委员会 . 中华人民共和国药典[M]. 北京:化学工业出版社,2005.

[2] 中国药品生物制品检定所 . 中国药品检验标准操作规范(2005 年版)[M]. 北京:中国医药科技出版社,2005.

[3] GB 2290-1994. 煤沥青 .

[4] 中国药品生物制品检定所 . 中国药品检验标准操作规范(2010 年版)[M]. 北京:中国医药科技出版社,2010.

[5] 国家药典委员会 . 中华人民共和国药典[M]. 北京:化学工业出版社,2005.

[6] 赵虎康,童庆祝 . 膏药软化点测定最佳条件的选择[J]. 武警医学,2008,19(02)108:110.

起草人:太成梅(黑龙江省食品药品检验检测所)

审核人:笔雪艳　张清波(黑龙江省食品药品检验检测所)

第三节 浸出物测定法（通则 2201）

1 概述

浸出物测定指用水或其他适宜的溶剂对药材、饮片或制剂中可溶性物质进行测定。以浸出物的含量作为其质量的评价指标之一[1-3]，"浸出物测定法"历版中国药典均有收载。在《中国药典》2000年版以前，浸出物测定法主要为水溶性浸出物测定法和醇溶性浸出物测定法，两种方法又分别包含冷浸法和热浸法。《中国药典》2005年版之后，在原有方法的基础上，增加了挥发性醚浸出物测定法。

国外药典中，《美国药典》38版、《欧洲药典》8.0版、《英国药典》2016版、《日本药局方》16版等均收载了浸出物测定法，但各有差异[4-8]，它们与中国药典的主要区别是《美国药典》38版未收载挥发性醚浸出物测定法。《英国药典》2016版和《日本药局方》16版仅收载了水溶性浸出物与醇溶性浸出物的冷浸法，《日本药局方》的醇溶性浸出物，提取试剂为稀乙醇。此外，《日本药局方》收载了醚溶性浸出物测定法，与《中国药典》中收载的挥发性醚浸出物测定法有所区别。《欧洲药典》8.0版中，仅列出浸出物测定项，项下并未规定详细的方法。

2 检测技术与方法

2.1 基本原理

用水或其他适宜的溶剂对药材、饮片或制剂中可溶性物质进行测定。

2.2 方法详解

2.2.1 仪器与用具

（1）分析天平（感量 0.1 mg）。

（2）锥形瓶 100~250 ml，250~300 ml。

（3）蒸发皿 50 ml。

（4）电烘箱 温度 50~300℃，控温精度 ±1℃。

（5）索氏提取器。

2.2.2 试剂与试药

乙醇、乙醚等均为分析。

2.2.3 操作方法

浸出物测定法中关键技术点、正确操作方法及方法解析见表10-2。

表 10-2　操作方法解析

序号	操作技术关键点	操作方法	方法解析
1	样品前处理	取样前过相应目数的药典筛,丸剂应剪碎	药材粉碎后过筛样品混合均匀,避免样品过大提取不充分
2	过滤	使用干燥滤器滤过	过滤时应保证过滤设备干燥,如有溶剂残留会稀释样品,导致结果偏低。可以采用减压或加压的方式,快速过滤,此方法可避免水溶性样品过滤时间长、醇溶性样品由于具有挥发性使得单位体积提取浓度偏高等现象
3	蒸发皿恒重	105℃干燥恒重	《中国药典》2015 年版[4]规定,除另有规定外,系指供试品连续两次干燥后称重的差异在 0.3 mg 以下的重量

2.2.4　记录与计算

2.2.4.1　记录

记录精密加水(或乙醇)体积、冷浸、加热回流的时间、精密量取滤液的体积、干燥的温度、时间、蒸发皿恒重的数据,供试品称量的数据,干燥后及干燥至恒重的数据。

2.2.4.2　计算

$$水(醇)溶性浸出物(\%)=\frac{(浸出物及蒸发皿重-蒸发皿重)\times 加水(醇)体积}{供试品的重量\times 量取滤液的体积}\times 100\%$$

$$或水(醇)溶性浸出物(\%)=\frac{(浸出物及蒸发皿重-蒸发皿重)\times 加水(醇)体积}{供试品的重量\times 量取滤液的体积\times(1-水分\%)}\times 100\%$$

$$挥发性醚浸出物(\%)=\frac{105℃干燥前浸出物及蒸发皿重-105℃干燥后浸出物及蒸发皿重}{供试品的重量}\times 100\%$$

3　操作要点及注意事项

(1) 水溶性及醇溶性浸出物,供试品需过二号筛,浸出物测定,供试品应测定 2 份,2 份的相对平均偏差应小于 5%。

(2) 凡以干燥品计算,操作时同时取供试品测定水分含量,计算时扣除水分的量。除另有规定外,凡未规定水分检查的制剂,浸出物含量可不以干燥品计算[9]。

(3) 对于浸出物含量较高的供试品,在水浴上蒸干时应注意,先蒸至近干,然后旋转蒸发皿使浸出物均匀平铺于蒸发皿中,最后再蒸干。

(4) 挥发性醚浸出物测定时"残渣置五氧化二磷干燥器中,干燥 18 小时"一步操作主要目的是除去醚浸出物中的水分,以防止在下一步加热操作中水分蒸发干扰测定,如果水分较多应及时更换干燥器中的五氧化二磷干燥剂。蜜丸测定挥发性醚浸出物时,供试品应尽量剪碎,以提高浸出效率。

(5) 以有机试剂作为浸出溶剂,过滤时动作要迅速,防止因有机试剂挥发带来的干扰。

(6) 玻璃蒸发皿较陶瓷蒸发皿更加容易恒重,建议实验中使用玻璃蒸发皿。

4　国内外相关技术方法对比

国内外药典对浸出物检测的方法比较如表 10-3 所示。

表 10-3 国内外药典对浸出物检测方法比较

	测定方法
ChP 2015[4]	1. 水溶性浸出物测定法(冷浸法、热浸法)
	2. 醇溶性浸出物测定法(冷浸法、热浸法)
	3. 挥发性醚浸出物测定法
USP 38-NF33[5]	1. 水溶性浸出物测定法(冷浸法、热浸法)
	2. 醇溶性浸出物测定法(冷浸法、热浸法)
EP 8.0[6]	仅列出【浸出物】项,未明确具体的方法
JP 16[7]	1. 水溶性浸出物测定法(冷浸法)
	2. 稀乙醇浸出物测定法(冷浸法)
	3. 醚溶性浸出物测定法
BP 2016[8]	1. 水溶性浸出物测定法(冷浸法)
	2. 醇溶性浸出物测定法(冷浸法)

参考文献

[1] 黄慧莲,邵峰,任刚,等.主产地附子炮制品水分、灰分和浸出物的测定[J].中药材,2010,33(9):1386-1388.

[2] 刘振鹏,徐翠霞,刘京晶,等.铁皮石斛叶子多糖和醇溶性浸出物动态积累规律研究[J].中国中药杂志,2015,40(12):2314-2317.

[3] 缪珠雷,杨鸣泽,张康,等.不同采收法对蟾衣水溶性和脂溶性浸出物含量的影响和比较[J].中国实用医药,2012,7(27):14-15.

[4] 国家药典委员会.中华人民共和国药典[M].北京:化学工业出版社,2005.

[5] USP 38-NF33[S]. General Chapters.

[6] EP 8.0[S]. Appendix.

[7] JP 16[S]. Microbial Limit Test for Gude Drugs.

[8] BP 2016[S]. Appendix XI.

[9] 中国药品生物制品检定所.中国药典检验标准操作规范(2010 年版)[M].北京:中国医药科技出版社,2010.

起草人:曲范娜(黑龙江省食品药品检验检测所)

审核人:笔雪艳 张清波(黑龙江省食品药品检验检测所)

第四节　鞣质含量测定法（通则2202）

1　概述

鞣质又称单宁（tannins）、鞣酸等，是一类复杂的具有沉淀蛋白质性质的水溶性多元酚类化合物，广泛存在于植物药材中，如五倍子、贯众、儿茶等。

国外对鞣质的研究始于1786年瑞典的Scheele首次从梧子中分离出梧酸（没食子酸）。1796年Seguin首次提出"鞣质"一词。1821年Runge从儿茶中分离出儿茶素。1920年，在发现儿茶素后100年，Freudenberg确定了儿茶素的结构式是黄烷-3-醇。标志着缩和鞣质化学的开端。1910~1930年，五倍子鞣质结构的研究被认为是水解鞣质化学研究的重大成就。1920年Freudenberg将鞣质分为水解鞣质和缩和鞣质两大类，这个分类法一直沿用至今。进入50~60年代，Schmidt提出鞣花鞣质是梧酰基的脱氢偶合的产物。1975年以后，日本奥田拓男等先后开始研究中草药植物及许多植物中的鞣质，首次阐明了老鹳草素的两种立体异构体的化学结构及两种异构体的存在比例，至今发现了数百个新的鞣质及相关化合物。

在中国，明代李梴的《医学入门》（1575）百药煎中记载了用发酵法从五倍子中得到没食子酸的过程。书中谓"五倍子粗粉，并矾，曲和匀，如作酒曲样，如瓷器遮不见风，候生白取出"。后《本草纲目》卷39中则有"看药上长起长霜，则药已成矣"的记载。这里的"生白""长霜"均为没食子酸生成之意，是世界上最早制得的有机酸，比舍勒的发现早了二百年。而中国对鞣质化学成分的研究起步于70年代末，研究内容有鞣质的化学结构，分子量，分离与鉴定等。

目前鞣质的测定方法有定性鉴别及含量测定两种，我国对鞣质测定方法的使用情况如下：

1953年版《中国药典》[1]中就采用三氯化铁试液、明胶试液、蛋白质溶液及淀粉溶液等理化反应鉴别鞣质。

1977年版《中国药典》[2]中将理化反应鉴别法应用于具体药材——五倍子、石榴皮等中，加入三氯化铁试液后分别显蓝黑色（五倍子中的水解鞣质）和墨绿色（石榴皮中的缩合鞣质）。

1985年版《中国药典》[3]中，首次提出了鞣质含量测定方法，即皮粉法，皮粉法是国际公认的鞣质含量测定方法。其原理是因为鞣质是多元酚类，分子中有许多的酚羟基，可以与蛋白质中的酰胺形成氢键结合成不溶于水的沉淀，用重量法测定鞣质含量。该方法一直沿用至2000年版《中国药典》。

2005年版《中国药典》[4]对鞣质含量测定方法进行修订，首次收录了磷钼钨酸—干酪素比色法测定鞣质含量，一直沿用至今。

2 检测技术与方法

2.1 基本原理

磷钼钨酸 - 干酪素紫外 - 可见分光光度法依据鞣质及酚类化合物在碱性溶液中将磷钼钨酸还原,产生深蓝色(六价钼被还原为五价),其吸收度与含量成正比。其中,大分子鞣质可以与蛋白质(干酪素)发生结合形成沉淀。因此,以没食子酸为对照物,以样品中总酚与不被干酪素吸附多酚的含量差值计为鞣质含量。

反应原理:

$$鞣质及酚类化合物 + 磷钼钨酸 \xrightarrow[]{OH^- 条件} 钼蓝 - 钨蓝蓝色化合物$$

2.2 方法详解

2.2.1 仪器与用具

(1) 紫外可见分光光度计。

(2) 量瓶、移液管、具塞锥形瓶。

2.2.2 试剂与试药

(1) 显色剂:磷钼钨酸试液。

(2) 对照物:没食子酸(对照品)。

(3) 吸附剂:干酪素(生化试剂)。

(4) 29% 碳酸钠溶液:取碳酸钠($Na_2CO_3 \cdot 10H_2O$)29 g 或无水碳酸钠 10.8 g,加水 100 ml 溶解[5]。

(5) 磷酸、盐酸(分析纯)。

2.2.3 操作方法

磷钼钨酸 - 干酪素紫外 - 可见分光光度法的实验操作关键技术点、正确操作方法及方法解析见表 10-4。

表 10-4 操作方法解析

序号	操作技术关键点	操作方法	方法解析
1	实验环境要求	本实验应避光操作	本实验用的对照品,显色剂等遇光不稳定,影响实验结果,应避光操作
2	对照品选择	选择没食子酸	鉴于焦性没食子酸不稳定的性质,没食子酸相对稳定
3	显色剂选择	选择磷钼钨酸试液	显色剂,碱性条件下可被没食子酸还原显蓝色,并且显色后在 760 nm 具有特定吸收
4	碱性条件	29% 碳酸钠溶液	提供碱性环境,利于磷钼钨酸显色
5	显色时间	加入显色剂后放置 30 分钟	碱性溶液中磷钼钨酸显色 30 分钟后反应完全,显色溶液在 3 小时内稳定[6]
6	计算方法的选择	标准曲线法	BP 采用单点对照计算方法。比色法含量测定受到的影响因素较多,研究数据表明线性曲线有明显的截距值。在同样测定条件下,单点对照计算结果偏高,标准曲线法测定结果较外标一点法的准确性更好,因此采用标准曲线法
7	供试品溶液提取	水浸提	鞣质为多羟基物,具有较强的极性,所以在提取时选用极性较强的溶剂;由于水解型鞣质遇热易分解,考虑到实验的通用性,采用冷浸过夜提取法

续表

序号	操作技术关键点	操作方法	方法解析
8	吸附剂	干酪素	干酪素能选择性地结合生物活性鞣质,不吸附鞣质以外的其他多酚类成分[7]
9	不被吸附多酚提取条件	时时振摇1小时	相关实验结果表明,振荡1小时,测定值最大且稳定,故选择振荡1小时
10	结果计算	不被吸附多酚的量	应扣除干酪素0.6g空白试验值,即:不被吸附多酚=通过干酪素吸附后的多酚量-干酪素空白试验值[6]
11	空白试液	干酪素吸附空白试验	即称取同批次干酪素0.6g,置于100ml锥形瓶内,精密加入水25ml,置30℃水浴中保温1小时。时时振摇,取出,放冷,摇匀,滤过,弃去初滤液,精密量取续滤液2ml,置25ml棕色量瓶中,照标准曲线制备项下的方法自"加入磷钼钨酸试液1ml"起,加水10ml依法测定吸光度,计算扣除空白值

2.2.4 记录与计算

(1)记录对照品、供试品的称样量,测定过程供试品溶液稀释、量取的体积等;标准曲线的制备中对照品溶液的量取体积以及相应的吸光度值,计算回归方程。

(2)分别按标准曲线法计算总酚量和不被吸附的多酚量,两者之差为鞣质含量。即:

鞣质含量 = 总酚量 - 不被吸附的多酚量

2.3 方法特点及适用性

磷钼钨酸-干酪素法的特点在于干酪素能选择性地结合有生理活性的鞣质,因此测出的是有生理活性的鞣质,而无生理活性的鞣质如鞣酐则不被测定,选择性比之前的皮粉法要高,并且缩短了实验时间。本法用于中药材和饮片中总鞣质的含量测定。

3 操作要点及注意事项

(1)干酪素的干扰:干酪素水浸出液中,含有干扰试验物质,因此试验中应进行干酪素空白实验,并且本实验中应采用同生产厂家、同批号的干酪素做空白试验。不同生产厂家及批号的干酪素,干扰试验物质含量有明显差异[6]。

(2)显色剂的影响:磷钼钨酸试液应临用现制,如发现溶液变绿则应加0.2ml溴,煮沸除去多余的溴。但同一实验应使用同批次制备的试液。

(3)29%碳酸钠溶液的影响:碳酸钠溶解度如下图10-1、10-2。

碳酸钠溶解度表

温度℃	0	10	20	30	40	60	80
溶解度 g/100g	7	12.5	21.5	39.7	49	46	43.6
浓度%	6.54%	11.11%	17.70%	28.42%	32.89%	31.51%	30.36%

图 10-1

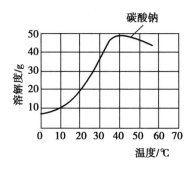

图 10-2

环境温度在 30℃左右时溶解度满足要求,而在环境温度较低的情况下高浓度的碳酸钠溶液会析出结晶而导致溶液内出现悬浮物,使结果偏离。

(4) 样品处理:本法适用于中药材和饮片中总鞣质的含量测定,提取方法为水浸提过夜,为了更好地提取鞣质,药材或饮片应粉碎过三号筛。

(5) 显色时间:加入显色剂后在 30 分钟后反应完全,在 3 小时内稳定。因此,规定显色后放置 30 分钟后测定吸光度。时间过短或过长会使反应不充分或显色剂不稳定,导致结果有误。

(6) 实验器具的影响:本实验使用的量瓶、移液管等均应检定校正、洗净后晾干使用。测定时所用的吸收池必须内壁外壁保持洁净,且保证装入液体后,外壁检识无残留溶剂,如有液体残留,则碳酸钠会析出,导致吸光度偏离。

4　国内外相关技术方法对比

由于检测技术不断更新,鞣质的定性鉴别及含量测定方法也在发展。鞣质的含量测定除概述中药典方法外还有以下几种方法,络合滴定法、改良干酪素法等。

络合滴定法是利用鞣质分子中多个邻位酚羟基可作为多基配体与一个中心离子络合,形成环状螯合物,在不同 pH 值下发生沉淀的性质,通过用 EDTA 返滴定过量金属离子来确定鞣质的含量。络合滴定法准确度和精密度都较高,终点也较清晰明显。

张万峰等[8]通过对《中国药典》中鞣质含量测定方法(干酪素法)进行改良,设定了适宜的样品稀释比例,建立了丹参注射液的鞣质含量测定方法,使得鞣质的测定范围变广,实验用 4%Na_2CO_3 溶液与 0.03 mol/L NaOH 溶液的 1∶1 混合液替代了 29% 的 Na_2CO_3 溶液。避免了在环境温度较低的情况下高浓度的 Na_2CO_3 溶液迅速结晶析出而导致的试验干扰。此外,用市售的 Folin 试剂替代了自配的磷钼钨酸试剂,避免了磷钼钨酸试剂繁琐的配制过程,且市售的 Folin 试剂更加稳定且易于保存。

鞣质测定除在中药领域应用外,在食品领域也有研究,其中多用于果蔬、酒及茶叶等的测定。在国内,路新华[9]等利用单宁在碱性介质中,将福林—丹尼斯氏试剂还原呈蓝色的性质,采用光度法对果酒及饮料中单宁进行测定,方法简便准确。在国外,Salagoity[10]等用高效液相色谱法测定了五倍子中五倍子鞣质的含量。Yebra[11]等利用原子吸收分光光度法测定了白酒和茶叶中鞣质的含量,并结合流动注射分析技术用于工业上的实时质量监测。Cladera[12]等报道了用热透镜光谱法测定白葡萄酒中鞣质的含量,其检测限达到了 5 ng/ml,这为今后鞣质的测定奠定了基础。

国内外药典对鞣质检测的方法比较如表 10-5 所示。

表 10-5　国内外药典对鞣质检测的方法比较

	含量测定方法	方法优缺点比较
ChP[13]	磷钼钨酸 - 干酪素法 - 标准曲线法	标准曲线法测定结果较外标一点法的准确性更好,但需要做干酪素空白试验
USP[14]	无	无
EP[15]	磷钼钨酸 - 皮粉法 - 单点法	单点对照计算结果偏高
JP[16]	无	无
BP[17-18]	磷钼钨酸 - 皮粉法 - 单点法	单点对照计算结果偏高

根据表 10-5 可知,鞣质含量测定方法只有《中国药典》《欧洲药典》及《英国药典》收载,且《中国

药典》的测定方法与其他两国不同,由于皮粉在中国产量较低多为进口,因此我国采用吸附较皮粉更具有专属性的干酪素为吸附剂,并且采用了计算结果更加准确的标准曲线法进行测定,避免了单点对照计算使结果偏高的现象。

参考文献

[1] 国家药典委员会.中华人民共和国药典[M].北京:1953.

[2] 国家药典委员会.中华人民共和国药典[M].北京:1977.

[3] 国家药典委员会.中华人民共和国药典[M].北京:人民卫生出版社,1985.

[4] 国家药典委员会.中华人民共和国药典[M].北京:化学工业出版社,2005.

[5] 国家药典委员会.中国药品生物制品检定所.中国药品检验标准操作规范(2010年版)[M].北京:中国医药科技出版社,2010.

[6] 谢道刚,宋光志,刘静.鞣质含量测定法《中国药典》2005年版一部附录XB)方法学验证[J].世界科学技术-中医药现代化,2006,8(6):50-53.

[7] 罗文毓,章育中.大黄中鞣质测定方法的研究干酪素法[J].药物分析杂志,1986,6(1):15-17.

[8] 张万峰,章向群,陈方军,等.利用改良干酪素法对丹参注射液实现鞣质含量控制[J].中国现代应用药学,2012,29(7):644-646.

[9] 路新华,鲁小明.果酒及饮料中单宁含量测定[J].中国卫生检验杂志,1997,7(5):307.

[10] Salagoity Auguste,M H et al. Preliminary investigation for the differentiation of enological tannins according tobotanical origin:determination of gallic acid and its deriva tives [J]. Am J Enol Vit ic,1986,37(4):301-303.

[11] Yebra,Mc et al. Indirect flow - inject ion determination of tannins in wines and tea by atomicabsorption spectrometry [J]. Anal Chem Act a,9 Jun 1995,308(1-3):357-363.

[12] Cladera Forteza,A et al. Determinat ion of tannins in white wines by thermal lens spectrometry [J]. Microchem J,Aug 1995,52(1):28- 32.

[13] 国家药典委员会.中华人民共和国药典(四部)[M].北京:中国医药科技出版社.2015.

[14] USP 38-NF33 [S]. water for pharmaceutical purposes.

[15] EP 8.0 [S]. 2.8.14.Tannins in herbal drugs.275,3366.

[16] JP 2016 [S]. tannic Acid.1456.

[17] BP 2016 [S]. Tannins in Herbal Drugs. V-A340.

[18] BP 2016 [S]. tannic Acid. II-990.

起草人:曹　欢(黑龙江省食品药品检验检测所)

审核人:笔雪艳　张清波(黑龙江省食品药品检验检测所)

第五节 桉油精含量测定法（通则2203）

1 概述

桉油精又称(1,8-)桉树脑,桉叶素。属单萜类化合物。无色液体,味辛冷,有与樟脑相似的气味。主要存在于樟科、姜科、桃金娘科等植物中,如豆蔻、高良姜、草果等。桉油精含量测定法主要有气相色谱法与液相色谱法。桉油精具有较强的挥发性且对热稳定,因此气相色谱法是国际上使用较多的含量测定方法。《中国药典》1977年版至1985年版附录中采用凝点测定法测定桉油精含量,但存在取样量较大,精确度和专属性较差等问题。《中国药典》1990年版开始修订为以环己酮为内标物质,桉油精对照品为对照的填充柱气相色谱内标法,一直沿用至《中国药典》2015年版,此方法专属性较好,操作简单。

《中国药典》2015年版一部中仅桉油一个品种项下含量测定方法按照通则桉油精含量测定法测定,而豆蔻、艾叶等药材则在品种项下收载了桉油精的含量测定方法,为填充柱气相色谱外标法测定,色谱柱固定相为甲基硅橡胶,与通则方法略有不同。药典中设置有桉油精含量测定项的品种较少,部分文献记载含桉油精的药材还没有建立相应的含量控制项。

国外药典中,《美国药典》39版、《欧洲药典》8.0版、《英国药典》2017版和《日本药局方》16版附录项下均未收载桉油精含量测定方法,但是,《美国药典》39版在桉油精品种正文中收载了桉油精的含量测定项目,采用毛细管柱气相色谱峰面积归一化法,其使用柠檬精油标准物质与桉油精进行系统适用性实验,分离度要求2.0以上。《日本药局方》16版桉油精品种项下收载了填充柱气相色谱法,按内标法测定桉油精含量,方法与《中国药典》方法基本相同。《欧洲药典》8.0版和《英国药典》2017版没有收载含量测定方法[1-4]。

2 检测技术与方法

2.1 基本原理

桉油精在气化室高温气化,随载气通过色谱柱进行分离,在氢火焰中燃烧产生离子,被收集并转为电流。

2.2 方法详解

2.2.1 仪器与用具
气相色谱仪 带有FID氢火焰离子化检测器。

色谱柱 以聚乙二醇20000（PEG20M）和硅酮（OV-17）为固定液,涂布浓度分别为10%和2%;涂布后的载体以7:3的比例（重量比）装入同一柱内（PEG在进样口端）。

2.2.2 试剂与试药

试剂 正己烷为分析纯。

对照品 环己酮、桉油精由中国食品药品检定研究院提供。

2.2.3 操作方法

内标溶液制备 取环己酮适量,精密称定,加正己烷溶解并稀释成每1 ml含50 mg的溶液,作为内标溶液。

对照品溶液制备 取桉油精对照品约100 mg,精密称定,置10 ml量瓶中,精密加入内标溶液2 ml,用正己烷稀释至刻度,摇匀,即得。

供试品溶液制备 取供试品约100 g,精密称定,置10 ml量瓶中,精密加入内标溶液2 ml,用正己烷溶解并稀释至刻度,摇匀,即得。

校正因子测定 取对照品溶液1 μl,注入气相色谱仪,连续进样3~5次,测定峰面积,计算校正因子。

含量测定法 取对照品溶液、供试品溶液各1 μl,分别注入气相色谱仪,测定,以内标法计算,即得。

2.3 系统适用性实验

理论板数按桉油精峰计算应不低于2500,桉油精峰与相邻杂质峰的分离度应大于1.5。

2.4 方法特点及适用性

方法利用桉油精具较强挥发性并易溶于低极性溶剂的特性,以正己烷作为提取溶剂,使用气相色谱法作为测定方法,具有高效能、高选择性、高灵敏度和分析速度快的特点。本法适用于桉油中桉油精的含量测定。

3 操作要点及注意事项

因溶剂与待测成分挥发性均较强,操作应迅速完成,保证容器密封性,尽量减少样品的放置时间。

4 国内外相关技术方法对比

各国药典中,《中国药典》2015年版和《日本药局方》16版均采用填充柱气相色谱内标法进行桉油精的测定,《美国药典》39版则采用了毛细管柱气相色谱峰面积归一化法进行桉油精测定。内标法较峰面积归一化法准确,易于测定含量,但是填充柱获得较困难且柱效不易保证,近些年毛细管柱方法更多的应用于含量测定中,分析应用大大优于填充柱。

各国药典中桉油精测定方法大部分收载于品种项下,仅有《中国药典》2015年版中的桉油精测定项收载于通则中,且只有桉油一个品种执行,其他品种如豆蔻、艾叶均有各自的测定方法。国内外相关技术方法对比见表10-6。

表 10-6 国内外药典桉油精检测方法比较

药典名称及版本	品种名称	含量测定方法	测定成分	备注
ChP 2015	桉油	采用填充柱气相色谱内标法	桉油精	通则方法
	豆蔻	采用填充柱气相色谱外标法	桉油精	方法收载品种项下
	艾叶	采用填充柱气相色谱外标法	桉油精	方法收载品种项下
USP 39-NF34	桉油精	采用毛细管柱气相色谱峰面积归一化法	桉油精	方法收载品种项下
EP 8.0	桉油精	无含量测定	-	-
BP 2017	桉油精	无含量测定	-	-
JP 16	桉油	采用填充柱气相色谱内标法	桉油精	方法收载品种项下

5 展望

目前，《中国药典》2015 年版无论通则还是品种项下，桉油精含量测定方法中气相色谱柱均采用填充柱，虽然方法专属性较好，操作简单，但其色谱柱较为特殊，购买途径少，填充较为困难，并且柱效较差，远不及毛细管色谱柱适用。勒然等[5]用毛细管柱气相色谱法测定了艾叶中桉油精等四种挥发性成分含量，证明了毛细管柱气相色谱法在桉油精含量测定中的可行性与优势，并且气相色谱法自动进样器的普及与完善，外标一点法含量测定也渐渐多用于气相色谱法含量测定中。因此，有待于对药典收载的桉油精含量测定方法进一步改进。

何兵等[6]用高效液相色谱法测定了 11 种挥发油中桉油精的含量，确定了高效液相色谱法对 11 种中药材中桉油精含量测定方法，为桉油精含量测定方法提供了新的思路。Rajendra 等[7]利用气相色谱与气相色谱质谱联用技术测定并确认 Melaleuca linarrifolia Sm 中桉油精等 44 种成分的含量，为今后方法开发与研究做出了贡献。

参考文献

[1] JP 16［S］. M. Eucalyputus Oil, 1822.

[2] USP 39-NF34［S］. M. Eucalyptol, 3839.

[3] BP 2017［S］. M. Cineole, 563.

[4] EP 8.0［S］. M. Cineole, 1891-1892.

[5] 勒然等. 气相色谱法测定艾叶 4 种挥发性成分的含量[J]. 药物分析杂志, 2013, 33(6): 1033-1036.

[6] 何兵等. HPLC 测定 11 种中药挥发油中桉油精的含量[J]. 药物分析杂志, 2012, 32(5): 769-771.

[7] Rajendra C.padalia et. Chemical composition of Melaleuca linarrifolia Sm［J］. from lndia: a potential source of 1,8-cineole, 2015, 63: 264-268.

起草人：袁 浩（河北省药品检验研究院）

审核人：冯 丽（河北省药品检验研究院）

第六节　挥发油测定法（通则 2204）

1　概述

挥发油（essential oils），是一类具有芳香气味的油状液体的总称，可随水蒸气蒸馏，在常温下易挥发而不留任何痕迹。挥发油成分复杂，主要是单萜、倍半萜类化合物和小分子芳香化合物及脂肪族化合物等。挥发油多具有特殊的香气，在常温下为无色或淡黄色的透明液体，少数有颜色，有的在冷却时其主要成分可结晶析出（习称为脑）。挥发油难溶于水，能完全溶解于无水乙醇、乙醚、三氯甲烷等有机溶剂中。挥发油的相对密度一般在 0.850~1.065 之间，其中绝大多数挥发油比水轻，相对密度小于 1.0，仅少数挥发油比水重，相对密度大于 1.0（如丁香油、桂皮油等）[1]。

含挥发油的中药材非常多，以唇形科（薄荷、紫苏、藿香等）、伞形科（茴香、当归、白芷、川芎等）、菊科（艾叶、茵陈、苍术等）、芸香科（陈皮、枳壳等）、樟科（乌药、肉桂等）、姜科（干姜、姜黄、郁金、砂仁等）药材含量更为丰富。

挥发油测定方法主要为水蒸气蒸馏法，由于其具有设备简单、操作安全、不污染环境、成本低，是广泛应用的有效提取测定中药挥发油的方法。《中国药典》自 1977 年版开始收载水蒸气蒸馏法测定挥发油含量，一直沿用至今。《中国药典》2015 年版收载的 38 种药材测定挥发油，均采用此法。目前文献报道有利用微波萃取法、加速溶剂提取法等进行提取，也有利用气相色谱法、气质联用法等方法对挥发油中成分进行研究[2,3]。

国外药典中，《美国药典》39 版、《欧洲药典》8.0 版、《英国药典》2017 版和《日本药局方》16 版等均采用水蒸气蒸馏法测定挥发油，但各有差异[4~7]。《美国药典》与《中国药典》方法基本相同，按相对密度分两种方法，但《美国药典》采用了两种测定装置，《中国药典》采用的是一种装置。《欧洲药典》《英国药典》与《日本药局方》均采用二甲苯吸收法测定挥发油，但装置有所差异，详见表 10-7。

2　检测技术与方法

2.1　基本原理

水蒸气蒸馏法是指将含挥发性成分药材的粗粉，置电热套中或用其他适宜方法缓缓加热至沸，药材中的挥发性成分随水蒸气蒸馏而带出，经冷凝后收集馏出液。水蒸气蒸馏法分为：共水蒸馏法（即直接加热法）、通水蒸气蒸馏法及水上蒸馏法三种。中国药典采用的是共水蒸馏法，其原理是相互不溶也不起化学作用的液体混合物的蒸汽总压，等于该温度下各组分饱和蒸气压（即分压）之和 [道尔顿（Dalton）定律]。因此尽管各组分本身的沸点高于混合液的沸点，但当分压总和等于大气压时，液体混合物即开始沸腾并被蒸馏出来。

2.2 方法详解

2.2.1 仪器与试剂
硬质圆底烧瓶(1000 ml、500 ml、2000 ml),挥发油测定器,电热套,电子天平和二甲苯。

2.2.2 操作方法
甲法 适用于测定相对密度在 1.0 以下的挥发油。

取供试品适量,称定重量,置烧瓶中,加水 300~500 ml 与玻璃珠数粒,振摇混合后,连接挥发油测定器与回流冷凝管。自冷凝管上端加水使充满挥发油测定器的刻度部分,并溢流入烧瓶时为止。置电热套中或用其他适宜方法缓缓加热至沸,并保持微沸约 5 小时,至测定器中油量不再增加,停止加热,放置片刻,开启测定器下端的活塞,将水缓缓放出,至油层上端到达刻度 0 线上面 5 mm 处为止。放置 1 小时以上,再开启活塞使油层下降至其上端恰与刻度 0 线平齐,读取挥发油量,并计算供试品中挥发油的含量(%)。

按下式计算挥发油的含量:

$$挥发油含量(\%) = \frac{V}{W} \times 100\% \, (ml/g) \tag{10-2}$$

式中 V 为检读的挥发油体积(ml);

W 为供试品的重量(g)。

乙法 适用于测定相对密度在 1.0 以上的挥发油。

取水 300 ml 与玻璃珠数粒,置烧瓶中,连接挥发油测定器。自挥发油测定器上端加水使充满刻度部分,并溢流入烧瓶时为止,再用移液管加入二甲苯 1 ml,然后连接回流冷凝管。将烧瓶内容物加热至沸腾,并继续蒸馏,其速度以保持冷凝管的中部呈冷却状态为度,30 分钟后,停止加热,放置 15 分钟以上,读取二甲苯的容积。然后照甲法自"取供试品适量"起,依法测定,自油层量中减去二甲苯量,即为挥发油量,再计算供试品中挥发油的含量(%)。

按下式计算挥发油的含量:

$$挥发油含量(\%) = \frac{V}{W} \times 100\% \, (ml/g) \tag{10-3}$$

式中 V 为检读的挥发油体积(ml);

W 为供试品的重量(g)。

2.3 方法特点及适用性

本法主要利用中药材中所含挥发油能随水蒸气共同蒸馏出来的特点,将其收集在挥发油测定器中,读取测定器中挥发油的量,计算其百分含量,方法简便,具可操作性,有广泛适用性。

3 操作要点及注意事项

(1) 方法选择:首先应确认供试品中所含挥发油的相对密度,从而明确应用甲法或乙法。大部分挥发油相对密度小于 1.0,但部分品种可能因成分不同采用甲法时会有晶体析出,影响结果的准确性,在进行方法学验证后可用乙法进行试验。

(2) 仪器的影响:全部仪器应充分洗净,并检查接合部分是否严密,以防挥发油逸出。挥发油测定器应具有 0.1 ml 的刻度,定期校准,挥发油测定器的支管分岔处应与基准线平行。

(3) 样品粒度的影响:测定用的供试品,除另有规定外,须粉碎使能通过二号筛至三号筛,并混合均匀。粒度过细也会对结果造成影响。

(4) 样品取样量:根据供试品含挥发油的量确定取样量,确保蒸馏出的挥发油的量 0.5~1.0 ml。

(5) 测定注意事项:测定时要防止暴沸,可向容器中加入适量玻璃珠,挥发油开始馏出后,保持微沸,蒸馏速度要适宜,最好使用电热套加热,容器受热均匀,而且可调节火力大小。

试验开始时先打开冷凝水,再加热,实验结束时先停止加热,放冷后再关闭冷凝水。

4 国内外相关技术方法对比

表 10-7　国内外药典挥发油测定方法对比

药典名称及版本	装置	测定方法
ChP 2015		甲法:适用于相对密度 1.0 以下的挥发油。采用水蒸气蒸馏法 乙法:适用于相对密度 1.0 以上的挥发油。采用用二甲苯吸收被测定的挥发油。挥发油量为油层量减去二甲苯量 甲、乙法的取样量均为,取相当于挥发油 0.5~1.0 ml 的供试品适量(须粉碎使之能过 2~3 号筛)

续表

药典名称及版本	装置	测定方法
USP 39-NF 34	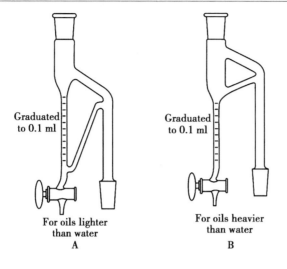	测定相对密度 1.0 以下的挥发油用装置 A,相对密度 1.0 以上的挥发油用装置 B。具体操作方法同《中国药典》甲法,但保持微沸 2 小时即可取样量为取相当于挥发油 1~3 ml 的供试品适量(粗粉碎药材即可,小的种子、果实和草叶不需要粉碎)
EP 8.0 BP 2017	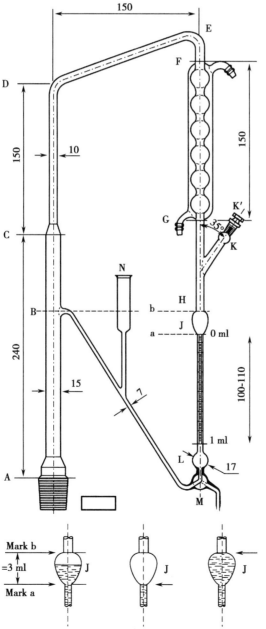	采用二甲苯吸收被测定的挥发油。A 端接圆底烧瓶,在圆底烧瓶中加适量的水,组装仪器,通过 N 加水到 B 水平,打开塞子 K',使用移液管深入到 K 底部,加入一定量的二甲苯,盖好塞子 K',并对好通气孔的位置。加热,使沸腾,并控制蒸馏速率在 2~3 ml/min。通过三通自来水的方式降低水位直到弯液面处于较低的水平(a)来控制蒸馏速率。关闭水龙头并控制时间将液面上升到高水平(b)。打开水龙头,继续蒸馏,加热以达到合适的蒸馏速率。蒸馏 30 分钟,停止加热,10 分钟后读二甲苯量。然后测样。挥发油量为油层量减去二甲苯量 取样量和二甲苯量在各品种项下有相应的详细要求

续表

药典名称及版本	装置	测定方法
JP 16	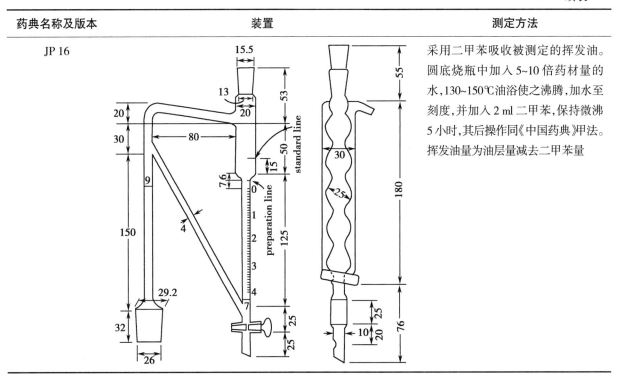	采用二甲苯吸收被测定的挥发油。圆底烧瓶中加入 5~10 倍药材量的水,130~150℃油浴使之沸腾,加水至刻度,并加入 2 ml 二甲苯,保持微沸 5 小时,其后操作同《中国药典》甲法。挥发油量为油层量减去二甲苯量

上述方法,《中国药典》注明样品应粉碎过二号至三号筛,而《美国药典》注明小的种子、果实、草叶不需粉碎,其他药典未注明样品取用方法。样品粉碎虽然可能对挥发性成分造成少量损失,但可通过粉碎方式的选择尽量避免,而未粉碎的果实种子可能造成挥发油提取不完全。

各国挥发油测定器原理基本相同,但《欧洲药典》设备较为复杂。测定方法中《美国药典》和《中国药典》均规定了针对不同密度挥发油的测定方法,其他药典均采用二甲苯法进行挥发油测定,二甲苯法可能会对数据读取造成一定影响,但可以减少方法选择的难度。

5 展望

药典法虽简便实用,但也存在着一些不容忽视的问题,如取样量大,相对密度大的挥发油易沉在水层内,甚至沉于接受器底部,当挥发油熔点较高,在常温下会凝固,馏出的挥发油会附着于测定器的内壁上等,这些情况均不能将挥发油完全收集于油层中,致使影响读数,导致分析结果偏低。为此,人们积极地进行了各种有益的探索,有文献报道,挥发油测定也可采用溶剂提取法、压榨法、超声波辅助萃取法、微波辅助萃取法、亚临界水萃取法、超临界流体萃取法和酶解提取法等[8]。对于提取贵重药材的挥发油,可采用油脂吸附法[9]。为了减少误差,人们对挥发油测定法,以药典法为基础,改进仪器结构,改善测定方法,建立了简便准确更为有效的挥发油测定方法[10]。为了避免粉碎过程中挥发油散失,减少测定误差。陈有根等建议:对于质地较紧密的根、根茎、茎木等类药材,宜制成最粗粉;对于果实、种子等类药材,宜捣碎;对于质地轻泡的花、全草等类药材,宜切碎[11]。还有文献记载,对同一规格的白术应用水蒸气蒸馏法及《中国药典》挥发油测定法提油,含油量高者 0.85%,低者 0.50%,挥发油提油率相差 0.5 倍[12]。因此,建议开展挥发油测定方法的系统研究,对测定方法进行改进,促进药典方法的进步。

参考文献

［1］吴立军. 天然药物化学(第四版)［M］. 北京:人民卫生出版社,2003,6.

［2］郭英. 固体微波介质加热快速提取新鲜橘皮中挥发油组分［J］. 分析化学,2009,37(3):407-411.

［3］齐天. 加速溶剂萃取/气相色谱—质谱法分析辛夷中挥发油成分［J］. 广东药学院学报,2014,30(2):184-189.

［4］USP 39-NF34［S］. M. Volatile Oil Determination,383.

［5］EP 8.0［S］. M. Essential Oil in Herbal Drugs,273-274.

［6］BP 2017［S］. M. Essential Oils in Herbal Drugs,341.

［7］JP 16［S］. M. Essential Oil Content,120.

［8］何颖. 中药挥发油提取方法分析［J］. 天津药学,2015,25(1):47-50.

［9］刘淼. 中草药成分提取分离与制剂加工新技术新工艺新标准实用手册［M］. 北京:中国教育出版社,2004,73.

［10］吕荷. 中药挥发油测定方法研究［J］. 中成药,2003,25(1):78-80.

［11］陈有根. 关于《中国药典》挥发油测定方法的商榷［J］. 时珍国医国药,1998,9(4):344.

［12］张尚鹏. 中药挥发油的含量控制方法简述［J］. 中国药业,2001,10(5):52.

起草人:刘永利(河北省药品检验研究院)

审核人:冯　丽(河北省药品检验研究院)

第七节 杂质检查法（通则 2301）

1 概述

本方法适用于药材或饮片的杂质检查,药材或饮片的杂质是指按照法定质量标准检验【性状】项或【鉴别】项不符合规定的物质。

中药材杂质检查一般在《中国药典》品种正文【检查】项下收载。由于中药材大多数源于自然界的植物、动物和矿物,《中国药典》在其来源中规定了各自的采集加工要求,因此在原药材的采集时,必须按照不同的要求,除去非药用部分及伪杂、泥沙等,使药材洁净,正如《金匮玉函经》中指出"药物或须皮去肉,或去皮须肉,或须根去茎,又须花去实,依方修采、治削,极令净洁"。所有在中药材与中药饮片生产、储藏和流通中容易产生异物的品种均应该控制杂质限量。《中国药典》2015 年版一部共收载杂质检查品种 63 个,其中果实种子类 22 个,全草类 16 个,根与根茎类 8 个,叶类 8 个,花类 4 个,动物类 3 个,树脂类 2 个。

中药饮片标准中一般不规定杂质检查项,因为饮片在炮制前首先要去除杂质,制成的饮片通常应该不含杂质。但是,饮片加工过程中不可避免会产生一些药屑,因此,《中国药典》2015 年版四部"药材与饮片检定通则"中规定"除另有规定外,饮片药屑杂质通常不得过 3%"。此处所指"药屑杂质"系指"药屑",不包括其他杂质。

2 测定技术与方法

2.1 基本原理

中药材均有其法定的科属种来源、采收时间和用药部位。来源于不同科属种、不同采收时间的中药材、同一种植物的不同部位或中药材加工制成的中药饮片均有其独特的性状特点和显微特征,任何按法定标准检验【性状】项或【鉴别】项不符合规定的物质均可视为杂质,杂质可分三类:①来源与规定相同,但其性状或部位与规定不符。②来源与规定不同的物质。③无机杂质,如砂石、泥块、尘土等。

通过称量检验杂质所用样品及各类杂质重量,即可计算杂质含量。

2.2 方法详解

2.2.1 仪器与试剂

放大镜(5~10 倍)、分析天平(感量 1 mg)、显微镜、标准筛。

2.2.2　操作方法

供试品的称量　取规定量的供试品,称定重量。

挑拣杂质　将供试品摊开,用肉眼或借助放大镜观察,将杂质拣出,如其中有可以筛分的杂质,则通过适当的筛,将杂质分出。

杂质称重与计算　将各类杂质分别称重,计算其在供试品中的含量(％)。

按下式计算杂质的含量:

$$杂质含量 = \frac{W_1}{W_2} \times 100\% \, (g/g) \tag{10-4}$$

式中　W_1 为各类杂质的总重量(g);

W_2 为供试品的重量(g)。

2.3　方法特点及适用性

重量法测定杂质,方法简便,具有可操作性。

本法适用于药材或饮片的杂质限度检查。

3　操作要点及注意事项

3.1　取样法

为保证检验样品具有代表性,应按照《中国药典》2015 年版四部通则 0211 药材和饮片取样法取样。

3.2　供试品取样量

药典"杂质检查法"中未明确规定供试品取样量,参照国外药典,建议除另有规定外,按药材取样法称取,一般根、根茎、皮、全草、动物、矿物为 300~500 g,叶、花、种子、果实等其他类为 100 g。

3.3　杂质的确认

药材或饮片中混存的杂质如与正品相似,难以从外观鉴别时,可称取适量,进行显微、化学或物理鉴别试验,证明其为杂质后,计入杂质重量中。

3.4　大个药材的检查

个体大的药材,必要时可破开,检查有无虫蛀、霉烂或变质情况。

3.5　测定结果修约间隔

本法测定结果修约间隔为 1％。

4　结果与判定

杂质的检查在《中国药典》品种中仅是一种限度检查,所得结果按有效数字修约规则修约,有效位数应与标准规定相一致,等于或低于规定数值,即可判为符合规定。

5 国内外相关技术方法对比

国外药典中,《美国药典》38 版、《欧洲药典》9.0 版、《英国药典》2016 版、《日本药局方》16 版等均在附录中收载了杂质检查法,但各有差异[2-5],它们与《中国药典》的主要区别是明确了供试品的取样量,对于杂质的种类,美国药典只规定检查有机杂质,而不包括无机杂质,有关与《中国药典》的区别见表 10-8。

表 10-8 国内外对杂质检查法比较

药典名称及版本	种类	检查方法
ChP 2015	1. 来源与规定相同,但其性状或部位与规定不符; 2. 来源与规定不同的有机质; 3. 无机杂质,如砂石、泥块、尘土等	取适量的供试品,摊开,用肉眼或借助放大镜(5~10 倍)观察,将杂质拣出,各类杂质分别称重,计算其在供试品中的含量
USP 38-NF33[1]	来源于植物药以外的其他有机杂质	同 ChP 2015,取样量分别为根、根茎、皮、全草为 500 g,叶、花、种子、果实为 250 g,每块平均重量小于 0.5 g 的切制药材为 50 g
EP 9.0[2]	1. 来源于同一药用植物的非药用部位; 2. 来源于其他物质,是植物或者矿物质的任一种	同 ChP 2015。关于取样量,干药材为 100~500 g,鲜药材分三种情况,一种是能全检,为全部样品量,第二种是量大,根、根茎、皮、全草为 500 g,叶、花、种子、果实为 250 g,每块平均重量小于 0.5 g 的切制药材为 125 g,第三种是大于 1 kg 的大个样品,为 500~1000 g。采用肉眼或 6 倍的透镜检查
BP 2016[3]	同 EP 9.0	同 EP 9.0
JP 16[4]	来源于植物药以外的物质	同 ChP 2015,取样量为 25~500 g,采用肉眼或 10 倍的放大镜检查

参考文献

[1] USP 38-NF33 [S]. M. Foreign Organic Matter, 346.

[2] EP 9.0 [S]. M. Foreign Matter, 283.

[3] BP 2016 [S]. M. Foreign Matter, 335.

[4] JP 16 [S]. M. Foreign Matter, 97.

起草人:段吉平(河北省药品检验研究院)

审核人:冯 丽(河北省药品检验研究院)

第八节 灰分测定法（通则 2302）

1 概述

灰分测定法分为总灰分测定法和酸不溶性灰分测定法。总灰分是指药材或制剂经加热炽灼灰化后遗留的无机物。酸不溶性灰分是指总灰分加入稀盐酸后的不溶性灰分,即主要是不溶于稀盐酸的砂石、泥土等硅酸盐类化合物[1]。

药材除本身含有一定量的无机盐外,在其外表也往往黏附无机杂质,如泥土、砂石、石灰粉等,尤其是根和根茎类药材及某些动物类药材。药材粉末直接入药制成的制剂,如果投料前挑拣清洗不净,外来的无机杂质就有可能带到制剂中,从而影响制剂的质量。《中国药典》《英国药典》《欧洲药典》《美国药典》和《日本药局方》均收载了总灰分和酸不溶性灰分检查法,并作为控制某些药品质量的一项指标。

2 检测技术与方法

2.1 基本原理

总灰分测定法系指药材或制剂经加热炽灼灰化后遗留的无机物,称重,判断是否符合限度规定。酸不溶性灰分是指总灰分加入稀盐酸后的不溶性灰分,主要是不溶于稀盐酸的砂石、泥土等硅酸盐类化合物。

2.2 方法详解

(1) 空坩埚恒重　取洁净坩埚置高温炉内,将坩埚盖斜盖于坩埚上,经加热至 500~600℃炽灼约 30分钟(灼烧新坩埚时,会引起坩埚瓷釉组分中的锆发生氧化而引起坩埚质量的增加,炽灼时间可适当延长),停止加热,待高温炉冷却至 300℃,取出坩埚,置适宜的干燥器内,盖好坩埚盖,放冷至室温(一般约需60 分钟),精密称定坩埚重量(准确至 0.1 mg)。再以同样条件重复操作,直至恒重,备用。

(2) 称取供试品　除另有规定外《中国药典》2015 年版一部收载的特殊品种取样量见表 10-9,取供试品(经粉碎,过 2 号筛并混匀)2~3 g(如需测定酸不溶性灰分,可取供试品 3~5 g)置已炽灼至恒重的坩埚中,精密称定。

表 10-9 《中国药典》2015 年版一部收载的特殊品种取样量

编号	品名	项目	取样量	限度	备注
1	马勃	总灰分	0.5 g	15.0%	/
		酸不溶性灰分	0.5 g	10.0%	/
2	鹿角胶	总灰分	1.0 g	3.0%	/

编号	品名	项目	取样量	限度	备注
3	麝香	总灰分	0.2 g	6.5%	/
4	珍珠	酸不溶性灰分	2 g	4.0%	加稀盐酸约 20 ml
5	珍珠母	酸不溶性灰分	2 g	4.0%	加稀盐酸约 20 ml
6	安宫牛黄丸	酸不溶性灰分	1 g	1.0%	/

（3）炭化　将盛有供试品的坩埚置电炉上缓缓炽热（注意避免燃烧），至完全炭化，逐渐升高温度至500~600℃，使完全灰化并至恒重。

（4）灰化不完全的处理　如供试品不易灰化，可将坩埚放冷，加热水或 10% 硝酸铵溶液 2 ml，使残渣湿润，然后置水浴上蒸干，残渣照前法炽灼，至坩埚内容物完全灰化。

（5）总灰分计算

$$总灰分\ \% = \frac{残渣及坩埚重量 - 空坩埚重量}{供试品重量} \times 100\%$$

（6）酸不溶性灰分加热　取上述所得的灰分，在坩埚中小心加入稀盐酸 10 ml，用表面皿覆盖，置水浴上加热 10 分钟。

（7）洗涤与过滤　表面皿用热水 5 ml 冲洗，洗液并入坩埚中，用无灰滤纸滤过，坩埚内的残渣用水洗于滤纸上，并用水洗涤残渣和滤纸至洗液不显氯化物反应为止。

（8）炽灼　滤渣连同滤纸移置原坩埚中，干燥，炽灼至恒重。

（9）酸不溶性灰分计算

$$酸不溶性灰分\ \% = \frac{残渣及坩埚重量 - 空坩埚重量}{供试品重量} \times 100\%$$

2.3　方法特点及适用性

总灰分适用于检查中药材或中药制剂中的无机物；酸不溶性灰分适用于检查总灰分中不溶于稀盐酸的灰分，主要是砂石、泥土等硅酸盐类化合物。

3　操作要点及注意事项

（1）总灰分测定主要为固体样品，供试品应置带有调压器的电炉缓缓加热，并时时侧转坩埚至完全炭化。

（2）炭化时注意避免样品燃烧和骤然升温使样品膨胀逸出，影响测定结果。未完全炭化的样品不要急于置高温灰化，未炭化样品会在高温炉内燃烧影响测定结果。

（3）中药成分比较复杂，影响灰化不完全的因素很多。《中国药典》2015 年版通则规定不易灰化的样品加热水或 10% 硝酸铵溶液处理后再灰化。采用硝酸铵处理不易灰化的样品，蒸干后应先置电炉上缓缓加热至除尽硝酸铵后再高温灰化。

（4）酸不溶性灰分测定是在总灰分的基础上再进行测定，如果总灰分较多，会影响总灰分在酸中的溶解，因此应适当控制取样量。

（5）酸不溶性灰分测定中酸溶、水洗、滤过等步骤对测定结果有影响，应注意操作，避免灰分损失。

4 国内外相关技术方法对比[2-5]

国内外药典总灰分测定法的测定条件见表 10-10。

表 10-10 国内外药典总灰分测定法的测定条件比较

药典名称及版本	方法	取样量	炭化 - 灰化条件	灰化不完全的处理方法
ChP 2015		2~3 g(测酸不溶性灰分 3~5 g)	缓缓炽热,避免燃烧,逐渐升温至 500~600℃	用热水或 10% 硝酸铵溶液 2 ml 处理后再灰化
USP 38		2~4 g	开始缓缓炭化,逐渐升温至 675℃ ±25℃	用热水或乙醇处理后再灰化
EP 8.0		1 g	100~105 ℃ 1 小时,然后于 600℃马弗炉灼烧	用热水处理后再灰化
BP 2015	I	2~3 g(草药),1 g(其他)	不超过 450℃灼烧	用热水处理后再灰化
	II	同 EP 8.0 方法		
JP 16		2~4 g	初始弱加热,徐徐升温至 500~550℃,持续 4 小时以上	用热水或无水乙醇处理后再灰化

国内外药典酸不溶性灰分测定法的测定条件见表 10-11。

表 10-11 国内外药典酸不溶性灰分测定法测定条件比较

药典名称及版本	方法	加酸量	水浴加热时间	滤材	洗涤
ChP 2015		稀盐酸 10 ml	10 分钟	无灰滤纸	水洗至不显氯化物反应
USP 38		3 mol/L 盐酸 25 ml	5 分钟	坩埚或无灰滤纸	热水洗涤
EP 8.0		水 15 ml 和盐酸 10 ml	10 分钟	无灰滤纸	热水洗涤至中性
BP 2015	I	2 mol/L 盐酸 25 ml	5 分钟	垂熔玻璃坩埚或无灰滤纸	热水洗涤
	II	同 EP 8.0 方法			
JP 16		稀盐酸 25 ml	5 分钟	定量滤纸	热水洗涤

参考文献

[1] 中华人民共和国药典(1990 年版一部)注释编委会. 中华人民共和国药典(1990 年版一部)注释选编[M]. 广州:广东科技出版社,1993.

[2] USP 38 [S]. 346.

[3] EP 8.0 [S]. 132,271.

[4] BP 2015 [S]. 附录 XI K, XI J.

[5] JP 16 [S]. 119.

起草人:严全鸿(广东省药品检验所)

审核人:罗卓雅(广东省药品检验所)

第九节　酸败度测定法（通则 2303）

1　概述

酸败是指油脂或含油脂的种子类药材和饮片,在贮藏过程中发生复杂的化学变化,生成游离脂肪酸、过氧化物和低分子醛类、酮类等产物,出现特异臭味,影响药材和饮片的感观和质量。酸败度测定法通过测定酸值、羰基值和过氧化值,以检查药材和饮片中油脂的酸败程度[1-2]。酸败度测定法最早收载于《中国药典》1995 年版一部[3]。该方法与"中华人民共和国国家标准食用植物油卫生标准的分析方法"（GB/T 5009.37—2003)[4-5]标准中酸值、羰基值和过氧化值计算公式均基本一致。《中国药典》2010 年版一部附录收载的羰基值测定中,修改实验中的溶剂,由甲苯替代苯。修订了 854 为各种羰基化合物的 2,4- 二硝基苯肼衍生物的摩尔吸收系数平均值。还将公式中的溶液体积稀释倍数修订为 5。《中国药典》2015 年版延续了 2010 年版的方法。《美国药典》39 版、《英国药典》2016 版、《欧洲药典》8.5 版和《日本药局方》16 版未见该检查法相关检测技术和检测方法。

2　检测技术与方法

2.1　酸值测定

2.1.1　基本原理

酸值系指中和脂肪、脂肪油或其他类似物质 1 g 中含有的游离脂肪酸所需氢氧化钾的重量（mg),但在测定时可采用氢氧化钠滴定液(0.1 mol/L)进行滴定[6]。

测定原理可用下述酸碱中和反应式表示:

$$RCOOH + KOH \longrightarrow RCOOK + H_2O$$

每 1 ml 氢氧化钠滴定液(0.1 mol/L)含氢氧化钠 1×10^{-4} mol,与氢氧化钾 1×10^{-4} mol 相当,即与 56.1×10^{-4} g=5.61 mg 相当。

2.1.2　方法详解

在滴定法测定油脂酸值的过程中,加入乙醚 - 乙醇混合溶液的主要作用是溶解、稀释油样,以扩大与碱液进行中和反应时的接触面积。另外,乙醇具有亲水与亲油两重性,因而可促使油样与碱液的互溶性,既防止在滴定中因碱液与油样仅在两相界面进行反应而使中和反应缓慢、不彻底,同时又防止中和反应中生成的钠皂水解。当样品混合液中有足量乙醇,由于乙醇有极强的亲水性,样液中水的自由度降低,钠皂不易水解[7-9]。

2.1.3 操作要点及注意事项

(1) 所用氢氧化钠滴定液(0.1 mol/L)的浓度不恰为 0.1000 mol/L 时,应乘以 F 值(滴定液实际浓度 /0.1000)。

(2) 为避免乙醇、乙醚中酸性杂质的干扰,乙醇 - 乙醚混合溶剂临用前需用 0.1 mol/L 氢氧化钠滴定液调至对酚酞微显粉红色。为避免空气中二氧化碳对终点的影响,规定粉红色持续 30 秒不褪为终点。

(3) 测定酸值小于 10 的油脂时,溶解供试品所用的醇 - 醚混合液中的乙醇宜改为无水乙醇,防止供试品溶液可能出现的析出问题。

(4) 在使用乙醇 - 乙醚混合溶剂时,还需注意滴定过程中如出现混浊或分层,表明碱液带进的水量较多所致,此时应补加混合溶液以消除混浊。

2.2 羰基值测定

2.2.1 基本原理

油脂或含油脂的药材(或饮片)中的羰基化合物与 2,4- 二硝基苯肼(羰基试剂)作用,生成的衍生物在碱性的乙醇溶液中呈酒红色或红褐色,在 453 nm 波长处测定吸光度,计算羰基值。反应式如下:

2.2.2 方法详解

试剂的制备:操作中应注意各溶液的制备应准确,具体制备方法分别为:

0.05% 2,4- 二硝基苯肼的甲苯溶液:取 2,4- 二硝基苯肼 50 mg,精密称定,溶解于 100 ml 精制甲苯中。

4% 氢氧化钾的乙醇溶液:称取氢氧化钾 4 g,加精制乙醇 100 ml 使其溶解,置冷暗处过夜,取上清液使用。溶液变为黄褐色则应重新配制。

2.2.3 注意事项

(1) 测定方法中所有反应试剂均应精密加入,溶液的制备应精确。

(2) 水浴的温度与反应时间均应按标准中的规定要求严格执行[10~12]。

2.3 过氧化值测定

2.3.1 基本原理

油脂氧化过程中产生的过氧化物,与碘化钾作用,生成游离碘,以硫代硫酸钠标准溶液滴定,计算过氧化值。油脂过氧化物把 I^- 氧化为单质碘:$ROOH+2I^-+2H^+ = ROH+I_2+H_2O$,$I_2$ 使淀粉显蓝色。然后用硫代硫酸钠溶液滴定,把 I_2 还原成 I^-:$2S_2O_3^-+I_2=2I^-+ S_4O_6^-$,达到滴定终点时,蓝色褪去,从而根据析出碘量计算过氧化值。

2.3.2 方法详解

油脂与氧接触,能加快油脂氧化,使油脂过氧化值测定结果偏高,因此,在过氧化值测定中使用的所有试剂和水中都尽量减少溶解氧,使用的蒸馏水要新煮沸去氧并冷却,碘化钾饱和溶液要求现配现用,被测定的油脂样品不能长时间的暴露在空气中,油脂样品称量后要立即测定。反应结束后应立即加水稀释并用硫代硫酸钠滴定,加入水的作用是终止过氧化物对碘化钾的氧化反应,也为后面的滴定提供一个滴定环境。在滴定过程中,滴定速度对测定结果也有一定的影响,滴定耗费的时间越长,测定结果越高。由于碘的挥发性和I⁻的还原性,如果剧烈且频繁地振摇碘量瓶,会影响测定结果,因此需要缓缓地振摇碘量瓶。在用硫代硫酸钠溶液滴定的过程中,由于三氯甲烷在水相的底部,溶剂和滴定液需要充分混合,因此需要适当用力振摇。

淀粉指示剂必须在临近终点时加入,若加入过早,大量的碘分子与淀粉结合成蓝色物质,这一部分不容易与硫代硫酸钠反应,使测定产生负偏差。KI试液要按0.5 ml精密加入,振摇力度和萃取时间也要严格控制一致,并且所用溶剂要用同一批,以消除系统误差。加入碘化钾试液后一定要严格按照标准要求操作,时间过长或过短都会对结果产生影响,因为不只是过氧化物对碘化钾有氧化作用,还有其他的因素对碘化钾也有氧化的作用,比如空气中的氧、光线等。时间过长,容易造成其他因素的干扰,使结果偏高,时间过短,则可能会让过氧化物没有充足的时间氧化碘化钾,造成结果偏低。

参考文献

[1] 李静. 中药走油与变色原因浅析[J]. 时珍国医国药,2001,12(6):523.

[2] 曾再新. 油脂酸败的原因[J]. 物流科技,1998,2:32-33.

[3] 裴汉幸. 对《中国药典》酸败度检查法中羰基值测定方法的探讨[J]. 中国药事,1998,12(2):98.

[4] GB/T 5009.37-1996. 中华人民共和国国家标准. 食用植物油卫生标准的分析方法.

[5] GB/T 5009.37-2003. 中华人民共和国国家标准. 食用植物油卫生标准的分析方法.

[6] 娄桂艳. 酸败油脂再生法研究[J]. 沈阳工业大学学报,1998,20(2):80-87.

[7] 郭世明. 桃仁的酸败度及其限度值的确定[J]. 药物分析杂志,2001,21(05):367.

[8] 支红波. 核桃仁的酸败及抑制[J]. 包装工程,2006,10(5):22-24.

[9] 刘智锋. 防止大豆油酸败途径的探讨[J]. 中国油脂,1995,20(3):57-59.

[10] 李昌模. 使用正丁醇作溶剂测定高温氧化油脂羰基值[J]. 中国油脂,2006,31(6):78-79.

[11] 石建君. 油脂羰基价对丙烯酰胺形成的影响[J]. 食品开发与机械,2008,6:103-105.

[12] 闫雪生. 柏子仁霜脂肪油酸败度检查中羰基值测定方法的探讨[J]. 中国实用医药,2009,30(4):114-115.

起草人:曹　红(中央军委后勤保障部卫生局药品仪器检验所)

审核人:姜雄平(中央军委后勤保障部卫生局药品仪器检验所)

第十节 铅、镉、砷、汞、铜测定法（通则2321）

1 概述

本方法适用于测定中药中铅、镉、砷、汞、铜的含量,可用于控制药品质量或防范种植、生产、加工等过程中引入的外源性杂质,有效控制和避免中药存在的潜在安全风险[1-3]。

《中国药典》2015年版采用原子吸收分光光度法（AAS）和电感耦合等离子体质谱法（ICP-MS）。《中国药典》自2005年版开始收载铅、镉、砷、汞、铜测定法。现行欧洲药典收录的铅、镉、砷、汞、铜测定法为AAS法,《英国药典》收载了AAS法、ICP-AES法和ICP-MS法。《美国药典》39版收载了ICP-AES法和ICP-MS法及其他符合方法学要求的替代方法。

2 检测技术与方法

2.1 基本原理

原子吸收分光光度法的检测原理详见《中国药典》2015年版通则0406,电感耦合等离子体质谱法详见通则0412。

2.2 技术详解

2.2.1 试剂与空白

试剂均应为优级纯,也可根据测定需要选择电子纯级别的试剂;试验用水为经超纯净水仪制备的去离子水(电阻率应不小于$18M\Omega \cdot cm$)。元素分析易受到容器、试剂、实验室环境等的污染,因此每次测定必须随行进行空白试验,样品测定结果应扣除空白值后再进行计算。若空白值过高,应考虑可能造成的污染因素,排除干扰后重新进行试验。

2.2.2 标准品溶液的制备

单元素标准品溶液、混合标准品溶液和内标溶液均可向有资质的机构购买,如国家标准物质中心等。根据实验要求,逐级稀释至所需浓度。配制标准品溶液的溶剂应与待测样品制备的试剂尽量一致,以保证待测元素在溶液中的基质相同。

(1)原子吸收分光光度法:各元素测定方法下推荐了一般系列标准品溶液的浓度范围,铅0~80ng/ml、砷0~40 ng/ml、镉0~8 ng/ml、铜0~800 ng/ml、汞0~18 ng/ml,实际应用时可根据供试品溶液中待测元素的含量进行调整,标准系列溶液的浓度点应不少于5个,供试品溶液的浓度应尽量落在标准曲线的中间位置,标准曲线的线性相关系数一般应不低于0.99。另外,酸度对元素测定存在介质影响,注意标准溶液的介质与酸度应和供试品溶液一致。可根据待测元素的含量调整标准系列溶液的浓度。

(2) 电感耦合等离子体质谱法:采用混合标准品进行测定,推荐了各元素的浓度范围,每毫升含铅和砷为 0~20 ng、镉 0~10 ng、铜 0~500 ng、汞 0~5 ng,实际应用时与原子吸收分光光度法的要求一致。

2.2.3 供试品溶液的制备

本法列出了目前常用的供试品前处理方法,湿法消解法、干法消解法和微波消解法。

(1) 湿法消解法:属于氧化分解法,采用强氧化性的硝酸 - 高氯酸,在高温加热的条件下将样品消化,但存在试剂用量大、消解时间长、能耗高的缺点。本法中各元素测定项下供试品溶液的制备 B 法均为湿法消解法。为保证样品消解充分,实验操作时应特别注意电热板加热的温度和时间的控制,其中铅、镉、砷、铜消解时应注意加热到高氯酸完全排尽(冒浓烟直至白烟散尽),最终消解液应呈无色透明或略带黄色;汞消解时应注意温度不超过 140℃,消解完全后加 20% 硫酸溶液 5 ml、5% 高锰酸钾溶液 0.5 ml,摇匀后滴加 5% 盐酸羟胺溶液至紫红色恰消失,该步骤主要是将消解液中有机汞全部转成二价汞,盐酸羟胺作为还原剂再将二价汞转化为原子态汞,同时还原过量的高锰酸钾。为保证消解完全,硝酸 - 高氯酸的用量和使用次数可适当增加,但最终必须保证高氯酸全部排尽。

(2) 干法消解法:又称灰化法,采用高温灼烧的方式消解样品,该法操作简便,试剂污染少,空白本底值低,但实验中的高温条件容易导致砷、汞等易挥发元素的损失,因此本法不适用含砷、汞样品的分析测定。本法中铅、镉、铜元素测定项下供试品溶液的制备 C 法均为干法消解法。

实验时应注意灰化温度和时间的控制,温度不应超过 500℃,否则容易造成待测元素的损失,灰化时间可根据样品灰化的难易程度进行调整,若样品灰化不完全,可加适量硝酸,低温加热后再灼烧灰化,反复操作直至样品灰化完全。

(3) 微波消解法:采用频率约在 300 MHz~300 GHz 的电磁波,穿透绝缘体介质,直接把能量辐射到有电介特性的物质上,在酸性条件下,通过样品对微波的吸收(偶极转动、电子和离子的迁移等)增进化学反应,提高反应物温度,激发分子高速度旋转和振动,使之处于反应的准备状态或亚稳态,促进样品的电离或氧化还原反应,加速反应进程。该法是元素领域最新但发展较快的一种样品前处理方法,具有消解速度快、分解完全、污染小、节约能源等优点,且能避免砷、汞等易挥发元素的损失,有效弥补了湿法消解、干法消解在此方面的不足。微波消解法现已在元素分析的样品前处理中得到广泛的应用。

微波消解中温度及功率程序的设置对于样品的消解起着至关重要的作用,一般宜采用分步消解,因为分步消解不但有利于样品受热均匀从而消解完全,并可防止消解罐内压力升高过快造成危险。消解后的样品溶液应为无色或略带浅黄绿色的澄明溶液,部分样品可能残存有少量灰色硅酸盐沉淀,可振摇后离心操作。不同的样品基质,消解程序可能不同,必要时应做预实验摸索最佳的消解条件。

2.2.4 各元素的测定方法

(1) 铅的测定(石墨炉法) 中药基质较复杂,测定铅时存在一定的基体效应,因此多数情况下需加入基体改进剂改善基体效应。1% 磷酸二氢铵溶液和 0.2% 硝酸镁溶液作为铅测定的基体改进剂,可提高灰化时的温度,降低加热过程中铅的挥发,提高检测的灵敏度。

测定时应根据所用仪器的默认的分析参数,采用氘灯法或塞曼法进行校正,检测波长 283.3 nm。加热程序等其他仪器参数可根据不同的仪器型号作调整。

(2) 镉的测定(石墨炉法) 可根据实际测定情况决定是否在待测样品溶液中加入基体改进剂。基体改进剂可选用硝酸钯、硝酸铵溶液。检测波长 228.8 nm,其他参数可根据仪器型号进行调整。

(3) 砷的测定(氢化物法) 采用氢化物 - 原子吸收法,样品中的待测元素在硼氢化钠的作用下被还原为气态的砷化氢,导入吸收池后砷化氢经加热分解转化为原子态的砷而测定。吸收池温度可设定在 800~900℃,采用氘灯或塞曼背景校正,检测波长 193.7 nm。操作时应注意控制环境温度,避免砷化氢气体的凝结从而影响测定结果准确性。

(4)汞的测定(冷蒸气吸收法) 采用氢化物 - 原子吸收法,原理同砷测定基本一致,样品中的待测元素在硼氢化钠的作用下被还原为游离态汞,导入吸收池后不经加热可直接测定。采用氘灯或塞曼背景校正,检测波长 253.6 nm。操作时应注意控制环境温度,避免游离态汞的凝结从而影响测定结果准确性。

(5)铜的测定(火焰法) 采用火焰原子吸收法测定,实验对乙炔助燃剂无特定要求,可采用空气 - 乙炔焰。仪器的具体参数可根据不同型号进行调整,样品的吸光度应尽量在 0.044~0.3 范围内,必要时可对样品作进一步稀释或浓缩。测定高浓度的样品时,吸光度可能会超过 0.3,可适当调整燃烧器的角度降低样品的吸光度,以满足线性范围等测定要求。

(6)电感耦合等离子体质谱法 可实现 5 种元素同时测定。操作前仪器应进行调谐并观察 Sc(45),In(115),Bi(209)的读数,调整调谐窗口下的参数来保证仪器的灵敏度符合要求,读数的 RSD≤5%,则仪器工作状态为基本正常。数据采集方式为全定量方式。

3 操作要点及注意事项

应严格遵循通则 0406 原子吸收分光光度法和通则 0412 电感耦合等离子体质谱法下的操作要点和注意事项,此处不赘述。另还需注意以下几点:

3.1 原子吸收分光光度法

(1)采用标准曲线法测定时,一般采用线性回归,若线性范围较窄,可采用二次方程拟合回归。一般要求方程线性相关系数 r≥0.995。

(2)样品的吸光度应尽量在 0.04~0.3 范围内,必要时对供试品溶液作进一步稀释或浓缩。

(3)石墨炉法常用的石墨管有高密度石墨管、热解石墨管、平台石墨管三种。石墨管由于样品挥发不完全或溶剂渗透等因素会产生记忆效应,影响分析的效率和准确性。条件允许的情况下,尽可能选用记忆效应小的热解石墨管或平台石墨管。

(4)影响石墨管使用寿命的因素有很多,如待测样品溶液的性质、共存物的性状及待测元素的原子化温度等,样品中高浓度酸的存在可显著缩短石墨管的使用寿命,因此应记录石墨管的使用次数及分析样品的类型,及时了解石墨管的寿命情况,保证分析的效率和准确度。

(5)石墨炉法应采用高纯氩气作为保护气,避免使用氮气。氮气会降低分析的灵敏度,缩短石墨的使用寿命。

(6)升温程序的参数设置中,为提高分析结果的重现性,可在灰化阶段前斜坡升温,然后再阶梯升温。原子化阶段后加 2200℃高温清洗可减少残留样品对下次分析的干扰。

3.2 电感耦合等离子体质谱法

(1)微波消解仪内罐为聚四氟乙烯材料制成,具有适宜的耐压密封装置和过压安全保护装置;具有程序控制、功率可调的微波发生装置;可采用适宜的方式监控反应罐内的温度和压力。

(2)进样管一般不宜插入样品瓶底部,以防底部的沉淀吸入进样系统和堵塞流路。

(3) 本法灵敏度很高,极易受到容器、试剂、实验室环境等的污染,因此每次测定必须随行空白试验。样品测定结果应扣除空白值后再进行计算。若空白值过高,则测定结果可信性差。

(4) 若仪器调谐达不到要求,可检查管路是否连接完好,气路是否正常,或清洗样品锥和其他部件。

4　相关检测方法对比与发展趋势

本法采用原子吸收法和电感耦合等离子体质谱法测定铅、镉、砷、汞、铜元素的含量,与其他国家药典相比,中国药典的方法较为详尽,如针对供试品溶液的制备,提供了多个方法进行参考。

其他国家的药典,并未出现针对中药中铅、镉、砷、汞、铜元素含量测定的方法,一般只是列出方法供选择,如《欧洲药典》8.0 版收录的铅、镉、砷、汞、铜元素的测定方法为 AAS 法,《英国药典》2016 版收载了 AAS 法、ICP-AES 法和 ICP-MS 法。《美国药典》收载了 ICP-AES 法和 ICP-MS 法及其他符合方法学要求的替代方法。

本方法中原子吸收分光光度法的分析发展的趋势可见通则 0406 ;电感耦合等离子体质谱法具体发展的趋势可见通则 0412,此处不赘述。

参考文献

[1] 韩旭,骆骄阳,杨美华,等 . 中药饮片中重金属与有害元素残留现状及防控措施[J]. 世界中医药,2015,10(8): 1152-1162.

[2] 汤敏 . 中药材及饮片的质量问题和控制措施[J]. 首都医药,2013,8: 52-55.

[3] 丁晴,仇雅静,房克慧,等 . 动物来源中药材、饮片质量现状及原因分析[J]. 中国中药杂志,2015,40(21): 4309-4312.

起草人:陈　虹　曹　帅(上海市食品药品检验所)

审核人:季　申(上海市食品药品检验所)

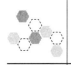

第十一节　汞和砷元素形态及其价态测定法（通则 2322）

1　概述

本法系采用高效液相色谱 - 电感耦合等离子体质谱（HPLC-ICP-MS）法测定汞或砷形态及其价态，为矿物药中汞和砷元素形态及其价态检测提供技术参考。

矿物药中元素以特定形态存在，其在体内的吸收与元素价态、存在形式及配伍等关系密切。故需以矿物药中元素在体内的形态及其价态来判断其在药物中药效和安全性[1-3]。

元素形态分析是 21 世纪分析科学领域的重要研究方向，国际纯粹与应用化学联合会（IUPAC）将其定义为定量测定样品中一个或多个化学形态的过程。元素的行为效应不仅仅取决于该元素的总量，其生理活性和生物毒性与元素的形态密切相关。元素形态分析对于评价不同形态的微量元素及其化合物的生物功能与毒理作用具有重要意义[4]。

砷和汞是对人体危害较大的有害元素之一，国际上对其有严格的限量标准。对砷的毒性作用机制研究表明，三价砷比五价砷更容易与蛋白质中的巯基结合，所以在砷价态中毒性最大，一甲基砷酸和二甲基砷酸只具中等毒性，而砷甜菜碱和砷胆碱几乎无毒性。无机砷的毒性较大，其分析方法的研究和限量标准的制订是国内外研究比较集中的热点[5]。汞是一种全球范围的环境污染物，分为金属汞、无机汞、有机汞等 3 大类形态，不同形态汞的毒性差别很大，如甲基汞的毒性是无机汞的 100 倍以上，且甲基汞具有亲脂性，更容易和生物体结合，穿过细胞膜和血脑屏障，因而也是目前食品和环境标准中重点监测的汞价态[6]。

汞和砷形态及其价态分析常用的方法为色谱分离技术与各种元素分析技术联用，如高效液相色谱 - 原子荧光联用（HPLC-AFS）、离子色谱 - 电感耦合等离子体质谱联用（IC-ICP-MS）和 HPLC-ICP-MS 等。以 HPLC-ICP-MS 技术最为常用和成熟，其融合了高效液相色谱（HPLC）拥有较多的可改变因素（包括固定相和流动相等）、高效分离效率高的特点及电感耦合等离子体质谱（ICP-MS）低检出限、宽动态线性范围及能跟踪多元素同位素信号变化等优点，使得该技术的适用性更为广泛。HPLC-ICP-MS 联用技术进行砷和汞元素形态及其价态分析的检测方法已普遍应用于食品、药品、生物和环境领域，采用 HPLC-ICP-MS 法测定砷、汞形态及其价态的国内外标准也逐渐增多[7-11]。

本法中汞形态及其价态分析中的色谱、质谱条件适用于二价汞、甲基汞和乙基汞等 3 种汞形态或价态的分离和分析；砷形态及其价态分析中色谱、质谱条件适用于砷胆碱、砷甜菜碱、三价砷、一甲基砷、二甲基砷和五价砷的分离和分析。供试品溶液的制备方法主要针对中药矿物药朱砂、雄黄及其制剂，也可适合其他无机矿物药中汞和砷化合物的测定，不过均需方法学考察适用后方可使用。除无机矿物药外其他药物的供试品溶液制备需根据各品种的情况另行制订。

2 检测技术与方法

2.1 基本原理

2.1.1 汞形态及其价态测定法

本法以 C_{18} 为固定相,以添加 L-半胱氨酸的水相与甲醇为流动相经 HPLC 分离二价汞、甲基汞和乙基汞,通过 ICP-MS 检测汞元素的质谱信号,以测定不同形态及价态汞的含量。

2.1.2 砷形态及其价态测定法

本法系采用阴离子交换柱,利用不同砷形态及其价态等电点不同,通过调节流动相 pH 值将三价砷、五价砷、一甲基砷、二甲基砷、砷甜菜碱和砷胆碱依次洗脱出来,通过 ICP-MS 检测砷元素的质谱信号,以测定不同形态及价态砷的含量。

2.2 技术详解

2.2.1 仪器参数设置

ICP-MS 仪的软件应具有能采集和处理图谱的功能。联用前,按照 ICP-MS 仪的要求优化仪器参数,选择合适的干扰消除和校正方法,使仪器达到最佳化并有效消除分析中存在的干扰(质谱干扰和非质谱干扰)。应采用同轴雾化器,如 micromist 雾化器。HPLC 流速范围为 0.3~1.0 ml/min,联用时色谱柱的柱后管路连接雾化器以便流出液引入 ICP-MS 仪,蠕动泵流速应设置为 0.3 rps 以上,以排除雾化腔的积液;截取锥和采样锥最好使用铂金锥。汞形态及其价态测定选取 ^{202}Hg,砷形态及其价态测定选取 ^{75}As;根据干扰情况选择正常或碰撞反应池模式,也可根据不同情况选择适宜的校正方程进行校正。

2.2.2 分析方法的选择

本法可进行元素形态定性和定量分析,定性分析根据色谱峰保留时间进行确认;定量分析方法分为标准曲线法和标准加入法,通则 0412 电感耦合等离子体质谱法中收录了 HPLC-ICP-MS 法测定的标准曲线法(外标法和内标法)和标准加入法,在样品基质无较大影响时,以外标标准曲线法进行分析最为简便;如样品基质影响较大,可考虑加入内标法进行校正,内标的加入方式分为 3 种情况,可根据实际情况和需要选择不同的内标加入方式。

2.2.3 标准曲线溶液的配制

用于汞和砷元素形态及其价态分析的对照品溶液可以由较高纯度的试剂进行制备,也可购买具资质计量机构提供的标准品储备溶液配制。待测样品中的元素形态及其价态浓度应包含在标准系列溶液范围内,标准曲线一般不少于 4 个不同浓度,待测物的响应值与浓度所得回归方程的相关系数一般应不低于 0.99。标准溶液的溶解介质应尽量与供试品溶液保持一致,且能保证元素形态及价态在该介质中稳定性较好。

2.2.3.1 汞形态及其价态

本法主要的对照品为氯化汞(Hg^{2+})、氯化甲基汞(MeHg)和氯化乙基汞(EtHg),储备液采用 8% 甲醇进行配置,再以 8% 甲醇稀释成系列标准溶液,标准系列溶液浓度均折算成汞元素的浓度进行计算。

2.2.3.2 砷形态及其价态

本法主要的对照品为砷胆碱溴化物(AsC)、砷甜菜碱(AsB)、碘化砷(As^{3+})、二甲基砷酸(DMA)、甲基砷酸钠(MMA)和五氧化二砷(As^{5+})等 6 种,也有相应的对照品溶液可以直接购买使用。对照品贮备液可用水进行配制,但建议采用 0.02 mol/L 乙二胺四乙酸二钠溶液进行制备,可提高砷形态及其价态的稳定性。标准系列溶液浓度均折算成砷元素的浓度进行计算。

2.2.4 供试品溶液的制备

本法中提供的供试品溶液制备方法主要针对矿物药朱砂、雄黄及其制剂,系采用模拟体内环境,用仿生溶剂提取待测样品中可溶性汞、砷形态及价态的方法。现方法提供的是大体流程,尚需对溶解介质、超声时间和沉降时间等进行考察,各品种可根据样品实际情况制定详细的检测方法;本法亦可作为其他无机矿物药中砷、汞形态检测的参考方法,但需个性化研究。

2.3 质控样品

2.3.1 质控对照

分析过程中,采用已知浓度的元素对照品溶液作为质控对照,可监测整个分析过程中系统稳定性。一般情况下建议每隔约 20 次进样测定及测定结束时对该质控样品进行测定。对于元素价态分析,质控样品允许的测定误差为其理论值的 ±20%。

2.3.2 验证样品

为了确保检验过程有效可靠,进行样品测定的同时需进行同一类型基质标准物质验证实验。有关矿物药中汞和砷元素形态分析的标准物质较少,可通过加样回收确认方法进行验证,将一定浓度的对照溶液加入已知含量的样品溶液中测定(加入浓度应与样品测定浓度接近);也可选用已经过多次试验或多家实验室验证过的无机矿物药样品进行验证。

3 操作要点及注意事项

3.1 操作要点

3.1.1 汞形态及其价态分析

Hg^{2+} 与 L- 半胱氨酸中巯基相互作用可达到分离目的,但同时 Hg^{2+} 也会与 C_{18} 色谱柱残留的硅羟基(—OH)相互作用,导致柱效损失较快,因此色谱柱尽可能选择硅羟基覆盖率较高的型号;分析中以每 20 针对色谱柱以高比例甲醇冲洗 30 分钟为宜,冲洗色谱柱建议以阀切换方式将流出液切换至不流入 ICP-MS 状态,以防止高比例有机相进入 ICP-MS 导致熄火。

3.1.2 砷形态及其价态分析

AsC 和 AsB 几乎不具有酸碱性,因此在阴离子交换色谱几乎不保留,AsC、AsB 和 As^{3+} 色谱峰保留时间接近,当色谱柱柱效变差时,可能导致 AsC、AsB 和 As^{3+} 分离度差,发现该情况后,应立即对色谱柱进行再生后使用,确保各色谱峰分离良好和定量准确。另外流动相 pH 值和盐的浓度均对色谱峰分离有一定影响。

3.2 注意事项

3.2.1 试验环境的基本要求

仪器应安排独立空间,避免空气直接流通并注意保证空气洁净,试验环境应保持持续的洁净。

3.2.2 试剂及器皿的基本要求

应使用去离子水(电阻率应不小于 18 MΩ)和高纯试剂(光谱纯或电子纯),如使用分析纯试剂,须明确不干扰测定。器皿应先用适宜浓度酸液浸泡后再用去离子水冲洗,一般推荐使用 20% 左右的硝酸溶液进行浸泡。

3.2.3 溶液配置的基本要求

汞和砷元素形态及其价态对照品溶液可由高浓度的储备溶液逐级稀释制备,由于元素形态稳定性有限,一些元素形态会发生变化,如放置时间过长,应对对照品溶液的稳定性进行考察,确保元素形态未发生变化;标准曲线范围应根据待测元素浓度不同做适当调整,保证结果准确性。溶液配置时应避免空气、试剂空白及容器等污染;当供试品溶液中某元素浓度过高时,应进行必要的稀释,以保证结果的准确。

3.2.4 色谱系统的钝化

进行联用前应使用 10% 硝酸溶液冲洗 HPLC 管路,使金属管路钝化,避免金属离子的溶出对分析造成影响。

3.2.5 防护措施

汞和砷元素的某些形态具有一定毒性,试验操作应带好手套、口罩及防护眼镜,在通风橱内进行。实验室工作结束后离开实验室时,将应将防护手套等及时脱下存放至指定地点并及时洗手,以免将有毒元素带进生活区及公共场所。

4 国内外相关技术方法对比

4.1 国内外药典收载情况

《美国药典》38 版、《英国药典》2015 版、《欧洲药典》8.0 版及《日本药局方》16 版等尚未收载砷和汞形态及其价态分析的 HPLC-ICP-MS 方法,在《美国药典》38 版 <232> 元素杂质限量中提出无机砷和甲基汞的限量,对无机砷和甲基汞进行了每日最大暴露量的规定,并规定如总砷或总汞超出限量规定时,应考察其无机砷或甲基汞的限量检查,但并未对具体测定方法进行规定;《美国药典》38 版在 <233>元素杂质操作规程中特地对元素形态分析做出说明:"元素形态分析未包含在本章节中,但在 USP-NF或文献中有应用实例"[12,13]。

4.2 国际机构发布的技术指南

美国食品药品监督管理局(FDA)发布的元素分析手册中收载了 HPLC-ICP-MS 分析大米及其制品中砷形态的检测方法、果汁中 4 种砷形态分析方法和海产品中甲基汞和总汞的分析方法等。人用药物注册技术要求国际协调会(ICH)发布的关于杂质元素中 Q3D 中也特地提到元素形态,对元素形态的 PDE 值进行规定。英国国家标准(BS EN 15517:2008)收载以氢化物原子吸收色谱测定食品中无机砷的方法。

国内外环境和食品标准收载元素形态 HPLC-ICP-MS 分析方法,如 EPA3200、GB/T 23372-2009(食品中无机砷的测定)、SN/T 2316-2009(动物源性食品中阿散酸、硝苯砷酸、洛克沙砷残留量检测方法)等。

5 检测方法的发展及应用前景

汞和砷元素在环境、食品、药品领域均存在较大安全危害,是元素形态分析研究较多的 2 类物质,研究方向涉及元素形态的毒性、体内代谢、蛋白结合和标准方法研究等领域,采用 HPLC-ICP-MS 法进行砷和汞形态及价态研究也成为常用的技术手段[14-16]。HPLC-ICP-MS 法用于砷、汞形态分析的标准方法正逐年增多。

朱砂、雄黄作为我国特有的中药品种已沿用数千年,我国国家药品标准中收载了 430 余种含朱砂、雄黄的制剂;朱砂、雄黄中所含大量汞、砷具有有效性和有毒性双重作用,研究朱砂、雄黄药材及其制剂中可溶性汞、砷形态及其价态是近年来的研究热点,本法为科学评价该类药物提供了技术手段[17-19]。另外,对海洋类和动物类中药材中砷、汞元素形态及价态的研究也日益增多[20-22]。采用 HPLC-ICP-MS 进行中药中砷、汞元素形态及价态对于中药质量和安全控制具有广阔的应用空间,但同时由于中药的复杂多样对样品前处理和分析技术也提出了更大的挑战。

参考文献

[1] 李书兰,骆雪芳,马丹,等.中药中微量元素形态分析方法的研究概况[J].药学进展,2006,30(2):49-56.

[2] 韩旭,骆骄阳,刘秋桃,等.矿物药中重金属与有害元素的形态及价态研究进展[J].中国中药杂志,2015,40(23):4552-4559.

[3] 林瑞超.矿物药检测技术与质量控制[M].北京:科学出版社,2013.

[4] 李冰,周剑雄,詹秀春.无机多元素现代仪器分析技术[J].地质学报,2011,85(11):1878-1916.

[5] 苑春刚,X.Chris Le.砷形态分析[J].化学进展,2009,21(2/3):467-473.

[6] 梁立娜,江桂斌.高效液相色谱及其联用技术在汞形态分析中的应用[J].分析科学学报,2002,18(4):338-343.

[7] GB/T23372-2009.中华人民共和国国家标准.食品中无机砷的测定 液相色谱电感耦合等离子体质谱法.

[8] GB 5009.11-2014.中华人民共和国国家标准.食品中总砷及无机砷的测定.

[9] FDA,Elemental Analysis Manual,M. Section 4.11:Arsenic Speciation in Rice and Rice Products Using High Performance Liquid Chromatography-Inductively Coupled Plasma-Mass.(http://www.fda.gov/Food/Food ScienceResearch/LaboratoryMethods/ucm2006954.htm).

[10] FDA,Elemental Analysis Manual,M. Section 4.8:High Performance Liquid Chromatographic- Inductively Coupled Plasma-Mass Spectrometric Determination of Methylmercury and Total Mercury in Seafood(Version 1,June 2008).(http://www.fda.gov/Food/FoodScienceResearch/LaboratoryMethods/ucm2006954.htm).

[11] FDA,Elemental Analysis Manual,M. Section 4.10:High Performance Liquid Chromatography- Inductively Coupled Plasma-Mass Spectrometric.(http://www.fda.gov/Food/FoodScienceResearch/Laboratory Methods/ucm2006954.htm).

[12] USP 39-NF34［S］.M. <232> Elemental Impurites-Limit,268-271.

[13] USP 39-NF34［S］.M. <233>Elemental Impurites-Procedures,271-275.

[14] Axelle Leufroy,Laurent No,Vincent Dufailly,et al. Determiniation of seven arsenic compounds in urine by HPLC-ICP-DRC - MS:a CDC population biomonitoring method［J］.Talanta,83:770-779.

[15] 王萌,丰伟悦,张芳,等.高效液相色谱 - 电感耦合和等离子质谱联用仪测定生物样品中无机汞和甲基汞[J].分析化学研究报告,2005,33(12):1671-1675.

[16] 曹煊,余晶晶,高杨,等.人肝细胞中砷代谢产物分析表征研究[J].分析化学研究报告,2011,39(1):1-6.

[17] 张永文,马秀璟,阳长明.含朱砂、雄黄的中药制剂的质量控制及安全性评价问题分析[J].中国中药杂志,2010,35(11):1501-1504.

[18] 张庆丽,吴倩,谢媛媛,等.六神丸和雄黄中砷的毒代动力学研究[J].毒理学杂志,2011,25(5):332-335.

[19] 苗加伟,刘晓丽,梁世霞,等.牛黄解毒片、雄黄与其他砷化物剂型毒性的比较研究[J].毒理学杂志,2011,25(3):217-221.

[20] 王瑛,陈苗苗,谭婷婷,等.海产品中的砷及其代谢机制的研究进展[J].现代食品科技,2014,30(11):256-265.

[21] 高杨,曹煊,余晶晶,等.高效液相色谱 - 电感耦合等离子体质谱联用技术测定干海产品中砷化学形态[J].分析化学,

2009,37(12):1738-1742.

[22] 王萌,丰伟悦,张芳,等.高效液相色谱-电感耦合等离子体质谱联用技术测定生物样品中无机汞和甲基汞[J].分析化学,2005,33(12):1671-1675.

起草人:李丽敏　夏　晶(上海市食品药品检验所)

审核人:季　申(上海市食品药品检验所)

第十二节 二氧化硫残留量测定法（通则2331）

1 概述

硫黄熏蒸法是部分中药材粗加工过程中的一种习用方法，目的在于防霉、防虫、干燥和增白等。在熏蒸过程中，硫黄燃烧生成的二氧化硫可与中药材中的无机元素生成亚硫酸盐。亚硫酸盐少量摄入对人体无害，但过量食用会刺激呼吸系统及消化系统等，对人体健康造成潜在风险。因此，为防止中药材粗加工过程中滥用或者过度使用硫黄熏蒸的问题，保证中药质量安全有效，《中国药典》自2005年版增补本开始收载二氧化硫残留量测定法[1]。最早收载的检测方法为蒸馏-碘滴定法，选用淀粉作为指示剂。《中国药典》2010年版第一增补本进一步细化蒸馏-碘滴定法的操作步骤[2]，包括称样量的选取，导气流速的控制等。《中国药典》2010年版第二增补本首次对药材及饮片的二氧化硫残留量进行了限度规定[3]。《中国药典》2015年版四部将蒸馏-碘滴定法修订为蒸馏-酸碱滴定法，同时增订了气相色谱法和离子色谱法，在检查时可根据具体品种情况选择适宜方法进行二氧化硫残留量测定。

2 检测技术与方法、操作要点及注意事项

2.1 第一法 酸碱滴定法

2.1.1 基本原理

供试品中的亚硫酸盐系列物质在酸性条件下经蒸馏法处理转化为二氧化硫后，随氮气流带入到含有双氧水的吸收瓶中吸收并氧化为硫酸根离子，采用酸碱滴定法测定，计算药材及饮片中的二氧化硫残留量。

2.1.2 技术详解

仪器与试剂 蒸馏装置（图10-3）：A为1000 ml两颈圆底烧瓶；B为竖式回流冷凝管；C为（带刻度）分液漏斗；D为连接氮气流入口；E为二氧化硫气体导出口。另配磁力搅拌器、电热套、氮气源及气体流量计。试剂：盐酸、过氧化氢溶液均为分析纯，甲基红指示剂乙醇溶液，氢氧化钠滴定液。

测定法 取药材或饮片细粉约10 g（如二氧化硫残留量较高，超过1000 mg/kg，可适当减少取样量，但应不少于5 g），精密称定，置两颈圆底烧瓶中，加水300~400 ml。打开回流冷凝管开关给水，将冷凝管的上端E口处连接一橡

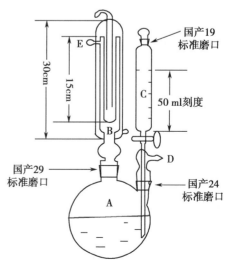

图10-3 酸碱滴定法蒸馏仪器装置

779

胶导气管置于 100 ml 锥形瓶底部。锥形瓶内加入 3% 过氧化氢溶液 50 ml 作为吸收液(橡胶导气管的末端应在吸收液液面以下)。使用前在吸收液中加入 3 滴甲基红指示剂乙醇溶液(2.5 mg/ml),并用 0.01 mol/L 氢氧化钠滴定液滴定至黄色(即终点;如果超过终点,则舍弃该吸收溶液)。开通氮气,使用流量计调节气体流量至约 0.2 L/min。打开分液漏斗 C 的活塞,使盐酸溶液(6 mol/L)10 ml 流入蒸馏瓶,立即加热两颈烧瓶内的溶液至沸,并保持微沸。烧瓶内的水沸腾 1.5 小时后,停止加热。吸收液放冷后,置于磁力搅拌器上不断搅拌,用氢氧化钠滴定液(0.01 mol/L)滴定,至黄色持续时间 20 秒不褪,并将滴定的结果用空白实验校正。

照下式计算:

$$供试品中二氧化硫残留量(\mu g/g) = \frac{(A-B) \times C \times 0.032 \times 10^6}{W} \tag{10-5}$$

式中:A 为供试品溶液消耗氢氧化钠滴定液的体积,ml;

B 为空白消耗氢氧化钠滴定液的体积,ml;

C 为氢氧化钠滴定液摩尔浓度,mol/L;

0.032 为 1 ml 氢氧化钠滴定液(1 mol/L)相当的二氧化硫的质量,g;

W 为供试品的重量,g。

2.1.3 操作要点及注意事项

(1) 本试验所用器皿应严格清洗,磨口处均需涂抹凡士林以保证气密性。

(2) 取样过程中,样品应尽可能置于两颈烧瓶底部,若不慎残留于烧瓶壁上,可用少量水将其洗入烧瓶。

(3) 3% 过氧化氢溶液须临用新配。

(4) 应缓慢加入 3 滴甲基红指示剂乙醇溶液,避免过快加入影响滴定结果的重复性。

(5) 样品测定前需进行空白试验,空白试验滴定至终点的溶液应予以保留,可为后续试验提供颜色基准。

(6) 在加热过程中,两颈烧瓶内的溶液应保持微沸。若 E 口处连接的橡胶导气管内出现水珠,则说明沸腾过于剧烈或冷凝效果不足,需将导气管用无水乙醇冲洗晾干后,重新进行试验,否则会导致测定结果偏低。

(7) 部分样品滴定结果难以判断时,可采用气相色谱法或离子色谱法进一步测定。

2.2 第二法 气相色谱法

2.2.1 基本原理

在顶空瓶内,供试品中的亚硫酸盐系列物质在加热条件下遇酸产生二氧化硫气体。生成的二氧化硫气体经顶空平衡后,由气密针注入气相色谱仪,经气相色谱柱分离后被热导检测器检测,外标法定量。

2.2.2 技术详解

仪器与试剂 顶空气相色谱仪,带热导检测器。色谱柱:GS-GasPro 弹性石英毛细管柱(30 m × 0.32 mm)或等效柱。前处理仪器与用具:恒温水浴器,移液枪等。试剂:盐酸、氯化钠、甘露醇、乙二胺四乙酸二钠均为分析纯,固体石蜡(熔点 52~56℃),亚硫酸钠对照品(由国家标准物质研究中心提供标示含量的标准品,也可采用国际认可的标准品)。

色谱条件与系统适用性试验　采用 GS-GasPro 键合硅胶多孔层开口管色谱柱(如 GS-GasPro,柱长 30 m,柱内径 0.32 mm)或等效柱,热导检测器,检测器温度为 250℃。程序升温:初始 50℃,保持 2 分钟,以每分钟 20℃升至 200℃,保持 2 分钟。进样口温度为 200℃,载气为氦气,流速为每分钟 2.0 ml。顶空进样,采用气密针模式(气密针温度为 105℃)的顶空进样,顶空瓶的平衡温度为 80℃,平衡时间均为 10 分钟。系统适用性试验应符合气相色谱法要求。

对照品溶液的制备　精密称取亚硫酸钠对照品 500 mg,置 10 ml 量瓶中,加入含 0.5% 甘露醇和 0.1% 乙二胺四乙酸二钠的混合溶液溶解,并稀释至刻度,摇匀,制成每 1 ml 含亚硫酸钠 50.0 mg 的对照品贮备溶液。分别精密量取对照品贮备溶液 0.1 ml、0.2 ml、0.4 ml、1 ml、2 ml,置 10 ml 量瓶中,用含 0.5% 甘露醇和 0.1% 乙二胺四乙酸二钠的溶液分别稀释成每 1 ml 含亚硫酸钠 0.5 mg、1 mg、2 mg、5 mg、10 mg 的对照品溶液。

分别准确称取 1 g 氯化钠和 1 g 固体石蜡(熔点 52~56℃)于 20 ml 顶空进样瓶中,精密加入 2 mol/L 盐酸溶液 2 ml,将顶空瓶置于 60℃水浴中,待固体石蜡全部溶解后取出,放冷至室温使固体石蜡凝固密封于酸液层之上(必要时用空气吹去瓶壁上冷凝的酸雾),分别精密量取上述 0.5 mg/ml、1 mg/ml、2 mg/ml、5 mg/ml、10 mg/ml 的对照品溶液各 100 μl 置于石蜡层上方,密封,即得。

供试品溶液的制备　分别准确称取 1 g 氯化钠和 1 g 固体石蜡(熔点 52~56℃)于 20 ml 顶空进样瓶中,精密加入 2 mol/L 盐酸溶液 2 ml,将顶空瓶置于 60℃水浴中,待固体石蜡全部溶解后取出,放冷至室温使固体石蜡重新凝固,取样品细粉约 0.2 g,精密称定,置于石蜡层上方,加入含 0.5% 甘露醇和 0.1% 乙二胺四乙酸二钠的混合溶液 100 μl,密封,即得。

测定法　分别精密吸取经平衡后的对照品和供试品顶空瓶气体 1 ml,注入气相色谱仪,记录色谱图。按外标工作曲线法定量,计算样品中亚硫酸根含量,测得结果乘以 0.5079,即为二氧化硫含量。

2.2.3　操作要点及注意事项

(1) 块状固体石蜡须粉碎后使用。

(2) 采用恒温水浴器或其他加热方式溶解固体石蜡时,温度需严格控制,加热时间不宜过长,避免在顶空瓶壁上形成酸雾。放冷至室温使固体石蜡重新凝固时,石蜡层应保持水平,石蜡层上方部分无酸雾凝结。

(3) 取样过程中,样品应置于顶空瓶石蜡层上方,避免残留于瓶壁。

(4) 气密针吸取顶空瓶气体注入气相色谱仪后,应设置吹扫程序使气密针内气体排空避免影响下次试验结果。

(5) 部分密度较低的中药材或饮片,由于取样体积较大,不能完全与酸液接触,可采用酸碱滴定法或离子色谱法测定。

2.3　第三法　离子色谱法

2.3.1　基本原理

供试品中的亚硫酸盐系列物质在水蒸气加热的溶液环境下,遇酸会产生二氧化硫气体。生成的二氧化硫在水蒸气的推动下经冷凝管导入吸收瓶,导入吸收瓶的二氧化硫经 3% 过氧化氢溶液吸收并氧化成硫酸根,吸收液经离子色谱柱分离,电导检测器检测,外标法定量。

2.3.2　技术详解

仪器与试剂　离子色谱法水蒸气蒸馏装置(图 10-4):A 为两颈烧瓶;B 为接收瓶;C 为圆底烧瓶;D 为直形长玻璃管。蒸馏部分装置需订做,另配电热套。离子色谱仪,带阴离子抑制器和电导检测器。色谱柱:

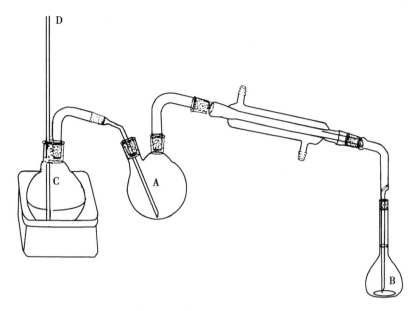

图 10-4　离子色谱法水蒸气蒸馏装置

AS 11-HC（250 mm × 4 mm）或等效柱。保护柱：AG 11-HC（50 mm × 4 mm）或等效柱。试剂：盐酸、过氧化氢溶液均为分析纯，SO_4^{2-} 标准溶液（由国家标准物质研究中心提供）。

色谱条件与系统适用性试验　采用离子色谱法。色谱柱采用以烷醇季铵为功能基的乙基乙烯基苯 - 二乙烯基苯聚合物树脂作为填料的阴离子交换柱（如 AS 11-HC，250 mm × 4 mm）或等效柱，保护柱使用相同填料的阴离子交换柱（如 AG 11-HC，50 mm × 4 mm），洗脱液为 20 mmol/L 氢氧化钾溶液（由自动洗脱液发生器产生）；若无自动洗脱液发生器，洗脱液采用终浓度为 3.2 mmol/L Na_2CO_3，1.0 mmol/L $NaHCO_3$ 的混合溶液；流速为 1 ml/min，柱温为 30℃。阴离子抑制器和电导检测器。系统适用性试验应符合离子色谱法要求。

对照品溶液的制备　取硫酸根标准溶液，加水制成每 1 ml 分别含硫酸根 1 μg/ml、5 μg/ml、20 μg/ml、50 μg/ml、100 μg/ml、200 μg/ml 的溶液，各进样 10 μl，绘制标准曲线。

供试品溶液的制备　取供试品粗粉 5~10 g（不少于 5 g），精密称定，置瓶 A（两颈烧瓶）中，加水 50 ml，振摇，使分散均匀，接通水蒸气蒸馏瓶 C。吸收瓶 B（100 ml 纳氏比色管或量瓶）中加入 3% 过氧化氢溶液 20 ml 作为吸收液，吸收管下端插入吸收液液面以下。A 瓶中沿瓶壁加入 5 ml 盐酸，迅速密塞，开始蒸馏，保持 C 瓶沸腾并调整蒸馏火力，使吸收管端的馏出液的流出速率约为 2 ml/min。蒸馏至瓶 B 中溶液总体积约为 95 ml（时间为 30~40 分钟），用水洗涤尾接管并将其转移至吸收瓶中，并稀释至刻度，摇匀，放置 1 小时后，以微孔滤膜滤过，即得。

测定法　分别精密吸取相应的对照品溶液和供试品溶液各 10 μl，进样，测定，计算样品中硫酸根含量，按照（SO_2/SO_4^{2-}=0.6669）计算样品中二氧化硫的含量。

2.3.3　操作要点及注意事项

（1）本试验所用器皿应严格清洗，磨口处均需涂抹凡士林以保证气密性。

（2）A 瓶中应沿瓶壁加入盐酸 5 ml，并迅速密塞，以防止反应生成的二氧化硫散失。

（3）吸收瓶 B 可采用 100 ml 纳氏比色管或量瓶，吸收管下端必须插入并尽可能深入吸收液液面以下。

（4）蒸馏速度不宜过快，控制在馏出液至 95 ml 耗时不低于 30 分钟。

（5）当样品中含有较多挥发油时，蒸馏液可能出现混浊，其供试品溶液使用反相填料的 On Guard Ⅱ RP 柱滤过，以除去有机杂质，保护色谱柱。

3　相关检测方法对比

与其他国家药典相比，中国药典方法基于药材基质的复杂性与多样性收载了酸碱滴定法、气相色谱法及离子色谱法等三种方法，可根据药材与饮片具体品种情况选择适宜方法进行二氧化硫残留量测定。

其他国家的药典，如《欧洲药典》9.0版、《英国药典》2016版仅收载了蒸馏-酸碱滴定法检测二氧化硫，与《中国药典》2015年版的酸碱滴定法相比[4,5]，仅在蒸馏装置、导气类型和指示剂上有稍许差别，试验原理基本一致。《美国药典》39版针对药用辅料的二氧化硫检测收载了碘滴定法和蒸馏-酸碱滴定法[6]，并无针对中药材的二氧化硫检测方法。美国分析化学家协会组织（Association of Official Analytical Chemists，AOAC）针对亚硫酸盐检测收载了蒸馏-酸碱滴定法、流动注射法和离子色谱法[7-10]。需要指出的是，AOAC收载的离子色谱法采用碱液匀浆方式提取供试品中的亚硫酸盐，最终检测的离子是供试品溶液中的亚硫酸根，这与《中国药典》收载的离子色谱法有较大不同。尽管AOAC离子色谱法的前处理方式相对简便，但前处理过程需在10分钟以内完成，否则由于亚硫酸根在溶液中稳定性较差，测得结果会随时间延长逐渐降低。

参考文献

[1] 国家药典委员会.中华人民共和国药典增补本[M].北京:化学工业出版社,2009.

[2] 国家药典委员会.中华人民共和国药典第一增补本[M].北京:中国医药科技出版社,2012.

[3] 国家药典委员会.中华人民共和国药典第二增补本[M].北京:中国医药科技出版社,2013.

[4] EP 9.0 [S]. M. 2.5.29 sulfur dioxide,171.

[5] BP 2016 [S]. M. Appendix Ⅸ B. Determination of Sulfur Dioxide,309-310.

[6] USP 39-NF34 [S]. M. <525> Sulfur Dioxide,361-366.

[7] AOAC Official Method 990.28. Sulfites in foods,optimized Monier-Williams method[S].

[8] AOAC Official Method 990.29. Sulfite(Total)in foods and beverages,flow injection analysis method[S].

[9] AOAC Official Method 990.30. Sulfite(Free)in wines,flow injection analysis method[S].

[10] AOAC Official Method 990.31. Sulfites in foods and beverages,ion exclusion chromatographic method[S].

起草人：周　恒　苗　水（上海市食品药品检验所）

审核人：季　申（上海市食品药品检验所）

第十三节　农药残留量测定法（通则 2341）

1　概述

农药残留检测技术是一项复杂的痕量分析技术,早期的检测方法多为单残留检测方法,随着前处理技术与检测技术的进步,多残留检测方法不断出现。国际上较有代表性的农药多残留检测方法主要包括美国 FDA 的 Luke 方法(可检测 300 种左右)、Mills 方法,德国的 DFG S19 方法[1](可检测 325 种农药),美国加州农业部(CDFA)方法。随着质谱技术的进步与普及,其在多残留分析中的应用日趋增多。质谱技术不仅可用于痕量有害物质的定量分析,而且可作为阳性结果的确证手段。加拿大食品检测方法(可检测 251 种农药)与日本肯定列表检测方法(可检测 400 余种农药)即为质谱技术的农药残留检测方法。

前处理技术是农药残留分析技术的关键,其目的是尽可能提取农药成分,除去干扰成分,并对目标痕量农药进行浓缩,主要包括提取技术和净化技术两个方面。传统的农药残留提取方法主要包括索氏提取法、振荡提取法、匀浆提取法、超声提取法、回流提取法等,通常以乙腈、丙酮、乙酸乙酯和二氯甲烷等为提取溶剂。这些方法操作繁琐费时、有机溶剂用量大、选择性差、效率低、难以实现自动化,并常伴有大量共提物,需进一步的分离净化。近年来,加速溶剂萃取[2,3]、超临界流体萃取[4]、微波辅助萃取[5]、基质固相分散法[6]、QuEChERS 法(Quick、Easy、Cheap、Effective、Rugged、Safe 6 个英文单词的缩写,即:快速、简便、价廉、高效、耐用、安全的方法)[7]等新型的提取技术不断出现,提取效率高,重现性好,逐渐在农药残留分析领域得到广泛的应用和发展。传统的农药残留净化方法主要包括液 - 液分配法、吸附柱色谱法、磺化法等。其中液 - 液分配法溶剂用量大,萃取时间长,操作繁琐,现已较少使用。吸附柱色谱法需手动装柱,自动化程度低,重复性较差,操作不便。磺化法净化效果好,但操作复杂,只能用于六六六、滴滴涕等十几种耐酸有机氯类或其他农药品种的测定,且操作存在一定的安全风险[8]。近年来发展起来的固相萃取法(Solid-Phase Extraction,SPE)[9,10]、固相微萃取法(Solid-Phase Microextraction,SPME)[11]、分散固相萃取法(Dispersive Solid Phase Extraction,d-SPE)[12]、凝胶渗透色谱(Gel Permeation Chromatography,GPC)[13]、免疫亲和色谱法(immunoaffinity chromatographic,IAC)[14]、分子印迹技术[15,16]等方法,一定程度地弥补了传统方法的不足,极大地丰富了农药残留前处理方法,增加了方法重现性,提高了农药残留测定的准确度与自动化程度。

农药残留是中药关注的重要安全性问题之一,《中国药典》自 2000 年版收载农药残留量测定法。2000 年版收载了"9 种有机氯类农药残留测定法"[17];2005 年版增订了"12 种有机磷类农药与 3 种拟除虫菊酯类农药残留测定法"[18];2010 年版第二增补本又增订了"22 种有机氯残留测定法"[19]。《中国药典》2015 年版,农药残留测定法增订了质谱方法,将检测农药品种增至 227 种,同时保留了已有的色谱法,以满足不同检测的需求,形成色谱法加质谱法的检测体系(表 10-12)。

表 10-12　历版《中国药典》农药残留测定法收载情况汇总

药典版本	监测农药	检测方法	前处理方法
2000 年版	六六六、滴滴涕、五氯硝基苯等 9 种农药	色谱法(GC-ECD)	丙酮 / 二氯甲烷提取,硫酸磺化净化
2005 年版	增订 12 种有机磷与 3 种拟除虫菊酯检测法	色谱法(GC-NPD、ECD)	有机磷:乙酸乙酯提取,活性炭小柱固相萃取(SPE)净化;拟除虫菊酯:石油醚(60~90℃)- 丙酮(4:1)混合溶液提取,固相萃取净化
2010 年版第二增补本	增订 22 种有机氯检测法	色谱法(GC-ECD)	QuEChERS 方法提取,凝胶渗透色谱 / 固相萃取(GPC/SPE)净化
2015 年版	增订 227 种农药多残留检测法,同时保留色谱法,形成色谱、质谱法检测体系	质谱法:气相色谱 - 串联质谱法,液相色谱 - 串联质谱法	改良的 QuEChERS 方法提取、净化

　　《中国药典》2000 年版、2005 年版及 2010 年版收载的农药残留量测定法,主要参考了国内外的食品农药残留测定法。检测方法均为色谱法,该方法基层实验室可进行检验,有效并起到一定的监管作用。前处理技术多来源于 20 世纪与 21 世纪初的国际经典方法,技术比较可靠。随着农药残留检测技术的进步,《中国药典》农药残留测定技术水平也逐步提升,如 2005 年版增订的"有机磷类农药残留量测定"引入了固相萃取净化手段,2010 年版第二增补本增订的"有机氯类农药残留量测定"提取方法引入了目前国际上农残实验室常采用的 QuEChERS 方法,净化方法引入了凝胶渗透色谱(GPC)净化方法。

　　在《中国药典》2015 年版农药残留测定方法的起草过程中,考虑到我国农药使用现状并结合国内外监测的热点与动向,需大幅扩大农药的检测种类,基本涵盖《欧洲药典》与《美国药典》监测的农药品种[20-22],包括禁限用农药,常用杀虫剂、杀菌剂、除草剂等类型农药。由于监测农药数量的增加,色谱法的分离难度加大难以实现有效检测,且中药材基质复杂,使用色谱法易产生假阳性或假阴性结果。因此,亟需引入高效、灵敏的质谱检测技术以满足中药材中农药残留测定的需要。检测方法参考了美国农业部(USDA)与食品药品监督管理局(FDA)的最新技术,并根据中药材基质的特点进行优化,最终建立了采用气 / 液相色谱—三重四极杆质谱法测定中药材中 227 种农药残留的方法。需要指出的是,尽管质谱法为通用性方法,但由于中药材种类繁多,成分多样,客观上存在部分农药在特定药材中仍无法有效检测的问题,需采用综合技术手段进行进一步个性化研究,形成更为完备的技术体系,满足中药材农药残留监管需求。

2　检测技术与方法、操作要点及注意事项

　　"农药残留测定法"包括四个方法,分别为:第一法 有机氯类农药残留测定法 - 色谱法,该法中包括两个方法,分别为"9 种有机氯类农药残留量测定法"和"22 种有机氯类农药残留量测定法";第二法 有机磷类农药残留量测定法;第三法 拟除虫菊酯类农药残留量测定法;第四法 农药多残留测定法 - 质谱法,包括气相色谱 - 串联质谱法和液相色谱 - 串联质谱法两个方法。

　　前三法均为色谱法,为分别采用不同的气相色谱法对有机氯类、有机磷类和拟除虫菊酯类三类农药中常用的 37 种农药残留量进行测定。色谱法是农药残留量检测方法中的经典方法,由于气相色谱仪在各实验室应用广泛,使得该三法易于推广。随着检测技术的发展,质谱法在多农药残留检测领域中逐渐成为主流方法,气相色谱 - 串联质谱法和液相色谱 - 串联质谱法的结合应用,可用于各种复杂样品中痕

量的农药多残留检测,可达到准确定性定量的目的,也可对色谱的阳性结果进行结构上的确证。

2.1 第一法 有机氯类农药残留量测定法 - 色谱法

2.1.1 9种有机氯类农药残留量测定法

2.1.1.1 概述

有机氯类农药是农药史中使用量最大,使用历史最长的一类农药,其化学性质稳定,脂溶性强,残效期长(可达 30~50 年之久),易在脂肪组织中蓄积,造成慢性中毒,严重危及人体健康。

2.1.1.2 基本原理

待测农药六六六、滴滴涕、五氯硝基苯易溶于有机溶剂,且结构稳定,不易分解,能耐受硫酸磺化处理。将样品加水浸泡过夜后以丙酮 - 二氯甲烷提取,采用浓硫酸磺化除去色素、脂肪等杂质,浓缩后注入气相色谱仪,载气在一定温度下携带被测的气化样品通过色谱柱,由于样品中组分与固定相之间吸附力或溶解度不同而被逐一分离,通过电子捕获检测器检测。

2.1.1.3 操作要点及技术详解

(1) 仪器与用具 气相色谱仪,带 ^{63}Ni-ECD 电子捕获检测器。色谱柱:SE-54 或 DB-1701 弹性石英毛细管柱(30 m × 0.32 mm × 0.25 μm)。前处理仪器与用具:超声仪、离心机、旋转蒸发仪、具塞刻度离心管(10 ml)、刻度浓缩瓶,具塞锥形瓶(100 ml),移液管等。

(2) 试药、试液及对照品 丙酮、石油醚(60~90℃)、二氯甲烷均为分析纯,且全部经过全玻璃蒸馏装置蒸馏,经气相色谱法确认,符合农残检测的要求(有条件的实验室可使用的农残级试剂)。无水硫酸钠、氯化钠和无水硫酸镁均为分析纯,硫酸为优级纯。农药对照品:六六六(BHC)(包括 α-BHC,β-BHC,γ-BHC 和 δ-BHC 四种异构体),滴滴涕(DDT)[包括 pp'-DDE,pp'-DDD,op'-DDT 和 pp'-DDT 四种异构体]及五氯硝基苯(PCNB),由国家标准物质研究中心提供标示含量(浓度)的农药标准品,也可采用国际认可的农药标准品进行配制。

(3) 色谱条件与系统适用性试验

SE-54 管色谱柱 进样口温度:230℃,检测器温度:300℃,不分流进样。程序升温:初始温度 100℃,每分钟 10℃升至 220℃,再以每分钟 8℃升至 250℃,保持 10 分钟。

DB1701 色谱柱 进样口温度:220℃,检测器温度:300℃,不分流进样。程序升温:初始温度 140℃,保持 1 分钟,以每分钟 10℃升至 210℃,再以每分钟 20℃升至 260℃,保持 4 分钟。按上述条件操作,理论板数以 α-BHC 峰计算应不低于 1×10^6,两个相邻色谱峰的分离度大于 1.5。

(4) 操作要点

对照品储备液的制备 精密称取六六六(BHC)(α-BHC,β-BHC,γ-BHC,δ-BHC)、滴滴涕(DDT)(PP'-DDE,PP'-DDD,OP'-DDT,PP'-DDT) 及五氯硝基苯(PCNB)农药对照品溶液适量,用石油醚(60~90℃)分别制成每 1 ml 含 4~5 μg 的溶液。

混合对照品储备液的制备 精密量取上述各对照品储备液 0.5 ml,置 10 ml 量瓶中,用石油醚(60~90℃)稀释至刻度,摇匀。

混合对照品溶液的制备 精密量取上述混合对照品储备液,用石油醚(60~90℃)制成每 1 L 分别含 0 μg,1 μg,5 μg,10 μg,50 μg,100 μg 和 250 μg 的溶液。

供试品溶液制备 取供试品粉碎成粉末(过 3 号筛),取约 2 g,精密称定,置 100 ml 具塞锥形瓶中,加水 20 ml 浸泡过夜,精密加丙酮 40 ml,称定重量,超声处理 30 分钟,放冷,再称定重量,用丙酮补足减失的重量,再加氯化钠约 6 g,精密加二氯甲烷 30 ml,称定重量,超声 15 分钟,再称定重量,用二氯甲烷补足减失的重量,静置使水相与有机相完全分层,将有机相迅速移入装有适量无水硫酸钠的 100 ml 具塞锥形瓶中,脱水 4 小时。精密量取 35 ml,置 100 ml 旋转蒸发瓶中,40℃水浴上减压浓缩至近干,加少量石油醚(60~90℃)如前反复操作至二氯甲烷及丙酮除净,用石油醚(60~90℃)溶解并转移至 10 ml 具塞刻度离心管中,加石油醚(60~90℃)精密稀释至 5 ml,小心加入硫酸 1 ml,振摇 1 分钟,离心(3000 转 / 分)10分钟,精密量取上清液 2 ml,置具刻度的浓缩瓶中,连接旋转蒸发器,40℃下(或用氮气)将溶液浓缩至适量,精密稀释至 1 ml,即得。

测定法 按上述色谱条件操作,分别精密吸取供试品溶液和与之相对应浓度的混合对照品溶液各 1 μl,分别连续进样 3 次,取 3 次平均值,按外标法计算供试品中 9 种有机氯农药残留量。

(5)质控样品 取供试品粉碎成粉末(过 3 号筛),取约 2 g,精密称定,精密加入 250 μg/L 的对照品溶液 1 ml 和 0.1 ml,同供试品溶液制备得加标回收样品(折算至样品的理论浓度为 50 μg/L)及检测限样品(折算至样品的理论浓度为 5 μg/L)。加样回收率应在 70%~120% 之间。

有机氯受溶剂影响较大,需制备试剂空白样品。

2.1.1.4 检验方法的注意事项

(1)本试验所用器皿应严格清洗(不能残存卤素离子)。

(2)样品粉碎时,如样品纤维性较强难以粉碎,无法通过 3 号筛,可适当放宽。

(3)供试品溶液制备时,有机相减压浓缩步骤操作务必小心,不可蒸干,否则易造成待测成分损失。

(4)为防止假阳性结果,可选择不同极性的色谱柱进行验证。必要时,可用气相色谱 - 质谱法进行确认。

(5)如样品中其他成分有干扰,可适当改变色谱条件,但需进行空白验证。

2.1.1.5 检验技术的应用

《中国药典》2015 年版收载的人参、甘草、西洋参、黄芪、人参茎叶总皂苷、人参总皂苷品种项下的六六六、滴滴涕及五氯硝基苯残留量检查可用本方法进行测定。各论无具体规定时,也可根据检测需要选用本法进行六六六、滴滴涕及五氯硝基苯残留量的测定。

2.1.2 22 种有机氯类农药残留量测定法

2.1.2.1 概述

有机氯类农药是农药史中使用量最大,使用历史最长的一类农药,其化学性质稳定,脂溶性强,残效期长(可达 30~50 年之久),易在脂肪组织中蓄积,造成慢性中毒,严重危及人体健康。《中国药典》2010年版第二增补本在 9 种有机氯类农药(六六六、DDT、五氯硝基苯)残留量的测定方法的基础上又增加了 22 种有机氯类农药残留量的测定方法。

2.1.2.2 基本原理

本法待测农药较多,故采用适用范围较广的 QuEChERS 提取方法,以乙腈提取,通过凝胶渗透色谱及弗罗里硅土小柱净化,浓缩后注入气相色谱仪,载气在一定温度下携带被测的气化样品通过色谱柱,由于样品中组分与固定相之间吸附力或溶解度不同而被逐一分离,通过电子捕获检测器检测。

固相萃取法(Solid-Phase Extraction,SPE)利用农药和杂质在吸附剂上吸附和解吸附能力的差异而达到分离的目的,达到净化目的。

凝胶渗透色谱(Gel Permeation Chromatography,GPC)是一种快速的净化技术,利用分子筛原理,使大分子化合物先于小分子化合物流出色谱柱达到分离净化效果,可去除叶绿素等色素、长链脂肪酸及油脂类成分等分子量较大的干扰成分,起到较好的净化效果。

2.1.2.3 操作要点及技术详解

(1) 仪器与用具　气相色谱仪,带 ^{63}Ni-ECD 电子捕获检测器。色谱柱:分析柱为 DB-17MS 弹性石英毛细管柱(30 m × 0.25 mm × 0.25 μm);验证柱为 DB-1MS 弹性石英毛细管柱(30 m × 0.25 mm × 0.25 μm)。前处理仪器与用具:超声仪、离心机、凝胶渗透色谱仪(色谱柱:400 mm × 25 mm,BIO-Beads S-X3 填料)、旋转蒸发仪、氮吹仪、多功能真空样品处理器、弗罗里硅土小柱(弗罗里硅土填料 1000 mg,6 ml)、具塞锥形瓶(100 ml),移液管,聚苯乙烯离心管(50 ml 和 15 ml)等。

(2) 试药、试液及对照品　二氯甲烷、乙腈、环己烷、乙酸乙酯、正己烷和异辛烷均为分析纯,且全部经过全玻璃蒸馏装置蒸馏,经气相色谱法确认,符合农残检测的要求(有条件的实验室可使用进口的农残级的试剂)。无水硫酸钠、氯化钠和无水硫酸镁均为分析纯。农药对照品(见表 11-13)均由国家标准物质研究中心提供标示含量(浓度)的农药标准品,也可采用国际认可的农药标准品自行配制。

(3) 色谱条件与系统适用性试验　进样口温度:240℃,检测器温度:300℃,不分流进样,流速为恒压模式(初始流速为 1.3 ml/min)。程序升温:初始温度 70℃,保持 1 分钟,以每分钟 10℃升至 180℃,保持 5 分钟,再以每分钟 5℃升至 220℃,最后以每分钟 100℃升至 280℃,保持 8 分钟。

按上述条件操作,理论板数以 α-BHC 峰计算应不低于 $1 × 10^6$,两个相邻色谱峰的分离度应大于 1.5(分析柱)。

(4) 操作要点

对照品储备溶液的制备　精密称取表 10-13 中农药对照品适量,用异辛烷分别制成如表中的浓度。

混合对照品储备溶液的制备　精密量取上述对照品储备溶液各 1 ml,置 100 ml 量瓶中,用异辛烷稀释至刻度,摇匀。

混合对照品溶液的制备　分别精密量取上述混合对照品储备溶液,用异辛烷制成每 1L 分别含 10 μg,20 μg,50 μg,100 μg,200 μg 和 500 μg 的混合溶液(其中 β-六六六、异狄氏剂、pp'-滴滴滴、op'-滴滴涕每 1 L 分别含 20 μg,40 μg,100 μg,200 μg,400 μg 和 1000 μg)。

供试品溶液制备　取供试品,粉碎成粉末(过三号筛),取约 1.5 g(部分药材溶胀体积过大,可适当减量取样,但要确保取样代表性,一般情况下,取样量不得少于 0.5 g),精密称定,置于 50 ml 聚苯乙烯具塞离心管中,加入水 10 ml(部分较为蓬松药材加 10 ml 水不能有效浸润,可适当增加加水量,但一般不超过 20 ml),混匀,放置 2 小时,精密加入乙腈 15 ml,剧烈振摇提取 1 分钟,再加入预先称好的无水硫酸镁 4 g 与氯化钠 5 g 的混合粉末,再次剧烈振摇 1 分钟后(避免固体结块),离心(4000 r/min)1 分钟。精密吸取上清液 10 ml,40℃减压浓缩至近干,用环己烷—乙酸乙酯(1:1)混合溶液分次转移至 10 ml 量瓶中,加环己烷—乙酸乙酯(1:1)混合溶液至刻度,摇匀,转移至预先加入 1 g 无水硫酸钠的离心管中,振摇,放置 1 小时,离心(必要时滤过),取上清液 5 ml 过凝胶渗透色谱柱(400 mm × 25 mm,内装 BIO-Beads S-X3 填料;以环己烷-乙酸乙酯(1:1)混合溶液为流动相;流速为每分钟 5.0 ml)净化,收集 18~30 分钟的洗脱液,于 40℃水浴减压浓缩至近干,加少量正己烷替换两次,加正己烷 1 ml 使溶解,转移至弗罗里硅土固相萃取小柱[1000 mg/6 ml,用正己烷—丙酮(95:5)混合溶液 10 ml 和正己烷 10 ml 预洗]上,残渣用正己烷洗涤 3 次,每次 1 ml,洗液转移至同一弗罗里硅土固相萃取小柱上,再用正己烷-丙酮(95:5)混合溶液 10 ml 洗脱,收集全部洗脱液,置氮吹仪上吹至近干,加异辛烷定容至 1 ml,涡旋使溶解,即得。同法制得空白样品。

测定法　按上述色谱条件操作,分别精密吸取供试品溶液和与之相对应浓度的混合对照品溶液各

1 μl,分别连续进样 3 次,取 3 次平均值,按外标法计算供试品中 22 种有机氯农药残留量。

(5) 质控样品　取供试品粉碎成粉末(过 3 号筛),取约 1.5 g,精密称定,精密加入 1000 μg/L 的对照品溶液 0.3 ml 和 0.03 ml,同供试品溶液制备得加标回收样品(折算至样品的理论浓度为 100 μg/L)及检测限样品(折算至样品的理论浓度为 10 μg/L)。加样回收率应在 70%~120% 之间。

有机氯受溶剂影响较大,需制备试剂空白样品。

2.1.2.4　检验方法的注意事项

同 2.1.1.4。

2.1.2.5　检验技术的应用

《中国药典》2015 年版收载的人参、西洋参下的有机氯农药残留量检查可用本方法进行测定。本法适用于除部分挥发性药材外的各类药材。

表 10-13　22 种有机氯类农药对照品储备液浓度、相对保留时间及检出限参考值

序号	中文名	英文名	对照品储备液 （μg/ml）	相对保留时间 （分析柱）	检出限 （mg/kg）
1	六氯苯	Hexachlorobenzene	100	0.574	0.001
2	α- 六六六	α- BHC	100	0.601	0.004
3	五氯硝基苯	Quintozene	100	0.645	0.007
4	γ- 六六六	γ-BHC	100	0.667	0.003
5	β- 六六六	β-BHC	200	0.705	0.008
6	七氯	Heptachlor	100	0.713	0.007
7	δ- 六六六	δ-BHC	100	0.750	0.003
8	艾氏剂	Aldrin	100	0.760	0.006
9	氧化氯丹	oxy-Chlordane	100	0.816	0.007
10	顺式环氧七氯	Heptachlor-exo-epoxide	100	0.833	0.006
11	反式环氧七氯	Heptachlor-endo-epoxide	100	0.844	0.005
12	反式氯丹	trans-Chlordane	100	0.854	0.005
13	顺式氯丹	cis-Chlordane	100	0.867	0.008
14	α- 硫丹	α-Endosulfan	100	0.872	0.01
15	p,p'- 滴滴伊	p,p'-DDE	100	0.892	0.006
16	狄氏剂	Dieldrin	100	0.901	0.005
17	异狄氏剂	Endrin	200	0.932	0.009
18	o,p'- 滴滴涕	o,p'-DDT	200	0.938	0.018
19	p,p'- 滴滴滴	p,p'-DDD	200	0.944	0.008
20	β- 硫丹	β-Endosulfan	100	0.956	0.003
21	p,p'- 滴滴涕	p,p'-DDT	100	0.970	0.005
22	硫丹硫酸盐	Endosulfan sulfate	100	1.000	0.004

注:各对照品的相对保留时间以硫丹硫酸盐为参照峰计算。

2.2 第二法 有机磷类农药残留量测定法 - 色谱法

2.2.1 概述

很多有机磷类农药具有毒性,其残留严重危及人体健康。《中国药典》2005 年版一部收载了有机磷类农药(对硫磷、甲基对硫磷、乐果、氧化乐果、甲胺磷、久效磷、二嗪农、乙硫磷、马拉硫磷、杀扑磷、敌敌畏、乙酰甲胺磷)的测定方法。

2.2.2 基本原理

待测有机磷类农药易溶于乙酸乙酯,将样品以乙酸乙酯超声提取,采用石墨化碳 SPE 小柱净化,浓缩后注入气相色谱仪,载气在一定温度下携带被测的气化样品通过色谱柱,由于样品中组分与固定相之间吸附力或溶解度不同而被逐一分离,随即氮磷检测器(NPD)或火焰光度检测器(FPD)检测。

固相萃取法(Solid-Phase Extraction,SPE)利用农药和杂质在吸附剂上吸附和解吸附能力的差异而分离达到净化目的。

2.2.3 操作要点及技术详解

2.2.3.1 仪器与用具

气相色谱仪,带有氮磷检测器(NPD)或火焰光度检测器(FPD)。色谱柱:DB-17MS 或 HP-5 弹性石英毛细管柱(30 m × 0.25 mm × 0.25 μm)或类似极性的毛细管柱。前处理仪器与用具:超声仪、旋转蒸发仪、多功能真空样品处理器(SUPELCO,visiprep™DL)、活性炭小柱(120~400 目,石墨碳填料 0.25 g,内径 0.9 cm,3 ml)、氮吹仪、具塞锥形瓶、250 ml 平底烧瓶、棕色量瓶、移液管等。

2.2.3.2 试药、试液与对照品

无水硫酸钠为分析纯。乙酸乙酯、正己烷(农残级或分析纯试剂,经过全玻璃蒸馏装置蒸馏,经气相色谱法确认,符合农残检测的要求)。农药对照品:对硫磷、甲基对硫磷、乐果、氧化乐果、甲胺磷、久效磷、二嗪农、乙硫磷、马拉硫磷、杀扑磷、敌敌畏、乙酰甲胺磷,由国家标准物质研究中心及农业部环境保护科研检测所提供,其纯度大于 99%;也可以使用国际认可的、纯度要求等符合规定的进口标准物质。

2.2.3.3 色谱条件与系统适用性试验

进样口温度:220℃;检测器温度:300℃。不分流进样。程序升温:初始温度 120℃,每分钟 10℃升至 200℃,每分钟 5℃升至 240℃,保持 2 分钟,每分钟 20℃升至 270℃,保持 0.5 分钟。理论板数按敌敌畏峰计算应不低于 6000,两个相邻色谱峰的分离度应大于 1.5。

2.2.3.4 操作要点

对照品储备液的制备 精密称取对硫磷、甲基对硫磷、乐果、氧化乐果、甲胺磷、久效磷、二嗪农、乙硫磷、马拉硫磷、杀扑磷、敌敌畏、乙酰甲胺磷农药对照品适量,用乙酸乙酯分别制成每 1 ml 约含 100 μg 的溶液,即得。

混合对照品储备液的制备 精密量取上述各对照品储备液 1 ml,置 20 ml 棕色量瓶中,加乙酸乙酯稀释至刻度,摇匀,即得。

混合对照品溶液的制备 精密量取上述混合对照品储备液,用乙酸乙酯制成每 1 ml 分别含 0.1 μg、0.5 μg、1 μg、2 μg、5 μg 的溶液,即得。

供试品溶液的制备 取供试品粉末(过三号筛)约 5 g,精密称定,加无水硫酸钠 5 g,加入乙酸乙酯 50~100 ml,冰浴超声 3 分钟,放置,取上层液滤过,药渣加入乙酸乙酯 30~50 ml,冰浴超声 2 分钟,放置,滤过,合并两次滤液,用少量乙酸乙酯洗涤滤纸及残渣,与上述滤液合并。取滤液于 40℃ 以下减压浓缩

至近干,用乙酸乙酯转移至 5 ml 量瓶中,并稀释至刻度;精密吸取上述溶液 1 ml,置活性炭小柱[120~400 目,0.25 g,内径 0.9 cm(如 Supelclean ENVI-Carb SPE Tubes,3 ml 活性炭小柱),用乙酸乙酯 5 ml 预洗]上,置多功能真空样品处理器上,用正己烷 - 乙酸乙酯(1:1)混合溶液 5 ml 洗脱,收集洗脱液,置氮吹仪上浓缩至近干,精密加入乙酸乙酯 1 ml 使溶解,即得。

测定法 按上述色谱条件操作,分别精密吸取供试品溶液和与之相对应浓度的混合对照品溶液各 1 μl,分别连续进样 3 次,取 3 次平均值,按外标法计算供试品中 12 种有机磷农药残留量。

2.2.3.5 质控样品

取供试品粉末(过 3 号筛)约 5 g,精密称定,精密加入 5 μg/ml 的对照品溶液 1 ml 和 0.1 ml,同供试品溶液制备得加标回收样品(折算至样品的理论浓度为 1 μg/ml)及检测限样品(折算至样品的理论浓度为 0.1 μg/ml)。加样回收率应在 70%~120% 之间。

同供试品溶液的制备方法制备试剂空白样品。

2.2.4 检验方法的注意事项

(1) 所用玻璃仪器不能用含磷洗涤剂洗涤,应用洗液浸泡洗涤,使用前用丙酮荡洗并挥干溶剂。

(2) 乙酸乙酯提取液减压浓缩时,水浴温度不能高于 40℃,且减压浓缩务必小心,不可蒸干,造成待测成分损失。

(3) 为防止假阳性结果,可选择不同极性的色谱柱进行验证,有条件的可采用气质联用予以确认。

(4) 本项方法的加样回收率应为 70%~120%。

(5) 如由于具体试验要求对本操作规程的色谱条件及操作步骤进行了修改,应在原始记录上予以记录。

2.2.5 检验技术的应用

可选用本法进有机磷残留量的测定,本法适用于各类药材。

2.3 第三法 拟除虫菊酯类农药残留量测定法 - 色谱法

2.3.1 概述

拟除虫菊酯类农药与滴滴涕同属轴突毒剂,其引起的中毒征象十分相似。拟除虫菊酯类农药的毒理作用迅速,比滴滴涕复杂,严重危及人体健康。《中国药典》2005 年版一部收载了拟除虫菊酯类农药(氯氰菊酯,氰戊菊酯,溴氰菊酯)残留量的测定方法。

2.3.2 基本原理

待测目标物易溶于有机溶剂,将样品石油醚 - 丙酮超声提取,采用固相萃取技术净化,浓缩后注入气相色谱仪,依靠载气在一定温度下携带被测的气化样品,通过色谱柱,由于样品中组分与固定相之间吸附力或溶解度不同而被逐一分离,随即通过电子捕获检测器(ECD)检测。

固相萃取法(Solid-Phase Extraction,SPE)利用农药和杂质在吸附剂上吸附和解吸附能力的差异而分离达到净化的目的。

2.3.3 操作要点及技术详解

2.3.3.1 仪器与用具

气相色谱仪,带 ^{63}Ni-ECD 电子捕获检测器。色谱柱:SE-54 或 DB-5 弹性石英毛细管柱(30 m × 0.32 mm × 0.25 μm)。前处理仪器及用具:超声仪、离心机、旋转蒸发仪、具塞锥形瓶、圆底烧瓶、量瓶、移液管等。

2.3.3.2　试药、试液与对照品

丙酮、石油醚(60~90℃)和乙醚均为分析纯,且全部经过全玻璃蒸馏装置蒸馏,经气相色谱法确认,符合农残检测的要求(有条件的实验室可使用进口的农残级的试剂)。无水硫酸钠、氧化铝(80~100目)、微晶纤维素为分析纯,弗罗里硅土(Florisil 80~100目)。农药对照品:氯氰菊酯,氰戊菊酯,溴氰菊酯对照品由农业部农药检定所提供,纯度大于98%;也可以使用国际认可的、纯度要求等符合规定的进口标准物质。

2.3.3.3　色谱条件与系统适用性试验

进样口温度:270℃;检测器温度:330℃。分流或不分流进样,分流比:20:1;5:1。程序升温:初始温度160℃,保持1分钟,每分钟10℃升至278℃,保持0.5分钟,每分钟1℃升至290℃,保持5分钟。理论板数按溴氰菊酯峰计算应不低于$1×10^5$,两个相邻色谱峰的分离度应大于1.5。

注:操作中可根据样品实际情况,选择1分钟后分流进样,初始50℃(低于溶剂沸点10℃),以每分钟30℃升至160℃,保持1分钟,以每分钟10℃升至278℃,保持0.5分钟,再以每分钟1℃升至290℃,保持5分钟。

2.3.3.4　操作要点

对照品储备液的制备　精密称取氯氰菊酯、氰戊菊酯及溴氰菊酯农药对照品适量,用石油醚(60~90℃)分别制成每1 ml含20~25 μg的溶液,即得。

混合对照品储备液的制备　精密量取上述各对照品储备液1 ml,置10 ml量瓶中,用石油醚(60~90℃)稀释至刻度,摇匀,即得。

混合对照品溶液的制备　精密量取上述混合对照品储备液,用石油醚(60~90℃)制成每1 L分别含0 μg、4 μg、8 μg、40 μg、200 μg的溶液,即得。

供试品溶液的制备　取供试品,粉碎成粉末(过三号筛),取1~2 g,精密称定,置100 ml具塞锥形瓶中,加石油醚(60~90℃)-丙酮(4:1)混合溶液30 ml,超声处理15分钟,滤过,药渣再重复上述操作2次后,合并滤液,滤液用适量无水硫酸钠脱水后,置100 ml圆底烧瓶中,于40~45℃减压浓缩至近干,用少量石油醚(60~90℃)反复操作至丙酮除净,残渣用适量石油醚(60~90℃)溶解,置玻璃层析柱[混合小柱(内径1~1.5 cm的玻璃柱),从上至下依次为无水硫酸钠2 g、弗罗里硅土4 g、微晶纤维素1 g、氧化铝(100目)1 g和无水硫酸钠2 g,用石油醚(60~90℃)-乙醚(4:1)混合溶液20 ml预洗]上,用石油醚(60~90℃)-乙醚(4:1)混合溶液90 ml洗脱,收集洗脱液,于40~45℃减压浓缩至近干,再用石油醚(60~90℃)3~4 ml重复操作至乙醚除净,残渣用石油醚(60~90℃)溶解并转移至5 ml量瓶中,并稀释至刻度,即得。

测定法　按上述色谱条件操作,分别精密吸取供试品溶液和与之相对应浓度的混合对照品溶液各1 μl,分别连续进样3次,取3次平均值,按外标法计算供试品中3种拟除虫菊酯农药残留量。

2.3.3.5　质控样品

取供试品粉末(过3号筛)1~2 g,精密称定,精密加入200 μg/L的对照品溶液1 ml和0.1 ml,同供试品溶液制备得加标回收样品(折算至样品的理论浓度为40 μg/ml)及检测限样品(折算至样品的理论浓度为4 μg/ml)。加样回收率应在70%~120%之间。

同供试品溶液的制备方法制备试剂空白样品。

2.3.4　检验方法的注意事项

同2.1.1.4。

2.3.5　检验技术的应用

可选用本法进行拟除虫菊酯类农药测定,适用于各类药材。

2.4 第四法 农药多残留测定法-质谱法(气相色谱-串联质谱法和液相色谱-串联质谱法)

2.4.1 概述

本法通过改良的QuEChERS方法进行提取、净化和富集等步骤制备供试品溶液,采用气相色谱-串联质谱法和液相色谱-串联质谱法检测,基质对照品内标标准曲线法定量。

检测的227种农药涵盖有机氯、有机磷、拟除虫菊酯、氨基甲酸酯类、常见杀菌剂与除草剂等,主要包括:①联合国公约、国家经贸委和农业部规定的禁用农药,如滴滴涕、艾氏剂、狄氏剂等;②国家明令在蔬菜、果树、茶叶、中草药材上不得使用和限制使用的农药,如甲胺磷、甲基对硫磷、对硫磷、久效磷、磷胺、甲拌磷、甲基异柳磷等19种;③已经明令禁用,但由于半衰期长、不易降解,长期残存于土壤和水中的农药,如六六六、滴滴涕等;④在我国有关部门登记常用农药中毒性较大,对人类存在"三致"(即致癌、致畸、致突变)危险的农药,如克百威、蝇毒磷、灭线磷等;⑤我国国家标准(GB)在粮谷、水果、蔬菜等食品中监控农药,且毒性较大的农药,如丰索磷、甲氧滴滴涕等;⑥常用且毒性较大的农药的代谢产物,如涕灭威代谢产物涕灭威砜、涕灭威亚砜,对硫磷代谢产物对氧磷等;⑦美国药典、欧洲药典等监控的农药品种。

本方法为通用性方法,涉及农药种类较多,对于具体药材,可根据该药材所使用农药的情况、农药污染的途径,选择合适农药进行监测。

2.4.2 基本原理

色谱法与质谱法串接技术提高了农药残留检测的定性能力和检测的灵敏度,扩大检测覆盖范围,已成为当前国际上农残测定的主流方法。气相色谱—串联质谱法适用于挥发性和半挥发性的有机杀虫剂、除草剂等农药的残留分析;而液相色谱—串联质谱法则适用于低浓度、难挥发、热不稳定性和强极性的农药残留检测;两者结合可应用于各种复杂样品中痕量农药的多残留检测,达到准确定性定量的目的,并可用于对色谱的阳性结果进行确证。

2.4.3 操作要点及技术详解

2.4.3.1 仪器与用具

气相色谱-三重四极杆串联质谱仪(电子轰击源质谱检测器),液相色谱-三重四极杆串联质谱仪[离子源为电喷雾源(ESI)]。色谱柱:气相色谱-串联质谱法:5%苯基甲基聚硅氧烷为固定液的弹性石英毛细管柱(30 m×0.25 mm×0.25 μm,DB-5 ms色谱柱或相似固定相);液相色谱-串联质谱法:十八烷基硅烷键合硅胶为填充剂(柱长15 cm,内径为3 mm,粒径为3.5 μm)。前处理仪器:离心机、振荡器、氮吹仪、移液枪(200 μl,1 ml,10 ml),聚苯乙烯离心管(50 ml和15 ml)等。

2.4.3.2 试液、试药及对照品

乙腈(色谱纯),水为纯化水,冰醋酸(分析纯)。提取管(50 ml,预装有6 g无水硫酸镁,1.5 g无水醋酸钠),分散固相萃取净化管[15 ml,预装有900 mg无水硫酸镁,300 mg N-丙基乙二胺(PSA),300 mgC18,300 mg硅胶,90 mgGCB]。227种农药对照品(由国家标准物质研究中心提供标示含量(浓度)的农药对照品,也可采用国际认可的农药对照品自行配制)。氘代莠去津和氘代倍硫磷两种同位素内标对照品(由国家标准物质研究中心提供标示含量(浓度)的农药对照品,也可采用国际认可的农药对照品自行配制)。

2.4.3.3 色谱条件与系统适用性试验

(1)气相色谱-串联质谱法

色谱条件 以5%苯基甲基聚硅氧烷为固定液的弹性石英毛细管柱(30 m×0.25 mm×0.25 μm色谱

柱)。进样口温度 240℃,不分流进样。载气为高纯氦气(He)。进样口为恒压模式,柱前压力为 146 kPa (使氘代倍硫磷保留时间为 18.98 分钟)。程序升温:初始温度 70℃,保持 2 分钟,先以每分钟 25℃升温至 150℃,再以每分钟 3℃升温至 200℃,最后以每分钟 8℃升温至 280℃,保持 10 分钟。

质谱条件 以三重四极杆串联质谱仪检测;离子源为电子轰击源(EI),离子源温度 230℃。碰撞气为氮气或氩气,流速 1.5 ml/min。质谱传输接口温度 280℃。质谱监测模式为多反应监测(MRM),各化合物参考保留时间、监测离子对、碰撞电压(CE)与检出限参考值见《中国药典》2015 年版通则 2341 "农药残留量测定法"中的表 2。

(2) 液相色谱 - 串联质谱法

色谱条件 以十八烷基硅烷键合硅胶为填充剂(柱长 15 cm,内径为 3 mm,粒径为 3.5 μm);以 0.1% 甲酸(含 10 mmol/L 甲酸铵)溶液为流动相 A,以乙腈为流动相 B,下表进行梯度洗脱;柱温为 35℃,流速为 0.4 ml/min。

表 10-14　流动相梯度

时间(分钟)	流动相 A(%)	流动相 B(%)
0~1	95	5
1~4	95 → 40	5 → 60
4~14	40 → 0	60 → 100
14~18	0	100
18~26	95	5

质谱条件 以三重四极杆串联质谱仪检测;离子源为电喷雾(ESI)离子源,使用正离子扫描模式。监测模式为多反应监测(MRM),各化合物参考保留时间、监测离子对、碰撞电压(CE)和检出限见 2015 年版《中国药典》通则 2341 农药残留量测定法中的表 10-14。

2.4.3.4　操作要点

对照品溶液的制备 对照品储备溶液的制备 精密称取《中国药典》2015 年版方法正文中的农药对照品适量,根据各农药溶解性加乙腈或甲苯分别制成每 1 ml 含 1000 μg 的溶液,即得(可根据具体农药的灵敏度适当调整储备液配制的浓度)。

内标储备溶液的制备 取氘代莠去津和氘代倍硫磷对照品适量,精密称定,加乙腈溶解并制成每 1 ml 各含 1000 μg 的混合溶液,即得。

混合对照品溶液的制备 精密量取上述各对照品储备液适量,用含 0.05% 乙酸的乙腈分别制成每 1 L 含 100 μg 和 1000 μg 的两种溶液,即得。

内标溶液的制备 精密量取内标储备溶液适量,加乙腈制成每 1 ml 含 6 μg 的溶液,即得。

基质混合对照品溶液的制备 取空白基质样品 3 g,一式 6 份,同供试品溶液的制备方法至"置氮吹仪上于 40℃水浴浓缩至约 0.4 ml",分别加入混合对照品溶液(100 μg/L)50 μl、100 μl,混合对照品溶液(1000 μg/L)50 μl、100 μl、200 μl、400 μl,加乙腈定容至 1 ml,涡旋混匀,用微孔滤膜滤过(0.22 μm),取续滤液,即得系列基质混合对照品溶液。

供试品溶液的制备 取供试品,粉碎成粉末(过三号筛),取约 3 g,精密称定,置 50 ml 聚苯乙烯具塞离心管中,加入 1% 冰乙酸溶液 15 ml,涡旋使药粉充分浸润,放置 30 分钟,精密加入乙腈 15 ml 与内标溶液 100 μl,涡旋使混匀,置振荡器上剧烈振荡(500 次 /min)5 分钟,加入无水硫酸镁与无水乙酸钠的混合粉末(4:1)7.5 g,立即摇散,再置振荡器上剧烈振荡(500 次 /min)3 分钟,于冰浴中冷却 10 分钟,离心(4000 r/min)

5 分钟,取上清液 9 ml,置已预先装有净化材料的分散固相萃取净化管[无水硫酸镁 900 mg,N- 丙基乙二胺(PSA)300 mg,十八烷基硅烷键合硅胶 300 mg,硅胶 300 mg,石墨化炭黑 90 mg]中,涡旋使充分混匀,再置振荡器上剧烈振荡(500 次 /min)5 分钟使净化完全,离心(4000 r/min)5 分钟,精密吸取上清液 5 ml,置氮吹仪上于 40℃水浴浓缩至约 0.4 ml,加乙腈定容至 1 ml,涡旋混匀,用微孔滤膜(0.22 μm)滤过,取续滤液,即得。

测定法 精密吸取供试品溶液和基质混合对照品溶液各 1 μl,注入气相色谱 - 串联质谱仪,或精密吸取 1~10 μl(根据检测要求与仪器灵敏度可适当调整进样量),注入液相色谱 - 串联质谱仪,按内标标准曲线法计算供试品中 74 种农药(气相色谱 - 串联质谱法)和 153 种农药(液相色谱 - 串联质谱法)的残留量。

2.4.3.5 质控样品

取供试品粉末(过 3 号筛)3 g,精密称定,精密加入 1000 μg/L 的混合对照品溶液 0.3 ml,同供试品溶液制备得加标回收样品(折算至样品的理论浓度为 100 μg/L)。加标回收样品为一式两份,加样回收率需要满足方法正文中注【附注】(3)的要求;如有不符合,则需对检测过程中所有步骤进行分析,查明原因后重新检测。

同供试品溶液的制备方法制备基质空白样品。

2.4.4 检验方法的注意事项

(1) 本法为通用型方法,但又留有部分弹性规定,见方法正文中的【附注】(1)(4)(6)(7)(8),以方便方法后期应用或在药材各论中个性化改良。不管是农药品种、质谱条件,还是供试品溶液的制备等,均可根据实际样品和具体实验条件进行适当的修改,并进行必要的方法学考察,以确保实验结果的准确性及方法的可重复性。

(2) 农药品种方面,方法中涉及了 227 种农药,在实际应用中,可根据实际情况(种植中使用,监控中要求等)进行增加或删减。

(3) 供试品溶液的制备方面,样品的取样量可进行调整,方法中取样量为 3 g,如果样品基质较复杂,方法中的净化条件难以获得满意的净化效果,可适当减少样品的取样量;也可增加样品的取样量以获取较低的最低检出浓度。提取管和净化管中的填料可根据样品基质进行调整和优化以获得满意的净化效果或更优的响应,具体规定可在药材各论中明确。

(4) 基质空白样品方面,本法中基质空白样品的采用有两个目的,①用于制备基质混合对照品溶液,以得到更准确的定量结果;②用于质控样品的制备,进行随行的加样回收率实验,以确保整个实验过程的准确性。

(5) 仪器测定条件方面,包括色谱条件和质谱条件,均可根据实验室的具体条件,参考方法中的参数进行优化。如监测离子对,各实验室可根据所配置仪器的具体情况作适当调整,在样品基质有测定干扰的情况下,也可选用其他不受干扰的离子对。

(6) 关于标准曲线的线性范围,方法中的线性范围为 5~400 μg/L,在实验中可根据仪器的响应范围进行调整。

(7) 进样量方面,可根据实验室配置的仪器响应进行调整,气相色谱 - 串联质谱法推荐进样量为 1 μl;液相色谱 - 串联质谱法推荐的进样量为 1~10 μl,常用的进样量为 2~5 μl。

(8) 对于阳性结果的判定:①检出色谱峰的保留时间与对照品一致;②检出农药的离子对峰面积比与对照品的离子对峰面积比允许偏差见方法正文;③如果必要且实验室条件允许,可采用其他检测方式的分析仪器进行确证,如高分辨质谱或灵敏度更高的检测技术进行确证。

(9) 其他关于空白基质样品的选择、质控样品的加样回收率的要求及气相色谱 - 串联质谱法供试品溶液溶剂的选择均见方法正文中的【附注】。

2.4.5 检验技术的应用

各论未有具体规定的情况下,选用本法进行农药的多残留测定,也可以作为前三种色谱方法阳性检出结果的验证方法。本法适用于各类药材。各实验室在应用本法的过程中,应对不同的基质进行检验方法的适用性确认,如液相条件、质谱条件、准确性、最低检出浓度的确认等,也可根据本实验室的情况(需要有充分的理由)对确认过程进行增减。验证通过后,方可使用。

3 与国外药典及国内外食品标准比较

《中国药典》2015 年版四部通则 2341 农药残留测定法在历版药典的基础上,针对中药农药污染的情况,中药基质的复杂性等情况,增订了 227 种农药残留的检验方法,使中药农药残留检测技术基本与国际食品药品相关技术一致,为控制中药农药残留安全提供了技术手段。

3.1 与国外药典技术情况比较

《中国药典》2015 年版四部通则 2341 农药残留测定法与国际主流药典技术情况比较汇总于表 10-15,可见部分发达国家药典如《美国药典》《欧洲药典》《英国药典》等检测 106 种农药,而《欧洲药典》与《英国药典》仅规定了限度,未提供检验方法,仅规定了检验方法的方法学要求,《美国药典》则提供了部分农药的色谱检测方法,而《中国药典》检测农药达 227 种,检测农药种类最多,基本涵盖《美国药典》与《欧洲药典》监测农药,同时提供了质谱检测法与部分农药的色谱检测法,监测农药品种与方法体系相对完善。

在限度制订方面,《美国药典》《欧洲药典》与《英国药典》均规定了 106 种农药的限度,总计 70 项限度,对所有中药材一般都按照此限度执行,而《中国药典》仅在部分药材项下规定了少数有机氯类农药的限度,落后于发达国家,但我国为中药材生产使用大国,限度的制订涉及面较广,要根据具体情况循序推进,逐步实现对中药农药残留的安全性控制。

表 10-15 《中国药典》2015 年版四部通则 2341 农药残留测定法与国外药典情况比较表

	国际植物药标准		ChP 2015- 色谱法	ChP 2015- 质谱法
农药品种	① USP:有机氯、有机磷及拟除虫菊酯三类 106 种农药,70 项限度		有机氯、有机磷及拟除虫菊酯三类共 24 种农药	① GC/MS/MS 检测农药:74 种 ② LC/MS/MS 检测农药:153 种 合计 227 种
	② EP、BP: 106 种农药,70 项限度			
	③ JP:总六六六和总滴滴涕共 8 种农药			
	④ 香港政府化验所:20 种有机氯类、14 种有机磷类农药			
前处理技术	匀浆提取,GPC,SPE		超声,SPE	改良 QuEChERS 方法,通用和模块式净化方法
检测技术	GC、GC/MS		GC	GC/MS/MS、LC/MS/MS
限度	对收载的植物药作规定		5 种中药或提取物	

3.2 FDA、ICH、EDQM 等国际机构发布的相关技术指南情况

对 FDA、ICH、EDQM 等国际机构发布的技术指南进行了检索,其中 EDQM 与 FDA 对农药残留检测作了部分技术要求,ICH 未有关于农药残留的内容。

3.2.1 EDQM 农药残留监测有关内容

(1) 监测农药方面,如果药材的农药使用记录完整、可追溯(包括农药的品种和用量,种植及采收后每次施用农药的日期),且符合 GAP 的规定,主管部门可免除该批药材的农药残留检测,或仅检测部分种植中实际使用的农药。

(2) 检测方法方面,未对农药残留的具体检测方法作出规定。方法学认证符合 SANCO/10232/2006 的规定即可。

(3) 需要注意的是:所使用的农药残留检测方法需适合待测农残的检测,使其不受干扰;药材自身产生的类农药物质也计算入结果(如十字花科中的二硫化物);定量检测需要使用基质对照品溶液校正检测结果;农药回收率在 70%~110% 之间;重复性和再现性不得超出下表规定值。

表 10-16　欧洲药典重复性和重现性要求

农药浓度范围(mg/kg)	重复性(RSD%)	再现性(RSD%)
0.001~0.01	30	60
>0.01~0.1	20	40
>0.1~1	15	30
>1	10	20

3.2.2 美国 FDA 有关农药残留的规定

美国 FDA 与 EDQM 的要求大致相同。FDA 另对检测方法的部分细节进行了阐述,如在提取过程,若药材含水量超过 15%,需干燥后再提取(干燥过程不能对农药残留量有较大影响);在净化过程,除原有净化填料外,也可加入 0.50 g 的硅胶。更改填料后需重做方法学认证;在定量检测方面,如果内标存在干扰,可用其他内标代替,同《中国药典》2015 年版相关内容一致。

3.3 国内外相关食品标准

国际食品农药残留标准发展较为成熟,国际食品法典委员会制订的农药残留标准已成为 WTO 成员国间贸易的参考标准。该标准提供了农药残留风险评估模式、相关农药每日允许最大摄入量(ADI)数据及最大残留限量(MRL)设定方法,各国可以此作为参考,依据本国相关科学评价实验,并结合具体国情制订农药 MRL。各国食品中农药残留检测品种、限度及检测方法见表 10-17。

表 10-17　国际食品中农药残留测定

国家	农药检测品种	限度项数	检测方法
CAC	294 种	3900 项	推荐方法:CODEX STAN 228-2004 recommended methods of analysis for pesticide residues
美国	380 种	11 000 项	推荐方法收录于 PAM(1、2),普遍采用多残留检测方法,单残留仅适用超标或特殊产品
欧洲	547 种	145 000 项	未设定具体检测方法

续表

国家	农药检测品种	限度项数	检测方法
韩国	418 种	3500 项	食品公典中规定的检测方法,根据对象农药的不同选用不同的检测方法,包括气相色谱法和液相色谱法
日本	797 种	53 800 项	推荐方法:《食品中农药残留、饲料添加剂及兽药成分物质的检测方法》
香港	360 种	7083 项	未设定具体检测方法,可参考 CAC、美国、欧盟或日本等检测方法
中国	387 种	3650 项	GB2763-2014 根据农药品种推荐方法

发达国家基于农药登记制度,风险评估制度及 GAP 条件下的田间残留试验,制订农药最大残留限量,食品农药残留限度达上万项,对于未设定限度的农药,则多规定该类农药为不得检出,食品安全性标准体系已较为完善。农药残留检测方法为农药残留限度执行的基础,为执行相关限度,多数国家均给出推荐性检测方法,且向快速、准确、高通量方向发展。

近年来,我国食品农药残留监管快速推进,农药残留限度的制订与修订明显加快。2014 年,卫生部与农业部联合发布了最新的食品安全国家标准 GB2763-2014《食品中农药最大残留限量》,规定了 387 种农药在 284 种(类)食品中 3650 项限量指标。国标农药残留限度制订发展情况见图 10-5。新版 2014 版农药残留限度标准较 2005 年版农药品种方面由 136 种增加至 387 种,增长 185%,产品参数由 873 种增加至 3650 种,增加 318%。仅较两年前推出的 2012 年版标准而言,农药覆盖面与农产品覆盖面均有较大突破,针对蔬菜、水果等鲜食农产品农药残留超标问题多发、易发状况,为 115 个蔬菜种(类)和 85 个水果种(类)制定了 2495 项限量指标,比原标准增加了 904 项,占总新增限量指标的 67%。该国家标准虽然将中药材纳入管理,但新标准几乎未对中药材的农药残留限度作出规定。

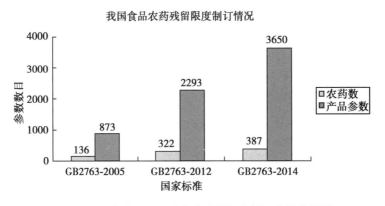

图 10-5　国标(GB2763)农药残留限度制订发展趋势图

4　中药农药残留检测方法的发展方向

中药安全性的问题,已越来越受到国内外的重视。通过研究,已解决了部分技术落后的问题,但农药残留的控制需要与时俱进,不断研究发展新技术与攻克相关疑难技术问题,切实为人民的安全用药提供保障。从技术角度出发,应分步骤分阶段在以下几个方面推进中药农药残留有效控制。

4.1　多残留的定量检测方法的进一步研究

多残留定量方法是目前国际农药残留测定的主要技术。应在现有方法基础上,不断扩增检测农药的品种,建立定量用多残留测定的通用方法。鉴于中药基质的复杂性,应优先选择高通量与专属性的质谱方法,随着检测仪器灵敏度的提高,应优先选择简单、高效、廉价、耐用、安全的前处理技术。

4.2　高通量快速筛选的检测方法的研究

中药属于小农作物,种植缺乏规范指导,农药使用无序可循,施用农药品种、方法及用量均不固定,导致中药农药残留污染情况复杂。鉴于上述情况,应紧跟国际农药残留检测方法的发展,开发高通量广谱筛选方法,快速发现目标农药,进而准确定量。

4.3　特定中药材或特殊农药检测方法的研究

对于难以使用通用方法检测的基质特别复杂的中药材,应研究更为高效的净化方法,采用更为专属性的检测技术,如高分辨质谱技术。对于难以在多残留检测方法中测定的特殊农药,应建立的针对性的单残留检测方法。

4.4　农药残留的限量要求

农药残留的限量要求是控制中药农药残留的最重要的技术手段。建议参考国际植物药标准及食品行业相关经验,应率先出台限量指标,引起行业重视。应配套推出检测方法,对于无检测方法的农药可按临时限量执行。长期应参考国际通行做法,基于 GACP 条件下田间试验与风险评估机制,建立科学合理的农药残留限度制订规范,设定国际上认可的农药残留限度,为应对国际贸易壁垒服务,促进中药国际化进程。

参考文献

［1］Pelit FO,Ertas H,Seyrani I,et al. Assessment of DFG-S19 method for the determination of common endocrine disruptor pesticides in wine samples with an estimation of the uncertainty of the analytical results［J］. Food chemistry,2013,138(1): 54-61.

［2］Jia Zhengwei,Mao Xiuhong,Chen Ke. Comprehensive Multiresidue Method for the Simultaneous Determination of 74 Pesticides and Metabolites in Traditional Chinese Herbal Medicines by Accelerated Solvent Extraction with High-Performance Liquid Chromatography/Tandem Mass Spectrometry［J］. Journal of AOAC International,2010,93(5): 1579-1588.

［3］田绍琼,毛秀红,苗水,等. 气相色谱 - 串联质谱法测定人参和黄芪中 7 种毒杀芬残留量［J］.色谱,2012,30(1): 14-20.

［4］Naeeni MH,Yamini Y,Rezaee M. Combination of supercritical fluid extraction with dispersive liquid-liquid microextraction for extraction of organophosphorus pesticides from soil and marine sediment samples［J］. The Journal of Supercritical Fluids,2011,57(3): 219-226.

［5］周围,李雪梅. 中药材中拟除虫菊酯类农药残留的微波萃取 / 气相色谱检测［J］.分析测试学报,2007,26(6): 884-887.

［6］陈晓兰,邓全道,黄慧玲,等. 基质固相分散萃取 - 气相色谱法测定罗汉果中六六六、滴滴涕［J］.食品安全质量检测学报,2013,4(1): 113-118.

［7］Anastassiadesi M,Lehotay SJ,Štajnbaher D,et al. Fast and Easy Multiresidue Method Employing Acetonitrile Extraction/Partitioning and "Dispersive Solid-Phase Extraction" for the Determination of Pesticide Residues in Produce［J］. J. AOAC Int.,2003,86(2): 412-431.

［8］杨立新,张永欣,张启伟,等. 毛细管气相色谱法测定中药材中 19 种有机氯类农药残留［J］.中国实验方剂学杂志,2013,19: 96-99.

［9］毛秀红,郑征伟,季申,等. 液相色谱 - 串联质谱法同时测定中药材中 74 种农药残留量［J］.中国药学杂志,2012,04: 303-310.

［10］苗水，郑征伟，季申，等．气相色谱串联质谱法同时测定黄芪中 238 种农药残留［J］．中国药学杂志，2010，01：64-70.

［11］Cortés-Aguado S，Sanchezmorito N，Arrebola F，et al. Fast screening of pesticide residues in fruit juice by solid-phase microextraction and gas chromatography-mass spectrometry［J］. Food chemistry，2008，107（3）：1314-1325.

［12］Nie Jing，Miao Shui，Lehotay Steven J，Shen Ji et al. Multi-residue analysis of pesticides in traditional Chinese medicines using gas chromatography-negative chemical ionisation tandem mass spectrometry［J］. Food additives and contaminants part A--Chemistry Analysis Control Exposure& Risk Assessment，2015，32（8）：1287-1300.

［13］郑征伟，毛秀红，季申，等．气相色谱双塔双柱法同时测定中药材中 56 种有机氯类及拟除虫菊酯类农药残留量［J］．药学学报，2010，（3）：353-358.

［14］韦林洪，刘曙照，邵秀金．免疫亲和色谱 - 高效液相色谱法测定河水和土壤中克百威、三唑磷和绿磺隆残留量［J］．理化检验 - 化学分册，2012，48：887-892.

［15］毛北萍，郑征伟，王柯，等．分子印迹技术原理及其在农药残留检测中的应用［J］．现代农药，2013，12（1）：8-12.

［16］李国良，姚伟，韩建光，等．农药丙溴磷分子印迹聚合物微球的制备与结合性能研究［J］．分析测试学报，2009，28（2）：207-211.

［17］国家药典委员会．中华人民共和国药典（一部）［M］．北京：化学工业出版社，2000.

［18］国家药典委员会．中华人民共和国药典（一部）［M］．北京：化学工业出版社，2005.

［19］国家药典委员会．中华人民共和国药典 2010 年版第二增补本［M］．北京：中国医药科技出版社，2010.

［20］USP 38-NF33［S］．M. <561> Articles of Botanical Origin，355-358.

［21］EP 8.0［S］．M. 2.8.13 PESTICIDE RESIDUES，274-275.

［22］BP 2015［S］．M. Appendix XI L. Pesticide Residues，336-337.

起草人：苗　水　陈　铭（上海市食品药品检验所）

审核人：季　申（上海市食品药品检验所）

第十四节　黄曲霉毒素测定法（通则2351）

1　概述

黄曲霉毒素（Aflatoxins）是由黄曲霉和寄生曲霉中产毒菌株产生的一类致癌性物质,可诱发肝、肾、肺、胃、结肠等部位的癌变,是目前为止发现的毒性最大的真菌毒素[1-2],其毒性相当于氰化钾的10倍,砒霜的68倍。黄曲霉毒素可以通过多种途径污染食品和饲料,直接和间接进入人类食物链,从而威胁人类健康和生命安全,对人体及动物器官尤其是肝脏损害严重,其诱发肝癌的能力比二甲基亚硝胺大75倍,主要存在于农产品、饲料和中药等产品中。

黄曲霉毒素主要包括黄曲霉毒素 B_1、B_2、G_1、G_2、M_1、M_2 等,其中 M_1 和 M_2 主要存在于牛奶中,而黄曲霉毒素 B_1 为毒性及致癌性最强的物质。在紫外线下,黄曲霉毒素 B_1、B_2 发蓝色荧光,黄曲霉毒素 G_1、G_2 发绿色荧光。黄曲霉毒素难溶于水,易溶于油、甲醇、丙酮和三氯甲烷等有机溶剂,但不溶于石油醚、己烷和乙醚中。一般在中性溶液中较稳定,但在强酸性溶液中稍有分解,在 pH 9~10 的强碱溶液中分解迅速。其纯品为无色结晶,耐高温,黄曲霉毒素 B_1 的分解温度为268℃,紫外线对低浓度黄曲霉毒素有一定的破坏性。

黄曲霉毒素 B_1　　　　黄曲霉毒素 B_2　　　　黄曲霉毒素 G_1　　　　黄曲霉毒素 G_2

由于黄曲霉毒素的毒性强且不易分解,多个国家药典收载了黄曲霉毒素 B_1、B_2、G_1、G_2 的测定方法并制订了严格的限度[3-8],例如:《美国药典》和《欧洲药典》分别收载了采用薄层色谱法和高效液相色谱—荧光检测器法进行黄曲霉毒素 B_1、B_2、G_1、G_2 测定的方法。韩国食品医药品安全厅对甘草、决明子等9种药材规定了黄曲霉毒素 B_1 的检查。香港注册标准中对人参、三七等8种中药材规定了黄曲霉毒素 B_1、B_2、G_1、G_2 检查。

《中国药典》2005年版增补本收载了附录"黄曲霉毒素测定法",采用高效液相色谱法—柱后衍生—荧光检测器测定法对中药中黄曲霉毒素 B_1、B_2、G_1、G_2 进行检测。《中国药典》2010年版中增加了对酸枣仁、僵蚕、胖大海、桃仁、陈皮等5种药材中黄曲霉毒素 B_1、B_2、G_1、G_2 的检查。《中国药典》2015年版在黄曲霉毒素检测中引入了高效液相色谱-串联质谱法（LC-MS/MS）,并对薏苡仁、柏子仁等14种中药材增订了黄曲霉毒素检查限量,从而使各论中进行黄曲霉毒素检查的药材达到19种。

黄曲霉毒素主要检测方法有薄层色谱法（TLC）、酶联免疫吸附法（ELISA）、高效液相色谱法（HPLC）、液质联用法（LC-MS/MS）等[9-17]。其中 TLC 和 ELISA 为较早用于分析黄曲霉毒素的方法,目前在食品领域还在普遍应用。TLC 法对仪器要求简单,但前处理操作繁琐、专属性较差;ELISA 方便快捷,但易产生假阳性、假阴性结果。

HPLC 法通常采用柱后衍生并使用荧光检测器进行检测,灵敏度高、重复性强。柱后衍生法主要有电化学衍生及光化学衍生法。电化学衍生法在液相色谱与荧光检测器之间接入柱后衍生系统,目前常用的有柱后碘衍生及柱后溴衍生。光化学衍生法在荧光检测器之前接入了结构简单的光化学反应池,不需要化学试剂,仪器连接及操作方便。

LC-MS/MS 法采用专属离子对定性定量,灵敏度高、专属性强,有效地排除了基质干扰问题,能一定程度避免假阳性、假阴性现象,特别适用于复杂基质下的痕量成分的定性和定量分析,还可同时筛选多种黄曲霉毒素。

黄曲霉毒素检测的前处理方法通常采用高速匀浆或超声提取、免疫亲和柱净化等技术,该方法能有效解决杂质干扰严重的问题,重复性好,回收率好。

随着检测技术的飞速发展,将来会有更多的中药品种需进行黄曲霉毒素的检测,而灵敏、专属、高效、可同时测定多种黄曲霉毒素的高效液相色谱法-质谱联用法的应用会越来越广。同时前处理方法会进一步得到完善提高,更为简便经济的前处理手段将得到应用。

2 检测技术与方法

供试品采用甲醇-水系统提取,提取液滤过、稀释后,滤液经过含有黄曲霉毒素特异抗体的免疫亲和柱净化,该抗体对黄曲霉毒素 B_1、B_2、G_1、G_2 具有专一性吸附性,黄曲霉毒素与抗体结合,用水洗脱杂质,以甲醇洗脱,洗脱液定容后通过高效液相色谱分离,对于高效液相色谱法需经过柱后碘衍生或光化学衍生器,使得光增强后再通过荧光检测器进行分析;对于高效液相色谱-串联质谱法,则需通过三重四极杆串联质谱仪进行检测。

2.1 第一法(高效液相色谱法)

仪器、试药及对照品 高效液相色谱仪(荧光检测器);高速均质器(转速为 12 500r/min);黄曲霉毒素免疫亲和柱;甲醇、乙腈均为色谱纯,水为纯化水;氯化钠为分析纯;黄曲霉毒素对照品。

色谱条件与系统适用性试验 以十八烷基硅烷键合硅胶为填充剂;以甲醇-乙腈-水(40∶18∶42)为流动相;采用柱后衍生法检测,①碘衍生法:衍生溶液为 0.05% 的碘溶液(取碘 0.5 g,加入甲醇 100 ml 使溶解,用水稀释至 1000 ml 制成),衍生化泵流速每分钟 0.3 ml,衍生化温度 70℃;②光化学衍生法:光化学衍生器(254 nm);以荧光检测器检测,激发波长 λ_{ex} = 360 nm(或 365 nm),发射波长 λ_{em} =450 nm。两个相邻色谱峰的分离度应大于 1.5。

混合对照品溶液的制备 精密量取黄曲霉毒素混合对照品溶液(黄曲霉毒素 B_1、黄曲霉毒素 B_2、黄曲霉毒素 G_1、黄曲霉毒素 G_2 标示浓度分别为 1.0 μg/ml、0.3 μg/ml、1.0 μg/ml、0.3 μg/ml)0.5 ml,置 10 ml 量瓶中,用甲醇稀释至刻度,作为贮备溶液。精密量取贮备溶液 1 ml,置 25 ml 量瓶中,用甲醇稀释至刻度,即得。

供试品溶液制备 取供试品粉末约 15 g(过二号筛),精密称定,置于均质瓶中,加入氯化钠 3 g,精密加入 70% 甲醇溶液 75 ml,高速搅拌 2 分钟(搅拌速度大于 11 000 r/min),离心 5 分钟(离心速度 2500 r/min),精密量取上清液 15 ml,置 50 ml 量瓶中,用水稀释至刻度,摇匀,用微孔滤膜(0.45 μm)滤过,量取续滤液 20.0 ml,通过免疫亲合柱,流速每分钟 3 ml,用水 20 ml 洗脱,洗脱液弃去,使空气进入柱子,将水挤出柱子,再用适量甲醇洗脱,收集洗脱液,置 2 ml 量瓶中,并用甲醇稀释至刻度,摇匀,即得。

测定法 分别精密吸取上述对照品溶液 5 μl、10 μl、15 μl、20 μl、25 μl,注入液相色谱仪,测定峰面积,以峰面积为纵坐标,进样量为横坐标,绘制标准曲线。另精密吸取上述供试品溶液 20~25 μl,注入液相色谱仪,测定峰面积,从标准曲线上读出供试品中相当于黄曲霉毒素 B_1、黄曲霉毒素 B_2、黄曲霉毒素 G_1、黄曲霉毒素 G_2 的量,计算,即得。

2.2　第二法（高效液相色谱 - 串联质谱法）

仪器及试药　高速均质器(转速为 12 500 r/min);黄曲霉毒素免疫亲和柱;液相色谱 - 串联质谱仪[三重四极杆串联质谱仪,配有电喷雾离子源(ESI)];黄曲霉毒素 B_1、B_2、G_1、G_2 对照品;甲醇(色谱纯),甲酸(质谱纯)。

色谱与质谱条件　以十八烷基硅烷键合硅胶为填充剂;柱温:25℃,以 10 mmol/L 醋酸铵水溶液为流动相 A,以甲醇为流动相 B,流速为 0.3 ml/min;按表 10-18 进行梯度洗脱:

表 10-18　流动相梯度

时间 /min	A 相 /%	B 相 /%	时间 /min	A 相 /%	B 相 /%
0	65	35	6.5	65	35
4.5	15	85	10	65	35
6	0	100			

以三重四极杆质谱仪作为检测器,电化学喷雾离子源,采集模式为正离子模式,各化合物质谱参数见表 10-19。

表 10-19　质谱参数表

名称	去簇电压（DP:伏）	定量离子	碰撞能量（CE:伏）	检测离子对	碰撞能量（CE:伏）
黄曲霉毒素 G_2	55	331.1/313.1	33	331.1/245.1	40
黄曲霉毒素 G_1	60	329.1/243.1	35	329.1/311.1	30
黄曲霉毒素 B_2	55	315.0/259.1	35	315.0/287.1	40
黄曲霉毒素 B_1	60	313.1/241.0	50	313.1/285.0	40

混合对照品溶液的制备　精密量取黄曲霉毒素混合对照品溶液(黄曲霉毒素 B_1、黄曲霉毒素 B_2、黄曲霉毒素 G_1、黄曲霉毒素 G_2 的标示浓度分别为 1.0 μg/ml、0.3 μg/ml、1.0 μg/ml、0.3 μg/ml)适量,用 70%甲醇稀释成含黄曲霉毒素 B_2、G_2 浓度为 0.04~3ng/ml,含黄曲霉毒素 B_1、G_1 0.12~10 ng/ml 的系列对照品溶液,即得(测定时可根据样品实际情况,制备混合对照品溶液或基质混合对照品溶液)。

供试品溶液制备　同第一法。

测定法　精密吸取上述对照品溶液各 5 μl,注入液相色谱—质谱仪,测定峰面积,以峰面积为纵坐标,进样浓度为横坐标,绘制标准曲线。另精密吸取上述供试品溶液 5 μl,注入液相色谱—质谱仪,测定峰面积,从标准曲线上读出供试品中黄曲霉毒素 B_1、黄曲霉毒素 B_2、黄曲霉毒素 G_1、黄曲霉毒素 G_2 的浓度,计算,即得。

3　检验方法的注意事项

(1) 使用黄曲霉毒素对照品时,必须二人配合。使用者必须穿好防护服,带好手套、口罩及防护眼镜,在通风橱内进行,并将工作台盖上胶布。

(2) 残留有黄曲霉毒素的废液或废渣的玻璃器皿,应置于专用贮存容器(装有 10%次氯酸钠溶液)内,浸泡 24 小时以上,再用清水将玻璃器皿冲洗干净。

(3) 非本实验操作人员,未经允许,不得进入实验室,以免发生意外。实验操作人员切勿在实验室内饮食及存放食物。

(4) 为防止假阳性结果,必要时,可用液相色谱 - 质谱法进行确认。

（5）黄曲霉毒素为痕量检测，易受到环境污染，应随行进行空白试验与加样回收率试验。

（6）由于荧光检测器无法进行光谱验证，当检出阳性时，建议采用质谱法验证。采用定量离子与定性离子的丰度比进行定性（最大允许偏差为 ±20%）。

（7）由于质谱受到基质干扰易产生基质增强或减弱效应，因此在采用质谱法定量时，建议考察基质效应或采用基质标准曲线进行定量计算。

4 与国外药典及国内外食品标准比较

4.1 与国外药典技术情况比较

《中国药典》2015 年版通则 2351 黄曲霉毒素测定法与香港及国外药典技术情况比较汇总于表10-20 和表 10-21，均收载了 4 种黄曲霉毒素的检测方法，并在限度方面规定了黄曲霉毒素的限度，仅在具体的限量值上有所差异。《美国药典》38 版规定植物药中黄曲霉毒素（AF)B_1 和黄曲霉毒素总量 AF（B_1+B_2+G_1+G_2）的限值量分别为 5 μg/kg 和 20 μg/kg，《欧洲药典》8.0 版与《英国药典》2015 版对应的限值量分别为 2 μg/kg 和 4 μg/kg。

就检测手段来看，《美国药典》《欧洲药典》《英国药典》等均只收载了薄层色谱和高效液相色谱，尚未收载阳性确证方法。

目前，《中国药典》2015 年版收载了 4 种黄曲霉毒素的液相色谱和液相色谱 - 串联质谱两种检测方法通则，对酸枣仁等 19 种药材品种进行了检查要求。规定黄曲霉毒素（AF)B_1 和黄曲霉毒素总量 AF（B_1+B_2+G_1+G_2）的限值量分别为 5 μg/kg 和 10 μg/kg，限值水平基本与《美国药典》相一致，略高于《欧洲药典》《英国药典》的限量要求。随着国内外对黄曲霉毒素污染问题的日益关注，亟需不断完善黄曲霉毒素的检测方法和监测品种。

表 10-20 《中国药典》2015 年版与国外药典检测具体品种及限量标准比较

比较对象	监测种类	具体品种及限量规定	限量标准
ChP	黄曲霉毒素（4 种）	19 种中药材（桃仁、僵蚕等）	$AFB_1 \leq 5$ μg/kg，$AFB_1+AFB_2+AFG_1+AFG_2 \leq 10$ μg/kg
USP	黄曲霉毒素（4 种）	所有中药材	$AFB_1 \leq 5$ μg/kg，$AFB_1+AFB_2+AFG_1+AFG_2 \leq 20$ μg/kg
EP、BP	黄曲霉毒素（4 种）	所有中药材	$AFB_1 \leq 2$ μg/kg，$AFB_1+AFB_2+AFG_1+AFG_2 \leq 4$ μg/kg
韩国食品医药品安全厅	黄曲霉毒素 B_1	19 种中药材（甘草、决明子等）	$AFB_1 \leq 10$ μg/kg
香港	黄曲霉毒素（4 种）	8 种中药材（牡丹皮、黄柏等）	$AFB_1 \leq 5$ μg/kg，$AFB_1+AFB_2+AFG_1+AFG_2 \leq 10$ μg/kg

表 10-21 《中国药典》2015 年版与国外药典有关检测技术比较

比较对象	监测种类	前处理技术	分析方法
ChP	黄曲霉毒素（4 种）	免疫亲和净化	HPLC、LC-MS
USP	黄曲霉毒素（4 种）	（1）液液萃取 （2）硅胶柱 （3）免疫亲和净化	TLC、HPLC
EP、BP	黄曲霉毒素（4 种）	免疫亲和净化	HPLC
韩国食品医药品安全厅	黄曲霉毒素 B_1	免疫亲和净化	HPLC
香港	黄曲霉毒素（4 种）	免疫亲和净化	HPLC

4.2 与国内外食品标准技术情况比较

目前至少有 100 多个国家已制订了食品中黄曲霉毒素的法规标准及检测方法,其中食品法典委员会(CAC)推荐食品、饲料中黄曲霉毒素最大允许量标准为总量(AFB_1+AFB_2+AFG_1+AFG_2)小于 15 μg/kg。欧盟在食品中黄曲霉毒素的限度有 28 项标准,严格且细致,可操作性较强。

我国于 2011 年 4 月 20 日发布了最新的食品安全国家标准 GB2761-2011《食品中真菌毒素限量》,规定了食品中黄曲霉毒素 B_1 等的限量指标。真菌毒素的覆盖范围、应用品种及限值规定更宽、更严格,为保障中国的食品安全提供了重要的法规和技术支撑。

5 中药中黄曲霉毒素检测技术的发展方向

中药中黄曲霉毒素安全性的问题,已越来越受到国内外的重视。通过研究已解决了部分技术落后的问题,但黄曲霉毒素的控制需要与时俱进,不断研究发展新技术与攻克相关疑难问题,切实为人民的安全用药提供保障手段。

《中国药典》2015 年版已对有关黄曲霉毒素的检测方法予以重视,如已收载 19 种中药材中黄曲霉毒素的检测方法,使监测品种及方法均有一定程度提高。但是中药材中黄曲霉毒素问题复杂,从技术角度出发,应分步骤分阶段在以下几个方面推进中药中黄曲霉毒素的有效控制。

5.1 快速筛查检测方法的研究

中药材收获后如不及时干燥、贮存不当或在制备与加工过程中处理不善,均可能污染真菌并产生黄曲霉毒素。鉴于上述情况,应紧跟国际黄曲霉毒素检测方法的发展,研究制订快速筛查方法,发现目标,进行准确定量。

5.2 特定中药材检测方法的研究

对于难以使用通用方法检测或基质特别复杂的中药材,应研究更为高效的净化方法,或综合运用多种净化技术;采用更为专属性的检测技术,如高分辨质谱技术。

5.3 限量制订

由于黄曲霉毒素毒性强,目前国际上不建议设定黄曲霉毒素的安全耐受量和无毒作用剂量,也无最大限量理论值计算公式,限量越低越好。黄曲霉毒素限量标准的制定,应根据具体品种和具体污染状况,参考相关品种国外药典和各国、各国际组织相关限量标准等规定,尽可能的将其限量控制在最低范围内,以降低安全风险。通常要求规定黄曲霉毒素 B_1 和黄曲霉毒素 B_1、黄曲霉毒素 B_2、黄曲霉毒素 G_1、黄曲霉毒素 G_2 总和的限量标准。

参考文献

[1] 王少敏,张甦,陈洁,等. UHPLC-MS/MS 法测定中药材中 4 种黄曲霉毒素[J]. 中国卫生检验杂志,2014,24(2):190-193.

［2］郑荣,毛丹,王少敏,等.高效液相色谱-串联质谱法测定桃仁中10种黄曲霉毒素［J］.食品安全质量检测学报,2014,5(3):824-831.

［3］Bennett J W,Klich M. Mycotoxins［J］. Clinical MicrobiologyReviews,2003,3:497-516.

［4］G.S.Shephard,F.Berthiller,P.Burdaspal,et al. Developments in mycotoxin analysis:an update for 2009-2010［J］.World Mycotoxin Journal,2011,1:3-28.

［5］G.S.Shephard,F.Berthiller,P.A.Burdaspal,et al. Developments in mycotoxin analysis:an update for 2010-2011［J］.World Mycotoxin Journal,2012,1:3-30.

［6］G.S.Shephard,F.Berthiller,P.A.Burdaspal,et al. Developments in mycotoxin analysis:an update for 2011-2012［J］.World Mycotoxin Journal,2013,1:3-30.

［7］朱斌,马双成,林瑞超.天然药物及产品黄曲霉毒素研究概况［J］.中国药事,2009,11:1126-1132.

［8］Robert Köppen,Matthias Koch,David Siegel,et al. Determination of mycotoxins in foods:current stateof analytical methods and limitations［J］. Appl Microbiol Biotechnol,2010,86:1595-1612.

［9］王少敏,许勇,毛丹,等.HPLC-MS/MS法测定中药桃仁中黄曲霉毒素 G_2、G_1、B_2、B_1［J］.药物分析杂志,2011,31(5):907-911.

［10］郑荣,毛丹,王少敏,等.11种中药材中黄曲霉毒素 G_2、G_1、B_2、B_1 的HPLC法测定［J］.中国医药工业杂志,2010,41(5):368-372.

［11］郑荣,王少敏,简龙海,等.薏苡仁中7种黄曲霉毒素的液相色谱-串联质谱测定法［J］.中国卫生检验杂志,2011,21(2):318-320.

［12］许勇,王少敏,郑荣,等.高效液相色谱-串联三重四极杆质谱分析法测定刀豆中黄曲霉毒素 G_2、G_1、B_2、B_1［J］.中国卫生检验杂志,2011,21(1):41-43.

［13］苏福荣,王松雪,孙辉,等.国内外粮食中黄曲霉毒素限量标准制定的现状与分析［J］.粮油食品科技,2007,15(6):57-59.

［14］李为喜,孙娟,董晓丽,等.新修订黄曲霉毒素国家标准与CAC最新限量标准的对比与分析［J］.现代农业科技,2011,23:41-43.

［15］李峻媛,万丽,杨美华.黄曲霉毒素限量标准及其在中药中的研究进展［J］.中草药,2011,42(3):602-609.

［16］葛宝坤,赵孔祥,王伟,等.免疫亲和柱净化-液相色谱-串联质谱法测定中药材中的14种黄曲霉毒素［J］.色谱,2011,29(6):495-500.

［17］赵孔祥,葛宝坤,陈旭艳,等.在线免疫亲和净化-液相色谱-串联质谱快速测定中草药及中成药中10种黄曲霉毒素［J］.分析化学,2011,39(9):1341-1346.

起草人:王少敏　毛　丹(上海市食品药品检验所)

审核人:季　申(上海市食品药品检验所)

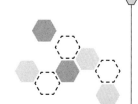

第十一章

称量与天平

1 概述

称量是分析操作中的常用步骤,也是最重要的操作之一。称量极易引入分析误差,对测定结果所造成的影响又常常难以察觉。因此,称量过程对于分析结果准确性影响至关重要,如何做好正确的称量直接关系到分析结果的准确性。称量必须使用天平,天平是大多数实验室必备器具。为保证分析称量结果的准确、稳定和可靠,良好的称量操作、使用精度足够的分析天平、维持天平的稳定、可靠以及合适的称量环境都是十分重要的。

2 基本原理和术语

2.1 天平的基本概念

天平是一种利用作用在物体上的重力以平衡原理测定物体质量或确定作为质量函数的其他量值、参数或特性的重要精密仪器。

天平的种类繁多,按用途分类有标准天平(用于计量部门)、分析天平(用于分析实验室)、物理天平(用于物理实验室)、工业天平(用于工厂实验室)以及各种专用天平。按结构分类有机械天平、扭力天平等;现代使用的电子天平的商品型号更多。按工作原理分类,有机械天平和电子天平两大类。

天平还可以根据准确度级别来分类,准确度级别分类是统一的,但是工作原理却不尽相同,主要视传感器的类型而定。按天平的实际分度值 d 和最大秤量分类,有超微量电子天平(最大秤量是 2~5 g,实际分度值 d 等于 0.1 μg)、微量天平(最大秤量一般在 3~50 g,实际分度值 d 等于 1 μg)、半微量天平(最大秤量一般在 20~200 g,实际分度值 d 等于 0.01 mg)、常量天平(最大秤量一般在 200~500 g,实际分度值 d 等于 0.1 mg)等,分析天平是常量天平、半微量天平、微量天平和超微量天平的总称。

天平的称量原理实际上就是杠杆原理,机械天平不用说,电子天平虽是基于电磁力补偿平衡原理,但其设计依据仍是杠杆原理。电子分析天平采用现代传感器技术、电子技术和微型计算机技术,具有操作简便、称量速度快、自动化程度高、智能化功能强及使用寿命长等机械天平无可比拟的优越性,且具有多种功能,例如可进行净重、总重、累积、平均值、百分比等的运算与显示等特点。

天平的发展道路很漫长,足有数千年之久。如此悠久的天平发展史,天平不断地改进,遵循着优存劣汰的发展规律。随着时代的发展和电子技术的日新月异进步,电子天平不断发展、完善和应用广泛。在分析工作中,机械分析天平使用已越来越少,逐渐被电子天平所取代。因此,以下讨论的主要内容适用于电子分析天平,部分内容可能涉及但不一定适用于其他类型的天平。

2.2 电子分析天平及其参数

与其他种类的天平不同,电子天平无论采用何种控制方式和电路结构,其称量依据都是电磁力平衡原理。重要特点是在测量被测物体的质量时不用测量砝码的重力,而是采用电磁力与被测物体的重力相平衡的原理来测量的。当称盘上的加上或除去被称物时,天平则产生不平衡状态,此时可以通过位置检测器检测到线圈在磁钢中的瞬间位移,经过电磁力自动补偿电路使其电流变化以数字方式显示出被测物体质量。

根据国际法制计量组织(OIML) R76《非自动衡量仪器》国际建议[1],天平按检定标尺分度值(e)和检定分度数(n),分为四个准确度级别(见表 11-1):①特种准确度级(高精密天平)、符号为Ⅰ;②高准确度级(高精密天平)、符号为Ⅱ;③中准确度级(商用天平)、符号为Ⅲ;④普通准确度级(普通天平)、符号为Ⅳ。

表 11-1　天平的准确度级别与 e,n 的关系

| 准确度等级 | 检定分度值,e | 检定分度数 n=max/e | | 最小秤量 * |
		最小	最大	
特种准确度级（Ⅰ）	$0.001\,g \leqslant e$	50 000	不限制	100e
高准确度级（Ⅱ）	$0.001\,g \leqslant e \leqslant 0.05\,g$	100	100 000	20e
	$0.1\,g \leqslant e$	5000	100 000	50e
中准确度级（Ⅲ）	$0.1\,g \leqslant e \leqslant 2\,g$	100	10 000	20e
	$5\,g \leqslant e$	500	10 000	20e
普通准确度级（Ⅳ）	$5\,g \leqslant e$	100	1000	10e

* 注:最小秤量与最小称量值不同。

电子天平有许多不同于机械天平的重要技术术语,又称之为参数。这些参数的优劣高低决定了电子天平称量的准确性及其不确定度大小。

2.2.1　可读性(RD)

天平的可读性是指可在显示屏上读取的两个测量值的最小差别。当使用数字显示屏时,这是指最小的数值增量,又称为"分度值",不同等级天平的可读性不同(见表 11-2)。

表 11-2　不同等级天平的标准可读性(standard readabilities)

天平等级	超微量天平	微量天平	半微量天平	分析天平	精密天平
可读性	$0.1\,\mu g$	$1\,\mu g$	$0.01\,mg$	$0.1\,mg$	$1\,mg\sim1\,g$
以 g 表示	0.0000001 g	0.000001 g	0.00001 g	0.0001 g	0.001 g~1 g

可读性虽是天平的重要参数之一,但是并不反映天平的准确度。因为分度值又分为实际分度值 d 和检定分度值 e,实际分度值代表天平的可读性,检定分度值用于划分天平等级。可读性可被通过电子手段设置成任意值,如可以规定 e=10 d,也可以规定 e=5 d,甚至 e=2 d 均可成立。一般而言,天平的可读性是 0.001 g(d),检定分度值 e 精确到 0.01 g,即 e=10 d,通常生产厂家会给出天平的 e 值。不同类型天平的可读性(或分度值)与双量程(Dual Range)天平具有两种不同类型的可读性。

2.2.2　灵敏度(SE)

灵敏度等于测量仪器的输出变量变化值除以相关输入变量变化值,对于天平而言,为称量值的变化值 ΔW 除以载荷变量 Δm。

$$S = \frac{\Delta W}{\Delta m} \tag{11-1}$$

灵敏度是天平最为重要的技术参数之一,通常被理解为在标称范围内所测量的全局示值误差(斜率)。

天平的灵敏度取决于温度,通过因环境的温度变化影响所产生的测量值可逆偏差确定。这由灵敏度的温度系数(TC)得出,与每摄氏度的显示质量(或样品质量)偏差百分比一致。例如:某天平的灵敏度的温度数为 0.0001%/℃。即当温度变化 1℃时,灵敏度变化 0.0001% 或百万分之一。

温度系数的计算方法如下:

$$TC = \frac{\Delta S}{\Delta T} = \frac{\dfrac{\Delta R}{m}}{\Delta T} = \frac{\Delta R}{m\Delta T} \tag{11-2}$$

在该等式中,ΔS 为灵敏度变化值,ΔT 为温度变化值。灵敏度变化值 ΔS 等于结果变化值 ΔR 除以加载值 m 或者去皮重后的样品质量。利用这一信息,可通过重新排列上述等式计算在一定温度变化条件下测量结果的变化值 ΔR。

$$\Delta R = (TC\Delta T)m \tag{11-3}$$

如果在分析天平上对 100 g 的加载值(样品质量)进行称量,并且实验室的环境温度自上一次校准之后变化 5℃,则在最差的情况下可得出以下最大结果变化值 ΔR 为 0.5 mg(XPE 的温度系数为 0.0001%/℃),如加载值仅为 100 mg,即减小 1000 倍,则最大偏差同样会相应减小,为 0.5 μg。

2.2.3 线性(非线性,NL)

线性表示天平在遵循载重 m 与显示值 W(示值误差)之间线性关系方面的能力。通常假定理想曲线为一条位于零与最大荷重之间的直线。相反,非线性定义测量值与理想曲线出现正负偏差所在频带的宽度。

但是,斜率与线性还是有区别的,斜率一般是指两个称量点之间的质量值的连线,这条线应为直线,一般选零点与最大称量点。而线性则是多个称量点之间的质量值的连线,可以是中间的几个点,这条线一般情况下应为拆线(曲线),很少情况下为直线。

2.2.4 重复性(RP)

重复性是指在相同的测量条件下,相同测量变量的测量值之间的近似程度。即天平在对一个载荷以及相同载荷进行反复称量时提供相同结果能力的基准。必须由同一名操作人员使用相同的称量方法在相同秤盘上的相同位置、相同的安装位置、恒定的环境条件下不中断的进行一系列测量。一系列测量的标准偏差是表达重复性的测量方式。

尤其是在使用高分辨率天平时,重复性好坏不仅仅取决于天平性能,还受环境条件(通风、温度变化、振动)与样品的影响,以及进行称量操作的人员技能的影响。表 11-3 为在可读性为 0.01 mg 的半微量天平上所进行的一系列测量数据,用贝赛尔公式求算出标准偏差,进而确定测量结果与重复性。

表 11-3 天平重复性考察数据(g)

x_1	x_2	x_3	x_4	x_5	平均值 27.51467 g
27.51464	27.51466	27.51468	27.51466	27.51465	
x_6	x_7	x_8	x_9	x_{10}	标准偏差 s=1.43 × 10⁻⁵ g
27.51467	27.51467	27.51466	27.51469	27.51467	

视为正态分布,取包含因子 $k=3$,则测量结果的扩展不确定度 $U=ks$(s 是标准偏差)=0.0429 mg,称量结果应表示为 =27.51467 g ± 0.00004 g。因此,表明天平预测该载荷最小值为 27.51463 g,最大测量值为 27.51471 g。

2.2.5 偏载(EC)

通过偏离中心(偏心)的加载所得到的测量值的偏差。如果将相同的加载量放置在秤盘的不同部位时显示值依然保持一致,则表明此天平无偏载误差,如果在不同部位时显示值不同,则偏载误差等于不同部位的最大显示值减去最小值。鉴于此,使用高精度的天平时,务必确保样品始终准确位于中间位置。

2.2.6 最小称量值

如果低于此值,测量结果的相对偏差将会过大,满足不了称量准确度要求。需要使用可读性或准确度更好的天平。许多天平可提供最先进的称量技术,成功应用于极少样品的称量。

2.2.7 其他术语

(1) 全自动校准技术(FACT)[2] 根据天平的类型与线性自动调整灵敏度。任何时候当超出既定温度变化值时将触发校准操作。在天平生产过程中,内部砝码通过"初始校准"与国际测量标准进行可追溯性关联。在这一过程中,通过将一个经过认证的砝码放置在天平上并将数值存储在天平中确定内部砝码的质量。"专业级全自动校准技术"的缩略语("proFACT"),表明天平专业自动调节示值误差。

有些分析天平具有两个内置砝码。这意味着在校准期间,天平不仅测试灵敏度,而且测试非线性。

(2) 可追溯性 是指通过具有指定测量不确定度的一系列不间断比较链测量所得出的测量结果。可追溯至国际或国家适用标准。用于质量测量的常规砝码可追溯至上级标准。

(3) 校准与校正 在指定测量条件下确定测量值与测量变量实际值之间的偏差,并应进行调整。

(4) 精度 作为对测量结果平均偏差进行评定的定性术语。在规定的条件下所获得独立测量值之间一致性的接近程度。精确度仅取决于随机误差的分布,与测量变量的实际值(准确度)无关。

(5) 准确度 作为对测量结果系统偏差进行评定的定性术语,准确度是对测量结果是否可修正或近似参考值的程度的定义,或简言之,是指天平的显示值接近样品实际质量的程度。

只有当存在多个测量值和一个获得认可的正确参考值时方可对准确度进行评估。

2.3 称量的概念

称量是一个过程,称量准确与否直接关系测定结果的准确。《中国药典》2015 年版凡例对称量有一些原则性规定。分别讨论如下:

2.3.1 偏离规定称样(量)可允许的范围

试验中供试品(对照品)与试药等"称重"或"量取"的量,均以阿拉伯数码表示,其精确度可根据数值的有效数位来确定,如称取"0.1 g"系指称取量可为 0.06~0.14 g;称取"2 g"系指称取量可为 1.5~2.5 g;称取"2.0 g"系指称取量可为 1.95~2.05 g;称取"2.00 g"系指称取量可为 1.995~2.005 g。

2.3.2 精密称定和称定

精密称定系指称取质量应准确至所取质量的千分之一;称定系指称取质量应准确至所取质量的百分之一。

精密称定和准确称量基本意同,英文均译成 accurately weigh 或者 accurately weighed。

2.3.3 恒重

除另有规定外,系指供试品连续两次干燥或炽灼后称重的差异在 0.3 mg 以下的质量;干燥至恒重的第二次及以后各次称重均应在规定条件下继续干燥 1 小时后进行;炽灼至恒重的第二次称重应在继续炽灼 30 分钟后进行。

3 良好的称量操作

称量也是一个操作,良好的称量规范直接影响称量结果的准确性。《中国药典》对称量操作没有明确规定,《美国药典》39 版通则 <1251> 有相应的规定[3]。

称量操作可分为三个基本步骤:准备、检查和称量。

3.1 准备

称量第一步要准备器具,如适当规格的称量容器、称量瓶、镊子、移液管和刮板等。容器规格不得超过天平的载量。用于称量的容器应清洁干燥。如需用溶液或试剂,也应做好准备。

准备好待称物料。有时需要研磨或干燥。有的待称物料已经加温或在冰箱中存放,称量前,物料应放置至天平的温度。为防止冷凝,冷藏的物料在容器开启前应放置至室温。

3.2 检查

天平检查是非常重要的,每次称量操作前应检查天平,否则容易出现误差,导致错误的分析数据。天平使用者应检查天平环境、校正和天平不确定性。不要认为前一个使用者用后天平仍处于正常状态。

3.2.1 天平环境

天平应放置在振动很低、气流很小的合适位置。天平电源应稳定。天平及其周围环境应清洁整齐。称量前用适宜毛刷等轻刷天平托盘,以清除前一个操作者可能残留的物质(注:称量操作者应清除残留物,弃去洒落物或纸张,移开称量用的器具)。天平移动时,应待达到新环境温度后再校正。

3.2.2 校正

必要时,连接电源,校正前让天平预热至少 1 小时(分析天平和微量天平需要预热 24 小时)。由于外电源关系,天平电源中断后又来电,有的型号天平会显示称量前请校正的提示。如果操作者触动天平操作杆,则提示清除,天平显示为零,天平称量就不准,除非进行了校正。电子分析天平具有基于其应用载量的内部校正系统,为当前室温下的校正。

3.2.3 天平不确定性 - 漂移

漂移是最通常的误差之一,也是最容易减小或消除的问题之一。操作者若不注意这个问题,则会出现天平漂移。应检查样品、天平和实验室环境有无下列误差来源,以便消除误差。

(1) 一边天平门是开的。

(2) 天平温度与被称量物料温度不一致。

(3) 样品有失重或增重。

(4) 该天平最近移动过,但未与周围环境平衡或未再校正。

(5) 实验室里有气流。

(6) 实验室温度变化。

(7) 天平未放置水平。

(8) 实验室操作正在引起震动。

(9) 称量时天平机械部件出现滞后。

3.2.4 机械滞后

天平滞后由弹簧过度拉伸造成,主要是由于天平超负荷或物体意外击落到托盘。微量天平对超负荷和撞击非常敏感。使用微量天平时,向天平加入或取出称量物时,应将操作杆抬起使天平处于静止位置,称量时应将操作杆放到称量位置,读取称量读数。有时,将天平在不称量的情况下放置足够长的时间,可以消除由于滞后造成的漂移。如果弹簧过度拉伸,则天平可能需要昂贵的大修。电子复位天平用传感器(flextures)代替弹簧,用慢响应(creep)表示比用滞后(hysteresis)表示更合适。

3.2.5　测定天平漂移的质量保证规程

长期以来,天平漂移和其他日间变异指标的检测,是通过对一个固定的检查砝码(check-weight)定期称重实现的,此项检查应在对天平在实验室室温下校正后进行。此项检查在每天第一次称量或出现影响天平校正的情况时进行(如停电、天平搬动到新的位置等)。检查砝码的质量应恒定且不超过天平载量的限度。每架天平均应附有检查砝码,检查砝码应放置在天平附近的保护盒内。

按下述方法操作,以减小天平称量误差和可能由于漂移引起的不正确称量读数:

(1) 检查天平电源是连通的,水平气泡应在指示器中间位置。

(2) 校正分析天平或微量天平(注:有的天平有校正杆,应将校正杆全部复位到原称量位置。不要依赖先前的校正。)

(3) 每天第一个使用天平的人应称定检查砝码,将其质量记录在天平使用登记本上,以便与前一次称定读数比较。如果读数变动大于下列分析天平和微量天平项下限度规定,则该天平应报告维修。

(注:由于操作不当或暴露在空气污染物中,检查砝码会增重,可用无绒布和适宜溶剂如乙醚润湿后进行擦洗。)

3.2.6　分析天平

选择一个质量合适的检查砝码来检查分析天平。以 XPE205 天平为例,将天平设置在可读至小数点后 5 位。按照天平的操作说明,用镊子取出砝码,小心放在天平秤盘上,称定质量(注:砝码不能掉落天平秤盘上,否则会损坏天平)。砝码应置于秤盘中心,以防止偏载误差。砝码的质量准确性并不重要,要关注是否出现漂移。砝码的质量恒定,则表示没有出现漂移。定期对固定砝码称重,可以检查天平托板(或机械天平刀口)是否有故障。在非常敏感的位置检查漂移可显示问题是否存在;例如,称 20 g 砝码,测定的质量差异不得超过 ±0.2 mg。如果读数平均值为 19.9984,则限度为 19.9982~19.9986 g。应根据数次的读数才能确定限度(注:检查砝码无需高准确度,重要的是其质量要恒定。该限度不是《美国药典》通则 <41> 中"精密称定"规定的 0.10%。本限度目的是揭示可能的漂移或校正误差。现代电子天平易符合本限度要求。)

3.2.7　微量天平

按分析天平项下要求进行操作,但应采用适用于特殊天平的检查砝码。例如,150 mg 载量限度的微量天平选用 100 mg 的检查砝码,载量限度为 15 mg 的超微量天平选用 10 mg 的检查砝码(天平操作者应知道天平的最大载荷,方能选择合适的检查砝码)。天平指示的是毫克质量。天平读数稳定数秒钟后立即读取称量值。称重变化应在天平制造厂提供的限度范围内,但不得大于所称物质质量的 0.1%。如常规称取样品 10 mg,检查砝码质量误差不得过 0.01 mg。

3.3　称量

称量是三个基本步骤中的最后一个步骤,称量读数应选择方法规定的小数点后适宜位数。大多数药物分析用量小,一般设定读数到小数点后第 5 位,以达到一定准确度。称重接近 1 g 的可用小数点后第 4 位的称量读数。不要让被称样品长时间放在天平上,因为样品与空气中水分或二氧化碳相互作用可能产生变化。

3.3.1　载重限度

根据所称样品的量和准确度要求选择适宜的天平,天平均有载重限度,称重时不得超过。天平制造厂提供最大载样量,该限度随天平型号不同而不同。操作者应知晓所用天平的限度,以免损坏天平(注:电子天平按照"称重传感器"原理工作,产生的电输出与应变器的移动呈正比且在一定范围内呈线性)。

3.3.2 称量容器

应选用适当的称量容器(receivers)。称量容器加上被称量物的质量不得超过天平最大载量。称量容器的大小形状应适于放入天平秤盘,不得影响称量。注意称量容器应清洁干燥。常用的称量容器有称量瓶、称量漏斗、称量管、称量舟以及称量纸。按照被称量物的量和类型(液体、固体或粉末)选择称量容器。如称取小量物质时选用质量轻的称量容器。使用称量容器时,建议戴手套,用镊子或其他适宜夹取工具,因为手上的油脂会引起增重。

称量漏斗为最好的称量容器,因为它又可作为称量皿,又可作为转移漏斗,方便将被称物转移至容量瓶。称量漏斗有不同规格,应选用适宜的规格。

称量纸用于称量固体物。称量纸必须用手操作,应注意防止洒落。

3.3.3 减重法称量

通常用减重法称量。采用下述方法均可得到良好的分析结果。

方法1:按下法去空称量容器质量:将称量容器放置在天平秤盘中央,按天平的回零键或去皮键。这样操作使应变器信号设定为零,称量容器的质量不会再显示。向称量容器中加入被称物,记录称定的质量。将称重的物质转移到分析容器中,将该称量容器放还天平原来的位置进行称量(注:这两次称量间不得改动设定的回零)。第二次称定的质量为未转移物质的量,从总量中减去,即得转移的质量。

方法2:如果不去除称量容器的质量,则将被称物加到称量容器中,将称量容器放置在天平秤盘中央,记录称定的质量,将被称物转移到分析容器中,将称量容器放还天平秤盘原位,再次称定质量。第二次称定的质量为称量容器和未转移物的总质量,从被称物总重与称量容器质量的和中减去即得转移的质量。

方法3:本法为定量转移法。将被称物加到已称定质量的称量容器中,称定质量,减去称量容器质量即为称取量,全部定量转移至分析容器中(如用溶剂)。

3.3.4 物料处理安全要求

操作者在称量前应熟悉物料安全资料(material safety data sheet)上关于被称量物质的注意事项。危险物质应在有空气过滤的设备中处理。许多物质毒性很强,可能致过敏,可能是液体或细粉。应戴口罩,盖住口腔和鼻腔,防止吸入化学粉尘。应戴手套以防止皮肤接触(注:处理任何化学品都应戴手套。如要操作待称重的容器,则操作者应戴上手套,不仅为了自我保护,也为了防止在称重的容器上积累水分和油脂)。称重时操作者可能接触高浓度的纯物质,因此操作者应时时考虑这些因素。

称重对象为各种不同类型的物质,如大颗粒固体、细粉、和液体(黏稠的或不黏稠的,挥发性的或不挥发性的)。每种物料均要求一定的处理方法。

易挥发的样品,可用减重法快速称量;易吸潮的样品,应在干燥环境下称量,称量前后应贮存于干燥环境如真空干燥器中。易挥发、易吸潮的样品,还可置密闭容器如带盖称量瓶内称量。

3.3.5 固体称量

固体物料有两种形式:大块物料,具有或不具有粉末状表面;另一种是细粉或小结晶。称量具有粉末状表面的大块物料,应在天平秤盘上至少放一张称量纸,防止损坏秤盘。非活性不具有粉末状表面的大块物料可直接放置在秤盘上(如包衣片)(注:固体块状物应用镊子操作,不得用手操作)。

静电:细粉易带静电,会引起微粒飞扬。称量前应消除静电。可用抗静电装置解决这个问题(注:可用压电材料或非常小量的放射性元素(如钋)产生离子流,在通过待称粉末时消除静电)。静电大小取决于实验室的相对湿度,也就是取决于空气条件。在一定条件下,静电由操作者衣料引起,当放电时,该静电会产生大的称量误差。

称量方法：将称量容器放置在天平托盘上，关上天平的门，按照减重法称量进行称重，并补充如下：用匙仔细加入粉末样品，加到所需量。防止洒落。关闭天平门，称量，待读数稳定后，立即记录称定的质量。

洒落物：如果固体洒落，取下称量容器，从天平中掸去全部洒落物。洒落物应弃去，不得掸到天平桌上，以免其他操作者接触掉落在天平桌上的化学物质。清洁好后重复操作，或再称量（注：不要将剩余物料重新置于原容器中。任何剩余物料均应采用恰当的方式弃去）。

3.3.6　液体称量

液体有挥发性的或非挥发性的，黏稠的和不黏稠的。应注意不同类型。

称量方法：按照减重法称量进行称重，并补充如下：液体应在能密闭的容器中称量，防止损失。最好在天平外加到称量容器中，防止洒落（注：液体洒落在天平罩里会严重损坏天平，而且难以清除）。

不黏稠的液体可用装有小橡皮球的巴士特毛细管（pasteur capillary pipet equipped with a small rubber bulb），如医用滴管。将液体转移到称量容器中，称量容器应盖好或塞好，然后将称量容器和内容物称重。小量黏稠液体可用玻璃搅拌棒在其表面蘸取，小心将该搅拌棒在称量容器壁上靠一下，可转移一定量液体。

3.3.7　腐蚀性物质称量

许多化学物质是腐蚀性的，如盐类物质，在称量时不得洒落在天平上或天平罩里。称量这类物质时应特别注意。

小心按照上述方法操作，实验室人员可消除在称量过程中引入的诸多误差。应注意天平应由经训练的内部或外部维修人员作常规检修和校正。天平校正用砝码应能追溯到国家标准和技术研究院（National Institute of Standards and Technology）的标准。除有资格的维修保养人员外，任何人不得对天平进行维修。

此外，天平在使用过程中，其传感器和电路在工作过程中受温度影响，或传感器随工作时间变化而产生的某些参数的变化，以及气流、振动、电磁干扰等环境因素的影响，都会使电子天平产生漂移，造成测量误差。其中，气流、振动、电磁干扰等环境温度的影响可以通过对电子天平的使用条件加以约束，将其影响程度减小到最低限度。而温度漂移主要是来自环境温度的影响和天平内部的自身影响，其形成的原因复杂，产生的漂移大，必须加以抑制。

因此，除了选择合适的天平，为保证称量准确性，应对环境进行控制，并严格执行良好的称量规范。

4　称量对天平的要求

《中国药典》对称量所用天平应满足的要求没有相应的规定。

《美国药典》通则 <41> 规定了必须精密称定时对天平的要求[3]。除另有规定外，当物料必须"精密称定"，称量应在一台已通过涵盖使用范围的校准、满足重复性和准确度的天平上完成。对于其他天平应用，天平的重复性和准确度应与其用途相匹配。

4.1　称量的重复性

取同一砝码，以不少于 10 次的称量来评估（备注 - 测试砝码必须在天平操作范围内，但无需校准，因为重复性的结果实际上与天平量程内物品质量大小并无直接联系，不必使用小的测试砝码，因为它不便于操作）。如果 2 倍的称量（值）标准差除以期望的最小净重值（即拟在天平上称量的最小净重）不超过 0.10%，即符合等式:$2 \times s/W_{\min} \leqslant 0.10\%$($s$ 为重复性试验的标准偏差,$W_{\min}$ 为最小净重值),则重复性符合要求。如果获得的重复性小于 0.41 d,这里 d 为显示增量(可读性),可用 0.41 d 替代标准偏差。在此情况下,两倍的 0.41 d 除以期望的最小净重不超过 0.10%,则重复性符合要求。

4.2　称量的准确度

当使用一个(或数个)适当的砝码进行测试,称量结果在测试值的 0.10% 允差范围内,则天平的准确度符合要求。适当的测试砝码是指其名义值在天平量程范围的 5%~100% 之间。测试砝码的最大允许误差(mpe),或其对应的校准不确定度,应不超过应用的准确度测试限值的三分之一。[备注—应用标准如下:ASTM E617(可在 http://www.astm.org 查询)和 OIMLR 111(可在 http://www.oiml.org 查询)]2S《美国药典》36 版。

4.3　称量的不确定度

天平作为重要的计量器具,在世界大多数国家都属于法制管理的范畴,因此也受到了国际法制计量组织 OIML(International Organization of Legal Metrology)的高度重视,并制订了一系列衡器方面的国际性计量技术法规,如:OIML R76《非自动衡器》国际建议等。但在国际建议 R76 中,仅规定了对非自动衡量仪器的检定方法和判定标准,并未提供用于非自动衡量仪器校准的不确定度评定方法。

根据欧盟认可组织发布的 EUROMET CG-18(2011 Version 3.0)[4]《非自动衡量仪器校准指南》中提供的测量方法和计算公式,则可以分别推断出不同量程(精度、标尺分度值)的电子天平校准的不确定度。

CG-18 的绝对称量不确定度公式为:

$$U_{abs|k=2} = U_0 + C_2 \cdot m_s \tag{11-4}$$

式中 U_0 为零载荷时的扩展不确定度,C_2 为修正系数。

例如,一台最大秤量为 200 g 的万分之一天平。通过测试,得到 U_0 为 0.27 mg,C_2 为 2.88×10^{-6}。称量不确定度 $U_{abs|k=2} = U_0 + C_2 \cdot m_s = 0.27$ mg $+ 2.88 \times 10^{-6} \cdot m_s$,那么在 200 g 的载荷点上,天平的称量不确定度为 0.846 mg。

4.4　最小称量值的计算方法

分析天平的最小称量值可以参考 USP 通则 <1251> 中的计算方法,公式如下:

$$m_{\min} = k \times s / 称量准确度 \tag{11-5}$$

那么,对于 USP 通则 <41> 中规定 0.10% 准确度要求的最小称量值计算公式为:

$$m_{\min} = 2 \times s / 0.10\% \tag{11-6}$$

例如,XPE205 的重复性值为 0.007 mg,按《美国药典》的公式计算,可得到满足 0.10% 准确度要求的最小称量值为 14 mg。根据前述的 CG18,也可以计算出特定天平满足要求称量准确的最小称量值 $m_{\min}$。

值得注意的是,用 CG18 计算的最小称量值和《美国药典》<41> 结果是有差异的,使用 CG-18 得出的最小称量值会大于《美国药典》计算出的最小称量值。通过大量实验数据发现,天平在小于满量程 10% 段,重复性对称量不确定度起主导作用(2 倍的重复性略 $\leqslant U_0$)。所以,《美国药典》在计算最小称量值时,没有引入 C_2 值,因为此值太小,尤其对于分析天平,此值可以忽略。换句话说,如果使用 CG-18 的最小称量值,也能满足《美国药典》的要求,但没有必要。

《中国药品检验标准操作规范,SOP》2010 年版在 <分析天平使用与称量> 中规定[5]:根据称取物质的量和称量精度的要求,选择适宜精度的天平。要求精密称定时,当取样量大于 100 mg,选用感量为 0.1 mg 的天平,在 100~10 mg,选用感量为 0.01 mg 的天平,小于 10 mg,选用感量为 0.01 mg 的天平。

SOP 的规定值得商榷:①感量是适用机械天平的参数,电子天平对应的参数是可读性;②同样都是可读性 0.1 mg 的天平,称量 100 mg 的样品是的准确度可以相差 2~5 倍。

例如:根据《美国药典》<41>,天平的重复性最低不得低于 0.41 d,那么一台可读性 0.01 mg 的天平,理论上的重复性最小值为 0.0041 mg。这样,不难算出最小称量值为 8.2 mg。即在最优情况下也只能做到 8.2 mg 的最小称量值。一般实验室环境下,使用某一系列天平,其最高端的 0.01 mg 可读性天平获得的最小称量值为 15~20 mg;中端型号的天平重复性为 0.015 mg,最小称量值 30 mg,与最高端相差 1 倍;而更低端的又比最高端相差 2 倍。因此,根据天平的可读性去确定最小称量值是不恰当的。

由此可见,《美国药典》对于天平准确度的规定较为合理、科学,在实际称量过程中,可参照《美国药典》通则 <41> 对天平的要求,根据天平的重复性来确定最小称量值,而不能仅仅依据天平的可读性 / 感量来确定。

5　国内外药典比较

2013 年 6 月 3 日,关于称量部分的通则 <41> 和 <1251> 正式在《美国药典》36-NF31 第二增补版中公布。允许的过渡期为六个月,执行者可在过渡期间修订相应的操作流程和操作规程(SOP),以确保符合《美国药典》关于称量的要求;在六个月过渡期后,该通则于 2013 年 12 月 1 日正式生效,原先的通则 <41> 和 <1251> 则失效不再适用。

《美国药典》的这次修订是鉴于原先的通则 <41> 和 <1251> 已不能反映称量的最新科学技术,且由于错误的称量结果会严重影响检测数据以及产品的质量和完整性。修订这两个通则的整体目标是重新强调称量结果对于分析程序至关重要性,并能反映最新的科学和技术成果。

《美国药典》通则 <41> 阐明了对必须"精密称定"所使用的天平要求。在修订中,应用范围与原来要求一样。但参考凡例 8.20,《美国药典》对通则 <41> 的适用范围作了更明确的定义。当在《美国药典》品种项下被描述为要求定量分析,"精密称定"对通则 <41> 的要求适用。

2014 年 7 月 1 日,《美国药典》37-NF32 通则 <41> 中用"期望的最小净重值"替代"所使用的砝码的名义值",这次修订成为现在一直沿用的版本。

其他国家的药典,如《英国药典》《欧洲药典》《日本药局方》等对于称量的要求,都参考了美国药典的方法。

中国药典目前还没有给出明确的最小称量值计算方法,也没有对称量准确度给出详细的说明。

6　展望

随着中国制药行业及技术的发展,对于质量的要求越来越高。在此文编写的过程中,参考引用了《美国药典》通则 <41>、USP 通则 <1251>,EUROMET CG-18 和 GWP 良好的称量管理规范等技术文献[6],希望有助于药品检测人员和质量管理学习并借鉴国际上对于准确称量和精密称定的标准与技术要求。

参考文献

[1] International Organization of Legal Metrology, OIML R76 Non-automatic weighing instruments, 2006

［2］Roland Nater. 实用称量技术辞典［M］.北京:科学出版社,2016.

［3］USP 39 -NF34［S］. M. <41> Balances , <1251> Weighing on analytical balance, 2015.

［4］European Association of National Metrology Institutes, EUROMET CG-18 Version 3.0,03/2011.

［5］中国食品药品检定研究院 . 中国药品检验标准操作规范［M］.北京:中国医药科技出版社,2010.

［6］Mettler-Toledo，良好的称量管理规范,2007.

起草人:洪小栩　靳桂民(国家药典委员会)

审核人:王　玉(江苏省食品药品监督检验研究院)

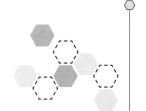

第十二章

指导原则（通则 9000）

第一节 药品质量标准分析方法验证指导原则（通则9101）

1 概述

药品质量标准分析方法验证的目的是证明采用的方法适合于相应检测要求。在建立药品质量标准、药品生产工艺变更、制剂的组分变更、原分析方法进行修订时,药品质量标准分析方法需进行验证。在生物制品质量控制中,采用的方法包括理化分析方法和生物学测定方法,其中理化分析方法的验证原则与化学药品基本相同,所以可参照本指导原则进行,但在进行具体验证时还需要结合生物制品的特点考虑;相对于理化分析方法而言,生物学测定方法存在更多的影响因素,因此本指导原则不涉及生物学测定方法验证的内容。

验证的分析项目包括鉴别试验、限量或定量检查、原料药或制剂中有效成分含量测定,以及制剂中其他成分(如防腐剂等,中药中如残留物、添加剂等)的测定。药品溶出度、释放度等检查中,其溶出量等的测试方法也应进行必要验证。不同的分析项目对验证的指标要求也有所不同,具体可参见《中国药典》2015 年版四部通则 9101 药品质量标准分析方法验证指导原则。

目前,《中国药典》参照了 ICH Q2(R1) 和 AOAC "Requirements for Single Laboratory Validation of Chemical Methods",制订了《药品质量标准分析方法验证指导原则》。

2 药品质量标准分析方法验证的指标与内容详解

验证的指标包括准确度、精密度(包括重复性、中间精密度和重现性)、专属性、检测限、定量限、线性、范围和耐用性。

2.1 准确度

准确度系指用所建立方法测定的结果与真实值或参考值接近的程度,通常用回收率表示。

2.1.1 限度要求

针对不同的分析对象,回收率测定方法也有所区别,具体可参见《中国药典》2015 年版通则 9101 药品质量标准分析方法验证指导原则。回收率越接近 100% 越好,但如果样品组分复杂、含量低、处理步骤多时,很难达到接近 100% 的结果,此时回收率是否恒定更为重要。《中国药典》2015 年版参照了 AOAC "Requirements for Single Laboratory Validation of Chemical Methods",增加了"样品中待测定成分含量和回收率限度关系参考表",此表可在实际工作中作为参考。但是在复杂基质痕量组分(<0.01%)、超痕量组分(约 0.0001%)及其多成分的分析中,回收率限度也可以根据实际情况适当放宽。

2.1.2 对照品加入量与供试品含量之间的比例关系

《中国药典》2015 年版在回收率测定中,针对化学药和中药分析特点,对于对照品加入量与供试品含量之间的比例关系提出了建议，即化学药高、中、低浓度加入量与所取供试品含量之比控制在 1.2∶1,1∶1,0.8∶1 左右；中药高、中、低浓度加入量与所取供试品含量之比控制在 1.5∶1,1∶1,0.5∶1 左右。由于化学药批间含量差异小，而中药成分含量差异大，因此《中国药典》建议中药的准确度考察范围也变大。在中药实际样品分析中，如中药饮片野菊花中蒙花苷含量相差可能达到几十倍甚至上百倍，在准确度测定时还要结合线性考查范围设定准确度考查范围，而不应局限于《中国药典》所建议的对照品加入量与供试品含量之间的比例关系。

2.1.3　数据要求

《中国药典》2015 年版在准确度数据要求中明确"在规定范围内，取同一浓度（相当于 100% 浓度水平）的供试品，用至少测定 6 次的结果进行评价；或设计 3 个不同浓度，每个浓度分别制备 3 份供试品溶液进行测定，用 9 个测定结果进行评价"。据文献报道，中药回收率试验分别采用 6 份和 9 份测定结果进行评价时，呈现如下变化规律：①制备同一浓度的供试品溶液，用 6 份测定结果进行评价与在 4 倍考察范围内，制备低、中、高浓度各 3 份供试品溶液，用 9 份测定结果进行评价，两者比较回收率数据无显著性差异；②在 10 倍考察范围内，回收率 RSD 值随考察范围增大而增大。因此，在准确度验证中，与用同一浓度 6 次测定结果评价的方法相比，用"3 个不同浓度，每个浓度 3 份,9 个测定结果进行评价"的方法，结合了范围考察方法的准确度，在浓度变化大的样品的测定中，这种方法更为合理，建议使用。并且 3 个不同浓度的设定，也应该根据具体情况而变化，最好能够涵盖所有样品的测定。

2.2　精密度

精密度系指在规定的测定条件下，同一个均匀供试品，经多次取样测定所得结果之间的接近程度。

2.2.1　验证内容

精密度包括重复性、中间精密度和重现性。在相同条件下，由同一个分析人员测定所得结果的精密度称为重复性；在同一个实验室，不同时间由不同分析人员用不同仪器所测定结果之间的精密度，称为中间精密度；在不同实验室由不同分析人员所测定结果之间的精密度，称为重现性。精密度一般用偏差、标准偏差或相对标准偏差表示。

2.2.2　限度要求

《中国药典》2015 年版参照了 AOAC"Requirements for Single Laboratory Validation of Chemical Methods"中重复性和重现性的 RSD 可接受限度值的计算公式，即重复性和重现性 RSD 能够分别根据公式 $RSD_r = C^{-0.15}$ 和 $RSD_r = 2\ C^{-0.15}$ 计算得出最大允许值，同时该指导原则还明确了 RSD 可接受范围可以在计算值的 0.5~2 倍之间。本版药典参照 AOAC 要求，按照公式的计算值推荐了重复性和重现性的 RSD 可接受标准，仅作为参考。同时在复杂基质痕量组分（<0.01%）、超痕量组分（约 0.0001%）及其多成分的分析中，根据实际情况，可适当放宽限度规定。

表 12-1　样品中待测定成分含量和精密度 RSD 可接受范围的计算值与规定值的比较

待测定成分含量	重复性（RSD%）计算值	重复性（RSD%）规定值	重现性（RSD%）计算值	重现性（RSD%）规定值
100%	1.0	1	2.0	2
10%	1.4	1.5	2.8	3
1%	2.0	2	4.0	4
0.1%	2.8	3	5.64	6
0.01%	4.0	4	7.96	8
10 μg/g（ppm）	5.6	6	11.2	11
1 μg/g	7.9	8	15.9	16
10 μg/kg（ppb）	11.2	15	22.4	32

2.2.3 数据要求

《中国药典》2015 年版在重复性测定中,可以取同一浓度(相当于 100% 浓度水平)的供试品,用至少测定 6 次的结果进行评价;或设计 3 个不同浓度,每个浓度分别制备 3 份供试品溶液进行测定,用 9 个测定结果进行评价。采用 9 个测定结果进行评价时,如果用模拟样品,《中国药典》还针对化学药和中药,给出了中间浓度加入量与所取供试品中待测定成分量之间比例的建议。与准确度测定类似,采用 9 个测定结果进行评价的方法,结合了范围考察方法的精密度,在浓度变化大的样品的测定中,建议使用。并且 3 个不同浓度的设定,也应该根据具体情况而变化,最好能够涵盖所有样品的测定,而不应局限于《中国药典》所建议的比例范围。

2.3 专属性

专属性系指在其他成分(如杂质、降解产物、辅料等)可能存在下,采用的分析方法能正确测定出被测物的能力。鉴别反应、杂质检查和含量测定方法,均应考察其专属性。如方法专属性不强,应采用多种不同原理的方法予以补充。

2.3.1 鉴别反应

应能与可能共存的物质或结构相似的化合物区分。不含被测成分的供试品,以及结构相似或组分中的有关化合物,应均呈阴性反应。

2.3.2 含量测定和杂质测定

色谱法和其他分离方法,应附代表性图谱,以说明方法的专属性,并应标明诸成分在图中的位置,色谱法中的分离度应符合要求。

在杂质对照品可获得的情况下,对于含量测定,试样中可加入杂质或辅料,考察测定结果是否受干扰,并可与未加杂质或辅料的试样比较测定结果。对于杂质检查,也可向试样中加入一定量的杂质,考察杂质之间能否得到分离。

在杂质或降解产物不能获得的情况下,可将含有杂质或降解产物的试样进行测定,与另一个经验证了的方法或药典方法比较结果。也可用强光照射、高温、高湿、酸(碱)水解或氧化的方法进行加速破坏,以研究可能的降解产物和降解途径对含量测定和杂质测定的影响。含量测定方法应比对两种方法的结果;杂质检查应比对检出的杂质个数,必要时可采用光二极管阵列检测和质谱检测,进行峰纯度检查。

2.4 检测限

检测限(limit of detection,*LOD*)系指试样中被测物能被检测出的最低量。*LOD* 仅作为限度试验指标和定性鉴别的依据,反映方法是否具有灵敏的检测能力,它无需准确定量,只要给出高于或低于规定的浓度或量即可。药品的鉴别试验和杂质检查方法,均应通过测试确定方法的 *LOD*。常用的方法包括直观法、信噪比法和基于响应值标准偏差和标准曲线斜率法,具体可参见《中国药典》2015 年版通则 9101 药品质量标准分析方法验证指导原则。

《中国药典》2015 年版在原有 *LOD* 测定方法基础上,增加了"基于响应值标准偏差和标准曲线斜率法",是原有方法的有益补充,并指出指导原则中收载的计算方法获得的 *LOD* 数据需用实际样品进行验证。

2.5 定量限

定量限(limit of quantitation,*LOQ*)系指试样中被测物能被定量测定的最低量,其测定结果应符合一定准确度和精密度要求。对微量或痕量药物分析、定量测定药物杂质和降解产物时,应确定方法的 *LOQ*。常用的方法包括直观法、信噪比法和基于响应值标准偏差和标准曲线斜率法,具体可参见《中国药典》2015 年版通则 9101 药品质量标准分析方法验证指导原则。

与 *LOD* 一样,《中国药典》2015 年版在原有 *LOQ* 测定方法基础上,增加了"基于响应值标准偏差和标准曲线斜率法",是原有方法的有益补充,并指出指导原则中收载的计算方法获得的 *LOQ* 数据需用实际样品进行验证。

2.6 线性

线性系指在设计的范围内,测定结果与试样中被测物浓度直接呈比例关系的程度。

《中国药典》2015 年版在线性项下,将"可用一贮备液经精密稀释,或分别精密称样,制备一系列供试样品的方法进行测定,至少制备 5 份供试样品",改为"可用同一对照品贮备液经精密稀释,或分别精密称取对照品,制备一系列对照品溶液的方法进行测定,至少制备 5 份供试样品",以增强可读性。

实验过程中,应在规定的范围内测定线性关系,以测得的响应信号作为被测物浓度的函数作图,观察是否呈线性,再用最小二乘法进行线性回归。必要时,响应信号可经数学转换,再进行线性回归计算,如采用 HPLC 法,使用蒸发光检测器时,其响应值与被测物质的量通常呈指数关系,一般需要经对数转换后进行分析。本版药典在线性项下,还新增了可采用描述浓度 - 响应关系的非线性模型对浓度 - 响应关系进行评价的方法,如采用离子色谱法抑制型电导测定胺类物质,在需要较宽的测定浓度范围时,推荐使用二次曲线拟合。

2.7 范围

范围系指分析方法能达到一定精密度、准确度和线性要求时,高低限浓度或量的区间。范围应根据分析方法的具体应用及其线性、准确度、精密度结果和要求而确定。

2.8 耐用性

耐用性系指在测定条件有小的变动时,测定结果不受影响的承受程度,为所建立的方法用于常规检验提供依据。开始研究分析方法时,就应考虑其耐用性。如果测试条件要求苛刻,则应在方法中写明,并注明可以接受变动的范围。

ICH 在检验项目和验证指标关系表中,并没有要求验证耐用性,但在耐用性项下指出:在分析方法建立过程中需要对耐用性进行考查,如果测定结果对分析条件的变动敏感时,应该对分析条件进行适当控制并说明注意事项。《美国药典》《英国药典》《日本药局方》的验证内容和验证项目关系表与 ICH 一致。《中国药典》2015 年版在检验项目和验证指标关系表中,建议在建立分析方法时,均要验证耐用性。

在中药提取方法的耐用性试验中,可以考察提取溶剂浓度、用量和提取时间的微小变动对提取方法的影响。在液相色谱法的耐用性试验中,考察的典型变动因素包括流动相的组成和 pH 值、不同品牌或不同批号的同类型色谱柱、柱温、流速等。例如某中药饮片采用 HPLC 法进行含量测定,在耐用性考察中,采用了单因素循环法,分别考察了流速、进样体积、检测波长、柱温的微小变动(具体变化范围见表 12-2)对测定结果的影响,由表 12-2 的数据可知,在耐用性考查的范围内,色谱条件流速、进样体积和柱温微小改变时,含量测定结果无显著性差异,但波长改变对含量测定结果影响较大,应在实验中予以关注并严格控制。

表 12-2　某中药饮片耐用性考查因素与试验结果

项目编号	因素	正常值	-1 水平	+1 水平	含量测定 RSD%
1	流速	0.8 ml/min	0.7 ml/min	0.9min	1.5
2	进样体积	10 μl	1 μl	5 μl	2.1
3	波长	254 nm	252 nm	256 nm	3.1
4	柱温	25℃	23℃	27℃	1

2.9　校正因子

《中国药典》2015 年版在准确度项下,对校正因子的定义及其准确度测定方法进行了叙述。在检验项目和验证指标关系表中,增加了校正因子这一检验项目,并对需要验证的指标进行了规定。本指导原则中校正因子的定义,即是指气相色谱法和高效液相色谱法中的相对重量校正因子。相对校正因子是一个比值,这个比值的确定,需要首选测定待测定物质与所选定的参照物质的绝对校正因子,此时需要对指导原则"检验项目和验证指标表"中所列的验证指标进行验证。

3　注意事项

(1) 在药品质量标准分析方法验证的适用范围中,本版药典增加了对生物制品质量控制分析方法验证的说明,即生物制品质量控制中理化分析方法的验证原则可参照本指导原则进行,但也要结合生物制品的特点考虑,而由于生物学测定具有更大的可变性,因此其判断标准另作说明。

(2) 在药品质量标准分析方法验证的项目中,合并了化学药和中药涉及的验证项目,进行了统一说明,但化学药和中药分析又有其自身的特点,要根据实际情况合理进行分析方法的验证。

4　国内外相关指导原则对比

ICH 分别在 1994 年和 1995 年发布了分析方法验证文件 Q2A "Validation of Analytical Methods-Definitions and Terminology" 和 Q2B "Validation of Analytical Procedures- Methodology",并于 2005 年将 Q2A 和 Q2B 合并形成 Q2(R1) "Validation of Analytical Procedures: Text and Methodology"。《美国药典》22 版首次将分析方法的验证(<1225>Validation of compedial methods)载入其附录中。《英国药典》2007 版首次将分析方法的验证(Supplement ChapterⅢ F: Validation of analytical procedures)载入其附录中。目前《美国药典》(<1225>Validation of compedial methods)、《英国药典》(Supplement ChapterⅢ F: Validation of analytical procedures)和《日本药局方》(Validation of analytical procedures)收载的分析方法验证均源于 ICH 的 Q2(R1) 文件,只是在内容上,根据各自需求,略有增减。

《中国药典》的"药品质量标准分析方法验证指导原则"参照 ICH 和 USP 相关指导原则,首次收载于《中国药典》2000 年版二部附录 ⅩⅨA,在 2005 年版时,针对中药和化学药的特点,制定了《中药质量标准分析方法验证指导原则》和《药品质量标准分析方法验证指导原则》,分别收载于Ⅰ、Ⅱ部。《中国药典》2010 年版在 2005 年版基础上,只进行了文字修改,增加了该指导原则的可读性。2015 年版在 2010 年版基础上,参照了 ICH Q2(R1) 和 AOAC "Requirements for Single Laboratory Validation of Chemical Methods",将Ⅰ、Ⅱ部中的《中药质量标准分析方法验证指导原则》和《药品质量标准分析方法验证指导原则》合并,并进一步完善了相关内容。

5　展望

《中国药典》2015 年版四部通则 9101 药品质量标准分析方法验证指导原则是综合了 ICH 和 AOAC 的相关规定，并根据化学药和中药的特点而制定的，在指导原则中既有宏观的也有个性化的指导原则，但是并没有指明数据要求的依据或出处，也没有说明在实施本版药典方法时应如何对方法进行确证。而《美国药典》在 <1225>Validation of compedial methods 中，不仅针对其药典方法，详细说明了验证的目的和使用范围，也在每一验证指标项下，详细说明了该验证指标的定义、测定方法和 ICH 的规定，以便读者在参考此指导原则开展实验时更清晰明了。同时《美国药典》还有 <1224>Transfer of Analytical Procedures 和 <1226>Verification of compedial methods 系列指导原则，对方法的转移和确认进行了说明，值得借鉴。

参考文献

［1］USP 39-NF34［S］. M. transfer of analytical procedures, 1638-1639.

［2］USP 39-NF34［S］. M. validation of compendial procedures, 1640-1645.

［3］USP 39-NF34［S］. M. verification of compendial procedures, 1646-1647.

［4］USP（22）- NF（17）［S］. M. validation of compendial procedures, 1710-1712.

［5］BP 2015［S］. M. Validation of Analytical Procedures, V673-V674.

［6］BP 2007［S］. M. Validation of Analytical Procedures, A523- A524.

［7］BP 2005［S］. M. Monograph Development: Methods of Analysis, A497 -A498.

［8］JP 16［S］. M. Validation of Analytical Procedures, 2148-2150.

［9］AOAC Requirements for Single Laboratory Validation of Chemical Methods.

［10］ICH Harmonised Tripartite Guideline: Validation Of Analytical Procedures: Text And Methodology Q2（R1）.

［11］王鹏，宋宗华，李清，等 . 中药化学成分定量分析方法学验证中精密度和准确度的探讨［J］. 中国药品标准，2010，11（3）: 191-195.

起草人: 毕开顺　李　清　许华容（沈阳药科大学）

审核人: 张启明（中国食品药品检定研究院）

第二节 近红外分光光度法指导原则（通则9104）

1 概述

近红外光介于可见光与中红外光之间，波长范围为780~2500 nm（12 821~4000 cm^{-1}）。其具有穿透力强、不破坏样品、环保、适用于定性和定量分析以及可以通过光纤进行远距离在线检测等优点，目前应用已经涉及农业、食品、纺织、医药、烟草和石油化工等各个领域。

近红外在药物分析领域的应用最早出现在20世纪60年代晚期[1-3]，但同样也在20世纪末才逐渐被制药领域所认识和接受：1992年5月，美国食品药品监督管理局（U.S. Food and Drug Administration, FDA）批准Gist-Brocades公司使用近红外方法代替法定的水分测定方法，鉴别和定量分析氨苄西林三水合物。这是第一个由政府部门批准的将近红外分析方法用于药物工业生产的放行检验[4]，随即拉开了近红外在制药工业应用的大幕。进入21世纪，为了更加有效地控制药品质量，新的药品质量控制理念"质量源于设计（Quality by Design, QbD）"在制药界应运而生，药品的质控模式从对产品质量的检验模式向过程控制与终点控制并重的生产模式转变[5]。药品生产过程分析技术（Process Analytical Technology, PAT）越来越受到重视，FDA等官方机构开始积极的推动应用PAT技术，力图从过程、工艺上保证药品的质量[6]。而近红外光谱分析技术以其独特的优势，逐渐发展成为最普遍的PAT技术之一，并促使其有了更加长足的发展。目前其应用范围几乎涵盖了与药物生产和质量控制相关的所有环节，如原辅料的鉴别[7-9]与分级[10,11]、包装材料检查[12]、中间体水分[13]、晶型[14,15]、混合均匀性[16,17]、粒度判断[18]、终产品的定性鉴别[19-21]、含量[22]和水分含量分析[23]、硬度[24]和溶出行为分析[25,26]等。

近红外光谱分析技术在我国制药领域的应用起步较晚，只有短短的十几年历史，但是随着政府管理部门、制药企业和分析技术人员对该技术理解的加深和不断的应用探索，近红外光谱分析技术也已经崭露头角，如应用近红外光谱技术在流通领域对药品质量的快速无损监测等。但是碍于政策导向，资金实力等多方面因素的限制，近红外技术在我国制药领域生产过程控制的应用目前尚处于起步阶段。

2 原理及操作

2.1 基本原理

近红外分析是从近红外光谱中提取信息的过程。由于分析中样品通常不进行预处理，因此样品的组成、状态和测量条件等对光谱均有影响，加之近红外谱区本身谱带重叠、吸收强度较低，因此近红外光谱分析必须采用化学计量学算法并借助于计算机进行分析。实际应用中，近红外光谱仪硬件负责光谱的采集，化学计量学软件负责光谱的预处理、建立校正模型与预测分析。其中，建立校正模型最为关键。校正模型是指采用化学计量学算法,将样品近红外光谱信息与法定方法(参考方法)测定的样品的具体理化特征值如含量等进行关联,所确立的定量或定性关系。模型建立后,利用样品的近红外光谱便可对其理化特征值进行预测。

2.2 近红外光谱仪及仪器确认

常用的近红外光谱仪按用途可分为实验室光谱仪、在线光谱仪、便携式光谱仪等;按单色器又可以分为滤光片型、光栅色散型、傅里叶变换型和声光可调滤光器型等。目前国内的近红外光谱仪几乎涉及上述各种类型。近红外光谱仪的另一特点是具有能够适合不同类型样本不需预处理即能采集光谱的附件。根据测量方式的不同,采样附件可以分为透射、漫反射和组合方式三种类型。使用时可以根据使用目的不同,自由选择不同的波长范围、不同分光原理和采样附件的仪器。几乎所有的近红外光谱仪都安装有专用的化学计量学光谱分析软件。

对分析仪器的确认是近红外分析中的重要环节。我国已在2010年修订的《药品生产质量管理规范》第七章中正式引入了对厂房、设施和设备等的确认要求,明确规定制药企业的设备和检验仪器应经过确认或验证,应当建立并保存设备采购、安装、确认的文件和记录。近红外光谱仪也应符合《中国药典》(通则9104)"仪器性能的校验与自检"中规定的相关要求。

2.3 建立近红外分析模型

近红外光谱分析在药品检验中主要用于定性和定量分析。如对原/辅料和终产物的鉴别、药品中水分和其他活性成分的含量测定等。但这些分析必须借助于适宜的模型来实现。构建近红外分析模型通常包含如下步骤:

2.3.1 代表性样品的选择

为了建立一个耐用性好的模型,必须选择在一定变异范围内的代表性样品构建模型的训练集,如样品中被检测成分的浓度应涵盖一定的范围,应包括不同生产工艺、物理形态、粒度等的样本等。模型训练集样品的性质决定了模型的适用范围。

2.3.2 图谱预处理和降维处理

为有效的提取建模信息,排除无效信息的干扰,在建模时需对近红外谱图进行数学预处理。归一化处理常用于消除或减弱由位置或光程变化所导致的基线平移或强度变化;导数处理可以提高谱图的分辨率,但同时也增大了噪音,因此常辅以平滑处理来消除噪音;对固体样品,采用多元散射校正(Multiplicative Scatter Correction,MSC)或标准正态变量变换(Standard Normal Variate Transformation,SNV)校正可以消除或减弱光散射导致的基线偏移。同时,由于近红外光谱中包含有大量的相关变量(共线性),为减少模型运算的复杂性,建模时通常需采用主成分分析法(Principal Component Analysis,PCA)等方法对光谱进行降维处理,即用一组新的互不相关但包含必需信息的变量来代替全部变量建立模型。

2.3.3 分析模型建立

建立分析模型就是将训练集样本的特征与其光谱的变化相关联。对于常规的定量分析,训练集样本的特征值可以是法定方法测定得到的被测组分的含量结果;对于真假鉴别的定性分析,训练集样本的特征可以是经过法定方法确认的真/伪样品。定性分析常采用模式识别的方法对具有相似特征的样品进行分组。模式识别方法包括判别分析和聚类分析。判别分析要求事先对样本的类别特征有明确的定义,并按定义区分样本;而聚类分析不需要预先知道样品彼此间的确切关系就能对样本进行分组。常用的算法包括 PCA、簇类独立软模式法(Soft Independent Modeling of Class Analogy,SIMCA)和相关性算法等。近红外定量分析均利用多波长光谱数据,采用多元校正方法如多元线性回归(Multiple Linear Regression,MLR)、主成分回归(Principal Component Regression,PCR)、偏最小二乘回归(Partial Least Squares Regression,PLSR)和人工神经网络(Artificial Neural Network,ANN)等建立分析模型。

2.3.4 模型验证

(1)内部验证 内部验证通常用于模型优化过程中校正模型的选择。

对于定性模型就是把训练集中每张光谱作为一个未知样品进行预测,看能否给出准确的预测结果及对训练集中所有样品的判断是否有冲突,以确定阈值设定的合理性。

对定量模型的内部验证通常有两种方法:①使用训练集样本交叉验证:即从训练集中任意剔除一张或多张光谱,用剩余的光谱建立校正模型后预测被剔除的光谱;然后剔除另外一张或多张光谱,不改变模型参数用剩余的光谱建立校正模型后预测被剔除的光谱,循环往复,直至训练集中的全部光谱均被用于预测;将所有的预测结果与参照结果进行统计分析,判断校正模型的质量。②使用内部验证集验证:在建立校正模型时,首先将选择的代表性样品随机分为两组,一组作为训练集,另外一组作为内部验证集。验证时用建立的校正模型直接预测内部验证集中的样本,将所有的预测结果与参照结果进行统计分析(如分析两组结果间是否存在显著性差异),判断校正模型的质量。

(2)外部验证 对校正模型应用前的验证称为外部验证。

对定性分析模型,应至少进行模型的专属性和耐用性两方面的验证。

① 专属性:模型的专属性通常用对已知样品的鉴别正确率表示。不仅需要验证"真"品的鉴别正确率,还需要用化学结构、性质或者名称上与模型中物质相近的样品进行挑战性验证,证明模型能区分出这些物质。

② 耐用性:模型的耐用性系指在不改变模型参数的情况下,使用中的微小变化对模型预测结果的影响。通常包括样品变化的影响、不同操作者的影响、环境条件(如实验室中的温、湿度变化)的影响、操作(如样品在光学窗口的位置、液体探头的测量深度、包装状况)的影响和更换仪器部件的影响等。

对于定量分析模型,通常应进行如下几方面的验证,验证参数的接受范围与方法的应用目的有关。

① 准确度:评价近红外定量校正模型准确性的实质就是评价实际应用中近红外预测结果与样品真值(参照结果)的接近程度。定量分析模型的准确度与特定的应用有关。通常需要通过利用一组完全独立的实际样品作为外部验证集,比较校正模型对外部验证集样本的预测结果与参照结果的接近程度来实现。

② 精密度:精密度主要指在规定条件下,同一份均匀供试品多次取样测定的接近程度。对于近红外方法精密度的评价,主要包含两个方面:A 重复性——同一实验室,同一操作者使用相同的仪器,按照相同的测试方法,短时间内对同一样本的测试;B 重现性——在两种或者两种以上不同条件下(如不同天,不同实验室,不同操作者使用不同的仪器),按相同的测试方法对同一样本的独立测试。一般用测定结果的标准偏差表征精密度。

③ 专属性:近红外定量校正模型的专属性主要指模型是否能识别特定分析对象的能力。除了常规的比较 PLS 载荷因子与活性成分光谱的差异外,也常用马氏距离等方法来判断不属于模型预测范围内的样品是否会被拒绝。

④ 检测限和定量限:当定量校正模型被用于检测低浓度样品如药物杂质时,其检测限和定量限应被确定。定量限一般通过对含量在定量限附近的实际代表性样品的预测准确性确定。

⑤ 线性：近红外定量校正模型的线性与传统分析方法的线性不同。由于其一般采用多元回归法建立，因此常由待分析物的预测结果与参照结果之间的关系表征线性；方法验证时主要关注训练集和验证集样本预测结果与参照结果回归直线的截距、斜率、相关系数和决定系数等参数。

⑥ 范围：系指利用近红外定量校正模型预测样品，预测结果能达到一定精密度、准确性要求时，样品含量的区间范围，主要由建模训练集样本的浓度范围决定，与模型的应用目的相关。

⑦ 耐用性：同定性分析模型。

2.4　操作要点及注意事项

2.4.1　图谱采集

采集样品的近红外光谱是近红外光谱分析的基础。在光谱的采集过程中必须注意以下几点：

（1）针对不同的样品选择合适的测量模式（透射式、漫反射式或是透反射式等）和采样附件。如果选择透射或者透反射模式还需要优化测量样品的光程。

（2）选择合适的参照物质用于背景光谱的采集，确保背景光谱在一定时间内可重现和稳定。

（3）采样前需要首先确定光谱采集的方法，即确定采样时近红外光谱仪的关键参数，如检测器类型、测量模式、所使用波长（波数）范围等。

（4）为了获得理想的信噪比，采集光谱时需要首先优化测量时间或样品扫描次数。

（5）应根据被分析物的特征选择合适的采样部位，尽量减少外来因素对光谱的干扰。如当使用漫反射光纤探头进行不同剂型制剂的非破坏性分析时，注射用粉针剂可直接用光纤探头抵住玻璃瓶的瓶底较平整部位测量；片剂可按包装形式分为铝塑包装和非铝塑包装（瓶装和铝塑包装），非铝塑包装需取出样品用光纤探头抵住测量，铝塑包装可用光纤探头直接隔塑料包装一侧抵住样品测量，测量部位应尽量选择片剂无刻痕一面；胶囊剂的包装分类和测样方式基本与片剂相同，但探头测量部位应选择单层胶囊壳一端。

（6）实际样品的光谱采集方法要与建立模型时训练集光谱的采集方法相同。

（7）实际样品预测时应尽量控制光谱的采集环境（温湿度等）与训练集光谱采集时一致，应特别注意对温度敏感的液体样品和易引湿样品的测量环境；必要时需在建立方法时通过优化确定光谱采集的温湿度，也可以通过在训练集中增加不同环境条件下测量的训练集样品光谱，扩大模型的耐用性。

（8）如果在建立近红外校正模型时对样品进行了前处理（如研磨、去片剂包衣等），则实际应用时对样品应进行相同的处理。

（9）光谱质量检查：为避免光谱采集中出现偶然误差，通常每一样品应同时测定 3 张光谱，如发现其中一张光谱与同时测定的其他光谱有较大的差异，建议查找原因。也可以使用计算机软件自动对每一张新采集光谱的质量进行检查。

2.4.2　分析模型建立

建立／应用近红外校正模型时应注意以下问题：

（1）应注意参考方法测定的样品特征值（如含量等）的单位和表述是否与近红外预测值单位一致。片剂样品如药品含量在药典等标准中通常以标示量（%）计，但在近红外定量校正模型中药品含量需要以纯度（%）表示，二者的关系为：

$$① 药品含量（\%）= \frac{NIR 结果（\%）× 平均装量}{药品标示量} × 100\%$$

② 如含量需按无水物计算,还应扣除水分含量。

(2) 当实际样品的变异范围较窄不利于建立近红外模型时,可以制备实验室样品扩大训练集样本的覆盖面。自制样本与实际样本的比例应根据实际样本的真实波动情况确定,如果可能,应确保样品在整个变异范围内均匀分布。

(3) 用于外部验证的样品必须完全独立于训练集样本,且能覆盖模型应用时的全部变异范围。

(4) 建立近红外校正模型时通常需要通过数学方法对近红外光谱进行预处理以突出光谱的有效信息、降低光谱的变异。如利用一阶导数和矢量归一对图谱进行预处理,可以消除玻璃瓶和样品粒径的影响等。但不恰当的预处理也可能会导致重要信息的丢失或引入假象。

(5) 合理的建模谱段是排除干扰成分的有效手段。但如谱段太窄可能会牺牲模型的耐用性。

(6) 对在建立模型过程中出现的异常值,如已经排除了光谱采集和参照方法测量的错误,则意味着样品的近红外光谱与模型训练集中的样品不同,这些样品应加入训练集中,并重新对模型进行优化和再验证。

(7) 在建立定量模型时,应选择恰当数量的代表性样本防止模型拟合不足或者过拟合。过拟合可能导致校正模型的耐用性和预测能力变差。

(8) 应定期对使用中的模型进行维护,以证明方法的适用性。

3 实例

以通用性罗红霉素片剂罗红霉素含量定量分析模型的建立为例,说明建立近红外校正模型的过程。

3.1 图谱采集

按表 12-3 方法进行光谱数据的采集。为增加模型的耐用性,每批样品取 6 片分别在同一厂家相同型号的三台仪器上进行测定,分别求取平均光谱;每一批样品的 3 张平均光谱用于建立定量模型。所有样品光谱的采集工作分别由 3 个操作者独立完成。

表 12-3　近红外光谱采集方法

采样参数	设置	采样参数	设置
采样模式	漫反射	背景扫描次数	64 次
采样附件	固体光纤探头	样品扫描次数	64 次
检测器	硫化铅（PbS）	光谱分辨率	8 cm^{-1}
漫反射背景	Spectralon ™	光谱扫描范围	12 000-4000 cm^{-1}

3.2 罗红霉素含量测定

依据现行《中国药典》中罗红霉素片剂中含量测定的要求,采用高效液相色谱方法测定每一批次罗红霉素的含量。

3.3 选择代表性样品

通用性模型可以分析来自不同厂家含有相同活性成分的同剂型药品,因此在选择代表性样品时除了要考虑样品浓度的影响外,也要重视样品生产工艺的差别。建模之初,共收集到来自国内 18 个厂家的 78 批罗红霉素片剂样品。首先选择同一台仪器上采集的 78 批样品的平均光谱,在全谱范围内采用

Ward's算法对这78张光谱进行聚类分析,为保证每一类内含有3~5张光谱,将这78张光谱分为18个亚类。由于这些光谱所含活性成分相同,因此光谱类间差异主要来自辅料以及生产工艺。在选择代表性光谱时,不仅要涉及18个亚类且需要同时兼顾样品浓度的均匀分布。最终选择浓度范围在19.49%-73.86%的46批罗红霉素片剂作为训练集。

3.4　模型参数的选择与优化

由于罗红霉素片近红外光谱存在明显的偏移与漂移现象;因此采用矢量归一结合一阶导数作为光谱前处理方法。

首先以留一法(从训练集中每次剔除一张光谱)内部交叉验证的交叉验证均方根误差(Root Mean Square Error of Cross-Validation, RMSECV)值为指标,自动建立罗红霉素片的初始模型(表12-4);在此基础上,结合对罗红霉素样品光谱与活性成分光谱的比较(图12-1),适当调整建模谱段的范围并且尽量避开水峰(7000~7500 cm⁻¹;5000~5500 cm⁻¹)的干扰,确定最终模型参数(表12-5)。

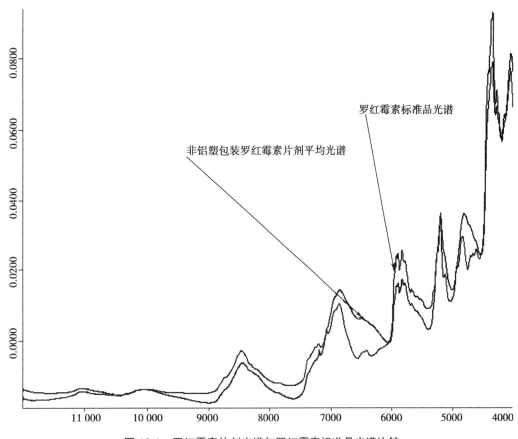

图 12-1　罗红霉素片剂光谱与罗红霉素标准品光谱比较

表 12-4　软件自动建立的罗红霉素片初始定量校正模型参数

校正模型编号		模型光谱范围(cm⁻¹)	光谱预处理方法	RMSECV(%mg/mg)	阶数(Rank)
交叉验证 优化结果	1	9982.1~6098	1st derivative, vector Normalization	1.50	14
	2	9982.1~5446.2	1st derivative, vector Normalization	1.56	14
	3	7052~5446.2	1st derivative, vector Normalization	1.59	14

表 12-5　最终优化模型参数

模型光谱范围(cm^{-1})	光谱预处理方法	Rank	决定系数(R^2)	RMSECV
5581.2~6962.0；8057.4~8971.6	1st derivative，vector Normalization	11	98.84%	1.84

3.5　模型的外部验证

对建立的罗红霉素片定量校正模型的专属性、线性、准确度、精密度和耐用性进行评价。

3.5.1　准确度

选择与训练集样本生产工艺相似浓度范围相近的独立样本进行外部验证。验证集样本的整体参数与训练集的参数比较详见表 12-6。通过比较三台仪器上模型对验证集样品的预测结果与参考方法结果的差异来判断模型的准确性(表 12-7)。配对 t 检验表明，在 95% 可信区间内近红外结果与参考方法结果无显著差异(表 12-8)。

表 12-6　罗红霉素片近红外定量校正模型外部验证结果

参数	训练集	外部验证集
批次	46	32
样品数	276	192
光谱数	828(46×6×3)	576(32×6×3)
浓度范围	19.5%~73.9%	22.4%~71.6%
模型光谱范围(cm^{-1})	5581.2 ~ 6962.0；8057.4~8971.6	
光谱预处理方法	1st derivative，vector Normalization	
阶数	11	
R^2	98.84%	99.0%
RMSECV(P*)	1.84	1.45

* 预测均方根误差(Root mean square error of prediction，RMSEP)。

表 12-7　罗红霉素近红外模型准确度

样品编号	高效液相参照结果(%mg·mg^{-1})	近红外预测值(%mg·mg^{-1})		
		仪器 1	仪器 2	仪器 3
67	34.9	36.6	36.6	35.6
68	35.7	36.6	36.5	35.6
69	34.6	36.7	37.3	36.0
70	52.2	52.2	51.2	52.1
71	52.1	49.9	50.6	50.4
72	50.9	52.3	51.3	50.9
73	23.3	21.2	22.9	20.8
100	67.3	65.6	65.4	66.3
102	32.3	32.5	32.6	31.5
103	31.7	32.2	32.0	30.7
109	42.1	43.5	43.5	43.2
110	65.2	64.9	66.0	65.5

续表

样品编号	高效液相参照结果 (%mg·mg⁻¹)	近红外预测值(%mg·mg⁻¹)		
		仪器 1	仪器 2	仪器 3
111	66.4	66.0	67.1	66.5
113	47.7	50.6	50.6	49.8
11	57.5	54.9	55.0	54.8
16	35.6	38.9	38.1	38.4
1	70.1	71.1	70.4	70.6
22	56.8	56.4	56.4	56.9
24	54.2	54.5	54.7	54.4
32	37.6	37.3	37.6	37.3
33	38.0	37.2	38.3	38.3
34	24.6	25.0	24.5	25.3
39	53.1	53.3	52.5	52.4
50	56.4	56.8	56.9	57.7
76	22.4	19.3	21.5	21.4
82	54.8	55.0	55.8	55.6
85	55.1	54.4	54.6	54.5
89	69.0	68.0	68.7	68.1
8	66.1	65.4	66.2	65.1
90	71.6	68.7	68.8	68.8
92	53.4	55.2	55.3	54.5
98	63.7	66.2	66.2	65.6
RMSEP		1.61	1.40	1.31
平均准确度 *（%）			2.6	

$$* \text{平均准确度} = \frac{\sum_{i=1}^{n} \frac{|\text{近外红预测值} - \text{参照结果}|}{\text{参照结果}}}{n}, n \text{ 为用于计算平均准确度的样品数目。}$$

表 12-8　对罗红霉素校正模型的验证

项目	方法	验证结果
线性	近红外预测结果 =a+b× 参照结果 （a=0 ;b=1）	46 批训练集样品,浓度范围: 19.5~73.9% a=0.3045 ± 0.3353,b=0.9924 ± 0.01830,R²=0.9884
		32 批验证集样品,浓度范围: 22.4~71.6% a=0.8701 ± 1.05228,b=0.9853 ± 0.02049,R²=0.99
准确度	验证集样品的近红外预测结果与真值配对 t 检验	32 批验证集样品 Avg. diff.=0.05,Std.dev.=1.41,t=0.3672 P=0.7143（α=0.05）
重复性	由同一操作者对一个样品测定 6 次 置信区间（Conf. int.）: Avg. ± t*S/√n	真值 56.0%mg/mg
		Avg.=55.9,Std.dev.=0.07,Conf. int.= 55.9 ± 0.1
再现性	由 2 名操作者对同一个连续 3 天测定 置信区间（Conf. int.）和 ANOVA	真值 56.0%mg/mg
		Avg.=55.0,Std.dev.=0.95,Conf. int.=55.0 ± 1.0 测量时间与操作者对测量结果均无显著影响

续表

项目	方法	验证结果
耐用性	未用于训练集的厂家的样品其近红外预测值与真值配对 t 检验	7 批样品 Avg. diff.=−0.695，Std.dev.=1.50，t=−2.1302，P=0.04580 真值与预测值之间有显著差异

3.5.2 精密度

选择一批罗红霉素片，由同一实验者在一天中测定 6 次，评价方法的重复性，样品真值应在近红外预测值可信区间内；由 2 名操作者连续 3 天测定同一批样品，通过 ANOVA 评价方法的重现性。结果表明，测量时间与操作者对测量结果均无显著影响（表 12-8）。

3.5.3 专属性

① 比较罗红霉素片定量校正模型中 PLS 载荷因子谱与活性成分罗红霉素的光谱，可见 PLS 载荷 1 与罗红霉素光谱具有明显的相关性（图 12-2）。②计算训练集中每一张样品光谱与训练集样本平均光谱的马氏距离，以平均马氏距离的 3 倍作为阈值；选取来自不同厂家的琥乙红霉素片、罗红霉素片、红霉素片、克拉霉素片和阿奇霉素片各 5 批，测定其近红外光谱，计算马氏距离并与设定的阈值进行比较；除罗红霉素片外，其他样品光谱的马氏距离均大于阈值，被判断为异常值（表 12-9），提示模型的专属性较好。

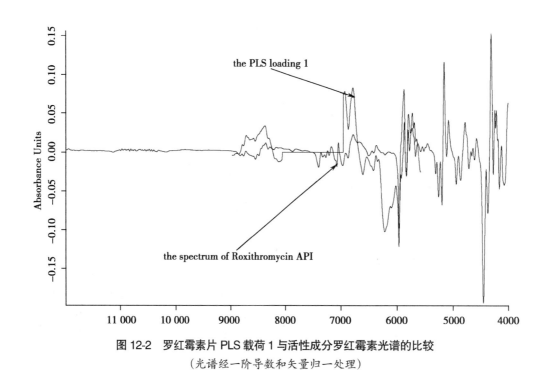

图 12-2 罗红霉素片 PLS 载荷 1 与活性成分罗红霉素光谱的比较

（光谱经一阶导数和矢量归一处理）

表 12-9 罗红霉素片定量校正模型专属性评价结果

样品	样品编号	马氏距离阈值 =0.24	是否为异常值
红霉素片	111	6.9	是
	120	5.6	是
	126	5.9	是
	127	5.9	是
	129	4.1	是

样品	样品编号	马氏距离阈值 =0.24	是否为异常值
阿奇霉素片	10	1.4	是
	100	1.8	是
	102	1.9	是
	103	1.9	是
	104	1.9	是
克拉霉素片	2	2.5	是
	3	1.4	是
	4	1.3	是
	5	1.6	是
	6	1.4	是
罗红霉素片	11	0.023	否
	16	0.079	否
	18	0.041	否
	28	0.11	否
	44	0.11	否
琥乙红霉素片	42	6	是
	55	6	是
	246	5.7	是
	292	5.9	是
	148	5.6	是

3.5.4　线性

在没有系统误差的理想状态下,外部验证结果与参照结果呈直线关系且截距和斜率应分别为 0 和 1。罗红霉素线性方程的截距和斜率的 95％可信区间分别包含 1 和 0(表 12-7),因此模型不存在非零截距和相对系统误差。

3.5.5　范围

由训练集的含量范围可知罗红霉素定量校正模型的线性范围为 19.5%~73.9%。

3.5.6　耐用性

生产工艺差别导致的样品本身变化被认为是通用性模型最大的变异。选择未用于建模的 3 个厂家的 7 批样品进行耐用性评价,通过比较近红外预测结果与参考方法结果的差异(表 12-10),虽然配对 t 检验结果表明在 95％可信区间二者存在显著差异(表 12-9),但从应用的角度(平均准确度约 5%),其可以满足药品现场快速筛查的需要。

表 12-10　罗红霉素定量校正模型耐用性考察

样品编号	高效液相参照结果（%mg·mg⁻¹）	近红外预测值（%mg·mg⁻¹）		
		仪器 1	仪器 2	仪器 3
113	47.7	49.8	50.6	50.6
67	34.9	35.6	36.6	36.6
68	35.7	35.6	36.6	36.5
69	34.6	36.0	36.7	37.3

样品编号	高效液相参照结果 (%mg·mg^{-1})	近红外预测值（%mg·mg^{-1})		
		仪器 1	仪器 2	仪器 3
70	52.2	52.1	52.2	51.2
71	52.1	50.4	49.9	50.6
72	50.9	50.9	52.3	51.3
RMSEP		1.18	1.82	1.80
平均准确度（%)		3.2		

4 国内外相关的技术法规

4.1 各国药典收载情况

近红外光谱分析技术已在国际主要药典的通则中收载。

1997 年《欧洲药典》第三版率先收录近红外光谱法(2.2.40. Near-infrared spectroscopy)，经过十余年的不断修订，对近红外光谱法在药物分析中的应用要求已日趋完善。最新版《欧洲药典》8.0 版(2013 年 6 月出版，2014 年 1 月生效)中，除对近红外光谱分析技术的仪器类型与性能控制、采样方式与原理等有较系统的介绍外，更侧重于指导近红外方法在制药领域中的应用。此版与以前各版相比，首次引入了近红外过程分析技术(如在线或旁线分析)的理念，使得该指导原则不仅适用于实验室检测，也适用于指导在工业化大生产中的应用。同时改版药典实现了与欧洲药品管理局（European Medicines Agency, EMA)发布的《制药工业近红外光谱技术应用、申报和变更资料要求指南（Guideline on the use of near infrared spectroscopy by the pharmaceutical industry and the data requirements for new submissions and variations)》的互补。《欧洲药典》8.0 版在以下方面给出了更为详细的介绍：第一、近红外技术在制药领域的应用范围：明确了目前该技术可以检测的与药品本身特性相关的理化指标和与药品质量相关的生产过程参数。第二、采样准备与代表性光谱的获得（Sample preparation / presentation)：包括采样前应进行的参数优化，如扫描次数与时间、采样方式、采样位置、采样附件、背景选择等；采样时需要考虑的问题，如检测探头的污染、背景的一致性和稳定性等。第三、强调了利用光谱预处理消除各种影响或简化数据的重要性。第四、将近红外分析方法分为定性分析、限度分析、趋势分析和定量分析四类，逐一介绍了每一类分析方法的原理和建立方法与验证方法时需考虑的关键因素。

《英国药典》于 1998 年开始收载近红外光谱分析方法，在历版的修订中，均与欧洲药典的修订保持了一致。

《美国药典》于 2002 年《美国药典》25 版在其通则中首次引入近红外光谱分析技术(<1119> Near-Infrared Spectroscopy)，目前最新版为《美国药典》38 版(2014 年 12 月出版，2015 年 5 月 1 日生效)。与《欧洲药典》相比，《美国药典》更加侧重于对基本概念的把持与操作的规范化。除了对仪器分类、采样方式与原理、影响近红外光谱的因素等方面的介绍外，在仪器性能确认、方法验证方面提出了具体的要求，对近红外分析中常用的术语进行了定义。如在仪器确认方面，《美国药典》特别强调了 3Q 确认(IQ, OQ 和 PQ)的理念。鉴于近红外分析为二级分析方法，对近红外分析方法的验证提出了详细的要求，分别给出了定性分析和定量分析中验证的具体参数，以及如何通过实验设计和数学算法来评价这些参数的方法。

此外,还对定性和定量分析模型何时需要维护和更新提出了具体要求。值得一提的是,2015 年初美国药典草案计划将近红外光谱技术从通则(General chapter)<1119> 提升至 <856>[27],这意味着近红外光谱技术有望成为《美国药典》的法定检验方法。在 <856>(Near-Infrared Spectroscopy)中,更加注重了对近红外光谱仪的确认和方法的验证:表现为将仪器性能特征归入 OQ,删除了对反射标物使用的具体要求;在方法验证中,对样品数量和浓度等提出了更加详细的要求,并且提出了验证应达到的限度要求。

《中国药典》于 2005 年版首次将近红外分析方法纳入其附录(XIX K),内容主要参考了当时的欧洲药典。《中国药典》2010 年版对近红外分析方法做了修订。其框架大致是《欧洲药典》和《美国药典》的结合,但根据中国的实际应用情况,对具体内容作了调整。当时国内近红外在制药工业现场的应用还较为少见,仅个别中药企业用于内部的质量控制。但借助 2005 年的"药品检测车项目",在全国各地市药品监管部门配备的药品检测车上均装备了近红外光谱仪,用于在流通领域对药品质量进行快速筛查。因此,当时国内近红外技术在药物分析领域里的应用主要集中在对上市后成品药物的质量分析上。针对这一现状,《中国药典》2010 年版增加了对成品药物如何建立、验证、维护、更新定性和定量模型的具体过程和要求。2015 年 12 月 1 日起生效的 2015 版药典将通则、药用辅料独立成卷作为《中国药典》第四部。因此《近红外分光光度法指导原则》也由 2010 年版的附录 XIX K 转移到 2015 版四部指导原则 9104,但内容未做修改。

《日本药局方》于 2009 年收录近红外光谱法(英文第 15 版,《日本药局方》15 版),目前最新版本为 2012 年出版的《日本药局方》16 版第一增补本,但近红外光谱法部分仅做了一些语言措辞和格式上小的改动,整体构架和内容与《欧洲药典》5.0 版(2005 年 1 月生效)相似,缺少对于 PAT 工业大生产的要求,在分析类型上也仅有定性和定量两种。

4.2　国内外重要指导原则

由于各国药典所颁布的近红外光谱分析技术通则都着重于对近红外光谱仪的性能确认、方法建立等方面,对药品监管部门如何进行方法的认证和数据的审核并无具体的解释或者建议,因此 EMA 于 2003 年 2 月正式出台了一份指导原则,针对制药行业以及药品审评人员在药品申报和变更时对近红外光谱分析仪产生的实验数据提出了要求,即《制药工业近红外光谱技术应用、申报和变更资料要求指南(Guideline on the use of near infrared spectroscopy by the pharmaceutical industry and the data requirements for new submissions and variations)》。它在建立、验证、变更近红外方法方面为药品生产企业提供了详细的指导,并规定了在新药申报或方法变更时使用近红外方法需要提交的数据。这份指导原则的最大特色是确立了近红外分析可作为参考方法(如色谱)的替代方法(Alternate method)。因此该指导原则出台后,欧美制药企业在申报新药或变更方法时,近红外光谱分析方法一般会以"替代方法"的方式申请注册。随着制药工业和药品评审员对近红外方法的应用和审查经验的不断积累,EMA 于 2009 年提出了该指导原则的修订草案,经过近五年的讨论与审查,新的指导原则于 2014 年 1 月正式发布。新的指导原则不再强调近红外分析为替代方法,但对近红外分析方法的申请和变更的要求内容更加具体:如在整体框架上增加了指导原则的法律、法规依据,对定性和定量分析方法的一般要求,和对获准方法后期维护、变更和模型传递的管理和数据要求等;在细节上加强了对送审所需的条件,方法建立要点和方法验证等的规定,如将方法开发分为应用范围的确定、近红外光谱采集方法、模型的详细描述、可行性研究和风险评估等方面分别表述。另外根据近年来的应用现状,对定性分析,除保留了对某种化学物质的鉴别、划分某种化学物质的质量等级方法外,还增加了生产过程控制中常用的一致性分析方法。

2015 年 3 月美国 FDA 发布了《工业界开发和申报近红外分析方法指导原则草案(Development and submission of near infrared analytical procedures, Guidance for industry, Draft guidance)》,其目的是为了推进 PAT 技术在美国制药领域的应用,并保证近红外分析技术在制药工业的应用更加规范化。该草案与 EMA 指导原则的内容相似,给出了制药行业在新药申请(New Drug Applications, NDAs)、简化新药申请(Abbreviated New Drug Applications, ANDAs)和药物 DMF(Drug Master File)文件中采用的近红外分析方法,在方法开发、验证和变更需要考虑的问题以及需提交信息的原则。尽管在内容设置上较 EMA 指导原则简单,但该草案将近红外分析方法按照其光谱仪在生产过程控制中的安装位置分为离线(Off-line)、近线(At-line)、旁线(On-line)和在线(In-line),并针对安装在不同位置的近红外仪提出建立分析方法时应特殊考虑的要点和申报时需额外提供的信息。另外该草案将近红外模型分为定量分析模型(Quantitative calibration models)、鉴别库(Identification libraries)和变化率监测模型(Rate of change models),从定义表述上变化率监测模型基本等同于 EMA 指导原则中的一致性分析模型。

法国制药技术科学学会(The Société Francaise des Sciences et Techniques Pharmaceutiques, SFSTP)为给制药工业界开发近红外分析技术提供更加清晰的方法学指导,以片剂含量均匀性检查为例,分别于 2010 年和 2014 年发布了《应用近红外定量分析进行片剂含量均匀性检查(Quantitative analysis using near infrared spectroscopy, Application to tablet content uniformity test)》指导原则Ⅰ和Ⅱ。指导原则Ⅰ为方法学部分,主要是帮助使用者解决方法开发和使用时的问题:如建模样品量、样品的准备、定量谱段的选择、参考方法需提供的数据、应用化学计量学方法建立模型和方法验证,方法的日常使用与维护以及利用统计学方法进行数据分析等。2014 年发表的指导原则Ⅱ,按照第Ⅰ部分提供的方法学步骤,给出了详细的应用实例,基本包含了所有类型的原始数据与数据分析方法。

除上述三个指导原则外,早年间也曾经有一些机构和组织发表过类似的指导原则。2001 年英国药物分析科学组(Pharmaceutical Analytical Sciences Group, PASG)发表了《制药工业中近红外光谱方法开发和验证指导原则(Guidelines for the development and validation of near infrared spectroscopy methods in the pharmaceutical industry)》,对如何根据《药品注册的国际技术要求·质量部分》Q2(R1)的要求进行近红外方法的验证给出了详细的技术指导,可以帮助制药行业和管理机构对近红外定性和定量方法进行评价;荷兰公共卫生与环境国家研究院(National Institute for Public Health and the Environment, RIVM)通过综述大量文献,综合来自知名药厂有着多年近红外实践经验的专家的意见和 RIVM 药品质控实验室的研究结果,于 2002 年起草了《应用近红外光谱进行药物鉴别方法的验证(Verification of the identity of pharmaceutical substances with near-infrared spectroscopy)》技术报告,主要针对药品生产企业应用近红外分析方法进行原辅料鉴别和分级,提出了建立模型的最低标准和模型验证方法;但这些指导原则至今未检索到更新。

5 展望

近红外分析技术已经从研发实验室逐步成为欧美制药领域生产过程监控的主流技术之一;我国从 2003 年提出建立药品近红外快速分析系统的设想至今已历经 10 余载,逐渐形成了一套有中国特色的基于近红外技术的药品现场快速监测系统,在药品流通领域的监管中发挥着重要作用,并受到国际上的广泛关注[28];但仍有诸多问题制约着近红外分析技术在我国制药行业中的全面推广和应用。为突破这些制约因素,我国制药领域近红外分析技术可以在以下几方面寻求更多的发展空间:第一、目前国内药品近红外快速分析系统中的所有光谱仪均为同一厂家同一型号,这虽有利于模型转移,但也从某种角度限制了其进一步的发展。尽管由相同厂家不同型号的仪器测定的光谱彼此间可以进行转移[29-31]，但来自不同类型、不同厂家光谱仪的近红外光谱通常存在差异，无法实现直接转移[32]，这也是制约近红外分析系统采用不同类型、不同厂家仪器的关键因素。2013年国产近红外仪的产业化成为国家重点资助项目，对近红外光谱/模型转移的研究将推动国产光谱仪的应用。第二、药品近红外快速分析系统经10余年的不断完善，汇集了大量的通用性模型。因此，除了不断完善目前其在药品流通领域监管中的诸项功能外，如何利用其丰富的光谱/模型资源，拓展其应用范围同样具有重要的意义。2015年中国食品药品检定研究院组织实施的"国家药品快检数据库网络平台项目"通过验收。通过该网络平台，可以方便地调用国家药品近红外库中的光谱图进行快速应用和分析。该项目充分展现了"互联网+"思维在药检领域的应用，有望实现在大数据时代数据为监管服务的目的。第三、充分利用药品近红外快速分析系统中通用性定量模型具有广泛样品代表性的特点，通过模型校正的方法扩展其应用范围，直接用于制剂生产中混合、制粒等中间体含量的预测不仅可以节约企业在最初应用近红外方法时收集代表性样品的成本，还可以大大缩短建模时间。尽管部分实例已经证明该设想的可行性[33,34]，但如何将上述技术在全国制药领域全面推广，仍有诸多政策法规和技术细节需要解决。第四、开展基于通用性定性模型理念建立原辅料鉴别模型工作，不仅可以按《现行药品生产管理规范》的要求对每一批次/每一包装的样品实现快速鉴别，还可以同时获得部分原辅料的结晶度、粒度、聚合度、淀粉的支链/直链比等物理参数，进而开发近红外分析方法结合多种技术的实时、线旁或在线分析生产过程控制方法，实现对产品关键原辅料和生产工艺的监控。如所建立的模型以物联网的形式在全国范围内应用，不仅可使全国的药厂受益，也会大幅度提高药品监管的水平。

参考文献

［1］Sinsheimer Joseph E.,Keuhnelian Anne M. Near-infrared spectroscopy of amine salts［J］. Journal of Pharmaceutical Sciences,1966,55(11):1240-1244.

［2］Naobumiōi,Eiji Inaba. Analyses of drugs and chemicals by infrared absorption spectroscopy. 8. Determination of allylisopropylacetureide and phenacetin in pharmaceutical preparations by near infrared absorption spectroscopy［J］. Journal of the Pharmaceutical Society of Japan,1967,87(3):213-215.

［3］Sinsheimer Joseph E.,Poswalk Nancy M. Pharmaceutical applications of the near infrared determination of water［J］. Journal of Pharmaceutical Sciences,1968,57(11): 2007-2010.

［4］Plugge W.,van der Vlies C. Near-infrared spectroscopy as an alternative to assess compliance of ampicillin trihydrate with compendial specifications［J］. Journal of Pharmaceutical and Biomedical Analysis,1993,11(6):435-442.

［5］吕东,黄文龙. FDA有关"质量源于设计"的初步实施情况介绍［J］.中国药事,2008,22(12): 1131-1133.

［6］杜晶晶,胡廷熹. 21世纪美国GMP改革的新动向［J］.药学进展,2005,29(6): 280-283.

［7］Candolfi A.,De Maesschalck R.,Massart D.L.,et al. Identification of pharmaceutical excipients using NIR spectroscopy and SIMCA［J］. Journal of Pharmaceutical and Biomedical Analysis,1999,19: 923-935.

［8］Krämer K.,Ebel S. Application of NIR reflectance spectroscopy for the identification of pharmaceutical excipients［J］. Analytica Chimica Acta,2000,420: 155-161.

［9］Blanco M.,Romero M.A. Near-infrared libraries in the pharmaceutical industry: a solution for identity confirmation［J］. Analyst, 2001,126(12):2212-2217.

［10］Cheeseman Graeme. Near-infrared reflectance spectrometry in the determination of the physical state of primary materials in pharmaceutical production［J］. Analyst,1995,120(4): 1005-1008.

［11］Plugge W.,van der Vlies C. Near-infrared spectroscopy as a tool to improve quality［J］. Journal of Pharmaceutical and Biomedical Analysis,1996,14(8-10):891-898.

［12］Laasonen Magali,Rantanen Jukka,Harmia-Pulkkinen Tuulikki, et al. Near infrared reflectance spectroscopy for the fast identification of PVC-based films ［J］. Analyst,2001, 126(7):1122-1128.

［13］Frake P.,Greenhalgh D.,Grierson S.M.,et al. Process control and end-point determination of a fluid bed granulation by application of near infra-red spectroscopy ［J］. International Journal of Pharmaceutics,1997,151(1):75-80.

［14］Li Weiyong,Worosila Gregory D.,Wang Wayne,et al. Determination of Polymorph Conversion of an Active Pharmaceutical Ingredient in Wet Granulation Using NIR Calibration Models Generated from the Premix Blends ［J］. Journal of pharmaceutical sciences,2005,94(12):2800-2806.

［15］Blanco Marcel,Alcalá Manel,Gonzá lez Josep M.,et al. Near infrared spectroscopy in the study of polymorphic transformations ［J］. Analytica Chimica Acta,2006,567: 262-268.

［16］Wu Huiquan,Tawakkul Mobin,White Maury,et al. Quality-by-Design (QbD): An integrated multivariate approach for the component quantification in powder blends ［J］. International Journal of Pharmaceutics,2009,372: 39-48.

［17］Blanco M.,Gozález BañóR.,Bertran E. Monitoring powder blending in pharmaceutical processes by use of near infrared spectroscopy ［J］. Talanta,2002,56: 203-212.

［18］Pasikatan Melchor C.,Steele James L.,Spillman Charles K.,et al. Near infrared reflectance spectroscopy for online particle size analysis of powders and ground materials ［J］. Journal of Near Infrared Spectroscopy,2001,9: 153-164.

［19］Yoon Weng Li,Jee Roger D.,Charvill Andrew,et al. Application of near-infrared spectroscopy to the determination of the sites of manufacture of proprietary products ［J］. Journal of Pharmaceutical and Biomedical Analysis,2004,34: 933-944.

［20］Rodionova Oxana Ye.,Houmøller Lars P.,Pomerantsev Alexey L.,et al. NIR spectrometry for counterfeit drug detection A feasibility study ［J］. Analytica Chimica Acta,2005,549: 151-158.

［21］Dowell Floyd E.,Maghirang Elizabeth B.,Fernandez Facundo M.,et al. Detecting counterfeit antimalarial tablets by near-infrared spectroscopy ［J］. Journal of Pharmaceutical and Biomedical Analysis,2008,48: 1011-1014.

［22］Moffat Anthony C.,Trafford Andrew D.,Jee Roger D.,et al. Meeting the international conference on harmonisation's guidelines as exemplified by a near-infrared reflectance assay of paracetamol in intact tablets ［J］. Analyst,2000,125: 1341-1351.

［23］Derksen Marco W.J.,van de Oetelaar Piet J.M.,Maris Frans A. The use of near-infrared spectroscopy in the efficient prediction of a specification for the residual moisture content of a freeze-dried product ［J］. Journal of Pharmaceutical and Biomedical Analysis,1998,17: 473-480.

［24］Kirsch John D.,Drennen James K. Nondestructive tablet hardness testing by near-infrared spectroscopy: a new and robust spectral best-fit algorithm ［J］. Journal of Pharmaceutical and Biomedical Analysis,1999,19(3-4): 351-362.

［25］Freitas Matheus P.,Sabadin Andréia,Silva Leandro M.,et al. Prediction of drug dissolution profiles from tablets using NIR diffuse reflectance spectroscopy: A rapid and nondestructive method ［J］. Journal of Pharmaceutical and Biomedical Analysis,2005,39: 17-21.

［26］Tabasi Simin Hassannejad,Moolchandani Vikas,Fahmy Raafat,et al. Sustained release dosage forms dissolution behavior prediction: A study of matrix tablets using NIR spectroscopy ［J］. International Journal of Pharmaceutics,2009,382: 1-6.

［27］The United States Pharmacopeial Convention. In-process revision: <856> Near-Infrared Spectroscopy ［J］. Pharmacopeial Forum,2015,41(1): 1-8.

［28］Hu Changqin,Feng Yanchun,Yin Lihui. Review of the characteristics and prospects of near infrared spectroscopy for rapid drug screening systems in China［J］. Journal of Near Infrared Spectroscopy,2015, 23(5): 271-283.

［29］逢焕欢,冯艳春,胡昌勤,等. 不同生产厂家注射用头孢哌酮钠含量测定的 NIR 定量模型的建立［J］. 光谱学与光谱分析,2006,26(12): 2214-2218.

［30］Feng Yanchun,Zhang Xuebo,Hu Changqin. Construction of identification system for non-invasive analysis of macrolides tablets using near infrared diffuse reflectance spectroscopy ［J］. Journal of Pharmaceutical and Biomedical Analysis,2010, 51:12-17.

［31］Feng Yanchun,Hu Changqin. Construction of universal quantitative models for determination of roxithromycin and erythromycin ethylsuccinate in tablets from different manufacturers using near infrared reflectance spectroscopy［J］. Journal of Pharmaceutical and Biomedical Analysis,2006,41: 373-384.

［32］张锐,尹利辉,金少鸿,等 . 5 种近红外光谱仪采集药品光谱的一致性检验[J]. 药物分析杂志,2013,33(6): 1067-1071.

［33］雷德卿,胡昌勤,冯艳春,等 . 扩展近红外通用性定量模型应用范围的可行性研究[J]. 药学学报,2010,45(11):1421-1426.

［34］龚辰辰,冯艳春,胡昌勤 . PDS 算法进行近红外定量模型更新的效果评估[J]. 分析化学,2014,42(9): 1307-1313.

起草人:冯艳春(中国食品药品检定研究院)

审核人:胡昌勤(中国食品药品检定研究院)

第三节 中药材 DNA 条形码分子鉴定法指导原则（通则9107）

1 概述

DNA 条形码分子鉴定法是利用基因组中一段公认的、相对较短的 DNA 序列来进行物种鉴定的一种分子生物学技术，是传统形态鉴别方法的有效补充。由于不同物种的 DNA 序列是由腺嘌呤（A）、鸟嘌呤（G）、胞嘧啶（C）、胸腺嘧啶（T）四种碱基以不同顺序排列组成，因此对某一特定 DNA 片段序列进行分析即能够区分不同物种。

中药材 DNA 条形码分子鉴定通常是以核糖体 DNA 第二内部转录间隔区（ITS2）[注1]为主体条形码序列鉴定中药材的方法体系，其中植物类中药材选用 ITS2/ITS 为主体序列，以叶绿体 *psbA-trnH*[注2]为辅助序列，动物类中药材采用细胞色素 c 氧化酶亚基 I（COI）[注3]为主体序列，ITS2 为辅助序列。

2 仪器的一般要求

所用仪器有聚合酶链式反应（PCR）仪、电泳仪和测序仪等。

PCR 仪是利用 DNA 聚合酶对 DNA 条形码序列进行体外扩增，普通 PCR 仪可满足这一要求。电泳仪应能够完成琼脂糖凝胶电泳法，对 PCR 扩增产物进行分离纯化。DNA 序列测定用测序仪，是一台具有自动灌胶、自动进样、自动数据收集分析等全自动电脑控制的测定 DNA 片段中碱基顺序或大小，以及定量用精密仪器。测序方法主要采用双脱氧链终止法，又称 Sanger 法。4 种双脱氧核苷酸（ddNTP）的碱基分别用不同的荧光进行标记，在通过毛细管时，不同长度的 DNA 片段上的 4 种荧光基团被激光激发，发出不同颜色的荧光，被电荷耦合元件图像传感器（charge-coupled device，CCD）检测系统识别，并直接翻译成 DNA 序列，获得供试品的峰图文件和序列文件。

3 测定步骤

主要包括供试品处理、DNA 提取、PCR 扩增、电泳检测、序列测定、序列拼接及结果判定，具体步骤如下。

3.1 供试品处理

按药材和饮片取样法（通则 0211）取样。为防止外源微生物污染，药材和饮片一般使用 75% 乙醇擦拭表面后晾干，或采取其他有效去除微生物污染的方法。称取 10~100 mg 备用。供试品具体取样部位根据不同药材特性作出相应规定。

3.2　DNA 提取

DNA 的提取包括使用研钵或研磨仪破碎细胞,粉碎成细粉,用试剂盒法进行 DNA 的分离和纯化等步骤,目前常用试剂盒包括植物基因组 DNA 提取试剂盒和动物组织 / 细胞基因组 DNA 提取试剂盒,实验选用的试剂盒须能够提取到满足后续实验要求的模板 DNA。

由于植物类中药材种类繁多,可根据所鉴定的中药材的具体情况对提取方法加以改进。例如:植物细胞内含有大量多糖、多酚等次生代谢产物,这些物质在提取 DNA 的过程中与 DNA 共沉淀,形成黏稠的胶状物,难以溶解或氧化产生褐变,严重影响 DNA 提取的产量与质量,以及后续的 PCR 扩增实验。但如在提取 DNA 过程中加入抗氧化剂 β- 巯基乙醇,则可抑制氧化反应,避免其褐化。再如:PVP(聚乙烯吡咯烷酮)是酚的络合物,能与多酚形成一种不溶的络合物质,有效去除多酚,减少 DNA 提取过程中酚的污染;同时它也能和多糖结合,有效去除多糖。因此若将 PVP 和 β- 巯基乙醇配合使用,能够有效地防止 DNA 提取过程中多酚及多糖的污染。此外,乙二胺四乙酸(EDTA)能螯合 Mg^{2+} 或 Mn^{2+},从而抑制 DNA 酶(DNase)活性,防止 DNA 被其降解;在天然状态下,DNA 与蛋白质以 DNA 蛋白质复合物(DNP)的形式存在,十六烷基三甲基溴化铵(CTAB)是一种阳离子去污剂,可溶解细胞膜,并与 DNA 形成复合物,使细胞中的 DNP 释放出来,该复合物在高盐溶液(>0.7 mol/L NaCl)中能充分溶解,存在于液相中,通过有机溶剂抽提,去除蛋白质、多糖、酚类等杂质后加入乙醇沉淀即可使 DNA 分离出来。三羟甲基氨基甲烷(Tris-HCl)(pH 8.0)溶液可提供一个缓冲环境,防止 DNA 被降解。

根、根茎、茎木类、皮类　通常根和根茎组织中多酚、多糖含量高,在研磨时多酚极易氧化成醌类,使 DNA 带有一定颜色,在纯化过程中很难去除,影响后续的 PCR 反应,所以在提取根及根茎类药材 DNA 时一定要注意多糖、多酚的去除。提取此类药材 DNA 时水浴时间一般为 90 分钟,对于质地坚硬的根、根茎类和茎木类药材,可以延长水浴时间并降低水浴温度,如 56℃水浴 8~12 小时,使得 DNA 充分释放到缓冲溶液中。此外,根茎类药材由于富含纤维和淀粉等贮藏物质,需加大样品量才能提取到足量 DNA,可用大体积离心管(5 ml 或 15 ml)抽提。皮类中药材组织中富含薄壁组织和纤维等,加液氮不易研磨成细粉,需适当增加样品量,同时应增加 β- 巯基乙醇和 PVP 的使用量。

叶、花、全草类　该类药材采用试剂盒法一般都能成功提取其 DNA,对于保存时间较久的叶、花、全草类药材可适当增加水浴时间,同时适当降低水浴温度,如 56℃水浴 8~12 小时。

果实、种子类　果实及种子类中药材中多富含油脂,研磨时易被氧化,且易黏着在研钵壁上,损失较大,提取时需增加样品量。另外,对研磨后的材料可用丙酮浸提,去除脂溶性酚类化合物。

动物药材　肌肉类动物药材如海龙、蛇类、蛤蚧等,需使用 75% 乙醇擦拭表面消除外源性污染,待乙醇挥发后进行充分磨碎。含有脂类较多的动物内脏器官如蛤蟆油,首先用不含蛋白酶 K 和十二烷基硫酸钠(SDS)的缓冲液浸泡药材,SDS 是一种阴离子表面活性剂,在 55~65℃条件下能裂解细胞,释放出核酸;然后在试剂盒消化缓冲液中增加 SDS 含量,有利于脱去脂类。角甲类药材如龟甲、鳖甲和鹿茸等,由于 DNA 含量较低,样品量要适当增大,也可用大体积离心管抽提。壳类药材如石决明、瓦楞子、蛤壳等,由于存在共生或寄生生物,提取前需进行去除。

3.3　PCR 扩增

植物类中药材及其基原物种扩增 ITS2 或 *psbA-trnH* 序列,动物类中药材及其基原物种扩增 COI 序列,通用引物及扩增条件如下,特殊规定见各药材项下。

ITS2 序列扩增正向引物 ITS2F:5′-ATGCGATACTTGGTGTGAAT-3′;反向引物 ITS3R:5′-GAC GCTTCTCCAGACTACAAT-3′。*psbA-trnH* 序列扩增正向引物 psbAF:5′-GTTATGCATGAACGTAATGCTC-3′;反向引物 trnHR:5′-CGCGCATGGTGGATTCACAATCC-3′。COI 序列扩增正向引物 LCO1490:5′-GGT CAACAAATCATAAAGATATTGG-3′;反向引物 HCO2198:5′-TAAACTTCAGGGTGACCAAAAAATCA-3′。

PCR 反应体系以 25 μL 为参照,包括:$1 \times$ PCR 缓冲液(不含 $MgCl_2$),2.0 mmol/L $MgCl_2$,0.2 mmol/L dNTPs,0.1 μmol/L 引物对,模板 DNA,1.0U Taq DNA 聚合酶,加灭菌双蒸水至 25 μL。设置未加模板 DNA 的 PCR 反应为阴性对照。

ITS2 序列扩增程序:94℃ 5 分钟;94℃ 30 秒,56℃ 30 秒,72℃ 45 秒,35-40 个循环;72℃ 10 分钟。*psbA-trnH* 序列扩增程序:94℃ 5 分钟;94℃ 1 分钟,55℃ 1 分钟,72℃ 1.5 分钟,30 个循环;72℃ 7 分钟。COI 序列扩增程序:94℃ 1 分钟;94℃ 1 分钟,45℃ 1.5 分钟,72℃ 1.5 分钟,5 个循环;94℃ 1 分钟,50℃ 1.5 分钟,72℃ 1 分钟,35 个循环;72℃ 5 分钟。

3.4 PCR 产物电泳检测

采取琼脂糖凝胶电泳方法检测 PCR 产物。电泳后,PCR 产物应在相应的 DNA 条形码序列长度位置(具体见各药材项下)出现一条目的条带,阴性对照应无条带。

3.5 序列测序

在紫外灯下迅速切取目的条带所在位置的凝胶,采用琼脂糖凝胶 DNA 回收试剂盒进行纯化。使用 DNA 测序仪对目的条带进行双向测序,PCR 扩增引物作为测序引物,测序原理同 Sanger 测序法。有目的条带的样品在测序仪上进行双向测序。

3.6 序列拼接

(1) 序列拼接　对双向测序峰图应用有序列拼接功能的专业软件进行序列拼接,去除引物区。

(2) 序列质量与方向　为确保 DNA 条形码序列的可靠性,需去除测序结果两端信号弱或重叠峰区域,序列方向应与 PCR 扩增正向引物方向一致,获得相应的 DNA 序列。

3.7 结果判定

将获得的序列与国家药品管理部门认可的中药材 DNA 条形码标准序列比对。

4 方法学验证

应符合《中国药典》2015 年版通则 9101 相关要求。

4.1 影响因素考察

考察 DNA 条形码分子鉴定法的影响因素,包括 DNA 提取(样品量、水浴温度和水浴时间)、PCR 条件(变性时间、退火温度与时间及延伸时间)和产物纯化(考察不同纯化试剂盒),保证实验方法的准确性。

4.2 方法适用性考察

采用 DNA 条形码分子鉴定法对 20 批次以上药材或基原物种进行测定,积累数据,确定种内序列变异大小,保证该测定方法的适用性。

4.3 基原物种对比验证

以分类学家确认的基原物种叶片为对象,采用该方法获得 DNA 条形码数据,与相应药材产生的 DNA 条形码数据进行对比,避免内生真菌等污染,保证结果准确性。

5 注意事项

(1) 实验场所应具备分子生物学实验室的基本条件。

(2) 本法暂不适用于混合物与炮制品的鉴定及硫黄熏蒸等造成不适用的情况。

(3) 为防止外源真菌污染,实验前须将实验用具进行高压灭菌,并用 75% 乙醇擦洗药材表面。有些药材本身含有内生真菌,如果内生真菌存在于药材的外围组织,则选用内部组织进行实验。如果真菌遍布整个药材,植物类药材需选用 *psbA-trnH* 条形码(真菌内不含有该基因片段),不能选用 ITS2 序列。为进一步确保实验结果不被真菌污染,实验者可在 GenBank 数据库应用 BLAST 方法对所获 ITS2 序列进行检验,以确保序列鉴定准确。

(4) 本法用于鉴定药材的基原物种,不能确定药用部位。

(5) 必要时结合其他鉴别方法综合判断。

(6) 种内阈值的确定。同一物种的不同样品间存在一定的变异范围,即种内变异阈值。不同物种,不同条形码序列均会影响种内变异范围。各基原物种的种内变异范围(种内遗传距离阈值)应在药材品种项下具体明确。

6 展望

中药材 DNA 条形码分子鉴定法是基于第一代测序技术原理(Sanger 法)开展的,随着测序成本的下降和测序技术的普及,第二代和第三代测序技术将在中成药复杂组分基原物种鉴定中发挥重要作用。

注 1. ITS2

ITS(internal transcribed spacer of nuclear ribosomal DNA)为内部转录间隔区,是核糖体 RNA(rRNA)基因非转录区的一部分。ITS 位于 18S rRNA 基因和 28S rRNA 基因之间,中部被 5.8S rRNA 基因一分为二,即 ITS1(the first internal transcribed spacer)区和 ITS2(the second internal transcribed spacer)区。5.8S、18S 和 28S 进化速率较慢,常用于探讨科级和科级以上等级的系统发育问题。而间隔区 ITS(包括 ITS1 和 ITS2)进化速率较快,一般用于研究属间、种间甚至居群间等较低分类等级的系统关系。

注 2. *psbA-trnH*

psbA-trnH 基因间区是位于叶绿体基因 *psbA* 基因和 *trnH* 基因之间的一段非编码区,该间区进化速率较快,常用于植物属间、种间的系统发育研究。

注3. COI

COI为线粒体基因组的蛋白质编码基因,全称为细胞色素c氧化酶亚基I(cytochrome c oxidase subunit I),由于该基因进化速率较快,常用于分析亲缘关系密切的种、亚种及地理种群之间的系统关系。

起草人:陈士林(中国中医科学院中药研究所)

宋经元(中国中医科学院药用植物研究所)

审核人:魏　锋(中国食品药品检定研究院)

傅欣彤(北京市药品检验所)

第四节 色素测定法指导原则（通则 9303）

1 概述

色素一般分为天然色素和人工合成色素。天然色素从植物、动物、微生物或矿物中提取而得。人工合成色素种类繁多，使用广泛，按化学结构分主要有偶氮类、三芳基甲烷类、二苯并哌喃类等[1]。合成色素大多具有一定毒性，可能会对人体造成健康危害[2]。在化学药品中色素多作为辅料，如：着色剂、遮光剂，其使用应符合国家有关规定。而中药材和中药饮片（以下简称中药）不得使用色素染色。

近年来，色素的检测方法发展迅速，主要有薄层色谱法、高效液相色谱法、液质联用法、气相色谱法、气质联用色谱法等[3-6]。其中报道较多的是液相色谱法和液质联用法。由于基质以及色素的性质差异，前处理方法各不相同，大多为溶剂提取后采用聚酰胺、氧化铝等填料进一步净化[7,8]。

《美国药典》38 版、《欧洲药典》8.0 版、《日本药局方》16 版、《英国药典》2015 年版均收载了个别着色剂的各论，尚无色素检测的通则方法。另《美国药典》38 版对着色剂规定了分类、基本要求等。

我国药品中色素的有关标准比较零散：《中国药典》2015 年版收载个别着色剂辅料标准，如红氧化铁、焦糖等；中药以国家药品补充检验方法和检验项目批准件标准控制 16 味中药材和 19 种中成药中共计 17 种色素（表 12-11 部分代表性方法举例），多采用薄层色谱法和高效液相色谱法对 1~6 种色素定性测定，色素品种少，方法灵敏度及效率较低。《中国药典》2015 年版首次收载了色素测定法指导原则，主要针对常见的 27 种有机化合物结构人工合成色素，建立了薄层法、液相法、液质联用法三种检测方法体系。

表 12-11　中药染色色素检查的国家补充检验方法代表性示例

序号	饮片名称	色素检查项目	批件号	测定方法
1	五味子	胭脂红、赤藓红、酸性红 73	2007014	TLC、HPLC
2	朱砂（水飞）	808 猩红	2008003	TLC、HPLC（必要时 MS 验证）
3	乌梅（炙）	苋菜红、亮蓝、日落黄	2009001	颜色检视、TLC、HPLC
4	延胡索	金胺 O	2010006	TLC、HPLC（必要时 MS 验证）
5	西红花	金胺 O、新品红、柠檬黄、胭脂红	2011001	TLC、HPLC（必要时 MS 验证）
6	青黛	孔雀石绿	2011002	TLC、HPLC（必要时 MS 验证）
7	人工牛黄	胭脂红、金胺 O、金橙 II	2011003	TLC、HPLC（必要时 MS 验证）
8	冬虫夏草	苋菜红、胭脂红、亮蓝、日落黄、808 猩红	2011004	TLC、HPLC（必要时 MS 验证）
9	血竭	苏丹红 I、苏丹红 IV、808 猩红	2013006	TLC、HPLC（必要时 MS 验证）
10	红花	酸性红 73、金橙 II、柠檬黄、胭脂红	2013007	TLC、HPLC（必要时 MS 验证）
		偶氮玉红、日落黄	2014016	
11	紫苓胶囊	靛蓝、靛玉红	2005018	TLC、HPLC（必要时 MS 验证）
12	跌打丸、冠脉宁片、骨筋丸胶囊	苏丹红 I、苏丹红 IV	2014002	HPLC（必要时 MS 验证）

本指导原则中建立的三种方法,其中薄层色谱法操作简便,用于初步定性筛查,但灵敏度和准确性较差,应注意易出现假阳性假阴性情况;高效液相色谱法根据色素性质和基质情况,采用针对性的前处理方法,准确性和灵敏度较高,用于定性和定量;液质联用法排除干扰能力强,用于定性确证和复杂基质中色素的定量测定。三种方法各有特色,但对于复杂基质中多种色素的检测,液质联用法的检测效率更高、准确性更好。

2 检测技术与方法

2.1 基本原理

不同色素理化性质差异较大,本指导原则中将色素按照理化性质分为脂溶性色素、碱性水溶性色素和酸性水溶性色素三组,以保持色素良好的溶解性和稳定性为原则,选择合适的溶剂以及建立前处理方法和检测方法,避免色素分解或相互反应。

辅料、化药、中药等基质情况各不相同,检测时需根据不同基质情况,并结合检测色素性质,选择合适的前处理方法和检测方法。本指导原则以中药基质为例,对三组色素分别建立了针对性的供试品溶液制备方法和检测方法。薄层色谱法分别用三种适宜的极性和酸碱性溶剂提取供试品,脂溶性色素、水溶性色素(碱性色素、酸性色素合并在同一块薄层板上点样)分别采用各自展开剂展开,日光下检视。液相色谱法和液质联用法测定时为避免基质干扰及对色谱柱和仪器的污染,对水溶性色素的供试品提取溶液根据氢键作用进一步采用聚酰胺固相萃取法净化,中药中一般脂肪含量较低,故脂溶性色素提取液未进一步净化;对三组色素分别按三组针对性的检测条件测定,以保证每种色素的最佳色谱和质谱响应。

结果判定时,薄层色谱法以出现同样颜色的斑点作为阳性结果。高效液相色谱法以出现与相应对照品保留时间相同的色谱峰,且紫外 - 可见吸收光谱与对照品相同作为阳性结果。高效液相 - 质谱联用法以出现与相应对照品保留时间相同的色谱峰,且一级、二级质谱图与对照品相同作为阳性结果;如采用三重四极杆质谱,则保留时间相同且定性离子相对丰度比一致时,为阳性结果。对色谱检测结果,应根据具体情况,必要时采用更为灵敏准确的方法进行确证。

2.2 技术详解

2.2.1 定性测定方法

定性测定方法包括薄层测定法、高效液相色谱法、高效液相色谱 - 质谱联用法等。

2.2.1.1 薄层色谱法

薄层色谱法根据色素性质,分为脂溶性色素和水溶性色素两个体系进行测定。

(1) 脂溶性色素(苏丹红I、苏丹红II、苏丹红III、苏丹红IV、苏丹红G、分散红9、808猩红)。

取样品粗粉 1 g,加乙腈 10 ml,超声提取 20 分钟,离心,取上清液作为供试品溶液。另取苏丹红I、苏丹红II、苏丹红III、苏丹红IV、苏丹红G、分散红9、808猩红对照试剂适量,加乙腈制成每 1 ml 分别含 0.05 mg 的混合溶液,作为对照试剂溶液。照薄层色谱法(《中国药典》2015 年版四部通则 0502)试验,分别精密吸取上述两种溶液各 5 μl,分别点于同一高效硅胶 G 薄层板上,以环己烷－乙酸乙酯－氨水(80:20:1)的上层溶液为展开剂,展开,取出,晾干,分别置于日光下检视,供试品色谱中,在与苏丹红I、苏丹红II、苏丹红III、苏丹红IV、苏丹红G、分散红9、808猩红对照试剂色谱相应的位置上,不得显相同颜色的斑点。

（2）水溶性色素（孔雀石绿、新品红、金胺O、罗丹明B、金橙I、酸性黑I、亮蓝G、亮蓝、羊毛绿、柠檬黄、日落黄、亮黄、金橙II、酸性橙10、赤藓红、酸性红73、苋菜红、酸性红18、诱惑红、曙红）。

取样品粗粉1g，一式两份，分别加0.1%甲酸甲醇溶液10ml、0.1%甲酸-甲醇（2：3）溶液10ml，超声提取20分钟，离心，取上清液作为供试品溶液①②。

另取孔雀石绿、新品红、金胺O、罗丹明B对照试剂适量，加水制成每1ml分别含0.05mg的混合溶液，作为对照试剂溶液①；取金橙I、亮蓝G、亮蓝、柠檬黄、日落黄、亮黄对照品适量，加水制成每1ml分别含0.05mg的混合溶液，作为对照试剂溶液②；取金橙II、酸性橙10、赤藓红、酸性红73、苋菜红、酸性红18、诱惑红、曙红钠对照品适量，加水制成每1ml分别含0.05mg的混合溶液，作为对照试剂溶液③。

分别精密吸取上述供试品溶液①②和对照试剂溶液①②③各5μl，分别点于同一高效硅胶G薄层板上，以乙酸乙酯-乙醇-水-氨水（6：4：2：0.5）的上层溶液为展开剂，展开，取出，晾干，置日光下检视。供试品色谱中，在与孔雀石绿、新品红、金胺O、罗丹明B、金橙I、酸性黑I、亮蓝G、亮蓝、羊毛绿、柠檬黄、日落黄、亮黄、金橙II、酸性橙10、赤藓红、酸性红73、苋菜红、酸性红18、诱惑红、曙红钠对照试剂色谱相应的位置上，不得显相同颜色的斑点。

2.2.1.2　高效液相色谱法

高效液相色谱法根据色素的性质，分为脂溶性色素、碱性色素和酸性色素进行测定。

（1）脂溶性色素（苏丹红I、苏丹红II、苏丹红III、苏丹红IV、苏丹红G、分散红9、808猩红）。

色谱条件与系统适用性试验　以十八烷基硅烷键合硅胶为填充剂（推荐Agilent ZORBAX C18 4.6×250mm，5μm）；以甲醇为流动相A，0.1%甲酸溶液为流动相B，按下表中的规定进行梯度洗脱，检测波长为520nm。理论板数按苏丹红I计算，应不低于3000。苏丹红II和苏丹红G分离度应大于1.5。

时间（分钟）	流动相A（%）	流动相B（%）	时间（分钟）	流动相A（%）	流动相B（%）
0~12	80→100	20→0	20~20.1	100→80	0→20
12~20	100	0	20.1~27	80	20

混合对照试剂溶液的制备　取薄层色谱法（1）项下的对照试剂溶液作为对照试剂溶液。

供试品溶液的制备　取薄层色谱法（1）项下的供试品溶液作为供试品溶液。

测定法　分别精密吸取对照试剂溶液与供试品溶液各10μl，注入液相色谱仪，测定，即得。

结果判断　供试品色谱中，应不得出现与对照试剂保留时间相同的色谱峰。若出现保留时间相同的色谱峰，其在300~700nm波长范围的紫外-可见吸收光谱应与对照试剂不相同。

（2）碱性色素（孔雀石绿、新品红、金胺O、罗丹明B）。

色谱条件与系统适用性试验　以十八烷基硅烷键合硅胶为填充剂（推荐Agilent ZORBAX C18 4.6×250mm，5μm）；以甲醇为流动相A，0.1%甲酸溶液为流动相B，按下表中的规定进行梯度洗脱，检测波长为440nm、520nm、610nm。理论板数按罗丹明B计算，应不低于3000。

时间（分钟）	流动相A（%）	流动相B（%）	时间（分钟）	流动相A（%）	流动相B（%）
0~27	40→72	60→28	32~32.1	95→40	20→60
27~27.1	72→95	28→5	32.1~40	40	60
27.1~32	95	5			

混合对照试剂溶液的制备　取薄层色谱法（2）项下的对照试剂溶液①作为对照试剂溶液。

供试品溶液的制备　取薄层色谱法(2)项下的供试品溶液① 5 ml,快速通过聚酰胺小柱(1 g,内径为 1 cm,依次用甲醇 3 ml 和 0.1% 甲酸溶液 3 ml 预洗),用甲醇 -0.1% 甲酸溶液(3:2)5 ml 快速洗脱,收集上样液及洗脱液,离心,取上清液作为供试品溶液。

测定法　分别精密吸取对照试剂溶液与供试品溶液各 10 μl,注入液相色谱仪,测定,即得。

结果判断　供试品色谱中,440 nm 检测波长下应不得出现与金胺 O 对照试剂色谱保留时间相同的色谱峰;520 nm 检测波长下应不得出现与新品红、罗丹明 B 对照试剂色谱保留时间相同的色谱峰;610 nm 检测波长下应不得出现与孔雀石绿对照试剂色谱保留时间相同的色谱峰。若出现保留时间相同的色谱峰,其在 300~700 nm 波长范围的紫外 - 可见吸收光谱应与对照试剂不相同。

(3) 酸性色素(金橙I、酸性黑I、亮蓝 G、亮蓝、羊毛绿、柠檬黄、日落黄、亮黄、金橙II、酸性橙 10、赤藓红、酸性红 73、苋菜红、酸性红 18、诱惑红、曙红)。

色谱条件与系统适用性试验　以十八烷基硅烷键合硅胶为填充剂(推荐 Agilent ZORBAX C18 4.6×250 mm,5 μm);以甲醇为流动相 A,20 mmol/L 乙酸铵为流动相 B,按下表中的规定进行梯度洗脱,检测波长为 400 nm、440 nm、490 nm、520 nm、610 nm。理论板数按酸性红 73 计算,应不低于 3000。

时间(分钟)	流动相 A(%)	流动相 B(%)	时间(分钟)	流动相 A(%)	流动相 B(%)
0~7	5 → 45	95 → 55	30~32	95	5
7~17	45 → 50	55 → 50	32~33	95 → 5	5 → 95
17~20	50 → 65	50 → 35	33~40	5	95
20~30	65 → 95	35 → 5			

混合对照试剂溶液的制备　取薄层色谱法(2)项下的对照试剂溶液②③作为对照试剂溶液。

供试品溶液的制备　取薄层色谱法(2)项下的供试品溶液② 5 ml,快速通过聚酰胺小柱(1 g,内径为 1 cm,依次用甲醇 3 ml 和 0.1% 甲酸溶液 3 ml 预洗),用甲醇 - 氨水 - 水(7:2:1)8 ml 快速洗脱,收集洗脱液,精密加 25% 甲酸溶液 2 ml,摇匀,离心,取上清液作为供试品溶液。

测定法　分别精密吸取对照试剂溶液与供试品溶液各 10 μl,注入液相色谱仪,测定,即得。

结果判断　供试品色谱中,400 nm 检测波长下应不得出现与亮黄对照品色谱保留时间相同的色谱峰;440 nm 检测波长下应不得出现与柠檬黄对照试剂色谱保留时间相同的色谱峰;490 nm 检测波长下应不得出现与金橙I、日落黄对照试剂色谱保留时间相同的色谱峰;520 nm 检测波长下应不得出现与金橙II、赤藓红、酸性红 73、苋菜红、酸性橙 10、酸性红 18、诱惑红、曙红钠对照试剂色谱保留时间相同的色谱峰;610 nm 检测波长下应不得出现与酸性黑 1、亮蓝 G、亮蓝、羊毛绿对照试剂色谱保留时间相同的色谱峰。若出现保留时间相同的色谱峰,其在 300~700 nm 波长范围的紫外 - 可见吸收光谱应与对照试剂不相同。

2.2.1.3　高效液相色谱 - 质谱联用法

高效液相色谱 - 质谱联用法同样根据色素的性质,分为脂溶性色素、碱性色素和酸性色素进行测定,其中脂溶性色素和碱性色素采用正离子模式,酸性色素采用负离子模式。下文以高效液相串联三重四极杆质谱为例,介绍高效液相色谱 - 质谱联用法的操作方法。

(1) 脂溶性色素(苏丹红I、苏丹红II、苏丹红III、苏丹红IV、苏丹红 G、分散红 9、808 猩红)。

色谱质谱条件与系统适用性试验　以十八烷基硅烷键合硅胶为填充剂;以乙腈为流动相 A 相,以 0.1% 甲酸溶液(含 20 mmol/L 醋酸铵)为流动相 B 相,按下表进行梯度洗脱:

时间（分钟）	流动相 A（%）	流动相 B 相（%）	时间（分钟）	流动相 A（%）	流动相 B 相（%）
0~2	40 → 50	60 → 50	15~15.5	98 → 40	2 → 60
2~5	50 → 98	50 → 98	15.5~20	40	60
5~15	98	2			

流速：0.4 ml/min；柱温：40℃；进样量：1 μl。

扫描方式：正离子扫描；检测方式：多反应监测（MRM）；监测离子对、去簇电压（DP）和碰撞能量（CE）参考值见表 12-12。

表 12-12　7 种脂溶性色素监测离子对、去簇电压、碰撞能量参考值

色素名	去簇电压（DP：伏）	母离子	定量离子对	碰撞能量（CE：伏）	定性离子对	碰撞能量（CE：伏）
苏丹红Ⅰ	46	249.1	249.1 → 93.0	33	249.1 → 156.1	21
苏丹红Ⅱ	46	277.1	277.1 → 121.1	25	277.1 → 106.1	55
苏丹红Ⅲ	71	353.1	353.1 → 197.1	27	353.1 → 128.1	51
苏丹红Ⅳ	71	381.1	381.1 → 224.1	31	381.1 → 225.1	25
苏丹红 G	46	279.1	279.1 → 123.1	23	279.1 → 108.1	47
分散红 9	100	238.2	238.2 → 223.1	33	238.2 → 165.1	38
808 猩红	113	368.2	368.2 → 275.1	25	368.2 → 219.1	47

混合对照试剂溶液的制备　精密量取高效液相色谱法（1）项下的混合对照试剂溶液适量，稀释至合适浓度，作为混合对照试剂溶液。

供试品溶液的制备　精密量取高效液相色谱法（1）项下的供试品溶液适量，稀释至合适浓度，作为供试品溶液。

测定法　分别精密吸取上述对照试剂溶液和供试品溶液各 1 μl，注入液质联用仪，测定。

结果判断　供试品色谱中不得检出与对照试剂保留时间相同的色谱峰；若检出保留时间相同的色谱峰，并且所选择的两对子离子的质荷比一致，供试品溶液的定性离子相对丰度比与浓度相当标准溶液的定性离子相对丰度比进行比较时，相对偏差不超过表 3 规定的范围，则可判定样品中存在该组分。

表 12-13　定性确定时相对离子丰度的最大允许偏差

相对离子丰度 /%	>50	20~50	10~20	<10
允许的相对偏差 /%	± 20	± 25	± 30	± 50

（2）碱性色素（孔雀石绿、新品红、金胺 O、罗丹明 B）。

色谱质谱条件与系统适用性试验　以十八烷基硅烷键合硅胶为填充剂；以乙腈为流动相 A 相，以 0.1% 甲酸溶液（含 20 mmol/L 醋酸铵）为流动相 B 相，按下表进行梯度洗脱：

时间（分钟）	流动相 A（%）	流动相 B 相（%）	时间（分钟）	流动相 A（%）	流动相 B 相（%）
0~5	40 → 60	60 → 40	12~13	95 → 40	5 → 60
5~8	60 → 95	40 → 5	13~18	40	60
8~12	95	5			

流速：0.4 ml/min；柱温：40℃；进样量：1 μl。

扫描方式:正离子扫描;检测方式:多反应监测(MRM);监测离子对、去簇电压(DP)和碰撞能量(CE)参考值见表12-14。

表12-14　4种碱性色素对照试剂监测离子对、去簇电压、碰撞能量参考值

色素名	去簇电压 (DP:伏)	母离子	定量离子对	碰撞能量 (CE:伏)	定性离子对	碰撞能量 (CE:伏)
孔雀石绿	101	329.3	329.3 → 313.2	53	329.3 → 208.0	46
新品红	120	330.0	330.0 → 223.3	46	330.0 → 300.3	52
金胺 O	90	267.9	267.9 → 147.1	40	267.9 → 252.2	44
罗丹明 B	106	443.2	443.2 → 399.2	49	443.2 → 355.2	69

混合对照试剂溶液的制备　精密量取高效液相色谱法(2)项下的混合对照试剂溶液适量,稀释至合适浓度,作为混合对照试剂溶液。

供试品溶液的制备　精密量取高效液相色谱法(2)项下的供试品溶液适量,稀释至合适浓度,作为供试品溶液。

测定法　分别精密吸取上述对照试剂溶液和供试品溶液各 1 μl,注入液质联用仪,测定。

结果判断　供试品色谱中不得检出与对照试剂保留时间相同的色谱峰;若检出保留时间相同的色谱峰,并且所选择的两对子离子的质荷比一致,供试品溶液的定性离子相对丰度比与浓度相当标准溶液的定性离子相对丰度比进行比较时,相对偏差不超过表3规定的范围,则可判定样品中存在该组分。

(3) 酸性色素(金橙Ⅰ、酸性黑Ⅰ、亮蓝 G、亮蓝、羊毛绿、柠檬黄、日落黄、亮黄、金橙Ⅱ、酸性橙 10、赤藓红、酸性红 73、苋菜红、酸性红 18、诱惑红、曙红)。

色谱质谱条件与系统适用性试验　以十八烷基硅烷键合硅胶为填充剂;以乙腈为流动相 A 相,以 2 mmol/L 醋酸铵溶液为流动相 B 相;按下表进行梯度洗脱:

时间(分钟)	流动相 A(%)	流动相 B 相(%)	时间(分钟)	流动相 A(%)	流动相 B 相(%)
0~2	5	95	15~22	30 → 95	70 → 5
2~2.5	5 → 15	95 → 85	22~25	95	5
2.5~7	15 → 25	85 → 75	25~26	95 → 5	5 → 95
7~15	25 → 30	75 → 70	26~32	5	95

流速:0.4 ml/min;柱温:40℃;进样量:1 μl。

扫描方式:负离子扫描;检测方式:多反应监测(MRM);监测离子对、去簇电压(DP)和碰撞能量(CE)参考值见表12-15。

表12-15　16种酸性色素对照试剂监测离子对、去簇电压、碰撞能量和检出限参考值

品名	去簇电压 (DP:伏)	母离子	定量离子对	碰撞能量 (CE:伏)	定性离子对	碰撞能量 (CE:伏)
金橙Ⅰ	-83	327.1	327.1 → 170.8	-30	327.1 → 247.0	-30
酸性黑 1	-75	285.4	285.4 → 164.0	-24	285.4 → 218.6	-18
亮蓝 G	-160	830.4	830.4 → 170.0	-94	830.4 → 644.1	-64
亮蓝	-86	373.3	373.3 → 169.9	-45	373.3 → 333.2	-24

续表

品名	去簇电压 (DP:伏)	母离子	定量离子对	碰撞能量 (CE:伏)	定性离子对	碰撞能量 (CE:伏)
羊毛绿	−126	553.2	553.2 → 510.9	−40	553.2 → 496.1	−51
柠檬黄	−45	232.8	232.8 → 211.0	−10	232.8 → 197.8	−20
日落黄	−65	203.1	203.1 → 170.9	−19	203.1 → 206.9	−20
亮黄	−100	289.0	289.0 → 236.0	−20	289.0 → 249.0	−22
金橙 Ⅱ	−85	326.7	326.7 → 170.8	−35	326.7 → 155.7	−46
酸性橙 10	−62	203.0	203.0 → 150.4	−12	203.0 → 189.1	−8
赤藓红	−110	834.8	834.8 → 536.8	−52	834.8 → 662.8	−52
酸性红 73	−65	255.2	255.2 → 150.5	−17	255.2 → 240.8	−11
苋菜红	−95	268.0	268.0 → 228.1	−21	268.0 → 220.8	−26
酸性红 18	−60	268.0	268.0 → 301.7	−18	268.0 → 206.0	−18
诱惑红	−75	225.0	225.0 → 207.0	−22	225.0 → 199.8	−23
曙红	−105	647.0	647.0 → 520.8	−38	647.0 → 522.7	−40

混合对照试剂溶液的制备　精密量取高效液相色谱法(3)项下的混合对照试剂溶液适量,稀释至合适浓度,作为混合对照试剂溶液。

供试品溶液的制备　精密量取高效液相色谱法(3)项下的供试品溶液适量,稀释至合适浓度,作为供试品溶液。

测定法　分别精密吸取上述对照试剂溶液和供试品溶液各 1 μl,注入液质联用仪,测定。

结果判断　供试品色谱中不得检出与对照试剂保留时间相同的色谱峰;若检出保留时间相同的色谱峰,并且所选择的两对子离子的质荷比一致,供试品溶液的定性离子相对丰度比与浓度相当标准溶液的定性离子相对丰度比进行比较时,相对偏差不超过表 3 规定的范围,则可判定样品中存在该组分。

2.2.2　含量测定参考方法

必要时,在经高效液相色谱 - 质谱联用法确认定性结果的前提下,可采用下列方法测定添加色素的含量。

2.2.2.1　高效液相色谱法

(1) 脂溶性色素(苏丹红Ⅰ、苏丹红Ⅱ、苏丹红Ⅲ、苏丹红Ⅳ、苏丹红 G、分散红 9、808 猩红)。

色谱条件与系统适用性试验　同 2.2.1.2(1)项下。

混合对照试剂工作溶液的制备　精密量取 2.2.1.2(1)项下的对照试剂溶液适量,用乙腈依次稀释成浓度为 50 μg/ml、10 μg/ml、1 μg/ml、100 ng/ml、50 ng/ml 的系列溶液,系列混合对照试剂工作溶液。

供试品溶液的制备　取粗粉 1.0 g,精密称定,置 50 ml 具塞离心管中,用环己烷避光超声提取(频率 53 kHz,功率 500 W)2 次,每次 10 ml,超声处理 20 分钟,离心(转速为 4000 r/min)5 分钟,合并上清液置 25 ml 棕色量瓶中,用环己烷稀释至刻度,摇匀,离心(转速为 12 000 r/min)5 分钟,精密量取上清液 2 ml,吹干,残渣精密加乙腈 2 ml 使溶解,即得。

测定法　分别精密吸取对照试剂溶液与供试品溶液各 10 μl,注入液相色谱仪,测定,按校正曲线法计算供试品中 7 种色素含量。

(2) 碱性色素(孔雀石绿、新品红、金胺 O、罗丹明 B)。

色谱条件与系统适用性试验　同 2.2.1.2(2)项下。

混合对照试剂工作溶液的制备　精密量取 2.2.1.2(2)项下的对照试剂溶液适量,用乙腈依次稀释成浓度为 50 μg/ml、10 μg/ml、1 μg/ml、100 ng/ml、50 ng/ml 的系列溶液,系列混合对照试剂工作溶液。

供试品溶液的制备　取粗粉 1.0 g,精密称定,置 50 ml 具塞离心管中,加入 0.1% 甲酸甲醇溶液 10 ml,避光超声处理(频率 53 kHz,功率 500 W)30 分钟,离心(转速为 4000 r/min)5 分钟,取上清液置 25 ml 棕色量瓶中,药渣加甲醇 -0.1% 甲酸溶液(3∶2)5 ml,避光超声处理(频率 53 kHz,功率 500 W)15 分钟,离心(转速为 4000 r/min)5 分钟,药渣再加甲醇 -0.1% 甲酸溶液(3∶2)5 ml,重复上述步骤,合并上清液,用甲醇 -0.1% 甲酸溶液(3∶2)稀释至刻度,摇匀。

精密取上述溶液 5 ml,快速通过聚酰胺小柱(1 g,内径为 1 cm,依次用甲醇 3 ml 和 0.1% 甲酸溶液 3 ml 预洗),用甲醇 -0.1% 甲酸溶液(3∶2)5 ml 快速洗脱,收集上样液及洗脱液,离心(转速为 12 000 r/min)5 分钟,取上清液即得。

测定法　分别精密吸取对照试剂溶液与供试品溶液各 10 μl,注入液相色谱仪,测定,按校正曲线法计算供试品中 4 种色素含量。

(3) 酸性色素(金橙I、亮蓝 G、亮蓝、柠檬黄、日落黄、亮黄、金橙Ⅱ、酸性橙 10、赤藓红、酸性红 73、苋菜红、酸性红 18、诱惑红、曙红)。

色谱条件与系统适用性试验　同 2.2.1.2(3)项下。

混合对照试剂工作溶液的制备　精密量取 2.2.1.2(3)项下的对照试剂溶液适量,用乙腈依次稀释成浓度为 50 μg/ml、10 μg/ml、1 μg/ml、100 ng/ml、50 ng/ml 的系列溶液,系列混合对照试剂工作溶液。

供试品溶液的制备　取粗粉 1.0 g,精密称定,置 50 ml 具塞离心管中,用甲醇 -0.1% 甲酸溶液(3∶2)避光超声提取(频率 53 kHz,功率 500 W)3 次(10 ml,5 ml,5 ml),第一次离 30 分钟,第二、三次 15 分钟,离心(转速为 4000 r/min)5 分钟,合并上清液置 25 ml 棕色量瓶中,用甲醇 -0.1% 甲酸溶液(3∶2)稀释至刻度,摇匀。

精密取上述溶液 5 ml,快速通过聚酰胺小柱(1 g,内径为 1 cm,依次用甲醇 3 ml 和 0.1% 甲酸溶液 3 ml 预洗),用甲醇 - 氨水 - 水(7∶2∶1)8 ml 快速洗脱,收集洗脱液,精密加 25% 甲酸溶液 2 ml,摇匀,离心(转速为 12 000 r/min)5 分钟,取上清液即得。

测定法　分别精密吸取对照试剂溶液与供试品溶液各 10 μl,注入液相色谱仪,测定,按校正曲线法计算供试品中 14 种色素含量。

2.2.2.2　高效液相色谱 - 质谱联用法

色谱质谱条件与系统适用性试验同 2.2.1.3。对照试剂溶液和供试品溶液的制备同 2.2.2.1 项下。

3　操作要点及注意事项

3.1　操作要点

(1) 色素商品名同物异名或异物同名现象较普遍,可通过化合物 CAS 号和 C.I. 号确定色素结构。《染料索引》(Color Index,C.I.)由英国染色家协会和美国纺织化学家与染色家协会共同主编出版,对色素采用了统一的命名和编号,包括应用类属名称和结构编号[9]。如日落黄,应用类属名称为 C.I. Food Yellow 3,结构编号为 C.I. 15985。通过 C.I. 可方便地查询到色素结构式、制备途径、性质、化学命名和发明人或专利等信息。

以上方法详解所列举 27 种色素见表 12-16,囊括易在药品中使用的或国家已明确禁止使用的或毒性较大等色素。

表 12-16　27 种色素列表

序号	中文名	英文名	化学式	CAS 号	C.I. 号
1	苏丹红 I	Sudan I	$C_{16}H_{12}N_2O$	842-07-9	12055
2	苏丹红 II	Sudan II	$C_{18}H_{16}N_2O$	3118-97-6	12140
3	苏丹红 III	Sudan III	$C_{22}H_{16}N_4O$	85-86-9	26100
4	苏丹红 IV	Sudan IV	$C_{24}H_{20}N_4O$	85-83-6	26105
5	苏丹红 G	Sudan Red G	$C_{17}H_{14}N_2O_2$	1229-55-6	12150
6	分散红 9	Disperse red 9	$C_{15}H_{11}NO_2$	82-38-2	60505
7	猩红 808	808 Scarlet	$C_{23}H_{17}N_3O_2$	6410-26-0	12300
8	孔雀石绿	Malachite Green	$C_{23}H_{25}ClN_2$	569-64-2	42000
9	新品红	New Fuchsin	$C_{22}H_{23}N_3HCl$	3248-91-7	42520
10	罗丹明 B	Rhodamine B	$C_{28}H_{31}ClN_2O_3$	81-88-9	45170
11	金胺 O	Auramine O	$C_{17}H_{22}ClN_3$	2465-27-2	41000
12	羊毛绿	Green S	$C_{27}H_{25}N_2NaO_7S_2$	3087-16-9	44090
13	酸性黑 I	Acid Black I	$C_{22}H_{14}N_6Na_2O_9S_2$	1064-48-8	20470
14	金橙 I	Orange I	$C_{16}H_{11}N_2NaO_4S$	523-44-4	14600
15	酸性橙 10	Orange G	$C_{16}H_{10}N_2Na_2O_7S_2$	1936-15-8	16230
16	赤藓红	Erythrosin B	$C_{20}H_6I_4Na_2O_5$	16423-68-0	45430
17	苋菜红	Amaranth	$C_{20}H_{11}N_2Na_3O_{10}S_3$	915-67-3	16185
18	酸性红 18(胭脂红)	Acid Red 18	$C_{20}H_{11}N_2Na_3O_{10}S_3$	2611-82-7	16255
19	柠檬黄	Tartrazine	$C_{16}H_9N_4Na_3O_9S_2$	1934-21-0	19140
20	亮黄	Brilliant Yellow	$C_{26}H_{18}N_4Na_2O_8S_2$	3051-11-4	24890
21	亮蓝 G	Brilliant Blue G	$C_{47}H_{48}N_3NaO_7S_2$	6104-58-1	42655
22	亮蓝	Brillinant Blue	$C_{37}H_{36}N_2O_9S_3Na_2$	3844-45-9	42090
23	金橙 II	Orange II	$C_{16}H_{11}N_2NaO_4S$	633-96-5	15510
24	曙红	Eosin	$C_{20}H_6Br_4Na_2O_5$	17372-87-1	45380
25	诱惑红	Allura Red	$C_{18}H_{14}N_2Na_2O_8S_2$	25956-17-6	16035
26	酸性红 73	Acid Red 73	$C_{22}H_{14}N_4Na_2O_7S_2$	5413-75-2	27290
27	日落黄	Sunset Yellow	$C_{16}H_{10}N_2Na_2O_7S_2$	2783-94-0	15985

(2) 本指导原则中测定 27 种色素,包括了红、黄、绿等多个色系,样品测定时应重点对与其性状颜色接近的色素进行筛选,针对性地选择方法中部分色素品种检测。

(3) 薄层色谱法应注意以下事项:

① 可根据测定色素的数量和展开后的色谱效果,选择合适的普通或高效薄层板。

② 本指导原则中,将 16 种酸性水溶性色素分为 2 组点样,方便检视。

③ 部分色素在紫外光 365 nm 下显荧光斑点,可辅助结果判断。

④ 基于此方法基础,色素可以通过合理分组,进一步扩展检测方法。

⑤ 在色素量较低或基质较为复杂的情况下,对薄层色谱法的定性检测结果应注意排除假阴性或假阳性。

(4) 高效液相色谱法进行定性测定时应注意以下事项:

① 固定相常用十八烷基硅烷键合硅胶为填充剂,可根据情况选择小粒径或柱长较长的色谱柱以提高分离度。

② 尽量在每针进样后以高比例有机相冲洗色谱柱,在色谱柱前加预柱或保护柱,以延长色谱柱寿命。

③ 应注意本法测定时出现的假阳性情况或色谱图有干扰时,可通过液质联用法等其他适宜的方法予以确认。

④ 在本方法未检出的情况下,也应注意假阴性情况,结合方法检测限,综合判断,必要情况下应采用更为灵敏的方法进行检测。

(5) 液质联用法进行定性测定时应注意以下事项:

① 应根据色素的理化性质选择适宜的固定相和流动相,多种色素测定时可适当采用流动相梯度洗脱,特别应注意同分异构体的色素应达到良好分离效果。

② 固定相常采用十八烷基硅烷键合硅胶为填充剂。尽量在每针进样后以高比例有机相冲洗色谱柱,在色谱柱前加预柱或保护柱,以延长色谱柱寿命。

③ 流动相组成的选择应注意色素在质谱中的采集模式,以提高离子化效率。

④ 可采用不同原理的质谱作为检测技术,但均应保证结果的准确可靠。

⑤ 应根据仪器的具体情况,选择各色素最佳的离子采集模式,并对色素的质谱检测参数进行优化达到最佳。

⑥ 部分色素在负离子检测模式下,易形成 $[M-2H]^{2-}$ 的准分子离子,电荷数为 2。

⑦ 应注意适宜的进样浓度,避免交叉污染或对系统造成残留污染,注意采用空白试剂等进行过程质量控制。

⑧ 在未检出的情况下,应考虑方法检测限,综合判断。

(6) 色素含量测定时应注意以下事项:

① 在定性结果可靠的前提下,鉴于色素具有较强的吸光基团,对简单基质中较高含量的色素测定可使用高效液相色谱法。

② 如基质复杂,且色素含量较低,高效液相色谱法难以准确测定,可采用高效液相色谱 - 质谱联用法进行定量测定,推荐使用高效液相串联三重四极杆质谱法。

③ 本指导原则在起草中,对多种药用部位的代表性药材进行方法学考察,其中酸性黑Ⅰ、羊毛绿的回收率普遍偏低,推测这两种色素可能易受基质影响,因此仅列入定性方法,暂不列入含量测定方法。

④ 因合成色素染色附着较强,供试品溶液制备须采用适宜的手段多次提取以尽可能将色素提取完全,同时净化过程注意避免损失。

⑤ 中药取样时,应特别注意取样的均匀性和代表性,适当粉碎但不宜过细,减少基质成分对测定的干扰。

⑥ 高效液相色谱 - 质谱联用法应注意基质效应的影响。如出现基质效应,可采用空白基质溶

液（即不含待测色素的同种样品按供试品溶液制备方法制得的溶液）配制标准曲线，保证结果的准确可靠。

⑦ 每针进样后应以高比例有机相冲洗色谱柱，避免基质残留于色谱柱，导致柱效下降过快或对后续进样结果造成影响。

⑧ 亮蓝G、柠檬黄、日落黄、苋菜红和酸性红18等部分色素因容易产生多电荷，因此有时在质谱上响应不高，标准曲线范围可根据仪器响应适当收窄。

3.2 检验方法的适用性确认和研究

本方法适用于药品中色素的定性定量的测定。实验室在方法新建和转移时，应按照通则<9101>药品质量标准分析方法验证指导原则进行验证。定性测定应验证专属性、检测限和耐用性；定量测定应验证准确度、重复性、中间精密度、专属性、定量限、线性、范围和耐用性。

4 相关检测方法对比

《美国药典》等国外药典无类似的检测方法，《中国药典》2015年版收载了此指导原则。本方法与相关检测方法比较具有较强的先进性，详见表12-17。

表12-17 本方法与相关检测方法比较

	我国药品补充检验方法（中药）	我国食品标准	国内外食品色素检测方法文献报道	本方法
色素种类	共17种	共20种	最多40余种	27种
前处理方法	溶剂提取	提取、净化	提取、多种填料净化	提取、聚酰胺柱净化
检测方法	薄层、液相	薄层、液相、液质	液质联用、液相、薄层	液质联用、液相、薄层
评价	一种药材最多测6种色素，无液质确证方法和定量方法	最多同时测8种色素，正在开发几十种色素检测方法	前处理和检测技术更为先进	通用性较好、色素种类较多、多种方法形成体系、定性和定量方法均有

5 检测技术的发展

色素性质各异，部分色素难以纳入通用方法体系，需要对其进行个性化研究，逐步形成由通用性与专属性检测方法构成的完整方法体系。

鉴于不同基质的复杂性，部分基质中色素回收率不高，可借鉴快速发展的食品色素检测技术，如离子交换固相萃取[10]、基质固相分散萃取[11]、分子印迹技术[12]、固相微萃取[13]、双水相系统萃取法[14]等对前处理方法进行针对性研究，有效去除基质干扰，富集待测色素，建立适用性和针对性更强的色素检测方法。

中药中非法染色具有动态变化和规避标准检测色素品种的趋势，因此需要采用先进的液质联用技术，建立更加广谱高通量的筛查方法，快速锁定目标，再进一步针对性地测定。50余种色素的薄层、液相、液质联用等系列检测方法正在实验室开发中[15,16]。

参考文献

［1］Otterstätter G. Coloring of Food，Drugs，and Cosmetics［M］. New York：CRC Press，1999.

［2］陈荣圻. 禁用染料及其代用［M］. 北京：中国纺织出版社，1996.

［3］G.Morlock，Claudia Oelling. 食品中 25 种水溶性色素的 HPTLC 同时含量测定［S］. 2011 年第四届国际食品安全高峰论坛，89-92.

［4］孙健，冯睿，胡青，等. 聚酰胺固相萃取 -HPLC 法同时测定中药材中 16 种合成酸性色素［J］. 中成药，2015，37（5）：1031-1035.

［5］张胜帮，韩超，刘继东，等. 食品中苏丹红Ⅰ～Ⅳ及对位红的 GC-MS/SIM 法研究［J］. 中国食品学报，2009，9（2）：187-193.

［6］Feng Feng，Yansheng Zhao，Wei Yong，et al. Highly sensitive and accurate screening of 40 dyes in soft drinks by liquid chromatography-electrospray tandem mass spectrometry［J］. Journal of Chromatography B，2011，879：1813-1818.

［7］赵延胜，董英，张峰，等. 食品中 46 种禁限用合成色素的分级提取净化体系研究［J］. 分析化学，2012，40（2）：249-256.

［8］顾宇翔，葛宇，印杰，等. 饮料和糖果中 32 种水溶性色素的 HPLC 筛选性检测［J］. 食品工业，2012，33（8）：142-145.

［9］柴雅凌. 染料索引及其查阅方法［J］. 印染，1989，15（2）：110-111.

［10］冯月超，贾丽，何亚荟，等. 超高效液相色谱 - 串联质谱法同时测定粮食及肉制品中的 24 种工业染料［J］. 色谱，2013，31（10）：1021-1027.

［11］王重洋，王宁，吴琼，等. 基质固相分散 - 超快速液相色谱测定山楂片中的 4 种苏丹红染料［J］. 分析化学，2014，42（4）：597-601.

［12］Hu X，Cai Q，Fan Y，et al. Molecularly imprinted polymer coated solid-phase microextraction fibers for determination of Sudan Ⅰ~Ⅳ dyes in hot chili powder and poultry feed samples［J］. Journal of Chromtography A，2012，1219：39-46.

［13］Qi R，Zhou X，Li X，et al. Rapid identification of synthetic colorants in food samples by using indium oxide nanoparticle-functionalized porous polymer monolith coupled with HPLC-MS/MS［J］. Analyst，2014，139：6168-6177.

［14］Sha O，Zhu X，Feng Y，et al. Aqueous two-phase based on ionic liquid liquid-liquid microextraction for simultaneous determination of five synthetic food colourants in different food samples by high-performance liquid chromatography［J］. Food Chemistry，2015，174：380-386.

［15］胡青，孙健，张甦，等. 中药中 48 种非法染色色素的 TLC 法检测［J］. 中国医药工业杂志，2015，46（7）：695-699.

［16］胡青，孙健，于泓，等. 快速液相 - 四极杆串联高分辨飞行时间质谱定性测定中药中 50 种染色色素［J］. 中国药学杂志，2016，51（15）：1316-1323.

起草人：孙　健　胡　青（上海市食品药品检验所）

审核人：季　申（上海市食品药品检验所）

第五节 中药中铝、铬、铁、钡元素测定指导原则（通则9304）

1 概述

本指导原则主要适用于除矿物药或含矿物药的制剂以外的中药,通过监测重点元素来监控种植、生产、加工等过程,防止过多过量摄入上述元素给人体健康带来危害,有效控制和避免中药存在的潜在安全风险。从目前披露的情况可知,中药存在人为添加明矾(主要为硫酸铝钾)、重晶石(主要为硫酸钡)或滑石粉(水合硅酸镁)等物质来增加重量;用工业明胶做辅料或添加到胶类药品中;氧化铁类物质无序超量用作包衣材料等行为[1-4]。本指导原则根据历年来中药的监控情况,针对常用于增重、掺杂及长期摄入会危害人体健康的物质,建立了铝、铬、铁、钡元素的测定方法。

常用元素检测方法有:紫外 - 可见分光光度法、原子吸收光谱法(分为石墨炉法和火焰法)、原子荧光分光光度法、电感耦合等离子体质谱(ICP-MS)法、电感耦合等离子体原子发射光谱法等。其中ICP-MS法是近年发展起来的一种元素分析技术,广泛应用于地质、食品、环境、化学化工等行业的无机成分分析,具有准确度高、线性范围宽、元素覆盖范围宽且可实现多种元素同时测定等优点,灵敏度较高[5,6]。本指导原则主要用于日常监测,故首选可多元素同时测定的ICP-MS法,该方法可与铅、镉、砷、汞、铜测定法(通则2321)中ICP-MS法结合应用,即可同时检测9种元素,能有效节约分析成本和时间;当然各实验室可根据自身实验室条件,选择与ICP-MS法灵敏度相当的其他方法对铝、铬、铁、钡元素进行检测,只要符合各方法项下的相关要求即可。

2 检测技术与方法

2.1 基本原理

ICP-MS的工作原理是采用高频能量等离子体作为离子源,使导入的供试品溶液完全蒸发、解离、原子化和离子化,离子经采样锥和截取锥聚焦后进入质谱分析器,利用待测定元素离子荷质比与浓度成正比的关系,对待测定元素进行准确测定。

2.2 技术详解

2.2.1 仪器参数设置

电感耦合等离子体质谱仪存在不同品牌和型号,虽本指导原则中推荐了采用干扰方程或开启碰撞反应池等手段消除质谱型干扰,并在仪器参数的设置项下列出了一般仪器参考条件,但试验前仍需根据不同仪器的特点,结合各仪器说明书及推荐值,合理优化仪器参数,选择合适的干扰消除和校正方法,使仪器达到最佳化并有效消除分析中存在的干扰(质谱干扰和非质谱干扰)[7,8],来保证结果的准确性。

2.2.2 分析方法的选择

ICP-MS 法可用作定性分析和定量分析,本指导原则主要采用定量分析对铝、铬、铁、钡元素进行分析,〈通则0412〉电感耦合等离子体质谱法的测定法中收录了标准曲线法(外标法和内标法)和标准加入法,其中标准加入法同时测定 4 种元素较为繁琐,外标法无法有效排除信号波动及其他条件变化带来的影响,故建议采用内标校正的标准曲线法进行分析。

2.2.3 目标同位素的选择

待测元素及内标元素一般均具有同位素,所占比例不同及测定的灵敏度和准确度也存在差别,一般可根据各仪器均会推荐选择干扰少、丰度较高的同位素进行测定,但不排除特殊情况下,常用的同位素会存在其他干扰,此时可选用其他同位素进行测定,也可采用多个同位素同时测定,以便对结果进行验证和比较。其中内标元素在分析样品中应不存在或含量极微;与待测元素电离能相近;含量必须恒定且不受其他元素干扰。

本指导原则给出了铁、钡、铝、铬元素通常条件下的目标同位素(^{27}Al、^{53}Cr、^{57}Fe、^{137}Ba)及相应的内标同位素(^{7}Li、^{45}Sc、^{45}Sc、^{115}In),各实验室可根据样品情况进行适当的调整,但必须进行验证以保证结果准确性。

2.2.4 标准品溶液的配制

标准品溶液可用试剂制备,也可购买具资质计量机构提供的标准品储备溶液配制。理论上标准系列溶液越多越好,但一般不少于 5 个不同浓度即可。本指导原则推荐了一般浓度范围为 0~200.0 μg,但实际样品较为复杂,应根据待测元素的含量调整标准系列溶液的浓度,保证待测元素尽量落在标准曲线的中段,目标同位素峰的响应值与浓度所得回归方程的相关系数一般应不低于 0.99。另外酸度对元素测定存在介质影响,应注意标准溶液的介质与酸度应与供试品溶液一致。可根据待测元素的含量调整标准系列溶液的浓度。

2.2.5 供试品溶液的制备

要准确测定铁、钡、铝、铬元素含量,首先需保证样品分解完全,铁、钡、铝、铬能完全离子化,保证可全部进入电感耦合等离子体质谱仪以便准确测定。中药样品基质复杂,前处理方法直接影响着测试结果的精密度和准确度,通则 0412 电感耦合等离子体质谱法的供试品溶液的制备中大致描述了消解常用试剂的选择、不同样品的处理方式,可作为参考。最终目的是选用的消解试剂要使中药中大量的有机基质完全消解,一般选择硝酸或硝酸与盐酸的混合酸进行消解,特殊基质还可使用氢氟酸等辅助消解。

目前元素分析的样品前处理方式一般可分为干法灰化、湿法消解和微波消解三类,本指导原则优先选取微波消解法,主要是该法具有消解速度快、分解完全、污染小、节约能源;金属元素不易挥发损失、污染小及空白值低等优点,且可满足同时测定多种元素的要求[9,10]。消解前应根据各微波仪型号设置合理的微波消解程序,通过对不同样品基质进行考察,确定适宜的消解程序。

消解后的溶液应放冷到一定温度后再小心地开启消解罐,以避免易挥发元素的损失,溶液应注意转移完全,本指导原则推荐将消解后的溶液转移至 50 ml 聚四氟乙烯材料的量瓶中,实际操作中可以根据待测元素的浓度选择定容至合适体积。无论何种情况,必须同时制备试剂空白溶液,以消除试剂带来的干扰。

3　操作要点及注意事项

3.1　操作要点

元素检测要保证结果准确性,除样品中待测元素应全部消解外,主要应避免各种误差和干扰。因此操作中应注意以下几点。

(1) 试验前,应注意排查仪器状态,包括各种气体的纯度和气流大小,冷却水循环系统是否正常等,避免因气流不稳等造成的结果稳定性较差情况。

(2) 样品引入系统应能使溶液稳定匀速进入仪器,是保证待测元素能准确测定的关键环节,需仔细检查样品进入系统是否处于正常状态。一般仪器均采用蠕动泵引入样品溶液,应确定蠕动泵管路连接是否正确,转速大小是否适合、是否存在气泡、泄漏和堵塞等情况,如存在上述情况,应及时排查并更换相关部件,以保证试验结果准确性。

(3) 正式样品测试前,应按各仪器推荐调试方法对测试参数进行调试,通过调整混合气体比例、蠕动泵转速、溶剂酸度等,保证仪器状态达到最佳化,避免产生干扰。如雾化气流速能影响难熔氧化物离子形成和双电荷离子的产率,通过调整可以尽量减少这两种干扰。

(4) 雾化器对于溶液雾化效果影响较大,市面上存在多种雾化器,如气动雾化器、同心雾化器、交叉(直角)雾化器、高盐量雾化器、超声波雾化器、微量雾化器等。应根据样品基质选择相应的雾化器,同时参考各仪器推荐使用的雾化器,务必保证样品溶液的雾化效率。

(5) 接口系统是保证样品离子有效地传输到质谱仪的关键,组成部件由采样锥和截取锥组成。可通过优化接口压力和锥口的大小,最大限度地样品离子通过并保持完整性,同时降低氧化物和二次放电的产生。故需密切关注采样锥和截取锥的情况,发现锥孔堵塞或污染,应及时清洗,锥孔损坏时应及时更换。

(6) 干扰和校正方法的选择对与测定结果准确性有重要影响,应结合待测元素种类、样品基质、各仪器推荐方法等设置合适的方法。本指导原则已推荐采用优化仪器参数、干扰方程校正、碰撞反应池技术、内标校正等方法来消除干扰,实际操作中如遇特殊情况或样品,尚可考虑采用其他方法。

(7) 如遇离子透镜系统、质量分析器、检测器污染或有偏差的情况,建议联系各仪器工程师进行专业维护,不建议自行排查或清洗,以免贵重仪器部件的损坏。

3.2　注意事项

3.2.1　试验操作

元素检测对与环境、器皿、试剂、溶液配制均有一定的要求,具体如下。

(1) 试验环境的基本要求　仪器应安排独立空间,避免空气直接流通并注意保证空气洁净,试验环境应保持持续的洁净。

(2) 试剂及器皿的基本要求　应使用去离子水(电阻率应不小于 $18M\Omega$)和高纯试剂(光谱纯或电子纯),如使用分析纯试剂,须明确不干扰测定。器皿应先用适宜浓度酸液浸泡后再用去离子水冲洗,一般推荐使用 20% 左右的硝酸溶液进行浸泡。

(3) 标准溶液配制的基本要求　标准储备溶液一般用光谱纯试剂制备,可购买具资质的标准品储备溶液;标准储备溶液的稳定性有限,应注意保存并在效期内使用;应保证试剂和溶剂的纯度,避免空白值增加,检测限变差和误差增大;用标准储备溶液配制标准系列溶液时,应补加适量酸液,使溶液维持一定的酸度,尽可能使其酸度与样品溶液一致;应保证介质和酸度合适,避免产生沉淀和浑浊,堵塞雾化器并引起进样量的波动;标准曲线范围应根据待测元素浓度不同做适当调整,保证结果准确性。

(4) 供试品溶液配制的基本要求　样品应分解完全,使待测元素完全进入溶液;试样溶剂具有较高的纯度,易于获得,尽可能少引入影响测定的成分;配制过程中,应避免空气、试剂空白及容器等污染;应选择合适容器,避免待测元素挥发、被容器表面吸附或与容器材料相互作用而损失;当供试品溶液中某元素浓度过高时,应进行必要的稀释,以保证结果的准确。

(5) 验证试验的基本要求　每次试验过程中应采用可追溯的标准物质或增加回收率测定对测定结果进行验证来保证结果的准确可靠。应注意标准物质的来源和有效期,回收率试验应注意加入浓度的合理性。

(6) 其他　每次试验后应注意进样系统的检查和清洗;废液桶中的废液要经常清理;炬管、雾化器、雾室应及时进行维护和清洗;冷却水、真空泵油、分子筛应定期更换。

3.2.2　结果判断

本指导原则主要用来监控种植、生产、加工等过程中不当行为,因此在结果判断上,应注意以下几点:

(1) 应注意指导原则的适用范围,矿物药或含矿物药的制剂应不包含在其中,另外如炮制、加工中用到矿物药,也应注意排除这方面的干扰。

(2) 应注意样品中铝、铬、铁、钡基础值对结果的影响,要在充分考证样品本身基础值的情况下(如收集足够多的样品数据、排查各个环节的影响等),慎重下结论,避免引起不必要的纠纷。

(3) 一旦发现结果异常,应通过实地调研、样品复检、情况排查等手段确认,确实无误后应及时上报相关部门。

4　相关检测方法对比

采用 ICP-MS 法测定铝、铬、铁、钡元素的含量,具有专属、通用和灵敏度高的特点。采用微波消解技术,研究了消解试剂的配比、消解程序的参数设置,可有效提取待测元素,排除基质干扰,保证待测元素的不损失和稳定,从而保证分析结果的准确。

目前文献报道的铝、铬、铁、钡元素测定方法有理化反应、比色法、紫外可分光光法、高效液相色谱法、原子吸收光谱法、电感耦合等离子体质谱、电感耦合等离子体原子发射光谱法等,但美国、欧洲药典方法对上述元素没有明确规定,仅铁的杂质检查项规定了比色法。

5　检测技术的发展

ICP-MS 法是 20 世纪 80 年代发展起来的一种新的分析测试技术,是元素分析领域最先进的方法。可同时进行多种元素的定性、半定量、定量分析,且可提供精确的同位素信息,已被广泛应用于食品、环境、药物及生物制品的分析检测中,并可与色谱等多种分离技术联用。

参考文献

[1] 韩旭,骆骄阳,杨美华,等 . 中药饮片中重金属与有害元素残留现状及防控措施[J]. 世界中医药,2015,10(8): 1152-1162.

［2］汤敏.中药材及饮片的质量问题和控制措施［J］.首都医药,2013,8: 52-55.

［3］丁晴,仇雅静,房克慧,等.动物来源中药材、饮片质量现状及原因分析［J］.中国中药杂志,2015,40(21): 4309-4312.

［4］夏晶,李丽敏,曹帅,等.中药片剂中氧化铁类包衣材料的使用现状及风险评估［J］.中成药,2015,37(1): 84-88.

［5］韩鹏,王玉,陈民辉,等.关于构建药品限量元素检测体系的思考［J］.中国药品标准,2013,14(2): 83-87.

［6］李丽敏,夏晶,张甦,等.电感耦合等离子体质谱法同时测定中药材中的29种元素［J］.中国医药工业杂志,2015,46(9): 999-1003.

［7］刘长江,韩梅,贾娜,等.电感耦合等离子体-质谱(ICP-MS)技术及其应用［J］.广东化工,2015,42(11): 148-149.

［8］肖亚兵,蔡国瑞,王伟.电感耦合等离子体质谱(ICP-MS)技术进展［J］.食品研究与开发,2013,34(8): 124-129.

［9］林瑞超.矿物药检测技术与质量控制(第一版)［M］.北京:科学出版社,2013.

［10］赵雯玮,刘吉爱,朱红波,等.全自动消解仪在分析领域的发展与应用［J］.电力工业,2015,11: 79-80.

起草人:夏　晶(上海市食品药品检验所)

审核人:季　申(上海市食品药品检验所)

第六节　中药中真菌毒素检测指导原则（通则9305）

1　概述

真菌毒素是真菌产生的次级代谢产物,其具有高污染性和高毒性的特点。自1960年黄曲霉毒素发现后,现已研究发现了约2000种真菌毒素及代谢物,其中毒性较强的毒素种类主要有:黄曲霉毒素、赭曲霉毒素、脱氧雪腐镰刀菌烯酮(也称为呕吐毒素)、玉米赤霉烯酮、伏马毒素、T-2毒素和展青霉素[1-11]。

真菌毒素具有较强的毒害作用[12-16]。例如:黄曲霉毒素可诱发肝、肾、肺、胃、结肠等部位的癌变,黄曲霉毒素B₁被公认为是目前致癌力最强的天然物质;赭曲霉毒素、展青霉素对肝、肾均有损害,可致畸、致癌;伏马毒素可造成神经性中毒;呕吐毒素具有细胞毒性;玉米赤霉烯酮具有生殖毒性;T-2毒素可引起急性中毒致死。鉴于真菌毒素的严重毒性,易受到真菌感染的食品和饲料等农产品的安全性引起了各方重视,真菌毒素检测方法也得到迅速发展,美国和欧盟等发达国家均制订了严格的限度。我国对食品中的黄曲霉毒素、赭曲霉毒素、呕吐毒素、玉米赤霉烯酮、T-2毒素、伏马毒素及展青霉素均有相应的国标检测标准。

中药在种植、加工、贮存和流通的环节中均易受到真菌感染,多个国家和地区的药典或标准对中药中真菌毒素进行了限量规定并规定了检测方法。如:《美国药典》、《欧洲药典》、《香港政府卫生署中药材标准》和韩国药品管理局方均收载了黄曲霉毒素检测方法;《美国药典》和《欧洲药典》还分别收载了玉米赤霉烯酮和赭曲霉毒素的检测方法[17-18]。《中国药典》2010年版中增加了对酸枣仁、僵蚕、胖大海、桃仁、陈皮等5种中药材的黄曲霉毒素检查。《中国药典》2015年版在黄曲霉毒素检测中引入了液相-串接质谱法(LC-MS/MS),并对薏苡仁、柏子仁等14种中药材规定了黄曲霉毒素限量,各论规定进行黄曲霉毒素检查的药材达到19种。《中国药典》2015年版增加了真菌毒素指导原则,对中药中赭曲霉毒素、呕吐毒素、玉米赤霉烯酮、伏马毒素、T-2毒素和展青霉素等多种真菌毒素的检测提出了建议和指导。

目前各种真菌毒素检测标准中收载的主要检测方法有薄层色谱法(TLC)、酶联免疫吸附法(ELISA)、高效液相色谱法、液相色谱-质谱法等。HPLC法主要使用二极管阵列检测器和荧光检测器,分离效果好,重复性强,灵敏度高。LC-MS/MS法采用专属离子对定性定量,灵敏度高、专属性强,有效地排除了基质干扰问题,能一定程度避免假阳性、假阴性现象,特别适用于复杂基质下的痕量定性和定量分析,还可同时筛查多种真菌毒素。真菌毒素检测的前处理方法近年来也发展迅速[17-21]。净化处理方式从液液萃取等方式发展到近年来的免疫亲和柱、固相萃取、分散固相萃取等净化技术,有效解决了杂质干扰严重的问题,重复性和回收率均较好。

2　检测技术与方法

真菌毒素可分为黄曲霉毒素、赭曲霉毒素、呕吐毒素、玉米赤霉烯酮、T-2毒素、伏马毒素及展青霉素等类。检验不同种类真菌毒素时,供试品用相应的提取液提取后,经免疫亲和柱或固相萃取柱等方式进行净化后,采用高效液相色谱法或高效液相色谱法 - 质谱联用法测定,外标法定量。

2.1 赭曲霉毒素 A 测定法

2.1.1 第一法(高效液相色谱法)

仪器、试药及对照品 高效液相色谱仪(荧光检测器);高速均质器(德国,转速为 12 500 r/min);赭曲霉毒素 A 免疫亲和柱;甲醇(色谱纯),水为纯化水;氯化钠、碳酸氢钠为分析纯;赭曲霉毒素 A 对照品。

色谱条件与系统适用性试验 以十八烷基硅烷键合硅胶为填充剂;乙腈 -2% 冰乙酸水溶液(49∶51)为流动相,流速 1.0 ml/min;以荧光检测器检测,激发波长 333 nm,发射波长 477 nm。理论板数按赭曲霉毒素 A 峰计算应不低于 4000。

对照品溶液的制备 精密称取赭曲霉毒素 A 对照品适量,用甲醇溶解并稀释制得浓度为每 1 ml 含 5 ng 的对照品溶液。

供试品溶液制备 取样品粉末 20 g(过二号筛),精密称定,置于均质杯中,加入氯化钠 4 g,精密加入 80% 甲醇 100 ml,高速搅拌 2 分钟(搅拌速度大于 11 000 r/min),离心 5 分钟(离心速度 4000 r/min),精密量取上清液 10 ml,置 50 ml 量瓶中,用水稀释至刻度,摇匀,离心,精密量取上清液 10 ml,通过免疫亲合柱(OchraTest™),流速每分钟 3 ml,用水 20 ml 洗脱,流速每分钟 6 ml[必要时可以先用淋洗缓冲液(称取 25 g 氯化钠、5 g 碳酸氢钠溶于水中,加入 0.1 ml 聚山梨酯 -20,用水稀释至 1 L,即可)10 ml 洗脱,再用水 10 ml 洗脱],洗脱液弃去,使空气进入柱子,将水挤出柱子,再用 1 ml 甲醇洗脱,流速每分钟 1 ml,收集甲醇洗脱液,置 2 ml 量瓶中,并用甲醇稀释至刻度,摇匀,即得。

测定法 分别精密吸取上述对照品溶液 5 μl、10 μl、15 μl、20 μl、25 μl,注入液相色谱仪,测定峰面积,以峰面积为纵坐标,进样量为横坐标,绘制标准曲线。另精密吸取上述供试品溶液 20 μl,注入液相色谱仪,测定峰面积,从标准曲线上读出供试品中相当于赭曲霉毒素 A 的量,计算,即得。

2.1.2 第二法(高效液相色谱 - 串联质谱法)

仪器及试药 液相色谱 - 串联质谱仪[三重四极杆串联质谱仪,配有电喷雾离子源(ESI)];高速均质器(德国,转速为 12 500 r/min);赭曲霉毒素 A 免疫亲和柱;甲醇(色谱纯),甲酸(质谱纯);赭曲霉毒素 A 对照品。

色谱与质谱条件 以十八烷基硅烷键合硅胶为填充剂;以甲醇为流动相 A 相,以 0.01% 甲酸为流动相 B 相,流速 0.3 ml/min;按表 12-18 进行梯度洗脱:

表 12-18 流动相梯度

时间 /min	A 相 /%	B 相 /%	时间 /min	A 相 /%	B 相 /%
0	55	45	7.1	55	45
5	90	10	10	55	45
7	90	10			

以三重四极杆质谱仪作为检测器,电化学喷雾离子源,采集模式为负离子模式,赭曲霉毒素 A 的去簇电压(DP)为 –80 伏,定量离子对为 402.1/358.1,其碰撞能量(CE)为 –27 伏,定性离子对为 402.1/211.1,其碰撞能量(CE)为 –37 伏。

对照品溶液的制备 精密称取赭曲霉毒素 A 对照品适量,加甲醇制成每 1 ml 含 250 ng 的溶液,作为贮备液。再用甲醇分别稀释制成每 1 ml 含 0.08 ng、0.2 ng、0.4 ng、0.8 ng、2 ng、4 ng 的对照品系列溶液,即得(测定时可根据样品实际情况,制备对照品溶液或基质对照品溶液)。

供试品溶液制备 同 2.1.1 第一法。

测定法 精密吸取上述对照品溶液各 5 μl,注入液相色谱—质谱仪,测定峰面积,以峰面积为纵坐标,进样浓度为横坐标,绘制标准曲线。另精密吸取上述供试品溶液 5 μl,注入液相色谱 - 质谱仪,测定峰面积,从标准曲线上读出供试品中赭曲霉毒素 A 的浓度,计算,即得。

2.2 玉米赤霉烯酮测定法

2.2.1 第一法(高效液相色谱法)

仪器、试药及对照品 高效液相色谱仪(荧光检测器);高速均质器(转速采用 12 500 r/min);玉米赤霉烯酮免疫亲和柱;乙腈、甲醇为色谱纯,水为纯化水,氯化钠为分析纯,甲酸(质谱纯);玉米赤霉烯酮对照品。

色谱条件与系统适用性试验 以十八烷基硅烷键合硅胶为填充剂;乙腈 - 水(50∶50)为流动相,流速 1.0 ml/min;以荧光检测器检测,激发波长 232 nm,发射波长 460 nm。色谱柱:C_{18} 柱,5 μm,150 mm × 4.6 mm 或者相当者。

对照品溶液的制备 精密称取玉米赤霉烯酮对照品适量,加甲醇制成每 1 ml 含 250ng 的溶液,作为对照品溶液(1)。精密吸取对照品溶液(1)1 ml,置 10 ml 量瓶中,加甲醇稀释至刻度,摇匀,作为对照品溶液(2)。

供试品溶液的制备 取样品粉末 40 g(过二号筛),精密称定,置均质杯中,加入氯化钠 4 g,精密加入 90% 乙腈 100 ml,高速搅拌 2 分钟,离心 5 分钟(离心速度 4000 r/min),精密吸取上清液 10 ml,用水稀释至 50 ml,摇匀,离心,精密吸取上清液 10 ml,通过免疫亲合柱(流速 3 ml/min.),随后用水 10 ml 洗脱(流速 6 ml/min),洗脱液弃去,精密量取 1.5 ml 甲醇洗脱(流速 1 ml/min),收集甲醇洗脱液,置 2 ml 量瓶中,加甲醇至刻度,摇匀,即得。

测定法 分别精密吸取上述对照品溶液(1)2 μl、5 μl、10 μl、15 μl,对照品溶液(2)5 μl、10 μl,注入液相色谱仪,测定,绘制标准曲线。再精密吸取供试品溶液 20 μl,注入液相色谱仪,以标准曲线法测定计算玉米赤霉烯酮的含量,即得。

2.2.2 第二法(高效液相色谱 - 串联质谱法)

仪器、试药及对照品 液相色谱 - 串联质谱仪[三重四极杆串联质谱仪,配有电喷雾离子源(ESI)];高速均质器(转速采用 12 500 r/min);玉米赤霉烯酮免疫亲和柱;乙腈、甲醇为色谱纯,水为纯化水,氯化钠为分析纯,甲酸(质谱纯);玉米赤霉烯酮对照品。

色谱与质谱条件 以十八烷基硅烷键合硅胶为填充剂;以甲醇为流动相 A 相,以 0.01% 甲酸为流动相 B 相,流速 0.3 ml/min;按表 12-19 进行梯度洗脱。

表 12-19 流动相梯度

时间 /min	A 相 /%	B 相 /%	时间 /min	A 相 /%	B 相 /%
0	55	45	7.1	55	45
5	90	10	10	55	45
7	90	10			

以三重四极杆质谱仪作为检测器,电化学喷雾离子源,采集模式为负离子模式,玉米赤霉烯酮的去簇电压(DP)为 -100 伏,定量离子对为 317.1/174.9,其碰撞能量(CE)为 -32 伏,定性离子对为 317.1/130.8,其碰撞能量(CE)为 -39 伏。

对照品溶液的制备 精密称取玉米赤霉烯酮对照品适量,加甲醇制成每 1 ml 含 250 ng 的溶液,作为贮备液。再用甲醇分别稀释制成每 1 ml 含 0.5 ng、1 ng、2 ng、5 ng、10 ng 的对照品溶液,即得(测定时可根据样品实际情况,制备对照品溶液或基质对照品溶液)。

供试品溶液的制备 同 2.2.1 第一法。

测定法 精密吸取上述对照品溶液各 5 μl,注入液相色谱 - 质谱仪,测定峰面积,以峰面积为纵坐标,进样浓度为横坐标,绘制标准曲线。另精密吸取上述供试品溶液 5 μl,注入液相色谱 - 质谱仪,测定峰面积,从标准曲线上读出供试品中玉米赤霉烯酮的浓度,计算,即得。

2.3 呕吐毒素测定法

2.3.1 第一法(高效液相色谱法)

仪器、试药及对照品 高效液相色谱仪(二极管阵列检测器);高速均质器(转速采用 12 500 r/min);呕吐毒素免疫亲和柱;乙腈、甲醇为色谱纯,水为纯化水,聚乙二醇为分析纯;呕吐毒素对照品。

色谱条件与系统适用性试验 以十八烷基硅烷键合硅胶为填充剂;以甲醇 - 水(20∶80)为流动相;检测波长为 220 nm。乙腈 - 水(50∶50)为流动相,流速 1.0 ml/min。

对照品溶液的制备 精密称取呕吐毒素对照品适量,加 50% 甲醇制成每 1 ml 含 50 μg 的溶液,作为储备液。精密量取储备液 0.1 ml,置 25 ml 量瓶中,加甲醇稀释至刻度,即得。

供试品溶液的制备 取样品粉末 20 g(过二号筛),精密称定,置均质杯中,加入聚乙二醇(相对分子质量 8000)5 g,精密加入水 100 ml,高速搅拌 2 分钟(搅拌速度大于 11 000 r/min),离心 5 分钟(离心速度 4000 r/min),滤过,精密量取续滤液 5 ml,通过免疫亲合柱(DONTestTM),流速每分钟 3 ml,用水 10 ml 洗脱,流速每分钟 6 ml,洗脱液弃去,使空气进入柱子,将水挤出柱子,再用 1 ml 甲醇洗脱,流速每分钟 1 ml,收集甲醇洗脱液,置 2 ml 量瓶中,加水稀释至刻度,摇匀,即得。

测定法 分别精密吸取上述对照品溶液 5 μl、10 μl、15 μl、20 μl、25 μl,注入液相色谱仪,测定峰面积,以峰面积为纵坐标,进样量为横坐标,绘制标准曲线。另精密吸取上述供试品溶液 20 μl,注入液相色谱仪,测定峰面积,从标准曲线上读出供试品中相当于呕吐毒素的量,计算,即得。

2.3.2 第二法(高效液相色谱 - 串联质谱法)

仪器与试药 液相色谱 - 串联质谱仪:[三重四极杆串联质谱仪,配有电喷雾离子源(ESI)];高速均质器(转速采用 12 500 r/min);呕吐毒素免疫亲和柱;呕吐毒素对照品。

色谱与质谱条件 以十八烷基硅烷键合硅胶为填充剂;以甲醇为流动相 A 相,以水为流动相 B 相,流速 0.3 ml/min;按表 12-20 进行梯度洗脱。

表 12-20 流动相梯度

时间 /min	A 相 /%	B 相 /%	时间 /min	A 相 /%	B 相 /%
0	10	90	7	90	10
5	40	60	7.1	10	90
6	90	10	10	10	90

以三重四极杆质谱仪作为检测器,电化学喷雾离子源,采集模式为负离子模式,呕吐毒素的去簇电压(DP)为 –77 伏;定量离子对为 295.0/265.1,其碰撞能量(CE)为 –16 伏;定性离子对为 295.0/138.0,其碰撞能量(CE)为 –22 伏。

对照品溶液的制备　精密称取呕吐毒素对照品适量,加 50% 甲醇制成每 1 ml 含 50 μg 的溶液,作为储备液。再用 50% 甲醇分别稀释制成每 1 ml 含 2 ng、5 ng、10 ng、20 ng、50 ng 的对照品溶液,即得。

供试品溶液的制备　同 2.3.1 第一法。

测定法　精密吸取上述对照品溶液各 5 μl,注入液相色谱 - 质谱仪,测定峰面积,以峰面积为纵坐标,进样浓度为横坐标,绘制标准曲线。另精密吸取上述供试品溶液 5 μl,注入液相色谱 - 质谱仪,测定峰面积,从标准曲线上读出供试品中呕吐毒素的浓度,计算,即得。

2.4　展青霉素测定法(高效液相色谱 - 串联质谱法)

仪器及试药　液相色谱 - 串联质谱仪:[三重四极杆串联质谱仪,配有电喷雾离子源(ESI)];高速均质器(转速采用 12 500r/min);多功能真空样品处理器;氮吹仪;Mycosep®228 多功能净化柱;果胶酶,乙腈、甲醇为色谱纯,水为纯化水。

色谱与质谱条件　以十八烷基硅烷键合硅胶为填充剂;柱温:25℃,以乙腈为流动相 A 相,以水为流动相 B 相,流速 0.3 ml/min;按表 12-21 进行梯度洗脱。

表 12-21　流动相梯度

时间 /min	A 相 /%	B 相 /%	时间 /min	A 相 /%	B 相 /%
0	3	97	9	40	60
4	3	97	9.5	3	97
4.2	40	60	15	3	97

以三重四极杆质谱仪作为检测器,电化学喷雾离子源,采集模式为正离子模式,展青霉素的去簇电压(DP)为 45 伏;定量离子对为 153.1/80.9,其碰撞能量(CE)为 –15 伏;定性离子对为 153.1/109.0,其碰撞能量(CE)–11 伏。

对照品溶液的制备　精密称取展青霉素对照品适量,加乙腈制成每 1 ml 含 0.1 mg 的溶液,作为贮备液。再用 2% 乙腈(用乙酸调节 pH 值至 2)分别稀释制成每 1 ml 含 10 ng、25 ng、50 ng、100 ng、250 ng 的对照品溶液,即得(测定时可根据样品实际情况,制备对照品溶液或基质对照品溶液)。

供试品溶液的制备　取样品粉末约 4 g(过二号筛),精密称定,加水 20 ml 和果胶酶(活性大于 1500 IU/g)75 μl,混匀,40℃下放置 2 小时,精密加入乙腈 60 ml,高速搅拌 2 分钟(搅拌速度大于 11 000 转 / 分钟),离心 10 分钟(离心速度 4000 r/min),取上清液 20 ml,加入无水硫酸镁 : 无水醋酸钠(4 : 1)混合粉末 3 g,充分振摇 2 分钟,离心 10 分钟(离心速度 4000 r/min),取上清液约 8 ml,通过多功能净化柱(Mycosep®228),收集净化液,混匀,精密量取 5 ml(相当于 0.33 g 样品),置玻璃试管中,40℃条件下用氮气吹至近干,精密加入 2% 乙腈(用乙酸调节 pH 值为 2)0.3 ml 溶液,涡旋 2 分钟使混匀,过 0.22 μm 滤膜,取续滤液,即得。

测定法　精密吸取上述对照品溶液各 5 μl,注入液相色谱 - 质谱仪,测定峰面积,以峰面积为纵坐标,进样浓度为横坐标,绘制标准曲线。另精密吸取上述供试品溶液 5 μl,注入液相色谱 - 质谱仪,测定峰面积,从标准曲线上读出供试品中展青霉素的浓度,计算,即得。

2.5　中药中黄曲霉毒素 G_2、G_1、B_2、B_1、赭曲霉毒素 A、呕吐毒素、玉米赤霉烯酮、伏马毒素 B_1、B_2 及 T-2 毒素的高效液相色谱 - 串联质谱测定法

仪器、试药及对照品　液相色谱 - 串联质谱仪［三重四极杆串联质谱仪，配有电喷雾离子源（ESI）］；氮吹仪；HLB 柱（3 ml，60 mg）；乙腈、甲醇为色谱纯，甲酸为质谱纯，水为纯化水；黄曲霉毒素混合对照品溶液（黄曲霉毒素 G_2、G_1、B_2、B_1 浓度分别为 0.3 μg/ml、1.0 μg/ml、0.3 μg/ml、1.0 μg/ml），赭曲霉毒素 A，呕吐毒素，玉米赤霉烯酮，伏马毒素 B_1、B_2（浓度均为 50 μg/ml），T-2 毒素。

色谱与质谱条件　以十八烷基硅烷键合硅胶为填充剂；以乙腈 - 甲醇（1∶1）为流动相 A 相，以 0.01%甲酸为流动相 B 相，流速 0.6 ml/min；按表 12-22 进行梯度洗脱：

表 12-22　流动相梯度

时间 /min	A 相 /%	B 相 /%	时间 /min	A 相 /%	B 相 /%
0	5	95	7	55	45
2	5	95	10	90	10
2.01	40	60	10.01	5	95
5	50	50	13	5	95

以三重四极杆质谱仪作为检测器，电化学喷雾离子源，黄曲霉毒素 G_2、G_1、B_2、B_1、伏马毒素 B_1、B_2 及 T-2 毒素为正离子采集模式，赭曲霉毒素 A、呕吐毒素、玉米赤霉烯酮为负离子采集模式，质谱参数见表 12-23。

表 12-23　质谱参数表

名称	去簇电压（DP:伏）	定量离子	碰撞能量（CE:伏）	检测离子对	碰撞能量（CE:伏）	采集模式
黄曲霉毒素 B_1	180	313.1/241.1	49	313.1/285.1	32	正离子
黄曲霉毒素 B_2	180	315.2/259.1	39	315.2/287.2	35	正离子
黄曲霉毒素 G_1	165	329.1/243.1	35	329.2/215.0	43	正离子
黄曲霉毒素 G_2	150	331.1/245.1	40	331.1/257.1	41	正离子
伏马毒素 B_1	100	722.3/352.4	49	722.3/334.4	53	正离子
伏马毒素 B_2	120	706.4/336.1	49	706.4/318.4	52	正离子
T-2 毒素	70	489.2/245.3	36	489.2/387.2	29	正离子
赭曲霉毒素 A	−65	402.1/358.1	−28	402.1/211.0	−38	负离子
呕吐毒素	−75	295.1/265.1	−15	295.1/138.0	−25	负离子
玉米赤霉烯酮	−70	317.2/175.1	−32	317.2/131.2	−38	负离子

对照品溶液的制备　精密称取黄曲霉毒素 B_1、黄曲霉毒素 B_2、黄曲霉毒素 G_1、黄曲霉毒素 G_2、赭曲霉毒素 A、玉米赤霉烯酮、伏马毒素 B_1、伏马毒素 B_2 及 T-2 毒素对照品适量，加甲醇制成每 1 ml 含 5 μg 的溶液，分别作为单标贮备液；另精密称取呕吐毒素对照品适量，加甲醇制成每 1 ml 含 400 μg 的溶液，作为呕吐毒素贮备液。再用 50% 乙腈溶液稀释成表 12-24 所述浓度的系列混合对照品溶液（测定时可根据样品实际情况，制备对照品溶液或基质对照品溶液）。

表 12-24　系列混合对照品溶液浓度表

单位（ng/ml）	(1)	(2)	(3)	(4)	(5)
黄曲霉毒素 B_1	0.2	0.4	1	2	4
黄曲霉毒素 B_2	0.12	0.24	0.6	1.2	2.4
黄曲霉毒素 G_1	0.2	0.4	1	2	4
黄曲霉毒素 G_2	0.12	0.24	0.6	1.2	2.4
伏马毒素 B_1	1.6	3.2	8	16	32
伏马毒素 B_2	1.6	3.2	8	16	32
T-2 毒素	1.6	3.2	8	16	32
赭曲霉毒素 A	0.2	0.4	1	2	4
呕吐毒素	80	160	400	800	1600
玉米赤霉烯酮	0.4	0.8	2	4	8

供试品溶液制备　取供试品粉末约 5 g（过二号筛），精密称定，精密加入 70% 甲醇溶液 50 ml，超声处理 30 分钟，离心，精密吸取上清液 10 ml，用水稀释至 20 ml，摇匀。精密吸取稀释后的溶液 3 ml，缓慢通过已经处理好的 HLB 柱［规格：3 ml（60 mg），依次用甲醇和水各 3 ml 洗脱］，直至有适量空气通过，收集洗脱液；随后用 3 ml 甲醇洗脱，收集洗脱液，于 45℃氮气缓慢吹干，精密加入 50% 乙腈溶液 1 ml 使溶解，即得。

测定法　精密吸取上述系列混合对照品溶液各 5 μl，注入液相色谱 - 质谱仪，测定峰面积，以峰面积为纵坐标，进样浓度为横坐标，绘制标准曲线。另精密吸取上述供试品溶液 5 μl，注入液相色谱 - 质谱仪，测定峰面积，从标准曲线上读出供试品中黄曲霉毒素 B_1、黄曲霉毒素 B_2、黄曲霉毒素 G_1、黄曲霉毒素 G_2、赭曲霉毒素 A、呕吐毒素、玉米赤霉烯酮、伏马毒素 B_1、伏马毒素 B_2 及 T-2 毒素的浓度，计算，即得。

3　检验方法的注意事项

（1）使用真菌毒素对照品时，必须二人配合。使用者必须穿好防护服，带好手套、口罩及防护眼镜，在通风橱内进行，并将工作台盖上胶布。

（2）赭曲霉毒素 A 测定时若供试品溶液检测的杂质峰较多，可将洗脱溶剂水等量置换为淋洗缓冲液再进行操作。

（3）残留有真菌毒素的废液或废渣的玻璃器皿，应置于专用贮存容器（装有 10% 次氯酸钠溶液）内，浸泡 24 小时以上，再用清水将玻璃器皿冲洗干净。

（4）非本实验操作人员，未经允许，不得进入实验室，以免发生意外。实验操作人员切勿在实验室内饮食及存放食物。

（5）为防止假阳性结果，必要时，可用液相色谱 - 质谱法进行确认。

（6）真菌毒素为痕量检测，易受到环境污染，应随行进行空白试验与加样回收率实验。

（7）由于荧光检测器无法进行光谱验证，当检出阳性时，建议采用质谱验证。采用定量离子与定性离子的丰度比进行定性（最大允许偏差为 ±20%）。

（8）由于质谱受到基质干扰易产生基质增强或减弱效应，因此在采用质谱仪定量时，建议考察基质效应或采用基质标准曲线进行定量计算。

4　与国外药典比较

《中国药典》2015年版四部通则9305中药中真菌毒素测定指导原则与国际主流药典技术情况比较汇总于表12-25和表12-26，可见部分发达国家药典如《美国药典》《欧洲药典》《英国药典》等收载了4种黄曲霉毒素的检测方法，其中《欧洲药典》《英国药典》还收载了赭曲霉毒素A的检测方法。

在限度方面，《美国药典》38版、《欧洲药典》8.0版与《英国药典》2015版均规定了黄曲霉毒素的限度，仅在具体的限量值上有所差异，《美国药典》38版规定植物药中黄曲霉毒素（AF）B_1和黄曲霉毒素总量AF（$B_1+B_2+G_1+G_2$）的限值量分别为5 μg/kg和20 μg/kg，《欧洲药典》8.0版与《英国药典》2015对应的限值量分别为2 μg/kg和4 μg/kg。

就检测方法来看，《美国药典》、《欧洲药典》、《英国药典》等均只收载了单一毒素品种的检测方法，检测品种目前也仅局限于黄曲霉毒素和赭曲霉毒素A，尚未涉及多成分同时检测的方法。具体的检验手段为薄层色谱和高效液相色谱，尚未收载阳性确证方法。

目前，《中国药典》2015年版收载了4种黄曲霉毒素的液相色谱和液相色谱-串联质谱两种检测方法通则，对酸枣仁等19个药材品种进行了检查要求。规定黄曲霉毒素（AF）B_1和黄曲霉毒素总量AF（$B_1+B_2+G_1+G_2$）的限值量分别为5 μg/kg和10 μg/kg，限值水平基本与《美国药典》相一致，略低高EP、BP的限量要求。《中国药典》2015年版还增加了7类11种真菌毒素的测定指导原则，涵盖了液相色谱和液相色谱-串联质谱两种检测方法，还缺乏限量的有关规定。文献显示，中药及其制剂已被玉米赤霉烯酮等其他毒素污染[20-21]。随着国内外对真菌毒素污染问题的日益关注，亟需不断完善真菌毒素的检测种类、检测方法和监测品种。

表 12-25　《中国药典》2015 年版与国外药典检测具体品种及限量标准比较

比较对象	监测种类	具体品种及限量规定	限量标准
ChP	黄曲霉毒素（4种）	19种中药材（桃仁、僵蚕等）	$AFB_1 \leqslant 5$ μg/kg，$AFB_1+AFB_2+AFG_1+AFG_2 \leqslant 10$ μg/kg
	7类11种真菌毒素指导原则	/	/
USP	黄曲霉毒素（4种）	所有中药材	$AFB_1 \leqslant 5$ μg/kg，$AFB_1+AFB_2+AFG_1+AFG_2 \leqslant 20$ μg/kg
EP、BP	黄曲霉毒素（4种）	所有中药材	$AFB_1 \leqslant 2$ μg/kg，$AFB_1+AFB_2+AFG_1+AFG_2 \leqslant 4$ μg/kg
	赭曲霉毒素A	辣椒、肉豆蔻、干姜、姜黄及其混合物等	/
韩国食品医药品安全厅	黄曲霉毒素B_1	19种中药材（甘草、决明子等）	$AFB_1 \leqslant 10$ μg/kg

表 12-26　《中国药典》2015 年版与国外药典有关检测技术比较

比较对象	监测种类	前处理技术	分析方法
ChP	黄曲霉毒素（4种）	免疫亲和净化	HPLC、LC-MS
	7类11种真菌毒素指导原则	（1）免疫亲和净化	HPLC、LC-MS
		（2）HLB柱净化	
		（3）多功能净化柱净化	

续表

比较对象	监测种类	前处理技术	分析方法
USP	黄曲霉毒素(4种)	(1) 液液萃取 (2) 硅胶柱 (3) 免疫亲和净化	TLC、HPLC
EP、BP	黄曲霉毒素(4种) 赭曲霉毒素 A	免疫亲和净化	HPLC
韩国食品医药品安全厅	黄曲霉毒素 B₁	免疫亲和净化	HPLC

5　中药中真菌毒素检测技术的发展方向

中药中真菌毒素安全性的问题,已越来越受到国内外的重视。通过研究已解决了部分技术落后的问题,但真菌毒素的控制需要与时俱进,不断研究发展新技术与攻克相关疑难问题,切实为人民的安全用药提供保障手段。

目前各国药典标准通常只收载单一类型毒素的检测方法,检测品种目前多局限于黄曲霉毒素、玉米赤霉烯酮和赭曲霉毒素,尚未涉及其他毒素品种或多残留同时检测的方法。随着检测技术的飞速发展,愈来愈多的中药中监测到真菌毒素的污染,对真菌毒素监控的需求愈来愈紧迫,将来会有更多的中药品种需进行真菌毒素的检测,毒素检测的种类也会增加。而灵敏、专属、高效、可同时测定多种真菌毒素的高效液相色谱法 - 质谱联用法的应用会愈来愈广。同时前处理方法会进一步得到完善提高,更为简便经济的前处理手段会得到应用。

《中国药典》2015 年版已对有关真菌毒素的检测方法予以重视,如已收载 19 种中药材中黄曲霉毒素的检测方法,增订多种真菌毒素检测的指导原则等,使监测真菌毒素品种及方法均有一定程度提高。但是中药材中真菌毒素问题复杂,从技术角度出发,应分步骤分阶段在以下几个方面推进中药中真菌毒素的有效控制。

5.1　多成分的定量检测方法的进一步研究

多成分定量方法是目前国际真菌毒素检测的发展方向技术。应在现有方法基础上,不断扩增检测真菌毒素的品种,建立定量用多成分测定的通用方法。鉴于中药基质的复杂性,应优先选择高通量与专属性的质谱方法,随着检测仪器灵敏度的提高,应优先选择简单、高效、廉价、耐用、安全的前处理技术。

5.2　高通量快速筛选检测方法的研究

中药材从收获后如不及时干燥、贮存不当或在制备与加工过程中处理不善,均可能污染真菌并产生真菌毒素。鉴于上述情况,应紧跟国际真菌毒素检测方法的发展,研究制订高通量广谱筛选方法,快速发现目标毒素,进行准确定量。

5.3　特定中药材或特殊真菌毒素检测方法的研究

对于易感真菌的中药材如薏苡仁中常检出玉米赤霉烯酮等,应细化研究,提高净化效果,有效富集,丰富检测与结果确证手段,保障检测结果准确。对于难以使用通用方法检测的基质特别复杂的中药材,应研究更为高效的净化方法,或综合运用多种净化技术;采用更为专属性的检测技术,如高分辨质谱技术。对于难以在多成分检测方法中测定的特殊毒素,也应建立针对性的单成分检测方法。

5.4 真菌毒素的限量制订

真菌毒素的限量制订是控制中药真菌毒素最重要的技术手段。建议参考国际植物药标准及食品行业相关经验,根据各毒素的毒性制订科学合理的限度标准,为应对国际贸易壁垒服务,促进中药国际化进程。

参考文献

[1] 王少敏,张甦,毛丹,等.分散固相萃取-超高效液相色谱-三重四极杆液质法测定中药材中展青霉素[J].中国卫生检验杂志,2014,24(3): 337-341.

[2] 毛丹,张甦,陈钶,等.LC-MS-MS 法测定 4 种中药中的呕吐毒素[J].中国药师,2014,17(4): 578-581.

[3] 王少敏,张甦,陈洁,等.UHPLC-MS/MS 法测定中药材中 4 种黄曲霉毒素[J].中国卫生检验杂志,2014,24(2): 190-193.

[4] 郑荣,毛丹,王少敏,等.高效液相色谱-串联质谱法测定桃仁中 10 种真菌毒素[J].食品安全质量检测学报,2014,5(3): 824-831.

[5] 毛丹,许勇,郑荣,等.中药中玉米赤霉烯酮的残留测定[J].齐鲁药事,2012,31(7): 392-394.

[6] 王少敏,郑荣,俞灵,等.HPLC-MS/MS 法测定中药材枳壳中展青霉素[J].中国卫生检验杂志,2011,21(7): 1593-1594.

[7] 王少敏,许勇,毛丹,等.HPLC-MS/MS 法测定中药桃仁中黄曲霉毒素 G_2、G_1、B_2、B_1 [J].药物分析杂志,2011,31(5): 907-911.

[8] 郑荣,简龙海,毛丹,等.中药中赭曲霉毒素 A 的测定[J].中成药,2011,33(10): 1757-1760.

[9] 郑荣,毛丹,王少敏,等.11 种中药材中黄曲霉毒素 G_2、G_1、B_2、B_1 的 HPLC 法测定[J].中国医药工业杂志,2010,41(5): 368-372.

[10] 郑荣,王少敏,简龙海,等.薏苡仁中 7 种真菌毒素的液相色谱-串联质谱测定法[J].中国卫生检验杂志,2011,21(2): 318-320.

[11] 许勇,王少敏,郑荣,等.高效液相色谱-串联三重四极杆质谱分析法测定刀豆中黄曲霉毒素 G_2、G_1、B_2、B_1[J].中国卫生检验杂志,2011,21(1): 41-43.

[12] Bennett J W, Klich M. Mycotoxins[J]. Clinical Microbiology Reviews, 2003, 3: 497-516.

[13] G.S.Shephard, F.Berthiller, P.Burdaspal, et al. Developments in mycotoxin analysis: an update for 2009-2010[J]. World Mycotoxin Journal, 2011, 1: 3-28.

[14] G.S.Shephard, F.Berthiller, P.A.Burdaspal, et al. Developments in mycotoxin analysis: an update for 2010-2011[J]. World Mycotoxin Journal, 2012, 1: 3-30.

[15] G.S.Shephard, F.Berthiller, P.A.Burdaspal, et al. Developments in mycotoxin analysis: an update for 2011-2012[J]. World Mycotoxin Journal, 2013, 1: 3-30.

[16] 朱斌,马双成,林瑞超.天然药物及产品真菌毒素研究概况[J].中国药事,2009,23(11): 1126-1132.

[17] Robert Köppen, Matthias Koch, David Siegel, et al. Determination of mycotoxins in foods: current stateof analytical methods and limitations[J]. Applied Microbiology and Biotechnolgy, 2010, 86: 1595-1612.

[18] 李为喜,孙娟,董晓丽,等.新修订真菌毒素国家标准与 CAC 最新限量标准的对比与分析[J].现代农业科技,2011,23: 41-43.

[19] 李峻嫒,万丽,杨美华.真菌毒素限量标准及其在中药中的研究进展[J].中草药,2011,42(3): 602-609.

［20］葛宝坤,赵孔祥,王伟,等．免疫亲和柱净化 - 液相色谱—串联质谱法测定中药材中的 14 种真菌毒素［J］. 色谱,2011,29(6)：495-500.

［21］赵孔祥,葛宝坤,陈旭艳,等．亲和净化 - 液相色谱 - 串联质谱快速测定中草药及中成药中 10 种真菌毒素［J］. 分析化学,2011,39(9)：1341-1346.

起草人：毛　丹　王少敏(上海市食品药品检验所)

审核人：季　申(上海市食品药品检验所)